제4판

삼킴장애

송영진 · 박은정 · 우희순 · 윤인진 · 민경철 · 오종치 · 서상민 공저

Fourth Edition

Swallowing Disorder

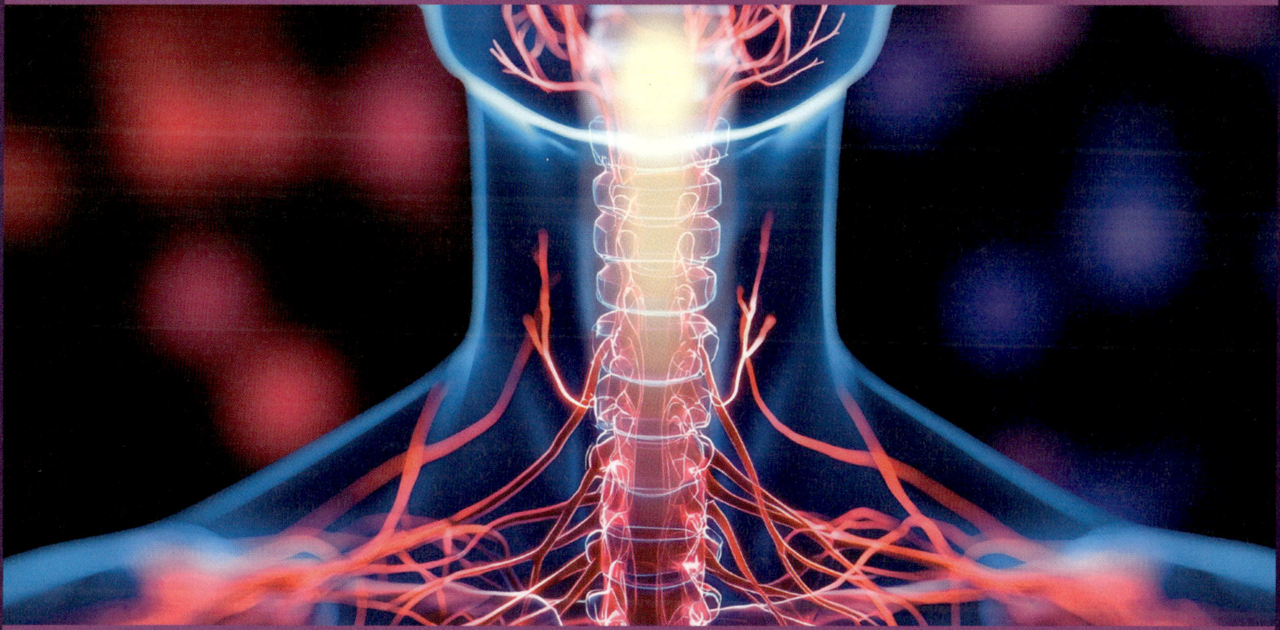

CLINICAL ASSESSMENT · THERAPY

계축문화사

머리말 PREFACE

일상적으로 먹고 마시는 것이 어려운 삼킴장애 환자는 단순히 영양공급에 관한 문제뿐 아니라, 제한된 사회 활동, 심각한 삶의 질의 저하로 많은 어려움을 겪게 된다. 이는 환자를 돌보는 가족들의 생활에도 영향을 미치며 고통을 주는 심각한 장애이다. 삼킴장애 치료는 2001년 '연하장애재활치료'라는 행위로 공식화 되었다. 건강보험심사평가원 자료에 의하면 비디오투시삼킴검사 건수는 2010년 15,000여건에서 2023년에는 58,700여건으로, 연하장애재활치료는 2010년 13,000여건에서 2023년 40,000여건으로 3배 이상 증가하였다. 이 결과로 삼킴장애를 겪고 있는 환자들의 수가 급증하고 있음을 알 수 있으며, 이에 대해 전문적인 접근이 필요한 상황이다.

「삼킴장애」는 병원, 요양원, 지역사회에서 환자를 직접 평가하고 치료하는 일선의 임상가들과 전공 학생들이 삼킴장애에 대한 기초적인 지식을 함양하고 이해할 수 있도록 2007년 1판이 출간되었다. 초기 삼킴장애에 대한 정보가 부족한 상황에서 필수적인 평가와 치료 방법을 제공하는 목적이었다면, 2판(2014), 3판(2018)의 개정 작업을 통해 다양한 질환들에서의 특성을 추가하여 전공하는 학생들의 이해와 학습을 돕고, 임상가들에게는 다양한 상황에서 주요 문제점들을 간과하지 않도록 치료 프로토콜을 제시하였다. 또한 임상에서 치료가 이루어지는 과정을 소개하여 학생들도 간접적인 경험을 할 수 있도록 하였고, ICF를 기반으로 다양한 영역에서 중재 목적을 설정하는 것을 연습할 수 있도록 하였다.

4판을 개정하는 목적은 근거중심의 평가와 치료를 통해 현존하는 최상의 근거를 적절하고 명확하게 적용하여 개별 환자들의 치료에 대한 의사결정을 할 수 있도록 하기 위함이다. 특히 2부「삼킴장애 중재의 틀과 가이드라인」을 더하여 일련의 과정들이 다학제간 연속성 있게 유기적으로 이루어지는 과정을 추가하였다. 또한 다양한 영역에서 삼킴장애 치료에 대한 요구도가 높아지면서 기능적 특성과 중재 방법에 대해 세부적으로 기술하였고, 재활치료 외 약물과 수술적인 접근에 대해서도 자세하게 다루었다. 삼킴장애를 처음 접하는 전공 학생들이 다소 생소한 검사나 중재 방법에 대해서는 그림과 동영상을 삽입하여 쉽게 습득할 수 있도록 자료를 제공하였으니 적극 활용하기를 바란다.

현재 온 · 오프라인 상에서 다양한 지식과 정보가 제공되고 있음에도 삼킴장애에 대한 치료를 갈망하는 환자들의 다양한 요구를 충족시키기에는 한계가 있다. 이에 대한 원인으로 삼킴장애에 대한 제도 및 인식의 부족, 치료에 대한 급여 기간 제한, 장애 등록 문제 등 부족한 사회적인 장치를 들 수 있다. 이를 위해 일선에 있는 임상가들이 전문가로서 근거에 기반한 치료를 제공하고 결과를 표준화하며 임상 지침을 수립하려는 노력이 수반된다면 부족한 제도의 보완을 기대할 수 있을 것이다. 이 책이 삼킴장애를 공부하는 작업치료 학생들과 임상치료사들에게 유익한 지침서가 될 수 있기를 바라며, 다양한 질환에서 발생할 수 있는 삼킴장애 영역에서 근거로 활용되어 의료체계에서도 그 기반이 확고해지고 더 많은 발전이 있기를 기대한다. 삼킴장애 환자들을 치료하는 것이 '단순히 먹을 수 있느냐 없느냐'의 관점보다 한 개인의 삶을 마주하고 최선을 다하는 과정이 되길 바란다.

마지막으로 책에 삽입된 동영상 제작과 편집에 헌신적으로 수고해 주신 경복대학교 작업치료학과 김동현, 이용욱, 이혜진, 유지혜, 조은지, 천가연, Mishra Bharti 학생들의 도움에 깊이 감사드린다.

2025년 2월
저자 일동

차례 CONTENTS

제1부 정상삼킴의 이해 1

제1장 삼킴의 해부학적 구조 ········· 3

1 구강구조 / 3
2 인두구조 / 7
3 후두구조 / 8
4 식도구조 / 10

제2장 삼킴 관련 근육 ········· 15

1 구강기 근육 / 15
2 인두기 근육 / 19
3 식도기 근육 / 25

제3장 정상삼킴 과정 ········· 29

1 정상삼킴 단계 / 29
2 먹기의 처리모델 / 34
3 먹기, 삼키기, 그리고 호흡간의 조화 / 37

제4장 삼킴의 신경생리학적 조절 ········· 41

1 대뇌겉질 영역의 신경학적 조절 / 42
2 겉질밑 영역의 신경학적 조절 / 44
3 뇌줄기에서의 조절 / 46
4 감각 피드백 메커니즘과 신경가소성에 의한 삼킴조절 / 49

제2부 삼킴장애 중재의 틀과 가이드라인 55

제1장 삼킴장애 중재의 틀 ········· 57

1 삼킴장애의 임상적 증후와 현황 / 57
2 중재의 틀 / 58

제2장 중재 프로세스 가이드라인 ········· 65

1 선별검사(스크리닝) / 65
2 평가 / 67
3 치료 / 68
4 진단적 경과 의뢰 / 73

제3장 전문가의 중재시 고려사항 ········· 77

1 근거중심의학을 기반으로 하는 중재 / 77
2 다학제적 팀을 통한 중재 / 78
3 치료 윤리와 환자 자율성 / 78
4 삼킴장애 중재시 의료관련감염에 대한 관리 / 79

제3부 삼킴장애의 평가 85

제1장 선별검사(스크리닝)와 임상평가 ···· 87

1 삼킴장애 평가 과정 / 87
2 대상자 및 돌봄제공자 면담 / 88
3 임상평가의 적용 / 90
4 음식물을 이용한 임상평가 / 97

제2장 기구를 이용한 영상평가 ···· 113

1 비디오투시삼킴검사 / 113
2 광섬유내시경삼킴검사 / 121
3 영상평가의 해석 및 점수화 / 125

제3장 그 밖의 기구적 삼킴평가 ···· 133

1 표면근전도검사 / 133
2 식도내압검사 / 134
3 경부 청진 / 134
4 인두 섬광조영술 / 135
5 혀압력계 / 135
6 맥박 산소측정기 / 136
7 컴퓨터 단층촬영(CT) 및 자기공명영상(MRI) / 136

제4부 삼킴장애 치료 141

제1장 삼킴장애 치료의 개요 ···· 143

1 치료의 원칙 / 143
2 삼킴장애 치료의 분류 / 145

제2장 의학적 접근 ···· 157

1 삼킴장애와 약물 관리 / 157
2 삼킴장애와 영양 관리 / 166

제3장 외과적 접근 ···· 179

1 기능적 목적에 따른 수술 / 180
2 삼킴기능 회복을 위한 보조적 수술 / 186

제4장 보상적 기법 ···· 193

1 자세 변화 / 193
2 음식덩이 변형과 식사변형 / 201
3 삼킴수기 / 201
4 보장구 / 206
5 부가적 보상방법 / 207

제5장 음식덩이 변형과 식사변형 ···· 213

1 음식덩이 변형 / 213
2 식사변형 / 222

제6장 회복적 기법 ······ 235

1 촉진 기법 / 235
2 운동 치료 / 246

제7장 신경전기자극과 바이오피드백 ······ 269

1 신경전기자극 / 269
2 바이오피드백 / 286

제8장 치료 기법의 요약 ······ 295

1 보상적 기법(자세 변화) / 295
2 삼킴수기 / 300
3 회복적 기법 / 304

제5부 질환에 따른 삼킴장애 333

제1장 뇌졸중 및 뇌손상과 삼킴장애 ······ 335

1 뇌졸중의 병변과 신경생리학적 결손 / 336
2 삼킴장애의 진단 / 344
3 뇌병변으로 인한 삼킴장애의 임상적 특성 / 344
4 치료의 적용 / 349
5 뇌졸중 환자의 삼킴장애 회복과 예후 / 351
6 뇌졸중 환자의 삼킴장애 사례 / 352

제2장 치매와 파킨슨병의 삼킴장애 ······ 367

1 치매 / 367
2 파킨슨병 / 374
3 인지 저하와 삼킴장애를 동반한 퇴행성질환의 삼킴장애 치료 / 376

제3장 신경근질환과 삼킴장애 ······ 385

1 운동신경원 질환 / 385
2 중증근무력증 / 388
3 말이집탈락질환 / 389

제4장 두경부암과 삼킴장애 ······ 395

1 두경부암의 일반적인 치료법 / 396
2 두경부암의 부위에 따른 임상증상과 치료 / 400
3 삼킴장애의 평가와 치료 / 409
4 합병증의 관리 / 420
5 두경부암 환자의 삼킴장애 사례 / 423

제5장 식도질환과 삼킴장애 ······ 437

1 식도의 기능 / 437
2 구인두 삼킴장애와 식도성 삼킴장애의 진단 / 438

3 식도질환과 삼킴장애 / 440

제6장 호흡기 질환과 삼킴장애 453

1 호흡기의 기능 / 453
2 호흡과 삼킴 / 455
3 호흡기 질환에서의 삼킴장애 / 459

제7장 노화와 삼킴장애 483

1 노화에 의한 삼킴장애 / 483
2 근육 감소성 삼킴장애 / 487
3 노인성 삼킴장애의 관리 / 488

제8장 기타 질환 및 증상으로 인한 삼킴장애 493

1 척추질환에서의 삼킴장애 / 493
2 근육병증 / 498
3 구강건조증과 구강위생 / 500
4 입벌림장애 / 510

제6부 아동의 섭식 및 삼킴장애와 치료 519

제1장 아동의 섭식 및 삼킴 521

1 아동의 구강과 인두의 해부학적 구조 / 522
2 구강운동기술의 발달 / 523

제2장 평가 535

1 의무기록지 검토 / 535
2 보호자 면담 / 535
3 임상 관찰 / 537
4 평가도구 / 544
5 기구를 이용한 영상평가 / 553

제3장 치료 557

1 준비 / 557
2 치료도구와 보조도구 / 558
3 근긴장도 조절 / 564
4 자세 조절 / 566
5 반사 조절 / 568
6 감각 자극 / 568
7 운동 훈련 / 570
8 보상전략 / 570
9 행동치료 / 572
10 신경근 전기자극치료 / 574
11 보호자 교육 / 575

제4장 질환에 따른 섭식 및 삼킴장애 579

1 조산아 / 579
2 뇌성마비 / 584
3 구조적 문제 / 585
4 신경근육질환 / 587

5 뇌손상 / 587
6 선천적 심장 질환 / 588
7 위식도역류 / 589
8 음식 거부 / 589
9 자폐 스펙트럼 장애 / 589
10 지적 장애 / 590
11 증후군 / 590
12 침흘림 / 592

제5장 질환별 사례 ······ **595**

사례 1 선천적 심장 질환 / 595
사례 2 식도폐색과 기관식도 누출관 / 596
사례 3 뇌종양 / 598
사례 4 차지증후군 / 599

제7부 치료의 적용 **601**

제1장 증상에 따른 행동학적 중재 ······ **603**

삼킴단계에서 나타날 수 있는 증상 / 603

제2장 삼킴장애 환자를 위한 치료도구와 보조도구 ······ **615**

1 치료도구 / 615
2 바이오 피드백 치료도구 / 619
3 흡인 관련 도구 / 621
4 섭취변형을 위한 보조제 / 622
4 식사 시 사용되는 보조도구 / 622

찾아보기 ······ **635**

SWALLOWING DISORDER

1 제1부

정상삼킴의 이해

제1장 삼킴의 해부학적 구조
제2장 삼킴 관련 근육
제3장 정상삼킴 과정
제4장 삼킴의 신경생리학적 조절

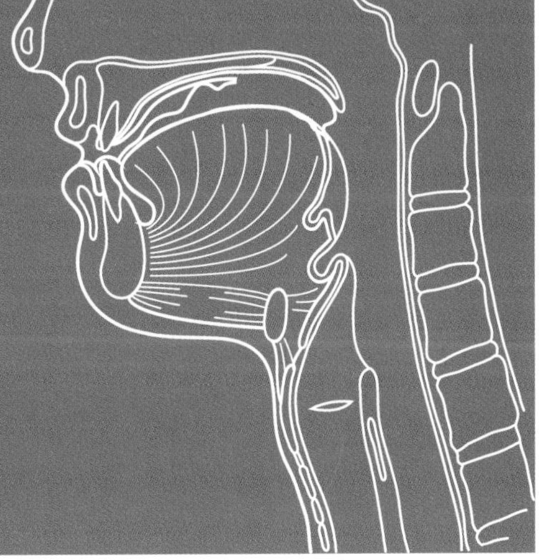

학습목표

1. 삼킴에 동원되는 해부학적 구조에 대해 정확하게 이해하여 손상시 발생하는 기능적인 문제점을 예측할 수 있다.
2. 정상적인 삼킴에 사용되는 근육의 움직임을 이해하고 기능에 대하여 학습한다.
3. 음식이 구강에서 식도까지 이동할 때 단계별로 나타나는 특징에 대하여 이해한다.
4. 정상삼킴의 신경생리학적 조절에서 수의적인 움직임 조절과 반사적인 삼킴조절에 대해 이해한다.

제1장

1 삼킴의 해부학적 구조

사람은 하루에 평균적으로 600번 이상 침을 삼킨다. 먹기와 삼킴은 30개 이상의 근육을 포함하는 의지적인 활동과 반사적인 활동들을 포함하는 복잡한 행동이다. 삼킴과 관련된 근육들의 움직임은 여러 뇌신경과 말초신경들에 의해 조절되며 삼킴 중추로 알려져 있는 감각핵, 운동핵, 그리고 사이신경세포들의 네트워크가 뇌줄기 내, 특히 숨뇌 안에 조직화되어 있다. 따라서 삼킴장애를 치료하기 전에 정상적인 삼킴에 관여하는 해부학적 구조와 생리에 대해 이해하는 것이 기능장애를 이해하는데 도움이 될 것이다.

삼킴과정과 관련이 있는 해부학적 구조는 입안(oral cavity), 인두(pharynx), 후두 (larynx), 식도(esophagus)가 포함되며 [그림 1-1]과 같다. 삼킴에 관련된 각 구조는 삼킴이 시작되어 구강에서 식도를 거쳐 위로 음식물이 이동하기까지 각각의 과정에서 고유의 역할을 담당하게 되며 이에 대한 정확한 이해는 삼킴과 관련된 기능적인 문제점을 빠르게 진단 및 평가하는데 도움이 될 것이다.

1 구강구조(Oral Cavity Structure)

입안은 입술에서 인두의 사이에 있는 공간으로 정의할 수 있으며, 입술부터 뒤쪽으로는 입천장혀활(palatoglossal arch)까지를 말한다. 구강은 위쪽으로 단단입천장(경구개, hard palate)과 물렁입천장(연구개, soft palate), 아래쪽으로 혀밑샘(sublingual gland)과 턱밑샘(submandibular gland)을 덮고 있는 점막, 가쪽으로 볼점막(buccal mucosa)에 의해 경계 지어진다. 여기에는 치아, 잇몸, 아래턱뼈(하악골, mandible), 단단입천장, 물렁입천장, 목젖(uvula), 입천장활(faucial arch), 입안바닥(oral floor), 혀(tongue)가 포함된다(그림 1-2).

1) 상부

입천장은 뼈로 구성된 단단입천장과 근육과 점막으로만 구성된 물렁입천장으로 구분할 수 있다. 단단입천장은 위턱뼈의 입천장돌기와 입천장뼈에 의해서 형성된다. 위턱뼈(maxilla)의 양쪽 입천장돌기(palatine

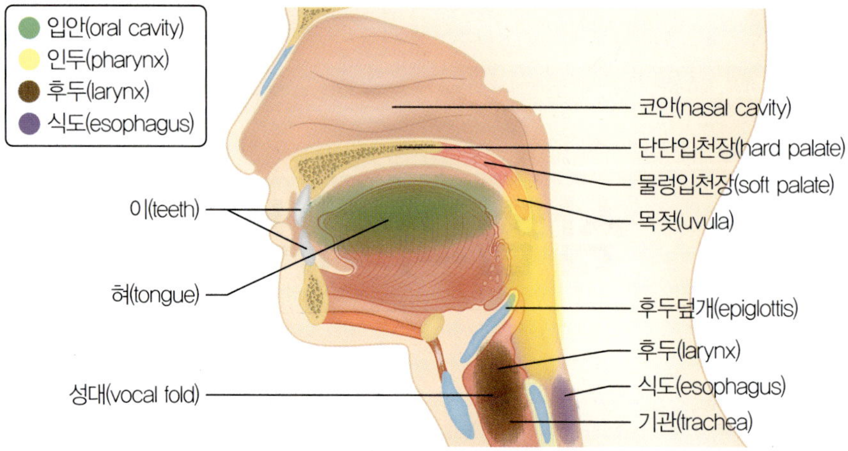

그림 1-1 삼킴과 관련있는 해부학적 구조

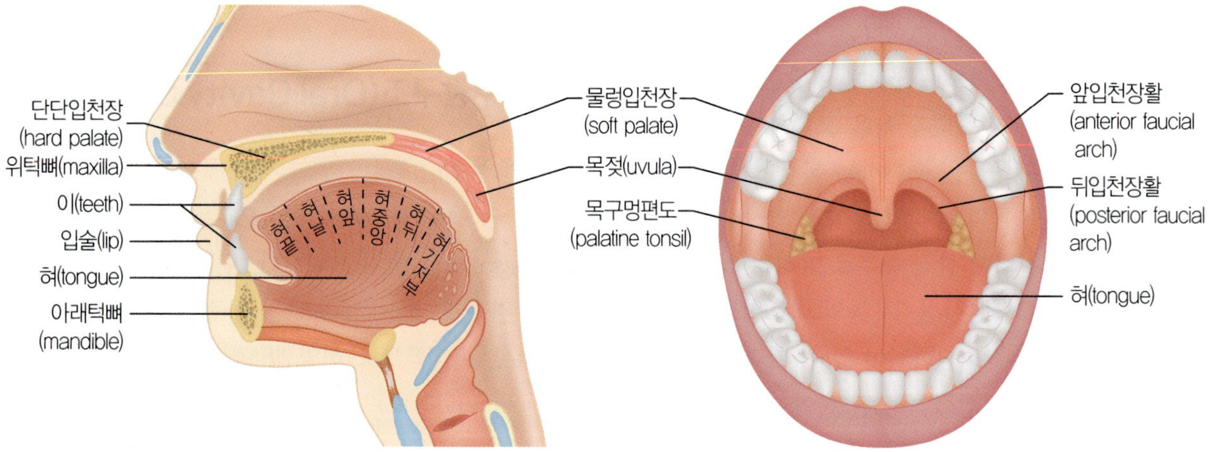

그림 1-2 입안 구조, 물렁입천장, 입천장활의 위치

process)는 코안(비강, nasal cavity)의 바닥과 단단입천장을 형성한다. 위턱뼈는 광대뼈(관골, zygomatic bone)와 만나며 코안 뒤쪽에 위치한 L 모양의 입천장뼈(구개골, palatine bone)에 접한다. 입천장뼈는 수평판(horizontal plate)과 수직판(vertical plate)으로 구분되는데 수평판은 코안의 입천장돌기에 접하고, 뒷면의 수직판은 위턱뼈의 입천장돌기에 접하여 단단입천장의 뒤쪽면을 형성한다. 위턱뼈의 아래 면에 있는 이틀돌기(aveolar process)는 윗니를 수용한다(그림 1-3).

물렁입천장은 점막과 근육으로 덮여있으며 단단입천장 뒤로 연결된다. 물렁입천장은 앞입천장활을 구성하는 입천장혀근에 의해 앞쪽과 아래쪽으로 당겨지거나 뒤입천장활을 구성하는 입천장인두근(구개인두근, palatopharyngeus muscle), 입천장올림근(구개거근, levator veli palatini muscle), 상부인두수축근(superior pharyngeal constrictor muscle)의 협동작용에 의해 위

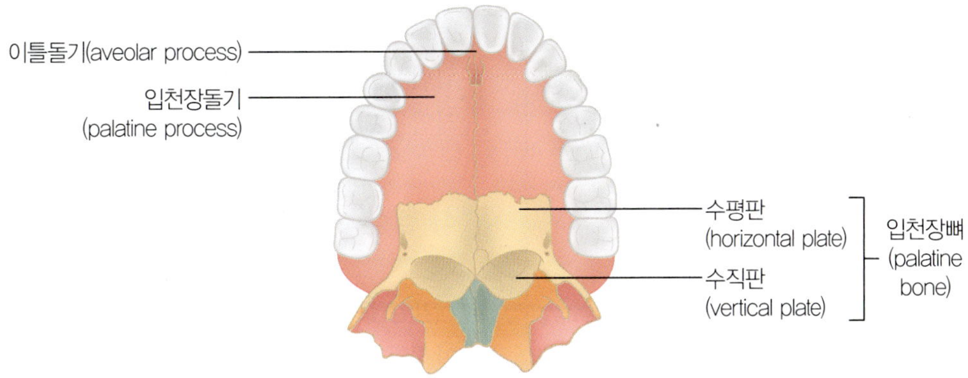

그림 1-3 위턱뼈의 해부학적 구조

쪽으로 수축하여 입천장인두 폐쇄(velopharyngeal closure)를 유발하게 된다. 물렁입천장의 뒤쪽 경계에는 인두 아래쪽으로 내려온 작은 삼각형 모양의 구조물이 있으며, 이를 목젖이라 한다. 목젖은 목젖근이 점막에 덮여 있는 구조로 입천장올림근(levator veli palatini)과 함께 물렁입천장을 위쪽으로 들어올려 입인두와 코인두를 분리하는 역할을 한다. 이와 같이 물렁입천장과 인두 뒤벽을 형성하는 구조는 삼킴과 호흡을 하는 동안 코안과 입안 사이의 통로를 닫고 여는 작용을 한다.

입안에서 인두로 이어지는 부위에는 앞입천장활(anterior faucial arch)과 뒤입천장활(posterior faucial arch)이 형성되어 있다. 앞입천장활은 입천장에서 혀까지 뻗어 있는 구조로 음식이나 음료를 먹을 때 삼킴반사를 자극할 수 있는 부위이다. 따라서 치료 과정에서 삼킴반사를 유발하기 위해 온도-촉각자극을 적용하는 중요한 부위이다(그림 1-2).

앞입천장활(구개설궁, palatoglossal arch)과 뒤입천장활(구개인두궁, palatopharyngeal arch) 사이에는 삼각형 모양의 함몰된 오목이 있으며 이곳에는 면역 계통의 하나인 목구멍 편도(palatine tonsil)가 위치하고 있다. 목구멍 편도는 입천장혀근과 입천장인두근에 의해 생성된 점막 주름(mucosal fold) 사이에 모인 림프 관련 구조물이다.

2) 하부

아래턱뼈(mandible)는 가동성이 크며 근육부착을 위해 중요한 이랑을 포함하고 있는 U자 모양의 뼈로 되어 있다. 아래턱뼈 윗면에 형성된 이틀돌기는 아랫니를 수용한다. 입안 바닥은 턱목뿔근(하악설골근, mylohyoid muscle), 턱끝목뿔근(악설골근, geniohyoid muscle), 두힘살근 앞힘살(전이복근, anterior belly of digastric)에 의해 형성되며 앞쪽으로는 아래턱에, 뒤쪽으로는 목뿔뼈(설골, hyoid bone)에 붙어 있다. 목에 있는 말굽 모양의 목뿔뼈는 혀, 인두, 후두의 삼킴 동작과 관련하여 인두 근육조직을 위한 지레받침 역할을 하면서 역학적 이점을 제공한다. 목뿔뼈는 다른 뼈와 연결되어 있지 않고 혀의 기저부에 파묻혀 있으며 혀의 토대를 이루고 있다. 목뿔뼈는 앞쪽으로 입안 바닥을 형성하는 근육과 연결되어 있으며 뒤쪽으로는 붓돌기(경상돌기, styloid process)에서 시작되는 붓목뿔근(경상설골근, stylohyoid muscle)과 두힘살근 뒤힘살(후이복근, posterior belly of digastric)이 연결되어 있으며, 아래쪽으로는 방패목뿔근(갑상설골근, thyrohyoid muscle)에 의해 후두와 연결되어 있다. 따라서 목뿔뼈가 앞-위쪽으로 이동할 때 후두도 함께 앞-위쪽으로 이동하게 된다(그림 1-4).

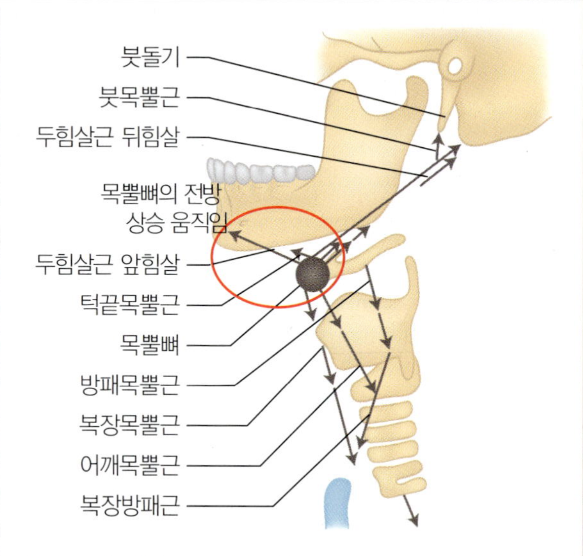

그림 1-4 측면에서 본 목뿔뼈 주위 근육과 움직임

목뿔뼈는 앞쪽으로는 턱밑 근육과 뒤쪽으로는 붓목뿔근과 두힘살근의 뒤힘살에 의해 매달려 있다.

3) 혀

혀는 [그림 1-2]와 같이 입안에서 중요한 구조이다. 혀의 대부분은 근육섬유로 이루어져 있으며, 앞에서부터 혀 끝(tip), 혀 날(blade), 혀 앞(front), 혀 중앙(center), 혀 뒤(back), 혀의 기저부(base) 등 6부분으로 나뉘어진다. 또한 혀는 삼킴에 있어 입안 부분과 인두 부분으로 나누는데 인두 부분에는 혀의 기저부가 포함되며 입안 부분에는 나머지 앞부분이 포함된다.

혀의 입안 부분은 수의적으로 조절되며 삼킴과 말하기에서 역할을 담당하고, 인두 부분은 주로 불수의적, 반사적으로 인두 삼킴에서 역할을 한다. 혀는 뒤쪽으로 목뿔뼈, 후두덮개, 물렁입천장, 그리고 후두와 연결된다. 혀에는 4종류의 내재근과 4종류의 외재근이 있는데 모두 삼킴을 위해 중요한 역할을 담당한다. 내재근으로는 혀위세로근(superior longitudinal muscle), 혀아래 세로근(inferior longitudinal muscle), 혀가로근(transverse muscle), 혀수직근(verticalis muscle)이 있는데 주로 혀의 모양과 형태를 만드는 역할을 한다. 외재근에는 목뿔혀근(hyoglossus muscle)과 턱끝혀근(genioglossus muscle), 붓혀근(styloglossus muscle), 입천장혀근(palatoglossus muscle)이 있는데, 혀의 움직임을 담당한다.

4) 침샘

입안에는 3쌍의 큰 침샘(major gland)과 600~1000여개의 작은 침샘(minor gland)이 존재한다. 큰 침샘은 전체 침분비의 85~90%를 담당할 정도로 많은 양의 침을 분비하고, 입안과 연결되어 있는 단일 또는 다수의 배출관을 갖고 있다는 것이 특징이다. 반면 작은 침샘은 적은 양의 침을 분비하며 개별적인 관을 갖고 있지 않다. 3쌍의 큰 침샘에는 귀밑샘(parotid gland), 턱밑샘(submandibular gland)과 혀밑샘(sublingual gland)이 있다. 귀밑샘은 주로 소화효소가 포함된 장액성의 점성이 낮은 침만을 분비하며 턱밑샘과 혀밑샘은 장액성 침과 점성이 높은 점액성 침을 함께 분비한다. 침은 입 안의 음식과 섞여져 음식덩이를 형성하고 입 안의 수분을 유지하며 입 안의 세균들을 희석시키는 역할을 한다. 3쌍의 침샘으로부터 분비되는 침과 입안에 들어온 음식이 섞여 음식덩이를 형성하여 삼킴을 준비하는 것이 용이해진다

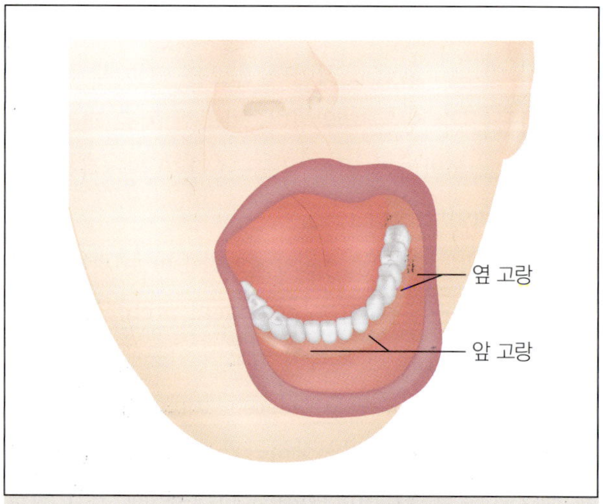

그림 1-5 구강의 잇몸과 고랑

그 밖에도 입안에는 [그림 1-5]와 같은 고랑이 있다. 입술과 위-아래 잇몸 사이에는 앞 고랑(anterior sulcus)이, 볼과 위-아래 잇몸 사이에는 옆 고랑(lateral sulcus)이 있는데 구강에 감각장애 또는 혀의 근육약화가 있을 때 이 고랑으로 음식이 새거나 고일 수 있으며 씹다가 반복적으로 깨물어 손상될 수 있다.

2 인두구조(Pharyngeal Structure)

인두(pharynx)는 코, 입안, 후두의 뒤쪽에 위치하며 원뿔모양의 근막 관(musculomembranous tube)으로 이루어져 있다. 인두는 머리뼈의 바닥에서 시작하여 반지연골(윤상연골, cricoid cartilage)의 아래쪽 경계선에서 끝난다(6번 목뼈 높이). 인두는 위치에 따라서 코인두(nasopharynx), 입인두(oropharynx), 후두인두(하인두, laryngopharynx)로 구분한다(그림 1-6). 코인두(nasopharynx)는 머리뼈의 바닥과 물렁입천장 사이에 있으며 흡입한 공기를 후두 내로 이동시키는 호흡경로의 기능을 담당한다. 입인두(oropharynx)는 입을 통해 보이는 부위이며 물렁입천장과 후두덮개의 위쪽 경계선 사이에 위치하며 혀의 뒤쪽 1/3과 편도, 위인두수축근을 포함한다. 후두인두(hypopharyx, laryngopharynx)는 후두덮개의 위쪽 경계와 반지연골(C6 높이)의 아래쪽 경계 사이에 위치하며 아래쪽으로 식도와 연결된다. 후두인두는 후두의 뒤쪽에 위치하며 후두 입구를 통해 후두와 접해있다. 후두입구의 가쪽에는 한 쌍의 조롱박오목이 위치한다. 후두인두에는 중간인두수축근과 아래인두수축근이 포함된다(그림 1-6).

인두에는 혀의 기저부, 후두덮개(epiglottis), 뒤인두벽(posterior pharyngeal wall), 모뿔덮개주름(피열후두개주름, aryepiglottic fold)과 반지인두근(윤상인두근, cricopharyngeus muscle) 이 포함된다. 반지인두근은 아래 인두수축근(inferior pharyngeal constrictor muscle)의 한 부분으로 인두에서 식도로 넘어가는 경계에서 밸브의 역할을 하여 상부식도조임근(upper esophageal sphincter)으로도 알려져 있다(그림 1-7). 인두의 가쪽으로 한쌍의 조롱박오목(이상동, pyriform

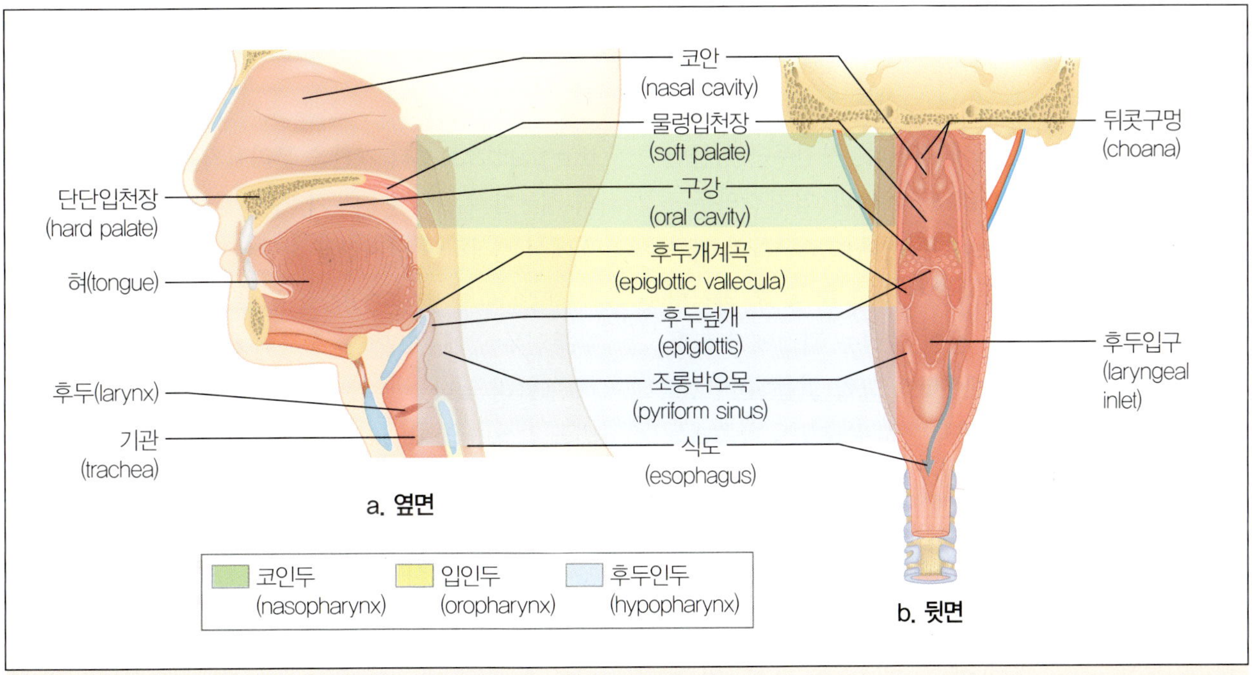

그림 1-6 인두의 구조

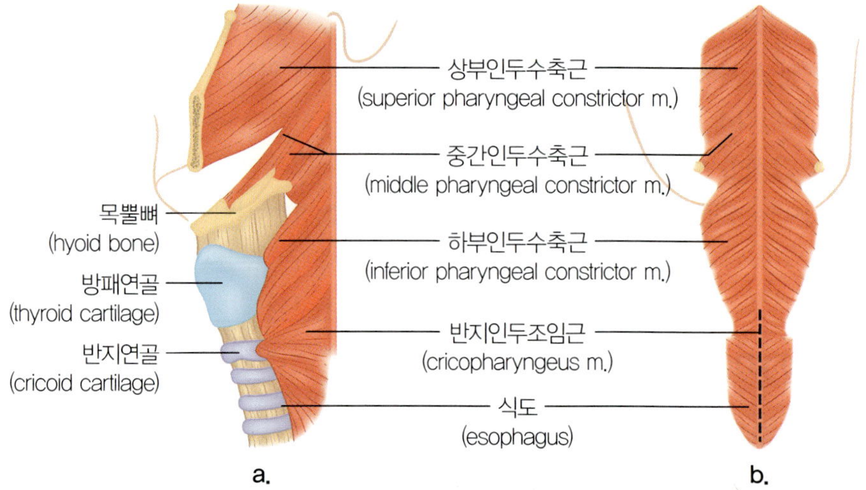

그림 1-7 인두수축근

sinus)과 점막 주머니(mucosal pouch)들이 있는데 안쪽모서리는 후두의 가쪽벽이 된다. 후두인두의 뒤쪽으로 뒤인두벽과 뒤반지점막(posterior cricoid mucosa)이 있다(그림 1-6).

인두의 뒤쪽과 가쪽인두벽은 세 개의 인두수축근, 즉 위, 중간, 아래 인두수축근에 의해 형성되어 있다(그림 1-7). 아래인두수축근은 인두 근육들 중 가장 크고 두꺼운 근육이며, 중간인두수축근은 부채 모양으로 위/아래 인두수축근들과 겹친다. 붓인두근(경돌인두근, stylopharyngeus muscle)과 입천장인두근(palatopharyngeus muscle)은 인두수축근들의 가쪽면을 따라 지나가며 인두수축에 도움을 줄 뿐 아니라 인두와 후두를 위쪽으로 끌어 올리는 과정에서 도움을 제공한다. 인두에는 해부학적 고랑 또는 주머니들이 있으며 그 중 후두개계곡은 후두덮개의 가쪽면들과 혀의 기저부 사이에 만들어지는 오목 공간(lateral recesses)이고 조롱박오목은 후두의 가쪽면들과 앞아래쪽 인두벽 사이의 가쪽 오목 공간이다(그림 1-6). 조롱박오목의 기저부에 반지인두근이 있고, 후두개계곡과 조롱박오목은 각각 좌/우 대칭으로 이루어져 있다. 이 오목공간들은 인두 삼킴이 유발되기 전 · 후에 음식이 흘러내리거나 고이는 곳으로 영상 평가 시 인두삼킴 과정에서 잔여물을 확인하는 중요한 해부학적 구조물이다.

3 후두구조

후두(larynx)는 상부 호흡 소화관(upper aerodigestive tract)으로부터 기관을 분리시키는 밸브이다. 후두의 해부학적 위치는 인두가 기관과 식도로 갈라지는 지점에서 시작하여 반지연골 하단에서 끝난다. 연골성 후두(cartilaginous larynx)는 기관의 상부 끝단에 있는 후두인두 앞에 위치하며 목뿔뼈에 부착된 근육들에 의해 매달려 있다. 반지연골은 기관 위에 위치하며 방패연골(갑상연골, thyroid cartilage)은 반지연골 위에 위치하는데, 둘 다 목뿔뼈에 부착된 근육들에 의해 매달려 있다(그림 1-8). 후두는 목뿔뼈 위쪽과 아래쪽 근육조직들에 의해 아래턱뼈와 혀, 그리고 복장뼈 사이에 매달려 있다(그림 1-4). 후두의 높이는 4, 5, 6번 목뼈들과 일치하는데 아동과 여성의 경우 남성보다 다소 높이 위치한다.

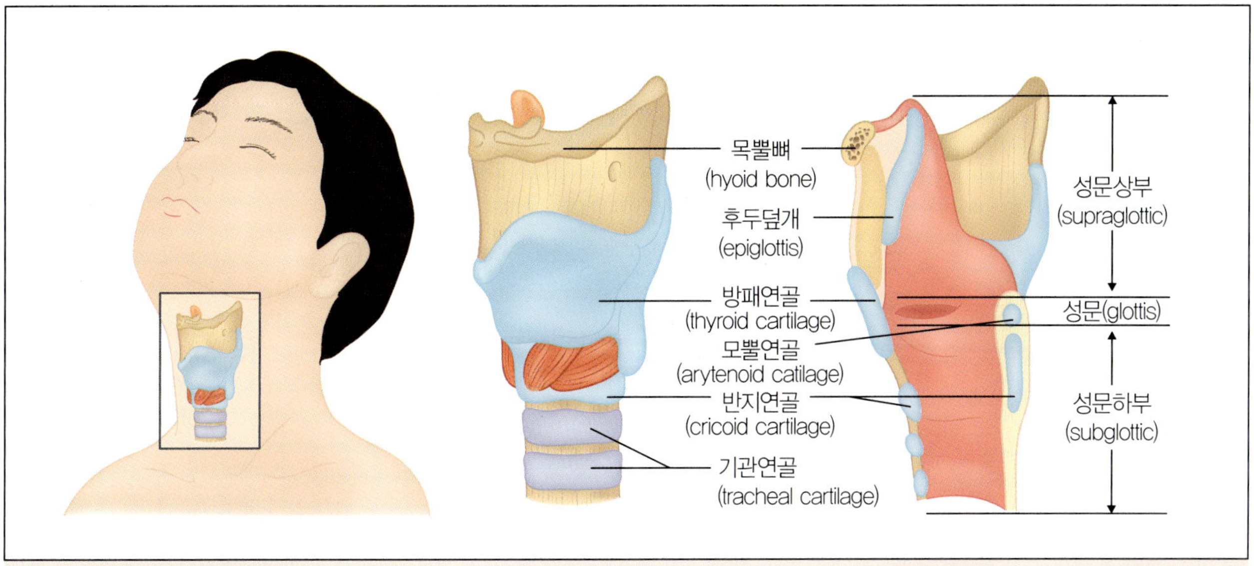

그림 1-8 후두의 구조

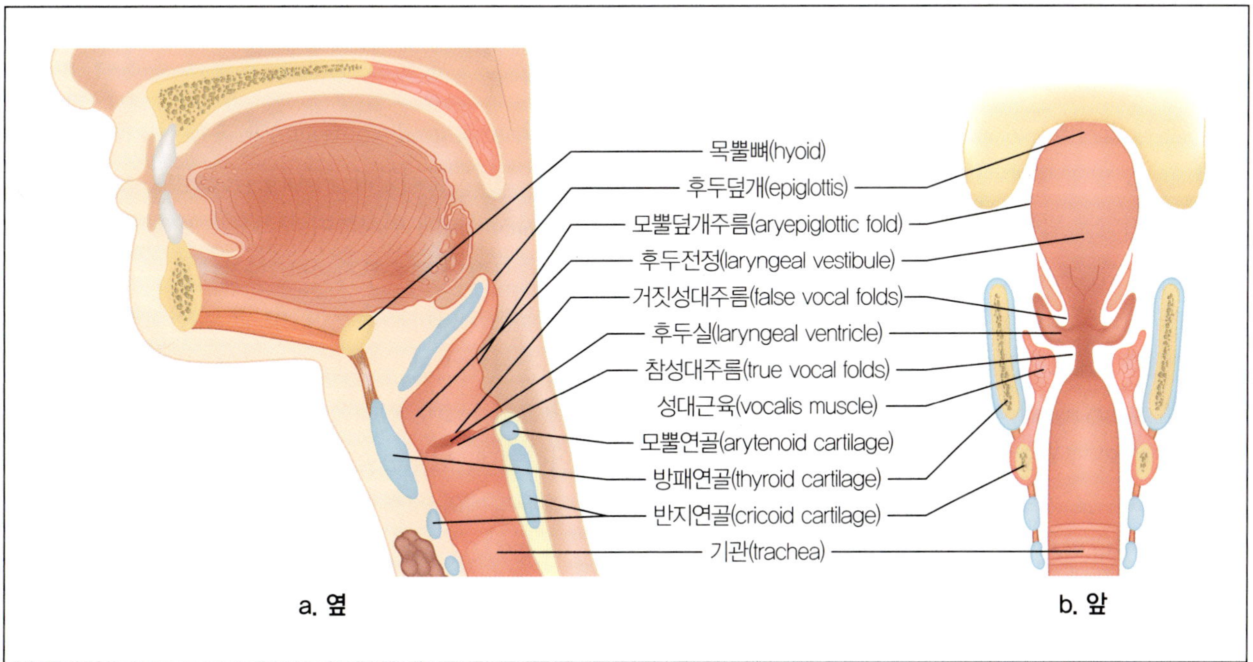

그림 1-9 후두내부구조

삼킴과 관련된 후두의 구조물에는 후두전정(후두실, laryngeal vestibule), 후두덮개, 모뿔덮개주름(피열후두개주름, aryepiglottic fold), 거짓성대주름(가성대, false vocal fold)과 참성대주름(진성대, true vocal fold) 등이 있다(그림 1-9).

목뿔뼈에는 후두덮개와 후두의 띠 근육들(strap muscles)이 부착된다. 방패연골의 뒤로 성대주름의 앞 부위가 부착되며 아래로는 반지연골의 뒤 부위와 관절

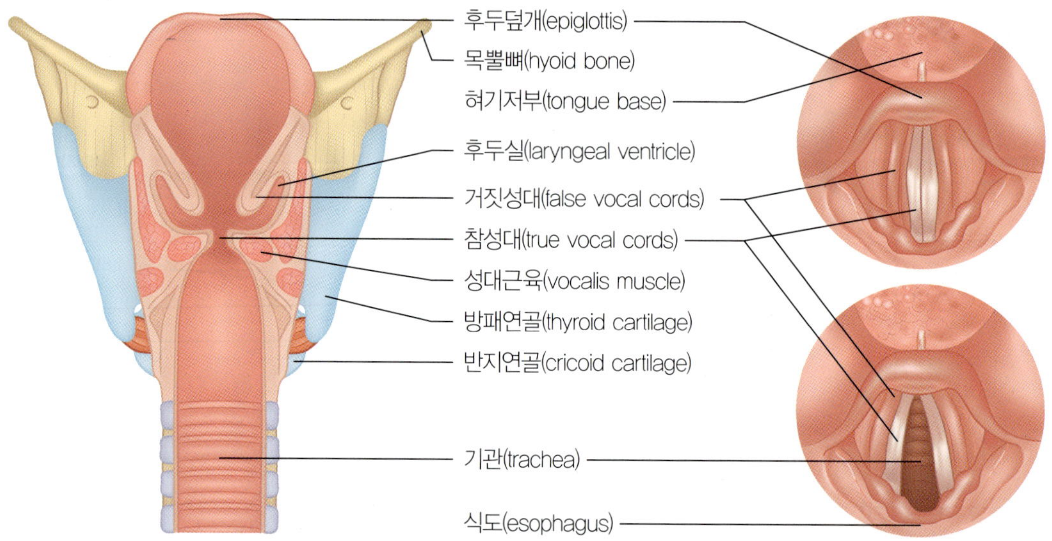

그림 1-10 참성대와 거짓성대의 위치

을 이룬다. 반지연골은 완전한 고리 모양을 하고 있으며 방패연골 및 모뿔연골과 관절을 이룬다. 2개의 모뿔연골은 반지연골 뒤쪽 가장자리에 위치해 있으며, 안뜰주름(전정주름, vestibular fold)이라 불리는 거짓성대와 성대주름(vocal fold)이라 불리는 참성대의 뒤쪽 끝과 부착된다(그림 1-8).

후두전정(laryngeal vestibule)은 후두의 안쪽 공간이며 후두덮개와 모뿔덮개주름, 모뿔연골에 둘러싸여 있으며 아래쪽으로 거짓성대의 위쪽 표면까지 뻗어 경계를 이루고 있다. 모뿔덮개주름은 후두덮개의 양측 가장자리에 붙어 있고, 모뿔연골을 감싸며 후두전정의 양측 벽을 형성한다. 이것은 아래로 거짓성대에서 끝난다(그림 1-9).

인두삼킴 동안 호흡계는 후두전정 폐쇄 근육들의 운동에 의해 보호된다. 호흡을 위해 뒤반지모뿔근(후윤상피열근, posterior cricoarytenoid muscle)은 모뿔연골을 당겨 성대돌기 사이의 구멍을 넓게 한다. 거짓성대(후두전정주름)는 성대 바로 위에 위치하는 두 개의 두꺼운 점막의 주름으로 거짓성대와 참성대 사이 공간인 후두실(laryngeal ventricle)과 후두전정(laryngeal vestibule)을 분리한다. 성대주름(참성대)은 후두실의 아래 가장자리에 위치하며 앞쪽으로 방패연골에, 뒤쪽으로는 모뿔연골에 부착된다. 참성대는 소리를 내는데 관여할 뿐만 아니라 음식이 기도로 유입되었을 때 기관으로 들어가기 전, 기도를 보호하는 마지막 관문이기도 하다(그림 1-10). 음식을 삼키면 3단계로 기도 폐쇄가 일어나는데, 닫히는 순서는 참성대, 거짓성대가 닫힌 후 후두덮개와 모뿔덮개주름이 후두를 완전히 폐쇄하는 과정으로 음식이 기도로 들어가는 것을 막아준다.

4 식도구조

식도(esophagus)는 개인에 따라 차이가 있으나 약 22~26cm 정도 길이의 근육성 기관으로 위로는 인두와 연결되고 아래로는 위와 연결된다(그림 1-11). 식도는 3개의 부분으로 구분할 수 있는데 위쪽 1/3은 가로무늬근, 중간 1/3은 가로무늬근과 민무늬근, 아래쪽

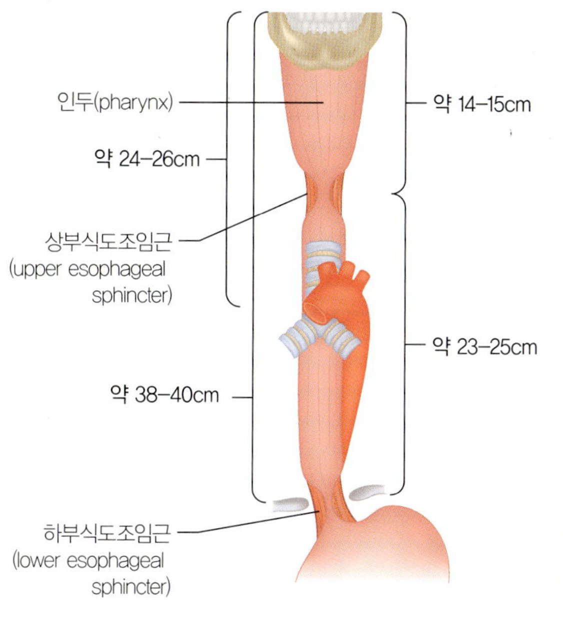

그림 1-11 식도의 구조

1/3은 민무늬근으로 이루어져 있다. 경부 식도(cervical esophagus)로 알려진 식도의 위쪽 1/3은 기관의 뒤에 위치하여, 하나의 연부조직으로 된 벽을 공유하고 있다. 다시 말해 기관의 뒤쪽 벽이 바로 식도의 앞쪽 벽이 되며 영상검사를 통해 음식의 이동과 움직임을 관찰할 수 있다. 식도의 가장 위쪽에는 상부식도조임근(upper esophageal sphincter, UES)이 있고 가장 아래쪽에는 하부식도조임근(lower esophageal sphinter, LES)이 있다. 상부식도조임근은 인두와 식도를 분리해주며 식도로의 음식 유입 통로, 음식물의 역류 방지를 통한 기도 보호, 위장관 내 공기 흡인 방지 등의 역할을 한다.

확인문제

1. 다음 그림의 번호에 해당하는 해부학적 구조물의 이름을 기술하세요.

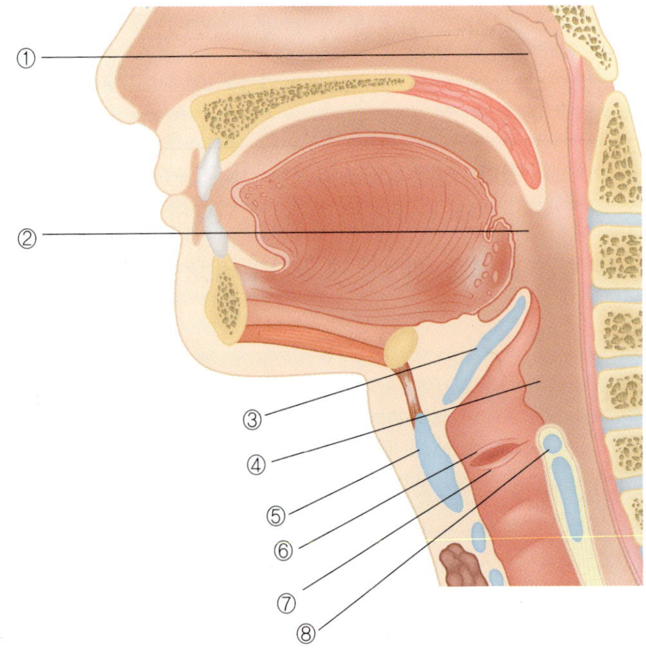

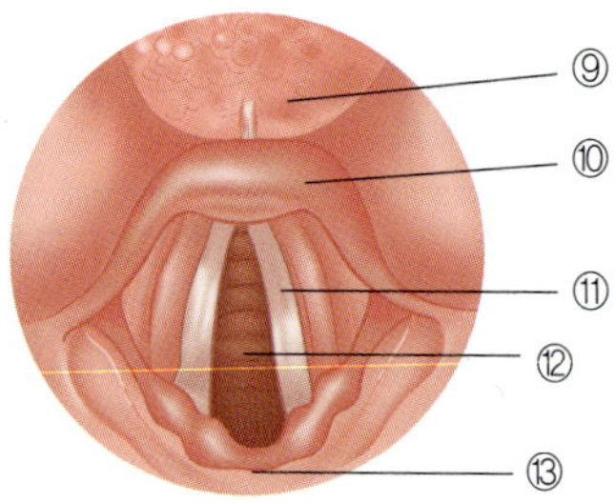

① ____________________

② ____________________

③ ____________________

④ ____________________

⑤ ____________________

⑥ ____________________

⑦ ____________________

⑧ ____________________

⑨ ____________________

⑩ ____________________

⑪ ____________________

⑫ ____________________

⑬ ____________________

참고문헌

Douglas CW, Naylor K, Phansopa C, Frey AM, Farmilo T, Stafford GP. (2014). Physiological adaptations of key oral bacteria. Adv Microb Physiol. 65:257-335.

Ertekin C, Aydogdu I. (2002). Electromyography of human cricopharyngeal muscle of the upper esophageal sphincter. Muscle Nerve. 26(6):729-739.

Groher ME, Crary MA. (2015). Dysphagia: Clinical management in adults and children. United States of America: MOSBY ELSEVIER.

Laine FJ, Smoker WR. (1995). Oral cavity: anatomy and pathology. Semin Ultrasound CT MR. 16:527-545.

Logeman JA. (2008). Treatment of oral and pharyngeal dysphagia. Phys Med Rehabil Clin N Am. 19:803-16.

Logemann JA, Pauloski BR. Rademaker AW, et al. (1997). Speech and swallowing rehabilitation for head and neck cancer patients. Oncology. 11:651-659.

Longemann JA. (1997). Evaluation and Treatment of Swallowing Disorders. 2nd ed. San Diege, CA:College-Hill Press.

Matsuo K, Palmer JB. (2008). Anatomy and physiology of feeding and swallowing: normal and abnormal. Phys Med Rehabil Clin N Am. 19(4):691-707.

Park JO, Kin DH, Son HL, Joo YH, Cho JH, Park YH, Kim MS, Sun DI. (2010). Rehabilitation protocol for postoperative dysphagia in head and neck cancer patients. Korean J Otorhinolaryngol Head Neck Sur. 53;94-98.

Pedretti LM, Early MB. (2001). Occupational therapy for physical dysfunction. early 5th. Elsevier Science Pte. Ltd.

Proctor GB. (2016). The physiology of salivary secretion. Periodontol 2000. 70:11-25.

Pusztaszeri MP, Faquin WC. (2015). Update in salivary gland cytopathology: Recent molecular advances and diagnostic applications. Semin Diagn Pathol. 32:264-274.

Raol N, Hartnick CJ. (2015). Anatomy and physiology of elopharyngeal closure and insufficiency. Adv Otorhinolaryngol. 76:1-6.

Schwarz R, Hoppe U, Schuster M, Wurzbacher T, Eysholdt U, Lohscheller J. (2006). Classification of unilateral vocal fold paralysis by endoscopic digital high-speed recordings and inversion of a biomechanical model. IEEE Trans Biomed Eng. 53:1099-1108.

SWALLOWING DISORDER

2 제2장

삼킴 관련 근육

삼킴(연하)은 음식을 삼킬 때 발생하는 복잡한 신경학적 과정으로, 여러 가지 근육과 신경들의 작용을 통해 이루어진다. 삼킴에 관여하는 주요 근육들은 입, 목, 식도 등에 위치하며, 이들의 협동 작용으로 음식을 안전하게 식도로 전달하고 위로 내려보낸다. 삼킴은 크게 구강준비기, 구강기, 인두기, 식도기의 크게 네 단계로 나눠지며, 각 단계에서 사용되는 근육이 제 역할을 할 때 복잡하고 협력적인 과정이 정상적으로 진행된다. 구강기에서는 입술의 폐쇄와 저작근, 혀의 움직임이 이루어지고 인두기에서는 음식물이 인두를 통해 식도로 안전하게 전달되도록 물렁입천장 근육, 인두근육, 후두근육이 협응을 하면서 수축과 이완해야 한다. 식도는 두 가지 종류의 근육으로 구성되어 있으며, 이들은 협동하여 음식물을 위로 밀어내는 역할을 한다. 신경학적 문제로 발생하는 근육의 약화 뿐 아니라, 근육 자체의 손상 또는 구조적인 문제로 인해 삼킴장애가 발생할 수 있다. 이 장에서는 삼킴과 관련된 주요 근육과 그 근육을 지배하는 신경을 소개한다.

1 구강기 근육

구강준비기와 구강운반기에서는 음식을 조작하여 인두로 음식을 이동시키기 위해 볼, 입술, 턱, 혀의 근육들이 동원된다.

표 1-1 삼킴과 관련된 주요 근육과 지배신경-얼굴근육

분류	근육	기능	지배신경
얼굴근육	입둘레근(구륜근, orbicularis oris)	입술 오므리기	얼굴신경(안면신경, facial nerve, CN7)
	볼근(협근, buccinator)	치아쪽으로 볼 압축하기	

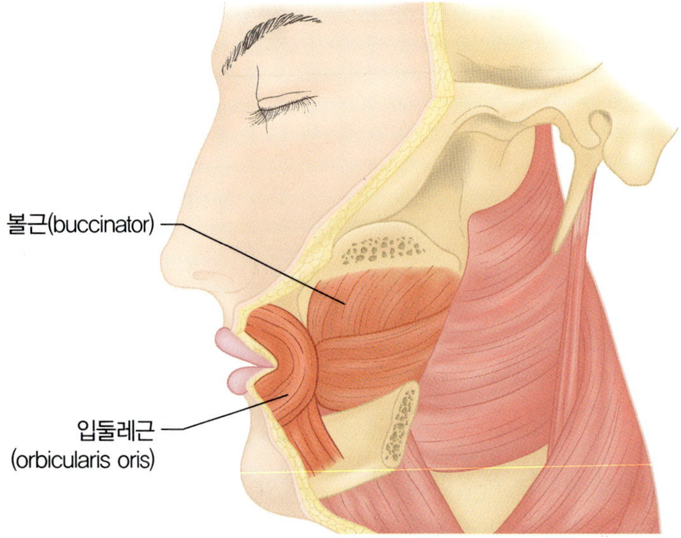

그림 1-12 입둘레근과 볼근

1) 얼굴근육

얼굴신경(제7뇌신경)은 머리뼈를 구성하는 위턱뼈와 아래턱뼈에 부착된 얼굴 근육들을 지배하는데 이 근육들은 주로 삼킴과 관련이 있다. 입둘레근(구륜근, orbicularis oris muscle)은 입술을 다문 상태를 유지함으로써 음식이 입 밖으로 흘러나오지 않게 한다. 볼근(협근, buccinator muscle)은 음식이 치아를 가로질러 움직일 때 입술을 다물게 하고 볼을 평평하게 한다. 볼근 섬유들은 입술의 조임근인 입둘레근의 섬유와 혼합된다. 또한 윗입술과 아랫입술을 움직이는 여러 근육들이 삼킴 과정 중 입술의 움직임에 관여한다. 또한 볼근의 섬유 사이를 귀밑샘관이 통과하기 때문에 볼근이 수축할 때마다 볼이 팽팽하게 유지되는 것뿐만 아니라 동시에 구강 내로 침 분비가 이루어진다(표 1-1, 그림 1-12).

2) 씹기근육

삼차신경(제5뇌신경)의 아래턱 가지는 씹기 동작에 관여하는 주요 근육들을 지배한다.

씹기와 관련된 주요 근육은 깨물근(교근, masseter muscle), 관자근(측두근, temporalis muscle), 안쪽날개근(내측익돌근, medial pterygoid muscle), 가쪽날개근(외측익돌근, lateral pterygoid muscle)으로 이것들은 관자뼈 또는 나비뼈의 날개돌기(pterygoid process)

표 1-2 씹기근육

분류	근육	기능	지배신경
씹기근육	깨물근(교근, masseter)	아래턱 올림/내밀기	삼차신경 (trigeminal nerve, CN5)
	관자근(측두근, temporalis)	아래턱 올림/뒤당김	
	안쪽날개근(내측익돌근, medial pterygoid)	아래턱 올림, 가쪽날개근이 턱을 좌우로 움직일 때 도움 제공	
	가쪽날개근(외측익돌근, lateral pterygoid)	아래턱 내림/내밈, 아래턱 좌우로 움직이기	

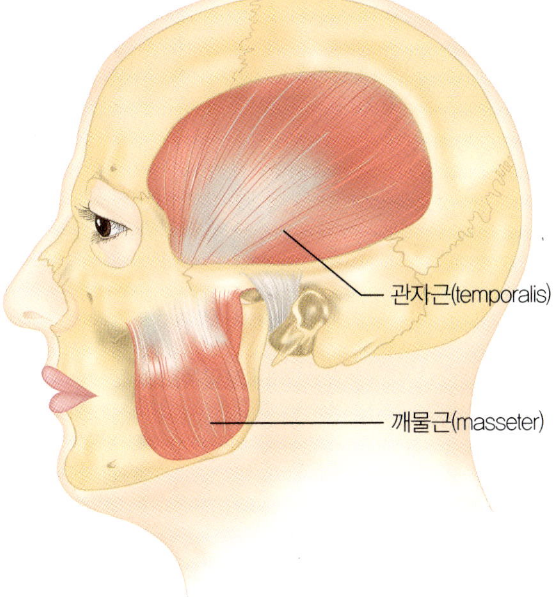

a. 얼굴 측면

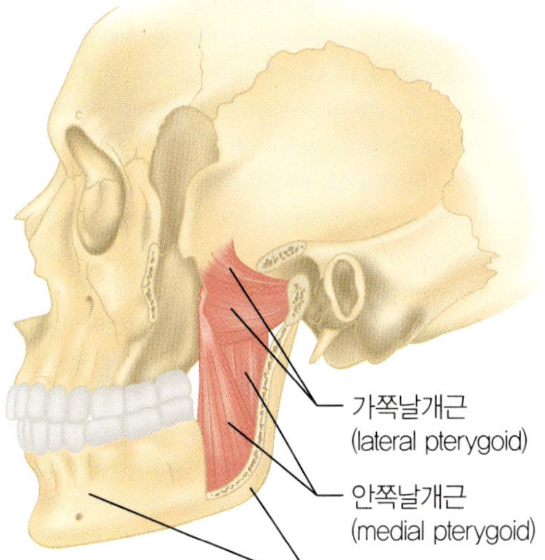

b. 가쪽/안쪽 날개근 노출

그림 1-13 씹기근육

에 부착된다. 깨물근, 관자근, 안쪽날개근은 모두 입을 닫을 때 작용하며, 특히 깨물근은 가장 강한 씹는 힘을 제공한다. 반면 가쪽날개근은 유일하게 입을 여는데 작용하는 근육이다.

추가적인 움직임으로 관자근은 아래턱을 뒤위쪽으로 움직이게 하고, 안쪽날개근은 양쪽으로 작동하여 아래턱뼈를 위쪽으로 올리면서 좌우 움직임을 허용한다. 가쪽날개근도 함께 작용하여 아래턱을 앞아래쪽으로 움직이면서 좌우 움직임을 허용한다(표 1-2, 그림 1-13).

씹기와 관련된 주요 근육 외에도 목뿔위근육(suprahyoid muscle)과 목뿔아래근육(infrahyoid muscle)들이 함께 작용하며 이들의 힘은 직·간접적으로 아래턱에 전달되어 씹는 활동을 보조한다.

표 1-3 혀의 내재근

분류	근육	기능	지배신경
혀의 내재근 (intrinsic tongue muscles)	위세로근(superior longitudinal)	아래세로근과 함께 혀 뒤당김	혀밑신경 (hypoglossal nerve, CN12)
	아래세로근(inferior longitudinal)	위세로근과 함께 혀 뒤당김	
	가로근(transverse)	혀를 좌우로 좁힘, 앞뒤 방향으로 늘림	
	수직근(verticalis)	혀를 납작하게 함, 넓힘	

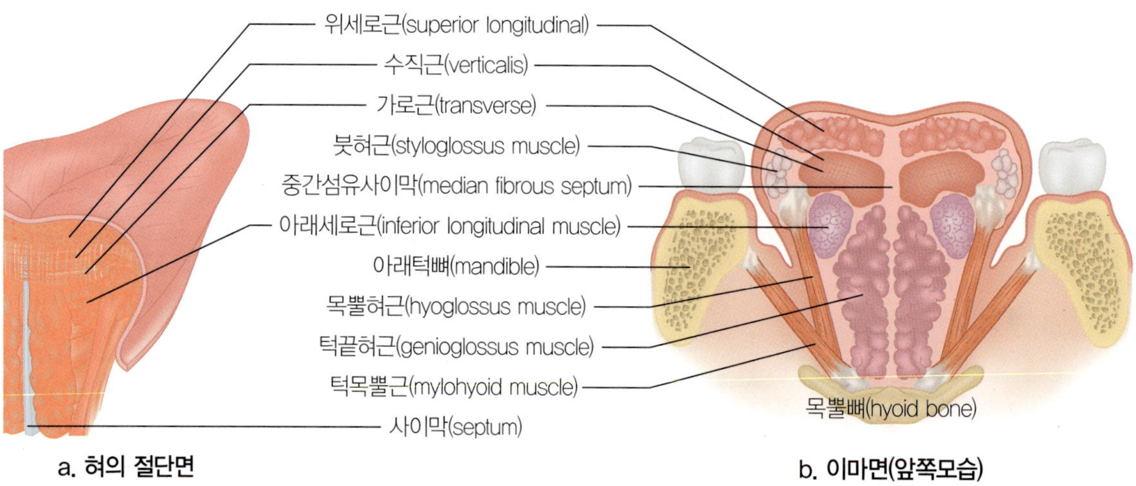

그림 1-14 혀의 내재근

3) 혀의 내재근

구강 준비 단계에서 음식을 씹기 위해 혀는 아래턱뼈와 함께 측면 회전동작을 하는데 이때 혀의 내재근과 외재근이 작용한다. 내재근들은 혀밑신경(제12뇌신경)에 의해 지배되며, 혀의 모양, 형태, 기능에 대해 다른 효과를 나타낸다. 혀위세로근은 혀아래세로근과 함께 혀를 앞뒤 방향으로 단축시키며 혀를 위쪽으로 말아올린다. 혀아래세로근은 혀위세로근과 함께 혀를 앞뒤 방향으로 단축시키며 혀를 아래쪽으로 말아내린다. 혀가로근은 혀를 좌우로 좁게, 앞뒤로 길게 만든다. 혀수직근은 혀를 좌우로 넓게 그리고 납작하게 만든다(표 1-3, 그림 1-14).

4) 혀의 외재근

혀의 외재근도 내재근과 함께 음식덩이를 만들기 위해 활발하게 움직인다. 혀의 외재근은 혀를 내밀고, 뒤로 당기고, 올리고, 내리는 등의 움직임을 만든다. 또한 완성된 음식덩이를 뒤로 밀어내는 동작(rolling action)을 수행하며 인두 삼킴에서도 중요한 역할을 수행한다.

혀밑신경의 지배를 받는 목뿔혀근(설골설근, hyoglossus muscle)은 혀를 아래쪽으로 내리고 뒤당김시킨다. 턱끝혀근(이설근, genioglossus muscle)은 혀를 앞쪽으로 내미는 주요 근육이다. 붓혀근(경상설근, styloglossus muscle)은 삼킴 과정에서 혀를 뒤-위쪽으로 끌어당긴다. 미주신경(제10뇌신경)의 신경지배를 받는 입

표 1-4 혀의 외재근

분류	근육	기능	지배신경
혀의 외재근 (extrinsic tongue muscles)	턱끝혀근(이설근, genioglossus)	아래섬유: 혀 내밈 중간섬유: 혀 내림 위섬유: 혀끝을 뒤/아래로 당김	혀밑신경 (hypoglossal nerve, CN12)
	목뿔혀근(설골설근, hyoglossus)	혀를 내림/ 뒤당김	
	붓혀근(경상설근, styloglossus)	혀 뒤당김/ 올림	
	입천장혀근(구개설근, palatoglossus)	혀의 뒤쪽 올림 물렁입천장 내림	미주신경(vagus nerve, CN10)

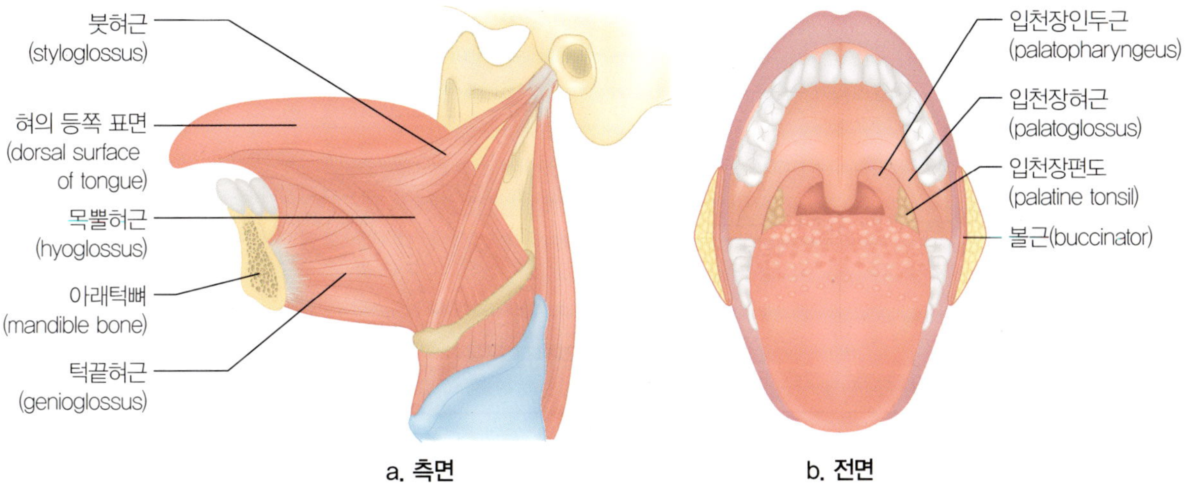

그림 1-15 혀의 외재근

천장혀근(구개설근, palatoglossus muscle)은 혀의 뒤쪽을 올리고 물렁입천장을 내려준다(표 1-4, 그림 1-15).

2 인두기 근육

인두는 코안 뒤쪽의 머리뼈 바닥에서부터 상부식도 조임근에 이르는 튜브 모양의 구조물이다. 목에 있는 말굽 모양의 목뿔뼈는 혀, 인두, 후두의 삼킴 동작과 관련하여 인두 근육 조직을 위한 지레받침 역할을 하면서 역학적 이점을 제공한다.

1) 물렁입천장 근육

코인두 주변에 위치하고 있는 다섯개의 근육들은 음식덩이의 위치에 따라서 물렁입천장과 인두의 움직임을 조절한다. 미주신경-인두신경얼기의 지배를 받는 입천장올림근(구개거근, levator veli palatini muscle)과 목젖근(구개수근, uvula muscle)은 물렁입천장을 위쪽으로 올려 코인두를 폐쇄한다. 삼차신경-위턱가지의 지배를 받는 입천장긴장근(구개범장근, tensor veli palatini muscle)은 얇은 삼각형 모양의 근육으로 입천장을 긴장시킴으로써 삼킴 중 입천장 올림근이 입천장

표 1-5 물렁입천장 근육

분류	근육	기능	지배신경
물렁입천장 근육	입천장올림근(구개거근, levator veli palatini)	물렁입천장 올림	미주신경(vagus nerve, CN10)
	목젖근(구개수근, musculus uvulae)	목젖 올림/뒤당김	
	입천장긴장근(구개범장근, tensor veli palatini)	물렁입천장을 긴장시킴	삼차신경 (trigeminal nerve, CN5)

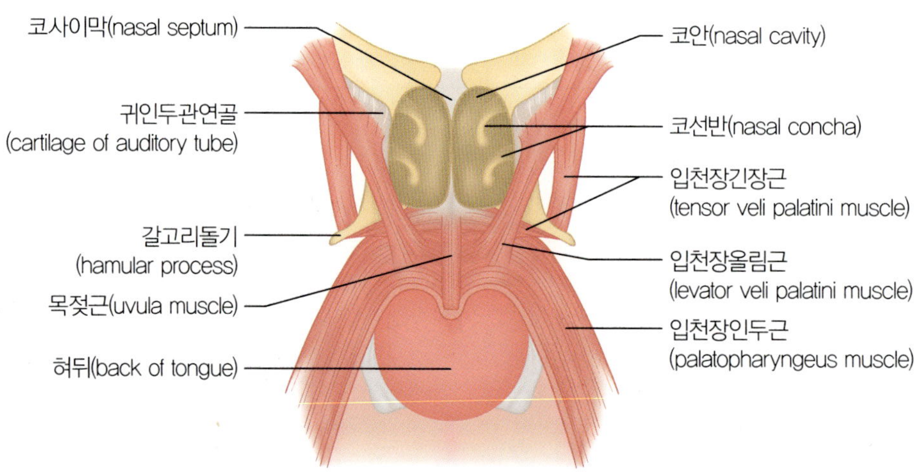

그림 1-16 물렁입천장 근육

을 들어올리고 이 근육들의 수축에 의해 인두가 상승할 수 있도록 보조해주는 역할을 수행한다. 또한 귀관(eustachian tube)의 구멍을 확장시킴으로써 중간 귀 내부의 압력을 외부의 압력과 동등하게 맞춰주는 역할을 수행한다(표 1-5, 그림 1-16).

2) 인두수축근육

인두의 바깥층을 형성하는 위, 중간, 아래 인두수축근들은 미주신경의 신경지배를 받으며 꿈틀운동을 통해 식도로 음식물을 이동시키는 역할을 한다.

인두의 속층은 입천장, 귀관, 관자뼈로부터 기원한 입천장인두근, 붓인두근, 귀관인두근(salpingopharyngeus muscle)에 의해서 인두의 안쪽 벽을 형성하고 있으며, 이 근육들은 삼킴과정 동안 인두를 위쪽으로 올려주는 역할을 하게 된다. 귀관인두근은 귀관과 인두 사이의 압력을 균등하게 맞추기 위하여 삼킴 중 귀관(유스타키오관)의 인두 구멍을 열어준다. 입천장인두근과 귀관인두근은 미주신경의 지배를 받고, 붓인두근은 혀인두신경의 지배를 받는다(표 1-6, 그림 1-17).

3) 목뿔위근육

아래턱뼈의 밑에는 목뿔뼈와 연결되어 후두의 움직임을 도와주는 목뿔위근육들이 있으며 혀밑신경, 삼차신경, 얼굴신경의 지배를 받는다. 턱끝목뿔근(이설골근, geniohyoid muscle)은 혀밑신경의 신경 지배를 받으며 목뿔뼈를 앞위쪽 방향으로 끌어당기거나 아래턱

표 1-6 물렁입천장-인두수축근육

분류	근육	기능	지배신경
인두근육	인두수축근(pharyngeal constrictor): 위/중간/아래	인두 수축	미주신경(vagus nerve, CN10)
	붓인두근(경돌인두근, stylopharyngeus)	인두/후두 상승	혀인두신경(glossopharyngeal nerve, CN9)
	귀관인두근 (이관인두근, salpingopharyngeus)	인두/후두 상승, 인두벽의 가쪽 상승, 삼킴중 귀인두관(유스타키오관) 개방	미주신경(vagus nerve, CN10)
	입천장인두근 (구개인두근, palatopharyngeus)	인두/후두 상승	

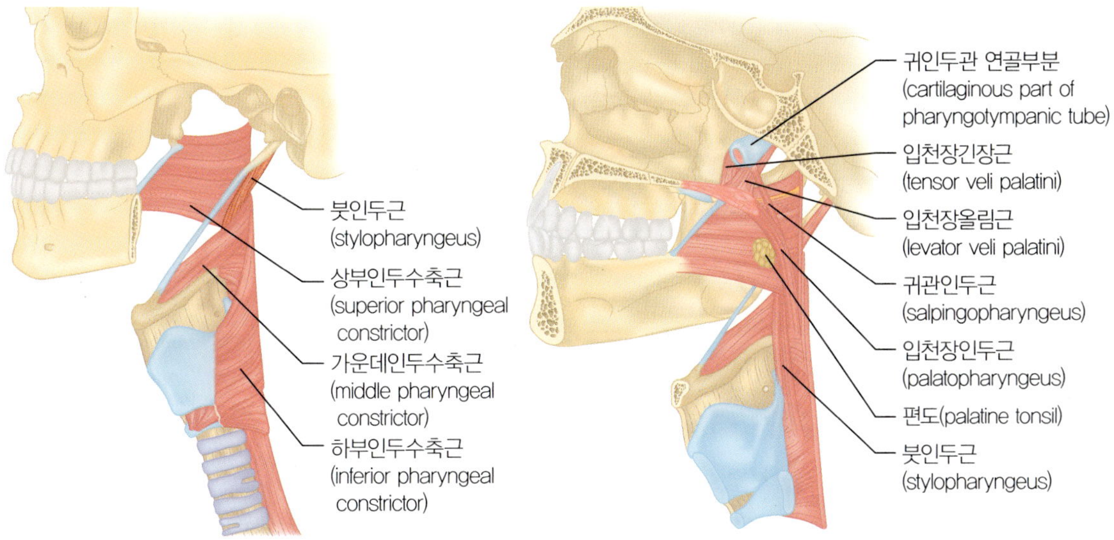

그림 1-17 물렁입천장-인두수축근육

뼈를 아래쪽으로 내린다. 턱목뿔근(악설골근, mylohyoid muscle)과 두힘살근 앞힘살(전이복근, digastric anterior belly)은 삼차신경의 지배를 받으며 목뿔뼈를 위앞쪽방향으로 끌어당기거나 아래턱뼈를 아래쪽으로 내려준다. 붓목뿔근(경상설골근, stylohyoid muscle)과 두힘살근 뒤힘살은 얼굴신경에 의해서 지배되며 목뿔뼈를 뒤위쪽 방향으로 당기는 역할을 한다(표 1-7, 그림 1-18).

4) 목뿔아래근육

목뿔아래 근육(Infrahyoid muscles)은 목에서 목뿔뼈 아래에 위치한 근육 그룹으로 삼킴 과정에서 주로 목뿔뼈와 후두(목소리 상자)를 안정시키는 역할을 한다.

주요 목뿔아래 근육으로 복장방패근(흉골갑상근, sternothyroid muscle)은 복장뼈와 방패연골을 연결하여 방패연골을 하강시키고 복장목뿔근(흉골설골근, sternohyoid muscle)은 복장뼈와 목뿔뼈를 연결하며

표 1-7 목뿔위근육

분류	근육	기능	지배신경
목뿔위근육 (Suprahyoid muscles)	턱목뿔근(악설골근, mylohyoid)	구강바닥 상승, 목뿔뼈/혀 상승, 목뿔뼈 고정시 아래턱 내림	삼차신경 (trigeminal nerve, CN5)
	턱끝목뿔근(이설골근, geniohyoid)	목뿔뼈 위-앞쪽 이동 목뿔뼈 고정시 아래턱 내림	혀밑신경 (hypoglossal nerve, CN12)
	두힘살근 앞힘살(전이복근, digastric anterior belly)	목뿔뼈 위-앞쪽 이동 목뿔뼈 고정시 아래턱 내림	삼차신경(trigeminal nerve, CN5)
	두힘살근 뒤힘살(후이복근, digastric posterior belly)	목뿔뼈 위-뒤쪽 이동, 목뿔뼈 고정시 아래턱 내림	얼굴신경(facial nerve, CN7)
	붓목뿔근(경상설골근, stylohyoid)	목뿔뼈 뒤-위쪽 이동	

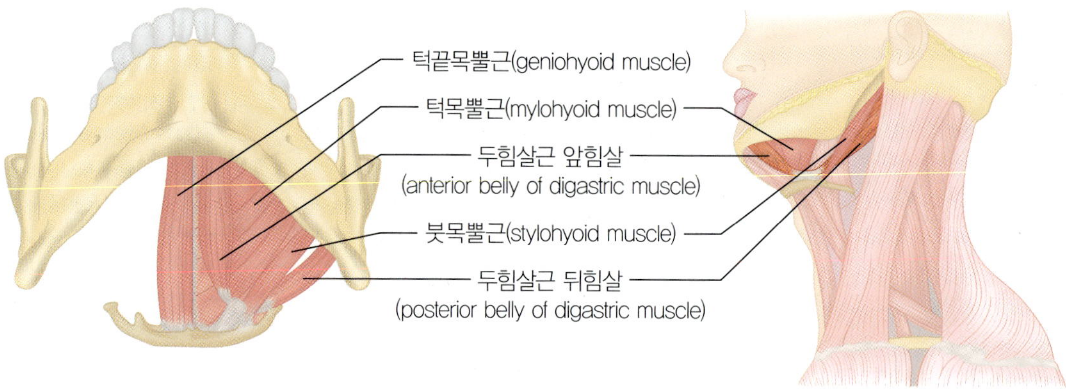

그림 1-18 목뿔위근육들

목뿔뼈를 하강시킨다. 두 근육 모두 목신경고리(ansa cervicalis, C1-C3)의 지배를 받는다. 목뿔뼈와 방패연골을 연결해주는 방패목뿔근(갑상설골근, thyrohyoid muscle)은 혀밑신경(hypoglossal nerve, CN 12)과 목척수 신경(C1)의 지배를 받으며 방패연골을 상승시키거나 목뿔뼈를 하강시킨다. 어깨목뿔근(견갑설골근, omohyoid muscle)은 어깨뼈에서 목뿔뼈로 이어지는 근육으로 목뿔뼈와 후두를 하강시키고 목뿔뼈를 뒤/가쪽으로 이동시킨다(표 1-8, 그림 1-19).

이 근육 그룹의 주요 역할은 목뿔뼈의 안정화 및 하강을 도와준다. 삼킴 시, 목뿔위 근육이 수축하여 목뿔뼈와 후두를 상승시키고 상부식도조임근을 열어 음식이 식도로 넘어갈 수 있도록 돕게 된다. 그리고 음식이 넘어간 후, 목뿔아래근육은 목뿔뼈과 후두를 하강시켜 원래 위치로 돌려놓게 되는데 이는 기도를 통한 호흡이 원활하게 재개될 수 있도록 한다. 특히 복장방패근과 방패목뿔근은 후두와 목뿔뼈를 하강시켜 기도의 폐쇄를 돕고, 후두덮개가 기관을 덮어 음식이 기도로 들어가는(흡인)것을 방지한다. 또한 방패목뿔근의 수축은 상부식도조임근(UES)을 열어 음식이 식도로 넘어갈 수 있도록 돕는데 이는 삼킴 과정 중 인두 단계에서 식도 단계로의 전환 시 매우 중요하다. 따라서 목뿔아래근육

표 1-8 목뿔아래근육

분류	근육	기능	지배신경
목뿔아래근육 (Infrahyoid muscles)	복장방패근(흉골갑상근, sternothyroid)	방패연골 하강	목신경고리 (ansa cervicalis, C1–C3)
	복장목뿔근(흉골설골근, sternohyoid)	목뿔뼈 하강	
	방패목뿔근(갑상설골근, thyrohyoid)	방패연골 상승, 목뿔뼈 하강	혀밑신경(hypoglossal nerve, CN12), C1
	어깨목뿔근(견갑설골근, omohyoid)	목뿔뼈와 후두 하강, 목뿔뼈 뒤/가쪽으로 이동시킴	목신경고리 (ansa cervicalis, C1–C3)

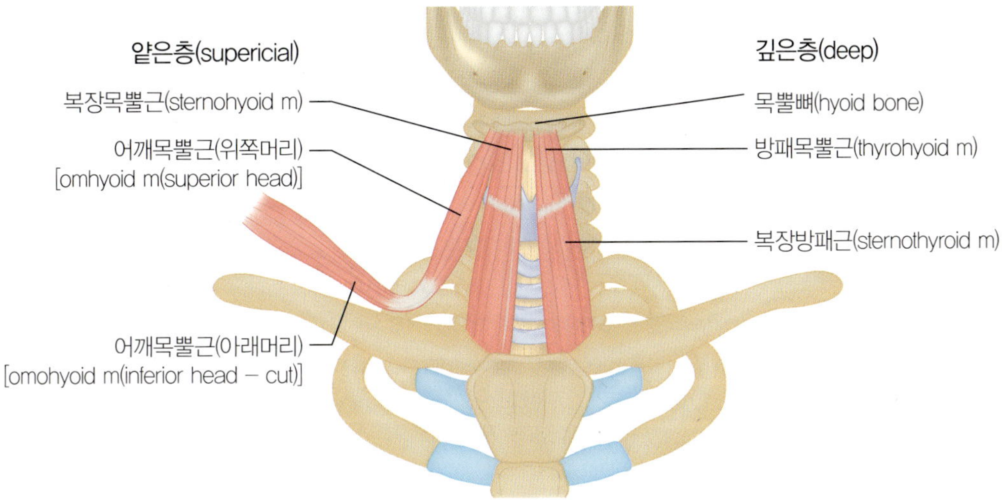

그림 1-19 목뿔아래근육

이 제대로 조정되지 않으면 상부식도조임근(UES)이 제대로 열리거나 닫히지 않아 음식이 인두나 식도에 남을 수 있다(표 1-8, 그림 1-19).

5) 후두근육

미주신경의 되돌이후두신경(recurrent laryngeal nerve of vagus)이 후두의 내재근들을 지배한다. 모뿔덮개근(피열후두개근, aryepiglottic muscle)과 방패덮개근(갑상후두덮개근, thyroepiglottic muscle)은 후두덮개를 뒤-아래쪽으로 이동시킴으로써 후두 입구를 폐쇄하는 것을 돕는다. 빗모뿔근(경사피열근, oblique arytenoid muscle), 가로모뿔근(횡피열근, transverse arytenoid muscle) 그리고 가쪽반지모뿔근(가쪽윤상피열근, lateral cricoarytenoid muscle)은 모뿔연골의 성대돌기 사이의 구멍을 좁게 만들어 성대를 닫고, 뒤반지모뿔근(후윤상피열근, posterior cricoarytenoid muscle)은 성대돌기 사이의 구멍을 넓게 만들어 성대를 여는 역할을 한다. 성대근(vocalis muscle)과 방패모뿔근(갑상피열근, thyroarytenoid muscle)은 수축 시 성대주름의 뒷부분을 앞쪽인 방패연골쪽으로 끌어당겨 성대주름의 길이를 짧게 만들어줌으로써 성대주름의 긴장도를 낮춰주며 반지방패근(윤상갑상근, cricothyroid muscle)은 수축 시 방패연골을 앞-아래쪽으로 당

표 1-9 후두근육

분류	근육	기능	지배신경
후두근육	모뿔덮개근(피열후두개근, aryepiglottic muscle)	후두폐쇄	미주신경 (vagus nerve, CN10)
	가쪽반지모뿔근(가쪽윤상피열근, lateral cricoarytenoid muscle)	성대 모음	
	빗모뿔근(경사피열근, oblique arytenoid muscle)	성대 모음	
	가로모뿔근(횡피열근, transverse arytenoid muscle)	성대 모음	
	방패모뿔근(갑상피열근, thyroarytenoid muscle)	성대 이완 및 단축	
	뒤반지모뿔근(후윤상피열근, posterior cricoarytenoid muscle)	성대 벌림	

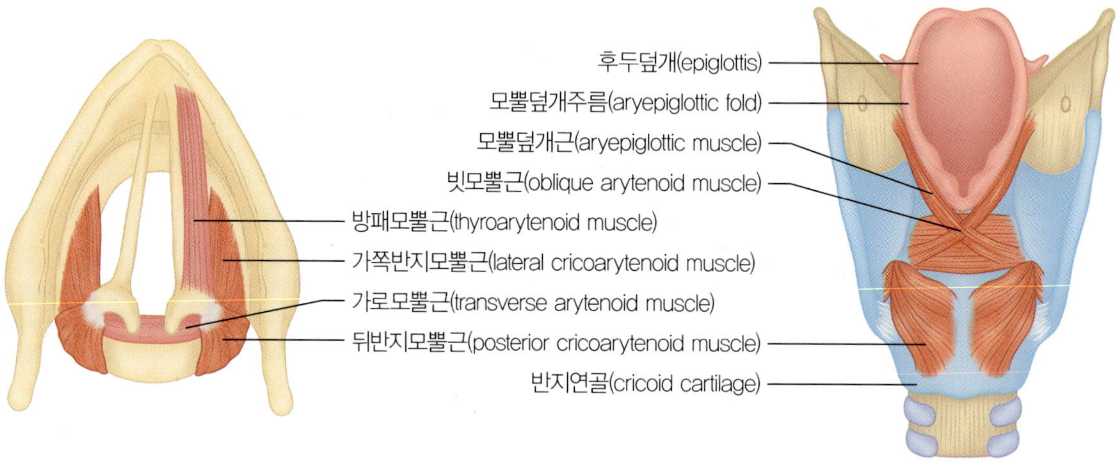

그림 1-20 후두의 근육

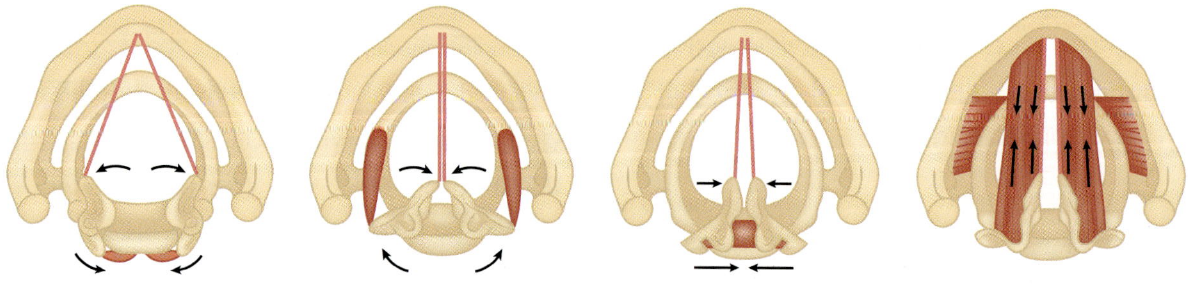

그림 1-21 성대를 열고 닫는 근육들

겨줌으로써 성대주름을 신장시켜 긴장도를 끌어올리는 유일한 근육이다. 이러한 과정을 통해 목소리의 음조(pitch)가 높아지게 된다(표 1-9, 그림 1-20, 1-21).

표 1-10 식도근육

분류	근육	기능	지배신경
위쪽 식도의 근육	반지인두근(윤상인두근, cricopharyngeus muscle)	평상시 : 식도 입구 닫음 삼킴시 : 이완하여 식도 입구 개방	미주신경(vagus nerve, CN10),

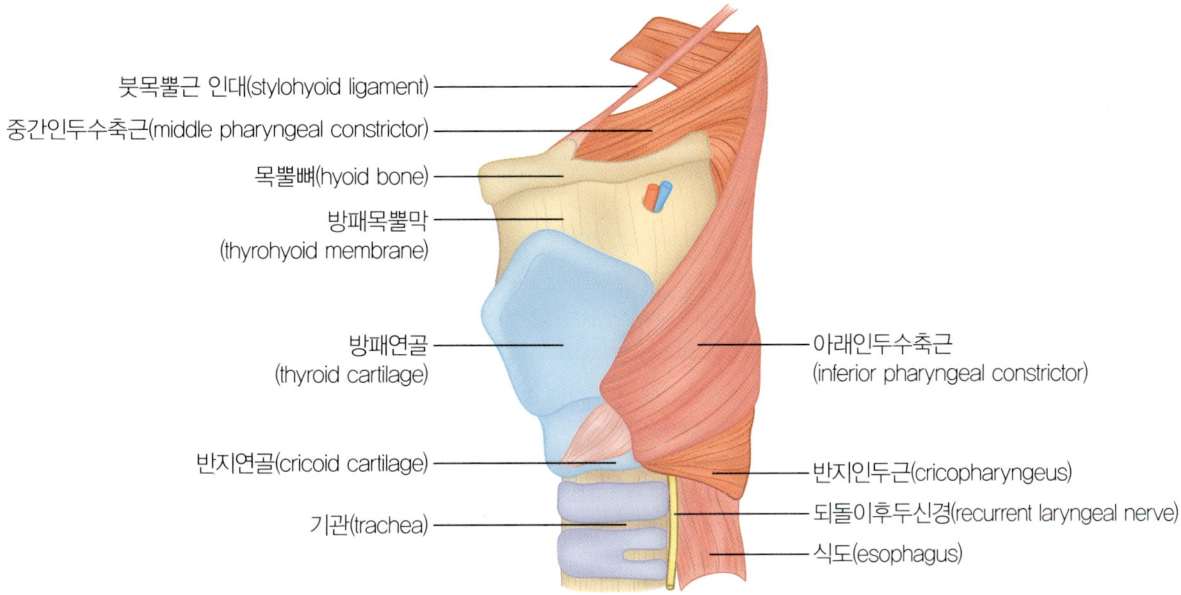

그림 1-22 식도의 근육

3 식도기 근육

1) 식도 근육

인두의 바깥층을 형성하는 위, 중간, 아래 인두수축근은 미주신경의 지배를 받으며 꿈틀운동을 통해 식도로 음식물을 이동시키는 역할을 한다.

인두의 속층은 입천장, 귀관, 관자뼈로부터 기원한 입천장인두근, 붓인두근, 귀관인두근(이관인두근, salpingopharyngeus muscle)에 의해 인두의 안쪽 벽을 형성하고 있다. 이 근육들에 의해 이동된 음식물들은 식도근육에 의해 위로 이동된다.

식도의 가장 위쪽에는 상부식도조임근(upper esophageal sphinctor, UES)이 있고 가장 아래쪽에는 하부식도조임근(lower esophageal sphintor, LES)이 있다. 상부식도조임근은 인두와 식도의 분리, 식도로 음식 유입, 물질 역류 방지를 통한 기도 보호, 위장관 공기 흡인 방지 등의 역할을 한다.

상부식도조임근은 적어도 세 그룹의 가로무늬근들로 구성되어 있는데 즉 아래인두수축근의 먼쪽 부분, 반지인두근, 상부식도의 근육들로 이루어져 있다. 반지인두근(cricopharyngeus muscle)은 상부식도조임근을 구성하는 주요 근육이며 반지연골판(crocoid lamina)의 아래와 외측 모서리 양쪽에 부착된다. 반지인두근의 유일한 부착점은 후두의 연골이다. 그렇기 때문에 상부식도조임근과 후두는 항상 함께 움직이게 된다. 하부식도조임근은 음식이 식도에서부터 위로 진입할 수 있도록 해주며 위에서부터 식도로 음식이 역류하는 것을 방지한다(표 1-10, 그림 1-22).

확인문제

1. 목뿔위근육(suprahyoid muscles)을 구성하는 개별 근육의 이름을 적고 이 근육이 만들어내는 움직임과 이 근육을 지배하는 신경을 적으세요.

	근육명	움직임	지배하는 신경
1			
2			
3			
4			

2. 혀의 내재근의 종류와 기능을 기술하세요.

3. 혀의 외재근의 종류와 기능을 기술하세요.

4. 입을 벌리는 과정에서 작용하는 근육과 입을 다무는 과정에서 작용하는 근육을 설명하세요.

5. 성대를 열고 닫을 때 사용되는 근육을 설명하세요.

참고문헌

Ahn K-M. (2011). Anatomy and Physiology of Normal Swallowing. Journal of the Korean Dysphagia Society. 1:9-18.

Apostolos C, Sami PM, Marc EN, Julien EG. (2015). Mouth Anatomy. emedicine.medscape.com. Sep 11.

Benson TM. (2006). Physiology of oral cavity, pharynx and upper esophageal sphincter. GI Motility online.

Chi-Fishman G, Sonies BC. (2002). Kinematics strategies for hyoid movement in rapid sequential swallowing. J Speech Lang Hear Res. 45(3):457-468.

Chi-Fishman G, Stone M, McCall GN. (1998). Lingual action in normal sequential swallowing. J Speech Lang Hear Res. 41(4):771-785.

Corbin-Lewis KM, Liss JM. (2015). Clinical Anatomy & Physiology of the Swallow Mechanism / Kim Corbin-Lewis, Julie M. Liss. 2nd edition. Cengage Learning

Craig SDe, Gary LS. (1998). Anatomy and phtsiology of pediatric swallowing disorders. Ontolaryngology clinics. 31:397-404.

Diamant NE. (1989). Physiology of Esophageal Motor Function. Gastroenterol Clin N 18:179-194.

Edward H., Natalie M.R. (1993). Swallowing Disorders Treatment Manual 2nd edition.

Groher, M.E., Crary, M.A. (2010). Dysphagia: Clinical management in adults and children. United States of America: MOSBY ELSEVIER.

Jones B. (2011). Normal and Abnormal Swallowing: Imaging in Diagnosis and Therapy. 2nd ed. New York: Springer-Vertag.

Kim Corbin-Lewis, Julie M. Liss. (2014). Clinical Anatomy & Physiology of the Swallow Mechanism. Cengage Learning.

Koichiro M, Jeffrey BP. (2008). Anatomy and Physiology of Feeding and Swallowing - Normal and Abnormal. Phys Med Rehabil Clin N Am. Nov;691-707.

Logemann JA. (1998). Evaluation and treatment of swallowing disorders. 2nd edition. Austin(TX): Pro-Ed.

Logemann JA, Pauloski BR, Rademaker AW, et al. (1997). Speech and swallowing rehabilitation for head and neck cancer patients. Oncology 11:651-659.

Logeman JA. (2008). Treatment of oral and pharyngeal dysphagia. Phys Med Rehabil Clin N Am. 19:803-816.

Lorraine williams pedretti/Mary beth. (2001). Occupational therapy for physical dysfunction. early 5th. Elsevier Science Pte. Ltd.

Raj KG, Hiroshi M. (2006). Physiology of oral, pharyngeal, and esophageal motility. GI Motility online.

Shaw SM, Martino R. (2013). The normal swallow: muscular and neurophysiological control. Otolaryngol Clin North Am. 46(6):937-956.

Youmans SR, Stierwalt JA. (2006). Measures of tongue function related to normal swallowing. Dysphagia. 21:102-111.

SWALLOWING DISORDER

3 제3장

정상삼킴 과정

음식을 삼키는 것은 입안에서 인두를 거쳐 식도로 옮기는 복잡한 과정이다. 정상 삼킴 단계는 신경학적 메커니즘에 따라 예기기(anticipatory stage), 구강기(oral stage), 인두기(pharyngeal stage), 식도기(esophageal stage)로 나뉜다. 구강기는 다시 구강 준비기(oral preparatory stage)와 구강 운반기(구강 추진기, oral propulsive stage)로 세분화된다.

정상 삼킴 단계 중 구강기는 의지적으로 삼킴 동작을 할 수 있거나 멈출 수 있는 단계로, 수의적으로 진행된다. 인두기는 반사적으로 삼킴이 진행되어 불수의적인 움직임이 나타나지만, 의식적인 움직임이 어느 정도 영향을 미칠 수 있다. 식도기는 인두기와 마찬가지로 불수의적으로 일어나지만, 중력으로 인해 환자의 자세가 식도기에 영향을 미칠 수 있다.

각 단계에 소요되는 시간이나 양상은 음식의 종류나 크기, 그리고 이에 대한 자발적 노력에 따라 달라지며, 나이에 따라서도 달라질 수 있다. 따라서 삼키고자 하는 음식의 특성이나 수의적인 통제력에 따라 정상 삼킴의 유형은 다양하게 나타난다. 씹기 과정은 많은 근육들과 감각 및 운동신경들의 조절에 의해 리드미컬하고 복합적인 움직임으로 이루어지며, 호흡작용이 동시에 조절되도록 구조화되어 있다. 따라서 대화를 지속하는 동안에도 다양한 재질과 크기의 음식덩이를 씹고 삼킬 수 있고 입 안에 다양한 고형의 음식을 유지하면서 동시에 음료를 마실 수도 있는 것이다.

1 정상삼킴 단계

1) 예기기(Anticipatory stage)

예기기는 음식이 입에 들어가기 전에 발생하는 일련의 준비 활동을 포함한다. 이 단계에서는 감각 정보(예: 시각, 후각, 촉각)를 통해 음식의 특성(성상, 점도, 크기 등)을 인지하고, 이에 따라 구강 준비 활동이 시작된다. 이러한 과정은 삼킴을 위한 구강 운동을 미리 준비시켜 음식의 효율적인 섭취를 돕는다.

또한 예기기는 대뇌겉질과 겉질하 영역에서 주로 이루어지며, 음식의 형태, 질감, 맛, 냄새와 같은 정보를 처리하는 데 관여한다. 특히 노인이나 신경학적 장애가 있는 환자의 경우 삼킴 문제 발생 위험이 높기 때문에, 예기기 단계에서 충분한 준비과정이 필수적이다. 이 단계에서의 효과적인 준비는 삼킴장애의 발생을 감소시키고, 전반적인 삼킴의 효율성을 향상시키는 데 기여한다.

2) 구강 준비기(Oral preparatory stage)

구강 내 삼킴의 첫 번째 단계인 구강 준비단계는 음식이나 액체가 혀 위에 놓이는 것을 포함하여, 침과 음식을 섞어 음식덩이를 형성하는 단계이다. 음식이 입으로 들어온 순간부터 입술은 닫힌 상태로 유지되어 음식이나 액체가 입 밖으로 흐르지 않도록 한다. 이때 콧구멍은 열려 있어 코로 호흡이 가능하다. 구강 내에서 음식물을 조작하는 과정과 씹기 움직임의 패턴은 음식의 재질과 점도에 따라 다양하게 나타난다.

입 안에 형성된 음식덩이를 유지하는 방법에는 두 가지 정상 패턴이 있다. 일반적으로 음식이 입안에 제공되면 약 80%는 혀 위에 유지되고, 나머지는 혀 밑에 위치하게 된다. 예를 들어, 컵이나 빨대를 통해 액체가 입안에 들어오면, 혀끝을 들어 올려 국자 모양을 만들어 응집력 있는 액체 음식덩이를 형성한다. 이때 음식은 혀와 단단입천장 사이에 놓이며, 혀끝은 앞니 뒤쪽의 이틀능선(치조능선, alveolar ridge)에 밀착되어 액체 음식이 혀의 가운데 부위에 담기게 된다. 이러한 음식덩이의 위치를 혀 위에 올려놓는 위치라고 하며, 이를 '혀 위에 담기(tipper position)'이라 한다. 또한 동시에 액체의 일부분은 혀의 앞쪽 입안 바닥에 놓이는데 이를 '혀 밑에 담기(dipper position)'이라 한다. 구강의 뒤쪽에서 혀와 물렁입천장이 밀착되거나 물렁입천장이 아래로 내려와 혀의 뒤쪽과 닿음으로써, 삼키기 전에 음식덩이나 액체가 구강인두(oropharynx)로 새어 들어가는 미성숙 유출(premature spillage)을 방지하지만, 이러한 밀착이 완전하지 않을 경우 미성숙 유출이 발생할 수 있으며, 이는 삼킴장애 환자뿐만 아니라 노화 과정에서도 증가할 수 있다.

볼근(buccinator muscle)은 얼굴의 측면에서 위턱뼈와 아래턱뼈 사이의 공간을 차지하고 있는 얇은 사각형의 근육으로, 볼의 앞쪽 부분과 구강의 가쪽 벽을 이룬다. 볼근이 수축하면 볼 점막과 치아 사이의 공간이 좁아져 음식물이 구강의 옆 고랑으로 들어가는 것을 방지하며, 동시에 위턱 및 아래턱 치아 사이로 음식물을 밀어 넣는 역할을 한다. 입둘레근(orbicularis oris muscle)은 입술을 형성하는 주요 근육으로, 저작 과정에서 음식물이 입 밖으로 흘러내리는 것을 방지하는 역할을 한다.

고형식을 씹어 음식덩이를 형성할 때는 혀와 턱이 협력하여 회전 측방 움직임(rotary lateral movement)을

표 1-11 구강준비기

움직임	지배신경
입술을 다문다.	구강 밖으로 음식이 나오는 것을 방지한다.
액체 음식덩이는 혀와 단단입천장 앞쪽에서 컵 모양으로 있거나 혀의 앞쪽 구강 바닥 부위에 머물러 있다.	응집력 있는 액체 음식덩이를 유지한다.
음식덩이가 준비되어 삼켜지기 직전 혀의 앞쪽에 유지되며 단단입천장이나 혀의 앞쪽에 컵 모양으로 유지된다.	음식덩이가 결합되어 삼켜질 준비가 된다.
고형식을 씹기 위해 혀와 턱을 옆으로 움직이고 회전시키는 것이 요구된다.	침과 함께 섞어 응집력 있는 음식덩이를 형성한다.
물렁입천장의 기저부와 혀의 뒤쪽이 만난다.	인두기가 시작되기 전에 인두 속으로 음식이 흘러들어 가는 것을 방지한다(미성숙 유출 방지).

통해 음식을 구강 내 측면으로 이동시켜 치아 사이에 놓이게 한다. 그런 다음 윗니와 아랫니를 사용하여 음식을 찢고 부수어 침과 함께 섞어 응집력 있는 음식덩이를 형성한다. 반면, 무른 음식을 으깨어 음식덩이를 형성할 때는 입천장 앞쪽에 있는 빨래판 형태의 구조인 입천장주름(palatal rugae)을 사용한다. 혀 위에 무른 음식을 올려놓은 상태에서 입천장주름에 비비어 음식을 부순 후 침과 섞여 고형음식과 동일한 방법으로 음식덩이를 형성한다.

씹기가 마무리되고 음식덩이가 형성되면, 혀는 음식덩이를 앞과 옆으로 감싸고 혀 끝을 올려 이틀돌기에 밀착시킨다. 이로써 음식덩이는 '혀 위에 담기'나 '혀 밑에 담기'를 유지하게 된다. 동시에 물렁입천장은 아래쪽으로 내려와 혀의 뒤쪽과 닿아 음식덩이가 삼킴 반사가 나타나기 전에 인두로 이동하는 미성숙 유출(premature spillage)을 방지한다(표 1-11, 그림 1-23a).

구강 준비단계 동안 기도는 개방되어 있으므로 코로 호흡이 가능하다. 또한 미각, 촉각, 온도, 그리고 고유수용성 감각과 같은 구강 감각 입력은 음식덩이를 삼키기 위해 얼마나 많은 구강 구조물의 움직임이 필요한지를 결정하는 중요한 요소가 된다.

3) 구강기(Oral phase)

구강(운반)기(구강 추진기, oral propulsive stage)는 구강 준비단계에서 형성된 음식덩이가 혀의 움직임을 통해 앞쪽에서 뒤쪽으로 이동하는 과정에서 음식덩이가 앞입천장활(입천장혀활, anterior faucial arch) 부위에 도달하기까지의 과정을 의미한다.

구강기에서 음식덩이가 '혀 위에 담기'에 위치하면, 혀는 앞부분에서 뒷부분까지 단단입천장에 순차적으로 접촉하며 음식덩이를 뒤로 밀어낸다. 이 움직임은 제거하기(stripping action) 또는 굴리는 동작(rolling action)으로 설명된다. 혀 중앙에 고랑이 형성되어 음식덩이가 인두 쪽으로 유도되며, 혀의 앞부분은 단단입천장 쪽으로, 뒷부분은 아래로 움직여 음식덩이를 효율적으로 밀어낸다(그림 1-23b). 반면 음식덩이가 '혀 밑에 담기'에 위치한 경우에는 혀끝을 움직여 음식덩이를 먼저 '혀 위에 담기'에 올려놓은 후 인두 방향으로 이동시킨다.

마지막으로, 음식덩이가 양쪽 앞입천장활 부위에 닿을 때 정상 삼킴의 구강기가 끝나며, 이후에는 인두와 후두에서 복잡하고 순차적인 근육의 움직임이 시작된다. 일반적으로 음식덩이가 구강기를 통과하는 데는 1초에서 1.5초가 소요된다. 따라서 인두와 후두에서의 근육 조절 능력과 더불어 음식덩이의 농도에 따라 구강통과시간이 증가하거나 감소할 수 있다(표 1-12).

4) 인두기(Pharyngeal stage)

인두기(pharyngeal stage)는 1초 미만에 일어나는 인두 구조물들의 빠른 순차적 활동이다. 인두기의 특징은 다음과 같다. (1) 음식덩이 통과 – 음식 덩어리가 인두와 상부식도조임근(UES ; upper esophageal sphincter)을 통과하여 식도로 이동한다. (2) 기도 보호 – 음식덩이가 기도로 들어가는 것을 방지하기 위해 다양한 기도 보호 메커니즘이 작동하여 후두와 기관(trachea)을 보호한다.

표 1-12 구강(운반)기

움직임	결 과
혀는 점차적으로 앞에서 뒤위쪽으로 올라간다.	구강 앞쪽에서 뒤쪽으로 음식이 이동된다.
혀의 중앙에 고랑이 만들어진다.	음식이 혀의 움직임에 따라 안내된다.
음식이 아래턱과 혀의 기저부가 교차하는 지점인 양쪽 앞입천장활 사이에 도달한다.	삼킴의 구강단계가 끝나고 인두삼킴이 시작된다.

a. 음식덩어리를 형성하는 동안 혀기저부와 물렁입천장이 미성숙 유출되는 것을 막아준다.

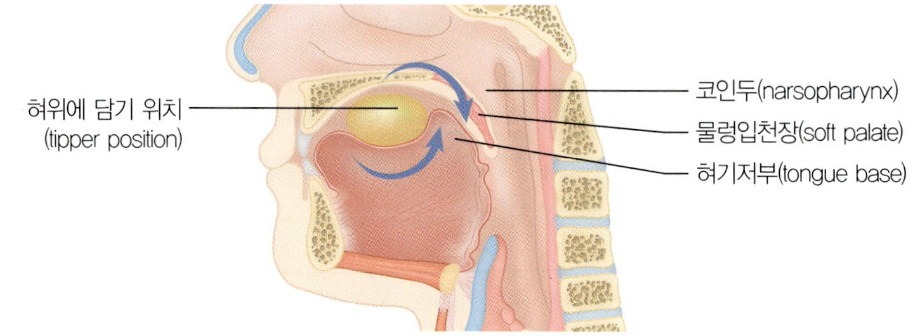

b. 구강에서 인두쪽으로 음식덩어리가 운반되면 연이어 삼킴반사가 기시된다.

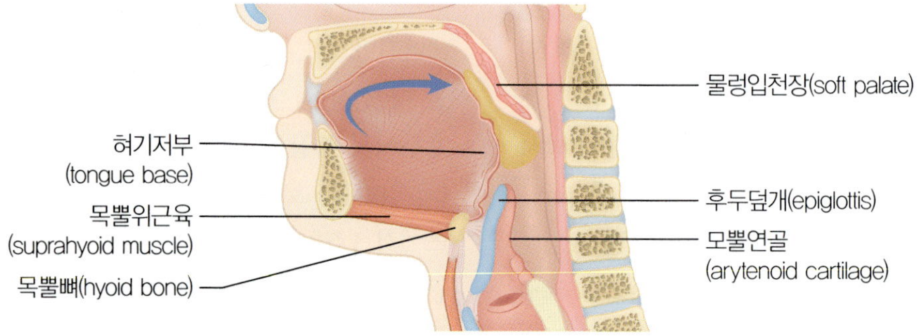

c. 인두수축근들은 음식덩어리를 아래로 밀어내고 후두가 폐쇄된다.

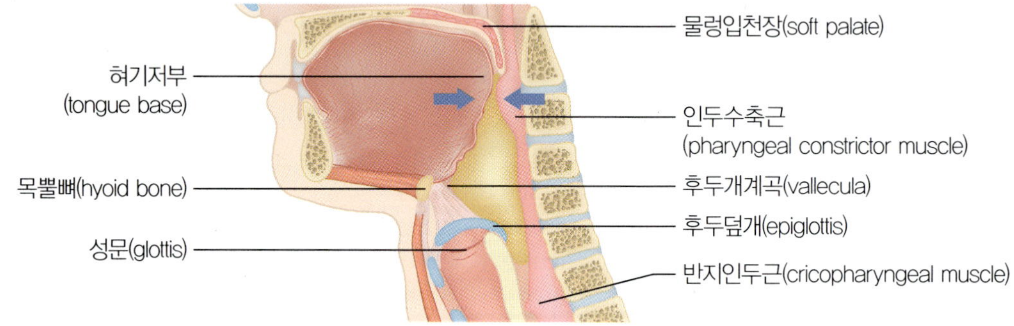

d. 하부인두수축근과 반지인두조임근의 이완이 동시에 일어나면서 식도로 음식덩이가 이동된다.

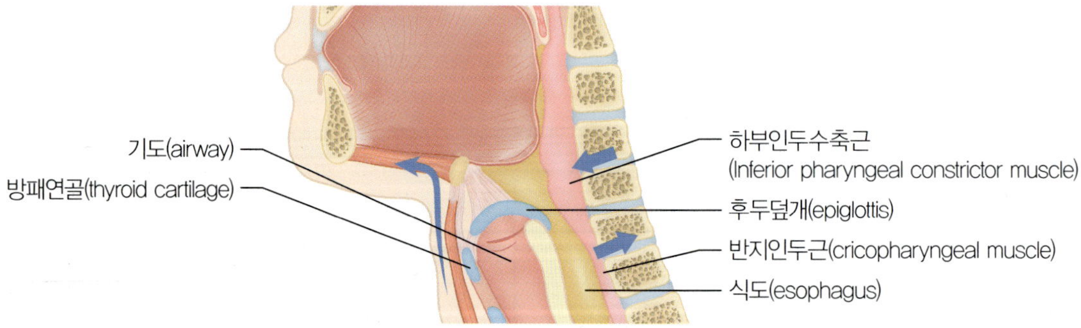

그림 1-23 정상삼킴 과정

음식덩이가 앞입천장활을 통과하면 물렁입천장이 상승하여 인두의 뒤쪽 벽과 접촉하면서 코인두(비강인두, nasopharynx)를 폐쇄하고, 음식딩이나 액체가 코로 역류하는 것을 차단한다. 혀의 기저부(base of the tongue)는 뒤-아래 방향으로 당겨지며, 음식덩이를 인두벽 쪽으로 밀어내고, 인두수축근(pharyngeal constrictor muscle)은 위에서 아래로 순차적으로 수축하여 음식덩이를 아래쪽으로 밀어낸다(그림 1-23c). 이 과정에서 인두는 수직으로 짧아지며, 인두 공간의 부피가 감소한다. 이러한 일련의 과정은 음식덩이를 흡인 없이 안전하게 식도로 이동시키기 위해 매우 중요한 역할을 한다.

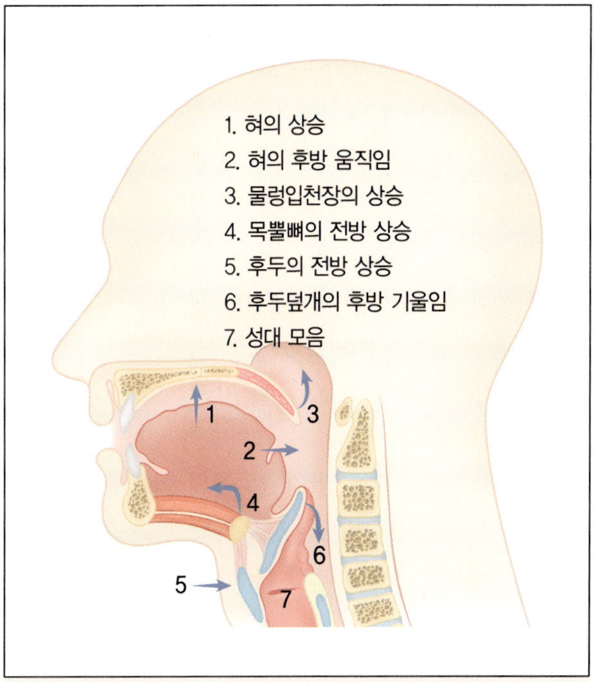

그림 1-24 인두기에서 구조물들의 움직임

삼킴 전(pre-swallow), 삼킴 중(during swallow) 또는 삼킴 후(post-swallow)에 기도 보호를 위한 다양한 메커니즘이 작동한다. (1) 성대는 성문(glottis; 성대 사이의 공간)을 닫기 위해 모아진다. (2) 모뿔연골은 상부식도조임근이 열리기 전에 후두덮개의 바닥 부분과 만나기 위하여 앞쪽으로 기울어진다. (3) 후두덮개는 뒤로 기울여져 후두를 덮어 기도로의 음식덩이의 유입을 막는다. (4) 목뿔뼈와 후두는 목뿔위근육(suprahyoid muscles)과 방패목뿔근(갑상설골근, thyrohyoid)의 수축에 의하여 위쪽과 앞쪽으로 당겨진다(그림 1-24). 이러한 이동은 후두를 혀의 바닥 아래쪽으로 밀어 넣어 주는 효과를 가져온다. 삼킴 시 후두덮개의 기울어짐을 일으키는 기전은 분명하지는 않지만, 목뿔뼈와 후두 복합체의 상승, 인두 수축, 음식덩이의 움직임과 혀 바닥의 뒤 당김과 관련이 있는 것으로 보고되고 있다.

표 1-13 인두단계

움직임	결 과
물렁입천장 · 인두 근육이 상승하여 인두벽에 접근한다.	음식이 코안으로 역류하는 것을 방지한다.
혀의 기저부가 인두 뒤벽 쪽으로 수축한다.	인두를 통과하여 음식덩이를 운반하기 위한 압력을 만든다.
인두 뒤벽이 혀의 기저부를 향해 수축한다.	혀기저부와의 상호작용으로 음식덩이를 운반하기 위한 압력을 만든다.
목뿔뼈의 전방 상승이 일어난다.	후두폐쇄가 시작된다.
방패연골의 전방 상승이 일어난다. 후두가 3단계로 닫힌다. 참성대모음 → 거짓성대모음 → 후두덮개 기울임	성대가 모아지고 기도가 폐쇄된다.
후두가 전방으로 최고점까지 올라간다.	기도가 보호된 상태에서 반지인두조임근을 당겨서 연다.
반지인두 또는 상부식도조임근이 이완되고 당겨져 열린다.	음식이 식도 안으로 통과하게 한다.

상부식도조임근의 열림은 음식덩이가 식도로 진입하는 데 있어 매우 중요한 과정이다. 상부식도조임근은 하부인두수축근, 반지인두근(윤상인두근, cricopharyngeus), 그리고 식도 상부로 구성되며, 평상시에는 긴장성(tonic) 근 수축에 의하여 닫혀있다. 상부식도조임근의 개방은 다음의 세 가지 주요 요인에 의해 이루어진다. (1) 음식덩이의 압력 – 인두로 유입된 음식덩이의 압력은 상부식도조임근을 팽창시켜 개방을 돕는다. (2) 목뿔위근육과 방패목뿔근의 이동 – 이 근육들은 목뿔뼈후두복합체를 앞쪽으로 당겨주어 상부식도조임근의 개방을 돕는다. (3) 반지인두근의 이완 – 정상인의 경우 반지인두근의 이완은 상부식도조임근의 열림 또는 음식덩이가 도달하기 직전에 발생한다(그림 1–23d).

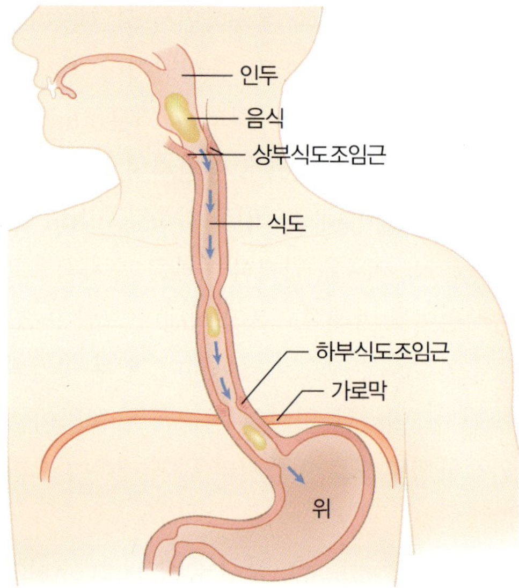

그림 1–25 식도기에서 음식덩어리의 이동

5) 식도기

식도는 상부식도조임근의 아래부분에서부터 계속되어 하부식도조임근까지 이어지는 관 모양의 구조물이다. 하부식도조임근은 위로부터의 역류를 예방하기 위해 평상시에는 수축되어 있지만, 삼킴 중에는 이완하여 음식덩이가 위 내로 진입할 수 있도록 해준다. 식도는 해부학적으로 상부와 하부로 구분된다. 목쪽 식도(cervical esophagus)인 위쪽 1/3은 가로무늬근(striated muscle)으로 구성되어 있으며, 가슴쪽 식도(thoracic esophagus)인 아래쪽 2/3는 민무늬근육으로 이루어져 있다. 식도에서의 음식덩이 이동은 인두와는 다른 기전을 통해 이루어진다. 식도에서는 자율신경계에 의해 조절되는 꿈틀운동에 의하여 음식덩이가 위까지 이동된다. 즉, 식도로 유입된 음식덩이는 식도의 꿈틀운동파(peristaltic wave)에 의해 위까지 이동한다. 꿈틀운동파는 두 가지 주요 성분으로 구성된다: (1) 초기 이완파 : 인두에서 식도로 음식덩이를 받아들이는 역할을 한다. (2) 수축파 : 식도 내에서 음식덩이를 이동시키기 위한 역할을 수행한다. 또한 식도에서의 음식덩이의 이동은 중력의 보조를 받는다. 특히 곧게 서 있는 자세는 중력이 꿈틀운동을 보조하여 음식덩이의 위장으로의 이동을 더욱 원활하게 한다(그림 1–25).

2 먹기의 처리모델 (Process Model of Feeding)

1) 정상삼킴 단계의 변동성

인두기의 시작 시점을 확인하기 위해 음식덩이의 머리 위치를 측정하는 것은 삼킴 과정을 정량화하고 분석하기 위한 중요한 단계이다. 현재는 아래턱 가지(ramus of the mandible)의 방사선 그림자가 혀의 기저부를 가로지르는 지점을 음식덩이의 머리 위치에 대한 표지자로 흔히 사용하지만, 이전에는 음식덩이의 머리가 목구멍을 통과하면 인두기의 시작으로 간주하였다.

고형식을 먹는 동안 음식덩이 일부가 삼킴 전에 구강인두 또는 후두개계곡 내에 쌓이는 경우가 빈번하게 발생한다. 정상적인 먹기와 삼킴에 있어 삼킴이 시작될 때 음식덩이의 위치는 먹기 자세, 먹는 방법, 음식의 종류에 따라 달라질 수 있다. 특히, 액체와 고체가 함께 포함된 음식을 먹거나 컵에 든 물을 연속으로 마실 때, 음식덩이의 위치는 삼키는 과정에서 더욱 다양해 진다.

2) 고형식 먹기 처리 모델

앞서 설명한 정상삼킴에 대한 4단계(구강준비기, 구강운반기, 인두기, 식도기) 지시에 따라 액체를 삼키는 경우에는 적절하게 설명할 수 있다. 그러나 고형식을 섭취하는 경우, 특히 씹기 활동이 많은 경우 이 모델이 정확히 일치하지 않을 수 있다. 따라서 고형식 삼킴의 경우, 먹기의 처리모델 이론으로 설명할 수 있다.

건강한 사람이 고형식을 먹을 때, 음식물의 대부분이 구강 내에 남아 있으면서 씹기가 계속되는 동안 음식물의 일부가 구강인두 내로 진입하여 후두개계곡에 서서히 쌓일 수 있다. 또한 씹어서 촉촉해진 음식은 일반적으로 인두기가 시작되기 수 초 전에 후두개계곡을 통과할 수도 있다. 이러한 현상은 구강준비기와 구강운반기, 그리고 인두기 간에 상호 협응적인 부분으로, 정상삼킴 단계의 구강준비기에서의 미성숙 유출에 대한 기준이 달라질 수 있다. 따라서 고형식을 먹을 때 음식덩이의 진행은 먹기의 처리모델(process model of feeding)로 설명하는 것이 적절하다.

(1) 운반기 1단계

음식이 입으로 들어오면, 혀는 음식물 처리를 위하여 음식을 어금니 쪽으로 이동시키고, 치아 사이에 음식물을 올려놓는다.

(2) 음식 처리과정

운반기 1단계 후, 즉시 음식 처리과정이 뒤따르는데, 이 과정에서는 삼킴 준비가 될 때까지 씹기에 의해 음식 조작의 크기가 작아지고 침 분비에 의해 부드러워져 음식덩이가 형성된다. 씹기는 입안의 모든 음식이 삼킬 준비가 될 때까지 지속되며, 이 처리과정에서 아래턱의 주기적인 움직임은 혀, 볼, 물렁입천장, 그리고 목뿔뼈의 움직임과 밀접한 조화를 이룬다.

음료를 마실 때는 음식덩이가 구강 내에 머무는 동안 혀와 입천장의 접촉으로 구강 뒤쪽은 밀봉된다. 반면, 고형식의 음식 처리과정에서는 혀와 물렁입천장이 아래턱의 움직임과 함께 주기적으로 움직임이며, 이로 인해 구강과 인두 사이가 개방된다. 따라서 고형식을 먹는 동안에는 완전한 밀봉이 이루어지지 않을 수 있다. 또한 아래턱과 혀는 코-인두를 통해 공기를 코안으로 퍼올려 구강에 있는 음식의 향기를 코 안에 있는 화학

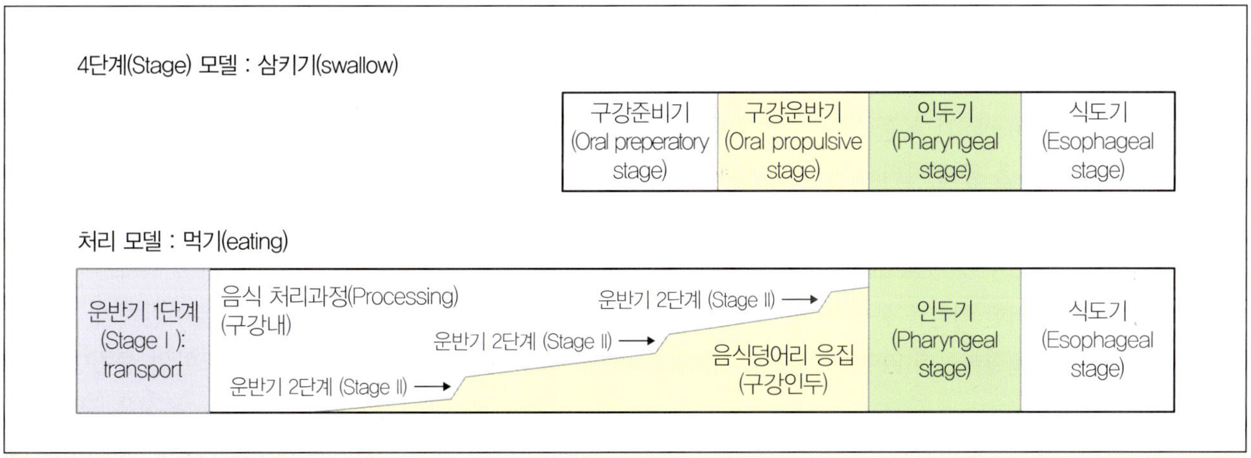

그림 1-26 4단계 모델과 처리 모델의 비교 : 처리모델에서는 씹는 동안 일부 음식물은 구강인두로 진행하여 쌓이게 된다

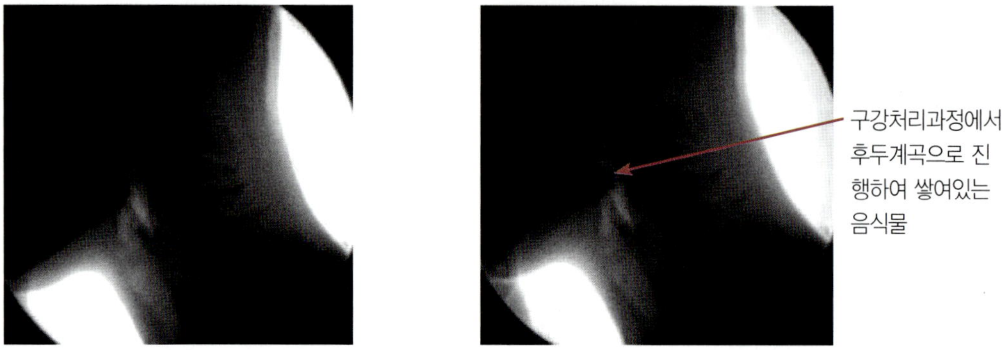

운반기 1단계 이후 처리기에서는 침을 섞어 음식을 씹게 된다. 구강에서 처리과정이 계속되는 동안에 씹은 음식의 일부는 점차적으로 구강인두로 진행하여 후두계곡에 쌓이게 된다

그림 1-27 고형식의 처리과정(processing)

수용체에 전달해준다.

음식 처리과정 동안 혀의 주기적인 움직임은 턱의 움직임과 조화를 이룬다. 혀는 주로 앞-뒤와 위-아래로 움직이며, 아래턱은 위-아래로 움직인다. 음식이 입으로 들어갈 때, 아래턱은 벌어지기 시작하여 중간기에서 후반기까지 최대로 벌어지며, 이 동안 혀는 앞쪽으로 움직인다. 그 다음, 혀는 뒤쪽으로 방향을 바꿔 우리가 음식을 먹을 때 혀를 깨물지 않도록 해준다. 또한 혀는 음식을 씹는 동안 좌-우로 움직이며 회전한다. 이러한 움직임은 음식을 아랫니의 교합표면 위에 유지하기 위하여 볼의 움직임과 조화를 이룬다.

목뿔뼈의 움직임은 아래턱이나 혀의 움직임보다 더 다양한 범위로 이루어진다. 목뿔뼈는 목뿔위근육(설골상근, suprahyoid muscle)과 목뿔아래근육(설골하근, infrahyoid muscle)들을 통해 머리뼈의 바닥, 아래턱뼈(하악골, mandible), 복장뼈(흉골, sternum), 그리고 방패연골(갑상연골, thyroid cartilage)과 구조적으로 연결되어 있으며, 이러한 연결을 통하여 목뿔뼈는 아래턱과 혀의 움직임을 조절하는데 있어 중요한 역할을 수행한다.

(3) 운반기 2단계

음식덩이가 형성되면, 음식덩이는 '혀 위에 담기'에 놓이고, 혀의 뒤쪽 움직임을 통해 인두로 이동된다. 운반기 2단계는 액체 음식덩이의 구강운반기와 동일하다. 운반기 2단계는 초기에는 혀 끝(tongue tip) 부분이 위쪽 앞니 바로 뒤의 단단입천장과 만난다. 그 후, 혀와 입천장이 만나는 면적이 점차 뒤쪽으로 확장되어 음식덩이를 입천장을 따라 뒤쪽으로 구강인두까지 밀어낸다. 이러한 운반기 2단계는 주로 혀의 움직임에 의해 발생하며, 중력의 영향을 받지 않는다. 운반된 음식은 혀의 인두 쪽 표면과 후두개계곡 내에 축적된다. 음식이 구강에 남아있는 동안, 씹기는 계속 진행된다. 이때, 구강인두 내에 이미 축적된 음식덩이는 추가적인 씹기와 함께 더 많은 음식이 운반기 2단계를 통해 인두로 이동되면서 부피가 늘어난다. 고형식을 먹을 때, 구강인두 내에 음식덩이가 쌓이는 시간은 1초 미만에서 10초까지 다양하게 나타난다.

기존의 순차적 모델에서는 구강준비단계가 완료된 후에 구강운반기가 시작되도록 최소한의 중첩만 허용된다. 하지만 먹기 처리 모델에서는, 음식을 구강에서 처리하고 인두에 모으는 과정이 동시에 발생할 수 있다(그림 1-26). 먹기의 처리 모델을 정리해보면 다음과 같다. ① 운반기 1단계(transport 1 stage) : 음식이 입안으로 들어오면, 이를 어금니 쪽으로 이동시킨다. ② 처리과정(processing) : 삼킬 준비가 될 때까지 침과 섞어 음식을 씹는다. 이 과정에서 씹은 음식의 일부는 점차적으로 구강인두 쪽으로 이동하여 쌓일 수 있다. ③ 운반기 2단계(transport 2 stage) : 후속되는 운반기 2단계 과정에서는 추가적으로 음식덩이를 구강인두로 운반한다. 이 단계에서는 음식덩이는 점차적으로 인두 쪽 표면과 후두개계곡 내에 쌓이게 된다.

(4) 인두 및 식도단계

인두 및 식도단계는 일반적인 삼킴단계와 동일한 메커니즘으로 설명한다.

3 먹기, 삼키기, 그리고 호흡간의 조화

먹기, 삼키기, 그리고 호흡은 밀접하게 조화를 이루고 있다. 정상적인 삼킴은 호흡보다 우세하며, 삼킴 반사로 인해 호흡이 일시적으로 억제된다. 이는 물렁입천장의 상승과 후두덮개의 젖힘으로 기도가 닫히는 물리적 작용뿐만 아니라, 뇌줄기에 위치한 호흡 중심패턴 발생기의 신경계 억제기전에 의해 조절된다.

고형식을 먹을 때는 삼킴 시작 전부터 호흡이 중단되며 그 기간이 더 길어질 수 있다. 씹는 동안 호흡주기는 짧아지지만, 삼킴 시에는 길어진다. 이러한 '날숨–삼킴–날숨'의 패턴은 유지되며, 삼킴과 호흡의 조화는 음식물이 기도로 흡인되는 것을 예방하는 데 중요한 역할을 한다.

액체를 삼킬 때, 삼킴은 주로 호흡주기의 날숨의 후반기 동안 시작되며, 삼킴으로 인해 호흡이 0.5~1.5초간 멈춘 후 다시 날숨으로 재개된다. 이는 삼킴 후 인두에 남아 있는 음식덩이가 기도로 흡인되는 것을 방지하는 보호 기전이다. 다만, 연속 삼킴(예: 컵의 물을 마실 때)에서는 들숨으로 호흡이 재개되기도 한다.

삼킴과 호흡의 정상적인 패턴에 대한 설명은 이 책의 5부 호흡기 질환과 삼킴장애에서 자세하게 다루도록 하겠다.

확인문제

1. 그림의 삼킴단계에서 구조물의 정상 움직임을 기술하세요.

① ______________________________

② ______________________________

③ ______________________________

④ ______________________________

⑤ ______________________________

⑥ ______________________________

⑦ ______________________________

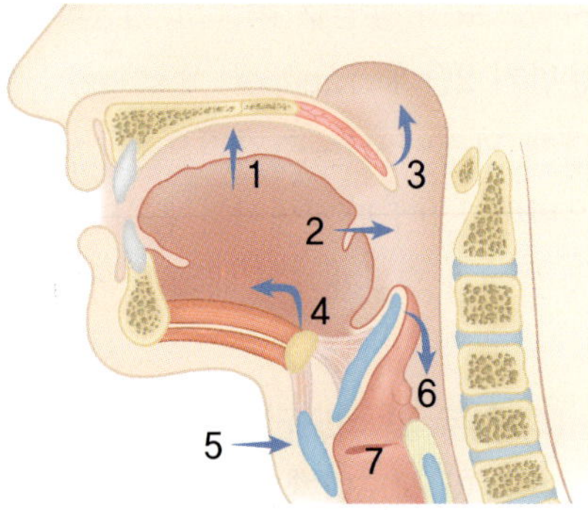

2. 고형식 먹기 처리 모델에 대해 기술하세요.

참고문헌

Ahn K-M. (2011). Anatomy and Physiology of Normal Swallowing. Journal of the Korean Dysphagia Society. 1:9-18.

Chae, Y., & Lee, I.-S. (2023). Central Regulation of Eating Behaviors in Humans: Evidence from Functional Neuroimaging Studies. Nutrients, 15(13), 3010.

Doeltgen, S. H., Kaur, H., Daniels, S. K., Mohammadi, L., & Murray, J. (2022). Behavioral interventions targeting insufficient upper esophageal sphincter opening during swallowing: A scoping review. Dysphagia, 37(3), 699–714.

Inamoto Y, Fujii N, Saitoh E, et al. (2011). Evaluation of Swallowing Using 320-detector-row Multislice CT. Part II: Kinematic Analysis of Laryngeal Closure during Normal Swallowing. Dysphagia. 26:209-217.

Inamoto, Y., González-Fernández, M., & Saitoh, E. (2024). Timing of true vocal cords closure for safe swallowing: A review of 5 studies using 3D analysis using computerized tomography (CT). Dysphagia, 39, 313–320.

Jardine, M., Miles, A., & Allen, J. (2019). A Systematic Review of Physiological Changes in Swallowing in the Oldest Old. Dysphagia, OnlineFirst, 1-24.

Jacob P, Kahrilas PJ, Logemann JA, Shah V, Ha T. (1989). Upper esophageal sphincter opening and modulation during swallowing. Gastroenterology. 97:1469-1478.

Jones B. (2011). Normal and Abnormal Swallowing: Imaging in Diagnosis and Therapy. 2nd ed. New York: Springer-Vertag.

Kagaya, H., Saitoh, E., Yokoyama, M., Shibata, S., Aoyagi, Y., Kanamori, D., & Inamoto, Y. (2016). Initiation of pharyngeal response during discrete swallowing and chew-swallowing in healthy subjects. Progress in Rehabilitation Medicine, 1, Article 20160002. https://doi.org/10.2490/prm.20160002

Matsuo, K., & Palmer, J. B. (2009). Coordination of mastication, swallowing, and breathing. Japanese Dental Science Review, 45(1), 31–40.

Peyron, M. A., & Woda, A. (2016). Adaptation of mastication in response to the characteristics of the individual or the food. Food Quality and Preference, 48, 141–152.

Ramaswamy, A. T., Martell, P., Azevedo, R., & Belafsky, P. (2022). The upper esophageal sphincter: Anatomy and physiology. Annals of Esophagus, 5, 25.

Tamaru, Y., Matsugi, A., Masaki, S., Tsubouchi, Y., & Yanagawa, A. (2021). Premature oral pre-shaping for feeding in elderly population with risk of aspiration pneumonia. PLOS ONE, 16(2), e0246804. doi:10.1371/journal.pone.0246804

Youmans, S. R., & Stierwalt, J. A. G. (2006). Measures of tongue function related to normal swallowing. Dysphagia, 21(2), 102–111.

SWALLOWING DISORDER

4 제4장

삼킴의 신경생리학적 조절

삼킴은 수의적 요소와 반사적 요소가 복합적으로 작용하는 역동적이고 다층적인 과정으로, 복잡한 신경 네트워크를 포함한다. 이 신경 네트워크에는 대뇌겉질(cortex)과 겉질밑(subcortex) 영역을 포함하는 천막위영역(supratentoria region), 뇌줄기를 포함하는 천막아래영역(infratentorial region), 그리고 운동신경과 감각신경을 조절하는 말초신경계가 포함된다. 천막위영역과 천막아래영역은 대뇌의 뒤통수엽(occipital lobe)을 지지하며, 소뇌(cerebellum)를 감싸고 있는 천막을 기준으로 나누어진다. 대뇌겉질의 위치와 삼킴 기능의 연관성은 다양한 기능적 뇌 영상 검사를 통해 밝혀지고 있지만, 여전히 삼킴 시 활성화되는 각 부위의 정확한 기능이 명확하게 규명되지 않았고, 그에 따른 연구도 부족한 상태이다.

삼킴에 대한 신경생리학적 조절에는 여러 구조물들이 관여한다. 먼저, 일차운동영역(primary motor area), 일차몸감각영역(primary somatosensory area), 보조운동영역(supplementary motor area), 띠이랑(cingulate gyrus) 등의 구조물들은 삼킴 과정에서 필요한 근육들의 수축과 이완을 조절하는 데 중요한 역할을 한다. 이러한 구조물들은 삼킴의 정확하고 효과적인 운동을 가능하게 한다. 또한 아래이마이랑(inferior frontal gyrus), 이차몸감각영역(secondary somatosensory area), 뇌들보(뇌량, corpus callosum), 바닥핵(basal ganglia)과 시상(thalamus)은 삼킴과 관련된 감각 정보들을 통합하는데 관여한다. 이들 구조물은 삼킴 과정 동안 다양한 감각 입력을 처리하여 삼킴의 조절과 조정에 필요한 정보를 제공한다. 삼킴의 동작의 계획과 실행에는 운동앞겉질(premotor cortex), 후두정엽(posterior parietal lobe)이 중요한 역할을 하며, 소뇌(cerebellum)는 이러한 동작이 자연스럽고 부드럽게 이루어지도록 조절한다. 특히 소뇌는 인두의 근 긴장도와 운동의 협응을 조절하여 삼킴 동작의 정밀성을 제공한다. 마지막으로 대뇌섬(insula)은 삼킴 관련 근육의 움직임을 통합하고, 미각과 후각 기능을 통해 삼킴이 안전하게 이루어지도록 조절한다. 이는 삼킴 동작의 수의적 조절, 운동의 협응, 그리고 감각 정보의 통합을 통해 삼킴의 전반적인 효율성과 안전성을 유지하는 데 중요한 역할을 한다.

이러한 삼킴에 대한 신경생리학적 조절은 중추와 말

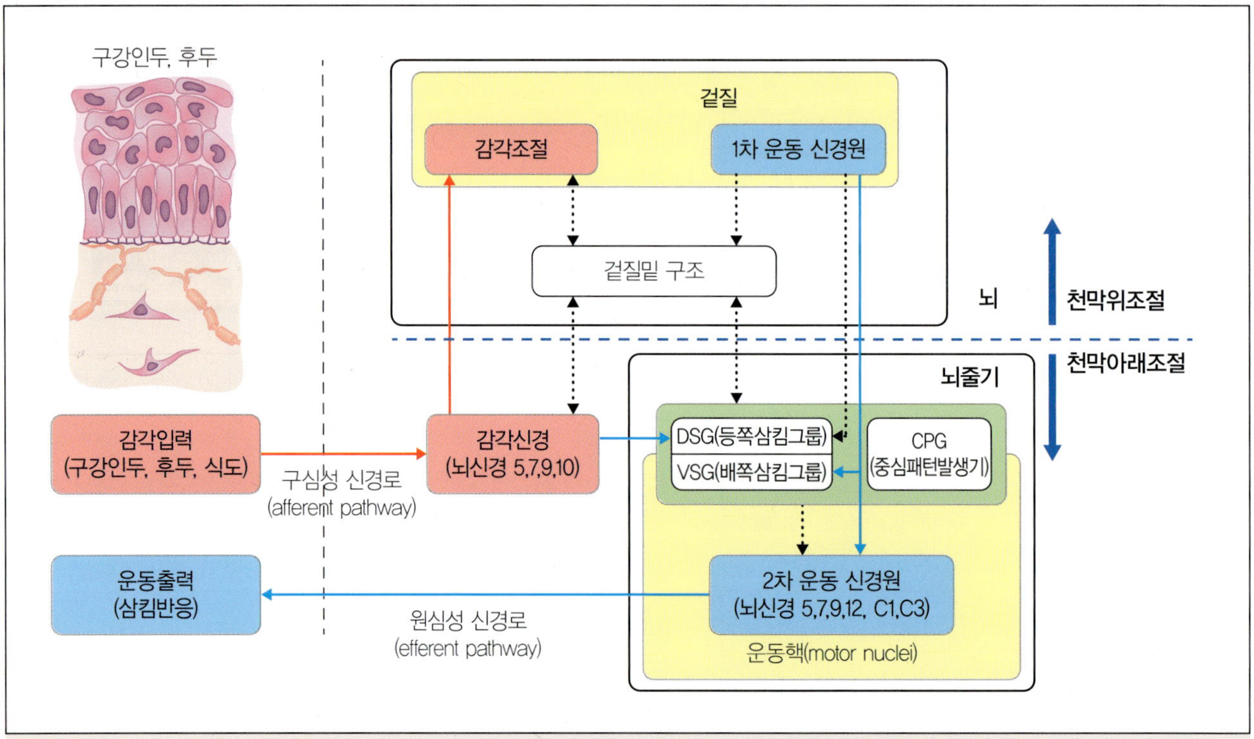

그림 1-28 겉질과 겉질밑 영역에서의 수의적 감각운동 회로와 뇌줄기의 중심패턴발생기에서의 삼킴반사 조절

초의 감각 신호를 받아 뇌줄기에 있는 숨뇌(medulla oblongata)의 중심패턴발생기(Central Pattern Generator: CPG)를 통해 이루어진다. 이 과정은 감각 신호가 중추로 전달되면서 시작되며, CPG는 이러한 감각 신호를 운동 신호로 변환하여 운동신경을 통해 삼킴 관련 근육에 전달한다(그림 1-28). 이 장에서는 겉질과 겉질 하 영역에서 삼킴에 대한 신경생리학적 조절, 뇌줄기 영역에서의 반사적 삼킴 조절, 그리고 감각시스템에 의한 삼킴의 신경생리학적 조절에 대해 살펴보도록 하겠다.

1 대뇌겉질(cerebral cortex) 영역의 신경학적 조절

대뇌겉질은 인간의 고차원적인 사고, 감각 처리, 운동 기능 등을 담당하는 뇌의 가장 바깥층으로 전두엽, 두정엽, 측두엽 등이 있다.

삼킴의 생리학적 기능을 이해하기 위해서는 뇌의 다양한 영역과의 관련성을 확인하는 것이 필요하다. 이마엽(frontal lobe)의 감각-운동겉질(sensory-motor cortex)과 겉질 밑 영역은 수의적인 삼킴을 시작하는 데 중요한 역할을 한다. 일반적으로 대뇌겉질 영역(1차, 2차 감각-운동겉질 등)은 삼킴 과정 중 수의적으로 조절이 가능한 구강준비기와 구강운반기에 특히 활발하게 활성화된다. 인두기에는 1차와 2차 감각-운동겉질, 대뇌섬(insula), 앞쪽과 뒤쪽 띠이랑 겉질(cingulate cortex), 바닥핵(basal ganglia), 편도(amygdala), 시상하부(hypothalamus), 흑색질(substantia nigra) 등 여러 영역이 흥분성 또는 억제성으로 작용하여 삼킴이 일어난다. 따라서 삼킴에 대한 생리학적 기능을 이해하기 위해서는 대뇌겉질과 겉질 밑 영역의 기능을 확인하는 것이 중요하다.

1) 일차운동영역과 운동앞겉질 (Primary Motor And Premotor Cortex)

일차운동영역(primary motor area)은 혀와 얼굴의 움직임을 조절하는 것과 밀접하게 관련되어 있으며, 삼킴의 시작(initiation of swallowing)에 중요한 역할을 담당한다. 운동앞겉질(premotor cortex)은 삼킴 과정과 같이 복잡한 운동을 계획하고 조정하는데 중요한 역할을 한다. 운동앞겉질은 삼킴 동작을 시작하기 전에 필요한 근육 활동을 계획하여 삼킴이 원활하게 이루어지도록 미리 활성화 된다. 삼킴의 시작은 운동앞겉질에서 계획한 움직임을 실제로 실행하는 단계로 운동앞겉질과 일차운동영역은 상호 협력하여 삼킴 동작을 수행한다. 일반적으로 오른쪽 대뇌반구가 삼킴을 주도하는 경향이 있는 것으로 보고되고 있다.

2) 보조운동영역(Supplementary Motor Area, SMA)

보조운동영역(supplementary motor area)은 일차운동영역(primary motor area)앞에 위치하며, 삼킴 동작의 계획, 조절 및 협응을 담당한다. 보조운동영역은 삼킴 과정에서 혀, 인두, 후두의 다양한 근육을 조절하여 복잡한 운동을 계획하고(예, 삼킴 시작 시 혀의 위치 조정, 음식물의 이동 경로 조절 등), 여러 근육이 동시에 작용하도록 협응하여 삼킴이 원활하게 진행되도록 한다. 또한, 삼킴은 반복적인 동작이 많아 자동화된 운동 패턴이 필요한데, 보조운동영역은 이러한 반복적인 삼킴 동작을 자동화하여 효율적이고 빠르게 수행되도록 지원한다. 마지막으로 보조운동영역은 삼킴 동작을 효율적으로 만들어 피로를 감소시키고 지속적인 삼킴이 가능하도록 돕는다.

3) 몸감각겉질(somatosensory cortex)과 마루엽겉질(Parietal Cortex)

몸감각겉질(somatosensory cortex)은 대뇌겉질의 전두엽(frontal lobe)과 두정엽(parietal lobe) 사이에 위치하며, 주로 감각 정보를 처리한다.

삼킴 과정에서는 주로 혀, 입, 인두, 후두 등의 감각 정보를 수집하고 통합한다. 이는 삼킴의 정확성과 효율성 그리고 안정성을 높이는데 중요한 역할을 한다. 또한 삼킴 과정 중 발생하는 다양한 감각 입력을 처리하여 일차운동영역과 보조운동영역으로 전달하여 삼킴 동작의 적절한 피드백을 제공한다.

마루엽겉질(parietal cortex)은 대뇌겉질의 위쪽 후방에 위치하며, 감각연합영역(sensory association area)을 포함하고 있어 촉각, 압각, 통증 등의 체성감각뿐만 아니라 피부, 근골격계, 내장, 미뢰에서 전달되는 다양한 감각 신호를 해석하고 처리하는 역할을 한다. 삼킴 과정에서 마루엽겉질은 공간적 · 감각적 정보를 통합하여 운동 계획과 조절을 지원하며, 구강 내 음식물의 위치와 움직임을 감지하고 조절하여 삼킴의 효율성을 향상시킨다. 또한, 입, 인두, 후두에서 수집된 감각 정보를 통합하여 일차운동영역과 보조운동영역으로 전달함으로써 삼킴 운동의 정밀한 조절을 촉진한다.

4) 측두엽겉질(Temporal Cortex)

측두엽겉질(temporal cortex)은 대뇌겉질의 측면에 위치한다. 삼킴 과정에서는 감각 정보의 통합과 해석, 삼킴 반사의 조절에 관여한다. 측두엽겉질은 삼킴과 관련된 청각 및 미각 정보를 처리하고, 삼킴 동작의 적절한 타이밍에 근육을 활성화하며, 그 강도를 조절한다. 또한 구강과 인두의 다양한 감각 입력을 해석하여 삼킴이 원활하게 진행되도록 돕는다.

5) 앞띠이랑(Anterior Cingulate Cortex, ACC)

앞띠이랑(Anterior Cingulate Cortex, ACC)은 대뇌겉질 전방부에 위치하며 감정 조절, 의사 결정, 자극 반응 등 다양한 기능을 담당한다.

삼킴 과정에서 앞띠이랑은 인지적 기능과 연계하여

삼킴 동작의 계획과 실행을 조절하고, 감각 및 운동 정보를 통합하는 중요한 역할을 한다. 특히 앞띠이랑은 삼킴의 수의적 시작을 계획하고 조절하며, 감정적 반응과 스트레스를 조절하여 삼킴이 안정적으로 이루어지도록 돕고, 삼킴 과정에서 발생하는 다양한 감정적 요인을 관리함으로써 스트레스가 삼킴에 미치는 부정적인 영향을 최소화되게 한다.

6) 대뇌섬과 이마덮개(Insula And Frontal Operculum)

대뇌섬(Insula)은 대뇌의 깊은 고랑(sylvian fissure) 안쪽에 위치한 대뇌겉질의 한 부분으로, 삼킴과 관련된 감각 통합, 운동 조절, 미각 정보 처리, 그리고 삼킴 반사 조절에 이르기까지 광범위한 기능을 담당한다.

대뇌섬은 다양한 감각 정보를 통합하여 삼킴 동작의 계획과 조절을 지원하며, 미각 정보 처리, 구강 및 인두의 감각을 포함하여 삼킴의 정확성과 효율성을 높이는 데 기여한다. 또한 삼킴 과정 중 구강과 인두의 근육 활동을 조절하여 음식물을 구강 내에서 이동시키고 삼키는 동작을 정확하게 수행할 수 있도록 돕는다.

대뇌섬은 비언어성 구강얼굴의 감각운동 행동을 제어하는 중요한 역할을 한다. 이는 말하기와 관련되지 않은 구강과 얼굴의 움직임을 의미하며, 음식물의 씹기, 혀의 움직임, 입술의 조작 등과 같은 활동을 포함한다. 이러한 활동은 삼킴 동작을 원활하게 수행하는 데 필수적이다.

이마덮개(frontal operculum)는 전두엽의 일부로, 삼킴동작의 시작과 조절에 중요한 역할을 한다. 일차운동영역과 보조운동영역으로부터 오는 신호를 처리하여 삼킴 동작을 효과적으로 수행한다.

7) 변연겉질(Limbic Cortex)

변연겉질(limbic cortex)은 감정, 기억, 동기와 같은 중요한 뇌의 영역으로 삼킴 과정에서는 감정 조절, 기억과 학습, 삼킴 동작의 조절 및 통합, 음식물 선택과 섭취 조절 등 다양한 기능을 수행한다. 변연겉질은 해마(hippocampus), 편도체(amygdala) 등의 구성 요소를 통해 삼킴 과정에서 중요한 역할을 한다. 해마는 삼킴 행동의 학습과 기억을 담당하며, 새로운 음식물의 삼킴 방법을 배우고 과거의 삼킴 경험을 기억하는 데 기여하고, 편도체는 감정 처리와 관련되어 특정 음식에 대한 공포나 혐오감을 유발하여 삼킴을 억제하거나 촉진하는 역할을 수행한다.

변연겉질의 이러한 다차원적인 기능은 삼킴의 정확성과 효율성을 보장하는 데 필수적이다. 특히, 감정적 반응과 기억은 음식물 섭취의 동기와 직접적으로 연관되어 있으며, 이는 변연겉질을 통해 조절된다. 변연겉질은 음식물의 맛과 향에 대한 감각 정보를 처리하여 적절한 삼킴 반응을 유도하고, 음식물 섭취에 대한 경험을 형성한다. 또한, 변연겉질은 삼킴 동작의 계획과 조절의 역할을 하기 때문에 음식물이 구강 내에서 적절하게 이동하고 삼켜지도록 돕는다.

2 겉질밑 영역의 신경학적 조절

겉질밑 영역은 대뇌겉질 바로 아래층에 위치하며, 소뇌, 중간뇌, 시상하부, 편도체, 바닥핵 등을 포함한다. 이 영역은 운동, 기억, 감정조절 뿐만아니라 의지적인 삼킴 조절 및 삼킴 반사의 역치를 조절하는 데 중요한 역할을 한다. 편도와 가쪽 시상하부는 도파민 기전에 의해 삼킴을 촉진시키는 반면, 수도관주위 회색질(periaque-ductal gray matter)과 앞쪽 다리뇌 그물체(ventro-lateral pontine reticular formation)는 삼킴을 억제시킨다. 삼킴을 위해 음식덩이를 준비하는 시기인 구강준비기와 음식덩이를 삼키기 위해 이동시키는 시기인 구강운반기 동안에는 삼킴이 일어나지 않도록 적절히 억제하는 것이 중요하다. 이러한 억제에 문제가 발생할 경우, 준비가 제대로 되지 않은 상태에서 미성숙한 삼킴이 발생할 수도 있다.

1) 소뇌(Cerebellum)

소뇌는 운동 조절과 조화로운 움직임에 중요한 역할을 하며, 이는 삼킴 과정에서도 필수적이다. 삼킴은 여러 근육의 정교한 협응이 요구되는 복잡한 과정으로, 소뇌는 이 과정에서 근육 활동을 조절하고 조화롭게 만들어, 삼킴 운동이 자연스럽고 효과적으로 진행될 수 있도록 한다. 삼킴 과정에서 소뇌는 다양한 감각 정보를 통합하고, 이를 바탕으로 적절한 운동 반응을 제공한다. 즉, 삼킴 중에 발생하는 미세한 운동 오류를 실시간으로 수정하고, 이에 따른 피드백을 통해 삼킴의 정확성을 유지하도록 하는 것이다. 이는 소뇌가 상위 뇌 구조와 하위 뇌줄기 구조 간의 상호작용을 통해 삼킴 과정에서 중요한 역할을 수행함을 확인할 수 있다. 또한 소뇌는 운동 학습과 적응에도 중요한 역할을 한다. 새로운 삼킴 패턴을 학습하거나, 신경 손상 후 회복 과정에서 소뇌는 운동 기억을 저장하고, 반복적인 연습을 통해 삼킴 능력을 점진적으로 향상시킨다. 이러한 기능은 특히 신경 손상 후 재활 과정에서 중요한 역할을 하며, 삼킴 능력의 기능 회복과 향상을 촉진하는 데 도움을 제공한다.

2) 바닥핵(Basal Ganglia)

바닥핵은 대뇌겉질(cerebral cortex), 시상하부(sub-thalmus), 그리고 숨뇌(medular oblongata)와 그 밖의 여러 다른 뇌 영역과 밀접하게 연결되어 있으며, 수의적 운동 조절, 순차적 학습, 일상화된 행동 또는 습관, 눈 움직임, 인지 및 정서를 포함하는 다양한 기능과 관련되어 있다.

삼킴 과정에서 바닥핵은 다양한 감각 정보를 처리하고, 이를 바탕으로 필요한 운동 반응을 조절한다. 이러한 감각 정보 처리 시스템 및 피드백 시스템은 삼킴 운동의 정확성과 일관성을 유지하는데 중요한 역할을 하며, 이를 위해 소뇌와 시상과 긴밀히 상호작용한다. 또한 바닥핵은 삼킴 과정을 수행하는 여러 근육들의 협응과 타이밍을 조절하며, 삼킴 운동의 시작과 종료 시점을 조절하는 역할을 한다. 이는 바닥핵이 다양한 신경 경로를 통해 대뇌겉질과 상호작용함으로써 이루어진다.

3) 시상(Thalamus)

시상(thalamus)은 대뇌의 중앙에 위치하며, 여러 개의 핵으로 이루어져 있다. 이는 간뇌의 대부분을 차지하는 주요 구조로, 두 개의 작은 타원형으로 구성되어 있으며 좌우 대뇌반구에 하나씩 위치하고 있다.

시상은 후각을 제외한 다양한 감각 정보를 대뇌겉질로 전달하는 주요 중계소 역할을 한다. 삼킴 과정에서 시상은 구강, 인두 및 식도의 감각 정보를 받아들이고 이를 대뇌겉질로 전달한다. 이러한 감각 정보는 삼킴의 운동의 조절과 피드백 제공에 필수적이다. 또한 시상은 대뇌겉질과 그물 망상체와의 상호작용을 통해 삼킴 과정에 영향을 미친다. 특히, 수면과 각성상태는 삼킴반사와 삼킴 과정에서의 민감도와 반응성을 조절하는데 중요한 요소이다. 즉, 수면 중에는 삼킴반사의 민감성이 저하되어 흡인성 폐렴의 위험이 증가할 수 있으며 반대로, 적절한 각성 상태에서는 삼킴반사가 더 민감하고 빠르게 작용하여 효과적인 삼킴이 가능하다.

4) 내부 캡슐(Internal Capsule) 및 백질 (White Matter) 구조물

내부 캡슐은 뇌의 백질 구조물로서 중요한 신경 섬유다발을 포함하고 있으며, 대뇌겉질과 뇌줄기, 척수 간의 정보 전달을 담당한다. 삼킴 과정에서는 내부 캡슐은 운동 정보과 감각 정보를 전달하는 핵심 경로로 작용한다. 특히, 삼킴 운동의 실행을 위해 필요한 근육 명령이 대뇌겉질에서 내부 캡슐을 통해 전달된다. 내부 캡슐의 손상은 이러한 정보들의 경로를 방해하여 삼킴장애를 유발할 수 있다.

백질 구조물 또한 뇌 영역 간의 정보 전달을 매개하는 중요한 역할을 수행한다. 삼킴 과정에서 백질 구조물은 대뇌겉질과 소뇌, 시상, 뇌줄기 등의 다양한 뇌 영역 간의 신경 신호를 전달하고, 이 과정은 삼킴 운동의 조절에 필수적이다.

또한 백질 구조물은 신경 가소성을 통해 뇌 손상 후 회복을 촉진할 수 있다. 즉, 뇌졸중 후 백질 구조의 적응과 재조직화가 삼킴 기능 회복에 중요한 역할을 하며, 이는 백질 구조물이 손상 후 회복 과정에서 재조정되고 새로운 신경 경로를 형성하여 손상된 기능을 보완할 수 있기 때문이다.

3 뇌줄기(Brain stem)에서의 조절

반사적인 삼킴조절은 주로 뇌줄기의 삼킴중추를 통하여 이루어진다. 뇌줄기는 뇌의 가장 아래쪽에 위치하며 척수와 연결되어 있다. 뇌줄기의 구조를 종단면으로 보면 상부의 중간뇌(midbrain), 다리뇌(pons), 숨뇌(medulla oblongata) 순으로 구성되어 있으며, 가로면으로 보면 전면의 기저부(basilar part), 후면의 천장판(roof plate), 중앙의 피개(tegmentum)로 구성된다. 피개는 위로부터 중간뇌피개(mesencephalic tegmentum), 다리뇌피개(pontine tegmentum), 숨뇌피개(medullary tegmentum)로 분류되며, 뇌줄기의 다른 부분에 비해 계통발생학적으로 가장 오래된 부분이다. 피개의 중심 부분에는 세포군과 섬유 다발이 섞여 있으며 뚜렷한 신경핵을 이루지 못하는 그물형성체(reticular formation)가 위치하고 있다. 또한 뇌줄기에서는 뇌신경이 나오며 다른 많은 신경핵들과 신경로들이 나타난다. 뇌줄기는 주로 인두 단계와 식도 단계의 불수의적인 삼킴을 담당한다.

1) 중심패턴발생기(Central Pattern Generator: CPG)에서의 삼킴조절

삼킴 과정의 신경생리학적 조절은 중추와 말초 신경들이 음식덩이에 대한 감각 정보를 수집하고, 이러한 정보들은 숨뇌(medulla oblongata)로 전달되어 중심패턴발생기(Central Pattern Generator: CPG)가 감각 정보들을 처리한다. 중심패턴발생기는 이러한 정보를 바탕으로 자발적으로 리드미컬한 신경 활동을 생성하며, 삼킴과 관련된 근육들을 조절한다. 숨뇌에는 삼킴과 관련된 주요한 구조물인 고립로핵(nucleus tractus solitarius, NTS)과 의문핵(nucleus ambiguus)이 존재한다. 고립로핵은 삼킴과 관련된 감각 영역을 담당하고 의문핵은 삼킴과 관련된 운동 영역을 담당한다. 중심패턴발생기는 삼킴 각 단계(구강기, 인두기, 식도기)에서 리드미컬한 운동 패턴을 형성하며, 이는 복잡한 신경 및 근육 협응을 통해 음식덩이를 안전하고 효과적으로 운반한다. 이 과정은 삼킴반사의 중요한 구성요소로, 인두기 동안 인두 근육의 수축과 이완을 조절하여 음식물이 기도로 들어가지 않도록 한다. 중심패턴발생기의 활동은 다양한 피드백 메커니즘에 의해 조절되며, 삼킴 과정 중 발생하는 감각 정보는 중심패턴발생기로 피드백되어 삼킴과 관련된 운동 패턴을 수정하거나 조절한다. 이로 인해 음식덩이의 물리적 특성(예: 크기, 질감 등)에 따라 삼킴 패턴이 변하는 것이다.

최근 연구에 따르면, 중심패턴발생기와 대뇌겉질 간의 상호작용이 삼킴 조절에 중요한 역할을 한다고 보고되고 있다. 이는 삼킴 과정이 단순히 뇌줄기의 자동화된 반사에 의존하는 것이 아니라, 고위 신경 기능과 피드백 메커니즘을 통해 세밀하게 조절됨을 의미한다. 즉, 대뇌겉질은 삼킴 과정의 시작과 조절을 담당하고 있으며, 이는 삼킴 과정을 의도적으로 시작하거나 조절할 때 특히 중요하다. 대뇌겉질에서의 신호는 뇌줄기의 중심패턴발생기로 전달되어 삼킴의 각 단계(구강기, 인두기, 식도기)를 조절한다. 따라서 비침습적 뇌 자극법(non- invasive brain stimulation, NIBS)과 같은 중재는 대뇌겉질의 신경 가소성을 촉진하여 삼킴 기능 회복을 돕는 데 사용되고 있다. 또한 중심패턴발생기는 삼킴과 호흡의 조화를 이루는 데 필수적이다. 이는 삼킴과 호흡이 동시에 발생하지 않도록 조절하며, 삼킴이 시작될 때 일시적인 호흡 정지를 유도한다. 즉, 중심패턴발생기는 음식물이나 액체가 기도로 들어가지 않도록 하는 보호 메커니즘의 역할도 수행하는 것이다.

중심패턴발생기의 기능 장애는 삼킴장애를 유발할 수 있으며, 이는 노인이나 신경학적 손상이 있는 환자에서 흔히 나타난다. 이러한 환자들은 중심패턴발생기의 활동을 강화하기 위한 재활 훈련이나 신경 조절 치료를 통해 삼킴 기능을 회복하기 위해 훈련할 수 있다.

(1) 고립로핵(Nucleus Tractus Solitarius, NTS)

고립로핵은 숨뇌의 중앙 부분에 위치하며, 다양한 감각 정보를 통합하는 중요한 신경핵이다. 주로 설인신경(glossopharyngeal nerve, CN IX)과 미주신경(vagus nerve, CN X)을 통해 들어오는 감각 정보를 처리한다.

고립로핵은 인두, 후두, 식도에서 오는 감각 정보들을 수집하고 통합한다. 이러한 감각 입력은 음식물의 존재, 질감, 온도 등을 포함하여 삼킴 반사를 유도하는데 중요하다. 또한 고립로핵의 감각 정보는 의문핵과 다른 숨뇌의 운동신경핵으로 전달되어 삼킴 운동이 시작된다. 또한 고립로핵은 중심패턴발생기의 일부로 작용하여 삼킴 운동의 리드믹컬한 패턴을 형성하는데 기여한다. 이를 통해 삼킴이 정확하고 효율적으로 이루어지도록 조절한다.

(2) 의문핵(Nucleus Ambiguus)

의문핵은 숨뇌의 앞쪽 부분에 위치하며, 주로 설인신경과 미주신경의 운동 신경원으로 구성된다. 이 신경핵은 삼킴과 관련된 여러 근육의 운동을 조절하는 역할을 한다.

의문핵은 인두, 후두, 식도 근육에 운동 신호를 전달하여 삼킴 과정을 조절한다. 즉, 고립로핵으로부터 전달 받은 정보가 의문핵으로 전달되면, 삼킴 반사가 시작되고, 음식물이 구강에서 인두를 거쳐 식도로 원활하게 이동할 수 있도록 인두 근육의 조화로운 수축과 이완을 담당한다. 또한 의문핵은 삼킴 과정 중에 호흡을 조절하는 역할을 하며, 음식물이 기도로 유입되지 않도록 후두덮개를 닫아 기도를 보호한다.

이렇듯 고립로핵과 의문핵은 서로 긴밀하게 상호작용하여 삼킴 반사 및 삼킴과 관련된 활동들을 조절한다. 고립로핵은 감각입력을 처리하고, 이를 의문핵에 전달하여 적절한 운동반응을 유도한다. 이 두 신경핵의 협력은 삼킴 반사의 시작과 조절에 필수적이며, 삼킴장애 환자의 재활 및 치료에서도 중요한 역할을 한다.

2) 뇌신경(Cranial Nerve)

삼킴 과정은 다양한 뇌신경의 조화로운 활동이 필요하다. 이 과정 관여하는 주요 뇌신경으로는 삼차신경, 얼굴신경, 혀인두신경, 미주시경, 혀밑신경이 있다. 이들 신경은 감각과 운동기능을 수행하며, 복잡한 삼킴 과정을 효율적으로 조율한다.

삼킴 과정의 각 단계별 뇌신경의 기능을 요약하면 다음과 같다. 삼차신경과 얼굴신경이 얼굴 근육 및 저작근을 조절하여 음식덩이를 형성하고, 얼굴신경과 혀밑신경이 구강 내에서 음식덩이를 인두 방향으로 이동시킨다. 혀인두신경과 미주신경은 삼킴반사를 유발하고, 음식덩이를 인두에서 식도로 효율적으로 이동시킨다. 그리고 미주신경은 식도의 연동운동을 조절하여 음식이 위까지 이동하도록 돕는다.

복잡한 삼킴 과정을 수행하기 위해서는 뇌신경 간의 정교한 정보 전달이 필수적이다. 뇌신경의 성분은 일반적으로 기능과 정보 전달 방향에 따라 분류될 수 있으며, 정보 전달 방향에 따라 말초신경계에서 중추신경계로 감각 정보를 전달하는 구심성성분(afferent component)과 중추신경계에서 말초신경계로 운동 명령을 전달하는 원심성성분(efferent component)으로 구분된다. 또한, 기능적 분류에 따라 신경이 지배하는 영역을 내장과 체성 구조로 나눌 수 있으며, 피부, 골격근, 관절 등을 지배하는 체성성분(somatic component)과 내장 기관을 지배하는 내장성분(visceral component)으로 분류된다. 이와 더불어, 미각, 청각, 평형감각 등 특수 감각기관과 특정 발생학적 구조에서 기원된 근육들을 지배하는 특수성분(special component)과, 통각과 같은 몸 전체의 대부분에서 감각을 받아들이거나 골격근을 지배하는 일반성분(general component)으로도 구분할 수 있다.

(1) 삼차신경

삼차신경(trigeminal nerve)은 혼합신경으로 감각섬유와 운동섬유를 모두 포함하며, 눈신경(ophthalmic), 위턱신경(maxillary), 아래턱신경(mandibular)으로 구성되어 있다. 이 신경의 감각섬유는 혀의 뒤쪽 1/3의 감각을 제외하고는 얼굴과 턱관절에서 오는 모든 종류의 감각 정보를 대뇌에 전달하고, 운동섬유는 씹기 근육들을 지배한다.

삼차신경의 핵은 뇌신경 중에서 가장 크며, 하나의 운동핵과 세 개의 감각핵으로 구성되어 있다. 각각의 핵은 특정한 역할을 수행한다. 세 개의 감각핵을 살펴보면, 중뇌핵(mesencephalic nucleus)은 중간뇌에 위치하며 얼굴과 턱, 씹기 근육에서 전달되는 고유 감각을 감지한다. 주감각핵(principal nucleus)은 다리뇌 피개(pontine tegmentum)에 위치하며 얼굴의 촉각과 압력을 대뇌로 전달한다. 척수핵(spinal nucleus)은 상부 다리뇌와 경추 2번 사이에 위치하며 숨뇌로 이어져 얼굴과 턱으로부터의 온도와 통증 감각을 대뇌로 전달한다. 삼차신경의 운동핵은 얼굴신경핵의 위쪽 끝부분보다 2mm 정도 위에서 시작되어 청색 반점핵(nucleus of locus ceruleus)이 시작되는 부분까지 뻗어 있다. 아래턱신경에서 분지된 운동 신경은 저작 근육들인 관자근(temporal muscle), 깨물근(masseter), 안쪽날개근(medial pterygoid), 가쪽날개근(lateral pterygoids)의 움직임에 관여하고, 삼킴 과정 중 입천장을 긴장시키는 입천장긴장근(tensor veli palatini), 목뿔뼈와 후두를 앞–위쪽 방향으로 당겨주는 턱목뿔근(mylohyoid), 턱두힘살근 앞힘살(anterior belly of the digastric) 근육을 조절한다. 삼차신경의 운동핵은 고막긴장근(tensor tympani)을 제외하고 모든 근육이 물기, 씹기, 삼키기에 관여하며 양쪽 대뇌겉질로부터 지배를 받는다.

(2) 얼굴신경

얼굴신경(facial nerve)은 운동섬유와 감각섬유를 모두 포함하는 혼합신경이다. 운동신경은 얼굴 표정 근육 전체의 운동 조절을 담당하며, 구강준비기나 구강운반기 동안 입술 밖으로 음식이 새는 것을 방지하며, 입안의 긴장도를 유지하여 음식물이 볼과 치아 사이에 끼이는 것을 방지하는 역할을 한다. 또한 목뿔뼈를 뒤–위쪽 방향으로 당겨주는 붓목뿔근(stylohyoid), 턱두힘살근 뒤힘살(posterior belly of the digastric) 근육을 담당한다. 감각섬유는 혀의 앞쪽 2/3에서 맛 감각을, 입–인두, 귀 피부의 일반감각을 담당한다. 또한 침샘 및 눈물샘의 부교감신경으로서의 역할도 한다. 얼굴신경의 운동핵은 삼차신경 운동핵의 하방으로, 다리뇌 피개의 앞쪽, 바깥쪽에 있다. 특수감각신경은 구강에서 시작하여 고립로핵으로 전달된다. 부교감성 운동신경은 운동핵의 안쪽에 위치한 상타액핵(superior salivary nucleus)과 누핵(lacrimal nucleus)으로부터 나온다.

(3) 혀인두신경

혀인두신경(glossopharyngeal nerve)은 우리 몸에서 매우 중요한 역할을 하는 혼합신경으로 이 신경은 여러 가지 성분으로 구성되어 있고 이를 통해 혀와 인두의 다양한 기능을 조절한다. 혀인두신경의 감각성분은 혀의 뒤쪽 1/3에서 오는 미각 뿐만 아니라 촉각, 온각 등을 감지하며, 물렁입천장, 인두 상부, 후두덮개, 후두계곡 부위의 감각을 대뇌로 전달한다. 특히 이 신경의 감각성분이 손상되면 구역반사가 소실되는 것으로 알려져 있다. 혀인두신경은 인두를 상승시키는 근육 중 붓인두근(stylopharyngeus muscle)을 지배하여 인두 공간의 부피를 줄이기 위하여 수직으로 짧게 만들고, 후두를 위쪽으로 상승시킨다. 이 작용으로 반지인두근이 이완되어 상부식도조임근의 열림이 일어난다. 또한 귀밑샘을 촉진하여 침 분비를 통해 음식덩이 형성에도 주요한 역할을 한다.

(4) 미주신경

미주신경(vagus nerve)은 뇌신경 중 10번째 신경으로, 뇌줄기에서 출발하여 목, 가슴, 복부 등 광범위한 영역에 분포한다. 특히, 미주신경은 삼킴과 관련된 여러 근육과 조직에 신경 신호를 전달하여 삼킴이 원활하게 이루어지도록 돕는다.

미주신경은 물렁입천장, 인두의 뒤쪽 아래 부위, 후두의 감각 정보를 받아들인다. 또한 삼차신경에 의해 지배되는 입천장긴장근(tensor veli palatini)을 제외하고 물렁입천장의 모든 근육들과 입천장혀근(palato-glossus)은 미주신경에 의해 주로 지배된다. 코 안 역류뿐 아니라 구토반사도 혀인두신경과 미주신경의 기능 또는 기능장애로 인하여 발생한다. 특히, 미주신경에 병변이 생기면 기침, 삼킴, 호흡, 발성 등 광범위한 범위에 영향을 미친다.

미주신경의 운동 성분은 물렁입천장의 올림, 인두수축근의 꿈틀운동, 후두근육 지배를 통한 성대의 움직임을 담당함으로써 음식을 삼키는 동안 성대를 닫히게 한다. 뿐만 아니라 미주신경은 심장과 허파의 조절 기능도 담당하고 있기 때문에 삼킴 과정과 호흡 과정이 원활하게 조화를 이룰 수 있도록 도울 수 있다. 미주신경은 삼킴과 관련된 기능 이외에도 흉부, 위장, 폐, 간, 담낭을 지배하여 소화활동을 돕는다.

(5) 혀밑신경

혀밑신경(hypoglossal nerve)은 뇌신경 중 12번째 신경으로, 주로 혀의 운동을 조절하는 역할을 수행한다. 이 신경은 혀의 운동을 주로 담당하며, 이를 통해 삼킴 과정이 원활하게 이루어지도록 돕는다. 혀밑신경은 운동신경으로만 구성되어 있으며 혀의 외재근과 내재근을 지배하여 삼킴 과정의 첫 단계인 구강기에서 혀가 음식덩이를 형성하는 역할을 수행하게 한다. 또한 혀밑신경은 혀의 위치를 조절하는데 중요한 역할을 한다. 이 신경은 음식덩이를 구강에서 인두로 이동시키는 과정에서 중요한 역할을 하며, 이를 통해 음식덩이를 적절히 위치시키고 조작하여 삼킴을 준비하는 과정에서 핵심적인 기능을 수행한다.

4 감각 피드백 메커니즘과 신경가소성에 의한 삼킴조절

1) 감각 피드백 메커니즘

삼킴 과정에서 감각 피드백 메커니즘과 신경가소성은 삼킴 기능의 조절과 회복에 중요한 역할을 한다. 감각 피드백은 음식물의 크기, 온도, 질감 등의 정보를 중추신경계로 전달하여 삼킴 반사를 조절하며, 반복적인 감각 입력은 신경 회로의 적응을 유도하여 신경가소성을 촉진한다. 이 과정에서 삼차신경, 설인신경, 미주신경 등의 감각신경은 구강, 인두, 식도에서 감각 정보를 수용하여 중추신경계로 전달하며, 이를 통해 삼킴 반사가 유발된다. 이러한 감각 입력은 대뇌겉질과 뇌줄기의 협력적인 조절을 통해 삼킴기능을 정교하게 조정하며, 반복적인 감각자극은 신경망의 적응을 촉진하여 새로운 신경 연결을 형성하거나 기존 연결을 강화한다. 대뇌겉질은 삼킴의 시작과 조절을 담당하고, 뇌줄기의 중심패턴발생기는 리드미컬한 삼킴 운동을 자동적으로 생성하며, 이러한 신경 구조 간의 상호작용은 삼킴 과정의 정확성, 효율성 및 안정성을 유지하는 데 필수적인 역할을 한다.

2) 비침습적 뇌 자극법을 이용한 신경가소성 삼킴조절

비침습적 뇌 자극법은 신경가소성을 활성화하여 삼킴 기능을 회복하는 데 활용되는 효과적인 치료법으로, 중추신경자극과 말초신경자극으로 나눌 수 있다.

(1) 중추신경자극

중추신경계 자극은 대뇌겉질의 흥분성을 조절하여 신경 회로를 재구성하고 기능적 회복을 촉진하는 역할을 한다. 반복적 경두개자기자극(repetitive Transcranial Magnetic Stimulation, rTMS)은 자기장을 이용하여 특정 대뇌겉질 영역의 신경 활동을 조절하며, 주파수에 따라 흥분성을 증가시키거나 억제하는 효과를 나타낸다. 경두개 직류자극(Transcranial Direct Current Stimulation, tDCS)은 두피에 전극을 부착하여 일정한 직류 전류를 흘려보내며, 전극의 극성에 따라 대뇌겉질의 흥분성을 조절하는 방식으로 작용한다.

(2) 말초신경자극

말초신경계 자극은 삼킴 반사를 유도하고 신경 회로를 활성화하여 신경가소성을 촉진하는 방법으로, 인두 전기자극(pharyngeal electrical stimulation; PES)과 신경근 전기자극(neuromuscular electrical stimulation; NMES)이 대표적으로 사용된다. PES는 인두 부위의 감각 신경을 전기적으로 자극하여 삼킴 반사를 촉진하며, NMES는 삼킴 관련 근육을 직접 전기적으로 자극하여 근육 수축을 유도하고 신경 적응을 강화하는 역할을 한다.

이와 같이, 삼킴 과정에서 감각 시스템과 신경가소성은 중요한 역할을 하며, 이를 이해하고 임상적으로 활용하는 것은 삼킴장애 평가 및 치료 전략 수립에 필수적이다. 최신 연구들은 이러한 메커니즘을 더욱 명확히 하고, 보다 효과적인 재활 기법을 개발하는 데 기여하고 있다.

비침습적 뇌 자극법에 대한 보다 구체적인 내용은 이 책의 4부 7장 '신경전기자극과 바이오피드백'에서 자세히 다룰 예정이다.

확인문제

1. 삼킴활동을 조절하는 수의적 신경 조절과 반사적 조절에 대해 그림으로 그리고 설명하세요.

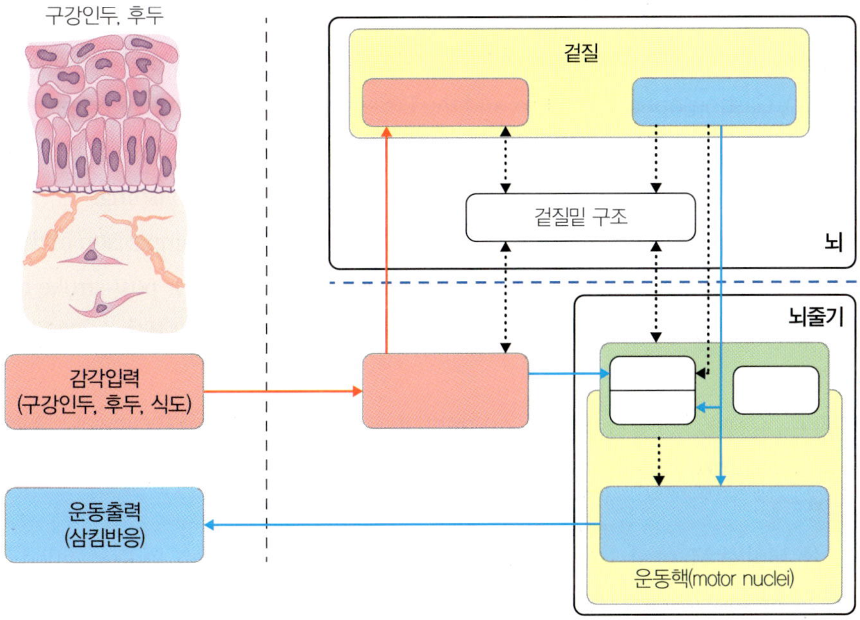

2. 삼킴과 관련된 뇌신경의 기능에 대해 설명하세요.

뇌신경	구심성 뇌신경
삼차신경	
얼굴신경	
혀인두신경	
미주신경	

뇌신경	원심성 뇌신경
삼차신경	
얼굴신경	
혀인두신경	
미주신경	
혀밑신경	

3. 중심패턴발생기(Central Pattern Generator: CPG)에서의 삼킴조절에 관하여 설명하세요.

4. 삼킴장애 관련 비침습적 뇌 자극법(non-invasive brain stimulation, NIBS)의 종류와 효과에 대해 간략히 설명하세요.

참고문헌

이주강. 정상 삼킴의 해부학 및 생리학적 기전 고찰. 대한연하장애학회지. 2018;8(1):1-10.

박성희, 송광섭, & 서정환. (2009). 정상인에서 경두개 자기 자극을 이용한 삼킴근의 운동신경유발전위 특성. Annals of Rehabilitation Medicine, 33(2), 154-158.

Allen, J. E. (2013). Deglutition, Swallowing, and Airway Protection: Physiology and Pathophysiology. In K. C. Meyer & G. Raghu (Eds.), Gastroesophageal Reflux and the Lung(pp. 1-22). New York, NY: Springer New York.

Boutzoukas, E. M., & Woods, A. J. (2021). Neuroplasticity. In D. Gu & M. E. Dupre (Eds.), Encyclopedia of Gerontology and Population Aging(pp. 3459-3463). Cham: Springer International Publishing.

Chen, Q., Kan, M., Jiang, X., Liu, H., Zhang, D., Yuan, L., . . . Bi, H. (2024). Comparison of the efficacy and tolerability of different repetitive transcranial magnetic stimulation modalities for post-stroke dysphagia: a systematic review and Bayesian network meta-analysis protocol. BMJ Open, 14(4), e080289. doi:10.1136/bmjopen-2023-080289

Duan, X., Huang, D., Zhong, H., Wu, J., Xiao, Z., Yang, P., . . . Liu, X. (2024). Efficacy of rTMS in treating functional impairment in post-stroke patients: a systematic review and meta-analysis. Neurological Sciences. doi:10.1007/s10072-024-07455-2

Galovic M, Leisi N, Muller M, et al. (2013). Lesion location predicts transient and extended risk of aspiration after supratentorial ischemic stroke. Stroke. 44:2760-2767.

Humbert IA, Joel S, Michael P, et al. (2009). Sensory stimulation activates both motor and sensory components of the swallowing system. NeuroImage, 46(4), 1173-1180.

Huckabee, M.-L., Mills, M., Flynn, R., & Doeltgen, S. (2023). The Evolution of Swallowing Rehabilitation and Emergence of Biofeedback Modalities. Current Otorhinolaryngology Reports, 11(2), 144-153. doi:10.1007/s40136-023-00451-8

Humbert, I. A., & German, R. Z. (2013). New Directions for Understanding Neural Control in Swallowing: The Potential and Promise of Motor Learning. Dysphagia, 28(1), 1-10. doi:10.1007/s00455-012-9432-y

Leopold NA, Daniels SK. (2010). Supranuclear control of swallowing. Dysphagia. 25:250-257.

Liu, Y., Yin, S., Yang, X., Luo, S., Zhu, F., Zeng, Z., . . . Yu, Q. (2024). Effects of Cerebellar Repetitive Transcranial Magnetic Stimulation in the Treatment of Post-Stroke Dysphagia: A Meta-Analysis and Systematic Review of Randomized Controlled Trials. European Neurology, 87(2), 67-78. doi:10.1159/000538130

Maeshima S, Osawa A, Yamane F, Ishihara S, Tanahashi N. (2014). Dysphagia following acute thalamic haemorrhage: clinical correlates and outcomes. Eur Neurol. 71:165-172.

Mihai PG, Otto M, Platz T, Eickhoff SB, Lotze M. (2014). Sequential evolution of cortical activity and effective connectivity of swallowing using fMRI. Hum Brain Mapp. 35:5962-5973.

Mowery, T. M., & Garraghty, P. E. (2023). Adult neuroplasticity employs developmental mechanisms. Frontiers in Systems Neuroscience, 16. doi:10.3389/fnsys.2022.1086680

Sasegbon A, Hamdy S. (2021). The Role of the Cerebellum in Swallowing. Dysphagia, 38, 497–509.

Suntrup-Krueger S, Ringmaier C, Muhle P, et al. Randomized trial of transcranial direct current stimulation for poststroke dysphagia. Ann Neurol. 2018;83(2):328-340.

Steele CM, Miller AJ. (2010). Sensory input pathways and mechanisms in swallowing: a review. Dysphagia. 25(4):323-333.

Wei, K.-C., Wang, T.-G., & Hsiao, M.-Y. (2024). The Cortical and Subcortical Neural Control of Swallowing: A Narrative Review. Dysphagia, 39(2), 177-197. doi:10.1007/s00455-023-10613-x

SWALLOWING DISORDER

2 제2부

삼킴장애 중재의 틀과 가이드라인

제1장 삼킴장애 중재의 틀

제2장 중재 프로세스 가이드라인

제3장 전문가의 중재시 고려사항

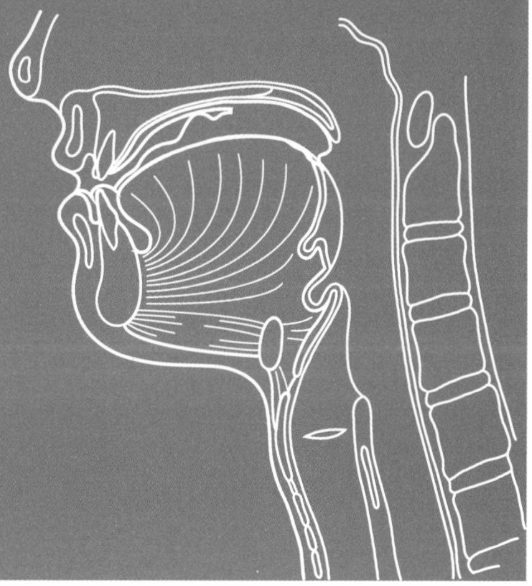

학습목표

1. 삼킴장애를 흡인과 폐합병증의 문제로만 국한시키는 것이 아니라 삼키기 어려움으로 인해 발생하는 즉각적인 효과와 장기적인 효과들에 대해 알아보고 넓은 의미에서의 중재의 틀을 알아본다.
2. 삼킴장애가 있는 환자의 중재 계획을 세우기 위해 신체 손상, 활동과 참여, 환경 영역 등 포괄적 영역에서 평가한 후 목표를 설정하고 중재방법을 선택하도록 가이드라인을 제시한다.
3. 삼킴장애 중재를 위한 선별검사 – 임상평가 – 기구적 검사 – 치료계획 세우기 – 중재방법의 선택 등 프로세스를 이해하고 적용한다.
4. 삼킴치료 중재시 전문가로서 갖춰야 할 근거중심 기반의 치료, 다학제 팀 접근을 통한 협업, 감염관리와 윤리적 고려사항을 숙지한다.

SWALLOWING DISORDER

제1장

1 삼킴장애 중재의 틀

1 삼킴장애의 임상적 증후와 현황

삼킴장애(Dysphagia)는 섭취하거나 삼키는 것을 의미하는 그리스 어근 phagein 에서 그 이름이 유래되었고, 어려움을 내포하는 접두사 dys–와 결합하여 삼키기 어려움을 나타내는 용어로 사용되고 있다. 테이버 의학사전(Taber's Cyclopedic Medical Dictionary)에서는 삼킴장애(연하장애)의 하위 범주를 구체적으로 다음과 같이 구분하고 있다.

- 구강인두기 삼킴장애(oral–pharyngeal dysphagia)는 음식을 입에서 인두로 삼킬 때 발생하는 문제를 다룬다. 일반적으로 신경학적 원인에 의해 발생하며, 구강과 인두의 근육 및 신경 기능 장애가 포함된다. 주로 뇌졸중, 파킨슨병, 뇌성마비 등 신경학적 질환에 의해 발생한다. 이 경우 환자는 삼키는 동안 기침이나 흡입, 호흡 곤란을 경험할 수 있다.
- 식도기 삼킴장애(esophageal dysphagia)는 음식물이 식도를 통해 위장으로 내려가는 데 문제가 발생하는 상태이다. 이는 주로 식도 자체의 문제나 식도의 운동 기능 장애에 의해 발생한다. 식도 운동 장애의 경우 식도 근육의 수축이나 이완이 정상적으로 이루어지지 않아 음식물이 식도에서 이동하지 못하는 문제이다. 식도의 상부나 중간 부분에서 발생하는 경련성(spasm)이나 비정상적인 수축이 원인이 되어 음식을 삼키는 데 어려움을 겪는 연축성 삼킴장애(spasmodic dysphagia)도 발생할 수 있다. 이러한 경련은 종종 식도의 협착이나 비정상적인 운동을 초래할 수 있다.
- 기계적 삼킴장애(mechanical dysphagia)는 구인두, 식도와 인두의 물리적 장애에 의한 삼킴장애를 의미하며 종양, 물리적 이물질, 식도염 등으로 인한 식도 협착, 흉부 압박, 구강 내 구조적 문제 등이 포함될 수 있다.
- 심리적 삼킴장애(psychogenic dysphagia)는 심리적 원인으로 발생하는 삼킴장애를 다루는데 불안장애나 스트레스가 삼키는 과정에 영향을 미칠 수 있다. 심리적 원인으로 인해 실제로 음식이 물리적으로 삼켜지지 않거나, 삼킬 때 심리적인 장애로 인한 불안이 동반될 수 있다.

이와 같이 삼킴장애는 일차적인 의학적 진단이 아니라 기저 질환에 따르는 증상이므로 임상적 특징(징후)에 의해 가장 많이 설명된다.

추산에 따르면 미국은 약 940만 명의 성인이 삼킴장애를 겪고 있으며, 이는 미국인의 약 3-6%에 해당한다. 이는 삼킴장애를 겪고 있는 본인 뿐 아니라, 가족 및 돌봄 제공자, 병원 시스템 모두에 영향을 미치는 건강 문제이다. 또한 삼키기 곤란증이 있는 입원환자는 없는 경우 대비 평균 입원 기간이 3.8일 더 길고, 입원 중 사망할 가능성이 1.7배 더 높다고 보고하고 있다. 삼킴장애는 동반 질환을 악화시키게 되는데 예를 들어, 삼킴장애가 있는 뇌졸중 환자는 없는 경우 대비 사망 위험이 5배 이상 높은 것으로 알려져 있다. 정상노인에서도 삼킴장애가 발생하는데 선행 연구에서는 재가 노인의 8-22%가 삼킴장애를 경험한다고 하였고, 국내에서는 65세 이상 노인 중 20% 가까이 삼킴장애를 경험한다고 하였다. 재가노인의 경우 50-65%가 삼킴장애 위험성이 있으며, 삼킴장애가 있는 노인의 90% 이상이 영양불량의 위험이 있다고 보고된 바 있다. 또한 독립적인 생활이 가능한 70세 이상 재가노인을 대상으로 한 연구에서 삼킴곤란 증상을 보였던 경우 1년 후 폐렴 발생률이 40%에 달했다는 결과도 있었다. 국내 삼킴장애 환자의 발생률에 대한 정확한 통계는 조사되지 않았으나 관련 행위가 건강보험 급여에 편입된 2010년부터 심사평가원 진료행위 통계를 통해 추이를 관찰할 수 있다. 비디오투시삼킴검사 시행건수는 2010년 15,000여 건에서 2023년에는 58,700여 건으로, 연하재활치료는 2010년 13,000여 건에서 2023년 40,000여 건으로 꾸준히 증가 추세를 보이고 있다(그림 2-1). 2019년 '한국인 연하장애 환자 현황 및 영양불량에 따른 의료비용 분석'에 따르면 삼킴장애가 동반된 환자의 1인당 평균 의료비용은 11,984,632원, 평균 재원일수는 154.1일이었고, 이에 따른 영양불량이 있는 경우에는 재원일수 및 진료비용에서 더 높은 결과를 보였다고 하였다. 이러한 결과는 조기중재와 관리의 중요성을 간접적으로 설명해 주는 데이터이다.

2 중재의 틀

앞서 설명한 바와 같이 삼킴장애는 일차적인 의학적 진단이 아니라 기저 질환의 증상이므로 임상적 특징(징후)에 의해 가장 많이 설명된다. 식사 중 또는 식사 후 기침, 질식, 인두의 이물감, 역류, 삼킴통, 침흘림, 설명할 수 없는 체중 감소, 영양 결핍 등의 문제들이 모두 관련될 수 있다. 따라서 삼킴장애는 다양한 질환과 관련되어 있고(표 2-1) 여러 가지 증상이 복합적으로 나타날 수 있다(이 책의 5부에서 주요한 질환과 삼킴장애

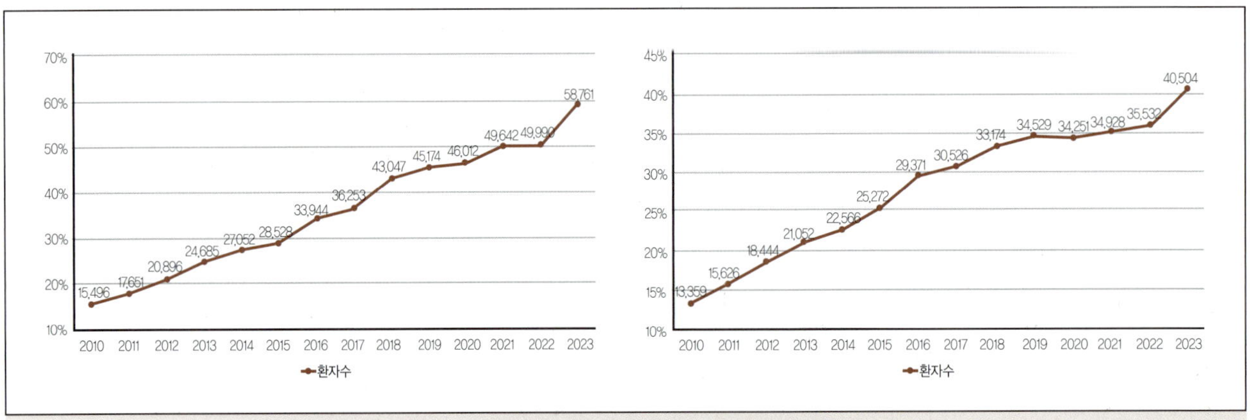

그림 2-1 A 비디오투시삼킴검사 건수, B 연하재활치료 건수

〈심사평가원 진료행위통계(2010-2023)〉

에 대해 설명하였다).

대부분의 기관과 의료 전문가는 종종 삼킴 평가 결과를 기도 흡인에 초점을 맞춰 '흡인 없음' '침습' 또는 '흡인 발생'으로 설명한다. 삼킴장애의 정의를 합의하기 위한 연구조사에서는 "음식과 액체의 섭취를 방해하거나 제한하는 기능적 손상이며, 삼키기를 안전하지 않고 비효율적이며 불편하게 만들거나 삶의 질에 영향을 미치는 것"이라고 결론지었다. 그러나 삼킴장애 치료 분야의 전문가가 이러한 관점으로 결과를 해석하였을 때 관련된 문제를 포착하지 못할 수 있다. 이러한 정의는 삼키는 능력 상실의 한 측면만을 설명하는 것이며, 기능 손상으로 인해 발생할수 있는 사회적 고립, 폐 합병증, 영양 결핍과 같은 더 광범위한 문제 영역을 간과하는 것이다. 영양실조와 사회적 고립은 삼키는 능력 상실의 "합병증"은 아니지만, 삼키는 능력이 상실된 사람들이 겪게 되는 문제들을 이해하는 데 필수적인 부분이다.

Zuckerman(2024) 등은 중재시 삼킴장애의 원인 뿐 아니라, 국제 기능, 장애 및 건강 분류(ICF) 맥락에서 단기 및 장기 결과와 연결하는 광범위한 프레임워크를 제시하였다. 이 전문가들이 검토한 개념적인 프레임 워크에서는 삼킴장애의 일반적인 원인을 강조하고, 장애의 즉각적인 결과와 장기적인 결과를 의학적 문제, 건강 관련 삶의 질, 기능적 영향, 심리사회적 특성 측면에서 통합하였다. 또한, 장기적인 결과가 기존의 삼킴장애를 다시 지속시키는 순환적 성격에 대해 강조하였다(그림 2-2). 따라서 이에 대한 정보를 임상의 뿐 아니라 의료 전문가, 돌봄제공자 등과 공유하여 모니터링하는 방법을 제안하였다.

1) 개념적인 프레임워크에서의 '삼키기 문제'

'삼키기 문제'는 다양한 질환으로 인해 신경손상, 호

표 2-1 삼킴장애와 관련된 다양한 질환들

분류	질환	분류	질환
신경학적 진단	뇌졸중 외상성 뇌손상 치매 운동신경질환 중증근육무력증 뇌성마비 길랭-바레 증후군 소아마비 감염성 장애 근병증	결합조직/ 류마티스 장애	다발성 및 피부근염 진행성 전신경화증 쇼그렌병 피부경화증 중복 증후군
진행성 질환	파킨슨병 헌팅턴병 진행성 핵상 마비 윌슨병 연령관련 변동사항	의인성 진단	방사선치료 화학요법 삽관 또는 기관절개술 수술 후 경추 융합 수술 후 관상동맥우회술 의약품 관련
구조적 진단	소화관과 관련된 종양	기타 또는 관련 진단	심각한 호흡 저하 심인성 상태

흡/순환문제, 감소된 각성/인지기능, 기타 신경근/해부학적 변화, 저하된 협응문제, 근약증/강직/위축, 감소된 가동범위, 변형/비정상적 구조, 감소/과민 감각, 타액 및 갑상샘 기능이상 등의 삼키기 어려움으로 이어지는 신체적 관찰과 결과를 나타낸다. '삼킴장애'는 이러한 관찰 및 결과에 따라 더 넓은 임상적 측면을 나타내게 되는데 [그림 2-2]의 오른쪽 상단에 있는 '즉각적 효과'로 이어진다.

2) 개념적인 프레임워크에서의 '즉각적 효과'

'즉각적인 효과'는 기도 보호기능 저하(침습/흡인), 구강 준비/조절 문제, 지연/부적절한 타이밍, 잔여물, 코역류, 구강건조증, 식도역류, 통증/불편감, 피로로 나타날 수 있다. 특히 음식물의 기도 침범은 흡인성 폐렴과 같은 장기적 폐 합병증을 발생시키는 필수 구성 요소가 되며, 삼킴장애에서 매우 강조되는 임상적 증상이다. 또한 인두 분비물이나 잔류물은 기도 침습의 중요한 위험 요인이며 일반적으로 감소된 구인두의 압력, 마비 또는 해부학적 변화로 인해 발생하게 된다. 즉각적 효과는 1개 또는 여러 개가 복합적으로 조합될 수 있는데 이를 진단하기 위해서 환자는 객관적인 삼킴검사를 받게 된다. 예를 들어, 삼킴장애가 있는 뇌졸중 환자는 타이밍 오류, 기도 침습, 구강 준비/제어 문제를 보일 가능성이 높으며, 이는 코역류, 인두 잔류물, 피로 등의 관찰 가능한 '즉각적인 효과'로 이어진다. 삼키는 문제가 '변형/비정상적인 해부학적 구조'인 두경부암 환자는 기도 침습, 구강건조증, 피로, 잔류물, 통증/불편함, 코역류, 구강 준비 문제의 '즉각적인 효과'를 보일 가능성이 높다. 음식과 타액이 제대로 섞이지 않는 것과 같은 이러한 구강 준비 문제는 침흘림과 같은 다른 관찰 가능한 효과로 이어질 수도 있다. 이러한 이유로 '즉각적인 효과'는 병인학의 결과로 여러 가지 효과가 복합될 가능성이 높다. 관련 전문가들은 이를 통해 삼킴장애를 정의하고 평가하며 분석과 적절한 재활 계획, 치료 목표를 세우게 된다.

3) 개념적인 프레임워크에서의 '장기적 결과'

'즉각적인 효과'는 종종 '장기적 결과'로 이어질 수 있다. 이는 삼키기 문제와 즉각적인 효과를 넘어서는 결과이며, 사회적, 심리적, 영양/대사적, 폐 합병증의 문제 영역으로 구별하게 된다. 따라서 잠재적인 문제를 조기에 인식함으로써 이러한 결과가 초래되지 않도록 넓은 의미의 틀에서 중재 계획이 세워져야 한다. 또한 이 4가지 영역은 더 세분화될 수도 있고, 특정 기저 증상과 개별적으로 또는 서로 복합적으로 결합하기도 한다. 또한 문제 그룹 내의 인과관계로 영향을 줄 수도 있고, 그룹 자체 간에도 상호작용으로 연결되기도 한다. 중요한 점은 장기적 영향이 잠재적으로 급성-만성 삼키기 문제로 이어질 수 있으며, 또 다른 급성 삼킴장애로 다시 이어지는 순환적 특성을 흔하게 볼 수 있다. 삼킴장애로 인해 발생하는 사회적 결과는 일상적 활동, 가족 및 친구와의 관계, 직장생활에서의 제약이 발생할 가능성이 크다. 사회적 기능 문제는 삶의 질 요인에 가장 큰 영향을 미치는 주요 요인 중 하나이다. 예를 들어 삼킴 문제로 인한 즉각적 효과로 인두 잔여물이 있다면 식사중에 목에 걸려있는 음식을 계속 뱉어내야 하기 때문에 사회적 모임을 피한다고 보고하고 있다. 한 연구에서는 삼키기 문제가 사회적 기능에 높은 영향을 미치게 되며 삼킴장애로 인한 사회적 기능 문제와 심리적 결과 간의 강력하고 유의미한 상관 관계가 있다고 하였다. 두 번째로 밀접한 장기적 결과는 심리적 문제로 우울증, 불안, 당혹감, 통제력 상실, 좌절, 취약함이 있다. 실제로 환자들은 탈수나 질식과 같은 다른 건강 결과보다 심리적 결과가 더 중요하다고 생각하기도 하고, 이는 삼킴장애와 관련된 삶의 질 감소에 가장 큰 영향을 미치는 요인 중 하나라고 하였다. 또한 삼키는 문제는 종종 허약함, 피로, 각성 저하로 이어진다. 이는 '삼키는 기능 저하/미사용'이라는 장기적 결과로 표현된다. 이렇게 신체의 전반적인 기능 저하와 허약함(영양실조로 인해)으로 이어지게 되면, 이는 삼키는 문제를 더욱 심화시키고 악화되는 순환적 특성을 가져올 수 있

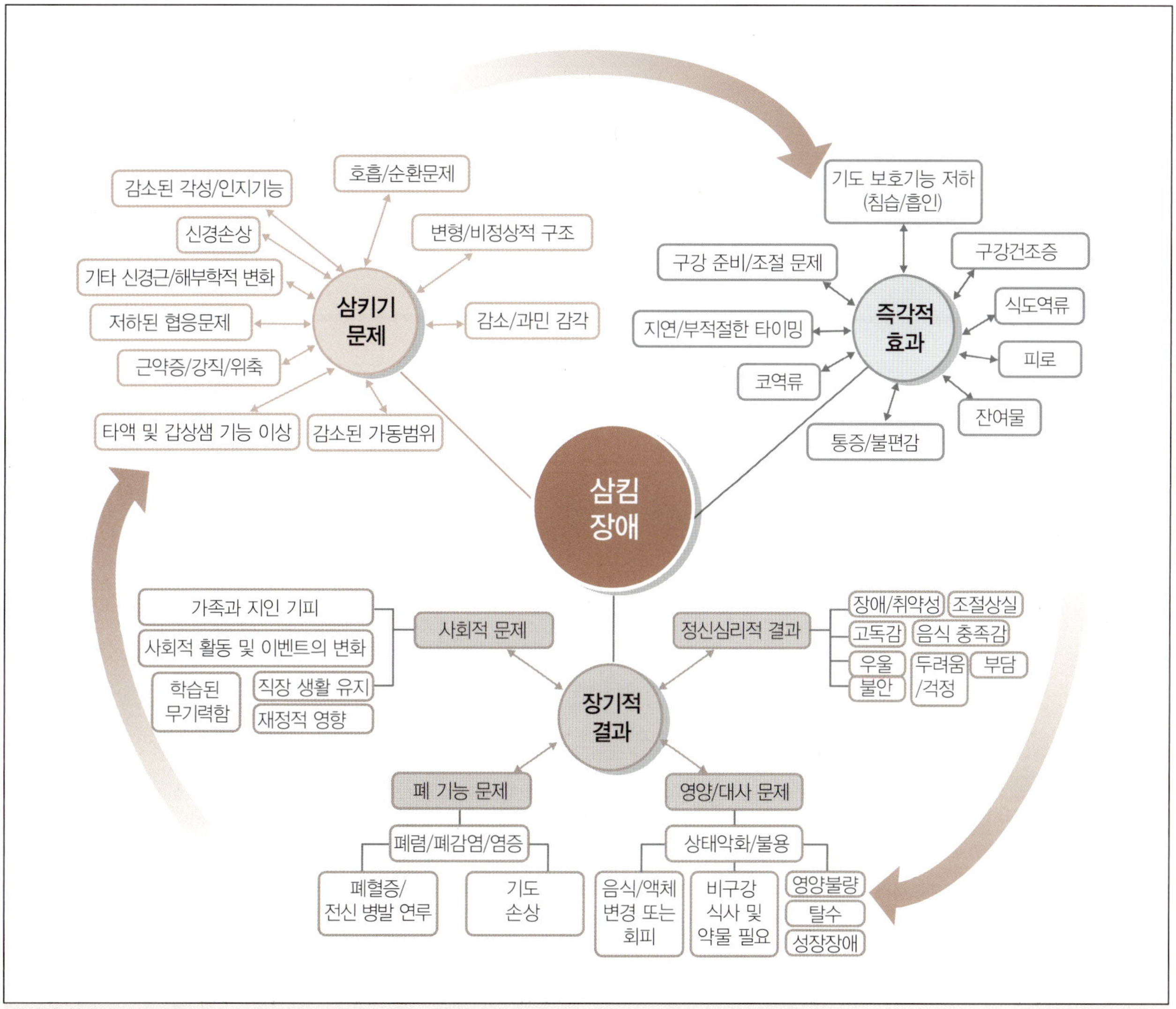

그림 2-2 삼킴장애 중재의 틀(Zuckerman 등, 2024)

다. 또 다른 장기적 결과로 영양실조와 탈수증의 위험이 있다. 일반적으로 삼킴장애 환자들은 비경구 섭식과 삼킴보조식으로 인해 음식 선택권이 없음을 직면하게 된다. 이는 삶의 질 저하에 가장 큰 영향을 미칠 뿐 아니라, 영양실조를 초래하고 질병과 싸우는 능력을 감소시킬 수 있다. 사람은 규칙적으로 식사를 할 때는 체력이나 전반적인 건강 상태가 괜찮지만, 이러한 제한된 식사에서는 적절한 영양분을 얻기가 어렵다. 마지막으로 폐 합병증은 일반적으로 삼키기 문제에서 가장 우려되는 장기적 결과로 여겨진다. 이에는 기관지확장증, 패혈증 및/또는 전신 관련으로 이어질 수 있는 폐 감염(흡인성 폐렴)이 포함된다. 이 문제는 역학적 요인의 맥락에서도 살펴볼 수 있는데 폐렴으로 병원에 찾아오는 대부분의 노인에서 삼킴장애가 발견된다. 폐 관련 합병증의 결과는 삼키기 문제의 중요한 장기적 결과 중 하나이며, 사회적, 심리적, 영양결핍, 미사용 등의 장기적인 결과와 함께 삶의 질 지표에 영향을 미치게 된다.

확인문제

1. 기능, 장애 및 건강 분류(ICF)를 이용하여 통합적, 개념적으로 삼킴장애의 프레임워크를 제시하였다. 빈칸에 알맞은 내용을 기술하세요.

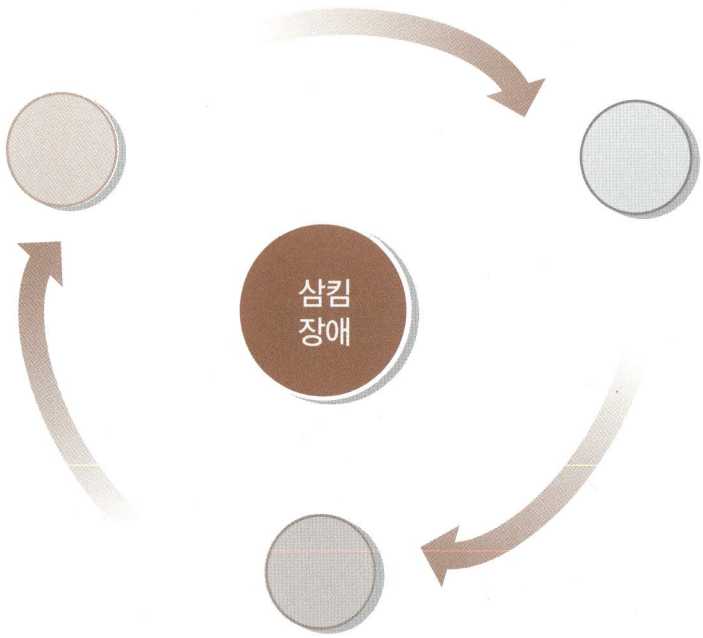

2. 삼킴장애는 종종 '즉각적인 효과'와 '장기적 결과'로 이어질 수 있다. 장기적 결과로 이어질 수 있는 문제들을 기술하세요.

장기적 결과	세부내용
사회적 문제	
정신심리적 문제	
영양/대사의 문제	
폐 기능의 문제	

참고문헌

국제 기능 장애 건강분류(2016). 보건복지부, 사회보장정보원

Madden RH, Dune T, Lukersmith S, Hartley S, Kuipers P, Gargett A, Llewellyn G. (2014). The relevance of the International Classification of Functioning, Disability and Health (ICF) in monitoring and evaluating Community-based Rehabilitation (CBR). Disabil Rehabil. 36(10):826-37. doi: 10.3109/09638288.2013.821182. Epub 2013 Aug 14. PMID: 23944180.

McCarty EB, Chao TN. (2021). Dysphagia and Swallowing Disorders. Med Clin North Am. 105(5):939-954. doi: 10.1016/j.mcna.2021.05.013. PMID: 34391544.

Michael E. Groher. Michael A. Crary. Dysphagia 3rd Edition. Mosby (2020).

Taber's Cyclopedic Medical Dictionary 24th (2021)

Zuckerman M, Wang S, Kaneoka A, Coster WJ, Leonard R, Langmore SE, Pisegna JM. (2024). Conceptualizing Adult Dysphagia in the United States Within the International Classification of Functioning, Disability and Health (ICF). Arch Phys Med Rehabil. 105(5):1008-1018. doi: 10.1016/j.apmr.2023.11.013. Epub 2023 Dec 10. PMID: 38072229.

SWALLOWING DISORDER

2 제2장 중재 프로세스 가이드라인

전반적으로 삼킴장애 중재의 각 단계는 표준과 절차로 구성이 된다. 삼킴장애의 위험요소를 파악하기 위해서는 표준화된 평가가 시행되어야 하고 그 결과를 기반으로 치료를 행해야 한다. 그렇기 때문에 중재 프로세스에 대한 가이드라인은 필요한 단계에서 반드시 행해져야 하는 항목의 누락을 피하고 개인에 따른 편차를 줄이는 효과가 있기 때문에 표준화되어야 하며 최대한 적용할 것을 권고하고 있다. 그러나 가이드라인의 사용이 병원시스템이나 프로세스에서 적용될 수 없는 환경이거나, 인력 및 장비의 부재로 실행하기 어려울 수도 있다. 그럼에도 불구하고 삼킴장애로 인한 다양한 합병증 및 유해요인이 건강을 헤치고, 삶의 질에 많은 영향을 미치므로 임상을 시작하는 임상가나 삼킴장애를 배우는 학생들의 경우에는 표준화된 가이드라인을 숙지하는 것이 필요하다. 삼킴장애 중재 프로세스는 진단적 선별검사 – 평가 – 중재 – 재평가후 중재의 과정을 거치게 되는데 중재계획을 세우기 위하여 신체 기능 뿐 아니라 환자의 활동과 참여, 환경 영역에 걸쳐 의미있는 질문을 통해 치료계획을 생성하고 이를 근거로 중재 방법을 선택하게 된다(그림 2–3).

1 선별검사(스크리닝)

환자가 내원을 하여 삼키기가 어렵다고 호소하거나 위험요소가 인지되면 먼저 선별검사를 시행하게 된다. 삼킴장애 증상을 선별하기 위한 방법으로는 삼킴 후의 기침반응, 음성변화, 지연된 삼킴 반사, 구강 및 인두의 잔여물, 구강기의 기능 체크 등 다양한 방법들이 있다.

삼킴장애에 대한 선별검사의 효과에 대한 체계적 문헌고찰에서는 조기 선별검사를 실시하는 경우가 그렇지 않은 경우에 비해 폐렴 등 합병증 발생을 줄여 예후를 개선하는데 효과가 있는 것으로 보고하고 있다. 특히 뇌졸중 환자에서는 8.7%~26.9%에서 흡인으로 인한 감염이 보고되고 있기 때문에, 입원 초기 경구 섭취 전에 선별검사를 시행하여 뇌졸중과 관련된 폐렴(stroke-associated pneumonia)의 발생률을 낮추려는 노력들이 보고되고 있다.

선별검사에서 삼킴장애가 있다고 판별되고 15분 이상 깨어 있어 치료에 참여가 가능하다면 임상평가 및 객관적 평가를 의뢰하고 다양한 중재를 접근해 볼 수 있지만, 의식상태가 좋지 않은 경우에는 삼킴기능에 대

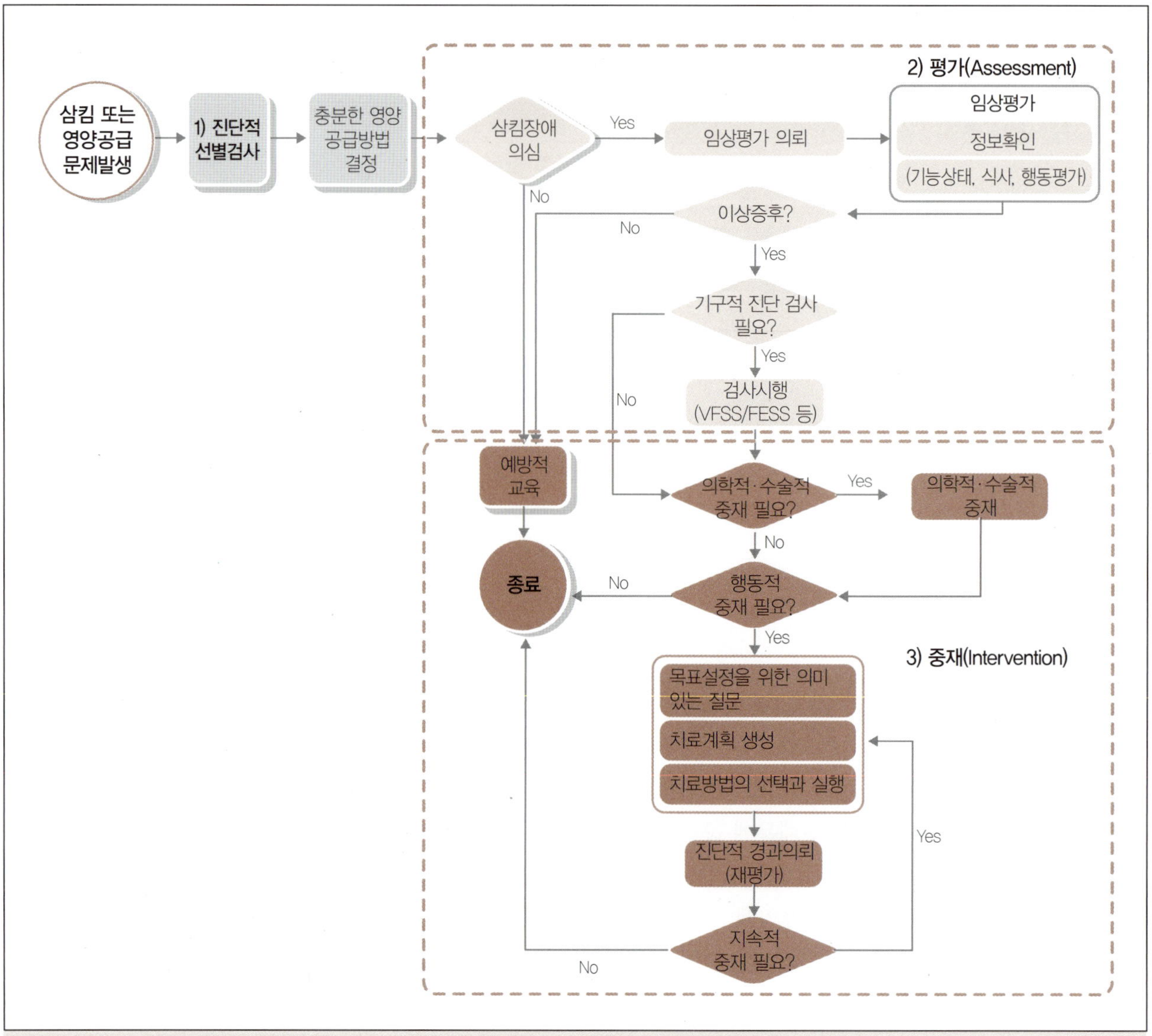

그림 2-3 삼킴장애 가이드라인을 위한 프로세스

한 측면보다는 영양공급의 측면이 더욱 중요한 문제가 될 수 있다. 따라서 삼킴장애 관리 가이드라인에서 의학적인 접근이 우선적으로 시행될 수 있다. 예를 들어 뇌졸중으로 입원한 환자에게 삼킴 선별검사를 적용한 결과 구강, 인두에 문제가 있음을 발견하여 중재가 필요하다고 판단되었다. 하지만 이 환자가 의식상태가 저하되어 있어 지시를 따르기 어렵거나 행동적인 방법을 시도할 수 없으면 영양공급과 안전을 위해 코위영양관, 위창냄술관 등의 관영양법을 우선적으로 시행하도록 한다. 환자의 경과에 따라 추가적인 삼킴에 대한 치료가 필요한지 확인 후 삼킴장애 관리 가이드라인에 따른 프로세스가 진행될 수 있다.

정형화된 검사 도구에는 3온스 물 삼킴검사(3-ounce water test), Burke dysphagia screening test(BD-ST), Yale Swallow Protocol, Gugging Swallowing Screening Test(GUSS), Standardized swallowing assessment(SSA), Toronto Bedside Swallowing Screening Test(TOR-BSST) 등이 있다.

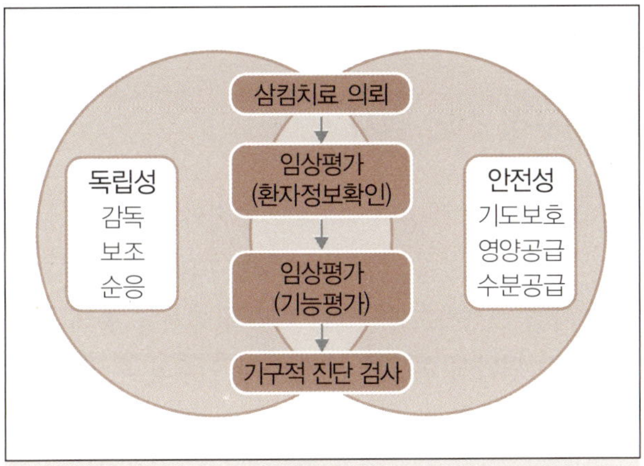

그림 2-4 평가시 중점을 두는 관점과 프로세스

대한연하장애학회/대한재활의학회에서 발간한 '구인두 연하장애 임상진료지침(2022)'에서는 정형화된 선별검사 도구 사용이 단일 선별검사에 비하여 효과적이므로 이를 강하게 권고하고 있다.

2 평가

평가 과정에서는 관련된 병력, 현재의 식사상태 등의 환자정보, 구강과 인두기능, 자세조절, 근력 등의 신체적인 기능 평가, 삼킴, 호흡, 기침 등의 수행능력 평가, VFSS, FEES 등의 도구적 평가를 통해 환자에 대한 정보를 획득할 수 있다. 임상 정보를 얻을 때에는 독립성과 안전성의 관점에서 확인할 수 있다(그림 2-4).

독립성은 감독, 보조, 순응의 관점에서 볼 수 있는데 '감독(supervision)'은 식사시간에 음식 섭취에 대해 직접적인 감독이 필요한지에 대한 내용으로 돌봄제공자가 항상 감독을 해야 한다면 환자가 음식 섭취에 있어서 완벽한 독립성을 갖지는 못하는 것이다. '보조(assist)'란 식사를 하는 동안 직접적인 신체적 도움이 어느 정도 필요한지 관찰하여 보조의 정도를 확인할 수도 있다. '순응'(compliance)은 식사시 관찰을 통해 설정한 중재 계획을 환자가 잘 지키고 있는지에 대한 것으로 임상적인 평가로 활용할 수 있다. 이러한 독립성은 삼킴장애가 장기적인 결과로 이어지지 않도록 예방하기 위해 중요하다.

평가를 통해 안전의 관점에서 확인해야 하는 것은 기도보호, 영양공급 및 수분공급에 대한 부분이며 객관적인 평가가 시행되어진다. 기도보호는 음식물이 후두전정을 통과하여 흡인이 되는지, 인두에 잔류량이 많이 남아서 침습및 흡인 위험이 있는지를 확인하는 것이며, 고형식 등에 의해 기도가 막힐 위험성이 있는지 파악하는 것도 포함된다. 영양과 수분공급은 환자가 적절한 열량을 섭취하고 수분을 공급받을 수 있는지에 대한 사항이다.

1) 임상평가

(1) 환자 정보 확인

환자의 진단은 삼킴장애의 유병률과 중증도에 영향을 준다. 예를들어 뇌졸중의 진단을 받은 환자 사이에도 손상부위 및 발병 기간에 따라 증상은 매우 다양하게 나타날 수 있으므로 개인차를 고려해야 하고, 뇌졸중 외에도 있을 수 있는 과거력과 연령에 따라서도 예후가 다를 수 있다. 또한 환자의 개인적인 요소와 환경적인 요소에 대한 평가도 중요하다. 개인적 요소는 그 환자 자신의 목표, 가치와 신념, 신체적, 심리적, 사회적, 교육적, 문화적 요소들로 환자의 수행력과 활동에 많은 영향을 미치게 되는 요소이다. 또한 시간적, 공간적, 제도적, 환경적인 요인도 중재에 영향을 줄 수 있는 요소이다. 삼킴장애가 사회적 기능 문제로 발전하여 고립, 우울로 발전하거나 삶의 질 요인에 악영향을 미치지 않도록 치료 전반에 걸쳐 이러한 특성을 고려해야 한다.

(2) 기능평가

주요 내용은 구강 및 인두단계에서 구성 요소의 기능상 문제점을 분석을 하는 구강운동의 메커니즘 검사와 음식을 삼키는 검사로 분류할 수 있다. 삼킴장애 체크리스트와 물삼킴 검사(water swallow test) 등의 임상평가를 했을 때 폐렴의 위험을 1/3로 줄일 수 있다는 보고가 있다.

임상평가 첫단계에서는 침이나 소량의 물을 삼키도록(dry swallow) 하여 입술, 얼굴, 혀를 포함한 삼킴과 관련된 근육의 움직임 범위, 비율, 협응, 대칭적인 움직임 등을 평가하게 된다. 침 삼킴시 기능 상태를 파악한 후 임상가의 판단에 따라 구강 섭취가 상대적으로 안전하다고 판단되면 물삼킴 검사가 진행될 수 있으며 이때 후두상승 범위, 삼킴 속도, 구강의 잔여물, 남은 음식물의 제거와 같은 삼킴 메커니즘을 검토할 수 있다. 기도 흡인과 관련하여 삼키기 전(pre-), 중(during), 후(post-) 기침을 하는지 목소리에 변화가 있는지 등을 평가하게 되는데, 이러한 정보를 확인한다면 흡인 여부를 구별하는데 도움이 될 것이다. 또한 일반적인 임상평가 과정에서 지시를 따르는 능력과 관련하여 이해력, 집중력 등의 인지기능과 환자의 언어능력을 평가에 포함하기도 한다. 인지 및 언어기능은 삼킴기능과 매우 밀접한 기능이며 장애에 영향을 줄 수 있는 중요한 요인이 된다. 그러나 이러한 인지에 관한 평가는 종종 등한시되고 제한되는 경우가 있으며 수집된 정보가 단순히 환자의 상태를 확인하는 것일 뿐 삼킴 결과를 분석하여 치료계획을 세울 때 통합되지 않으므로 적절한 치료가 제공되지 못할 수 있다.

음식을 이용하는 임상평가는 환자의 상태가 정확히 파악되지 않으면 환자의 안전성을 위협할 수 있으므로 숙련된 평가자가 시행하는 것이 안전하다. 각 평가 과정마다 문제가 발견되면 금식을 고려하고 위험요소가 선별검사에서 사용하는 정형화된 검사도구는 임상평가의 일부로도 사용하게 된다. 물삼키기 검사가 주가 되는 Yale swallow, 물 삼킴검사(3-Ounce Water Swallow Test), Toronto Bedside Swallowing Screening Test(TOR-BSST) 등과 다양한 형태의 음식에 대한 용량/점도를 검사하는 Gugging Swallowing Screen(-GUSS), Volume/Viscocity test 가 있다.

삼킴 능력을 평가하기 위한 포괄적인 임상 검사인 MASA는 삼킴 평가뿐만 아니라 환자의 안전한 먹기를 위한 표준화된 평가 도구로 중요한 지침을 제공할 수 있다. 특히 뇌졸중이나 신경학적 문제를 가진 환자들에게 많이 사용된다.

2) 기구적 진단 검사

선별검사나 임상평가에서 삼킴장애가 확연하게 드러나는 고위험의 환자들은 VFSS나 FEES와 같은 객관적인 검사를 시행하도록 한다. 기구적 검사를 통해 임상평가에서 명확히 확인할 수 없었던 인두와 후두에서의 삼킴장애 정도를 진단할 수 있다.

전반적인 평가에 대한 자세한 내용은 3부의 삼킴장애의 평가에서 자세하게 설명하였다.

3 치료

1) 목표 설정을 위한 의미있는 질문하기

환자에 대한 임상 정보를 모은 후 환자에게 어떤 치료방법이 가장 적절한지 치료계획을 잘 세우기 위해서는 질문을 통한 문제해결 방법이 효과적이다. 우선 환자가 어떠한 문제를 호소하여 치료실에 의뢰가 되었는지부터 시작을 하며 질병이 진행성인지, 폐렴의 증상이 있거나 과거력이 있는가? 어떤 치료방법을 선택하는 것이 옳은지? 환자의 목표가 무엇인지? 질문을 해서 회복을 돕는 방법이 무엇이고 치료기간은 얼마나 설정할지 질문을 통해 답을 찾아가는 방법이다.

질문 목록
• 질병의 특성이 환자의 기능에 영향을 주는가? • 삼킴장애의 주요한 원인이 되는 부위는 어디인가? • 해부학적 손상이 주변 구조에 영향을 주는가? • 삼킴장애의 증상이 기능손상에 의한 것인가? 환경적인 것인가? • 폐렴의 증상이 있거나 과거력이 있었는가? • 인지상태와 신체상태의 제한으로 인해 보상전략이 적용이 가능한가? • 환자는 어떠한 목표를 가지고 있는가? • 환자는 치료기간을 어느 정도 예정하고 있는가?

이러한 질문은 근거중심 치료의 바탕이 되며 다음의 과정을 따른다.

임상추론의 단계
• 1단계 : 문제에 대한 답을 얻을 수 있는 임상질문을 만든다. • 2단계 : 임상질문에 답할 수 있는 최선의 근거를 찾는다 • 3단계 : 근거의 타당도, 중요도, 적용성을 비판적으로 평가한다. • 4단계 : 근거를 임상지식과 환자의 특성 가치 및 환경과 통합한다. • 5단계 : 1-4단계 수행의 효과와 효율을 판단하여 치료계획을 세운다.

2) 치료계획 생성

치료계획의 개념은 계층적으로 이루어진다. 치료계획의 생성은 최종 목표 설정-객관적 치료지표 설정-활동계획 구체화-치료 위험성 평가-치료계획 수정의 과정을 따른다(그림 2-5). 환자가 삼킴장애를 호소하여 치료가 의뢰되면 환자의 기능수준에 의해 치료의 방향이 결정이 된다. 삼킴기능의 손상은 병인적 원인에

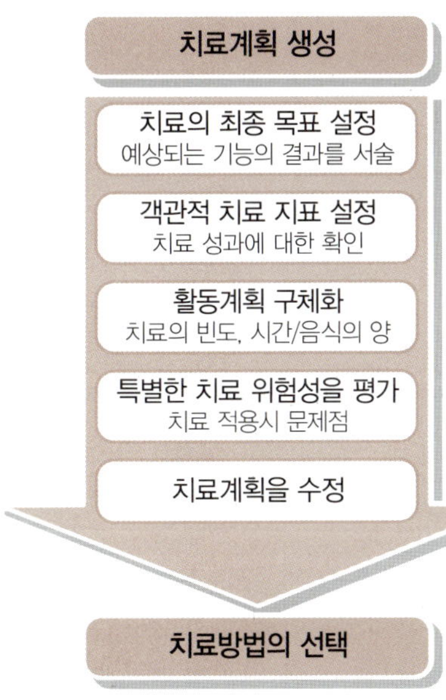

그림 2-5 치료계획 생성의 과정

의해 나타나는 복잡한 문제이며 환자의 심리적, 환경적 요인도 분석을 해야 한다.

치료의 목표란 치료 전 시행한 평가에서의 기능수준에 따라서 치료 후 예상되는 기능의 결과를 서술하는 것으로 계획한 목표에 달성된다면 환자의 상태를 변화시킬 수 있다. 목표는 환자나 보호자가 이해할 수 있을 정도로 쉽고 명료한 용어를 사용해야 한다. 최상의 결과를 얻기 위하여 최종적으로 가능한 목표와 이를 실천하기 위한 객관적인 지표를 설정하고, 실행해 나가기 위한 구체적인 계획을 세워야 한다. 환자가 도달할 수 없는 목표를 설정하면 환자의 상태를 목표에 맞게 변화시킬 수 없으므로 명확한 목표를 설정했을 때 환자와 임상가의 치료에 대한 동기가 확실해진다.

치료를 시행해야 할 목표가 설정되면 객관성을 갖도록 지표를 설정하여야 한다. 환자의 기능변화를 목표로 하였을 때 후두상승을 향상시키는 것을 목표로 할 수도 있고 먹는 속도를 빠르게 하는 것을 목표로 할 수 있다. 객관적인 지표를 설정해야 치료 성과에 대한 확인이 명확해지며 치료전후의 기능수준을 비교하고 향상된 기능에 맞게 지표를 재설정할 수 있게 된다.

다음은 지표에 따른 활동계획을 구체화 하는 단계이다. 이는 환자의 건강상태를 신체기능 및 구조(Body Functions and Structures), 활동(Activities) 및 참여(Participation)로 분류하고, 각각에 영향을 주는 환경적, 개인적 요인을 고려하게 된다(그림 2-6). 구강기에서의 신체 기능은 턱, 볼, 입술, 혀근육의 근력, 혀와 입천장 사이의 압력, 혀 내재근의 움직임, 턱, 입술, 혀의 가동범위, 민첩성, 협응력, 구강내 감각, 이상 반사(깨물기반사), 침분비 기능 등이 있다. 구강기 신체구조는 혀, 치아, 잇몸, 상악, 하악골, 볼, 단단입천장, 혀 바닥 등이 있다. 인두기에서는 물렁입천장, 혀기저부, 인두벽의 근력, 반사기능(삼킴반사, 입천장반사, 구역반사), 후두덮개 기능, 후두의 가동범위, 후두의 협응력, 성대의 기능, 반지인두조임근의 기능, 인두/후두의 감각 등이 신체 기능에 해당되며, 물렁입천장, 혀기저부, 후두덮개, 인두벽, 성대, 식도, 상부식도조임근 등은 신체 구조에 해당

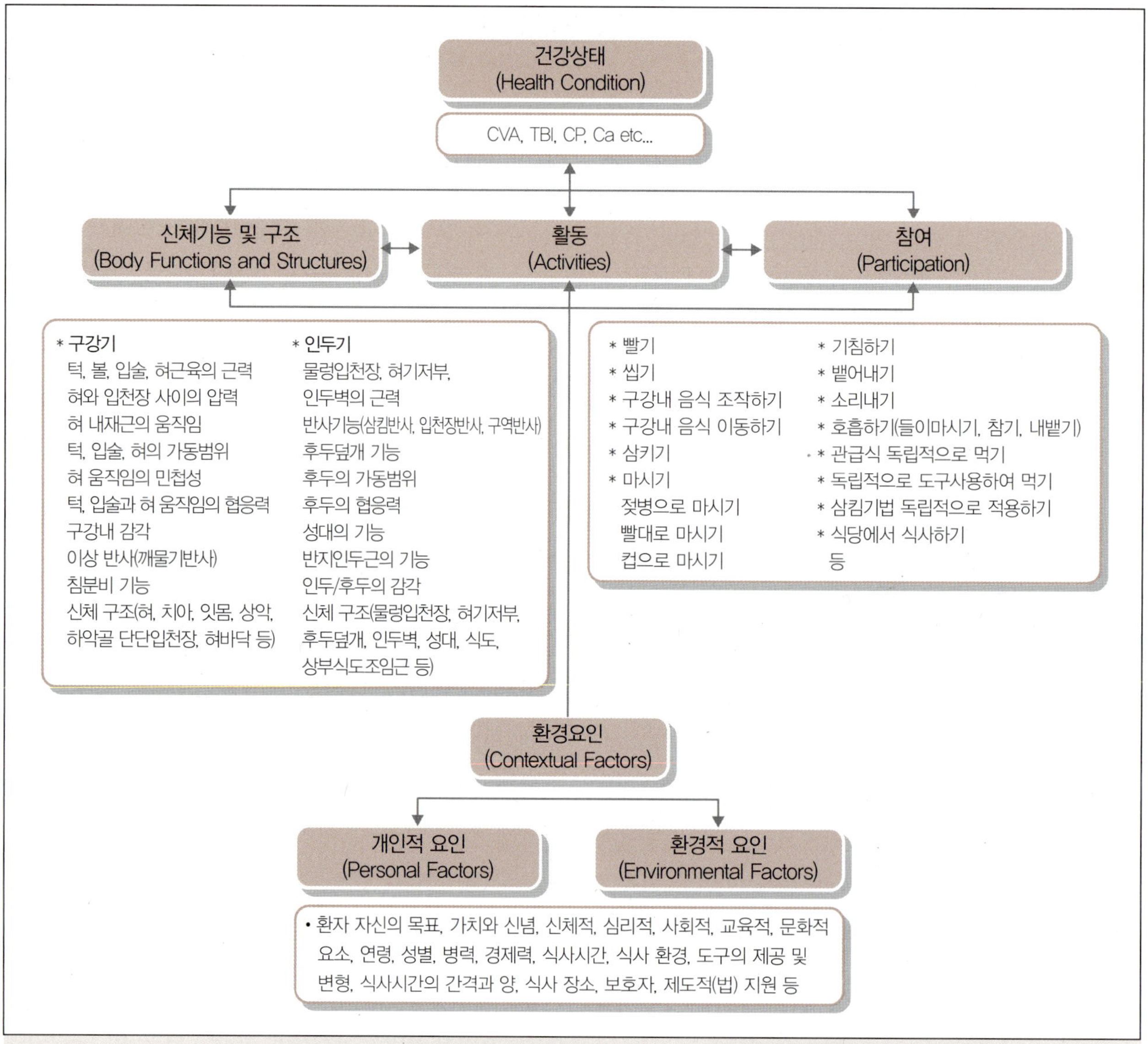

그림 2-6 국제기능장애건강분류체계(ICF)에 따른 삼킴기능의 분류

된다. 활동(Activities) 및 참여에는 삼킴과정에서 일어나는 젖병을 빨기, 음식을 씹기, 구강내 음식 조작하기, 음식덩이 이동시키기, 음식을 삼키기, 음료를 마시기, 기침하기, 이물질을 뱉어내기, 소리내기, 호흡하기(들이마시기, 참기, 내뱉기) 등을 예로 들 수 있다. 또한 독립적으로 도구 사용하여 먹기, 관영양식을 도움없이 독립적으로 먹기 등 환자의 실제 생활에서 수행되는 활동 등이 있다. 보상기법을 통해 식사를 해야 한다면 삼킴기법을 독립적으로 적용하여 식사하기 등도 활동의 목표가 될 수 있다. 사회적 측면에서 가족과 함께 식사하기, 직장에서 주어진 시간내에 정상적인 방법으로 식사하기, 기념일에 레스토랑에서 식사하기 등의 활동과 참여들도 구체화되어 적용될 수 있다. 이러한 기능들은 연령, 성별, 병력, 경제력, 식사시간, 식사 환경, 도구의 제공 및 변형, 식사시간의 간격과 양, 식사 장소, 보호자, 제도적(법) 지원 등의 환경적 요인에 따라 질적인 차이를 가져올 수 있기 때문에 활동계획을 구체화할 때 반영해야 한다.

표 2-2 국제기능장애건강분류체계(ICF) 기반의 치료 활동 구체화(구강기)

	신체기능 및 구조(Body Functions and Structures)		활동 및 참여(Activities & Participation)	
구강기	• 근력(strength) 입술, 혀, 턱의 근력향상 – 근력검사 – 혀압력계(IOPI): 최대 압력 기준 % 향상 • 가동범위(ROM) – 턱관절 벌림 (TM joint opeing : cm) – 혀의 가동범위 (Tongue ROM : cm) – Tongue Severity Scale (100점 기준)	• 지구력(endurance) – 수축 유지 시간 – 수축 횟수(회 /분당) • 협응력(coordination) – 턱-입술-혀의 협응력 – 교대운동 횟수(/분당) • 반사(reflex) – 깨물기반사(bite reflex), 혀내밀기(tongue trust) 반사 등의 증감	• 수행도(performace skill) – 깨물기 – 입술 다물기 – 빨기 – 씹기(단단한 음식, 부드러운 음식) – 마시기(컵, 빨대) – 빨기(빨대, 우유병) – 음식덩이 형성하기 – 음식덩이 구강이동	• 양(amount : %) – 구강내 잔여물의 양 – 구강 밖으로 흘리는(뱉어내는) 양 • 속도(speed : 분, 초) – 구강이동시간 (OTT) • 참여(participation) – 음식을 안전하게 입에 넣기 – 독립적으로 삼킴기법 적용하기
사례	• 근력 예) IOPI를 이용하여 혀의 최대 압력을 30% 이상 향상시키기 • 가동범위의 향상 예) 혀를 입술 밖으로 1cm 이상 내밀기 • 속도의 증가 예) 혀의 민첩성 증가: 10초에 좌우로 5회 이상 이동하기		• 양적인 호전 예) 구강내 잔여물 30% 이내로 감소 한 번에 젖병에서 빠는 양 10% 증가 • 속도의 증가 예) 음식덩이 형성에 소요되는 시간 감소	

이렇게 국제기능장애건강분류체계(ICF)를 기반으로 하여 치료 활동을 구체화시켜 계획을 설정하게 되면 '신체손상을 회복'시키는 관점에서 계획을 세울 수도 있고, 활동과 참여의 관점에서 수행력을 최대화시키는 측면으로 접근할 수 있다. 예를 들어 구강기에 문제가 있는 환자의 경우 음식물을 입안에 넣어 주었을 때 구강에서 이동이 안되는 경우, 턱, 볼, 입술, 혀 등에서 손상이 생겨 가동범위, 근력, 협응력 등이 저하됨으로 음식물을 빨고, 삼키고 이동시키는 활동에 제약이 생기게 된다. 치료의 지표를 설정할 때 신체손상과 각 구조물의 기능 회복에 초점을 둔다면 '턱 벌림을 2cm 증가시킨다', '혀가 앞니까지 닿도록 가동범위를 증가시킨다' 등으로 설정할 수 있다. 그러나 관점을 '구강에서 음식을 조작하여 삼킨다'는 활동에 초점을 두어 지표를 설정한다면 '연하보조식을 보상기법을 적용하여 20분 안에 먹을 수 있다', '입술에 흘린 음식물을 혀로 핥아 먹을 수 있다' 등으로 설정할 수 있다(표 2-2). 또다른 예로 인두기에 장애가 있어 비디오투시삼킴검사 결과에서 음식물이 식도로 진행되지 못하고 후두개계곡과 조롱박오목에 다량 남아있는 경우, 신체손상의 회복에 중점을 두고 '혀기저부와 인두벽의 수축력을 강화시킨다'로 지표 설정을 할 수 있다. 그러나 또다른 관점으로 '씹고 삼키기'라는 활동에 초점을 두고 '삼킴 후에 후두개계곡과 조롱박오목의 잔여물을 30% 이내로 감소시킨다.'로 활동을 구체화 시킨다(표 2-3).

치료 프로그램을 설정한 후 치료 적용시 특별한 치료 위험성이나 문제점이 있는지 확인하는 과정이 필요하다. 특히 20-30분 소요되는 식사시간과 다르게 도구적 검사는 짧은 시간 동안 수행되기 때문에 결과를 바탕으로 적용한 치료기법이나 연하보조식의 효과가 예상과는 다를 수 있다. 이러한 경우 환자에게 유해하다고 판단되면 치료계획이 수정될 수 있다.

표 2-3 국제기능장애건강분류체계(ICF)를 기반으로 하는 치료 활동 구체화(인두기)

	신체기능 및 구조(Body Functions and Structures)		활동 및 참여(Activities & Participation)	
인두기	• 근력(strength) – 음성의 질(voice quality) – 혀기저부–인두벽 수축력 • 가동범위(ROM) 후두상승(laryngeal excursion) 범위 • 지구력(endurance : 초, 횟수) – 최대 발성 시간 (참성대, 거짓성대) – 목뿔위근육 수축지속 시간 (멘델슨기법 적용시)	• 협응력(coordination) – 삼킴시 후두 협응력 (noisy swallow의 정도) • 반사(reflex) – 삼킴반사(swallow reflex) : 지연시간, 반응횟수 /10초당 – 입천장반사(palate reflex)	• 수행도(performance skill) – 기침하기 – 숨멈추기(　　초) – 소리내기(　　초) • 양(amount : %) – 인두잔여물(임상평가 기반 : 뱉어내는 양/삼킨 양) – 인두잔여물(VFSS기반 : 후두개계곡, 조롱박오목) – 흡인양/수준(VFSS기반 : 침습/흡인, 성대위/성대아래)	– 한번에 삼키는 양(bolus size)의 증가(3cc, 5cc, 10cc 등) – 식사량 증가(100g, 100cc 등) • 속도(speed : 초) – 인두이동시간(PTT) • 참여(participation) – 식사시 독립적으로 안전한 자세 유지하기 – 삼킴기법 익히기 – 삼킴시 독립적으로 삼킴기법 적용하기
사례	• 근력의 향상 예) 혀기저부와 후인두벽의 압력 증가시키기 • 가동범위의 향상 예) 후두 상승범위 30% 향상시키기 • 속도의 증가 예) 삼킴반사 지연시간 단축		• 양적인 호전 예) 삼킴후 후두개계곡 내의 잔여물 30% 이내로 감소 • 시간의 증가 숨 참는 시간 5초 이상 증가 • 속도의 증가 예) 10초 이내 마른침 삼키기(dry swallow)	

3) 치료방법의 선택

치료방법을 선택할 때 선정된 치료계획의 지표를 바탕으로 삼킴장애 가이드라인에 따라 치료 접근법을 선택하게 된다. 치료 접근법은 의학적, 외과적, 행동적인 방법으로 적용될 수 있다. 시간이 경과함에 따라 질병의 자동적인 회복도 생길 수 있고, 장애의 악화 및 합병증으로 인해 기능 손상이 더욱 심해지는 등 환자의 상태가 변화하므로 이러한 사항을 고려하여 선택한다. 의학적 접근은 영양 관리와 약물, 외과적 접근은 수술 또는 시술 행위, 행동적 접근법은 크게 보상적 기법과 회복적 기법으로 분류한다. 관리 및 보상은 삼킴 기전을 근본적으로 변화시키지 않고 음식을 삼킬 때 안전과 관련된 합병증의 발생을 예방하기 위해 일시적으로 적용되는 것을 말하며, 회복적 방법인 운동 및 촉진은 치료를 통해서 삼킴 기전이 향상되고 별도의 주의나 변형된 방법 없이도 안전하게 구강을 통하여 적절한 영양상태나 수분공급을 유지할 수 있도록 기능을 향상시키는 데 목적을 두고 시행하는 방법을 말한다. 다양한 원인으로 인해 발생되는 삼킴장애와 그에 따른 치료방법에 대한 관심으로 현재에도 많은 치료 프로그램이 개발되고 있다. 보상기법과 운동 및 촉진기법에 대한 자세한 내용은 4부에서 다루었다.

또 다른 치료의 분류로 치료과정에서 음식을 먹도록 하는 직접적인 방법을 적용할 것인지, 음식을 사용하지 않는 방법인 간접적인 방법을 적용할 것인지를 선택해야 한다. 치료방법에 대한 근거, 독립성과 안정성에 대한 고려, 임상경험, 환자의 요구도를 반영하여 최적의 방법을 제시하는 것이 필요하다. 기구적 검사를 이용하면 인두와 후두의 기능에 대해 객관적인 판단이 가능하다.

직접치료와 간접치료를 결정하는 기준은 다양하지만 기구적 검사상에서 구강인두 이동시간이 10초 이상 지연되거나, 삼킨 음식물의 10% 이상이 흡인이 되는 경우, 또는 10% 이하라도 무증상흡인의 증상이 있다면 구강으로의 음식 섭취가 제한이 되고, 치료 중에도 음식을 이용한 직접적인 전략은 사용하기 어렵다(그림 2-7).

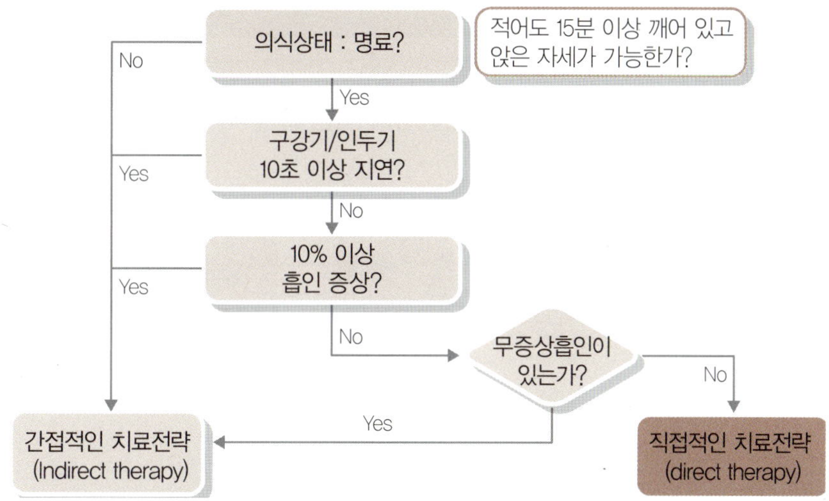

그림 2-7 직접적/간접적 치료전략의 선택

또다른 기준으로 VFSS를 통한 침습-흡인척도(PAS: Penetration-Aspiration Scale)에서 성대 밑으로 음식물이 유입되는 흡인의 양상을 보고 직접적인 전략을 제한하기도 한다. 만약 도구적 검사를 시행하기 어려운 환경에서는 임상평가를 통해 결정할 수 밖에 없다. 이런 경우는 정형화된 검사도구를 이용하여 음식을 적용하여 보고 음식물의 지연, 심한 삼킴반사 지연, 후두 움직임 범위 저하, 삼킨후 사레들림이나 기침, 거글거리는 음성 등이 나타난다면 직접적인 방법은 적용하기 어렵다. 안전하다고 판단되어 직접적인 전략으로 음식을 제공하였을 때는 체온상승, 가래증가, 콧물 등의 감기증상이 있는지 면밀히 관찰해야 하고, 임상평가에서는 무증상흡인에 대한 판별이 어렵기 때문에 가능한 빠른 시간 내에 진단적 검사를 의뢰하는 것이 바람직하다.

특별한 치료 위험성이나 문제점이 예상된다고 판단되면 중재방법이 수정될 수 있다. 예를 들어 침습(penetratin) 증상이 있는 환자에게 직접적인 치료전략를 이용하여 적극적인 중재를 시도하기로 결정하였을 때 기도폐쇄를 위해 성문위삼킴이나 멘델슨 수기 등의 전략이 동시에 적용될 수 있다. 그러나 실제적으로 기도폐쇄를 강화시키고 음식을 삼키기 위해 결정된 전략을 시도하려 했지만, 음식을 삼키기 전에 단단히 숨을 참을 수 없다면 결정된 방법은 수정될 수 밖에 없다. 또한 비디오투시삼킴검사에서 액체에 안전성이 확인되었으나 실제 식사시 국, 약등을 먹을 때 반복적으로 사레 증상이 나타난다면 중단해야 한다. 즉, 중재 기법을 선택할 때는 삼킴장애의 증상과 환자의 안전성을 고려하여 직접/간접기법과 보상/운동 및 촉진 기법을 다각도로 적용하는 것이 중요하다. 임상가는 적용하고자 하는 기법이 환자상태에 적절한지 또는 삼킴의 생리를 근본적으로 변화시킬 수 있는 가능성이 있는지, 치료의 적용으로 단기간 혹은 장기간의 효과를 기대할 수 있는지 등을 고려하여 적절한 중재의 방향을 수립해야 한다.

4 진단적 경과 의뢰

파악된 평가결과를 바탕으로 치료를 시행한 후에는 목표에 따른 치료계획이 잘 실행되었는지 확인하도록 한다. 이때는 진단적 재평가(기구적, 임상)를 실시하여 중재 전에 세운 목표가 잘 달성되었는지 확인하고 목표를 수정 혹은 재설정해야 한다. 일반식을 섭취하고 임상 및 기구적 검사 결과에서 문제를 보이지 않는다면 치료는 종료된다.

확인문제

1. 삼킴장애 가이드라인을 위한 프로세스에서 중재를 하기 위한 단계적 평가를 기술하세요.

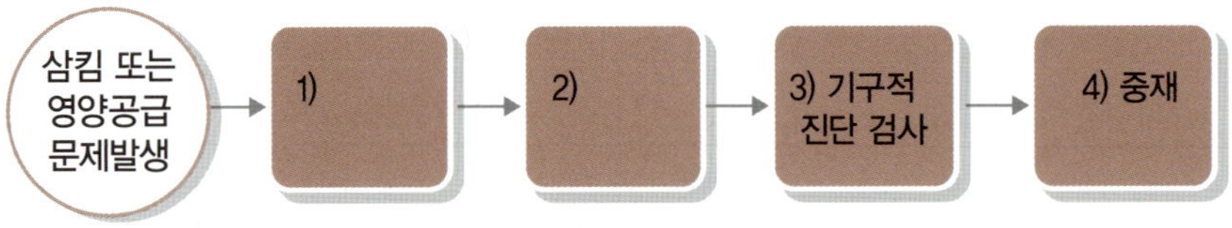

2. 간접적 치료와 직접적 치료를 적용하는 프로세스를 기술하세요.

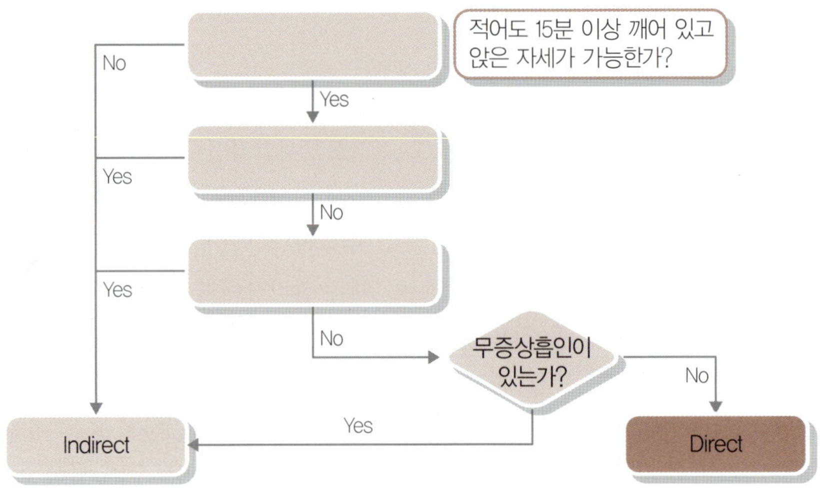

3. ICF를 기준으로 하는 신체기능-활동 및 참여-환경요인에 따라 나타날 수 있는 삼킴장애의 증상에 대해 설명하세요.

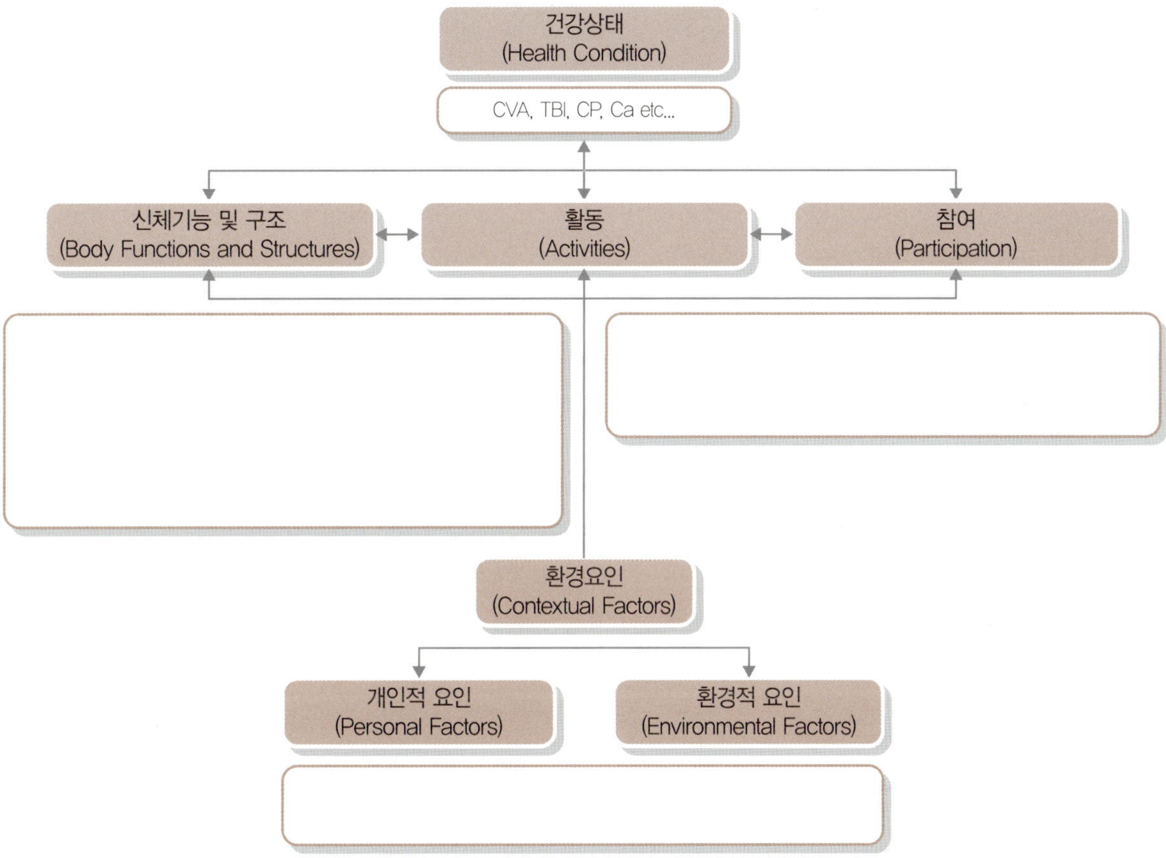

참고문헌

국제 기능 장애 건강분류(2016). 보건복지부, 사회보장정보원

김은정, 최윤선, 김원철, & 김경숙. (2016). 2014 년 보건복지부 지정 54개 호스피스·완화의료 기관 내 음악치료 현황. 인간행동과 음악연구, 13(1), 19-40.

방활란, & 박연환. (2013). 노인요양시설 거주 노인을 위한 한국형 근거기반 연하장애 간호 프로토콜 개발. 근관절건강학회지, 20(1), 31-42.

Carnaby-Mann, G., & Lenius, K. (2008). The bedside examination in dysphagia. Physical medicine and rehabilitation clinics of North America, 19(4), 747-768.

Garon, B. R., Engle, M., & Ormiston, C. (1996). Silent aspiration: results of 1,000 videofluoroscopic swallow evaluations. Journal of Neurologic Rehabilitation, 10(2), 121-126.

Gumbley, F., Huckabee, M. L., Doeltgen, S. H., Witte, U., & Moran, C. (2008). Effects of bolus volume on pharyngeal contact pressure during normal swallowing. Dysphagia, 23(3), 280-285.

Kaizer, F., Spiridigliozzi, A. M., & Hunt, M. R. (2012). Promoting shared decision-making in rehabilitation: Development of a framework for situations when patients with dysphagia refuse diet modification recommended by the treating team. Dysphagia, 27(1), 81-87.

Mandysová, P., Ehler, E., Škvrňáková, J., Černý, M., Bártová, I., & Pellant, A. (2015). Development of the Brief Bedside Dysphagia screening Test-Revised: a cross-sectional Czech study. Acta Medica (Hradec Kralove), 58(2), 49-55.

Michael E. Groher. Michael A. Crary. Dysphagia 3rd Edition. Mosby (2020).

Miles, A., Zeng, I. S., McLauchlan, H., & Huckabee, M. L. (2013). Cough reflex testing in dysphagia following stroke: a randomized controlled trial. Journal of clinical medicine research, 5(3), 222.

Perry, L., Hamilton, S., & Williams, J. (2006). Formal dysphagia screening protocols prevent pneumonia. Stroke, 37(3), 765-765.

Threats, T. T. (2007). Use of the ICF in dysphagia management. In Seminars in speech and language. Thieme Medical Publishers, 28(4), 323-333.

World Health Organization. (2001). International classification of functioning, disability and health: ICF. Geneva: World Health Organization.

http://apps.who.int/classifications/icfbrowser/

3 제3장

SWALLOWING DISORDER

전문가의 중재시 고려사항

1 근거중심의학을 기반으로 하는 중재

근거중심의학(Evidence-Based Medicine, EBM)이란 중재를 시행할 때 통계적으로 검증된 방법을 적용하는 것으로 현대 의학에서는 가장 중요한 중재 기반으로 사용하고 있다. EBM은 이상적인 최고의 의료가 아니라, 현실적으로 가능한 최선의 의료를 추구한다. 20세기 초반까지는 과학적인 근거가 매우 빈약하지만 많은 경험과 높은 권위를 가졌던 '전문가 의견'에 의존하는 실정이었다면, EBM에서는 이를 극복하기 위한 일련의 시도 끝에 '전문가 의견'을 가장 낮은 수준으로 격하시키고 근거의 질과 등급을 매겨 어떤 치료법이 정말 효과가 있는지를 누구나 객관적으로 평가하고 적용할 수 있게 하였다. 근거중심의학에서는 임상시험을 통한 통계적 유의성의 검증을 최우선으로 삼기 때문에 1) 체계적 문헌고찰과 메타 분석 2) 무작위 대조 시험 3) 코호트 연구 4) 환자-대조군 연구 5) 증례 보고서 6) 전문가 의견 등의 순서로 근거를 인정한다.

삼킴장애의 중재에서도 치료의 안전성과 적절성을 갖기 위해서는 표준화된 프로세스에 따라 선별검사부터 임상평가 및 다양한 기구적 검사를 시행한 후 그 결과에 따라 적절한 치료기법을 선택하게 된다. 이를 적용할 때 이론적으로 완벽한 치료법, 또는 약물이라 하더라도 실제 적용을 했을 경우에는 효과가 미진하거나 예상치 못한 부작용이 나타날 수 있기 때문에 과학적 근거를 기반으로 '현재 가용한 최선의 근거'를 적용하는 것이다. 우리나라에서도 구인두 삼킴장애 환자들에 대한 과학적이고 객관적인 근거를 바탕으로 한 진료지침이 개발되어(2022) 관련 전문가들에게 중재의 지침을 제시하여 보다 안전하고 효과적으로 의사결정을 하도록 하고 있다. 평가, 치료, 영양과 식사, 합병증 및 기타 고려사항의 4가지 영역에 대한 핵심질문에 대해 근거수준과 권고등급을 제시하고 있다.

근거에 의하면 삼킴장애에 대한 재활치료를 조기에 적용할수록 흡인성 폐렴, 영양 부족, 탈수증 등 각종 합병증을 줄일 수 있기 때문에 가능한 빨리 삼킴장애 치료를 시작하는 것이 바람직하다. 그러나 아직까지는 삼킴장애에 대한 질 높은 연구가 많이 이루어지지 않음으로 중재에 대한 근거 수준이 낮고 이로 인해 권고등급도 낮은 경우가 많기 때문에 임상에서 삼킴장애를 중재하는 전문가들이 잘 디자인된 설계를 통해 중재의 효과를 검증하는 연구 활동이 지속되어져야 할 것이다.

2 다학제적 팀을 통한 중재

다학제적 팀 접근법은 재활치료의 기본이 되는 원칙이다. 삼킴장애 중재시 다학제팀은 체계적인 팀접근으로 환자가 삼킴장애 위험이 있는지를 확인하고, 기능을 평가하거나 검사하며, 적절한 중재를 제공하고 추후관리를 수행한다. 팀원은 다양한 직역에서 전문적인 지식과 기술을 바탕으로 팀의 공동 목표와 공유 철학을 가지고 환자의 문제에 접근한다. 일반적으로 참여하는 전문가들은 의사, 작업치료사, 언어재활사, 간호사, 영양사 등이다. 우리나라에서는 주로 재활의학과 전문의가 비디오투시삼킴검사를 시행하고, 보건복지부 업무 범위 및 건강보험제도의 급여체계에 따라 작업치료사들이 삼킴장애 치료를 담당한다. 세계 여러나라에서는 제도와 환경이 서로 다르기 때문에 치과의사, 이비인후과 의사들이 진단 영역을 담당하기도 하기도 하고 언어병리학자(SLP)들이 치료에 참여하기도 한다. 중요한 것은 여러 직종의 팀원들이 서로의 전문성을 존중하면서 협력하는 치료가 되어야 한다는 것이다. 또한 재활치료에서 각 영역간에 치료의 경계가 중복되는 부분이 있을 수 있기 때문에 기관의 상황에 맞게 서로의 역할을 정하고 의견을 자유롭게 합의할 수 있는 팀 관리 회의가 필요하다. 이러한 회의를 통해 치료에 대한 목표가 정해지고 각 영역에서 서로의 역할을 다했을 때 환자의 기능 개선에 도움이 될 것이다.

치료를 시행할 때 치료진 뿐 아니라 환자 및 가족, 돌봄을 전담하는 돌봄제공자 등의 모든 구성원들이 삼킴장애 관리에 포함되어야 한다. 왜냐하면 우리가 음식을 먹는 행위는 기본적인 일상생활이며 그 과정에서 가족들과 많은 부분을 공유하게 된다. 따라서 성공적인 삼킴치료를 위해서는 의사 및 치료사뿐 아니라 가족 및 환자도 본인의 상태에 대해 인지하는 것이 중요하다. 또한 다학제팀은 환자및 보호자와 협력적으로 일하는 보건의료전문가들로 구성되며, 삼킴장애와 관련한 합병증을 평가하고 관리한다. 또한 퇴원 후에는 기관으로의 연계와 식사 준비가 가능한 지원체계를 확인하기 위해 사회복지사가 참여할 수 있다.

3 치료 윤리와 환자 자율성

삼킴장애를 관리하여 흡인성 폐렴, 영양실조, 탈수증의 위험을 최소화하는 것도 중요하지만 윤리적인 문제는 치료과정에서 고려되어야 할 매우 중요한 문제이다. 환자에게 제공되는 평가 및 치료방법을 결정할 때는 환자에게 가해질 수 있는 위해를 최소화 할 수 있는 방법을 우선시 해야 한다. 또 다른 문제로 환자가 자신의 상태를 인지하지 못하거나 부정적인 태도를 보이며 치료를 거부하는 경우가 있을 수 있다. 이런 상황에서 전문가들은 좀더 적극적으로 문제를 해결하기 위해 노력을 해야 한다. 때때로 환자 또는 보호자들은 처해진 상황을 이해하지 못하거나 동의하지 못하는 경우가 있고 가장 효과적인 중재 방향에 대해 서로 의견이 다를 수 있다. 더 나아가 이런 문제들은 가족 구성원간의 분열을 일으킬 수도 있으므로 중재 및 질병의 관리에 대해 충분한 의사소통을 해야 한다. 예를 들어 액체를 마시지 말라는 치료진의 결정을 거부하거나, 관급식만을 시행해야 함에도 돌봄제공자가 소량씩 구강으로 음식을 제공하는 경우도 있다. 삼킴장애와 관련된 심각한 합병증은 호흡기 문제에서 발전해 때때로 사망에 이를 수 있으므로 환자의 상태를 이해하도록 하고 의사결정에 동의하도록 해야 한다.

그러나 치료방법을 결정할 때는 환자가 치료를 거부할 수 있는 자율성을 존중해야 하며, 의식이 없는 환자일 경우 대리인의 의사를 존중해야 한다. 환자와 보호자에게 의학적인 결정에 대해 충분한 정보를 제공하고, 중재와 관련된 질문을 할 수 있도록 기회를 주어야 한다. 환자나 보호자가 목표와 가치에 따라 의사결정을 하고 선택할 수 있도록 하며 치료진은 이에 대한 의사를 존중해야 한다. 하지만 자율성을 존중하는 결정이 반드시 윤리적인 것이라고 볼 수는 없다. 건강을 관리하는 모든 팀원들은 건강증진을 원칙으로 환자의 이익을 높이고 위해의 위험성을 감소하는 방향으로 가이드를 하는 것이 필요하다. 진료 지침과 표준화된 프로세스를 이용하여 직접적인 삼킴치료가 가능한 환자를 식별하고, 흡인성 폐렴, 영양실조, 탈수의 합병증을 예방하여 최종적으로 환자가 안전하고 적절하게 먹을 수 있도록 도와야 한다. 음식을 거부하는 환자를 위하여 치료계획을 세울 때, 식사의 중요성은 개인마다 다르기 때문에 문화적, 사회적 가치와 기대를 고려하여 식이요법을 수정하고 관련된 결정을 내리는 것이 중요하다. 권고사항에 대해 구두 의사소통 외에 간단하고 명확한 서면 교육 자료를 제공하는 것이 좋으며 필요할 경우 패밀리 미팅(family meeting)을 통해 삼킴장애 식이요법의 효과, 위험 및 결과와 같은 문제와 대안을 다룬다. 회의를 통해 팀과 환자/가족은 문제를 논의하고, 질문에 답하고, 우려를 공유하고, 치료계획을 고수하는 공동의 토대를 협상할 수 있다. 이 과정에서 환자를 위해 구성된 팀원은 환자가 팀에서 행한 치료 권고안을 거절하는 이유를 검토해볼 수 있다. 환자의 안전에 대한 위험 수준을 고려하여 제시했던 권장 사항의 수정이 가능한지 검토할 수 있다.

4 삼킴장애 중재시 의료관련감염(Healthcare-Associated Infection, HAI)에 대한 관리

의료관련감염(Healthcare-Associated Infection, HAI)이란 입원뿐만 아니라 외래진료를 포함하여 의료기관내에서 의료행위와 관련된 감염을 말하며, 이는 환자뿐 아니라 병원근무자 등 관련 종사자들의 감염까지 포함한다. 의료관련감염 발생은 환자군의 특성, 병원의 특성, 감염의 종류에 따라 다르지만, 입원환자의 5-10%에서 발생하는 것으로 추정된다. 질병관리청은 환자의 혈액, 땀, 체액, 눈물과 같은 신체 분비물, 배설물 등 환자의 잠재적 오염원으로부터 환자들과 의료진들을 보호하기 위한 표준주의 지침을(KDCA, 2016) 정하고 있다. 이에는 개인보호구 사용, 손위생, 치료장비와 기구관리, 환경관리 등이 있다. 특히 Covid-19는 전세계를 팬데믹 상황으로 만들었고 이에 따라 병원 감염관리는 더욱 중요한 과제가 되었다.

특히 삼킴장애 중재시에 근거 기반의 방법을 시행하면서도, 의료진 및 전문가, 환자, 돌봄제공자의 안전을 균형 있게 유지하는 것은 매우 어렵다. 치료시 환자의 구강 및 인두 등 상부 소화기 점막을 보고 접촉하는 과정에서 매우 밀접한 거리를 유지하게 되고, 평가 및 치료 과정에서 장시간 노출되며, 반사성 기침을 하거나 수의적인 기침을 유도하는 경우가 많기 때문에 의료관련 감염에 대한 위험성은 매우 높을 수 밖에 없다. 삼킴장애 다학제 연구 협회 태스크포스 팀의 보고서에 따르면 COVID-19 전파에 대한 위험을 단계화 하였을 때 삼킴치료 중재를 중간 위험으로 분류하였다. Royal College of Speech and Language Therapists의 COVID-19 자문 그룹 또한 이론적 및 경험적 증거에 근거하여 삼킴장애 평가를 에어로졸 생성 절차로 간주해야 한다고 하였다. 그러한 감염 위험에도 불구하고 신체적 및 심리적, 사회적 삶의 질에 매우 중요한 삼킴과 식사과정은 중단될 수 없기 때문에 삼킴장애 관리와 관련된 몇 가지 실용적인 전략과 고려 사항에 대해 제시하였다.

일반적인 관리 측면은 표준주의에 따른다. 중재에 참여하는 의료진은 많은 환자에게 치료를 제공해야 하므로 교차 감염 위험이 높다. 따라서 감염 관리에 대한 적절한 교육을 받고, 표준 절차로 다양한 형태의 개인 보호장구를 착용하고 벗는 것을 시행한다. 또한 중재시 손 위생을 시행하고 환자와 환자의 소지품을 만지기 전과 후에 손 위생을 한다. 환자의 치료를 위해 필요한 물품은 가능한 한 일회용품을 사용하고 다른 환자와 공유해서 사용하지 않도록 한다. 치료실은 자주 청소하고 소독해야 하며, 특히 환자가 자주 만지는 표면과 물건은 철저히 청소하고 소독한다.

더 알아가기

• 개인보호장구
- 환자를 직접 접촉하거나 환자 주변의 물건을 만져야 할 때에는 손위생 수행 후 장갑과 일회용 가운, 마스크 착용
- 환자, 환경 혹은 사물에 팔이나 옷이 직접 닿을 것이 예상되는 경우 긴팔 가운을 착용
- 가운을 벗은 후에는 옷이나 피부가 주변 환경에 오염되지 않도록 주의
- 개인보호구는 환자마다 교체하고 손위생을 수행

• 손위생
- 환자(병원체보유자 포함) 접촉 전 · 후, 침습적 시술 시행 전, 환자의 체액 · 분비물 · 배설물 및 의료물품이나 환자 주변 환경 접촉 후 반드시 실시
- 분비물을 다룰 때는 반드시 장갑을 착용하고, 장갑을 벗은 후에는 손을 씻거나 손소독제를 이용하여 손위생 실시

• 치료장비와 기구관리
- 환자의 치료를 위해 필요한 물품은 가능한 한 일회용품을 사용하고 다른 환자와 공유해서 사용하지 않음
- 사용 중인 장비와 기구는 다른 환자가 사용하는 것을 예방하기 위해 따로 표시하고 보관
- 접촉주의 환자가 사용한 장비, 기구 및 장치의 관리는 표준주의에 따름

• 환경관리
- 치료실은 자주 청소하고 소독해야 하며, 특히 환자가 자주 만지는 표면과 물건은 철저히 청소하고 소독

삼킴중재시 감염관리에 대한 전략적 관리 방안은 임상평가, 치료, 식사제공 과정에서 적용된다. 임상평가 과정에서 음식물을 먹게 하고 흡인 여부를 파악하기 위해 의지적 또는 반사적 기침을 하도록 유도한다. 이러한 경우는 검사자는 마스크, 페이스 쉴드 등의 개인보호장구를 꼭 착용해야 하고 COVID-19 등 비말감염이 유행하는 동안에는 가능한 이러한 중재 과정은 생략되어야 한다. 특히 성문위삼킴과 같은 일부 삼킴수기는 기도에서 흡인된 덩어리를 제거하기 위해 삼킨 후 의지적 기침을 강하게 하여 잔여물을 뱉어내도록 한다. 이러한 중재는 권장되지 않는다. 도구적 검사로 경부 청진을 하는 경우가 삼키기 평가 중 보조적으로 사용될 수 있다. 이 때 교차 감염을 피하기 위해 여러 환자에게 청진기를 사용하는 것은 최대한 제한되고, 반복 사용될 경우 사용할 때마다 다른 환자에게 사용하기 전에 소독제 물티슈(에탄올 함량 70%)로 철저히 닦아야 한다. 펄스 산소 측정 장치에도 유사한 소독 절차가 사용된다. 또한 삼킴 기능 향상을 위하여 삼킴반사를 자극하거나 구강 내에 감각 자극을 적용하기도 한다. 차갑고 신맛이 나는 후두경으로 앞입천장활을 자극했을 때 삼킴반사 외에도 구역반사나 기침 반응이 유발될 수 있고, 치료사는 이러한 과정에서 환자와 가까운 거리에 있게 된다. 따라서 구강 내 감각 자극은 감염 위험이 더 높기 때문에 COVID-19 등 비말감염이 유행하는 동안에는 생략되어야 한다. 날숨 근력 강화 훈련(EMST)은 다양한 원인과 관련된 환자의 삼키기 기능을 개선하기 위한 방법이다. 그러나 이 시술에는 기구에 공기를 불어넣는 방법뿐 아니라 기구 소독과 관련된 어려움으로 인해 처방하는 것을 제한할 필요가 있다. EMST는 제한된 환자에게만 적용되고 시술 동안 주변 사람과 최소 1.5m 거리를 유지하도록 권고된다. 만약 감염이 확산되고 있는 환경에서라면 이러한 적극적인 치료 보다는 식단 수정 및 삼킴 수기 등으로 보수적으로 관리하며 격리 후 표준 수준으로 완화되면 직접적인 치료를 고려할 수 있다. 팬데믹 동안 삼킴장애 환자는 사회적 고립 위험이 있으므로 섭식행동과 섭취량을 보다 면밀히 모니터링하고 필요하다면 적절한 조치를 취해야 한다.

확인문제

1. 다양한 직역에서 전문적인 지식과 기술을 바탕으로 팀의 공동 목표와 공유 철학을 가지고 협업하고 있습니다. 다양한 직역에서 환자의 문제에 접근하여 환자의 기능 개선을 최대화 하는 재활치료 접근법이 무엇인지 설명하세요.

2. 환자의 혈액, 땀, 체액, 눈물과 같은 신체 분비물, 배설물 등 환자의 잠재적 오염원으로부터 의료진과 다른 환자를 보호하기 위해 질병관리청에서 병원 종사자에게 의무적으로 시행하는 지침을 설명하세요.

3. 삼킴재활치료시 손위생을 반드시 수행해야 할 때가 언제인지 설명하세요.

참고문헌

국제 기능 장애 건강분류(2016). 보건복지부, 사회보장정보원

질병관리청. 의료관련 감염병 관리지침(2017)

Carnaby-Mann, G., & Lenius, K. (2008). The bedside examination in dysphagia. Physical medicine and rehabilitation clinics of North America, 19(4), 747-768.

Fong R, Tsai KCF, Tong MCF, Lee KYS. (2020). Management of Dysphagia in Nursing Homes During the COVID-19 Pandemic: Strategies and Experiences. SN Compr Clin Med. 2(9):1361-1365. doi: 10.1007/s42399-020-00464-0. Epub 2020 Aug 18. PMID: 32838197; PMCID: PMC7433678.

Fritz MA, Howell RJ, Brodsky MB, Suiter DM, Dhar SI, Rameau A, Richard T, Skelley M, Ashford JR, O'Rourke AK, Kuhn MA. (2021). Moving Forward with Dysphagia Care: Implementing Strategies during the COVID-19 Pandemic and Beyond. Dysphagia. 36(2):161-169. doi: 10.1007/s00455-020-10144-9. Epub 2020 Jun 9. PMID: 32519150; PMCID: PMC7282541.

Garon, B. R., Engle, M., & Ormiston, C. (1996). Silent aspiration: results of 1,000 videofluoroscopic swallow evaluations. Journal of Neurologic Rehabilitation, 10(2), 121-126.

Gumbley, F., Huckabee, M. L., Doeltgen, S. H., Witte, U., & Moran, C. (2008). Effects of bolus volume on pharyngeal contact pressure during normal swallowing. Dysphagia, 23(3), 280-285.

Kaizer, F., Spiridigliozzi, A. M., & Hunt, M. R. (2012). Promoting shared decision-making in rehabilitation: Development of a framework for situations when patients with dysphagia refuse diet modification recommended by the treating team. Dysphagia, 27(1), 81-87.

Mandysová, P., Ehler, E., Skvrňáková, J., Cerný, M., Bártová, I., & Pellant, A. (2015). Development of the Brief Bedside Dysphagia screening Test-Revised: a cross-sectional Czech study. Acta Medica (Hradec Kralove), 58(2), 49-55.

Miles, A., Zeng, I. S., McLauchlan, H., & Huckabee, M. L. (2013). Cough reflex testing in dysphagia following stroke: a randomized controlled trial. Journal of clinical medicine research, 5(3), 222.

O'Sullivan N. (1995). Dysphaiga care team approach with acute and long term patient., 2nd ed. Valley Cottage: Cottage Square Press.

Palmer JB, Pelletier CA, Matsuo K. (2011). Rehabilitation of patients with swallowing disorders. In: Braddom RL, ed.Physical medicine and rehabilitation. 4th ed. Philadelphia: Elsevier Saunders.

Perry, L., Hamilton, S., & Williams, J. (2006). Formal dysphagia screening protocols prevent pneumonia. Stroke, 37(3), 765-765.

Threats, T. T. (2007). Use of the ICF in dysphagia management. In Seminars in speech and language. Thieme Medical Publishers, 28(4), 323-333.

World Health Organization. (2001). International classification of functioning, disability and health: ICF. Geneva: World Health Organization.

Yee, J., Smaoui, S., & Rogus-Pulia, N. (2024). Exercise-based dysphagia treatment: A proposed checklist.

American Journal of Speech-Language Pathology, 33(5), 2185-2195.
http://apps.who.int/classifications/icfbrowser/

SWALLOWING DISORDER

3

제3부

삼킴장애의 평가

제1장 선별검사(스크리닝)와 임상평가

제2장 기구를 이용한 영상평가

제3장 그 밖의 기구적 삼킴평가

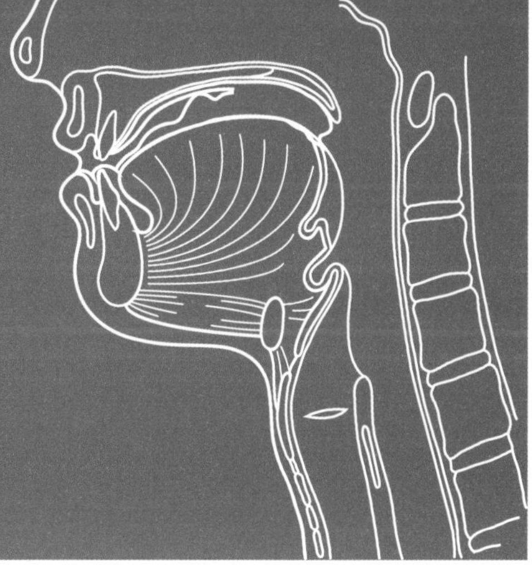

학습목표

1. 선별검사와 임상평가의 절차 및 범위와 내용을 이해한다.
2. 선별검사와 임상평가의 결과를 통해 삼킴장애의 원인과 증상을 파악한다.
3. 기구적 평가의 종류 및 시행 방법을 이해한다.
4. 기구적 평가 결과를 통해 삼킴장애의 원인과 증상을 파악한다.
5. 영상평가 기반 삼킴척도를 해석하고, 결과를 바탕으로 치료목표를 설정한다.

1 제1장

SWALLOWING DISORDER

선별검사(스크리닝)와 임상평가

1 삼킴장애 평가 과정

삼킴장애의 원인 및 증상에 대한 정확한 판별을 위해서는 삼킴에 영향을 주는 다양한 요소들을 이해하고, 어디에서 기인한 증상인지를 정확히 파악하는 것이 중요하다. 일반적으로 삼킴장애의 원인 및 증상 파악을 위한 평가 과정은 선별(스크리닝)검사, 임상평가, 기구적 평가로 이어지게 된다(그림 3-1). 선별검사와 임상평가는 특별한 장비없이 표준화 및 비표준화 평가도구나 임상적 관찰을 기반으로 삼킴장애의 원인 및 증상의 정도를 평가하는 것을 말하며 진료실이나 치료실 및 병상에서 적용 가능하다.

1) 선별(스크리닝) 검사

전반적 임상평가 이전에 삼킴장애 중재의 필요성을 파악하기 위한 삼킴선별 검사(swallow screening test)를 진행할 수 있다. 선별검사는 삼킴에 문제를 보일 가능성이 있는 사람을 빠르게 식별하기 위해 적용하는 간단한 평가를 말한다. 검사 방법은 다양한 형태가 있을

선별검사 (screening)
- 삼킴의 문제 여부 판별
- 전반적 임상평가 필요성 확인

→

임상평가 (clinical evaluation)
- 삼킴장애의 원인 및 증상 정도 파악
- 임상관찰 및 표준화된 평가 적용
- 기구적 평가 필요성 확인

→

기구적 평가 (instrumental testing)
- 비디오투시삼킴검사(VFSS)
- 광섬유내시경삼킴검사(FEES)
- 식도내압검사(manometry)
- 인두섬광조영술(scintigraphy)
- 맥박산소측정(pulse oximetry) 등

그림 3-1 삼킴장애의 원인 및 증상 파악을 위한 평가 과정

수 있지만, 대개 물이나 음료, 음식 등을 삼키게 하여 삼킴의 안전성과 효과성을 평가한다. 예를 들어, 환자에게 물을 한 모금 삼킨 후 기침, 목소리 변화, 호흡 문제 등을 관찰하거나 3온스물 삼킴검사(3-Ounce Water Swallow Test), Gugging Swallowing Screen (GUSS) 등의 평가를 적용할 수도 있다. 선별검사는 빠르고 간단하며, 의료진이 적은 시간과 자원으로 삼킴의 문제가 의심되는 환자를 식별할 수 있다는 장점이 있다. 또한 전반적 임상평가의 적용 여부나 기구적 평가의 필요성을 판단하는 근거로 활용할 수 있다.

2) 임상평가

삼킴에 영향을 주는 요소들이 매우 다양한 만큼 전반적 임상평가는 의식, 인지, 감각, 운동기능 등 삼킴에 영향을 주는 모든 요소들을 포괄하는 형태로 이루어진다. 전반적 임상평가를 통하여 삼킴장애의 중재 필요 여부를 판별할 수 있고, 보다 객관적인 판단을 위하여 추가적인 기구적 평가가 필요한 지를 결정하는 근거로 활용된다.

임상평가는 다루는 영역이 매우 포괄적이므로 각 영역의 평가에 따른 평가도구의 목적, 세부적 평가법 및 정확한 평가 과정을 숙지해야만 한다. 임상가는 다양한 평가도구의 적용을 통하여 대상자의 삼킴장애에 대한 상세한 정보를 획득하게 되며, 이를 바탕으로 치료계획을 수립하고 구체적 치료법을 결정하게 된다. 임상평가에는 과거 병력을 포함하여 신경학적 이상 여부, 심폐 능력, 위장관 기능, 구강과 치아를 포함한 근골격계 평가 등이 이루어진다. 또한 임상평가에는 실제 음식을 제공하고 이에 대한 반응을 관찰하는 영역도 포함된다. 임상가는 대상자가 음식을 섭취할 때 보이는 특정 증상, 대상자가 사용하고 있는 대처 방법, 이전의 치료경험과 같은 다양한 요소를 고려하여 환자에게 적합한 평가를 계획하여야 한다.

임상평가를 적용하기 이전에 대상자 및 보호자 면담을 통하여 대상자가 임상평가에 적합한 단계인지를 파악하고, 삼킴과 관련한 사전 정보를 파악하는 것이 필요하다. 특히 삼킴장애 대상자에게 의사소통 장애나 인지장애가 있다면 삼킴 능력에 대한 정확한 정보를 얻을 수 없으므로 면담을 통하여 이를 확인하는 과정이 반드시 필요하다.

3) 기구적 평가

선별검사나 임상평가에서 삼킴장애가 의심되는 고위험의 환자들은 VFSS나 FEES와 같은 기구적 평가를 시행하도록 한다. 기구적 평가를 통해 임상평가에서 명확히 확인할 수 없었던 인후두 및 식도에서의 삼킴장애 정도를 진단할 수 있다.

2 대상자 및 돌봄제공자 면담

삼킴장애 대상자를 평가할 때 가장 중요한 절차 중 하나는 대상자 및 돌봄제공자와의 면담이다. 돌봄제공자와의 면담은 평가과정의 첫 단계이며 초기면담은 대상자가 병상에 누워있을 때부터 시작될 수 있다. 면담을 진행하는 동안 임상가는 삼킴장애 대상자와 돌봄제공자들이 삼킴장애의 증상들을 가볍게 생각하거나 장애 자체를 인정하지 않을 경우, 평가에 앞서 삼킴장애의 구체적 증상 및 위험성에 대하여 교육해야 한다. 또한 앞으로의 평가과정과 증상에 따른 관리방법을 자세히 설명함으로써 삼킴장애 문제점 및 위험성에 대해 이해하도록 하여 추후 평가 및 치료에 대한 적극적 참여를 유도할 수 있다.

면담평가를 통하여 대상자의 모든 정보를 수집할 수는 없지만 삼킴장애 대상자에 대한 폭넓은 정보를 얻을 수 있다. 또한 비디오투시삼킴검사(Videofluoroscopic Swallowing Study; VFSS)/수정된 바륨삼킴검사(Modified Barium Swallowing Study; MBS)나 광섬유내시경삼킴검사(Fiberoptic Endoscopic Evaluation of Swallowing; FEES) 등의 영상평가를 시행하기 이

전에 기구적 평가에 대한 불안감을 감소시킬 수 있고, 삼킴장애 평가 및 중재에 대한 필요성을 이해시킴으로써 대상자와 돌봄제공자와의 신뢰관계를 구축할 수 있다. 이는 그들이 삼킴장애의 치료에 적극적으로 참여하는 기반이 된다. 면담평가를 통해 도출한 다양한 정보는 보상전략과 재활치료 기법 및 추가적 검사를 결정할 때 활용될 수 있다.

1) 면담 과정

삼킴장애 대상자 및 돌봄제공자와 면담을 진행할 때에는 개인적이고 비밀스러운 내용이 다루어질 수도 있다. 이 때문에 대상자의 사생활이 보호되는 독립적인 공간에서 면담이 진행되어야 하며, 대상자가 의학적으로 안정되고 이동이 가능하다면 산만하지 않은 조용한 공간으로 이동하여 면담을 시작한다. 면담을 진행할 경우 삼킴장애 대상자의 상태에 대하여 잘 아는 돌봄제공자와 진행해야만 한다. 대상자나 돌봄제공자가 답변을 거부하거나 삼킴장애 및 중재의 필요성에 대하여 인식하지 못할 경우 면담을 통해 정확한 정보를 얻지 못할 수 있다.

2) 면담 내용

면담을 통하여 다양한 정보들을 폭넓게 얻을 수 있지만 시간적 효율성을 위해서는 짧은 시간 안에 최대한의 필요 정보들을 수집해야 한다. 이에 면담을 통한 필수적 수집 정보들을 제시하면 다음과 같다.

(1) 삼킴장애에 대한 인식도

면담을 통해 양질의 정보를 획득하기 위해서는 대상자와 돌봄제공자가 삼킴장애의 증상 및 위험성에 대하여 알고 있는 것이 중요하다. 삼킴장애 대상자들은 구강섭취를 포기하게 될 것에 대한 두려움과 더불어, 스스로가 음식을 삼키기 어려운 상태라는 것을 인정하지 않으려는 경향이 있다. 또한 증상 및 질환에 대한 인식부족으로 인해 자신들의 장애에 대하여 부인한다. 특히 무증상흡인(silent aspiration)의 경우, 의료진까지 삼킴장애를 인지하지 못하는 경우가 있다. 무증상흡인은 삼킴시 흡인이 되는데도 감각소실로 인해, 음식이나 액체가 기도로 들어가더라도 사레가 걸린다거나 기침하는 증상을 보이지 않게 된다. 만약 삼킴장애에 대한 인식도가 매우 저하되어 있다면, 무증상흡인의 사례 영상을 보여주면서 주의없이 음식물을 삼키는 것에 대한 위험성에 대하여 교육하는 것이 가장 효과적이다. 정상적이고 안전한 삼킴에 대한 영상을 보여준 후 비교하여 설명하는 방법은 흡인의 유무와 위험성을 쉽게 확인시킬 수 있으므로, 대상자와 돌봄제공자에게 삼킴장애의 증상과 위험성을 이해시키는 데 효과적이다.

(2) 환자의 기호식품

삼킴장애 증상을 보이는 대상자를 위한 음식과 음료를 선택하고자 할 때 대상자의 기호를 고려하는 것이 필요하다. 이러한 정보를 바탕으로 어떤 음식을 얼마만큼 제공하는가에 대한 판단을 내려야 한다. 기호에 따라서는 고기류만 먹고자 하거나 한 종류의 음료만을 고집할 수도 있다. 기름진 음식을 매우 선호한다면 영양적 불균형에 빠질 수 있고, 한 종류의 음료만을 마시고자 할 경우 전반적인 영양섭취에 악영향을 끼칠 수 있다. 또한 신경학적 손상이 있는 경우에는 맛에 대한 감각이 변하여 음식에 대한 기호가 바뀔 수도 있다. 미각의 저하로 이전과는 다르게 자극적이고 짠 음식만을 고집할 수도 있을 것이다. 중요한 점은 이러한 대상자들의 선호하는 음식에 대한 기호를 고려하는 가운데, 보다 안전하고 영양학적으로 충분한 음식이나 음료를 제공하는 것이 삼킴기능을 촉진하는데 도움이 된다.

(3) 음식과 음료 섭취 속도

삼킴장애 대상자들은 음식물을 먹고 삼키는 속도의 조절이 특히 중요하다. 뇌손상으로 충동적인 성향을 보이는 삼킴장애 대상자들은 병전이나 일반적인 속도보다 빠르게 먹거나 마시려고 할 수 있다. 이 경우 면담을 통하여 식사패턴의 변화에 대한 정보를 수집할 필요가 있다. 먹고 삼키는 속도가 너무 빠르다면 음식덩이를 삼키고 나서 인두에 음식 잔여물이 쌓이거나 기도로 들어갈 수 있으므로 흡인의 위험요소가 된다. 또한 너무 느리게 먹거나 마실 경우 식사시간이 너무 오래 걸려 쉽게 피로를 느끼고 식사에 대한 흥미도 잃기 쉽게 된다. 이는 구강으로 식사하는 것을 포기하는 한 가지 이유가 되고, 나아가 영양부족 및 회복을 더디게 하는 요소로 작용할 수 있다.

알츠하이머형 치매의 경우, 인식불능증(agnosia)으로 인하여 삼키는 동안 음식이 입에 있다는 것을 잊을 수 있으므로 음식을 삼키도록 하기 위해서 매번 언어적 지시가 필요할 수 있다. 또한 행위상실증(apraxia)을 보이는 경우 음식물을 입안에 넣고도 씹어 삼키는 방법을 잊은 것처럼 행동할 수 있다. 치매가 더욱 진행될 경우 구강준비단계에서부터 어려움이 나타날 수 있는데, 이는 탈수나 영양실조의 원인이 될 수 있으므로 중증의 치매환자는 침상에서의 평가를 통해 경피적 내시경하 위창냄술관(Percutaneous Endoscopic Gastrostomy tube; PEG tube)으로 영양공급 방식을 변경하는데 중요한 정보를 제공할 수 있다.

(4) 병전의 식사방법과 환경

이전에 대상자가 주로 사용하던 식사방법에 대한 평가도 면담을 통해 이루어져야 한다. 혼자 먹는 것을 좋아하는 사람도 있고, 먹는 동안 다른 사람들과 대화하는 것을 좋아하는 사람들도 있다. 때때로 임상가는 실제적인 환경에서 대상자가 삼키는 방법을 연습할 수 있도록 실제 식사시간에 치료를 제공하기도 한다. 하지만 대상자가 즐겁다고 생각하는 식사시간에 치료를 하는 것은 식사를 기피하거나 거부하게 되는 이유가 될 수도 있으므로 적절하게 고려하여 적용해야 한다.

3 임상평가의 적용

임상평가를 통하여 임상가는 삼킴장애의 원인이나, 현재의 기능 수준, 대상자의 영양 섭취 방법 및 치료에 도움이 되는 다양한 정보를 수집할 수 있다. 임상평가를 통해 임상가는 환자의 구강에 대한 해부학적 구조와 생리적 기능, 삼킴 관련 행동양상, 의사소통 방법 및 인지기능 수준에 대한 정보를 수집하게 된다. 임상평가의 장소는 대상자의 상태를 고려하여 병실이나 치료실 등에서 진행된다. 급성기 상태나 신체적인 약화로 인하여 이동이 원활하지 않은 경우 병상이나 의자차 등에서 평가를 진행할 수도 있다.

본격적인 임상평가에 앞서 임상가는 자신을 소개한 후에 평가를 시작하고 평가의 이유를 설명해야 한다. 특히 인지기능이 저하된 대상자들은 임상가와의 신뢰관계가 형성되지 않았을 경우 평가가 더욱 어려워질 수 있다. 신뢰형성은 불안하고 비협조적인 환자를 편안하게 안심시키고 삼킴장애의 문제를 보다 잘 파악하기 위해서 절대적으로 필요하다.

삼킴의 어느 단계에서 어떤 문제가 있는지 판별하기 위해서는 객관적이고 정확한 임상평가가 시행되어야 한다. 평가과정에서 삼킴장애의 진행과정과 특징적인 증상을 알아내는 것이 가장 중요하다. 구강단계에 문제가 있을 경우 대부분 혀의 운동장애가 발생하고, 삼킴의 시작을 어려워하거나 음식을 잘 씹지 못하고 침을 흘리는 증상이 나타난다. 인두단계에 문제가 있는 대상자들은 식사하는 도중 사레가 들릴 수 있고, 식사 후 목소리 변화, 삼킴의 어려움, 코 역류, 반복되는 폐렴 등의 증상을 나타낸다. 드물기는 하지만 식도단계에 장애가 발생했을 때는 인두단계에 국한된 증상을 야기할 수도 있지만 주로 흉부 내에서 음식이 달라붙는 느낌, 상부식도역류, 흉통, 흉부 불쾌감 등이 유발될 수 있다.

임상평가에서 주의해야 할 점은 인두단계나 구강단계에 삼킴장애가 실제로 존재함에도 불구하고 아무런 증상이 나타나지 않을 수도 있다는 것이다. 이런 무증상 삼킴장애의 원인으로는 감각 저하, 기침반사의 감소, 인지기능 장애 등이 있다. 특히 인지손상 환자들은 식사시 어려움을 인식하거나 다른 사람에게 자신의 증상에 대하여 설명할 수 있는 능력이 떨어지기 때문에 증상이 감춰질 수 있다. 그 외에 기관내 삽관, 기관 절개로 인한 감각 저하, 안정제나 마취제 등의 약물 복용으로 인한 각성 수준의 감소 등에 의해 기침반사가 감소될 수 있다.

이러한 임상평가를 통하여 구강단계의 주요 삼킴장애 증상들을 관찰할 수 있으며, 인두단계에서 삼킴에 영향을 미치는 요인을 추정할 수 있다. 또한 추가적인 영상학적 평가를 의뢰하거나 치료의 필요 여부를 결정할 수 있다. 임상평가를 위한 준비물로는 손전등, 설압자, 컵, 숟가락, 음식과 음료를 담는 그릇, 구강감각 평가를 위한 면봉, 일회용 비닐장갑, 물, 넥타, 푸딩, 쿠키 등 환자의 기호를 고려한 음식과 음료가 필요할 수 있다.

1) 임상평가의 세부 내용

영상학적 평가를 진행하지 않는 의료기관들의 경우 임상평가 정보에 의존하여 치료적 중재를 시행하게 된다. 그만큼 임상평가는 대상자의 삼킴장애 증상 확인 및 치료적 방향성 수립을 위한 중요 단계일 수밖에 없다. 임상평가의 경우 매우 폭넓은 범위에서 시행되는데 의료기록 검토를 비롯한 여러 행동학적 관찰을 비롯하여 Mann Assessment of Swallowing Ability(MASA), Gugging Swallowing Screen(GUSS) 등의 정형화된 평가를 적용하기도 한다. 삼킴장애의 원인은 다양하고 복잡하므로 폭넓은 평가를 통하여 다각도로 정보를 수집하고 적절히 해석하는 과정이 필수적이다. 구체적인 임상평가 내용들을 살펴보면 다음과 같다.

(1) 의료기록 검토

임상가는 삼킴장애 증상의 확인에 도움이 되는 진단명, 관련된 병력, 처방된 약, 최근의 영양섭취 상태 등과 같은 내용을 대상자의 의료기록을 통하여 확인한다. 또한 삼킴장애의 발병일, 삼킴장애의 지속 기간, 삼킴에 영향을 주는 머리, 목, 위장관 등에 대한 수술 여부, 흡인성 폐렴 여부, 의식에 영향을 미칠 수 있는 약 처방 여부, 음식 섭취방법 등을 조사한다.

환자의 진단명과 과거 병력은 삼킴장애의 양상이나 원인을 아는데 도움이 될 수 있으며, 삼킴기능을 예견하는데 근거를 제공한다. 삼킴장애가 갑자기 시작되었는지 또는 점차적으로 시작되었는지 아는 것도 중요하다. 예를 들어 근위축성측삭경화증과 같은 진행성 신경근성 질환들은 구강운동치료나 온도-촉각 자극 치료는 도움이 되지 않을 수 있다. 경미한 뇌졸중이라면 임상가는 보상이나 재활이론의 틀에 근거한 치료방법으로 초기의 삼킴기능 유지에 초점을 맞출 것이다. 삼킴장애의 발병시기와 증상의 발현 기간에 관한 정보 역시 의료기록을 통하여 확인한다. 일반적으로 증상의 발생일로부터 가능한 빨리 환자의 삼킴장애를 평가하고 치료한다면 더 좋은 예후를 기대할 수 있다.

의료기록을 통한 폐렴이나 기도흡인의 과거력 확인 역시 중요하다. 흡인성 폐렴(aspiration pneumonia)은 기도를 통해 폐로 음식이 들어갈 때 발생하는 삼킴 관련 합병증이다. 만약 환자의 체온이 명확한 이유 없이 올라갔다면 음식이나 음료가 한쪽 또는 양쪽 폐로 흡인되었음을 의심하는 것이 합리적이다. 흡인된 음식으로 인하여 유해한 박테리아가 폐안에서 증식되었을 때 열이 발생한다.

폐렴이 의심되거나 폐 안의 이물질을 확인하기 위해서는 추가적 흉부 X선 촬영을 시행해야 한다. 오른쪽이나 양쪽 폐 안의 이물질에 대한 방사선 보고서는 임상가의 폐렴 여부에 대한 판단의 근거로 작용할 수 있다. 간혹 X선 검사에서 폐 안에 이물질이 관찰되지 않았다 하더라도 임상평가에서 흡인으로 인한 기침이나 젖은 목소리, 걸걸거리는 목소리의 양상을 통해 흡인을 유추할 수도 있다. VFSS 등의 추가적 영상검사 시행 유무는 흉부 X선 결과뿐 아니라 임상평가에서의 임상적 증상을 토대로 결정하게 된다.

삼킴기능이 저하된 경우 일반적으로 적은 양을 먹거나 마시게 되므로 의료기록에서 하루에 먹는 식사나 간식의 양과 종류를 확인하는 것 역시 삼킴장애 진단에 중요한 정보를 제공한다. 대상자가 구강으로 음식을 섭취하는지, 코위영양관 또는 위창냄술관으로 섭취하는지도 확인한다. 대상자가 특별한 이유없이 체중이 감소하였다면, 삼킴장애의 결과로 먹거나 마시는 양에 대한 문제로 나타난 증상일 수 있다. 대상자의 의식상태, 지남력, 근육 조절에 영향을 미칠 수 있는 처방약이 있는지 역시 의료기록을 통해 확인해야 한다. 특정 약물의 부작용은 삼킴기능의 문제를 일으킬 수 있다. 어떤 약은 인두단계의 삼킴을 지연시킬 수 있고, 여러 종류의 약들이 입을 마르게 하고 구강 안에서 음식을 조절하는 능력을 저해할 수 있다.

(2) 행동 관찰

임상평가를 하는 동안에 행동적 특징을 관찰하여 대상자에게 치료적 중재를 적용하기 적합한지 여부를 결정한다. 대상자의 의식이 명료하지 않거나 비협조적이라면 삼킴 평가나 치료가 잘 시행되지 않을 것이다. 이럴 경우 임상가는 대상자에게 평가나 치료를 적용할 수 있는 수준에 이를 때까지 안전한 방법을 통하여 적절한 영양이 공급될 수 있도록 의료진과 협의해야 할 것이다.

편측무시(neglect) 증상을 보이는 대상자라면 건측으로 음식덩이를 조절할 수 있도록 구강 내에서 음식의 위치를 인식하고 조절하는 방법을 교육시킬 수 있다. 음식을 먹는 속도의 관찰이 구강이나 비구강 식사를 결정하는 데 영향을 줄 수 있다. 푸딩과 같은 퓨레 농도의 음식이라면 30cc를 섭취하는데 최대 2-3분을 넘기지 않아야 한다. 2-3분보다 더 오래 걸린다면 일반적인 식사시간 안에 충분한 영양공급이 된다고 보기 어렵다. 따라서 코위영양관을 이용한 식사와 같은 다른 형태의 영양 공급이 고려되어야 할 것이다.

임상평가시 의식상태와 행동관찰을 위한 구체적 항목
• 의식이 명료한가? 저하되어 있는가? • 전반적 체력 및 지구력 수준은 양호한가? • 협조적인가? 적대적인가? • 편측무시 증상이 있는가? • 충동적이거나 폭력적인가? • 삼킴장애 증상을 인정하는가? • 반응이 지나치게 느리지는 않는가? • 음식이나 음료를 삼킬 때 보이는 특정적 행동들이 있는가? • 음식이나 음료를 섭취하는 것에 부정적이거나 겁을 내지는 않는가?

(3) 인지 및 의사소통 수준 확인

삼킴장애를 가진 대상자들 중 많은 경우 의사소통과 인지기능 장애를 동반한다. 의식이 명료한지를 확인하고 구두 및 지시에 따라 간단한 명령을 수행할 수 있는지를 우선적으로 확인한다. 표현언어 중추의 손상이 있는 대상자는 삼킴장애 증상을 언어로 표현할 수 없을 것이다. 또한 집중력, 기억력 등의 인지기능은 대상자가 삼킴장애 증상을 인지하고, 치료적 중재법을 기억하여 스스로에게 적용하는데 필수적인 능력이 된다. 만약 대상자가 2단계 이상의 지시따르기를 수행하기 힘들다면 임상가가 적용할 수 있는 치료방법은 상당히 제한적일 수밖에 없다. 멘델슨법을 비롯하여 다양한 보상전략과 재활치료 기법을 수행하기 위한 방법과 단계를 기억하기 어려울 것이므로 보상전략이나 재활치료 기법의 적용보다는 식이 조절 등의 외부적 방법으로 접근해야 할 것이다. 시간적 제약으로 인하여 대상자의 언어 및 의사소통과 인지기능에 대한 객관적인 평가가 시행되지 않았다면, 짧은 선별검사를 적용하거나 간단한 질문들을 통하여 대상자의 기본적 인지수준을 유추할 수밖에 없다.

(4) 신체기능 조절 능력

머리, 턱, 혀 등 음식물을 씹고 삼키는 움직임의 원활한 조절을 위해서는 적절한 신체 기능이 요구된다. 머리 조절을 평가하기 위해 대상자에게 머리를 오른쪽, 왼쪽, 위, 아래로 움직이라고 한다. 이때 관찰하려는 움직임이 부드러운지, 정상가동범위를 유지하는지, 신체기능 조절을 위해 과도한 노력을 기울이지 않는지와 같은 움직임에 대한 양적이고 질적인 면을 동시에 평가한다. 또한 대상자의 머리를 수동적으로 움직여 강직 또는 비정상적인 근긴장도를 보이는지도 살펴야 한다. 체간 조절을 위해서 엉덩이에 고루 체중을 지지하면서 중심선을 유지하고 있는지 관찰하고, 의자차를 사용하는 대상자라면 몸통 지지도구나 랩보드와 같은 보조도구로 자세를 지지해줄 때 중심선을 유지할 수 있는지, 균형이 깨질 경우 중심선으로 돌아올 수 있는지 등을 평가한다.

(5) 호흡기능 평가

심각한 호흡장애는 삼킴기능에 악영향을 줄 수밖에 없다. 휴식시 및 음식물 섭취시에 대상자의 호흡능력 및 호흡의 질 변화를 관찰해야 한다. 휴식시에 호흡을 입으로 하는지 코로 하는지 확인한다. 습관적으로 입을 통하여 호흡을 하는 대상자라 할지라도 구조적 문제로 인하여 코로 숨쉬기 어려운 것은 아닌지 확인한다. 또한 대상자의 폐활량 확인을 통하여 정상범위에 해당하는 지를 확인한다.

음식물을 씹을 때는 기도로 음식물이 호흡과 함께 따라 들어가지 않도록 날숨이 일어나야 하며, 음식물을 삼키는 순간에 무호흡(apnea)의 기간이 적절히 유지되는지 확인한다. 또한 음식물을 삼키고 첫 호흡이 날숨인지 역시 확인해야 한다. 삼킴 중 무호흡 후의 날숨은 혹시라도 기도 입구 부위에 남아있을 잔여물을 밖으로 밀어내는 역할을 한다. 이러한 정상적 호흡의 패턴이 무너질 경우 호흡을 통하여 음식물이 흡인될 확률이 매우 높아지게 된다.

정상인의 삼킴에서도 삼키는 양에 따라 기도폐쇄의 시간이 길거나 짧아질 수 있다. 이를 위해 편하게 숨을 참을 수 있는 시간을 확인하고 적어도 5초 동안은 숨을 참을 수 있는지 확인한다. 호흡소리를 듣고 호흡주기의 들숨과 날숨의 단계를 확인하고 인두 삼킴이 시작되는 순간과 호흡주기의 어느 시점에서 삼킴이 일어나는지를 확인한다. 자발적인 호흡이 안 되는 기관절개관(tracheostomy tube)이나 의학적 환기 삽관(medical ventilation intubation)을 장착한 대상자를 흔하게 볼 수 있을 것이다. 기관절개관을 적용한 대상자의 경우 가압대(cuff) 및 구멍(fenestraion) 적용 여부 및 기관절개관의 착용기간 및 관리 상태를 확인하는 것이 필요하다. 환기 삽관은 수술이나 사고로 인한 급성기에 기관절개보다 더욱 안정적으로 기도를 확보하기 위하여 일시적으로 적용되며, 삽관이 제거될 때까지 삼킴장애 치료는 어렵다. 호흡상태가 안정되면 기관절개관으로 대체하기도 하며, 삽관이 제거되면 삼킴기능과 관련 있는 입술, 혀, 인두 등의 움직임이나 후두 감각이 감소될 수 있으므로 조기에 중재를 적용하는 것이 권장된다.

(6) 구강 및 구강 근긴장도 평가

구강 내외부 구조물의 이상여부를 확인한다. 입술 및 혀 구조와 모양을 검사하기 위해 입을 벌리게 한 후 육안으로 입술의 닫힘 기능 및 좌우 균형 여부를 확인한다. 편마비와 같이 어느 한쪽의 기능 이상이 생긴 경우 마비된 측으로 잘 닫히지 않거나, 표정을 지을 때 마비된 측의 움직임이 저하된 양상을 보일 수 있다. 혀의 외형을 평가하고, 혀가 분홍색이며 촉촉한지 빨갛게 상기되었는지, 두껍게 설태가 끼지는 않았는지를 기록한다. 정상적인 혀는 건강한 분홍색을 띄며, 중앙에 홈이 파진 약간 오목한 형태로 되어 있다. 혀가 평평하게 펴져 있는지, 뭉쳐 있는지, 둥그런지를 관찰하며 수술 등으로 인한 구조적 변화가 있는지를 기록한다.

음식덩이를 형성하는 동안 음식을 부수고 으깨기 위해 치아를 사용하므로 치아와 잇몸 상태도 평가한다. 입은 오른쪽 위, 오른쪽 아래, 왼쪽 위, 왼쪽 아래 4부분으로 나누어 평가하며, 처음에 임상가는 장갑을 착용하고 새끼손가락을 대상자의 윗입술 아래에 넣고 볼을 향해 뒤로 움직이면서 잇몸을 세 번 문질러 보고 잇몸에 출혈이 있는지, 민감한지 또는 염증이 있는지, 말랑말랑하거나 딱딱한지 등을 기록한다. 또한 흔들리거나, 민감하거나 빠진 치아를 기록한다.

구강준비단계와 구강단계의 기능을 위하여 근긴장도도 역시 평가해야 한다. 휴식시의 얼굴을 관찰하고 비대칭성이 있는지 기록한다. 볼 근육의 근긴장도를 검사하기 위해 손가락을 볼 안쪽에 넣고 바깥쪽으로 부드럽게 민다. 볼이 탄력있게 단단한지, 너무 쉽게 늘어나는지 또는 팽팽한지 등을 기록한다. 입 안쪽의 상태를 관찰하여 혀, 볼, 그리고 입술에 깨문 자국이 있는지 살핀다. 입술의 긴장도 저하로 인해 입술이 꽉 다물어지지 않아서 침흘림이 나타나거나 입술을 깨물지는 않는지, 앞 고랑에 음식 찌꺼기가 남는지, 입 밖으로 음식이 흘러나오는지 등을 관찰한다. 또한 혀의 위치가 정상적으로 앞니의 바로 뒤 중앙선에 위치하고 있는지 기록하고, 앞니로부터 뒤로 당겨져 있거나 수축해 있는지, 혀를 내밀었을 때 오른쪽 또는 왼쪽으로 치우쳐 있는지로 혀의 위치를 관찰한다. 비정상적으로 근긴장도가 증가되면 혀가 뒷당김(retraction)될 것이다.

(7) 구강감각 기능의 평가

구강감각 기능의 검사를 위하여 볼, 입술, 혀, 물렁입천장의 감각을 평가한다. 구강감각을 평가하기 위해서 대상자의 반응을 유도하고 평가양식에 관찰한 내용을 기록한다. 얼굴근육, 볼, 턱, 입술의 감각을 포함하여 구강 밖을 평가하기에 앞서 대상자가 이해할 수 있는 용어로 주의 깊게 설명하여야 한다. 평가시 얼마나 오랫동안 얼굴을 만질 것인지 알려주고 대상자의 시야 안에서 손을 천천히 얼굴을 향해 움직임으로써 대상자가 진행되는 상황을 알 수 있게 한다. 감각이 좋지 않으면 의식하지 못하는 사이에 입 밖으로 침을 흘리거나 입 안에 음식이 남아 있거나, 음식을 입 밖으로 흘리게 된다.

만약 대상자에게 깨물기반사(bite reflex)가 있을 경우 치아 사이에 손가락을 넣지 않도록 주의한다. 생후 5개월까지는 뿌리반사(rooting reflex), 깨물기반사, 빨기-삼킴반사(suck-swallow reflex)가 나타나는 것이 정상이지만 성장하면서 사라지게 된다. 그러나 중추신경계의 상위 겉질 구조가 손상되었다면 원시반사의 억제기전이 작동하지 않아 성인에게도 반사가 나타나게 된다. 구역반사(gag reflex)와 기침반사(cough reflex)는 성인이 될 때까지 유지되면서 기도를 보호해야 하지만 손상될 수 있다. 만일 구역반사가 나타나지 않으면 후인두벽에 자극을 주어 반사유무를 확인한다. 인두에 대한 감각이나 근수축 반응이 없는 경우는 삼킬 때 음식이나 잔여물에 대한 인식이 없을 것으로 예측할 수 있다.

구강감각 평가는 가벼운 촉각검사부터 압력, 온도, 미각 등의 감각이 구강의 어느 부분에서 감소되었는지를 평가한다. 구강감각 평가를 위한 표준화된 양식은 없지만 구강 내의 다양한 부분을 비교하여 가장 민감한 부분과 감소된 부분을 구별한다. 면봉으로 볼의 점막, 입천장활의 기저부와 위쪽을 가볍게 건드려서 감각을 검사한다.

입술평가시 눈을 감게 하고 윗입술과 아랫입술을 각각 2등분하여 설압자나 면봉으로 가볍게 자극한다. 대상자에게 자극을 주고 감각을 느끼는 위치를 가리키도록 하여 입술의 민감도를 평가한다. 또한 입술에 가해지는 자극의 정도가 상하좌우에서 같게 느껴지는 지도 평가한다.

혀는 뇌신경 분지에 따라 일반감각과 미각을 조절하는 영역이 다르므로(1부 뇌신경 참조) 앞뒤, 좌우를 설압자나 면봉으로 자극하여 감각이 동일한지 평가해야 한다. 또한 면봉에 다양한 맛을 내는 액체를 소량 묻혀 혀의 다양한 부위에 가져다 댐으로써 맛을 구별할 수 있는지 여부를 확인한다.

(8) 구강관련 운동기능의 평가

임상에서 실시하는 구강관련 운동기능 평가에는 볼, 턱, 입술, 혀의 운동 기능이 포함된다. 구강관련 운동기능 평가를 위해 대상자의 움직임을 유도하고 평가 양식에 관찰한 내용을 기록한다. 일반적으로 구강관련 운동기능 평가는 구강의 외부에서 내부쪽으로 진행한다. 볼의 감각, 힘, 움직임 범위가 감소되면 옆 고랑에 음식이 끼고 볼을 깨물 수도 있다. 볼의 운동기능 저하는 얼굴 처짐과 같은 비대칭성으로 나타날 수 있다. 평가를 위해 입술을 다물고 볼 안에 바람을 불어넣어 양쪽이 똑같이 부풀어지는지 확인한다. 입천장인두가 닫히지 않아 구강압력이 감소하여 대상자가 볼에 공기를 넣을 수 없는 경우가 있으므로 물렁입천장의 기능도 확인해야 한다.

구강 준비기 동안에 턱은 음식덩이를 만들기 위해 좌우로 회전하면서 움직인다. 턱의 운동기능 평가를 위해 가능하면 입을 크게 벌리고 3초 유지시킨다. 정상 성인의 경우 3.6~4.4cm를 입벌림의 정상범위로 보고 있다. 또한 빠르게 다섯 번 입을 열었다가 닫게 하여 턱이 잘 들어맞지 않거나 속도가 느리면 기록한다. 턱을 왼쪽에서 오른쪽으로 움직여서 아래턱뼈가 움직이는 범위와 속도도 관찰한다.

그 다음으로 입술의 운동기능을 관찰한다. 입술의 감각, 힘, 관절가동범위가 감소되면 입술이 꽉 다물어지지 않아서 침흘림이 나타나고, 음식을 먹을 때 입술을 깨물 수도 있고, 앞 고랑에 음식 찌꺼기가 남게 되며 입 밖으로 음식이 흘러나오게 된다. 평가를 위해 웃는 흉내를 내도록 하며, 수행하지 못하는 대상자라면 "이" 소리를 내게 한다. '다음으로 뽀뽀하는 흉내를 내도록 하며, 할 수 없다면 대상자에게 "우"나 "오" 소리를 내게 한다.' 또한 웃는 흉내와 뽀뽀하는 흉내를 빠르게 반복한다. 대상자가 어려워 할 경우 "이"와 "우" 또는 "오"를 빠르게 반복하게 한다. "팝"을 빠르게 말하게 하면 입술을 빠르게 움직이는 동안 입술 다무는 능력을 확인할 수 있다. 입술이 움직일 때 설압자로 입술 주위를 팽팽하게 눌러서 입술 근육 힘의 정도를 확인한다.

마지막으로 혀의 운동기능을 평가한다. 혀의 감각, 힘, 움직임 범위가 감소되면 음식덩이를 형성할 수 없고 구강에서 인두로 음식을 이동시킬 수 없다. 또한 단단입천장에 음식이 들러붙거나 앞 고랑 또는 옆 고랑에 음식이 남게 된다. 이러한 대상자는 음식덩이를 형성하는 동안 혀를 잘 깨물 수도 있다. 엄지와 검지로 혀를 잡아서 혀를 앞, 양 옆, 위아래로 움직여서 가동범위를 평가한다. 각 방향에서 움직임의 정도, 근력, 협응력 등을 평가한다. 혀를 최대한 앞으로 내밀어 오른쪽이나 왼쪽으로 치우쳤는지도 확인한다. 또한 혀의 움직임을 지나치게 어려워하지 않는지, 근수축이 있는지 등도 확인한다. 빠르게 "타" 발음을 반복하게 하여 상호교대운동(diado-chokinetic) 속도를 평가한다. 혀끝을 들어 올리고, 적어도 3초 정도 유지하는지, 혀를 내밀어서 턱 쪽으로 내려서 3초간 유지할 수 있는지 관찰하는 방법도 있다.

(9) 인두기능의 평가

인두기능의 평가는 인두의 수축을 육안으로 확인할수 없기 때문에 물렁입천장(연구개, soft palate)의 기능과

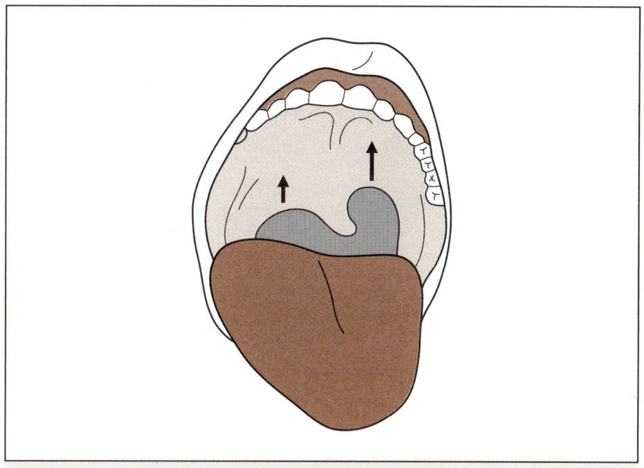

그림 3-2 물렁입천장의 상태 관찰

"아"하고 짧게 한 번 외쳐 물렁입천장이 올라가는지 평가한다. 우측 손상으로 인해 우측 물렁입천장의 상승이 저하되고 목 젖이 왼쪽으로 치우쳐 있다.

물렁입천장과 인두벽(pharyngeal wall)과의 수축이 만들어내는 입천장인두폐쇄(velopharyngeal closure)의 정도를 통해 확인할 수 있다. 물렁입천장의 경우 감각, 힘, 운동범위가 감소하면 구역반사가 감소하거나 과다한 콧소리를 내며, 음식이 식도로 들어가지 않고 코로 역류하게 된다. 인두 삼킴이 유발되기 전에 혀 뒤로 음식이 미리 흘러들어갈 경우 미성숙 유출(premature bolus loss)에 의한 삼킴 전 흡인이 일어나기도 한다. 대상자에게 입을 벌리게 한 후 휴식시 물렁입천장의 상태를 관찰한다(그림 3-2). "아"하고 짧게 한 번 외치게 하여 물렁입천장이 올라가는지 관찰하고 "아, 아, 아" 반복하여 소리를 낼 때 입천장올림근(levator veli palati-ni)과 입천장인두근(palatopharyn-geal muscle)의 움직임을 통해 물렁입천장의 기능저하를 관찰한다. 입천장올림근은 물렁입천장을 올리고, 입천장인두근은 물렁입천장을 위로 당기도록 한다. 대상자가 말할 때 과다한 콧소리를 내는지로도 물렁입천장의 기능을 평가할 수 있는데 과다한 콧소리의 원인은 입천장인두 폐쇄(velopharyngeal closure)가 감소되었기 때문이다. 후두경을 이용하여 단단입천장(hard palate)과 물렁입천장의 연결 부위나 물렁입천장을 자극하여 입천장반사

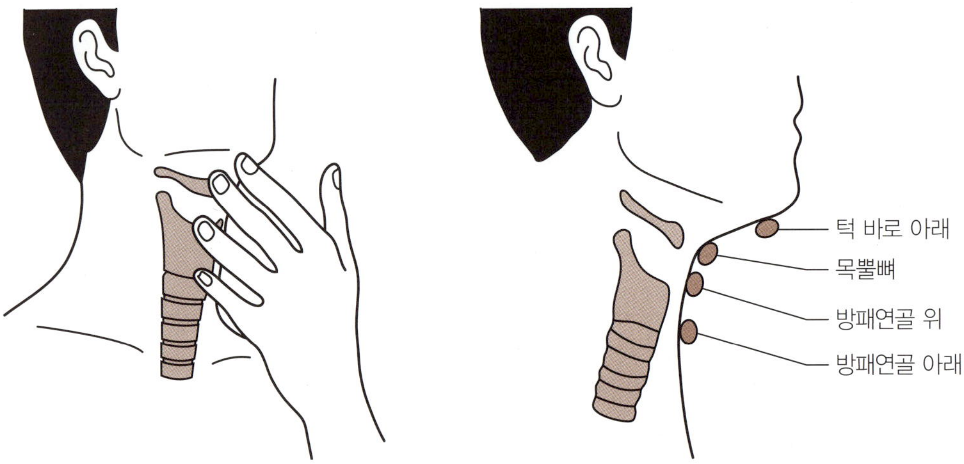

후두를 손가락으로 잡는 것이 아니라 살짝 대는 느낌으로 손의 감각을 통하여 자유로운 후두의 상승과 하강 움직임을 관찰한다.

그림 3-3 후두기능과 관련한 주요 위치의 촉지 방법

를 알아볼 수도 있다.

구역반사(gag reflex)는 물렁입천장의 기능을 평가하는 방법 중 하나로 혀의 뒤쪽이나 후인두벽을 설압자나 면봉으로 건드려서 반사를 유도한다. 이때 대칭적으로 강하게 인두벽과 물렁입천장이 맞닿으며 수축하게 된다. 만약 한쪽에서만 수축이 나타난다면 한쪽 물렁입천장이나 한쪽 인두벽이 약해진 것을 의심할 수 있다. 그러나 정상 여성의 10%, 정상 남성의 40%에서 구역반사가 나타나지 않는다는 보고도 있으므로, 구역반사가 없거나 지연되어 있는 경우라 해도 정상적인 삼킴기능을 유지할 수 있다는 것을 숙지하고 있어야 한다. 구역반사를 유발하는 구심성 감각자극은 주로 뇌신경 10번에 의해 대뇌로 전달되며, 자극을 받아들이는 위치에 따라 9번 뇌신경이 포함될 수 있다. 일반적으로 해로운 자극들이 구역반사나 역류를 만들어 내기도 한다. 정상적인 삼킴이 입에서 위로 음식을 보내는 조직화된 운동이라면 구역반사는 반대로 인두에서 입으로 유해한 물질을 토해내는 형태이다. 또한 삼킴은 심부의 고유감각 수용체에 의해서 유발될 수도 있지만, 구역반사는 표면의 고유감각 수용체에 의해서 유발된다.

(10) 후두기능의 평가

임상평가에서 특별한 장비없이 후두와 인두를 직접 들여다보고 이러한 구조물들의 기능 장애를 평가하는 것은 불가능하다. 따라서 아래와 같은 과정을 통하여 후두기능에 대한 예측을 할 수 있다. 후두상승의 감소, 삼킴 후에 나타나는 쉰 목소리, 잠긴 목소리, 가래가 낀 듯한 그렁그렁한 목소리 등이 후두의 기능 이상을 유추할 수 있는 증상이 된다. 또한 삼킴 전, 동안, 후의 기침 여부를 통해 후두로의 음식덩이 흡인 여부를 평가한다. 하지만 무증상흡인(silent aspiration)의 경우 음식덩이가 후두로 들어가더라도 기침이나 사레 등의 증상이 전혀 없을 수 있음을 인식하고 있어야만 한다.

성대(vocal cord)의 움직임을 목소리를 통해 유추할 수도 있다. 목소리의 질을 평가하기 위해 "아"하고 길게 소리 내도록 한다. 목소리가 쉬었거나 성량이 부족할 때는 성대의 기능감소로 예측할 수 있다. 대상자의 목소리 질이 많이 손상되었다면 성대기능을 정확히 확인하기 위하여 이비인후과적인 검사가 필요하다. 큰 기침을 하거나 목을 가다듬는 기능이 약하다면 후두로 들어온 음식을 제거하는 능력이 감소되었음을 의심해야 한다. 후두를 촉지하거나 관찰하여 임상적으로 후두의 기능을 평가할 수 있는데, 집게손가락을 아래턱 앞쪽에, 세 번째 손가락을 목뿔뼈에, 네 번째와 새끼 손가락을 방패연골의 위, 아래(반지연골의 위)에 각각 위치시켜 [그림 3-3]과 같이 후두의 움직임을 검사한다. 이 방법으로 후두 움직임의 범위(laryngeal excursion), 삼킴 유발의 적시성(laryngeal prompting), 삼킴의 협응력(laryngeal coordination)을 평가하게 된다. 삼킴반사가 저하되어 있을 경우 후두상승(laryngeal elevation)의 움직임 시작이 지연됨을 알 수 있다. 삼킴이 일어날 때 후두 움직임의 범위는 보통 방패연골이 전방 상승하는 범위에 따라 남자 성인의 경우 2cm 정도의 움직임을 보이지만 개인적인 차가 많다. 질환이나 노화로 인하여 후두의 상방 움직임이 저하되는 경우는 드물지만, 근육병 등 삼킴 관련 근육의 약화가 발생할 경우 후두의 전방 움직임은 일반적으로 감소한다.

삼킴반사의 시작이 지연되었는지는 구강단계에서 인두단계로의 진행속도로 판단하게 되며 삼킬 때 방패연골 움직임의 협응 정도도 관찰해야 한다. 만약 방패연골의 덜커덕거리는 움직임이나 과다하게 꼴깍거리는 소리(noisy sound)가 있다면 협응이 저하된 것으로 판단할 수 있다. 하지만 정확한 후두기능의 확인은 임상평가보다는 VFSS 등의 영상검사를 통하여 확인하는 것이 보다 객관적이다.

4 음식물을 이용한 임상평가

전반적 임상평가 이후 추가적으로 음식물을 이용한 임상평가를 고려할 수 있다. 음식물을 이용한 임상평가는 실제 음식물을 사용하여 씹고 삼키는 과정이 포함되므로 대상자가 흡인의 위험성이 높거나, 대상자의 삼킴 기능이 극도로 저하되어 있어서 음식물을 이용한 평가가 무의미하다고 판단된다면 시행하지 않아야 한다.

음식물을 이용한 임상평가를 위해 점도 등이 변형된 액체 음식 및 다양한 형태의 고형 음식을 준비한다. 흡인은 삼킴장애의 주된 요소이므로 임상가는 음식을 제공하기 전에 환자가 안전하게 음식을 삼킬 수 있는지, 환자가 기침을 통해 기도를 보호할 수 있는지, 입천장반사와 후두상승이 적절히 나타나는지를 확인해야만 한다.

음식을 이용하였을 때 구강단계에서 나타나는 삼킴장애의 증상은 음식물 없이 하는 임상평가의 결과와는 매우 다르게 나타날 수 있다. 고형음식의 음식덩이 형성 능력을 보기 위하여 거즈의 한쪽 끝을 임상가가 잡고 다른 쪽 끝을 대상자 혀의 중앙에 둔 후 거즈를 옆, 앞, 뒤로 움직이게 할 수 있는지 관찰한다. 음식을 직접 이용하는 방법의 첫 단계로 설압자에 거즈를 감아서 주스를 묻힌 후 구강을 자극하는 방법도 있다. 침을 삼킬 때보다 음식을 사용하였을 때 실제 음식에서 느끼는 친숙성이 높기 때문에 반응이 더 잘 나타날 수 있다. 만일의 경우 다량의 음식이 기도로 흡인되는 것을 막아야 하므로 음식을 이용한 삼킴 평가는 적은 양의 음식부터 시작한다. 선별검사에서 흡인이 있었던 경우나, 의식이 명료하지 않은 경우, 스스로 침을 관리하기 어려운 경우, 흡입기(suction)를 이용할 수 없는 침상환자의 경우에는 음식으로 평가하는 것을 금하거나 주의해야 한다.

음식을 이용한 임상평가시 관찰할 사항

- 정맥주사, 코위영양관, 위창냄술관 등의 비구강식이 중인가?
- 음식을 인지하고 씹어 삼킬 수 있을 정도의 의식이 있는가?
- 머리와 체간을 적절히 조절할 수 있는가?
- 음식덩이를 형성하고 입 안쪽으로 음식덩이가 들어가는 속도를 통제할 수 있을 정도의 혀 조절이 가능한가?
- 음식을 씹는 동안이나 삼킨 후에 음식이 입 밖으로 흘러나오는가? 침을 흘리는가?
- 삼킴 후 구강 안에 음식이 남는가?
- 삼킴반사의 지연이 관찰되는가?
- 빠르고 강한 후두상승이 가능한가?
- 삼킴 동안이나 전후에 숨막힘이나 기침은 없는가?
- 삼킴 후에 젖거나, 걸걸하고 쉰 목소리는 없는가?
- 기도에 이물질이 들어갔을 때 충분히 뱉어낼 정도의 기침이 가능한가?
- 삼키는 동안에 통증을 호소하는가?
- 먹는 속도는 빠른가? 느린가? 적정한가?
- 삼킬 때 여러 번에 나누어 삼키지는 않는가?

1) 평가의 준비

음식물을 통한 구강섭취를 직접 관찰하면 구강기의 삼킴장애에 대한 구체적이고 직접적인 정보를 얻을 수 있으며, 주의 깊은 관찰과 체계적인 해석을 통하여 삼킴의 여러 단계에 따른 삼킴의 병태생리학적 양상에 대한 암시를 얻을 수 있다.

직접삼킴 평가를 수행하고자 할 때는 여러 요인들이 고려되어야 한다. 첫째, 음식 섭취가 부적절한 상황이 있을 수 있다. 삼킴 평가가 의뢰되었다고 하여 반드시 대상자에게 음식을 먹이며 평가해야 하는 것은 아니다. 인지, 언어, 뇌신경 기능 등에 대한 전반적인 평가 결과를 통해 특정 유형의 구강섭취가 시기상조라는 것이 예측될 경우 음식물을 통한 평가는 생략될 수 있다. 의식수준이 낮은 대상자라면 삼킴장애를 가지고 있지 않을 수도 있으므로, 의식이 회복될 때까지 구강섭취를 연기시킬 수도 있다. 마찬가지로 기본적인 호흡기능을 상당히 저하시키는 호흡기 질환을 동시에 갖고 있는 대상자 또한 호흡의 안정성이 보장될 때까지 구강섭취를 금하는 것이 적절할 수 있다.

금식 중인 환자 또는 구강 위생 상태가 매우 좋지 않은 대상자들은 구강 내 세균이 잠재적으로 기도로 흡인되는 것을 억제하기 위하여 음식물을 활용한 직접삼킴 평가에 앞서 구강 위생 관리가 선행되어야 할 것이다. 음식물을 이용한 평가시에 대상자는 가능할 경우 90°로 바로 앉아야 하며 평상시 틀니를 끼우고 음식물을 섭취해왔다면 반드시 틀니를 끼운 상태에서 평가를 진행하여야 한다.

2) 적용하는 음식물의 종류

음식물을 이용한 임상평가는 음식물 섭취에 따른 대상자의 반응과 섭취 행동에 대한 효율적이고 포괄적인 관찰이 가능하다는 장점이 있지만 체계화된 프로토콜은 아직까지 없다. 음식물 섭취 중 흡인이 예상된다면 점도증진제의 적용 및 평가 중단을 포함한 빠른 대처를 필요로 하므로 임상가의 숙련된 경험과 프로토콜의 유연한 변화를 필요로 한다.

대상자가 만약 금식중이라면 임상가는 평가에 활용할 음식물의 선택에 보다 주의를 기울여야 한다. 점도가 낮은 음식들은 구강에서의 조절이 어렵고 흡인의 유발 가능성이 높아지므로 문제 유발 가능성이 낮은 질감의 몇 가지 음식물만을 가지고 간단히 체크정도만 하고 지나가는 것도 방법일 것이다. 또한 금식이 끝난 후 바로 섭취하는 음식물의 종류도 제한될 것이므로 우선적으로 필요한 음식의 성상만을 평가에 반영해도 될 것이다. 다음은 삼킴장애의 증상이 심하거나 흡인의 위험성이 높다고 판단된 대상자들에게 보다 안전하게 적용할 수 있는 음식물의 예시이다.

(1) **작은 얼음 조각** : 인지기능 손상 또는 주의력 손상이 현저한 대상자들의 경우, 직접삼킴 검사의 시작을 작은 얼음 조각으로 하는 것이 좋을 수 있다. 잘게 부순 얼음 조각을 대상자의 입에 넣어주고 씹은 후 바로 삼키도록 지시한다. 차가운 자극은 강한 감각 자극으로 대상자의 주의를 과제로 향하게 하고 이후 이어지는 음식물의 평가에 대한 집중을 유도할 수 있다. 대상자가 얼음 같은 강한 자극에도 반응하지 못할 경우 다른 질감의 음식물로 추가적인 검사를 진행하기 보다는 재평가 시기를 미루는 것이 좋다.

(2) **묽은 액체** : 대상자가 작은 얼음 조각을 이용한 평가를 통하여 과제에 집중하는 모습이 보여진다면 액체 검사로 넘어갈 수 있다. 인두의 현저한 기능장애로 인하여 삼킴 후 잔여물이 남는 대상자의 경우, 점도가 높은 음식으로 검사를 진행할 경우 인두에 잔여물이 많이 남게 되고 삼킴 후 호흡에 의한 잔여물의 기도흡인이 발생할 수 있다. 신경학적 손상으로 인한 삼킴장애 대상자의 대부분에서 액체를 삼킬 때 기도흡인이 발생하기는 하지만, 액체로 먼저 평가한 후 다음 질감있는 음식으

로 넘어가기 전에 충분하게 기침하도록 하여 회복할 수 있는 시간을 제공한다면 추가적인 정보를 얻을 수 있다.

(3) **걸쭉한 액체** : 대상자가 묽은 액체를 잘 삼키지 못하는 경우, 임상가는 점도의 변화에 따른 차이를 확인하기 위하여 걸쭉한 농도로 평가를 진행할 수 있다. 점도는 삼킴의 생체역학적 및 시간적 특성에 영향을 준다. 이로 인해 음식을 활용한 대부분의 삼킴평가 프로토콜들에는 다양한 농도에 대한 평가가 포함된다.

(4) **퓨레** : 퓨레 농도에는 사과 소스, 과일이나 야채를 이용한 죽, 푸딩, 으깬 감자 등 보다 점성이 높은 음식들이 포함된다. 퓨레 농도의 음식은 구강 내에서 조절이 쉽고, 점성으로 인해 쉽게 흡인이 되지 않는다는 장점이 있다. 하지만 점성이 높아 혀 조절이 원활하지 않은 파킨슨병 환자들은 오히려 씹고 삼키는데 어려움이 있을 수 있고, 구강잔여물이 많이 남을 수 있다는 점들을 염두에 두어야 한다.

(5) **부드럽고 촉촉한 고형식** : 하나의 고정된 성상의 음식은 쉽게 질릴 수 있으므로 삼킴장애 대상자들에게 제공하는 음식물의 밀도 수준은 다양해야 한다. 으깰 수 있는 부드럽고 촉촉한 고형식은 포크나 수저로 쉽게 변형되거나 으깨어지지만 손가락으로 집을 수 있는 질감을 말한다. 여기에는 푹 익힌 당근이나 감자, 또는 잘 익은 바나나 등이 해당한다. 이러한 다양한 밀도의 음식을 활용한 평가를 통해 음식덩이 형성 및 조절에 대한 더 많은 정보를 얻을 수 있다.

(6) **단단한 고형식** : 이 수준의 음식을 먹기 위해서 대상자들은 씹기와 음식덩이 형성 및 조절 능력에서 높은 수준이 요구된다. 음식물을 상부식도조임근을 통과시키기 위해서는 음식덩이의 상당한 변형이 요구되기 때문이다. 이러한 음식물은 또한 반지인두조임근에 손상이 있는 대상자를 구별해 내는데 도움을 줄 수 있다.

각각의 농도와 성상에 대하여 여러 번 평가를 시행하는 것이 중요하다. 가능하다면 각 농도의 음식에 대하여 3회씩 확인하는 것이 추천되지만 임상가는 대상자의 상태를 면밀히 관찰하면서 실제 검사 횟수와 질감의 범위를 결정해야 한다. 구강섭취로 인하여 고통스러워하는 분명한 삼킴장애 증상을 보이는 대상자들의 경우 여러 번의 시도와 다양한 질감의 음식에 대한 검사는 피해야 한다. 그렇지만 특정 질감의 음식덩이에 대하여 단 1회의 검사만을 시행하게 될 경우 위험성을 과다 또는 과소 추정할 수 있는 가능성이 높아진다는 것을 인식하고 있어야 한다.

3) 정형화된 임상평가

음식을 이용한 임상평가는 다양한 음식물을 제공하고 이에 대한 관찰 위주로 진행되는 평가도 있지만, 임상평가의 과정에 대한 통일성과 결과해석에 대한 의료진 간의 의사소통의 용이성을 위하여 정형화된 도구를 활용하는 경우가 많다. 또한 이러한 정형화된 도구의 결과는 추가적 영상검사를 시행하기 위한 강력한 근거로서 활용될 수 있다. 구강인두 삼킴장애의 증상을 감별해 내고, 기도흡인의 위험성이 있는 대상자를 선별하기 위해 다양한 임상검사들이 사용되지만 여기에서는 국내 및 전세계적으로 다빈도로 사용되고 있는 미국언어청각협회삼킴척도(ASHA-NOMS 삼킴척도), 3온스 물 삼킴검사(3-Ounce Water Swallow Test), Gugging Swallowing Screen(GUSS), Toronto Bedside Swallowing Screening Test(TOR-BSST), Mann Assessment of Swallowing Ability(MASA) 등을 위주로 확인하고자 한다.

(1) 미국언어청각협회삼킴척도(American Speech-Language-Hearing Association National Outcomes Measurements System; ASHA-NOMS)

미국언어청각협회(American Speech-Language-Hearing Association)에서 1998년 개발한 이 삼킴척도는 환자의 식사 단계 및 독립 정도까지 모든 정보를 종합하여 임상적으로 판단하는 척도이다. 요구되는 감독의 수준과 식사 수준 모두를 고려하여 1에서 7까지의 수준 중 하나로 평정하며, 1단계는 구강 섭취가 불가능한 상태이며, 7단계는 정상적인 삼킴이 가능한 단계이다. 환자의 현재 식사 수준과 감독의 정도에 대한 자료를 이용하여 등급을 배정한다. [표 3-1]은 ASHA NOMS의 단계별 기준을 정리한 것이다.

(2) 3온스 물 삼킴검사(3-Ounce Water Swallow Test)

3온스(90cc)의 물 한 컵을 중단하지 않고 마시게 하고 그 반응을 보는 검사이다. 비교적 많은 양의 물을 한꺼번에 마시게 되므로 대상자의 선별적인 선택이 중요하다. 대상자의 상태로 인하여 검사를 완료할 수 없거나, 검사 도중 또는 검사 완료 후 1분 이내에 기침, 질식(choking), 또는 젖거나 쉰 소리를 보일 경우 보다 체계적인 검사나 추가적인 영상학적 검사가 필요하다고 판단할 수 있다. 다량의 액체 섭취로 인한 흡인으로 폐질환의 합병증이 유발될 수 있으므로 주의해서 적용한다. 민감도와 특이도에 대한 연구는 대부분 뇌졸중 등의 신경학적 손상 환자에 대하여 이루어졌으며 기도흡인에 대한 검사의 민감도(sensitivity)는 최대 96.5%, 특이도(specificity)는 최저 48.7%로 보고되었다.

(3) Gugging Swallowing Screen(GUSS)

GUSS는 예비조사(간접 삼킴검사)와 직접 삼킴검사의 2단계로 구성된다. 예비조사에서는 각성상태, 자발적 기침, 침 삼키기, 침흘림, 목소리의 변화 등을 확인하며 만점을 받은 경우에만 직접 삼킴검사로 진행이 가능하다. 만점을 받지 못한 경우 VFSS 또는 FEES 등의 심층 검사를 진행하여야 한다.

예비조사 단계 중 목소리 변화 항목의 경우 환자에게 '아'라도 말하도록 요청하거나 짧은 대화를 유도하여, 가글거리거나 젖은 목소리, 쉰 목소리를 나타내는 경우 0점을 부여한다. 또한 환자가 목소리를 낼 수 없는 경

표 3-1 ASHA-NOMS 삼킴척도

단계	기 준
1단계	• 입으로 어떤 것도 안전하게 삼킬 수 없음 • 모든 음식물 섭취와 수분공급(hydration)은 비구강으로만 가능(예, NG tube와 PEG 등)
2단계	• 입으로 음식물 섭취와 수분공급을 안전하게 할 수 없지만, 치료시 농도 조절과 적절한 치료기법 적용을 통하여 구강섭취를 시도할 수 있음 • 음식 섭취의 변형된 방법이 요구됨
3단계	• 입으로 섭취하는 음식물과 수분 공급이 50% 이하이며, 음식 섭취에 변형된 방법이 요구됨 • 보상전략을 지속적으로 사용할 경우 안전하게 삼킬 수 있음 • 식사 제한은 지속적으로 요구됨
4단계	• 안전하게 삼킬 수 있지만 드물게 보상전략의 사용이 요구됨 • 중등도의 식사 제한이 요구됨 • 구강을 통한 영양분과 수분의 공급이 충분치 않아 영양관 섭취 등의 비구강식이가 여전히 요구됨
5단계	• 안전하게 삼킬 수 있으며, 최소한의 식사 제한 필요 • 드물게 보상전략의 사용이 필요할 수 있음 • 모든 영양분과 수분의 섭취는 식사 시간에 구강을 통해서 이루어짐
6단계	• 드물게 최소 수준의 큐가 필요할 수 있으나, 대부분의 음식을 안전하게 독립적으로 먹고 삼킬 수 있음 • 감독 필요 없으며 스스로 안전한 삼킴 가능 • 음식물 섭취가 약간 지연되는 양상을 보일 수 있으며, 특정 음식(팝콘, 땅콩 등)의 제한 필요성이 있을 수 있음
7단계	• 삼킴기능의 저하가 관찰되지 않으며 모든 음식물을 독립적으로 섭취함 • 모든 점도의 액체류를 안전하고 효율적으로 삼킴

표 3-2 GUSS 평가지

1. 예비조사 / 간접 삼킴검사

	YES	NO
각성상태(환자는 적어도 15분은 의식이 명료해야 한다)	1 □	0 □
기침(자발적 기침) 또는 목소리 가다듬기(throat clearing) (환자는 기침이나 목소리 가다듬기를 두 번은 할 수 있다)	1 □	0 □
침 삼키기 • 성공적으로 삼킴	1 □	0 □
• 침흘림(Drooling)	0 □	1 □
• 목소리 변화(쉰목소리, 가래 낀 목소리, 가냘픈 목소리, 거글거리는 소리, 침 삼킴 후 사레들림)	0 □	1 □
합계	(/5)	
	1–4 = 심층 검사[1] 5 = 직접삼킴 검사 시행	

2. **직접 삼킴검사**(재료 : 물, 납작한 찻수저, 점도증진제, 빵)

시행 순서	1 →	2 →	3 →
	반고형식*	액체**	고형식***
삼킴(deglutition) • 삼킴이 불가능 • 삼킴이 지연됨 (>2초) (고형식>10초) • 삼킴 잘함	0 □ 1 □ 2 □	0 □ 1 □ 2 □	0 □ 1 □ 2 □
기침(비자발적) (삼킴 전, 중간, 후 – 검사 후 3분까지) • 예 • 아니오	0 □ 1 □	0 □ 1 □	0 □ 1 □
침흘림 • 예 • 아니오	0 □ 1 □	0 □ 1 □	0 □ 1 □
목소리 변화 (삼킴 전과 후 환자의 "아~" 소리를 들을 것) • 예 • 아니오	0 □ 1 □	0 □ 1 □	0 □ 1 □
합계	(/5)	(/5)	(/5)
	1–4 = 심층 검사[1] 5 = 액체검사 진행	1–4 = 심층 검사[1] 5 = 고형식검사 진행	1–4 = 심층 검사[1] 5 = 정상
합계 : (간접 삼킴검사 + 직접 삼킴검사)	(/20)		

(Trapl 등, 2007)

* 물과 점도증진제를 섞어 찻수저의 ⅓~½ 정도 시행 (푸딩점도). 아무런 증상이 없다면 3~5 스푼 시도, 5회 시행 후 평가
** 3,5,10,20ml 물로 시행, 아무런 증상이 없을 경우 물 50ml 시행. 기준 중 하나라도 이상이 발견될 경우 검사 중단
*** 임상 검사시 : 마른 빵 사용
[1] 심층검사는 도구적 검사를 이용 : VFES, FEES

우 청진기를 목 부위에 대고 호흡음을 체크하여 호흡도중 젖은 목소리가 들리면 0점을 부여한다.

직접 삼킴검사에서는 반고형식-액체-고형식 순으로 음식을 제공하며 삼킴의 질, 삼킴 전/중/후 유발되는 반사적 기침, 침흘림, 목소리의 변화 등을 확인한다. 각 단계에서 만점을 받은 경우에만 다음 식사단계로 이동하고, 그렇지 않은 경우엔 검사를 중단하고 심층 검사를 시행한다. 직접 삼킴검사의 첫번째 단계인 반고형식은 푸딩점도로 물과 점도증진제를 섞어 시행한다. 처음에는 찻수저의 ⅓~½ 정도 먹게하여 아무런 증상이 없다면 3~5 스푼을 시도해 본다. 5회 시행 후 평가결과를 기록한다. 반고형식의 삼킴에서 5점을 획득하였다면 액체검사를 시행한다.

액체검사에서는 물 3, 5, 10, 20ml 를 삼키게 하면서 반응을 본다. 만약 아무런 흡인증상이 없을 경우 물 50ml 시행하도록 한다. 채점기준 항목 중 하나라도 이상이 발견될 경우 검사를 중단하도록 하고 5점을 획득하였다면 다음 검사인 고형식을 진행한다. 검사재료는 마른 빵을 사용하고 채점기준 항목 중 하나라도 이상이 발견될 경우 검사를 중단하도록 하고 점수를 기록하며 총점이 계산된다(표 3-2).

총점 20점 만점으로 구성되어 있으며 0-14점은 기도흡인의 위험이 있는 것으로 판단, 15-19점은 기도흡인의 위험이 낮은 것으로 판단한다(표 3-3). 뇌졸중 환자를 대상으로 광섬유내시경삼킴검사(FEES)와 비교한 결과 기도흡인에 대한 민감도는 100%, 특이도는 50-69%로 보고되었다. 국내 연구에서는 민감도 90.9%, 특이도 69.2%로 확인되었다.

최근에는 중환자실 환자들의 삽관제거 이후 삼킴기능 확인을 위한 임상선별검사로서 GUSS-ICU도 개발된 바 있다(표 3-4). GUSS-ICU는 예비검사를 통하여 6점, 직접 삼킴검사를 통하여 4점을 부여하고, 총 10점 만점에 점수가 높을수록 삼킴기능이 높은 것으로 판단한다. 광섬유내시경삼킴검사(FEES)와 비교한 GUSS-ICU의 민감도는 91.7-94.4%, 특이도는 88.9-667%로 조사되었다. GUSS-ICU는 24시간 이상 기관삽관을 한 모든 환자에게 권장되며, 삽관 제거 후에는 1시간 경과 후에 실시하도록 권고된다. 각 단계의 직접 삼킴검사를

표 3-3 GUSS 결과 해석

GUSS 결과		중증도 코드	시도해 볼 수 있는 음식
20	반고형식, 액체류, 고형식 통과	삼킴장애 없음 또는 경미한 수준	• 정상식 • 액체(처음 시도할 때는 감독하에 섭취)
15-19	반고형식, 액체류 통과	흡인 가능성이 낮은 경도의 삼킴장애	• 연하보조식(퓨레식 또는 부드러운 고형식) • 음류 : 매우 천천히 한모금씩 섭취 • 기구적 검사 의뢰 필요함 • 삼킴장애 재활치료 필요함
10-14	반고형식만 통과	흡인가능성 있는 중등도 삼킴장애	• 연하보조식 시작할 수 있음(이유식과 같은 반고형식) • 보조적으로 경관급식이 제공될 수 있음 • 음료 : 모든 음료에 점도증진제 첨가 • 약 : 가루형태로 변형하여 점도있는 액체에 타서 섭취 • 기구적 검사 의뢰 필요함 • 삼킴장애 재활치료 필요함
0-9	예비검사에서 통과하지 못했거나 반고형식 실패	흡인 가능성 높은 중증 삼킴장애	• 구강섭식 제한 • 기구적 검사 의뢰 필요함 • 삼킴장애 재활치료 필요함

(Trapl 등, 2007)

표 3-4 GUSS ICU 평가지

1. 예비조사 / 간접 삼킴검사			2. 직접 삼킴검사(4항목)		
	YES	NO	예비검사에서 6점 획득한 경우 직접 삼킴검사 진행	통과	실패
진정평가(RASS) 0~+2	1☐	0☐	1. 반고형식 (점도증진 액체(IDDSI 3단계), 3-5티스푼 제공	1	0
협착음(stridor) 존재	0☐	1☐	2. 액체 IDDSI 0단계의 물 3, 5, 10, 20, 50ml 제공	1	0
효율적 기침 및 목 가다듬기	1☐	0☐	3. 고형식 빵 조각(1.5 x 1.5cm) 제공	1	0
침 삼키기 가능	1☐	0☐	4. 액체류와 고형식 빵 조각(1.5 x 1.5cm) 제공 및 씹는 중간 시점에 한모금의 물 제공	1	0
침흘림	0☐	1☐			
삼킴 후 목소리 변화	0☐	1☐	합계(/4)		0
합계(/6)			총합계예비조사 점수 + 직접삼킴 검사 (/10)		

(Troll 등, 2023)

진행하는 동안 흡인/침습의 증상이 관찰된다면 즉시 평가를 중단한다.

(4) Toronto Bedside Swallowing Screening Test (TOR-BSST)

물 삼킴 전 검사, 물 섭취 검사, 물 삼킴 후 검사의 3영역으로 구성된다(표 3-5). 물 마시기 전 검사에는 목소리의 질 확인, 혀의 움직임 확인, 후인두벽 감각 검사를 시행하며, 물 섭취 검사는 5ml(1 티스푼)의 물을 10회 삼키도록 하는 검사와 컵에 들어있는 물을 자유롭게 마시기, 물 삼킴시 침흘림 여부의 항목으로 구성된다. 물 삼킴 후 검사는 물 마시기 검사 후 1분간 기다린 후 "아-" 소리를 내도록 하여 목소리의 질을 판단한다.

물 삼킴 전 검사와 물 삼킴 후 검사의 각 항목은 정상/비정상/평가불가로 기록한다. 물 섭취 검사는 삼킴 중/삼킴 후 기침과 삼킴 후 목소리 변화의 여부를 확인하여 기록한다. 전체 평가의 결과는 전 항목 중 1개 이상의 비정상 결과가 나온 경우 실패(fail)로, 전 항목 모두 정상으로 나온 경우 통과(pass)로 해석한다. 평가자 간 신뢰도는 92%, 기도흡인 확인에 대한 민감도는 91.3%, 특이도는 66.7%로 보고되었다. 이 도구를 사용하기 위해서는 4시간 가량의 온라인 교육 이수를 필요로 한다.

(5) Mann Assessment of Swallowing Ability (MASA)

MASA는 구강인두 삼킴장애의 평가를 위한 포괄적 임상평가도구로서 삼킴기능과 관련된 3개의 요소들로 구성되어 있다(1. 삼킴의 구강운동/감각요소와 선행 기술들, 2. 삼킴의 기능적 평가, 3. 식사 추천과 정상적 삼킴기능에 대한 예측위험도 평가). 이를 평가하기 위하여 24개의 임상적 항목들이 정상삼킴의 단계에 따른 순서로 구성되어 있다(표 3-6). 소요시간은 중등도 삼킴장애 환자의 경우 15-20분 정도이며 항목별로 정량적인 평가가 가능하게 구성되어 총점에 따라 삼킴장애 및 기도흡인을 예측하고, 적절한 식사를 추천할 수 있도록 한다. 각 항목들은 점수화 척도로 구성되어 있어 시간의 경과에 따라 환자 개인의 상태 변화를 비교하거나 환자들 간에 삼킴장애의 정도에 대한 비교를 가능하게 해준다. 24개 문항에 대한 평가가 완료된 후 대상자의 삼킴기능에 대한 전반적인 인상을 바탕으로 기도흡인 및 삼킴장애에 대한 주관적 판단과 적절한 식사를 추천을 할 수 있도록 되어 있다.

MASA를 구성하는 24개 평가 항목은 다음과 같다; 각성 수준, 협조, 청각적 이해, 호흡기계의 상태, 삼킴에 대한 호흡률, 언어상실증, 협동운동 장애, 마비말장애, 침 관리, 입술 다물기, 혀의 움직임, 혀 근력, 혀 협

표 3-5 TOR-BSST

Toronto Bedside Swallowing Screening Test

A) 물 삼킴 전 검사

1. 환자에게 "아" 소리를 내도록 하고 목소리의 질 평가	□ 정상	□ 비정상	□ 평가불가 ________
2. 환자에게 혀를 밖으로 내밀도록 하고 좌우로 움직이도록 함	□ 정상	□ 비정상	□ 평가불가 ________
3. 목 안쪽 후인두벽의 양측을 자극하고 환자가 감각을 느끼는지 확인	□ 정상	□ 비정상	□ 평가불가 ________

B) 물 섭취 검사

환자가 바른 자세로 앉아있는 상태에서 컵에 들어있는 액체를 5ml(티스푼 하나)씩 10회 먹도록 함. 각각의 먹을 때 마다 "아" 소리를 내도록 환자에게 시킴. 만약 기침이나 목소리의 변화가 감지될 경우 아래표에 부적절로 체크하고 검사를 중단함. 환자의 안전에 대한 의심으로 인하여 검사자가 검사를 중단할 경우 검사 중단에 체크하고 이유를 기록함

삼킴 시도	삼킴 중-후 기침	삼킴 후 젖은 목소리	검사 중단
삼킴 1	□	□	□ ________
삼킴 2	□	□	□ ________
삼킴 3	□	□	□ ________
삼킴 4	□	□	□ ________
삼킴 5	□	□	□ ________
삼킴 6	□	□	□ ________
삼킴 7	□	□	□ ________
삼킴 8	□	□	□ ________
삼킴 9	□	□	□ ________
삼킴 10	□	□	□ ________
컵의 물 마시기	□	□	□ ________
물 마시는 동안 Drooling 여부			□

C) 물 삼킴 후 검사(물 섭취 후 1분 후 검사)

환자에게 다시 "아" 소리를 내도록 하고 목소리의 질 평가	□ 정상	□ 비정상	□ 평가불가 ________

D) 결과

□ 통과(비정상 항목 없음)	□ 실패(하나 이상의 비정상 항목)

※만약 실패할 경우 치료사에게 의뢰함

TOR-BSST©. https://swallowinglab.com/tor-bsst/.

표 3-6 Mann Assessment of Swallowing Ability (MASA)

평가항목	관련 평가 내용
1. 각성수준	환경 및 자신에 대한 일반적인 인식, 자극에 대한 반응 등
2. 협조	주의를 기울일 수 있으며 활동 내에서 상호작용 여부
3. 청각적 이해	기본적인 언어적 의사소통을 이해할 수 있는 능력
4. 호흡	호흡기계 / 폐의 상태
5. 삼킴-호흡률	호흡과 삼킴의 협응
6. 언어상실증	다양한 언어기능 손상 여부: 말하기, 듣기, 읽기, 쓰기
7. 협동운동장애	의지적으로 말하는 것과 근육 기능, 자세 잡거나 움직임 조직화 능력
8. 마비말장애	말과 관련된 근육의 조절 장애로 인한 발음장애
9. 침	침을 관리할 수 있는 능력
10. 입술 다물기	입술의 움직임과 닫힘을 조절할 수 있는 능력
11. 혀 움직임	혀의 앞쪽과 뒤쪽에서의 가동성
12. 혀 근력	저항에 대한 혀의 양쪽 근력
13. 혀 협응	순차적인 반복 활동 또는 말을 하는 동안 혀의 움직임 조절 능력
14. 구강 준비	음식을 잘게 부수고, 침과 섞어 응집력 있는 음식덩이 형성 능력
15. 구역반사	해로운 자극에 대한 반응으로 유발되는 반사적 운동 반응
16. 입천장	반사작용과 말할 때의 물렁입천장 기능
17. 음식덩이 이동	구강 내에서 음식덩이를 효율적으로 움직이는 능력
18. 구강통과	음식덩이가 삼켜지기 위해 이동해 아래턱뼈 아래쪽 모서리에 도달할 때까지 소요되는 시간
19. 기침반사	자극에 대한 반응으로 나타나는 반사적 기침
20. 자발적 기침	지시에 따른 기침 반응
21. 목소리	목소리의 질에 초점을 맞춘 후두 기능 평가
22. 기관절개관	폐의 환기를 보조하고 기관지 분비물을 제거하기 위한 기관절개관 유무
23. 인두기	음식덩이가 인두를 지나 반지인두조임근을 통과할 때까지 인두기능 유지
24. 인두반응	인두에서의 음식덩이 조절 및 그에 대한 반응 조절

(Giselle Mann, 2002)

응, 구강 준비능력, 구역반사, 물렁입천장 기능, 구강 내 음식덩이 조절능력, 구강통과시간, 기침반사, 자발적 기침, 목소리의 질, 기관절개관 유무, 인두기, 인두반응

각 항목은 중요성 및 기능 수준에 따라 1~5, 1~10, 2~10 등 다양한 형태로 평정된다. 200점 만점으로 점수가 높을수록 삼킴기능이 온전함을 나타내며 점수별로 삼킴장애 및 기도 흡인에 대한 민감도와 특이도가

표 3-7 MASA 단축형(MMASA)

Modified Mann Assessment of Swallowing Ability (MMASA)
지침 : 각 지표에 대해 가장 적절한 임상 결과를 표기하시오. 각 지표에 점수를 더하여 총 점수를 계산하시오. 마지막 항목(물 마시기)은 점수에 추가하지 마시오.

지표	임상 결과 (점수)				
각성도	2	5	8		10
	지시에 반응 없음	깨우기가 힘듬	변동이 있음		각성됨
협조	2	5	8		10
	협조 안됨	저항함	변동 있음		협조됨
청각적 이해	2	4	6	8	10
	반응 없음	큐에 때때로 반응함	반복하면 간단한 대화 따라함	약간의 어려움이 있지만 일상대화 가능	정상
호흡	2	4	6	8	10
	호흡기 감염으로 인해 흡입 필요 / 인공호흡기 의존	거친 마찰음 / 호흡재활치료	맑은 마찰음	상기도 가래	정상
언어장애	1	2	3	4	5
	평가 불가	기능적 말소리 없음/ 한단어	제한되지만 짧은 구문/ 단어로 자기표현 가능	단어를 찾거나 생각을 표현하는 데 조금 어려움	정상
마비말장애	1	2	3	4	5
	평가 불가	이해할 수 없는 말	이해는 되나 분명한 결함이 있는 말	때때로 말더듬이나 머뭇거림이 있음	정상
타액	1	2	3	4	5
	줄줄 흘림	가끔 지속적으로 흘림	가끔 흘림	거품같이 뱉음	정상
입천장	2	4	6	8	10
	움직임이 전혀 없거나 올라가지 않음	움직임이 적고 코안으로 역류가 있으며 공기가 샘	한쪽이 약함	약간의 비대칭 움직임	정상
혀 움직임	2	4	6	8	10
	움직이지 않음	약간 움직임	완전하지 못한 움직임	움직임 약간 저하됨	정상
혀 세기	2	5	8		10
	전반적으로 약함	한쪽만 약함	조금 약함		정상
구역반사	1	2	3	4	5
	없음	한쪽 없음	한쪽 감소	양쪽 감소	정상
자발적 기침	2	5	8		10
	안됨	부적절한 시도	약한 기침		정상
선택 항목 (3온스 물 삼키기)	2	5	8		10
	심한 기침/젖은 목소리	중간정도 기침/젖은 목소리	약한 기침/젖은 목소리		정상
총점					

https://pbrainmd.wordpress.com/wp-content/uploads/2020/09/modified-mann-assessment.pdf

제시되어 있다. MASA의 빠른 적용을 위해 12항목으로 간소화시킨 MMASA를 사용하는 경우도 있다. 선별도구로서 활용하기 MMASA의 경우 절단점 95점을 기준으로 95점 이상인 경우는 구강식이로 전환하고, 95점 미만인 경우 추가적인 평가 및 치료를 시행할 것을 권고하고 있다(표 3-7).

(6) 임상삼킴척도(Clinical Dysphagia Scale; CDS)

임상삼킴척도(Clinical Dysphagia Scale; CDS)는 Han 등에 의하여 1998년에 개발된 척도이며 2011년에 일부 항목이 개정되었다(표 3-8). 삼킴장애는 뇌졸중 후 흔히 발생하며 흡인성 폐렴, 영양장애, 패혈증 등 심각한 합병증으로 이어져, 기능회복의 지연과 사망까지 초래할 수 있다는 임상적 중요성에 근거하여 뇌졸중 환자에서 발생한 삼킴장애를 선별할 목적으로 개발되었다. CDS는 VFSS 검사상 흡인 여부를 기준으로 개별 임상 소견의 대응비를 구한 후 이 대응비에 근거한 상대적 가중치를, 흡인의 위험을 유의하게 높이는 각 임상 소견 항목에 부여하여 총 100점으로 만든 정량적 평가 척도이다. 점수에 대한 해석은 척도의 점수가 높을수록 삼킴장애가 심하다는 것을 의미한다.

표 3-8 임상삼킴척도(CDS)

항목	기준	점수
병변	뇌줄기외의 병변(Non-stem lesion) 뇌줄기 병변(Stem lesion) 뇌졸중 이외 병변(Non-stroke etiology)	0 5 5
기관절개관 유무	없음 있음	0 25
1주간 흡인 여부	없음 있음 1주간 구강섭취를 시도하지 않음	0 10 10
입술의 폐쇄	충분 불충분 안됨	0 2 4
씹기	충분 불충분 안됨	0 4 8
혀 내밀기	충분 불충분 안됨	0 4 8
후두 상승	충분 불충분 안됨	0 5 10
기침 반사	없음 있음	0 30
총점		100

(정세희 등, 2005)

(7) Eating Assessment Tool(EAT-10)

EAT-10은 Belafsky 등(2008)이 개발하고 국내의 노동경 등(2022)이 한국판으로 번안한 자기기입식 삼킴장애 임상 평가도구이다. 삼킴장애 증상을 스스로 평가하여 초기 심각도를 추정하고 치료에 대한 반응으로 삼킴장애 증상의 변화를 모니터링하기 위해 적용할 수 있다. EAT-10은 총 10문항으로 각 항목에는 삼키는 데 어려움을 겪는 환자에게 문제가 될 수 있는 부분의 설명이 포함되어 있다(표 3-9).

각 설문 문항은 '0점'(문제없음)에서 '4점'(심각한 문제)까지 5점 척도로 평가된다. 총 점수 범위는 0-40점까지이며 원점수가 높을수록 삼킴장애가 심한 것을 의미한다. 항목 등급은 총점으로 합산되며 총점 '3점' 이상은 비정상으로 간주하여 삼킴장애의 정도를 측정한다. EAT-10은 스웨덴어, 프랑스어, 한국어 등으로 번안되었으며 검사-재검사 신뢰도는 .90~.99, 내적일치도는 .99~.95에 이른다.

(8) 기능적 구강섭취척도(Functional Oral Intake Scale; FOIS)

Crary 등에 의해 개발된 FOIS는 삼킴의 문제를 보이는 대상자들에게 야기되는 기능적 제한 정도를 평가하는 도구이다(표 3-10). 이 척도는 대상자의 구강섭취 수준에 따라 1~7단계로 구분하며, 숫자가 높아질수록

표 3-9 Eating Assessment Tool(EAT-10)

항목	세부 질문
1	삼킴 문제 때문에 체중이 감소하였다.
2	삼킴 문제로 인해 외식하는 것이 꺼려진다.
3	액체류를 삼킬 때 더 많은 노력이 필요하다(예: 빨대 등 기구사용, 소량씩 섭취).
4	고형식(예: 밥, 과자, 씹는 음식)을 삼킬 때 더 힘이 든다.
5	알약을 삼킬 때 더 힘이 든다.
6	삼키는 것이 불편하고 힘들다.
7	삼킴 문제로 인해서 먹는 즐거움이 감소했다.
8	음식물을 삼킬 때 목에 걸리는 것 같다.
9	음식을 먹을 때 기침이 난다.
10	음식물을 삼킬 때 스트레스를 받는다.

(노동경, 2021)

표 3-10 기능적 구강섭취척도(Functional Oral Intake Scale; FOIS)

구분	세부 내용
1단계	입으로 전혀 먹지 못함
2단계	튜브식이에 의존함, 음식과 음료에 최소한의 시도만 있음
3단계	튜브식이에 의존함, 음식과 음료의 일정량을 섭취함
4단계	전량 입으로 먹음, 한 가지 농도의 음식만 가능함
5단계	전량 입으로 먹음, 다양한 농도의 음식을 먹을 수 있으나 특수한 준비 또는 보상이 요구됨
6단계	전량 입으로 먹음, 다양한 농도의 음식을 먹을 수 있고 특수한 준비를 할 필요가 없으나 특별한 음식에 제한이 있거나 보상이 요구됨
7단계	전량 입으로 먹음, 제한되는 것이 없음

(Crary 등, 2005)

보다 정상에 가깝다는 것을 의미한다. 1~3단계는 튜브 섭취(tube feeding) 단계이며, 4~6단계는 구강으로 음식을 섭취할 수 있는 단계로 구분된다. FOIS의 평자자 간 신뢰도는 .86~.90이다. 이 척도는 성인에게 사용할 수 있도록 설계되었으나, 성인과 동일한 식사를 하는 2세 이상)의 아동에게도 적용가능하다. 또한 미숙한 빨기 또는 섭식 과도기의 영유아를 평가하기 위하여 최소 1점에서 최대 6점으로 구성된 수정본이 개발되어 있다.

확인문제

1. 환자나 돌봄제공자를 대상으로 한 면담을 통해 얻을 수 있는 정보들을 나열하세요.

2. 전반적 임상평가의 요소를 설명하세요.

3. 삼킴과 관련한 호흡기능의 변화를 설명하세요.

4. 음식물을 이용한 임상평가를 진행할 때 사용 가능한 음식의 종류를 설명하세요.

5. ASHA-NOMS 삼킴 단계를 설명하세요.

6. GUSS 검사시 직접 삼킴검사를 시행할 수 있는 조건을 설명하세요.

참고문헌

노동경. (2021). 한국어판 Eating Assessment Tool (EAT-10) 의 타당도 및 신뢰도: 뇌졸중 환자의 흡인 위험 예측: Validity & Reliability of Korean-version of Eating Assessment Tool (EAT-10): Predicting the risk of aspiration in stroke patient.

정세희, 이건재, 홍준범, & 한태륜. (2005). 비디오 투시 연하 검사에 근거한 연하곤란 임상 척도의 타당도 평가. 대한재활의학회지. 29(4), 343-348.

American Speech-Language-Hearing Association. (1990). Knowledge and skills needed by speech-language pathologists providing services to dysphagic patients/clients. ASHA, 32, 7-12.

American Speech-Language-Hearing Association. (1992). Instrumental diagnostic procedures for swallowing. ASHA, 34, 25-33.

Belafsky, P. C., Mouadeb, D. A., Rees, C. J, Pryor, J. C, Postma, G. N., & Allen, J. Leonard. (2008). Validity and reliability of the Eating Assessment Tool (EAT-10). *Annals of Otology, Rhinology & Laryngology.* 117(12), 919–924.

Crary, M. A., Mann, G. D. C., & Groher, M. E. (2005). Initial psychometric assessment of a functional oral intake scale for dysphagia in stroke patients. Archives of physical medicine and rehabilitation, 86(8), 1516-1520.

Giselle Mann. (2002). MASA: The Mann Assessment of Swallowing Ability (Dysphagia Series) 1st ed. Singular

In R. L. Carrau, T., Murry, R. J. Howell. (Eds.), (2016). Comprehensive management of swallowing disorders. CA: Plural Publishing.

Linden, P., Kuhlemeier, K. V., & Patterson, C. (1993). The probability of correctly predicting subglottic penetration from clinical observations. Dysphagia, 8, 170-179.

Linden, P., & Siebens, A. A. (1983). Dysphagia: Predicting laryngeal penetration. Arch Phys Med Rehabil, 64, 281-284.

Logemann, J. A. (1995). Dysphagia: Evaluation and treatment.Folia Phoniatr Logop, 47, 140-164.

Logemann, J. A. (1998). Evaluation and Treatment of Swallowing Disorders, 2nd ed.Pro-Ed, Austin, TX.

Lundy, D. S., Smith, C., Colangelo, L., Sullivan, P. A., Logemann, J. A., Lazarus, C. L., et al. (1999). Aspiration: Cause and implications. Otolaryngol Head Neck Surg, 120, 474-478.

Mari, F., Matei, M., Ceravolo, M. G., Pisani, A., Montesi, A., & Provinciali, L. (1997). Predictive value of clinical indices in detecting aspiration in patients with neurological disorders. J Neurol Neurosurg Psychiatry, 63, 456-460.

Martino, R., Silver, F., Teasell, R., Bayley, M., Nicholson, G., Streiner, D. L., & Diamant, N. E. (2009). The toronto bedside swallowing screening test (TOR-BSST) development and validation of a dysphagia screening tool for patients with stroke. Stroke, 40(2), 555-561.

McCullough, G. H., Wertz, R. T., Rosenbek, J. C., & Dinneen, C. (1999). Clinicians' preferences and practices in conducting clinical/bedside and videofluoroscopic swallowing examination in an adult, neurogenic population. Am J Speech Lang Pathol, 8, 149-163.

Miller, R. M. (1992). Clinical examination for dysphagia. In: Groher, ME, eds. Dysphagia: Diagnosis and Management, 2nd ed.Butterworth-Heinemann, Boston.

Smith, C. H., Logemann, J. A., Colangelo, L. A., Rademaker, A. W., & Pauloski, B. R. (1999). Incidence and patient characteristics associated with silent aspiration in the acute care setting. Dysphagia, 14, 1-7.

Trapl, M., Enderle, P., Nowotny, M., Teuschl, Y., Matz, K., Dachenhausen, A., & Brainin, M. (2007). Dysphagia bedside screening for acute-stroke patients: the Gugging Swallowing Screen. Stroke, 38(11), 2948-2952. https://pbrainmd.wordpress.com/wp-content/uploads/2020/09/modified-mann-assessment.pdf

Troll, C., Trapl-Grundschober, M., Teuschl, Y. et al. (2023). A bedside swallowing screen for the identification of post-extubation dysphagia on the intensive care unit - validation of the Gugging Swallowing Screen (GUSS)—ICU. BMC Anesthesiol 23, 122.

TOR-BSST©. https://swallowinglab.com/tor-bsst/.

2 제2장

기구를 이용한 영상평가

삼킴장애를 평가하는 영상학적 방법에는 비디오투시삼킴검사(Videofluoroscopic Swallowing Study; VFSS)/수정된 바륨삼킴검사(Modified Barium Swallowing Study; MBS), 광섬유내시경삼킴검사(Fiberoptic Endoscopic Evaluation of Swallowing; FEES), 초음파검사, 섬광조영검사(Somatostatin Receptor Scintigraphy), 식도내압검사(mamometry), 전산화단층촬영(CT) 등이 있다. 이러한 검사들은 육안으로는 관찰되지 않는 인두 및 후두를 직 · 간접적으로 들여다보는 기능을 통하여 음식물의 이동과 흡인 여부, 삼킴장애 증상의 원인 및 양상을 정확하게 판단할 수 있도록 도움을 준다. 본 장에서는 기구를 이용한 대표적 영상검사인 VFSS 및 FEES에 대해 보다 자세히 알아보고자 한다.

1 비디오투시삼킴검사 (Videofluoroscopic Swallowing Study; VFSS)

비디오투시삼킴검사(VFSS)는 검사에 사용되는 방사선 조영제의 이름을 붙여 수정된 바륨삼킴검사(modified barium swallow study; MBS)라고도 한다. 방사선 비투과 용액인 바륨을 사용하여 삼킴과정을 투시 촬영하여 음식덩이의 이동 및 삼킴과 관련한 구조물들의 움직임을 컴퓨터 영상으로 기록하는 방사선적 촬영기법이다. 치료사는 VFSS를 통하여 삼킴장애 대상자의 구강구조 및 턱과 혀의 움직임, 구강단계와 인두단계의 통과시간, 구강단계에서의 음식의 진행상태, 후두개계곡과 조롱박오목에 남아있는 음식의 유무와 양, 흡인여부 및 흡인의 원인 등을 확인할 수 있다.

VFSS는 삼킴장애가 구강단계에만 있지 않고 인두장애가 의심될 때나, 임상평가와 식사시에 흡인이 발견되었거나 의심될 때, 삼킴 치료 후의 호전에 대해 증거를 필요로 할 때에 중요한 정보를 제공할 수 있다. VFSS를 통해 구강과 인두단계에서의 삼킴 속도를 측정하고 삼킴의 효율성을 확인할 수 있다. 또한 구강, 인두, 후두구조의 움직임 양상을 묘사하고 기도흡인의 여부를 확인하고, 흡인이 언제, 왜, 어떻게 일어나는지 관찰할 수 있다. 더하여 보상전략과 재활치료 기법의 효과를 결정할 수도 있게 한다.

VFSS는 삼킴장애 진단에서 구강과 인두 및 상부 소화기관의 삼킴작용을 관찰하는데 가장 유용한 방법으로 활용되며, 검사방법이 간단하여 삼킴장애 평가에 널리 사용되고 있다. VFSS로 전체적인 음식 섭취 과정과 안전도를 검사할 수 있으며 자세의 교정이나 음식의 농도 혹은 양의 조절 같은 보상적 방법이 흡인을 줄이고 방지하는데 얼마나 도움이 되는지 직접 대상자나 돌봄 제공자에게 보여줄 수도 있다. 이러한 방법으로 각 대상자에게 가장 적절한 치료방법을 처방하고 적용하며 필요에 따라 음식을 변형하여 줄 수 있다.

VFSS는 일반적으로 처음에는 1~2㎖의 소량의 액체 바륨으로 시도해 볼 수 있는데, 이것은 구강과 인두단계 장애로 인해 흡인이 발생했을 경우 가능한 위험성을 낮추기 위해서이다. 삼킴장애가 있는 대상자의 경우 음식에 따라 다른 양상을 보일 수 있기 때문에 가능하다면 액체, 점도가 높은 음식, 씹기가 필요한 단단한 음식 등 적어도 3가지 이상의 음식을 이용하여 평가한다.

VFSS로 삼킴 시 나타나는 구강, 인두, 후두 구조물들의 부적절한 움직임과 바륨조영제의 이동을 보고 음식덩이의 고임이나 움직임의 이상을 확인한다. 구강단계에서는 음식 조절 능력을 반영하는 입술폐쇄, 음식덩이 형성, 씹기, 혀의 움직임에 대한 이상 유무 등에 대해서 관찰하고 인두단계에서는 후두폐쇄, 삼킴반사 이상 유무, 후두상승, 후두덮개 움직임, 구강 및 코쪽으로의 역류, 후두 침습시 음식의 도달 깊이, 삼킴반사 이전이나 삼킴반사 도중 또는 이후에 음식의 후두 침습 빈도 등을 관찰한다. 식도단계에서는 상하부 식도조임근의 수축 및 이완 기능, 식도꿈틀운동(peristalsis) 장애와 식도와 기도 사이의 누공이 형성되어 있는지도 관찰해야 한다.

VFSS를 통하여 기도흡인의 예측지표인 인두 통과시간의 지연, 후두개계곡 및 조롱박오목의 잔여물 여부, 인두 잔여물의 양 등을 명확히 확인할 수 있다(그림 3-4). 하지만 VFSS는 흡인의 가능성이 있는 대상자들을 선별해 내는 도구 중 하나일 뿐, 실제 환경이 아닌 검사실에서 시행되는 검사이기 때문에 실제 상황에서 환자의 수행력과 차이가 있을 수 있다. 또한 체계화된 검사와 바른 자세에서 진행되는 검사이기 때문에 실제 병상에 올라가서 식사를 할 때의 삼킴 양상은 달라질 수 있음을 염두해야 한다. 그러므로 VFSS 검사와 임상에서의 기능 검사를 통합한 종합적인 평가가 필요하다. 또한 VFSS를 모든 삼킴장애 대상자에게 적용할 수 있는 것은 아니며 의식수준이 낮거나 인지기능이 감소된 대상자, 자발적인 입벌림이 이루어지지 않는 대상자, 자세유지와 지구력 등의 검사를 수행하기 위한 신체적 능력이 따르지 않는 대상자들의 경우에는 적합하지 않다.

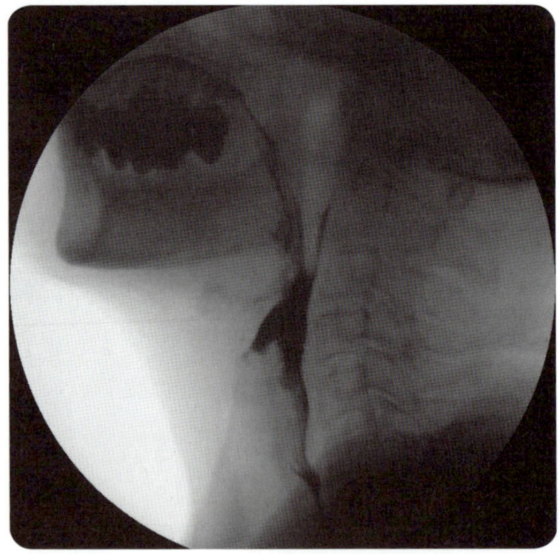

그림 3-4 VFSS를 통한 측면 촬영상

VFSS 영상을 통하여 삼킴 후 인두 잔여물의 위치와 양 및 침습(penetration)이 일어나고 있음을 확인할 수 있다.

1) VFSS를 위한 장비와 도구

VFSS 평가를 위해서는 방사선투시장비, 영상을 볼 수 있는 모니터, 평가기록 용지가 필요하며, 영상은 추후 검토 및 의료기록 보존을 위하여 녹화되어야만 한다. 과거에는 비디오녹화기로 녹화하였으나 현재는 PC에서 출력가능한 데이터 파일로 저장하는 것이 일반적이다. 방사선투시장비는 대부분의 방사선과에 비치된 표준화된 도구를 사용한다. 수술을 위한 이동형 투시장비인 C-arm이라는 장비도 많이 활용되는데, 이는 고정형 VFSS 장비보다 방사선을 적게 배출시킨다고 보고되어 있다. C-arm의 장점은 환자가 앉은 자세일 때도 방사선 투사기 사이에 보다 넓은 공간이 확보되어 매우 유동성 있게 사용할 수 있다. 또한 C-arm은 다른 방사선 기구에 비하여 낮은 위치에 위치시킬 수 있으므로 키가 작은 사람들의 구강과 인두 관찰에 보다 용이하다.

그 외의 영상기록장치는 1초당 30프레임 이상을 녹화할 수 있어야 음식덩이의 끊김없는 이동을 관찰할 수 있으며, 화질을 크게 저하시키지 않으면서 적은 용량을 차지하는 파일 형태로 녹화하는 것이 많은 데이터의 효율적 수집을 위해 중요하다. 녹화된 영상을 통하여 구강준비단계의 시간, 구강통과시간(oral transit time), 인두단계 삼킴유발시간(swallowing trigger time), 인두통과시간(pharyngeal transit time), 상부식도조임근이 열리는 시간 등을 알 수 있다. 검사기기에 마이크를 부착하면 영상을 재생시킬 때 함께 녹취된 소리를 통해서 어떤 음식을 먹고 있는지, 검사자가 어떤 지시를 하는지, 검사과정 중의 문제점을 알 수도 있다.

2) VFSS를 위한 준비물

바륨 파우더나 원액을 물과 섞은 액체, 바륨을 섞은 푸딩이나 사과소스와 같은 퓨레, 바륨을 바른 작은 빵조각이나 크래커 등의 고형 음식 등 바륨을 바른 여러 가지 음식들이 준비된다. 또한 얼음 한 컵과 후두경, 대상자가 약을 삼킬 수 있는지 평가하기 위한 바륨 캡슐, 숟가락, 주입물질의 양을 정확히 측정하기 위한 10~20cc의 주사기, 컵, 수건, 일회용 위생장갑이 필요하고, 그 외 의자, 책상, 경사거울, 방사선 모니터링 뱃지, 관찰기록을 위한 평가양식이 추가될 수 있다. 그 외의 검사를 위한 준비물로는 검사자 및 보조자를 방사능에서 보호하기 위해 납으로 처리된 앞치마(lead-lined aprons), 납으로 된 장갑(lead-lined gloves), 납으로 된 목보호대 등이 있다. 비디오투시삼킴검사 기기의 높이가 휠체어에 앉아 있는 대상자의 구강 및 인두를 관찰하기에 너무 높다면 용도에 맞게 제작된 의자차나 경사 의자차가 필요할 수도 있다.

3) VFSS 검사식이

VFSS를 평가하는 방법은 음식, 액체에 일정 비율의 바륨을 섞어서 환자에게 삼키게 한 후 결과를 해석하는 것이다. 성공적인 평가를 위해서는 음식을 적절한 상태로 준비해서 삼키게 한다. [표 3-11]은 검사에 사용되는 검사식이의 단계와 각 단계별 예시를 제시하고 있다.

대상자에게 음식을 제공하는 순서는 보통 소량의 액체를 주입하여 반응을 보고 걸쭉한 액체, 퓨레, 고형식, 묽은 액체 마시기 순으로 진행하지만 대상자의 진단과 삼킴 수준에 따라 변형할 수 있다. 저장된 영상을 확인하여 VFSS 결과를 해석하고 필요하다면 의료진과 결과를 토의하며 대상자와 돌봄제공자에게 VFSS 결과를 알려주고 잘 삼킬 수 있는 방법을 추천한다. 수집된 자료를 기록하여 문서화한다.

표 3-11 VFSS 검사식이

묽은 액체	액체 바륨 또는 파우더 바륨을 혼합한 물로 가능하면 물의 함량을 높임
된 액체	토마토 주스나 넥타 정도의 농도로 만든 액체바륨. 보통 35% 희석 바륨 사용
퓨레	바륨 페이스트 또는 파우더 바륨에 푸딩이나 사과소스를 섞어 만든 요거트 정도의 농도
고형식	작은 빵조각이나 크래커의 1/4 만큼에 퓨레 바륨을 묻힘
기타	특정한 음식이나 액체를 삼키는데도 어려움이 있는 환자는 1/2 찻숟가락 정도의 소량의 바륨을 이용함. 환자가 알약을 먹을 때 불편을 호소하면 바륨 알약을 사용해서 검사함

4) VFSS 검사자세

대상자가 적절한 자세를 취해야 하므로 좁은 공간에서 적합하게 평가하기 위해서는 특별하게 고안된 의자가 필요할 수 있다. 대부분의 대상자들의 경우, VFSS를 시행하는 동안 엉덩관절과 무릎관절을 직각으로 굴곡하여서 바로 앉은 자세를 유지하는 것이 가장 좋다. 근긴장도가 낮거나 어지러움이 있는 경우에는 바른 자세를 유지하기 어렵지만 이 경우에도 자세유지 도구들을 사용하여 엉덩관절 굽힘이 최소한 45도 이상 되도록 해야 한다.

5) VFSS 검사단계

VFSS 검사를 시행할 때 처음에는 구강과 인두단계의 삼킴구조에 대하여 측면촬영상(lateral view)으로 검사를 하고, 필요시 앞–뒤 촬영상(anterior posterior view; AP view) 검사를 시행한다(그림 3–5). 측면촬영상 검사는 대상자의 구강 및 인두통과시간의 지연, 구강 및 인두의 해부학적 구조와 생리학적 움직임, 흡인의 원인, 흡인된 음식의 양과 위치, 상부식도 문제 등을 관찰할 수 있다.

구강과 인두단계에서 정상 통과시간은 각각 약 1초 이내로 소요되며, 음식물의 종류에 따라 훨씬 적은 시간이 소요될 수 있다. 음식덩이를 삼키는 동안 구강통과시간은 구강준비단계에서 형성된 음식덩이를 인두로 보내기 위해 혀가 뒤쪽으로 움직이기 시작한 시점부터 음식덩이의 앞부분이 혀의 기저부와 아래턱의 하단의 연장선과 만나는 지점을 통과하는 시점까지로 정의된다. 인두통과시간은 삼킴반사가 기시되어 음식덩이의 마지막 부분이 인두조임근을 통과하는 시점까지로 정의된다. 치료사는 삼킴의 속도가 얼마나 지연되었는가에 따라 삼킴장애를 판단할 수 있으며 장애가 심할수록 구강통과시간과 인두통과시간이 더 많이 소요될 수 있다.

또한 삼킴 후 구강과 인두에 음식잔여물이 고여 있는

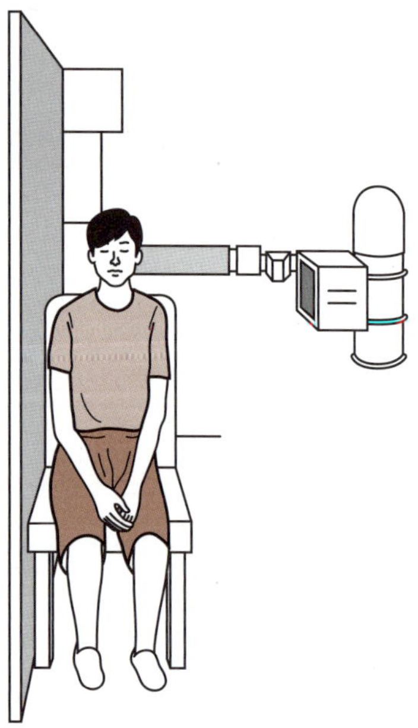

a. 측면 촬영상을 위한 자세

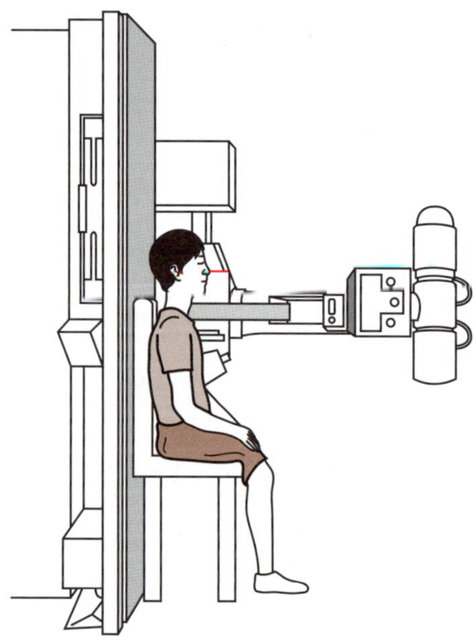

b. 앞–뒤 촬영상을 위한 자세

그림 3–5 촬영자세에 따른 검사방법

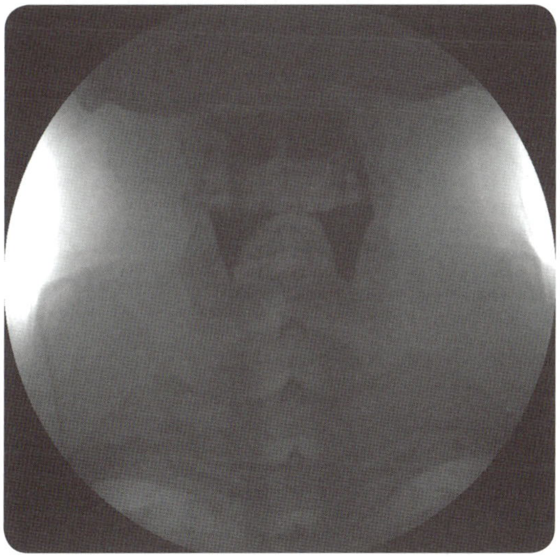

그림 3-6 VFSS를 통한 앞-뒤 촬영상

VFSS 앞-뒤 촬영싱을 통하여 후두개계곡과 조롱박오목의 위치 및 좌우 대칭성을 확인할 수 있다.

지도 확인할 수 있다. 음식이 구강과 인두의 어느 곳에 있는지 확인할 수 있으며, 고인 음식의 양을 추정할 수 있다. 또한 흡인된 음식물의 양과 원인도 파악할 수 있다. 그러나 삼킴이 일어날 때 구강과 인두단계의 음식덩이 통과시간이 총 2초 이내로 매우 짧으므로, 실제적으로 VFSS를 적용하는 동안에 모든 구조의 움직임 양상을 정확히 파악하기는 어렵다. 때문에 검사 후 녹화된 영상을 통하여 삼킴과정을 천천히 돌려보며 유발된 증상과 원인의 파악을 통하여 삼킴장애의 유무 및 양상을 분명히 하는 것이 중요하다.

앞-뒤 촬영상 검사에서는 대상자의 얼굴 앞에 방사선투시 장비가 놓여진다. 이 검사 자세의 장점은 구조물과 기능에 대한 대칭성을 판단할 수 있다는 것이다(그림 3-6). 뇌졸중 환자의 경우(특히 숨뇌손상 환자) 마비측 후두개계곡과 조롱박오목에 잔여물이 많을 수 있고 이로 인해 흡인이 생길 수 있다. 앞-뒤 촬영상 검사에서 치료사는 비대칭성, 잔여물의 위치와 양, 성대의 벌림과 오므림을 확인할 수 있다. 또한 손상측 고개 돌리기 기법과 손상되지 않은 쪽으로 목 기울이기 기법의 효과 역시 확인할 수 있다.

6) VFSS를 통한 치료전략의 결정

VFSS를 통해 삼키는 과정 동안 얼마나 많은 양의 음식이 어떻게 흡인되었는지 알 수 있다. 치료사는 VFSS를 통해 대상자에 따라 어떤 보상전략이나 재활치료 기법이 흡인의 발생을 감소시키는지 알 수 있다. 인두단계에 음식이 남으면 반복적인 삼킴을 유도해서 후두개계곡에 남아 있는 음식을 깨끗하게 한다. 이러한 방법이 효과가 없다면 대상자의 머리를 숙이게 해서 인두의 압력을 높이고 음식덩이가 후두개계곡을 지나가도록 할 수도 있다.

VFSS를 시행할 경우, 일정 단계의 농도와 양에서 후두침습이나 흡인이 나타난다면 다음 단계로 시도하는 것은 신중하게 결정되어야 한다. 묽은 액체 3cc에서 10% 이상 흡인이 발생하면, 더 많은 양의 묽은 액체로 평가하지 않는다. 이러한 시점에서 치료사는 적절한 보상전략을 적용하여 흡인이 감소되는지 관찰해야 한다. 보상전략을 사용하여도 흡인이 감소하지 않는다면, 다른 농도로 평가를 계속할 것인지 결정해야 한다. 그러나 어떤 대상자들은 특정한 농도의 적은 양에는 흡인을 보이지만, 같은 농도의 많은 양에서는 흡인이 일어나지 않을 수도 있다. 증가된 양이 삼킴을 위한 감각입력을 증가시켜 보다 안전한 삼킴을 유발하는 것이다. 하지만 이는 모든 대상자들에게 해당하는 것이 아님을 기억하고 치료사의 임상적 추론에 기반하여 대상자에게 가장 안전하다고 여겨지는 전략을 판단하는 것이 중요하다.

VFSS 결과를 기록할 때 제공된 음식과 각 단계에서 나타난 문제점, 그리고 음식 및 액체를 완전히 섭취하는 데 걸린 횟수와 효율적으로 사용된 촉진 기술 방법도 기록해야 한다. 검사시 시야 방향을 결정하는 것은 오랜 기간의 훈련이 요구되고 적절히 훈련된 검사자만이 시행할 수 있다.

표 3-12 구강준비단계에서 나타나는 VFSS상의 문제점과 원인

문제점	원인
• 음식덩이를 입에 물고 있지 못하고 흘리는 경우	• 입술 기능 저하로 입술을 꼭 다물거나 유지하는 기능 저하 • 혀의 협응 능력 감소 • 입술 및 구강 외부의 감각기능 저하
• 음식덩이 형성이 어려운 경우	• 혀의 감각기능 저하 • 혀의 협응능력 및 가동범위 감소 • 아래턱 조절능력 부족 • 치아의 씹기능력 저하
• 음식덩이가 입 안에 넓게 펴지는 경우	• 입술/볼 근육의 근긴장도 감소 • 혀의 조절 능력 및 근력 저하
• 음식이 앞/옆 고랑에 끼이는 경우	• 혀/볼의 감각기능 저하 • 혀/볼의 근긴장도 및 근력 감소
• 씹는 동안 미성숙유출이 발생하는 경우	• 혀의 조절능력 저하 • 혀기저부, 물렁입천장 기능 저하 및 인두의 감각기능 감소
• 혀를 내밀거나 입 밖으로 음식이 밀려나오는 경우	• 비정상적 혀밀어내기 반사 항진

7) VFSS 결과의 해석

VFSS 결과는 삼킴장애에 영향을 미치는 해부학적이나 신경근육학적 기능장애를 확인하고 대상자에게 가장 안전한 구강식이 조건과 음식의 농도를 결정할 수 있는 정보를 제공한다. 다음은 각 삼킴단계에서의 VFSS 검사결과에 따라서 의심되는 문제점을 제시하였다.

(1) 구강준비단계

음식을 삼키기 쉬운 크기로 부수고 침과 섞어서 응집력 있는 음식덩이로 만드는 단계이다. 구강기능에 문제가 있는 대상자들은 음식덩이의 형성과 저작에 어려움이 있고 VFSS상에서 음식이 구강 내 잔류되는 경향을 보인다(표 3-12). [그림 3-7]은 음식이 앞 고랑과 혀 밑에 끼인 경우로 이러한 증상이 나타나면 입술/볼/혀 근육의 근긴장도의 감소와 근력 감소를 의심할 수 있다. [그림 3-8]은 음식덩이가 삼키기 좋은 하나의 덩어리 형태로 만들어지기 이전에 음식물의 일부가 인두로 넘어가는 미성숙 유출(premature bolus loss)이 발생한

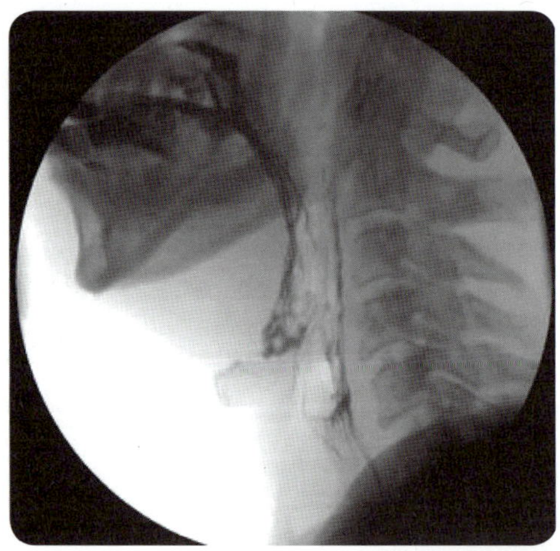

그림 3-7 음식덩이의 구강 내 잔류

삼킴 이후 구강 및 인두 상부에 잔여물이 관찰되며 인두벽의 코팅이 관찰됨

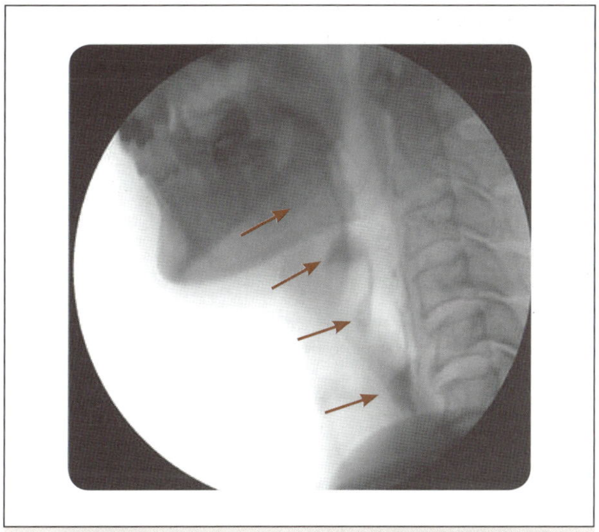

그림 3-8 미성숙 유출

감각저하와 혀의 조절기능 감소로 인하여 구강에서 음식을 씹는 동안 음식덩이가 유출됨

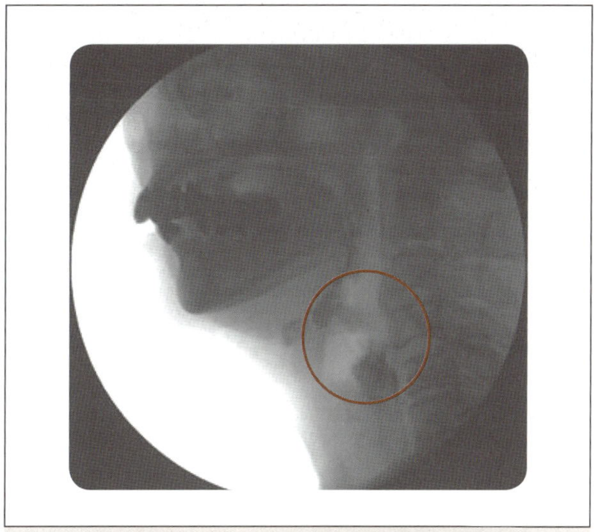

그림 3-9 인두기 잔여물

삼킴 후 조롱박오목에서 다량의 잔여물이 관찰됨

경우로 이러한 증상이 나타나면 구강준비단계의 물렁입천장과 혀 조절기능 감소와 더불어, 구강기의 혀와 물렁입천장 폐쇄기능 감소, 삼킴반사의 지연 등을 의심할 수 있다.

(2) 구강단계(구강 운반단계)

입 안에 형성된 음식덩이를 구강 뒤쪽으로 옮기기 위해 혀의 강한 수축력이 요구되는 단계이다. 이 단계의 종료 시점에서 인두 삼킴이 유발된다. VFSS를 통하여 [표 3-13]에서 보는 바와 같은 문제들을 확인할 수 있고 나타나는 증상에 따라 원인을 의심할 수 있다.

(3) 인두단계

인두단계는 음식덩이가 혀의 기저부를 통과하면서

표 3-13 구강단계에서 나타나는 VFSS상의 문제점과 원인

문제점	원인
• 삼킴반응의 시작이 지연되는 경우	• 치매 및 인지저하로 인한 행위상실증 • 구강 뒤쪽 및 인두의 감각기능 감소
• 구강통과시간(OTT) 지연을 보이는 경우	• 인두 감각기능 저하 • 목뿔위근 기능 저하
• 음식물이 코인두를 통해 역류되는 경우	• 혀 조절기능 감소 • 물렁입천장 폐쇄 기능 감소
• 삼키고 난 후 구강 내 잔여물이 남는 경우	• 혀 조절기능 감소 • 혀/구강 감각기능 저하
• 음식덩이를 조금씩 나누어 삼키는 경우(piecemeal deglutition)	• 흡인 발생에 대한 두려움 • 지나치게 점성이 높은 음식 제공

표 3-14 인두단계에서 나타나는 VFSS상의 문제점과 원인

문제점	원인
삼킬 때 음식물이 코로 역류되는 경우(그림 3-10a)	물렁입천장 폐쇄기능 감소
깨끗하게 음식이 삼켜지지 않고 인두벽에 조영제를 포함한 잔여물이 코팅되거나 남은 물질의 밀도가 높은 경우(그림 3-10b)	잔여물이 남은 쪽의 인두벽 약화, 인두 수축의 감소, 인두 전체에 많은 잔여물이 발생했다면 전반적인 인두 압력생성 기능 감소
양쪽의 조롱박오목에 많은 잔여물이 남는 경우(그림 3-10c)	후두의 앞쪽 운동 감소, 인두 수축력의 감소, 혀기저부의 수축력 감소, 반지인두조임근의 기능 장애, 식도 입구부분의 협착
삼킴 후 후두개계곡에 잔여물이 남는 경우(그림 3-10c)	혀기저부 뒤쪽으로의 움직임 감소
인두벽 함몰부위에 잔여물이 남는 경우	인두에 흉터나 인두주머니가 생김
기도에 잔여물이 남는 경우	후두의 상승과 앞쪽으로의 움직임 감소
삼킴 도중 후두침습과 흡인이 나타나는 경우(그림 3-10d) 동영상 보기	후두 폐쇄기능 감소

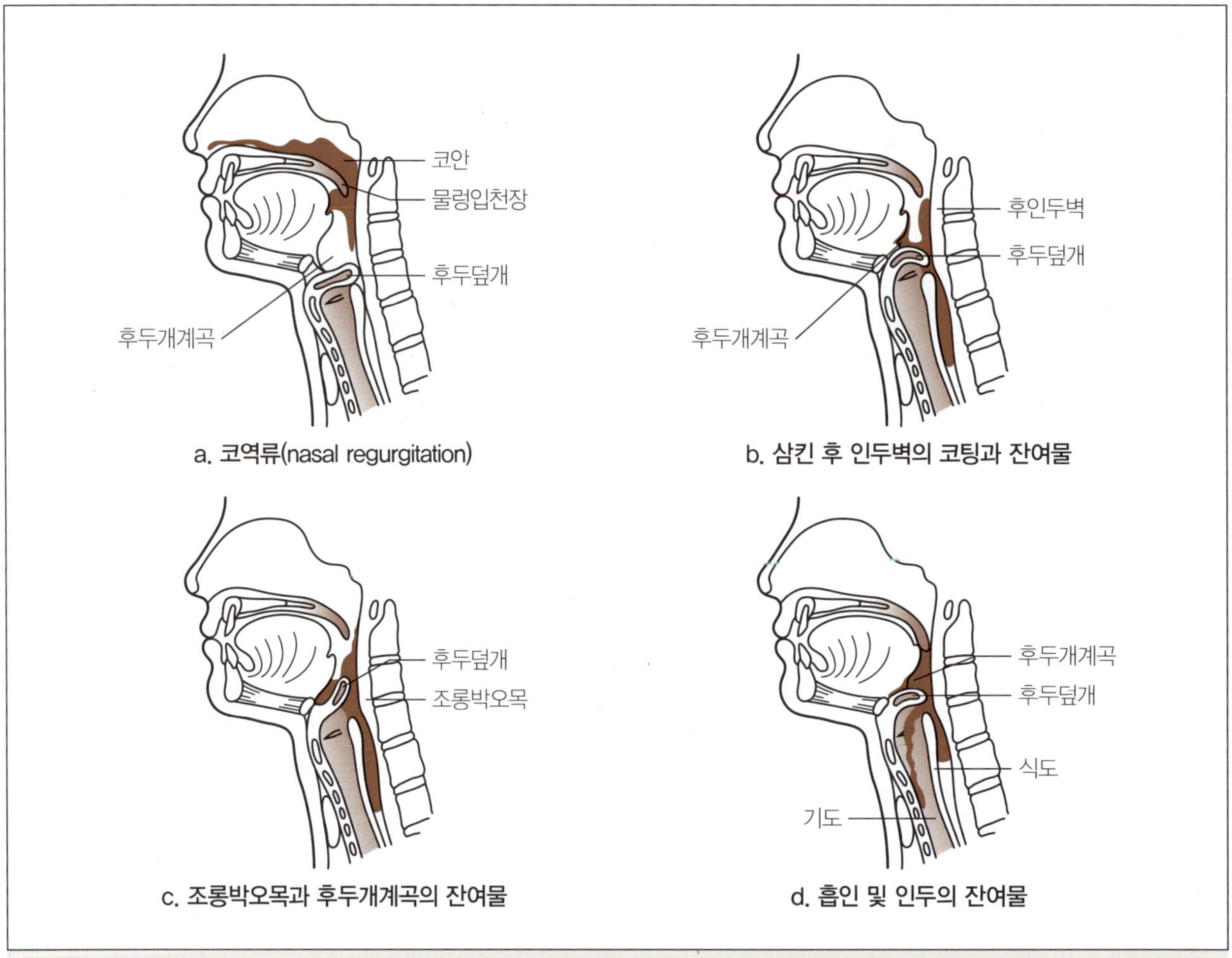

a. 코역류(nasal regurgitation)

b. 삼킨 후 인두벽의 코팅과 잔여물

c. 조롱박오목과 후두개계곡의 잔여물

d. 흡인 및 인두의 잔여물

그림 3-10 인두단계의 예측 가능한 문제들

표 3-15 식도단계에서 나타나는 VFSS상의 문제점과 원인

문제점	원인
식도에서 인두로 역류되는 경우	상부식도조임근의 이완장애, 종양, 협착 등 식도의 이상
식도로 들어간 음식이 기관으로 역류되는 경우	기관과 식도 사이의 벽에 구멍(fistula)이 생김
식도입구 부위에 음식물이 고여 있는 경우	반지인두조임근이나 상부식도조임근 부근에 젠커곁주머니가 생김
인두와 조롱박오목에 대부분의 음식이 남아있는 경우	반지인두조임근이나 상부식도조임근의 이완 기능에 문제가 있음

인두 삼킴이 유발되고 음식덩이가 반지인두조임근 혹은 식도의 윗부분이나 인두식도를 통과하는 과정이다. 정상적인 인두통과시간은 1초를 넘지 않는다. 인두통과시간의 지연은 흡인의 강력한 예측인자이며, 구강과 인두의 통과시간 지연은 구강식이의 여부를 결정하는데 중요한 표지자로 활용된다.

음식덩이가 혀의 기저부를 통과해서 인두로 들어가면 후두 상승을 포함하여 인두 삼킴이 유발되어야 한다. 하지만 이러한 인두 삼킴의 시작이 지연되면 음식덩이나 액체의 음식이 기도로 들어가 흡인의 위험이 발생할 수 있다. VFSS를 통하여 [표 3-14]에서 보는 바와 같은 문제들을 확인할 수 있다. [그림 3-10]은 물렁입천장, 인두, 혀의 약화로 인해 음식이 인두의 고랑에 고이거나 흡인이 발생하는 경우이다.

(4) 식도단계

VFSS는 주로 구강과 인두의 기능을 관찰하는 용도로 활용되나 필요할 경우 상부식도 역시 관찰할 수 있다. 식도단계는 식도근육의 꿈틀운동(연동운동)이 보이는 단계로 장애에 대한 직접적인 중재가 어려우나 상부식도조임근 등을 관찰하여, 인두의 근육과 조직이 연결된 부위의 중재를 통하여 식도 기능의 향상을 도모할 수 있다. 상부식도조임근은 평소에 닫혀있고, 삼킴이 일어나는 시점에만 열리므로, 이완이 잘 안될 경우 조롱박오목과 인두 부위에 음식물이 고일 수밖에 없다. VFSS를 통하여 [표 3-15]에서 보는 바와 같은 문제들을 확인할 수 있고 나타나는 증상에 따라 원인을 유추할 수 있다.

2 광섬유내시경삼킴검사(Fiberoptic Endoscopic Evaluation of Swallowing; FEES)

삼킴장애를 평가하는 또 다른 방법으로 광섬유내시경삼킴검사(FEES)가 있다. [그림 3-11]과 같이 광섬유내시경 기기로 삼킴 전, 후의 인두와 후두기능을 관찰하기 위해 유연한 내시경을 코를 통해 인두까지 넣는다. FEES의 장점은 방사선을 이용하지 않아 방사선 노출로부터 안전하다는 점과 더불어, 기기가 작고 휴대하기 용이하므로 검사실로 이동이 불가능한 중증의 대상자들에게도 병상에서 적용할 수 있다.

하지만 VFSS에 비하여 후두 입구를 중점으로 관찰하므로 삼킴기능에서 중요한 구강 및 인두에서의 삼킴 양상 및 통과시간을 확인할 수 없다는 단점과 더불어, 대상자의 코 안쪽으로 검사용 내시경을 삽입하므로 대상자가 느끼는 불편감에 대한 고려가 필요하다.

1) FEES 검사를 위한 훈련

FEES를 시행하기 위해서는 유연한 광섬유내시경을 조작하고 구강 및 인두의 구조물 안에 배치시키는 훈련을 받아야 한다. 또한 FEES는 방사선을 활용하지 않으므로 방사선사가 별도로 필요없다는 장점이 있지만, 경험 많은 내시경 전문가에게 체계적 훈련을 받는 것이 필수적이며 자격증 소지자에 한해 시행할 수 있다.

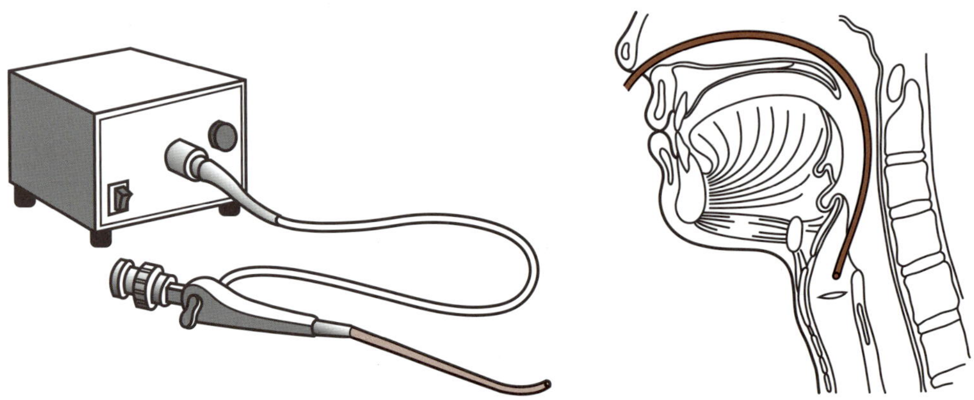

그림 3-11 광섬유내시경삼킴검사

2) FEES의 적용

VFSS가 삼킴장애의 평가에 있어 가장 일반적으로 시행되고는 있지만 특정 환자들에게는 적절하지 못한 경우가 있다. FEES는 휴대성으로 인하여 건강상태가 매우 좋지 않은 환자들에게도 적용 가능하다. 예를 들어 중환자실에 있거나 호흡기에 의존중인 환자, 인지기능의 손상이 매우 심한 환자와 영상의학과 검사실의 낯선 환경이 대상자의 수행정도를 위축시키는 경우 등에서는 FEES가 VFSS를 대체할 수 있는 좋은 방법이 될 것이다. 또한 FEES는 기도 보호기전을 직접적으로 관찰하는데 아주 이상적인 검사방법이기도 하다.

3) FEES 적용을 위한 준비물

(1) FEES 장비 관련

① 광섬유 내시경
② 내시경 램프(크세논 또는 할로겐)
③ 내시경 카메라
④ 영상 녹화장치
⑤ 선택사항 : 마이크로폰

(2) 검사진행 관련

컵, 숟가락, 묽은 액체, 된 액체, 퓨레 농도 음식, 고형식, 구강식이를 위한 다양한 음식들, 약(캡슐)이나 알약을 대용할 수 있는 설탕 조각, 파란색이나 초록색 음식, 2% 점성의 리도카인, 면봉, 수건, 일회용 위생장갑, 10~12cc 주사기 등

4) FEES 과정

(1) 검사식이

검사 시행에 앞서 음식과 음료를 준비한다. 색깔이 있는 음식과 음료는 대상자의 후두 흡인 분비물을 구별하는데 도움이 되므로 소량의 파란색과 초록색(non-organic color) 음식도 준비한다. [표 3-16]에 따라 음식과 음료의 농도를 선택한다. 많은 기관에서 VFSS에서 사용하는 것과 비슷하게 FEES에서 사용할 음식과 음료를 준비한다. 당뇨가 있는 대상자의 경우 음식과 음료를 선택할 때는 주의한다. 대상자 평가를 위한 음식은 많은 양이 필요한 것은 아니므로 적당한 양을 준비한다.

표 3-16 FEES 검사식이

묽은 액체	물, 주스,
된 액체	토마토주스, 버터밀크, 넥타
퓨레	으깬 감자, 사과소스, 푸딩
고형식	부서지기 쉬운 쿠키 1/4 조각, 크래커 1/4 조각, 씹을 수 있는 크기의 말린 치킨 조각
기타	깨물 수 있는 크기의 조각 : 1/2 찻숟가락 정도의 음식이나 음료를 삼키기 어려워하는 경우, 알약을 먹을 때 불편을 호소하는 경우, 위약이나 설탕알약/캡슐을 준비

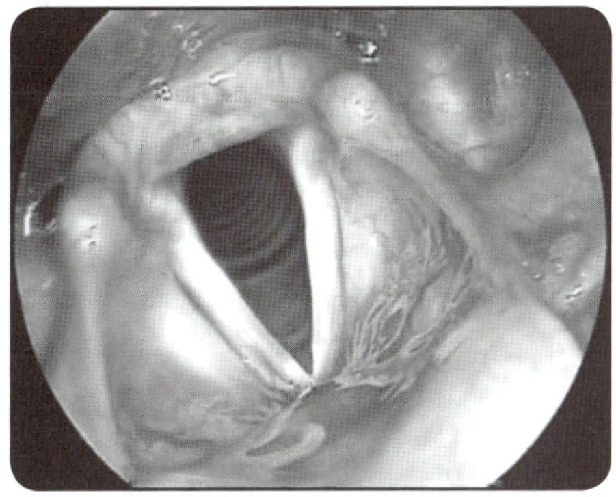

FEES 영상을 통하여 참성대와 거짓성대 및 조롱박오목의 상태를 실시간으로 확인할 수 있다.

그림 3-12 FEES를 통한 후두 입구 촬영상

(2) 대상자의 자세

엉덩관절을 직각으로 굴곡해서 바르게 앉는 것이 가장 좋지만 근긴장도가 낮거나 어지러움 등의 의학적 문제가 있는 경우 유효한 검사결과를 얻기 위해서는 엉덩관절이 최소 45도 이상 굴곡된 자세를 유지시킨다. 만약 대상자가 적절한 자세를 취할 수 없을 경우 병상에서 시행할 수도 있다.

(3) 내시경의 삽입

FFES를 삽입하기 전에 마취의 적용 여부를 결정해야 한다. 대부분의 대상자는 내시경이 코로 들어가는 것에 대해 특별한 불편감이 없거나 낮지만, 일부 대상자들은 통증 및 불편감을 느낄 수 있다. 이러한 경우에는 검사를 시작하기 약 5분 전에 2% 리도카인(마취제)을 면봉을 이용해 콧구멍에 넣어 마취를 한다. 스프레이식 마취제는 인두까지 흡입되어 인후두 부위 감각을 마비시켜 삼킴기능을 방해할 수 있으므로 사용하지 않는다.

내시경을 삽입하기에 가장 적절한 위치를 결정하기 위해 눈으로 코를 살핀다. 일반적으로 콧구멍의 바닥을 통해 내시경이 삽입되는 것이 가장 이상적이다. 몇몇 검사자들은 내시경이 코를 통해 들어갈 때 마찰을 줄이고 편안함을 주기 위해 내시경 끝에 윤활제를 바른다. 검사자는 내시경 영상을 확인해가며 천천히 콧구멍에서 단단입천장과 물렁입천장이 만나는 코인두지점까지

표 3-17 삼킴기능과 관련 있는 코인두, 후두인두와 후두구조의 시각적 평가항목

콧구멍	코 안의 구조 사이에서 가장 넓게 열려진 코선반(nasal concha)을 찾는다. 보통 가장 넓은 공간은 코의 바닥 격막과 아래쪽 코선반 사이에 있다.
코인두	물렁입천장을 볼 수 있는 근육의 적절한 높이를 알 수 있다.
후두인두	내시경 끝이 후두인두 안 목젖까지 진행되면 후두덮개의 모양을 관찰할 수 있다. 혀기저부와 만나있다면, 음식이 후두개계곡에 들어가는 것을 막을 수 있다. 후두개계곡이 대칭적인지? 한 쪽 또는 양쪽 의 분비물이 넘치는지? 대상자에게 혀를 뒤로 당기 라고 해서 혀기저부의 움직임을 점검한다. 조롱박 오목은 대칭적인지? 한 쪽 또는 양 쪽에 분비물이 쌓여 있는지? 부어있거나 덩어리처럼 비정상적인 것이 관찰되면 이비인후과 전문의에게 의학적 평가 를 의뢰한다.
후두외부	후두전정 또는 후두외부의 개방을 관찰할 수 있으며 기도로 넘쳐들어가는 분비액이 무엇인지와 양을 관찰할 수 있다.

내시경을 삽입한 후 다시 인두와 후두의 해부학적 구조가 보일 때까지 삽입한다. 내시경이 단단입천장에서 물

렁입천장으로 가는 지점까지 닿으면 대상자에게 코를 통해 숨을 쉬라고 한다. 내시경을 아랫방향으로 돌려서 목젖까지 닿도록 더 삽입한다. 치료사는 혀기저부, 인두의 뒤쪽벽과 후두 외부를 볼 수 있어야 한다. 후두덮개의 중간지점까지 계속 넣어 거짓성대, 진성대, 피열, 그리고 기관내의 성문 밑을 관찰한다(그림 3-12). [표 3-17]은 내시경을 통하여 코인두, 후두인두, 인두와 후두구조에서 시각적으로 확인해야 하는 항목들이다. 일반적으로 대상자의 분비물 또는 음식이 내시경 렌즈에 붙어서 관찰을 못하게 되는 경우가 있는데, 이때는 내시경의 끝을 인두벽으로 돌려서 쌓여 있는 음식을 닦아냄으로써 렌즈를 깨끗하게 한다. 또 다른 방법으로 내시경을 위쪽으로 약간 잡아당겨서 끝에 붙은 음식을 떨어지게 할 수도 있다.

(4) 성대폐쇄 평가

FEES를 통해 성대를 열고 닫는 능력을 평가할 수 있다. 성대폐쇄는 기도를 보호하기 위해 필요한 기능이다. 검사시 숨을 참으라고 지시하면 성대폐쇄가 잘 관찰되지 않을 수 있으므로 '세게' 숨을 참으라고 지시하여 폐쇄기능을 평가한다.

표 3-18 음식을 이용한 광섬유내시경삼킴검사 프로세스

음식을 이용한 평가
1. 10~12cc 주사기를 사용하여서 3cc 묽은 액체 삼킴을 시행한다.
2. 5cc 묽은 액체 삼킴을 시행한다.
3. 컵에 담긴 묽은 액체를 연속적으로 마시게 한다.
4. 묽은 액체 다음으로 점도를 높인 액체 3cc 삼킴을 시행한다.
5. 5cc의 점도를 높인 액체 삼킴을 시행한다.
6. 컵에 담긴 점도를 높인 액체를 연속적으로 마시게 한다.
7. 점도를 높인 액체 다음으로 퓨레 3cc부터 삼킴을 시행한다(사과소스, 푸딩, 으깬 감자 등)
8. 5cc 퓨레 농도 삼킴을 시행한다.
9. 퓨레 농도 다음으로 고형식의 삼킴을 시행한다(1/4 크기의 잘 부서지는 쿠키 1/2 크기의 크래커나 음식).
10. 만약 대상자가 삼키는 데 어려운 음식에 대해 불평한다면, 문제의 음식을 1/2 찻숟가락으로 삼킴을 시행한다(색소로 코팅).
11. 만약 대상자가 캡슐 또는 큰 알약을 삼키는 데 어려움을 호소한다면, 색깔이 있는 캡슐 삼킴을 시행한다.
치료전략과 보상전략을 사용한 평가
12. 편측인두 약화와 오른쪽 후두개계곡에 음식이 고여 있다면 삼킴기능의 보상전략 효과를 알기 위해서 액체나 퓨레를 삼킬 때 머리를 조정해 본다. 이런 보상전략을 사용하여 후두개계곡과 조롱박오목에서 음식물이 고이는 것이 감소된다면 흡인의 위험성은 감소될 것이다.
13. 만약 대상자가 지시에 따를 수 있다면 재활 기법을 적용할 수 있다. 인두에서의 삼킴 유발이 지연된다면 액체, 퓨레나 고형식을 먹기 전에 온도촉각자극을 적용한다.
14. 인두와 후두 구조의 감각 저하에 대한 의문이 있을 때는 감각검사를 시행한다. 치료사는 내시경의 끝으로 구역반사와 기침을 발생시키기 위해 모뿔덮개를 살짝 건드린다. 감각이 정상이면, 대상자는 강하게 기침을 할 것이다.
검사 후 결과 토의
15. 치료사와 담당 의료진은 검사결과에 대하여 해석하고 토의한다.
16. 의뢰한 의사에게 FEES 검사의 결과를 말하고 치료에 대한 견해를 말한다.
17. 대상자와 돌봄제공자에게 FEES 결과를 토의하고 견해를 말한다.
18. 삼킴 후의 흡인예방을 교육한다.
19. 결과를 기록한다.

5) 음식을 이용한 평가

음식과 음료를 이용하는 순서는 일반적으로 VFSS와 같으나 바륨 대신 적은 양의 파란색이나 초록색의 음식을 사용한다. [표 3-18]은 음식을 이용한 광섬유내시경 삼킴검사의 진행 순서이다.

특정 단계에서 농도와 양에 따른 후두 침습이나 흡인이 발생하면 다음 단계로 시도하는 것은 신중하게 결정해야 한다. 묽은 액체 3cc에서 10% 이상 흡인이 발생하면, 더 많은 양의 묽은 액체로 평가하지 않는다. 이러한 시점에서 치료사는 적절한 보상전략을 적용하여 흡인을 감소시켜야 할 것이다. 보상전략을 사용하여도 흡인이 감소하지 않는다면, 다른 농도로 평가를 계속할 것인지 결정해야 한다. 그러나 어떤 대상자들은 특정한 농도의 적은 양에는 흡인을 보이지만, 같은 농도의 많은 양에서는 흡인이 일어나지 않을 수도 있다. 증가된 양이 삼킴을 위한 감각입력을 증가시켜 보다 안전한 삼킴을 유발하는 것이다. 하지만 이는 모든 대상자들에게 해당하는 것이 아님을 기억하고 치료사의 임상적 추론에 기반하여 대상자에게 가장 안전하다고 여겨지는 판단을 내리는 것이 중요하다.

6) FEES 주의사항

검사자는 내시경이 통과할 때 생기는 부작용과 위험요소들에 대해 숙지하고 있어야 한다. 코점막 자극, 인두와 후두 저혈압, 느린 심박동 또는 심장부정맥 등이 발생할 수 있다. 제세동기가 미리 준비되어야 할 수도 있고 심폐소생술을 수행할 수 있는 사람도 대기해야 한다. 검사 전에 심혈관 질환을 가진 환자의 혈압과 심박동을 체크하는 것도 좋다. 부작용으로 후두경련이 반사적으로 나타날 수도 있고, 성문상부조임근의 강직과 오랜 시간 폐쇄 등이 발생할 수 있다. 이것은 내시경의 끝으로 후두의 윗부분을 건드리거나 침, 음식이 후두로 들어갈 경우에 나타난다. 이러한 상태가 지속되어 호흡곤란이 오면 즉시 소생 프로그램을 활성화 시켜야 한다.

내시경이 코를 통해 지나갈 때 점막에 있는 정맥혈관들이 벗겨지거나 찢어져서 코피가 날 수도 있다. 내시경을 삽입하기 전에 코에 울혈제거제를 사용하거나 내시경 끝에 윤활제를 사용하면 코를 통과하는 데 마찰을 줄일 수 있다. 마취나 윤활제의 부작용은 거의 드물지만 FEES 검사를 시행하기 전에 검사자는 이전의 부작용이나 약에 대한 알레르기에 대해 확인해야 한다.

3 영상평가의 해석 및 점수화

기구를 활용한 영상평가는 검사자의 주관적 해석 및 임상적 추론에 기반하여 증상의 확인 및 안전한 식사를 위한 중재법 도출, 식사 여부와 방법의 결정에 도움을 준다. 그 밖에 임상평가와 영상평가의 결과를 종합하여 대상자의 삼킴기능을 수치화 해주는 삼킴척도를 활용할 수도 있다. 이러한 삼킴척도는 대상자의 삼킴능력에 대한 현 상태를 수치를 통하여 보다 직관적으로 판단하

표 3-19 침습-흡인척도(PAS)

점수	기준	결과
1	음식이 기도로 들어가지 않음	정상
2	음식이 기도로 들어갔으나 성대주름 위에 남아있다 기도 밖으로 배출됨	침습
3	음식이 기도로 들어갔으나 기도 밖으로 배출되지 않고 계속 성대주름 위에 남아있음	침습
4	음식이 기도로 들어가 성대주름에 닿았으나 다시 배출됨	침습
5	음식이 기도로 들어가 성대주름에 닿았으며, 밖으로 배출되지도 않음	침습
6	음식이 기도로 들어가 성대주름 아래를 지났으나 후두 또는 기도 밖으로 배출됨	흡인
7	음식이 기도로 들어가 성대주름 아래를 지났으며, 후두 또는 기도 밖으로 배출되지도 않음	흡인
8	음식이 기도로 들어가 성대주름 아래를 지남, 후두 또는 기도 밖으로 배출되지 않음 음식물을 배출하려는 어떠한 노력도 보이지 않음(무증상흡인 silent aspiration)	흡인

(Rosenbek 등, 1996)

는데 도움을 주며, 시간의 경과 및 중재적용에 따른 변화의 추이를 살펴볼 수 있게 한다. 국내에서 대표적으로 활용되는 삼킴척도들은 다음과 같다.

1) 침습–흡인척도(Penetration–Aspiration Scale; PAS)

침습–흡인척도는 Rosenbek 등에 의하여 1996년 개발되었다. 평가도구의 명칭 그대로 침습(penetration)과 흡인(penetration)의 여부만을 확인하는 도구로 간단하지만 상대적으로 삼킴기능에 대한 정보의 양을 많이 담지 못한다는 단점이 있지만, 간단하게 흡인의 정도를 판별할 수 있다는 장점 때문에 전세계적으로 가장 많이 활용되고 있는 척도이다.

PAS는 VFSS나 FEES 검사 결과를 통하여 점수화 한다. 침습과 흡인의 기준점은 성대주름(vocal fold)으로서 어느 부위까지 음식덩이가 도달했느냐와 자발적 배출 여부가 점수 배점을 위한 기준이 된다. 대상자의 기능에 따라 1점에서 8점까지 배점되며, 침습과 흡인이 발생하지 않는 정상의 경우 1점, 무증상흡인의 증상을 보이는 가장 낮은 기능수준이 8점이 된다(표 3–19). 본 도구의 검사자간 내 신뢰도는 .63 ~.84이며 검사 재검사 신뢰도는 .60 ~.75이다.

표 3–20 비디오투시삼킴장애척도(VDS)

항 목	기 준	점 수	항 목	기 준	점 수
입술의 폐쇄	충분 불충분 안됨	0 2 4	인두 삼킴 유발	정상 지연	0 4.5
음식덩이 형성	충분 불충분 안됨	0 3 6	후두개계곡의 잔여물	없음 =10% 10~50% =50%	0 2 4 6
씹기	충분 불충분 안됨	0 4 8	후두상승과 후두덮개 폐쇄의 감소	없음 있음	0 9
행위상실증	없음 경도 중도 심도	0 1.5 3 4.5	조롱박오목의 잔여물	없음 =10% 10~50% =50%	0 4.5 9 13.5
입천장에 혀 접촉	충분 불충분 안됨	0 5 10	삼킴 후의 인두벽의 코팅	없음 있음	0 9
음식덩이 미성숙 유출	없음 =10% 10~50% =50%	0 1.5 3 4.5	인두통과시간	=1.0초 >1.0초	0 6
구강통과시간	=1.5초 >1.5초	0 3	기도흡인	없음 성문위 침습 성문밑 흡인	0 6 12
			총점		100

(김 등, 2012)

표 3-21 삼킴장애 결과 및 중증도 척도(DOSS)

식사	단계	상태
완전 구강 식사	7단계	• 모든 상황에서 정상
		• 식사전략 및 식사 추가 시간 불필요
	6단계	• 어느 정도 기능적 제한/변형된 식사
		• 일반 식사, 기능적인 삼킴 • 구강 및 인두 통과시간 지연, 잔여물 등이 있을 수 있으나 자발적으로 보상 및 배출 가능 • 식사에 추가 시간이 필요할 수 있음 • 모든 농도의 음식에 흡인이나 침습 없음
변형된 식사 /독립	5단계	• 경도(mild) 삼킴장애: 감독 필요, 한 종류의 식사 제한이 필요할 수 있음
		• 다음 중 하나 이상의 증상이 있을 수 있음 – 묽은 액체(thin liquid)의 흡인이 발생할 수 있으나 강한 반사적 기침으로 완전히 배출 가능 – 하나 이상의 음식 농도가 성대나 성대 중간으로의 침습이 발생하지만 자발적 배출 가능 – 인두 잔여물을 자발적으로 배출함 – 씹기의 저하 및 구강잔여물이 남는 경도의 삼킴장애가 있으나, 자발적 제거 가능
	4단계	• 경–중등도(mild–moderate) 삼킴장애: 간헐적인 감독/큐, 1~2개의 음식농도 조절 필요
		• 다음 중 하나 이상의 증상이 있을 수 있음 – 큐를 주면 인두잔여물을 배출할 수 있음 – 큐를 주면 구강잔여물을 배출할 수 있음 – 약하거나 전혀 없는 반사적 기침과 함께 한 가지 음식 농도에서 흡인 발생 – 또는 두 가지 음식 농도에서 성대까지 침습이 발생하여 기침 발생 – 또는 하나의 음식 농도에서 성대까지 침습이 발생하나 기침을 하지 못함
	3단계	• 중등도(moderate) 삼킴장애: 완전 도움, 감독 또는 전략이 필요하며, 2개 이상의 음식농도가 제한됨
		• 다음 중 하나 이상의 증상이 있을 수 있음 – 힌트를 주면 중등도의 인두잔여물을 배출할 수 있음 – 힌트를 주면 중등도의 구강잔여물을 배출할 수 있음 – 2개 이상의 음식 농도에서 기침없이 성대수준까지 흡인이 일어남 – 또는 2개 음식 농도에서 약하거나 반사적 기침 없이 흡인 발생 – 또는 한 가지 음식에서 기침없이 흡인이 발생하거나, 기침없이 성대까지 침습 발생
부가적 영양공급 필요	2단계	• 중등도–고도(modeate–severe) 삼킴장애: 최대 도움이나 전략을 사용해야 일부 구강식사(per oral) 가능 (모든 전략을 사용한 상태에서 적어도 한 가지의 음식농도는 가능한 상태)
		• 다음 중 하나 이상의 증상이 있을 수 있음 – 인두잔여물을 배출하지 못하거나 배출하기 위해 여러 번의 큐가 필요함 – 구강에서 심각할 정도의 음식덩이 유출(bolus loss)이나 잔여물이 발생하며, 이를 배출하지 못하거나, 배출하기 위해 여러 번의 큐가 필요함 – 2개 이상의 음식 농도에서 흡인 발생. 자발적 기침이 없거나 약한 수의적 기침 가능 – 또는 1개 이상의 음식에서 기침 없이 흡인이나 침습 발생
	1단계	• 고도(severe) 삼킴장애: 금식. 어떠한 구강식사도 불가함
		• 다음 중 하나 이상의 증상이 있을 수 있음 – 인두에 심한 잔여물이 있으며 배출할 수 없음 – 구강에서 심각할 정도의 음식덩이 유출(bolus loss)이나 잔여물이 발생하며, 배출할 수 없음 – 두개 이상의 음식농도에서 비기능적 수의적 기침이 발생하나 무증상흡인(silent aspiration)이 발생함

(O'Neil 등, 1999)

2) 비디오투시삼킴장애척도(VDS)

Han 등에 의해 2008년 개발된 뇌졸중 환자의 삼킴기능을 확인하는 척도로서 VFSS 영상에 기반한 삼킴척도이다. VFSS 결과를 통해 흡인 여부와 잔류 음식의 양 등 여러 가지 생리적 척도를 관찰하여 흡인 여부의 관련 정도에 근거한 상대적 가중치를, 흡인의 위험을 유의하게 높이는 각 항목마다 가중치를 달리하여 총 100점 만점으로 환산한 정량적 평가척도이다(표 3-20). 항목이 다양하고 흡인 예측인자에 가중치가 부여되어 대상자의 삼킴장애 증상을 민감하게 추적할 수 있다는 장점이 있으며, 증상이 심할수록 100점에 가까워진다.

삼킴장애는 뇌졸중 후 흔히 발생하며 흡인성 폐렴, 영양 장애, 패혈증 등 심각한 합병증을 유발하여 기능회복 지연과 사망까지 초래할 수 있다는 임상적 중요성에 의거하여, 뇌졸중 환자에게 발생한 삼킴장애를 선별할 수 있다는 점에서 유용하다.

3) 삼킴장애 결과 및 중증도 척도(DOSS)

O'Neil 등에 의해 1999년 개발된 삼킴장애 결과 및 중증도 척도(The Dysphagia Outcome and Severity Scale, DOSS)는 흡인과 침습 여부를 확인하는 PAS, 환자의 식사 단계 및 독립 정도를 판단하는 ASHA_NOMS가 결합된 형태라 할 수 있다. DOSS는 비디오투시삼킴검사를 시행한 후 검사 영상을 토대로 점수화한다. 독립수준, 식사 형태 및 식사 종류에 대한 객관적인 평가와 식이 권고를 목적으로 개발되었으며, 삼킴 기능을 1~7단계로 평정할 수 있다. 점수가 높을수록 더 높은 기능 수준을 의미하며 간단하게 구성되어 있어 임상적으로 사용하기 쉽다(표 3-21).

확인문제

1. VFSS 검사시 사용되는 검사식이의 종류를 기술하세요.

2. VFSS 검사를 통해 확인할 수 있는 구강준비단계 및 인두단계의 문제점들을 기술하세요.

3. FEES의 적용 절차를 설명하세요.

4. 침습 – 흡인척도(PAS)의 점수에 따른 기능 정도를 설명하세요.

5. 비디오투시삼킴장애척도(VDS)의 구성항목들을 기술하세요.

참고문헌

Aviv, J. E. (2000). Prospective, randomized outcome study of endoscopy versus modified barium swallow in patients with dysphagia. Laryngoscope, 110, 563-574.

Colodny, N. (2002). Interjudge and intrajudge reliabilities in fiberoptic endoscopic evaluation of swallowing (fees) using the penetration-aspiration scale: A replication study. Dysphagia, 17, 308-315.

Crary, M. A., Mann, G. D., & Groher, M. E. (2005). Initial psychometric assessment of a functional oral intake scale for dysphagia in stroke patients. Arch Phys Med Rehabil, 86, 1516–1520.

Dang, T. T., Majumdar, S. R., Marrie, T. J., Eurich, D. T. (2015). Recurrent pneumonia: A review with focus on clinical epidemiology and modifiable risk factors in elderly patients. Drugs Aging, 32, 13-19.

Doggett, D. L., Tappe, K. A., Mitchell, M. D., Chapell, R., Coates, V., & Turkelson, C. M. (2001). Prevention of pneumonia in elderly stroke patients by systematic diagnosis and treatment of dysphagia: An evidence-based comprehensive analysis of the literature. Dysphagia, 16, 279-295.

Fujii N, Inamoto Y, Saitoh E, Baba M, Okada S, Yoshioka S, et al. (2011). Evaluation of swallowing using 320-detector-row multislice CT. Part I: single- and multiphase volume scanning for threedimensional morphological and kinematic analysis. Dysphagia, 26(2), 99–107.

Jankovic, J. (2008). Parkinson's disease: Clinical features and diagnosis. J Neurol Neurosurg Psychiatry, 79, 368-376.

Kelly, A. M., Leslie, P., Beale, T., Payten, C., & Drinnan, M. J. (2006). Fibreoptic endoscopic evaluation of swallowing and videofluoroscopy: Does examination type influence perception of pharyngeal residue severity? Clin Otolaryngol, 31, 425-432.

Kim, D. H., Choi, K. H., Kim, H. M., Koo, J. H., Kim, B. R., Kim, T. W., ... & Yang, H. S. (2012). Inter-rater reliability of videofluoroscopic dysphagia scale. Annals of rehabilitation medicine, 36(6), 791-796.

Langmore, S. E. (2003). Evaluation of oropharyngeal dysphagia: Which diagnostic tool is superior? Curr Opin Otolaryngol Head Neck Surg, 11, 485-489.

Langmore, S. E., Schatz, K., & Olson, N. (1991). Endoscopic and videofluoroscopic evaluations of swallowing and aspiration. Ann Otol Rhinol Laryngol, 100, 678-681.

Logemann, J. A. (1993). Manual for the videofluorographic study of swallowing. 2nd ed. Austin: Pro-Ed.

Logemann, J. A., Rademaker, A. W., Pauloski, B. R., Ohmae, Y., & Kahrilas, P. J. (1998). Normal swallowing physiology as viewed by videofluoroscopy and videoendoscopy. Folia Phoniatrica et Logopedica, 50, 311-319.

Madden, C., Fenton, J., Hughes, J., & Timon, C. (2000). Comparison between videofluoroscopy and milk-swallow endoscopy in the assessment of swallowing function. Clin Otolaryngol Allied Sci, 25, 504-506.

Mann, G., & Hankey, G. J. (2001). Initial clinical and demographic predictors of swallowing impairment following acute stroke. Dysphagia, 16, 208-215.

Marik, P. E., Kaplan, D. (2003). Aspiration pneumonia and dysphagia in the elderly. Chest, 124, 328-336.

Mody, L. (2015). Editorial commentary: Preventing aspiration pneumonia in high-risk nursing home residents. Role of chlorhexidine-based oral care questioned again. Clin Infect Dis, 60, 858-859.

Monte, F. S., da Silva-Junior, F. P., Braga-Neto, P., Nobre e Souza, M. A., & de Bruin, V. M. (2005). Swallowing abnormalities and dyskinesia in Parkinson's disease. Mov Disord, 20, 457-462.

Muller, F. (2015). Oral hygiene reduces the mortality from aspiration pneumonia in frail elders. J Dent Res, 94(3 Suppl), 14S-16S.

O'Neil, K. H., Purdy, M., Falk, J., & Gallo, L. (1999). The dysphagia outcome and severity scale. Dysphagia, 14, 139-145.

Perie, S., Laccourreye, L., Flahault, A., Hazebroucq, V., Chaussade, S., & St Guily, J. L. (1998). Role of videoendoscopy in assessment of pharyngeal function in oropharyngeal dysphagia: Comparison with videofluoroscopy and manometry. Laryngoscope, 108, 1712-1716.

Perry, L., & Love, C. P. (2001). Screening for dysphagia and aspiration in acute stroke: A systematic review. Dysphagia, 16, 7-18.

Rao, N., Brady, S. L., Chaudhuri, G., Donzelli, J. J., & Wesling, M. W. (2003). Gold-standard? Analysis of the video-fluoroscopic and fiberoptic endoscopic swallow examinations. J Applied Res, 3, 89-96.

Rosenbek, J. C., Robbins, J. A., Roecker, E. B., Coyle, J. L., & Wood, J. L. (1996). A penetration-aspiration scale. Dysphagia, 11, 93-98.

Stoeckli, S. J., Huisman, T. A., Seifert, B., & Martin-Harris, B. J. (2003). Inter-rater reliability of videofluoroscopic swallow evaluation. Dysphagia, 18, 53-57.

Vaugoyeau, M., Viel, S., Assaiante, C., Amblard, B., & Azulay, J. P. (2007). Impaired vertical postural control and proprioceptive integration deficits in Parkinson's disease. Neuroscience, 146, 852-863.

Wu, C. H., Hsiao, T. Y., Chen, J. C., Chang, Y. C., & Lee, S. Y. (1997). Evaluation of swallowing safety with fiberoptic endoscope: Comparison with videofluoroscopic technique. Laryngoscope, 107, 396-401.

3 제3장

SWALLOWING DISORDER

그 밖의 기구적 삼킴평가

삼킴기능의 확인을 위한 기구적 평가 중 대표적으로 사용되는 방법(gold standard)은 VFSS이다. FEES도 다양한 장점과 휴대성으로 인해 많이 활용되고 있지만, 삼킴과 관련한 정보의 양에서 VFSS와 차이가 많이 나므로 국내의 경우 VFSS의 활용이 압도적이다. 사용빈도는 적지만 VFSS나 FEES 이외에도 다양한 기구를 사용한 평가들이 삼킴장애 대상자들에게 적용되고 있다.

1 표면근전도검사(surface Electromyography; sEMG)

표면근전도검사는 생체되먹임 장치와 전극, 컴퓨터를 사용하여 구강 및 인두의 삼킴장애를 평가하고 치료하는데 적용된다. 평가를 위해 잘 붙는 점성 패드로 되어 있는 전극을 대상근육의 피부 표면에 부착한다. 근육이 활성화되면 전기적 활동이 생체되먹임 장치에 의해 기록되며, 기록된 전기적 활동은 컴퓨터에 옮겨지고 스크린에 나타난다.

대상자와 치료사는 스크린을 통해 근육의 사용 정도를 볼 수 있으며 근육의 움직임이 크면 큰 파형(waveform)이 나타나고 반대로, 작거나 약한 근육의 움직임은 작은 파형을 만든다. 입술 위에 전기자극을 부착하여 입술을 다물 때 필요한 힘의 정도에 대한 생체되먹임을 제공하거나 표면 전극을 턱 아래쪽 근육 위에 부착하여 후두상승 관련 근육들에 대해 생체되먹임을 확인할 수 있다.

표면근전도는 삼킴 관련 근육들의 활성도를 비교하여 수치화할 수도 있고, 다양한 재활치료 기법의 보조적 용도로 함께 사용할 수도 있다. 멘델슨 수기나 노력삼킴을 가르칠 때 삼킴 근육의 활성을 환자와 함께 모니터링하는 것이 가능하다. 멘델슨 수기에서 적용할 경우 전극을 인두 근육에 부착하고 대상자에게 삼키라고 지시한다. 후두가 최고로 상승되었을 때 이를 유지하도록 하면 컴퓨터를 통해 후두상승 시간과 힘의 정도 변화를 볼 수 있다. 후두상승의 움직임 범위와 유지되는 시간이 길어지면 sEMG상 나타나는 파형의 폭도 증가한다. 노력삼킴을 적용할 때는 전극을 턱 아래쪽 근육 위에 붙이고 노력삼킴을 시행하게 한다. 대상자가 강하게 삼킬수록 파형의 폭은 증가한다. 만성기 환자나 삼킴장애 정도가 심각한 환자에게 주로 멘델슨 기법이나 노력삼킴과 같은 재활치료 기법과 외부적으로 피드백할 수 있는 표면근전도를 함께 사용한다. 컴퓨터 스크린에 나타난 시각적 피드백을 통해 대상자는 보다 안전하고 효과적으로 삼킬 수 있도록 필요한 힘을 증진시키고 유지할 수 있다.

2 식도내압검사(Manometry)

음식물을 삼킬 때의 인두근 및 식도근의 압력과 연동운동을 측정하는 방법으로 식도 삼킴 구조물들의 압력과 부하되는 저항에 대한 정량적인 평가를 할 수 있는 유용한 방법이다(그림 3-13). 압력 센서가 부착된 관을 대상자에게 삼키도록 하여 상부식도조임근, 식도 내, 하부식도조임근에 위치시키고, 대상자에게 지속적으로 삼키는 동작을 반복하게 한 후 각각의 압력 변화를 측정한다. 최근에는 인두에서의 압력을 보다 정확하게 측정할 수 있는 고해상도 식도내압측정기(high resolution manometry)가 개발되어 식도뿐 아니라 인두기 삼킴장애의 평가에 적용되고 있다.

3 경부 청진(Cervical Auscultation)

경부 청진은 신체의 이상을 찾아내기 위해 목, 배, 가슴과 같이 몸의 강(cavity)에서 나오는 소리를 듣는 방법으로 인두단계 삼킴과 기도의 소리를 증폭하는 방법이다. 소리를 통해 삼킴 전이나 후에 침이 기도로 흡인되었는지를 확인할 수 있으며, 삼킴 전과 후 침의 양 변화도 알 수 있다. 목의 기관을 따라 반지연골 바로 밑에 청진기를 대면 인두 삼킴과 기도의 소리를 가장 잘 들을 수 있다. 특징적인 반복적 딸깍 소리는 유스타키오

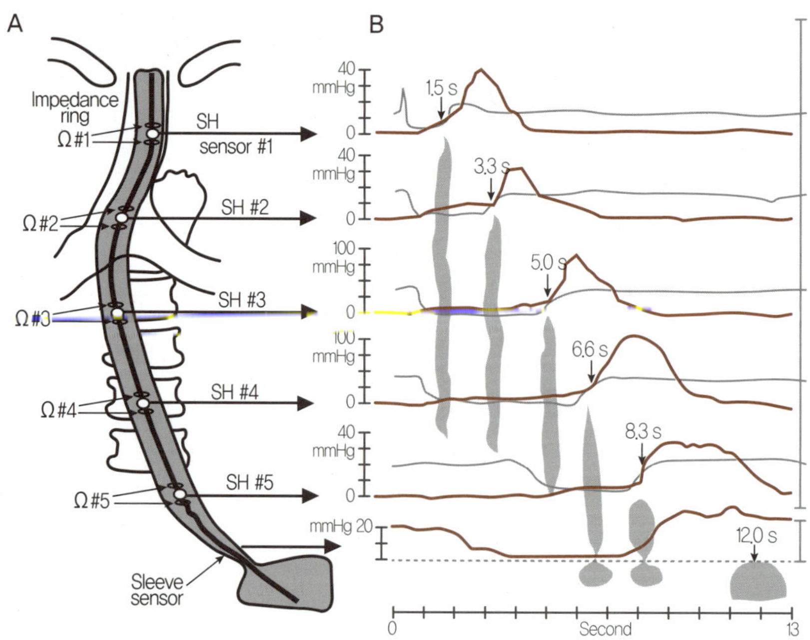

그림 3-13 식도내압검사 압력센서 위치(A) 및 비디오투시삼킴검사에서의 음식덩이 이동에 따른 압력 그래프(B)
(Pandolfino & Kahrilas, 2005)

관이 열릴 때와 음식덩이가 반지인두조임근을 지나가며 열릴 때 나는 소리이다. 경부 청진은 인두 삼킴과 연관된 흡인과 날숨의 타이밍을 듣는데도 사용된다. 일반적으로 호흡 순환에서 날숨 동안에 인두 삼킴이 시작되고 끝난다. 흡기 동안에 인두 삼킴이 일어난다면 후두 침습과 흡인이 발생할 수 있다. 그러나 경부 청진의 타당성은 아직 명확하게 입증되지 않았으며 경부 청진의 민감도는 84%이고 특이도는 71%이다.

4 인두 섬광조영술 (Pharyngeal Scintigraphy)

비디오투시삼킴검사가 삼킴장애의 기구적 평가에 가장 많이 쓰이고 있지만 치아와 같은 구강구조물들로 인하여 구강 안에서의 음식덩이 형성과 이동의 관찰이 쉽지 않다. 또한 구강에서 인두를 통과하여 식도에 이르는 음식덩이의 이동을 정량적으로 평가하기 어렵고, 방사선 노출의 위험으로 인하여 검사 시간이 제한적이라는 단점도 있다. 이러한 비디오투시삼킴검사의 보완적 목적으로 최근 인두 섬광조영술이 활용되고 있다. 인두 섬광조영술은 방사성 동위원소가 포함된 조영제를 음식물과 함께 구강을 통해 섭취토록 하여 섬광카메라촬영 영상을 보며 음식덩이의 이동을 추적하는 방법으로, 식도 뿐 아니라 구강 및 인두기에서의 음식덩이의 형성과 이동을 보다 자세하게 관찰할 수 있다는 장점이 있다. 식도로 삼켜지거나 인두에 잔류되는 음식물 양의 정량적인 측정, 구강 및 인두의 음식덩이 통과 시간, 흡인의 양, 위-식도 역류의 유무와 역류되는 양, 기도 흡인 여부 등을 평가할 수 있다. 특히 이 검사는 검사 협조가 어려운 인지기능 저하 환자나 소아 등에서 유용하게 사용되고 있다.

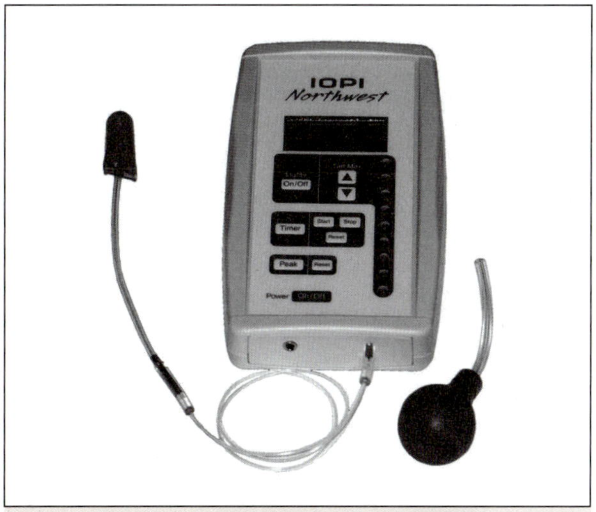

그림 3-14 아이오와 구강수행기구(IOPI)

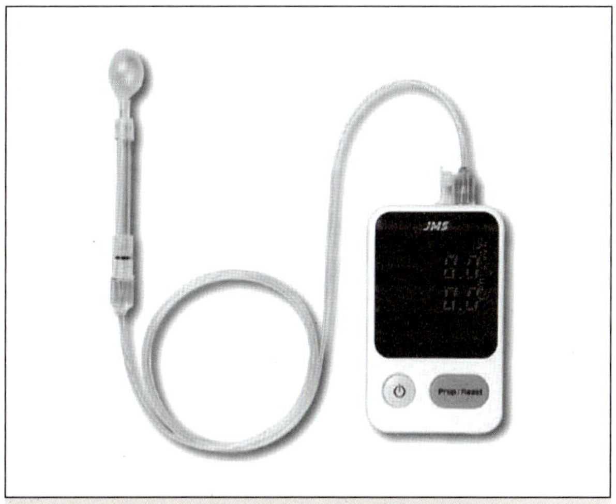

그림 3-15 JMS 혀압력계

5 혀압력계(Tongue Pressure)

혀압력계는 혀의 운동 기능을 평가하는 도구로 침이나 음식을 삼키는 동안의 최대 혀압력을 기기에 수치로서 표현해주는 기기이다. 혀압력계는 일반적으로 혀 벌브(tongue bulb), 연결 관(connecting tube), 본체, 데이터 출력 화면 등으로 구성되며, 최고값 표시 기능, 수축 경과 시간 시작 및 멈춤 기능 등이 있다(그림 3-14, 그림 3-15). 신축성이 있는 튜브에 연결되어 있는 작은 벌브는 공기로 가득 차 있으며 구강의 혀 위에 위치하여 혀의 압력을 전달받아 본체의 모니터 화면으로 혀의 압력을 송출한다. 혀로부터 제공되는 벌브 안의 공기를 압박하는 압력이 증가하게 되면 본체의 압력-감지 전기회로가 압력을 감지하게 되며, 삼키는 동안의 혀의 최대 근력과 압력의 최고값을 얻을 수 있다. 혀의 좌우 균형이나 목표로 하는 부위의 혀 압력을 측정할 수 있으며 삼킴 시점의 혀의 최대 수축력을 통하여 삼킴 기능을 유추하는 지표로서 활용할 수 있다.

가장 대표적인 혀압력계로는 아이오와 구강수행기구(IOPI, IOPI Medical, Redmond, WA, USA)가 있다. IOPI로 측정한 혀압력이 20 kPa 이하일 때 삼킴장애가 나타났다는 Robbins 등(1995)의 보고에 근거하여 절단점을 20 kPa로 하였을 때 구강기 삼킴장애에 대한 특이도가 76%였다. 국내의 경우 지씨코리아에서 출시한 JMS 혀압력계가 있으며 이 기기는 최대 혀압력의 측정과 더불어, 기준 혀압력 이하의 환자에게 제공되는 트레이닝 프로그램을 통하여 자발적 삼킴의 정확도와 강도를 연습할 수 있도록 되어 있다. 혈압측정기는 환자 및 돌봄제공자가 모니터를 통하여 혀의 최대 압력을 즉각적으로 피드백 받을 수 있기 때문에 환자의 삼킴 기능 향상을 위한 동기 유발에도 효과적이다.

6 맥박 산소측정기 (Pulse Oximetry; PO)

맥박 산소측정기는 혈액 내 산소포화 정도를 이용하여 흡인의 여부를 알아내는 것으로 삼킴장애의 선별검사로 사용된다. 맥박 산소측정기는 빠르고 간단하여 대부분의 건강관리 시설에서 유용하게 사용된다. 맥박 산소측정기는 산소가 혈액으로 얼마나 잘 전달되는지를 측정한다. 정상 산소포화 수준은 비흡연자는 95~100%, 흡연자는 92~96%이다. 90% 이하 수준이 되면 외부적인 산소 공급이 요구된다.

많은 시설에서 맥박 산소측정기로 알려진 이동형 도구로 산소포화도를 측정한다. 전형적으로, 탐침(sensor probe)은 대상자의 손가락 끝에 놓는다. 만약 대상자의 혈액순환이 나쁘거나, 파킨슨병 같은 움직임 장애, 혹은 손가락 끝에 침을 둘 수 없다면 발가락이나 귓불에 둔다. 침에 두 개의 발광 다이오드가 있어 빨강과 적외선이 각각의 파장을 방출하며 불빛감지기는 손가락 끝, 발가락, 귓불을 통과하는 불빛의 양을 측정한다. 맥박 산소측정기 안에 있는 마이크로프로세서는 측정한 혈관 내 산소의 양을 비율로 변환시켜 스크린으로 볼 수 있게 한다.

삼킴 후에 흡인이 되면 혈액의 산소포화도도 같이 감소하는데, 4% 이상 감소는 이상 증상이라 판단할 수 있다. 흡인시에 혈액 산화의 감소는 기관지의 반사적인 협착으로 인해 생기는 것으로 혈액 안에서 해리할 수 있는 산소의 양이 감소하기 때문이다. 그러나 삼킴장애를 관리하는데 맥박 산소측정기의 효율성은 아직 명확하게 입증되지 못하고 있다. 맥박 산소측정기의 민감도는 77%이고, 특이도는 39%이다.

7 컴퓨터 단층촬영(CT) 및 자기공명영상(MRI)

전세계적으로 영상을 통한 삼킴 검사의 표준으로 활용되는 것은 비디오투시삼킴검사(VFSS)와 광섬유내시경삼킴검사(FEES)이다. 이 두 검사를 통하여 삼킴에 대한 실시간 동적 평가가 가능하다. VFSS는 삼킴의 생리와 삼킴장애를 유발하는 생리학적 기전을 파악할 수 있게 하고, 환자의 삼킴기능을 이해하는데 필수

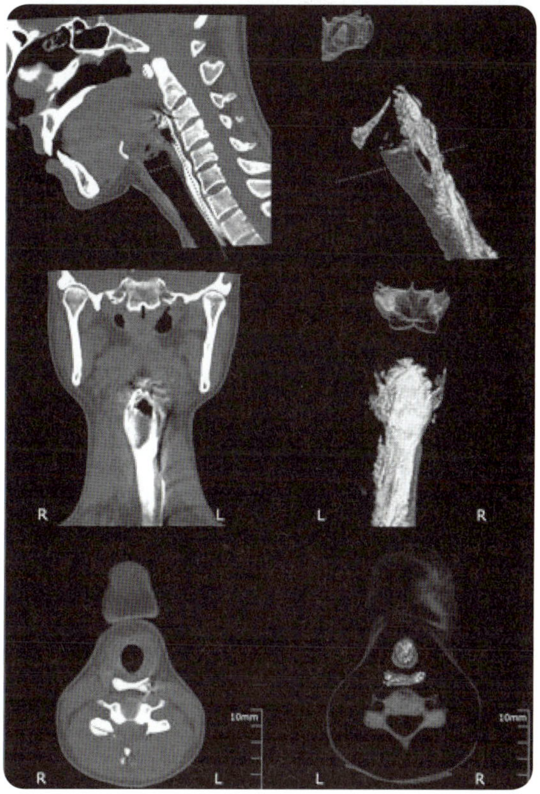

그림 3-16 상부식도조 임근 부위의 MRI(좌) 및 3D-CT(우) 영상
(Inamoto 등, 2022)

적인 운동학적 분석을 가능하게 한다. 또한 FESS는 편리한 임상선별검사 중 하나로 활용되며, 임상가에게 해부학적 구조와 인두 삼킴의 생리에 대한 정보를 제공해 줄 수 있다.

이 밖에도 영상에 기반한 삼킴기능 평가로서 컴퓨터단층촬영(CT) 및 자기공명영상(MRI)이 활용되기도 한다. CT는 인체에 X선을 투과, 횡단면상 단층으로 영상을 획득하여 진단에 이용하는 기법이며 MRI는 강한 자석과 전자기파를 신체에 투사하는 기법으로, 강한 자기장이 발생하는 통안에 인체에 해가 없는 고주파를 투여하고 공명하는 전자파를 측정한 영상으로 증상을 진단한다.

삼킴장애 진단을 위한 CT의 적용은 1980년대부터 시작되었으나, 2011년 320열 다중검출CT(320-ADCT)가 개발되어 짧은 시간에 16cm 범위를 스캔할 수 있게 되면서 삼킴장애 영역에서의 동적 삼킴평가에 활용이 가능하게 되었다. MRI는 1990년대부터 적용되기 시작되었으며, 해상도 높은 시계열 이미지의 획득과 분석을 통하여 삼킴장애 진단이 가능하다. MR의 경우 초당 24.3프레임의 영상 획득을 통하여 삼킴의 동적 분석을 가능하게 한다.

확인문제

1. 표면근전도의 임상적 활용 방법들을 설명하세요.

2. 식도내압검사의 장점을 설명하세요.

3. 아이오와 구강수행기구의 임상적 활용 방법을 설명하세요.

4. 맥박 산소측정기를 통한 정상 산호포화 수준을 설명하세요.

참고문헌

Archer, S. K., Garrod, R., Hart, N., & Miller, S. (2013). Dysphagia in Duchenne muscular dystrophy assessed objectively by surface electromyography. Dysphagia, 28, 188-198.

Arvedson, J. (2008). Assessment of pediatric dysphagia and feeding disorders: Clinical and instrumental approaches. Dev Disabil Res Rev, 14, 118-127.

Borr, C., Hielscher-Fastabend, M., & Lucking, A. (2007). Reliability and validity of cervical auscultation. Dysphagia, 22, 225-234.

Chen J. (2016). Ineffective esophageal motility and the vagus: Current challenges and future prospects. Clin Exp Gastroenterol, 9, 291-299. https://doi.org/10.2147/CEG.S111820

Clark, H. M., Henson, P. A., Barber, W. D., Stierwalt, J. A. G., & Sherrill, M. (2003). Relationships among subjective and objective measures of tongue strength and oral phase swallowing impairments. Am J Speech Lang Pathol, 12, 40-50.

Collins, M. J., Bakheit, A. M. O. (1997). Does pulse oximetry reliably detect aspiration in dysphagic stroke patients? Stroke, 28, 1773-1885.

Ding, R., Larson, C. R., Logemann, J. A., & Rademaker, A. W. (2002). Surface electromyographic and electroglotto-graphic studies in normal subjects under two swallow conditions: Normal and during the Mendelsohn manuever. Dysphagia, 17, 1-12.

Inamoto, Y., González-Fernández, M., & Saitoh, E. (2022). 3D-CT Evaluation of Swallowing: Metrics of the Swallowing Response Using Swallowing CT. Dysphagia, 37(2), 237–249.

Leslie, P., Drinnan, M. J., Finn, P., Ford, G. A., & Wilson, J. A. (2004). Reliability and validity of cervical auscultation: A controlled comparison using videofluoroscopy. Dysphagia, 19, 231-240.

Merletti, R., Rainoldi, A., & Farina, D. (2001). Surface electromyography for non-invasive characterization of muscle. Exerc Sport Sci Rev, 29, 20-25.

Pandolfino JE, Kahrilas PJ. (2005). American Gastroenterological Association. AGA technical review on the clinical use of esophageal manometry. Gastroenterology, 128, 209-224.

Solomon, N. P. (2000). Changes in normal speech after fatiguing the tongue. J Speech Lang Hear Res, 2000, 43, 1416-1428.

Vaiman, M., Eviatar, E., & Segal, S. (2004). Surface electromyographic studies of swallowing in normal subjects: A review of 440 adults. Report 1. Quantitative data: Timing measures. Otolaryngol Head Neck Surg, 131, 548-555.

Zaidi, N. H., Smith, H. A., King, S. C., et al. (1995). Oxygen desaturation on swallowing as a potential marker of aspiration in acute stroke. Age Ageing, 24, 267-270.

Zenner, P. M., Losinski, D. S., & Mills, R. H. (1995). Using cervical auscultation in the clinical dysphagia examination in long-term care. Dysphagia, 10, 27-31.

SWALLOWING DISORDER

4 제4부

삼킴장애 치료

제1장 삼킴장애 치료의 개요
제2장 의학적 접근
제3장 외과적 접근
제4장 보상적 기법
제5장 음식덩이 변형과 식사변형
제6장 회복적 기법
제7장 신경전기자극과 바이오피드백
제8장 치료 기법의 요약

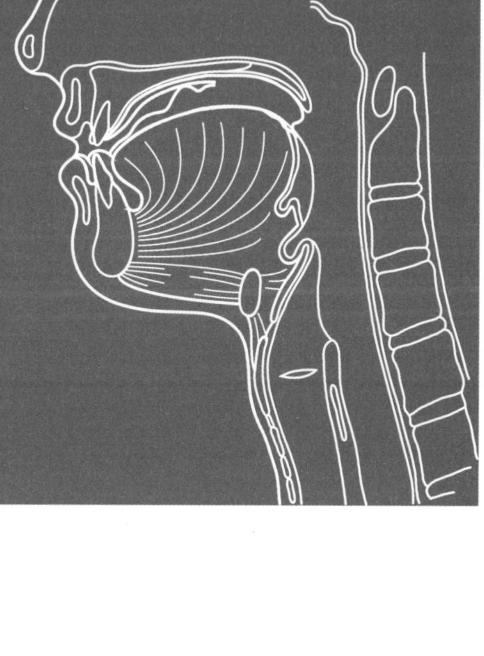

학습목표

1. 의학적, 수술적, 행동적 치료 접근법의 차이점을 이해한다.
2. 직접적인 방법과 간접적인 방법의 장단점을 알고 환자에게 적용할 수 있다.
3. 보상적 기법, 식사변형, 회복적 기법의 종류와 시행방법을 알 수 있다.
4. 다양한 신경전기자극치료와 바이오피드백 치료의 원리와 효과를 알고 적용한다.

1 삼킴장애 치료의 개요

1 치료의 원칙

삼킴장애의 치료는 삼킴과정에서 음식물이 이동할 때 발생하는 문제점과 위험 요인을 찾아내서 흡인과 영양 부족 상태를 예방하는 과정이다. 수분이나 영양의 공급을 유지 증진하고 기도를 보호하면서 안전하게 구강섭취를 가능하게 하는 방법을 고민하게 된다. 환자의 기능상 안정성이 확보되지 않는다면 적절한 영양공급의 방법을 찾아내고 구강 식사의 위험성을 정확하게 인식하도록 교육할 수 있어야 한다. 안전성과 적절성을 잘 고려해서 환자가 구강섭취를 하게 되었다면 영양적으로 충분한지 사회적인 관점에서 삶의 질이 저하되는 부분이 있는지 고려해야 한다.

1) 치료의 시작 시기

일반적으로 치료의 시작 시기는 의학적 상태가 안정되고 검사를 통해 이상이 판단되면 즉시 시작된다. 두경부암 환자의 삼킴장애치료는 수술 후 7~14일쯤 환자의 개별상태에 따라 시행되나, 방사선치료는 삼킴에 작용하는 여러 조직의 섬유화와 부종을 유발할수 있기 때문에 방사선치료 또는 화학및 방사선치료를 앞둔 두경부 암환자들에서 예방적으로 삼킴 기능에 대한 훈련을 미리 교육하기도 한다. 뇌졸중은 발생 2~3일이 지난 시점 신경학적으로 안정되고 의식이 명료하다면 바로 치료를 시행하도록 권고한다. 임상가는 적용하고자 하는 기법이 환자에게 단기간 혹은 장기간의 효과를 기대할 수 있는지, 삼킴 기전에 있어서 삼킴의 생리를 근본적으로 변화시킬 수 있는지 등을 고려하여 적절한 중재 방향을 수립해야 한다.

2) 치료의 목표

구강섭식을 시작할 때 고려해야 할 사항은 충분한 영양과 수분의 공급을 위해 안전하게 섭취 가능한가 이다. 구강섭취에 있어서 안전과 충분함이라는 기준은 매우 중요하다. 안전은 말 그대로 삼킴과 동시에 기도가 보호되는가? 의 문제로 제공되는 음식과 액체에서 흡인을 보이는 환자들은 호흡기 감염이나 기도 폐색 등의 위험이 뒤따를 수 있다. 충분함이란 용어는 영양과 수

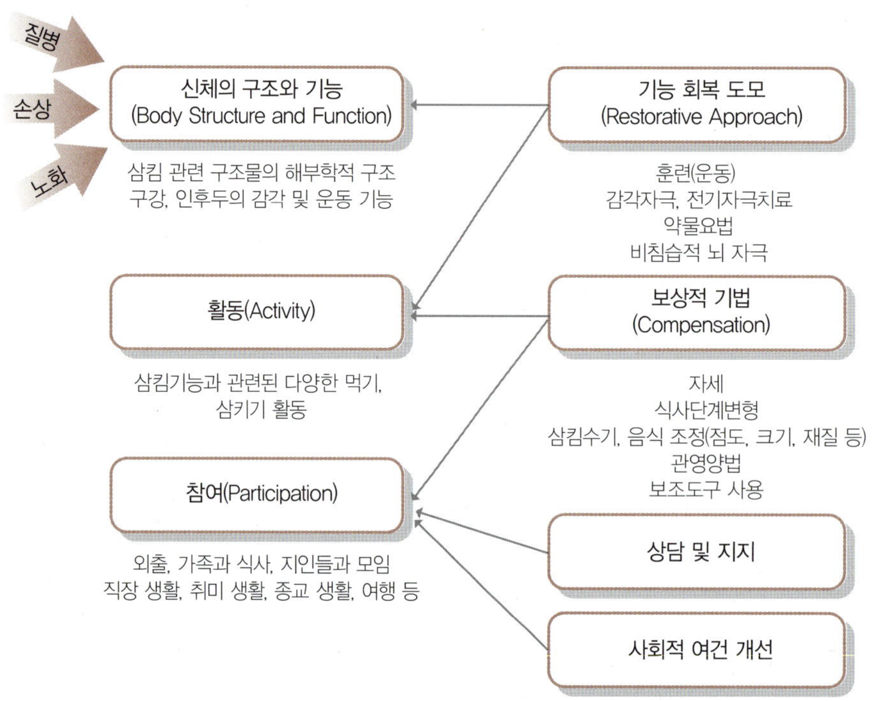

그림 4-1 국제기능장애건강분류체계(ICF)에 따른 삼킴장애 영역과 치료

분공급에 있어 입으로 충분한 양의 음식과 액체를 삼킬 수 있는가 하는 문제이다. 이 두가지는 삼킴장애 치료의 기본이며 필요조건이다.

기본조건이 충족되면 제한적 구강섭취가 가능한지, 음식을 먹는 즐거움을 다시 누릴 수 있는지가 중요하게 생각해야 할 부분이다. 세계보건기구가 제안한 '국제기능장애건강분류체계(International Classification of Functioning, Disability and Health)'에 따르면 인간의 신체 기능은 신체의 구조와 기능, 활동, 참여라는 세가지 측면에서 다뤄진다(그림 4-1). 이에 따라, 삼킴장애에 대한 치료 목표도 세가지 측면으로 설정할 수 있다. 훈련을 통해 합병증을 예방하고 신체의 기능을 회복시키는 일을 일차적으로 추구하고, 안전한 식사로 구성된 식사를 찾는 것도 다른 측면에서의 목표가 될 수 있다. 때로는 삼킴장애로 인해 생긴 심리적 좌절감과 사회생활의 위축을 최소화하는 것을 목표로 설정할 수도 있다.

비구강 섭취를 병행하고 있는 사람이라면 구강섭취가 치료의 목표가 될 것이고, 구강섭식 중이라면 목표는 다양한 음식물을 충분하게 섭취하기, 적절한 양의 음식과 액체 섭취하기, 사회적인 측면에서 삶의 질 향상이 될 수 있다. 또한 삼킴장애로 인해 발생할 수 있는 여러 가지 합병증을 최소화하는 것이 치료 목표가 될 수도 있다. 대부분의 음식덩이나 액체에서 흡인을 보이는 환자는 그로 인한 호흡기 감염이나 고형물로 인한 기도 폐쇄의 위험이 뒤따르기 때문에 폐렴의 위험성을 감소시키고 영양실조가 되지 않도록 하는 것이 치료의 목표가 되기도 한다. 치료의 목표를 결정할 때는 환자가 처한 상황을 반드시 고려해야 한다. 이에 삼킴장애의 치료를 시작할 때에는 장애 정도와 형태에 따라 적절한 치료계획을 세우고 적절한 음식의 농도 변화나 보상적 기법 및 회복적 기법들을 제공해야 한다.

(1) 수분공급

삼킴장애 환자의 상당수에서 수분 섭취가 저하될 수 있기 때문에 탈수 증상이 있는지 주의깊게 관찰하여야 한다. 탈수는 침 분비를 감소시키고, 유해균이 생성되게 하고, 감염에 취약하게 만들어 폐렴의 위험인자가 된다. 수분의 섭취와 배설량을 기록하고 체액의 삼투압(serum osmolality) 상태 등을 통하여 환자의 수분 상태를 확인할 수 있지만, 건조한 구강 및 피부, 소변의 색깔 등도 증상에 대한 정보가 될 수 있다. 충분한 수분 상태를 유지하기 위하여 구강섭취가 어려운 경우 영양관이나 정맥으로 수분을 공급하도록 하고 구강섭취가 부분적으로 가능하다면 점도증진제를 이용하여 기능에 적합하게 변형시킨 수분을 공급하도록 한다.

(2) 영양공급

삼킴장애가 환자의 영양상태에 미치는 영향은 크다. 영양부족 자체가 구강의 유해균을 형성시킬 뿐만 아니라 면역기능과 객담배출 능력을 저하시켜 폐렴의 위험요인이 될 수 있다. 또한 영양부족은 기면 및 의식저하를 초래할 수 있으며, 이 또한 폐렴의 위험인자가 된다. 그 밖에도 영양부족은 전반적 기능저하, 근육 감소, 골다공증, 빈혈, 욕창, 상처치유의 지연을 초래할 수 있다. 따라서 삼킴장애에 대한 조기발견과 영양평가가 반드시 필요하다. 영양을 공급하기 위해 환자의 기능에 맞게 다양한 조리방법을 이용하여 식사를 변형하고 구강으로 영양공급이 불충분하다고 판단될 때에는 관영양(tube feeding)을 고려해야 한다.

(3) 구강위생 및 치아관리

수분과 영양공급이 이루어지기 전에 구강위생이 선행되어야 한다. 구강이 건조한 경우에는 구강의 감각이 떨어지고 유해균의 증식이 용이하게 되어 감염의 위험도가 증가한다. 특히 노인의 경우 구강인두부에서 호흡기계 유해균이 자라기 쉬우며 이는 폐렴의 위험도를 증가시킨다. 구강 위생관리를 받지 않은 집단은 구강 위생관리를 받은 집단에 비해 폐렴 발생률이 1.6배 높다.

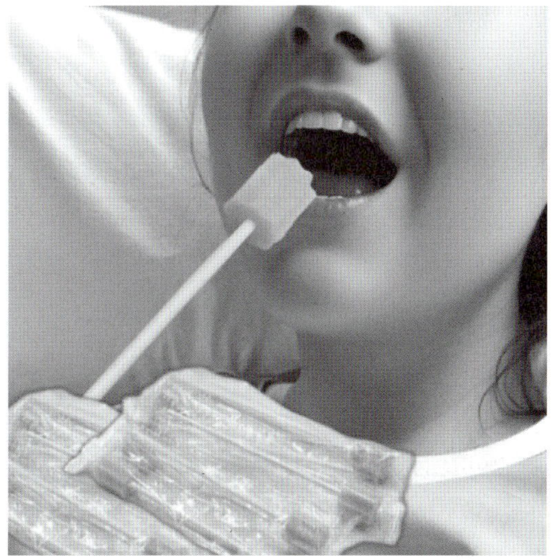

그림 4-2 구강위생을 위한 구강 스펀지 막대

고령자가 수면 중에 의치를 착용하면 폐렴 위험성이 2배로 증가한다는 보고도 있다. 삼킴장애 대상자의 경우 신체적 기능 저하뿐 아니라 인지적 기능저하로 구강위생을 해야 한다는 사실을 잊어버리거나 구강 간호에 저항행동을 보이는 경우가 많다. 구강내에 통증이나 불편감을 인식하거나 보고하는데 어려움이 있는 경우는 치과문제가 발생한다. 치주질환을 일으키는 감염성 세균의 항원이 인체의 항원과 유사한 구조를 가지고 있기 때문에 자가면역질환을 유발한다는 학설도 제기되고 있으므로 구강의 위생을 유지하는 것이 매우 중요하다. 멸균거즈, 멸균면봉, 구강스펀지, 또는 칫솔을 이용하여 분비물을 닦아 주고, 구강 스프레이를 사용하며, 구강건조가 심한 경우 스프레이 형태나 겔형태의 인공타액을 사용한다(그림 4-2).

2 삼킴장애 치료의 분류

삼킴장애에 대한 치료접근법은 여러 가지 기준에 따라 분류되어져 왔다. 삼킴장애 치료를 시행할 때는 삼킴에 관련된 기능뿐 아니라 전반적인 환자의 상태에 대한 고려가 필요하다. 환자의 의학적 상태와 예후, 증상의 심각도, 신체적, 인지적 요소, 식사습관, 음식의 선호도, 환자의 치료에 대한 동기 뿐 아니라 환자가 처해 있는 환경 및 돌봄제공자의 성향들도 치료에 영향을 미칠 수 있다. 만약 환자의 생체 징후가 저하되어 쇠약해져 있거나, 급성기 질환의 경우엔 예방적인 목적으로 수동적인 중재를 하게 된다. 이 방법은 환자의 실제적인 활동이 요구되지 않는다. 수동적 중재란 구강위생과 기능 유지를 목적으로 하는 구강의 수동적인 움직임, 식사 변화, 식사시간을 조절하는 것 등의 환경 변화들을 말한다. 이와는 반대로 능동적인 중재법은 삼킴의 문제가 되는 과정을 변화시키기 위하여 보상적 기법이나 치료적인 기법에 환자가 적극적으로 참여하는 방법이다. 치료접근법을 선택할 때 가장 중요한 사항은 선택한 치료가 목적에 부합하는가에 대한 것이다. 이 목적은 반드시 구강식사를 하는 것은 아니며, 삼킴장애로 인해 발생될 수 있는 또 다른 합병증을 방지하는 것 혹은 더 이상의 악화를 막고 회복을 촉진하는 것이 목표가 될 수도 있다. 또 다른 분류방법은 환자중심과 치료접근법 중심의 중재가 있다. 삼킴장애에 대한 중재 적용시 환자의 질병 상태와 동기에 따라 중재 개입이 되어야 하며, 기능적 관점에서 의학적, 외과적, 행동적 치료 중 어떠한 치료들이 적합한지 선택된다(그림 4-3).

치료의 구체적인 목표를 세우기 위해 삼킴기능을 파악하는 과정에서 환자상태에 적합한 치료를 적용하기 위해서 다양한 문진이 시행되어져야 한다. 삼킴장애가 있는 모든 환자가 목표를 이루어 구강섭식으로 전환되는 것은 아니기 때문에 치료를 결정할 때는 환자의 상태를 고려하여 임상가와 환자가 목표에 대해 명확하게 의사소통을 하는 것이 필요하다.

1) 환자 중심의 선택

치료 접근법을 적용할 때는 우선적으로 환자가 지시를 이해하는 정도, 중재에 대한 수용도, 치료 기술의 학습 능력등 실행 가능한 치료가 무엇인지 파악하는 것이 선행되어진다. 치료 선택에 영향을 미치는 환자의 상태는 [그림 4-4]에서 설명하였다.

환자의 의학적 상태는 병인-근본적인 원인, 질병 또는 장애 수준과 관련이 있고 치료접근의 시점과 치료유형을 결정하는데 중요한 요소이다. 예상되는 병의 경과를 고려하여 같은 증상을 보인다고 하더라도 어떤 환자는 안정성과 지구력이 좋아질 때까지 관찰하며 기다리는 것이 나을 수 있고, 또 다른 경우에는 적극적인 치료를 가능한 빨리 시행하는 것이 나을 수 있다는 판단

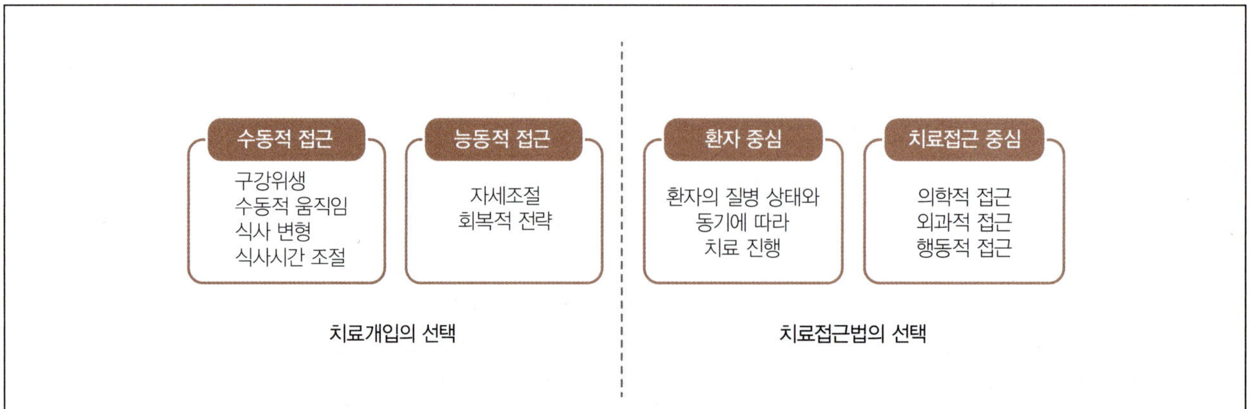

그림 4-3 치료개입과 접근법의 선택

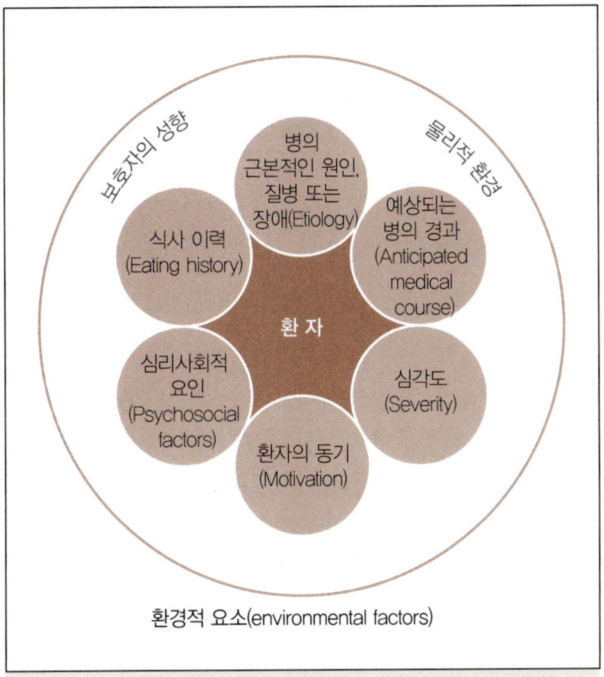

그림 4-4 치료 선택에 영향을 미치는 환자의 상태

을 내릴 수 있다.

삼킴장애의 심각도(severity)는 도구적 평가를 통한 생리학적인 수준이나 임상평가를 통해 섭취가능한 음식을 기준으로 판단할 수도 있다. 그러나 구강섭취 유무가 삼킴장애의 심각도를 대표하는 정보가 될 수는 없다. 현재 구강섭식을 하고 있지 않더라도 삼킴 관련 생리기전이 반드시 나쁘지 않을 수 있기 때문에 상태에 맞는 능동적 · 수동적 개입을 사용하여 환자에게 초점을 맞추어야 한다. 환자의 상태 또한 계속 변화될 수 있기 때문에 삼킴장애의 심각도는 여러 요인을 통해 파악할 수 있어야 한다.

또한 환자의 동기와 심리사회적 요인이 치료에 매우 중요한 요소로 작용한다. 비구강식사를 진행하고 있는 환자에게 지속적인 구강자극을 하거나 마른침 삼키기를 시행하는 것도 좋고 지속적인 구강자극을 시도하면 생리학적 기능이 향상되는 효과도 얻을 수 있다. 입으로 먹는 것을 매우 중요하게 생각하는 환자의 경우 기능상 음식을 삼키지 못하더라도 씹기 훈련을 통해 동기를 유발할수 있고 심리적 안정을 제공할수 있다.

환자의 개인적, 환경적 요인에 의한 식사 이력(eating history)도 치료에 영향을 줄 수 있다. 환자의 음식에 대한 선호도가 섭식에 영향을 줄 수 있기 때문에 가능한 선호하는 음식으로 치료에 적용하는 것이 효과적이다. 환자의 성향이 혼자 먹는 것을 선호한다면 혼자만의 공간에서 식사를 할 수 있도록 하고, 모임이나 회의가 많은 직업에 종사하는 사람들에게는 식당에서 먹는 것을 목표로 하는 등 생활습관 및 사회적 측면을 고려하는 것도 중요하다.

환자의 특성뿐만 아니라 보호자의 태도나 입원하고 있는 시설의 물리적인 환경적 요소(environmental factor)도 치료에 중요한 부분을 담당하며 음식을 먹는 속도와 방법에 큰 영향을 주게 된다. 예를 들어 식사시 자세를 조정하거나 식사변형과 같은 사항은 도움이나 감독이 필요하므로 돌봄제공자의 이해가 우선되어야 한다. 병원이나 요양시설에 입원한 환자는 본인이 원하는 시간에 맞춰서 원하는 양의 음식을 먹기 어렵기 때문에 먹고 싶지 않아도 먹어야 하는 경우가 있을 수 있다. 이러한 환경적 특성이 삼킴기능에 영향을 줄 수 있음을 고려해야 한다.

이러한 사항들이 치료전략을 결정할 때 고려되어야 하는데, 환자가 호소하는 불편감이나 삼킴장애의 증상을 해소할 수 있는가? 실현가능한 방법인가?, 다른 치료 방법들과 병행하여 적용해야 하는가? 등을 질문해 보면서 선택하도록 한다. 적절한 방법이 선택되었다면 예상되는 위험과 효과를 고려한 후 치료에 적용해야 한다. 그러므로 임상가가 삼킴장애의 근원이 되는 질병에 대해 최대한 이해하는 것이 선행되어야 환자상태에 따른 다양한 치료 전략을 바탕으로 임상적 접근이 시도될 수 있다.

2) 치료접근 중심의 선택

치료접근법 중심의 선택은, 치료를 적용할 때 시행하는 중재방법에 따라 의학적 접근, 외과적 접근, 행동적 접근법으로 분류할 수 있다. 의학적 접근법에는 약물 및 영양학적인 관점과 관련된 치료, 외과적 접근법은 수술 및 시술과 관련된 치료, 행동적인 접근법에는 흔히 임상에서 적용하는 촉진, 운동기법 및 보상적 기법들이 포함된다. 행동적 접근법은 치료시 음식물을 직접 삼키도록 하는지 여부에 따라 직접적인 접근과 간접적인 접근법으로 분류되기도 한다.

그러나 이 분류체계는 이론적 개념으로 분류된 것으로 환자의 변화를 고려하면서 상태에 맞추어 복합적으로 선택되어져야 한다. 질병의 경과 및 상태에 따라 어떤 치료방법을 선택할 것인지 뿐 아니라, 선택된 방법이 적용되어야 할 시기도 결정되어진다. 예를 들어 급성기나 환자의 생리적 상태가 안정되지 않았을 경우에는 의학적 접근법을 중심으로 적용하면서, 구강위생, 수동 운동, 식사변형 등의 수동적 중재가 적용될 수 있다. 반면 환자의 상태가 안정되어 간다면 능동적 접근으로 전환하여, 의학적, 외과적, 행동적 접근법을 다양하게 실시하면서 환경적인 측면을 고려할 수 있다.

(1) 의학적 접근(Medical approach)

의학적 접근방법에는 대표적으로 영양공급 관리와 약물관리가 있다. 영양공급에는 영양섭취와 수분 공급을 위해 비구강영양법을 선택하는 것과 당뇨 및 투석 환자와 같이 영양학적으로 특별하게 관리되어야 하는 식사를 제공하는 것을 포함한다. 비록 이러한 영양법의 선택이 삼킴기능을 호전시키는 것과 직접적인 관련은 없으나 음식의 특수한 변형이 요구된다는 사실은 삼킴장애 중재와 연관이 있다.

약물관리를 통해 삼킴기능을 향상시킬 목적으로 환자의 입맛을 향상시키거나, 위 운동을 개선하고 역류를 방지할 수 있다. 방사선치료나 약물 사용으로 구강건조를 호소하는 환자에게 적절한 약물을 처방할 수 있다.

(2) 외과적 접근(Surgical approach)

성대 손상이나 반지인두조임근 손상, 인두식도 협착 등이 원인이 되어 삼킴장애가 발생하는 경우는 일반적으로 수술적 치료를 필요로 한다. 그러나 진행성 신경근육 질환, 뇌경색, 또는 다발신경병증(polyneuropathy) 등의 질환으로 이와 같은 문제가 이차적으로 발생한 경우 수술의 효과에 대해서는 논란의 여지가 있다.

구강인두 삼킴장애가 있는 환자에게 수술적 치료가 일반적으로 적용되지는 않으나 일부 환자에서는 반지인두조임근 절개술, 기관절개술(tracheostomy), 후두기관 분리-우회술(laryngotracheal separation diversion) 등이 효과적일 수 있다.

(3) 행동적 접근(Behavioural approach)

행동적 접근방법은 삼킴장애에 가장 많이 적용되는 치료법으로 자세조절, 식이조절, 음식 변형, 보조도구의 사용, 삼킴수기 등이 있다. 치료사는 치료를 결정할 때 현실성을 고려해야 한다. 치료를 위한 도구나 장비, 치료사의 지식수준과 수행 가능성, 환자의 능력과 요구되는 기능을 파악해야 한다. 이러한 현실성을 기반으로 환자의 상태를 우선 정확히 평가해야 한다. 음식 섭취의 의존도나 독립 정도, 흡인으로부터의 안정성을 확인하고 평가 결과에 근거한 치료방법을 선정한다. 대안적인 중재방법도 선택한 후 기능적 결과를 체계적으로 예상한 뒤 치료적 근거가 확인되면 실제 환자에게 사용한다. 특정한 증상에 대해 접근할 것인지, 여러 치료방법을 동시에 적용할지를 선택해야 한다. 치료를 하는 동안 환자의 상태는 변화될 수 있으므로 기능에 맞게 목표를 세우고 수정할 수 있어야 한다.

어떤 방법은 이론적으로는 매우 효과적일 수 있지만 예상치 못한 반응을 일으킬 수 있어 역효과를 가져다 줄 수도 있다. 그러므로 환자에게 적용했을 때 나타나는 이점과 예상치 못한 위험성을 항상 고려해야 한다. 예를 들어 호흡기질환이 있는 환자들에게 호흡을 일시적으로 멈춰야 하는 성문위삼킴의 적용은 오히려 문제를 일으킬 수도 있다. 또한 근육이 소모되는 질병이나 근육이 약화된 환자들의 경우에 최대 근력을 반복해서 사용해야 하는 노력삼킴 등은 오히려 좋지 않은 결과를 야기할 수도 있다. 그러므로 일시적 효과가 있는 중재를 적용할지 장기적으로 기능을 향상시킬 수 있는 치료 방법을 선택할지 결정하는 것은 매우 중요하다. 환자를 치료계획에 참여시키도록 하여 환자가 치료 행위에 더 능동적으로 참여할 수 있도록 하면 더 성공적으로 진행될 수 있다. 치료를 고려할 때 의학적인 부분이 가장 우선적으로 고려되지만 환자의 선호도, 가치, 종교적 신념, 치료에 대한 목표를 의료진과 협의하여 치료계획에 포함시킨다면 좀더 환자의 동기를 유발시킬 수 있을 것이다. 다양한 원인으로 인해 발생되는 삼킴장애와 그에 따른 치료방법에 대한 관심이 높아짐에 따라 다양한 기법들이 개발되고 연구를 통해 근거들이 마련되고 있다.

행동적 접근법도 목적에 따라 보상적 기법과 회복적 기법으로 분류될 수 있다. 보상적 기법은 삼킴기전을 근본적으로 변화시키지 않고 음식을 삼킬 때 일시적인 안전과 관련된 합병증의 발생을 예방하기 위해 적용하는 것을 말하며, 회복적 기법은 일정 기간이 지나서도 삼킴기전의 향상이 지속되며, 별도의 주의나 변형된 방법 없이도 안전하게 구강을 통하여 적절한 영양상태나 수분공급을 유지할 수 있도록 기능을 향상시키는 것을 말한다.

행동적 접근법은 또다른 기준에 따라 간접적 접근법과 직접적 접근법으로 분류할 수 있다. 기도흡인의 위험이 있는 환자에게 적용하는 간접적 훈련법은 음식물을 사용하지 않고 각종 행동적 삼킴기법과 자극법 등을 시행하여 구강 및 인, 후두 근육의 강화를 통해 기능을 향상시키는 전략이다. 직접적 훈련법은 한 종류 이상의 음식물에 대해서는 기도보호가 된다고 판단된 경우 음식물을 직접 삼키게 하여 훈련하는 방법으로 식이조절, 다양한 자세 변경을 적용할 수 있으며, 음식을 삼킬 때 다양한 감각자극을 제공하고 관련된 근육들을 직접 수축시킬 수 있으므로 가장 효과적인 치료방법이라 할 수 있다.

① 보상적 기법(Compensatory Technique)과 회복적 기법(Restorative Technique)

보상적 기법은 삼키는 과정에 안전성을 주기 위해 음식물이 흐르는 경로를 효과적으로 변형시켜 주는 방법으로 일시적인 효과를 주는 전략이다. 자세조절, 식사 변형, 멘델슨 수기(mendelsohn maneuver), 성문위삼킴(supraglottic maneuver), 최대성문위삼킴(super supraglottic maneuver) 등의 수기법, 음식의 재질과 점도 변형, 보조기 사용이 포함된다. 이 전략은 환자에게 음식을 흡인 없이 안전하게 먹을 수 있도록 하지만 구강섭취의 정도에는 제한이 있다. 전략을 결정하기 전에 기구적 검사를 통해서 환자의 삼킴장애 정도를 먼저 파악하는 것이 중요하다. 환자의 생리학적인 특징과 음식을 삼켰을 때 음식덩이의 움직임, 구강섭취를 위한 집중과 기억력 등의 인지 수준을 파악하도록 한다. 자세조절을 사용하는 환자는 인지기능이 좋아야 하고 충동적인 성향이 없어야 하며 기억력이 좋아야 한다. 일반적인 자세조절에는 턱 당기기, 고개 돌리기, 고개 기울이기, 옆으로 눕기가 있다. 환자가 음식을 섭취하는 동안 흡인의 증상이 나타나면 흡인을 감소시키기 위해 가장 먼저 자세 전략을 시도해 보는 것을 추천하고 이를 통해 식사가 안전하게 유지될 수 있는지 살펴본다. 만약 이런 전략을 성공적으로 사용할 수 없으면 환자에게는 음식의 재질이나 점도를 변경하는 전략으로 흡인을 예방하도록 한다.

회복적 기법은 반복적인 자극과 운동으로 삼키는 메커니즘의 생리기전을 변화시켜 근본이 되는 기질상에서의 영구적인 변화를 이끌어 내는 중재 기법이다. 회복적 기법에는 감각자극 치료, 운동 치료, 삼킴수기 등이 있다. 노력삼킴(effortful swallow), 멘델슨 수기(mendelsohn maneuver), 성문위삼킴(supraglottic maneuver), 최대 성문위삼킴(super supraglottic maneuver)은 보상적 기법으로 분류되어 사용하였지만 지속적으로 사용하였을 때 인후두의 근력과 가동범위를

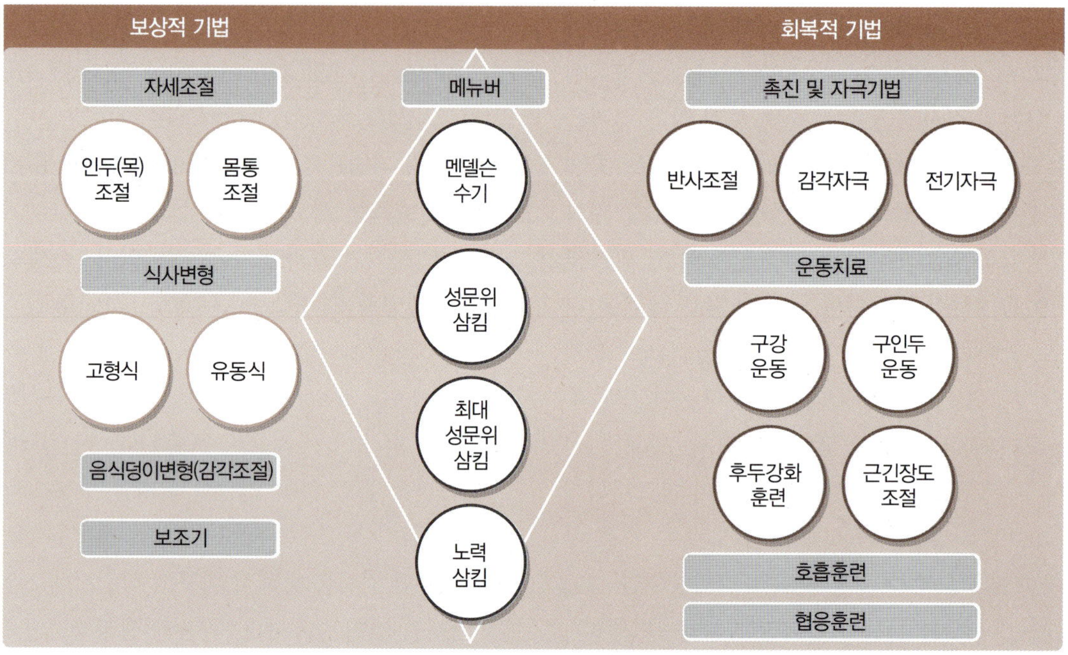

그림 4-5 행동적 접근의 종류

증진시킬 수 있으므로 보상적 기법과 회복적 기법 모두에 해당된다. 혀 유지기법은 후인두벽의 수축력을 강화시키기 위해 사용되었지만 음식물을 입에 넣고 이 방법을 시행하였을 때 흡인의 위험이 더 증가된다고 하여 운동 목적의 회복적 기법으로만 사용하게 되었다. 치료를 적용할 때에는 환자의 상태에 따라 반복횟수, 유지시간 등으로 난이도를 조절하여 적용하도록 한다(그림 4-5).

② 간접적 훈련(Indirect therapy)과 직접적 훈련(Direct therapy)

간접적인 치료는 음식물을 사용하지 않고 삼킴에 필수적인 신경 운동 조절을 향상시키는 방법으로 침삼키기(dry swallow)를 포함한 훈련 프로그램을 말한다. 객관적인 기구검사 상 모든 음식의 점도와 양에서 흡인을 보여 구강식사가 안전하지 못한 환자에게는 간접적인 치료만을 사용할 수 있는데, 삼킴을 시도하더라도 환자의 침으로만 연습할 수 있다.

흡인은 비디오투시삼킴검사나 광섬유내시경삼킴검사를 통해야만 명확하게 관찰할 수 있기 때문에 영상검사에서 얻은 기초 정보를 통해 치료방법을 선택한다. 검사시 다양한 보상적 기법이나 회복적 기법을 적용하여 삼킴을 시도해 보고 가장 안정적인 자세를 찾아내며, 이러한 중재를 적용하더라도 흡인이 감소되지 않을 경우에는 간접적인 치료만을 사용하도록 한다.

일반적으로 삼킨 음식덩이의 10% 이상이 흡인된다면 직접적인 치료보다는 위험성이 적은 간접적인 치료를 사용하는 것이 환자의 기능을 개선하는 데 훨씬 안정적이다. 어떤 농도의 음식이건 삼킬 때마다 10% 이상의 양이 흡인된다면, 환자는 잦은 기침과 분비물의 불편함 때문에 먹기를 거부하게 된다. 또한 삼킴 훈련 동안 음식이 계속 흡인되면 환자에게 아무런 도움이 되지 않을 뿐더러 폐렴의 가능성을 높일 수 있으므로 직접적인 치료전략 및 구강 식사는 금하도록 해야 한다.

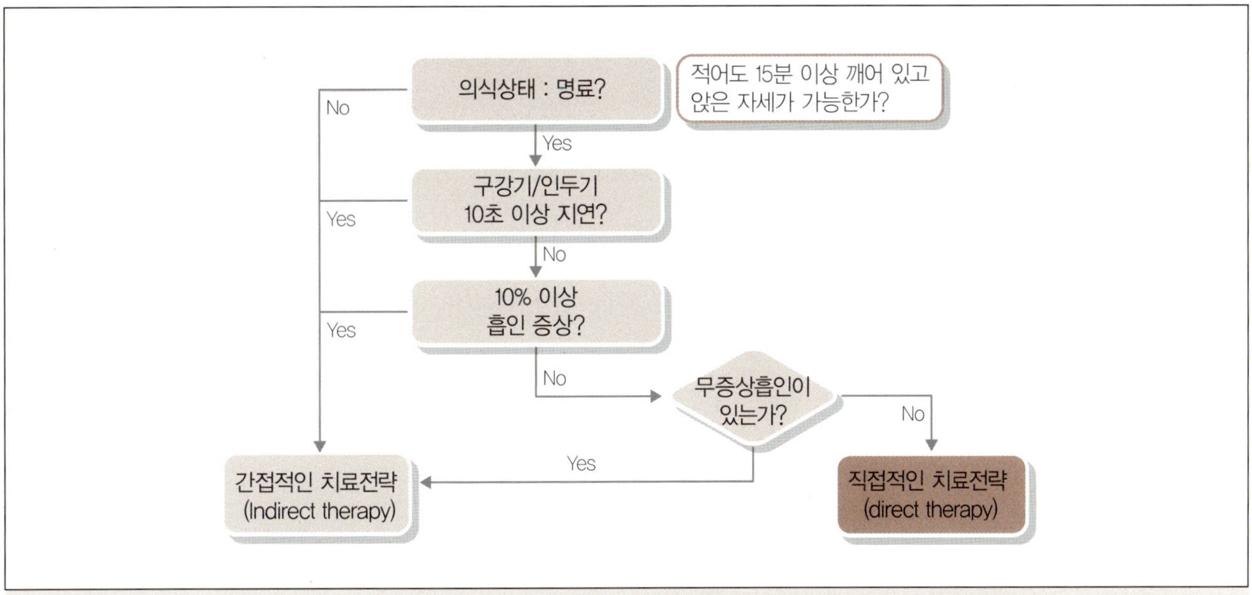

그림 4-6 간접적, 직접적 훈련의 선택과정

삼킴 속도 또한 환자의 식사종류나 치료방법을 결정하는 데 중요한 역할을 한다. 영상검사에서 환자가 음식을 삼킬 때, 구강통과시간과 인두통과시간의 합이 10초 이상 걸린다면 직접적인 치료전략이나 구강 식사 보다는 간접적인 치료전략을 선택한다. 음식을 먹는 데 오랜 시간이 걸리면 대부분의 환자는 그 음식을 먹지 않으려고 하거나 먹는다고 해도 체중 유지에 필요한 양만큼의 음식을 섭취하지 못하기 때문이다. 모든 농도의 음식에서 구강통과시간과 인두통과시간의 합이 10초 이상 걸리지만 흡인이 없어 구강 식사가 가능할 지라도 구강 식사에 대한 보충과 적절한 영양 및 수분공급을 위해서 간접적인 치료전략과 비구강 식사가 같이 병행되어야 한다. 또한 선택기준에서 삼킨 음식덩이의 10% 이상이 흡인되지 않고, 구강기와 인두기의 음식 통과시간이 10초 이상 소요되지 않는다고 하더라고 무증상흡인(silent aspiration)이 있다면 간접치료를 적용해야 한다. 간접치료에는 구강전기, 구강기, 인두기의 다양한 기능을 향상시키기 위한 치료기법들이 포함된다(그림 4-6).

직접적인 치료전략은 환자에게 음식이나 액체를 제공하고 그것을 삼키는 동안 특정 지시에 따라 적절한 행동을 하게 함으로써 강화시키는 방법이다. 치료사는 삼킴장애 평가를 통하여 안전한 음식과 액체에 대한 정보를 기초로 치료를 적용하게 된다. 고체와 액체 음식의 단계는 점도나 재질에 따라 여러 단계로 나뉘게 되는데, 상위 또는 하위의 개념이 있는 것이 아니므로 수직계층적인 개념은 아니다. 환자의 삼킴장애 정도에 따라 두 가지 단계가 동시에 적용될 수 있고, 한 단계를 건너뛸 수도 있으며, 일반적인 점도의 분류 단계를 역행하여 진행할 수도 있다. 직접적인 치료전략을 시행할 때 주의할 점은 음식을 시도하기 전에 환자 및 돌봄제공자에게 적용이 가능한 음식의 단계와 삼키는 방법에 대해 설명해야 한다는 것이다. 또한 환자에게 음식이나 액체를 적용하기 전에 충분한 시간을 두고 지시 순서를 숙지할 수 있도록 연습시켜야 한다.

직접적인 방법의 이점은 삼킬 때 구인두 근육에서 더 강한 수축과 압력이 형성되기 때문에 안전성만 있다면 삼킴을 위한 가장 좋은 훈련은 음식을 직접 삼키는 것이라고 할 수 있다. 음식을 삼키는 활동 자체만으로도 삼키는 능력 향상을 위한 최선의 근육 활동을 하게 된

더 알아가기

■ 회복적 기법의 최근 분류체계

촉진기법으로 시행되는 감각, 운동, 전기자극치료는 모두 감각 경로에 따른 자극의 범주로 분류되어 겉질자극과 비겉질자극으로 나누고 하위 8개의 범주로 분류할 수 있다. 중추자극과 말초자극을 정확하고 안전하게 시행하기 위해서는 특정 장비의 구입과 교육이 필요하다. 각각의 자극 방법은 4부 7장에 소개가 되어 있다.

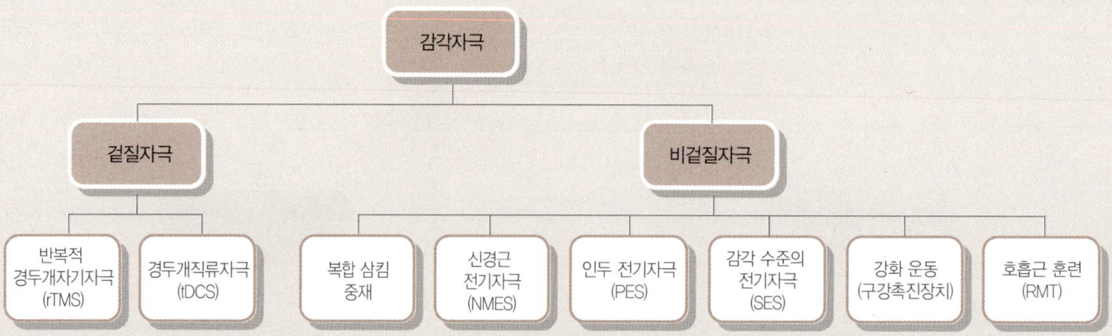

다. 마사코 수기는 초기에는 직접적인 전략으로 사용하기 위해 고안되었다. 하지만 이 기법을 사용하면서 음식을 섭취하게 되면 흡인의 위험이 더 발생한다고 보고되어 현재는 간접적인 방법으로만 사용하는 것을 권장한다. 직접적인 치료전략 중 온도-촉각 자극과 멘델슨 수기, 성문위삼킴, 최대성문위삼킴, 노력삼킴의 기법들은 음식을 먹도록 해서 적용할 수 있으며 이는 보상적 기법이면서도 장기적 효과를 줄 수 있는 회복적 기법에 포함되기도 한다. 그러나 기도 보호가 어려운 환자에게는 침을 이용하여 삼키게도 하므로 간접치료로 분류하기도 한다. 회복적 기법과 보상적 기법에 따른 다양한 방법은 [그림 4-7]에서 자세히 확인할 수 있다. 최근에는 회복적 기법의 분류체계를 촉진기법으로 시행되는 감각, 운동, 전기자극치료 등 감각 경로에 따른 자극의 범주로 분류하고 있다. 이는 겉질자극과 비겉질 자극으로 나뉘고, 하위 8분류로 범주화된다.

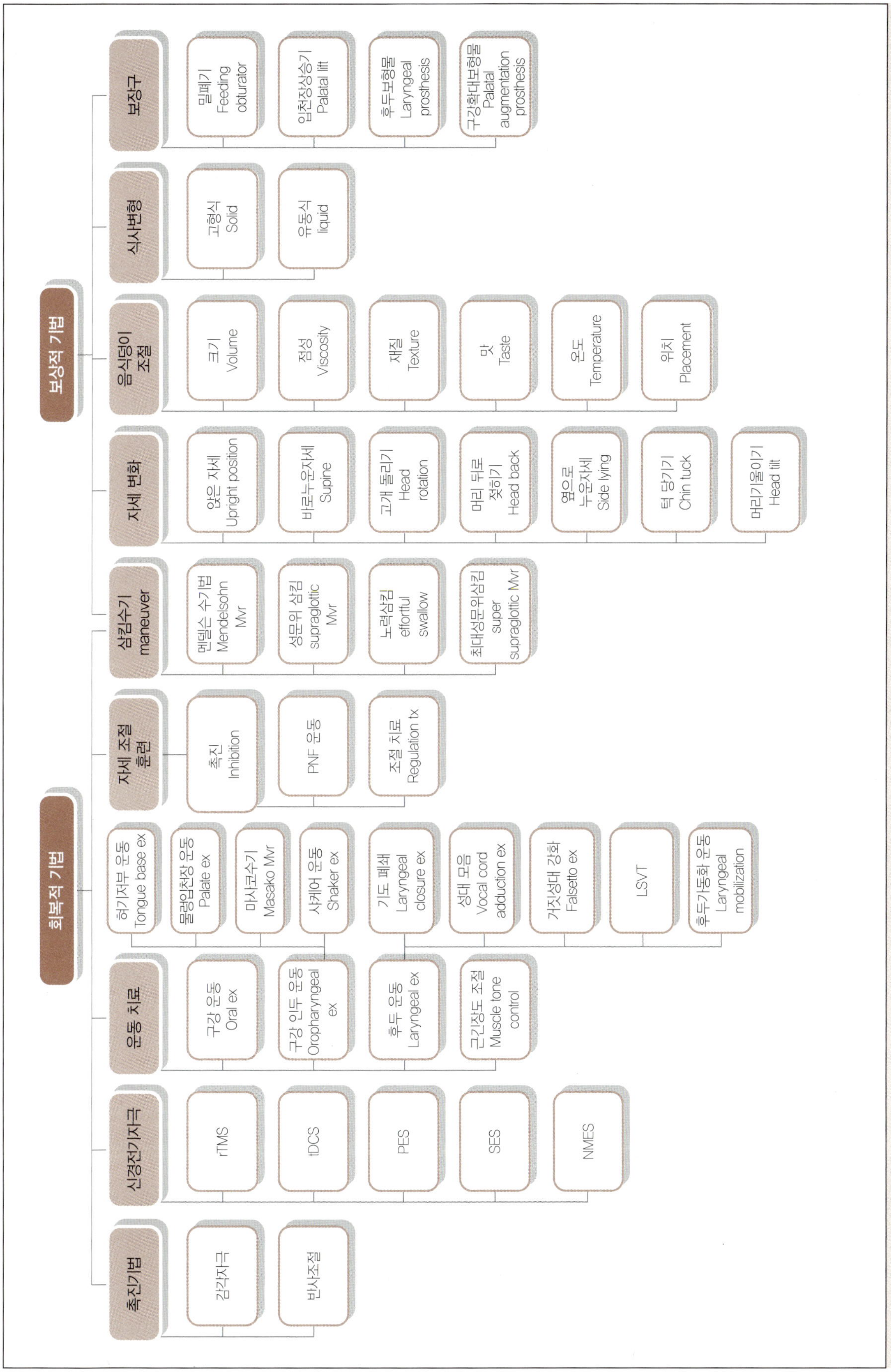

그림 4-7 삼킴기법의 분류

확인문제

1. 다음의 행동적 접근의 차이점은 무엇인지 설명하세요.

보상적 기법	회복적 기법

직접적 훈련	간접적 훈련

2. 직접적인 치료전략보다 간접적인 치료전략을 사용해야 하는 때는 언제인지 설명하세요.

3. 보상적 기법에도 포함되고 회복적 기법에도 포함되는 치료 방법을 기술하세요.

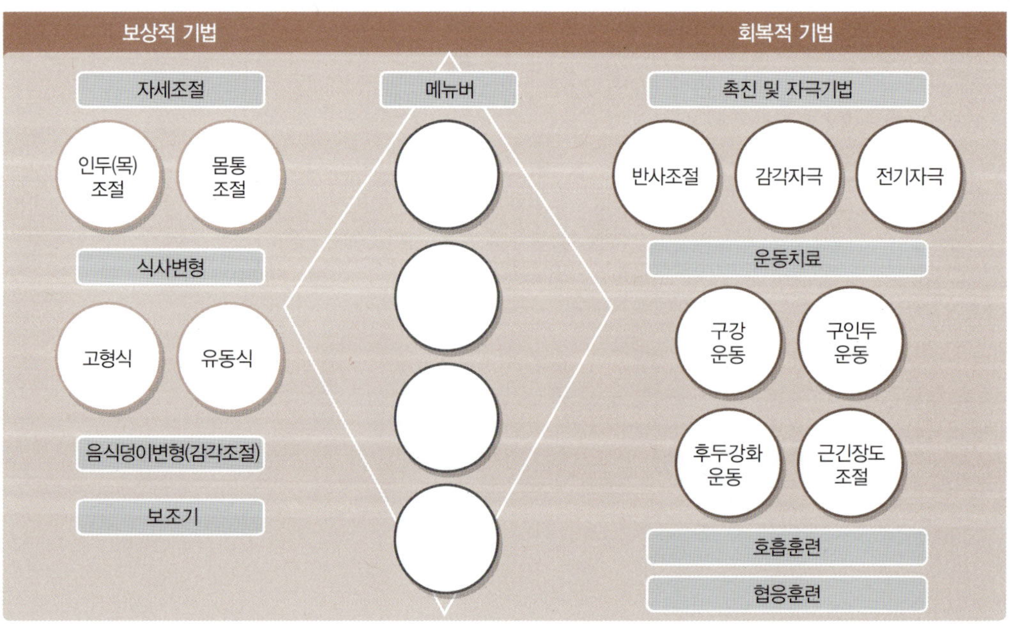

참고문헌

권미선, 김종성 공역. (2007). 삼킴장애의 평가와 치료, 학지사.

Chiu C-W, Solarek D. (2009). Chapter 17 - Modification of Starches. Starch (3 ed.). San Diego: Academic Press; 629-55.

Dozier, T. S., Brodsky, M. B., Michel, Y., Walters, B. C. Jr., & Martin-Harris, B. (2006). Coordination of swallowing and respiration in normal sequential cup swallows. Laryngoscope, 116(8);1489-1493.

Ebihara, S., Kohzuki, M., Sumi, Y., et al. (2011). Sensory stimulation to improve swallowing reflex and prevent aspiration pneumonia in elderly dysphagia people. Journal of Pharmacological Sciences, 115;99-104

Eskildsen, S. J., Poulsen, I., Jakobsen, D., Riberholt, C. G., & Curtis, D. J. (2021). Scoping review to identify and map non-pharmacological, non-surgical treatments for dysphagia following moderate-to-severe acquired brain injury. BMJ open, 11(12), e053244.

Groher, ME, Crary, MA. (2010). Dysphagia. Clinical management in adults and children. Mosby Elsevier.

Groher, M. E., & Crary, M. A. (2015). Dysphagia: clinical management in adults and children. Elsevier Health Sciences.

Lagorio LA, Carnaby-Mann GD, Crary MA. (2008). Cross system effects of dysphagia treatment on dysphonia: A case report. Cases Journal, 1:67

Logeman JA. (1998). Evaluation and treatment of swallowing disorder. 2nd ed. Texas: . PRO-ED Inc.

Logeman JA. (2008). Treatment of oral and pharyngeal dysphagia. Phys Med Rehabil Clin N Am, 19:803-16.

Mary H., Bengt L. (2004). Effects of motor and sensory stimulation in stroke patients with long-lating dysphagia. Dysphagia, 19;219-230.

Marek Z, Agnieszka B, Michal K, et al. (2003). Pneumonia as a cause of death in patients with lung cancer. Radiol Oncol, 37;167-74.

Palmer JB, Pelletier CA, Matsuo K. (2011). Rehabilitation of patients with swallowing disorders. In: Braddom RL, ed. Physical medicine and rehabilitation. 4th ed. Philadelphia: Elsevier Saunders.

Park JO, Kin DH, Son HL, Joo YH, Cho JH, Park YH, Kim MS, Sun DI. (2010). Rehabilitation protocol for postoperative dysphagia in head and neck cancer patients. Korean J Otorhinolaryngol Head Neck Sur. 53;94-98

Seo CW, Yoo B. (2013). Steady and dynamic shear rheological properties of gum-based food thickeners used for diet modification of patients with dysphagia:effect of concentration. Dysphagia, 28:205-11.

Singh RP, Heldman DR. (2014). Chapter 2 - Fluid Flow in Food Processing. Introduction to Food Engineering (Fifth Edition). San Diego: Academic Press; 65-209.

Steinhagen, V., Grossmann, A., Benecke, R., & Walter, U. (2009). Swallowing disturbance pattern relates to brain lesion location in acute stroke patients. Stroke, 40(5), 1903-1906.

2 제2장

의학적 접근

삼킴장애 환자에 대한 의학적 선택은 약리학적 관리와 영양관리의 방법이 있다. 약리학적 관리는 약물로 유발되는 삼킴장애를 판별하여 조절하며, 삼킴 기능의 일부 측면을 개선하기 위해 약물을 사용하는 것을 말한다. 영양관리는 환자의 기저 질환이나 상태를 수용하기 위해 식단(경구 또는 비경구식이)을 수정하고 관영양시 발생하는 합병증으로 설사나 변비 증상에 대해 적정한 칼로리 섭취 또는 수분 공급을 관리하는 측면이다.

1 삼킴장애와 약물 관리

1) 약물로 유발되는 삼킴장애

삼킴장애는 뇌혈관 사고, 파킨슨병, 중증 근무력증, 근이영양증, 알츠하이머병, 다발성 경화증 등의 신경학적 질환 및 신경근 장애, 피부경화증, 식도 종양 또는 협착, 두경부 암 및 외상, 후천성 면역결핍 증후군(AIDS) 등 다양한 질환이 원인이 될 수 있다. 이렇게 질병 관련한 기능 및 구조가 직접적인 원인이 되어 삼킴장애가 나타날 수 있지만, 환자에게 투약하고 있는 약물이 문제의 원인이 되는 경우가 있다. 이러한 유형은 약물 유발 삼킴장애로 알려져 있으며 매우 빈번하고 쉽게 교정될수 있는 문제이나 간과되는 경우가 많다. 약물로 인한 삼킴곤란의 첫 번째 보고 사례는 1970년에 발생했고 계속되는 보고서에 따르면 3가지 주요 메커니즘이 확인되었다(표 4-1).

(1) 약물의 부작용으로 인한 삼킴곤란
(2) 약물 치료 작용의 합병증인 삼킴곤란
(3) 약물로 인한 식도 손상

약물 유발 삼킴곤란을 예방하는 가장 가치 있는 중재 방법은 환자로부터 철저하고 정확한 투약 이력을 확보하는 것이다. 이외 관련된 예방 전략과 보상 기술도 적용될 수 있다.

삼킴재활치료에 종사하는 보건의료전문가들도 이에 대한 부분을 이해하고 보상및 촉진기법을 적용하는 것이 도움이 될 것이다.

표 4-1 약물로 유발되는 삼킴장애와 관련 약물

약물의 부작용으로 인한 삼킴곤란	• 항콜린성 또는 항무스카린성 활성을 갖는 약물 • 수술 중 사용하는 근육이완제 • 항정신병 약물(또는 신경이완제) • 삼환계 항우울제, 항히스타민제, 이뇨제 등 구강건조증을 유발하는 약물 • 코위영양관 삽입, 내시경 또는 치과 치료에 사용되는 국소 마취제
약물 치료 작용의 합병증으로 발생한 삼킴곤란	• 암 치료를 위한 화학요법과 면역 억제제 • 코르티코스테로이드 • 항간질제, 벤조디아제핀, 마약, 근육이완제
약물로 인한 식도 손상	• 산을 함유하거나 pH가 3미만인 약물의 지속적 복용 • 용해 시간이 길고 알약 직경이 크거나 원형(타원형과 비교) 모양인 약물 • 다량의 약물 복용을 매일하는 노인

(1) 약물의 부작용으로 인한 삼킴곤란

식도는 민무늬근(평활근)과 가로무늬근(횡문근)으로 구성되어 있다. 민무늬근의 기능과 조정은 콜린성 및 무스카린성 신경 분포에 따라 달라지기 때문에 항콜린성 또는 항무스카린성 활성을 갖는 약물을 투약하는 경우라면 삼킴곤란을 유발할 가능성이 있다. 이러한 유형의 삼킴장애라면 일반적으로 가능한 경우 원인 물질을 중단하는 것이 관리 기술이 된다. 또한 음식의 이동을 용이하게 하기 위해 타액 대체제를 사용하거나 물을 자주 마시는 것이 도움이 될 수 있다.

수술 중 근육 이완제로 사용되는 신경근 차단제의 경우에는 가로무늬근에 대한 직접적인 효과가 나타나게 된다. 이러한 유형의 삼킴장애에 대한 관리 기술은 미미한 상태이다. 일반적으로 약물이 약해짐에 따라 효과가 감소하기 때문이다.

항정신병 약물(또는 신경이완제)도 부작용으로 삼킴장애를 유발할 수 있는 독특한 종류의 약물이다. 항정신병 약물은 도파민성 전달을 차단하는 효과가 있으며, 이는 파킨슨병과 유사한 추체외로 증후군을 초래할 수 있다. 이러한 가성 파킨슨증후군(pseudoparkinsonian syndrome)은 삼킴장애의 원인이 될 수 있다. 시간이 지남에 따라 도파민성 과민증은 지연성운동이상증(tardive dyskinesia)으로 알려진 돌이킬 수 없는 결과로 이어질 수 있다. 임상적으로 유의미한 지연성운동이상증은 1년 이상 이러한 약물을 복용한 환자의 10%~20%에서 발생하고, 일반적으로 구강안면 및 혀 근육과 관련되므로 환자가 씹거나 삼킬 수 없을 때까지 증상이 진행될 수 있다. 많은 환자에서 약물 사용은 질병에 필수적이기 때문에 약물 관리는 어렵고 복용량을 줄이는 것도 문제가 될 수 있다. 약물 유발성 유사 파킨슨 환자의 삼킴장애는 일반적으로 복용량을 줄이면 해결되는 반면, 지연성운동이상증의 경우 도파민 과민증으로 인해 그 반대가 된다. 관리를 위해 여러 가지 전략을 사용할 수 있다. 첫째, 가성 파킨슨증후군 및 지연성운동이상증과 관련성이 적은 비정형 항정신병제(리스페리돈, 퀘티아핀, 올란자핀 등)를 사용하기도 한다. 환자에게 가성 파킨슨증후군이 있는지 주의 깊게 관찰해야 한다. 이러한 증상이 나타나면 디펜히드라민, 벤즈트로핀, 아만타딘과 같은 역전제를 투여할 수 있다. 마지막으로, 지연성운동이상증에 대해 환자를 모니터링하는 것이 가장 중요하다. 첫 징후가 나타나면 약물을 중단해야 하지만 발생 후에도 약물을 계속 투여하는 경우, 유일한 치료법은 더 많은 양의 항정신병제를 투여할 수밖에 없다.

구강건조증을 유발하는 약물은 음식물 전달을 방해하여 삼키는 것을 방해하게 되는데 가장 흔히 유발하는 약물에는 삼환계 항우울제, 항히스타민제, 이뇨제가 포함된다. 그외 다른 약물도 다수 관련되어 있다. 관리 전략에는 가능한 경우 다른 약제로의 변경, 타액 대체품 사용, 식사 사이에 물을 자주 공급하도록 한다.

또한 코위영양관 삽입, 내시경 또는 치과 치료에 일반적으로 사용되는 국소 마취제도 삼킴곤란을 유발할 수 있다. 이러한 약물은 구심성 감각 입력의 손실을 유발하여 환자가 삼키는 것에 장해를 느끼거나 조절할 수 없는 느낌을 받게 된다. 이 효과는 약물이 사라지면서 해결되므로 관리 전략은 최소화된다.

(2) 약물치료 작용의 합병증으로 발생한 삼킴곤란

암을 치료하거나 면역 체계를 억제하는 데 사용되는 약물은 두 가지 메커니즘을 통해 삼킴곤란을 유발할 수 있다. 첫째, 화학요법은 식도점막에 직접적인 손상을 가하기 때문에 위장관의 빠르게 분열하는 세포에 대한 세포 독성 효과가 있다. 둘째, 면역억제제를 장기간 사용하면 환자가 식도의 바이러스 및 진균 감염에 걸리기 쉽다. 이러한 기전이 종종 복합적으로 발생하기 때문에 종양 또는 이식 환자의 삼킴장애는 매우 심각할 수 있다. 이러한 유형의 삼킴곤란에 대한 관리 기술은 두 가지인데 첫째 치료용 구강청정제를 사용하여 감염을 예방하고 해당 부위를 마취시키거나 근본적인 감염을 치료하는 것이다.

코르티코스테로이드의 치료 효과도 삼킴장애의 원인이 될 수 있다. 스테로이드를 장기간 고용량으로 사용하면 뼈대근육(골격근) 소모가 발생할 수 있다. 근육이 소모되는 단계에서는 보상 기술이 삼킴장애 관리를 위해 유일한 선택일 수 있다.

중추신경계 기능을 저하시키는 항간질제, 벤조디아제핀, 마약, 골격근 이완제 등의 약물은 삼킴곤란의 심각한 잠재적 원인으로 언급되어 왔다. 의식 저하, 수의근 조절 저하, 삼킴을 시작하기 어려움으로 인해 위험도가 더 높다. 이러한 유형의 삼킴곤란을 관리하는 접근법은 가능하다면 문제가 되는 약물을 복용하기 전에 다른 약을 대체할 수 있는지 확인하여 처방하고 이것이 현실적인 선택이 아닌 경우, 다양한 보상전략을 사용하도록 강조하고 관리한다.

(3) 약물로 인한 식도 손상

약물로 인한 식도 손상의 첫 번째 사례는 1970년 Pemberton에 의해 보고되었다. 약물 유발 식도 손상은 일반적으로 경구 섭취된 약물에 의한 식도 점막의 국소 자극으로 인해 발생한다. 증상은 갑작스러운 발병이 특징적이며, 약물 섭취 후 4~12시간 이내에 삼킴곤란, 복장뼈 후부 통증 및 삼킴통이 나타난다. 약물 치료로 인해 식도 손상이 가장 많이 발생하는 부위는 대동맥궁이나 좌심방 근처이다. 관리 방법은 투약 기록에서 이러한 증상을 유발하는 약제를 찾아내는 것이다.

약물로 인한 식도 손상에 대한 발생 위험 증가는 여러 활동과 관련이 있다. 바로 누운 자세에서 약을 먹게 되면 식도에서 약물이 이동되지 못하고 정체되는 것을 촉진하고, 약물과 식도 점막 사이의 접촉을 연장시키게 된다. 잠자기 직전에 약을 복용하는 것도 위험을 증가시킨다. 왜냐하면 수면 중에 타액 생성과 연동 운동 빈도가 모두 감소하기 때문이다. 충분한 수분 없이 약물을 복용하는 경우에는 약물의 식도 정체가 촉진되기 때문에 위험이 증가한다.

노인 환자에서 약물로 인한 식도 손상이 발생할 위험이 가장 높은데, 이는 유발 요인이 복합적으로 작용하기 때문이다. 첫째, 노인 연령대에서는 많은 양의 약물을 복용할 가능성이 더 높기 때문에 손상 가능성이 더 높다. 둘째, 노인의 경우 식도 운동성이 저하되어 있으며, 타액 생성 저하로 인해 약물 전달이 지연되고 문제 물질과의 접촉 시간이 늘어나게 된다. 마지막으로, 노인의 경우 울혈성 심부전으로 인해 심장이 확장될 가능성이 더 높으며, 이는 식도를 압박하고 약물 전달을 지연시킬 수 있다.

이러한 유형의 삼킴곤란과 가장 흔히 관련되는 약물에는 산을 함유하거나 pH가 3미만인 약물이 포함된다. 부식성 약물의 다른 특징으로는 용해 시간이 길고 알약 직경이 크거나 원형(타원형과 비교했을 때) 모양인 약물들이 있다.

약물로 인한 식도 손상의 발병을 예방하기 위해 채택해야 하는 몇 가지 전략이 있다.

약물로 인한 식도 손상의 발병을 예방하기 위한 전략

- 45~90도 각도로 앉아서 약을 복용한다
- 최소 100mL의 물이나 기타 적절한 음료와 함께 약을 복용한다.
- 약을 복용하기 전과 후에 물이나 기타 적절한 음료를 조금씩 섭취한다.
- '취침 시간'에 먹어야 하는 약이라면 잠들기 최소 30분 전에 복용하거나, 경사가 있는 침대에서 기댄 자세에서 잠들 경우에는 10분 전에 복용해야 한다.
- 한 번에 한 가지 약을 복용한다.
- 정제를 분쇄하거나 캡슐을 개봉하는 등 성상을 바꿀 때는 약사와 상담한다.
- 액체 형태로 바꿔야 할 때는 등가 복용량에 관해 처방의와 상담한다.

2) 삼킴장애를 회복시키기 위한 약물 중재

삼킴기능의 일부 측면을 개선하기 위해 약물을 사용하는 방법으로 주로 역류를 방지하고, 위 운동성을 개선하고, 분비물을 조절하는 방법이 있다.

또 다른 방법은 의약품 가이드를 검토하여 약재 투여 방법을 결정하는 것이다. 첫째, 역류를 방지하고, 위 운동성을 개선하고, 분비물을 조절하여 삼킴기능을 향상시키기 위한 방법은 단계적으로 접근할 수 있다. 역류성 식도염에 대해서 일단계로 처방전 없이 살 수 있는 제산제와 특정 껌 제품과 같은 접근 방식이 있다. 다음 단계의 약물은 위산의 약 2/3를 제거하는 것으로 보고된 히스타민 수용체 길항제의 사용. 그 다음 가장 강력한 약물은 위산을 거의 제거하는 양성자 펌프 억제제 등 약물의 계층 구조를 이용하여 관리하는 방법이다. 환자의 내성(부작용 감소) 및 증상 감소를 기반으로 선택하여 전문의가 처방할 수 있다. 위 운동성을 개선하는 약물은 거의 없는 것으로 보고되고 있고, 프로키네틱 제제 등은 식도 운동성을 개선하고, 하부식도조임근의 압을 증가시키며, 위 배출을 촉진하기 위해 사용될 수 있다. 타액 분비물은 삼킴 메커니즘에 중요한 윤활제를 제공하고 치아를 보호하고 소화 기능을 돕는 중요한 화학 물질을 함유하고 있다. 일반적으로 타액의 두 가지 구성 요소는 씹거나 구강 운동 중에 설하 및 기타 침샘에서 나오는 물 같은 타액이다. 다른 하나는 구강 점막에 두껍게 코팅되어 있는 잔존 타액이다. 많은 의학적 상태와 의학적 치료가 타액을 변화시킬 수 있는데 특히 방사선 등의 의학적 치료와 특정 약물은 침의 묽은 양을 감소시켜 입안을 건조하게 하고 입과 목에 걸쭉하고 점액이 달라붙는 증상을 호소한다. 질환의 원인에 따라 특정 약물(점액 용해제)을 사용하여 걸쭉한 분비물 및 객담을 묽게 하여 삼킴을 쉽게 할 수 있다. 구강에 윤활제나 가글을 통해 입마름을 개선하고자 하나 질환의 특성에 따라 타액 분비가 거의 증가하지 않는 것으로 알려져 있다. 반대로 타액이 과도하여 입이나 인두에 타액이 저류되거나 침흘림이 있는 경우 환자를 주의깊게 검사하면 삼키는 빈도가 감소되어 있는 경우가 많다. 둘째, 의약품 가이드를 검토하여 약재 투여 방법을 결정하는 중재이다. 권장사항은 ① 삼킴곤란 환자에게 적합한 대체 투여 형태 ② 정제 분쇄 및 캡슐 개봉의 적절성 ③ 약물을 식품과 혼합하는 것이 적합한가?에 대해 의약품 가이드를 검토하여 처방하는 것이다.

질환에 따라서도 약물 중재의 특성이 있다. 다발성 경화증 확진의 경우 감각, 운동, 시각 또는 방광 기능의 악화가 있는 환자에서 삼킴장애가 더 분명하게 나타날 가능성이 높다. 이러한 경우 일반적으로 뇌줄기 병변 또는 양측 겉질연수로의 침범을 가지며, 이는 입술, 혀 및 물렁입천장의 근육 조절을 방해할 수 있다. 다발성 경화증 환자의 삼킴곤란은 다인자로 인해 발생하게 되는데 구인두 조절 부족, 삼킴 지연, 연동 운동 지연 또는 후두 폐쇄 불량이 원인이 된다. 또한 이 환자들은 다양한 약물을 복용할 가능성이 높기 때문에 삼킴장애를 유발하거나 악화시킬 가능성이 있다. 이러한 경우 관리는 원인 물질과 환자의 증상에 따라 달라진다. 예상대로, 문제를 일으키는 약물이라면 중단되어야 하나, 다발성경화증 치료에 사용할 수 있는 약물의 수가 제한되어 있고 해당 약물의 잠재적 이점으로 인해 중단이 불가능할 수도 있다. 중단이 현실적이지 않은 경우, 환자는 삼킴장애의 가능성을 인지하고 보상 기술에 대해 철저히 교육받아야 한다. 또한 삼킴장애 관리 전략에는 적절한 양의 수분과 함께 약물을 복용하고, 똑바로 앉은 자세로 약물을 섭취하도록 하고, 잠들기 최소 30분 전에 약물을 복용하고, 복용량 사이에 회복 시간을 두어 문제가 되는 약물과 기타 약물의 섭취에 간격을 두는 것이 포함될 수 있다.

파킨슨병의 삼킴곤란에 대한 약물 치료의 효과에 대해서는 논란의 여지가 있다. 도파민성 약물이 파킨슨 환자의 삼킴곤란을 개선할 수 있는 잠재력이 있다는 연구가 있으나, 도파민 약물의 효과를 명확하게 밝히기 위해서는 향후 대규모 코호트를 통한 무작위 대조 시험과 상세한 분석의 수행이 필요하다.

식도 삼킴곤란의 원인을 치료하기 위해 코르티코스테로이드, 제산제, 양성자 펌프 억제제(PPI) 및 근육 이완제를 처방할 수 있다. 위식도역류(GERD)로 인한 삼킴장애는 위산을 줄이는 제산제로 치료할 수 있고 이 약을 장기간 복용해야 할 수도 있다. 호산구성 식도염에는 코르티코스테로이드가 권장될 수 있으며 식도 경련의 경우 민무늬근 이완제가 도움이 될 수 있다.

3) 투약방법에 대한 중재

삼킴장애 환자 뿐 아니라 정상인에서도 고형 경구 투여 형태의 알약을 물과 함께 삼키는데 어려움을 겪을 수 있다. 고형 경구 복용 약제는 신체 기능이 건강한 사람들에서도 목에 걸림에 대한 두려움과 구역질 등으로 인한 혐오감 등 정서적, 심리적 요인으로 인해 삼킴곤란을 경험할 수 있다. 경구 고형 투여 형태(SODF: 이하 알약)를 삼키는 데 어려움이 있는 사람의 유병률은 10%에서 34.2%까지 다양했는데 병원, 요양원, 재활 또는 장기요양시설에 있는 환자 10명 중 1~3명이 알약을 삼키는 데 어려움이 있다고 하였다. 체계적 고찰에 따르면 60세 이상의 지역사회 거주 노인에서 알약 삼킴에 어려움 있다고 보고한 유병률은 약 14%였다. 12개 연구 중 9개는 알약을 변형하는 방법을 보고했으며, 가장 많이 보고된 방법은 정제 분쇄였다. 정제 분할, 캡슐 개봉 및 알약을 씹어먹는다는 사례도 있다. 그러나 약물의 형태를 수정하면 약물의 물리적 및 화학적 안정성과 약물의 임상적 성능에 영향을 미쳐 부작용이나 독성이 증가하거나 효능이 감소할 수 있다.

알약을 삼키는 데 어려움이 있는 성인에서 흡인, 질식, 구강/식도 점막 병변의 세 가지 주요 위험이 언급되었다. 흡인이 발생하게 되면 액체 또는 고체 입자가 후두, 기관 및 폐로 침투하여 환자의 생명을 위협할 수도 있다. 흡인된 알약은 수 시간 동안 기관에 머물러 하부 기도를 막고 폐 붕괴와 호흡 부전을 유발하여 사망에까지 이를 수도 있다. 질식은 알약을 삼키기 어려워 하는 환자에게 매우 발생하기 쉬우며, 인두 단계에서 후두개가 기관을 적절히 막지 못해 알약이 식도로 들어가는 대신 상부 기도에 도달하여 기도를 막게 된다. 따라서 폐로의 공기 통과가 불가능하므로 즉사할 수 있다. 알약으로 인한 구강/식도 점막 손상은 자극, 심각한 국소 염증에서 구강/식도 점막 궤양까지 다양하다. 이러한 손상은 약물이나 부형제의 물리적-화학적 특성이나 자극적 속성으로 인해 직접적으로 장기간 접촉하여 점막을 손상시키게 된다. 특히 씹는 알약은 식도 점막에 직접적 손상이 발생할 위험이 더 높기 때문에 삼키는 데 어려움이 있는 환자에게는 일부 약물을 피해야 한다. 이러한 약물의 종류는 아스코르브산, 알프레놀올, 테트라사이클린, 독시사이클린, 클린다마이신, 비스테로이드성 항염제, 비스포스포네이트, 염화칼륨, 철 화합물, 에메프로늄, 니트로푸란토인, 피나베리움, 키니딘 및 발프로산나트륨 등과 같다.

삼킴장애가 호전되어 일반식을 먹는 환자들 또는 건강한 노인의 경우에 알약을 삼키기 어려움이 있는 경우 약물 투여를 용이하게 하기 위해 사용할 수 있는 전략 등이 소개되고 있다. 첫 번째 선택은 일반적으로 알약을 그대로 삼키는 능력을 회복하고 유지하는 것이 이상적이다. 그러나 현실적으로 어려울 경우 약물 투여에 대한 중재 전략으로 일반적인 측면, 삼키기 기술, 자세 조정, 삼키기 보조기구에 대한 권장 사항이 있다. 그러나 이러한 전략을 적용하기 어려운 경우 투여 경로 또는 투여 형태 전환, 처방 중단 및 수정이 적용된다(그림 4-8). 약물 변형시 공기, 빛 또는 습도에 민감한 약물

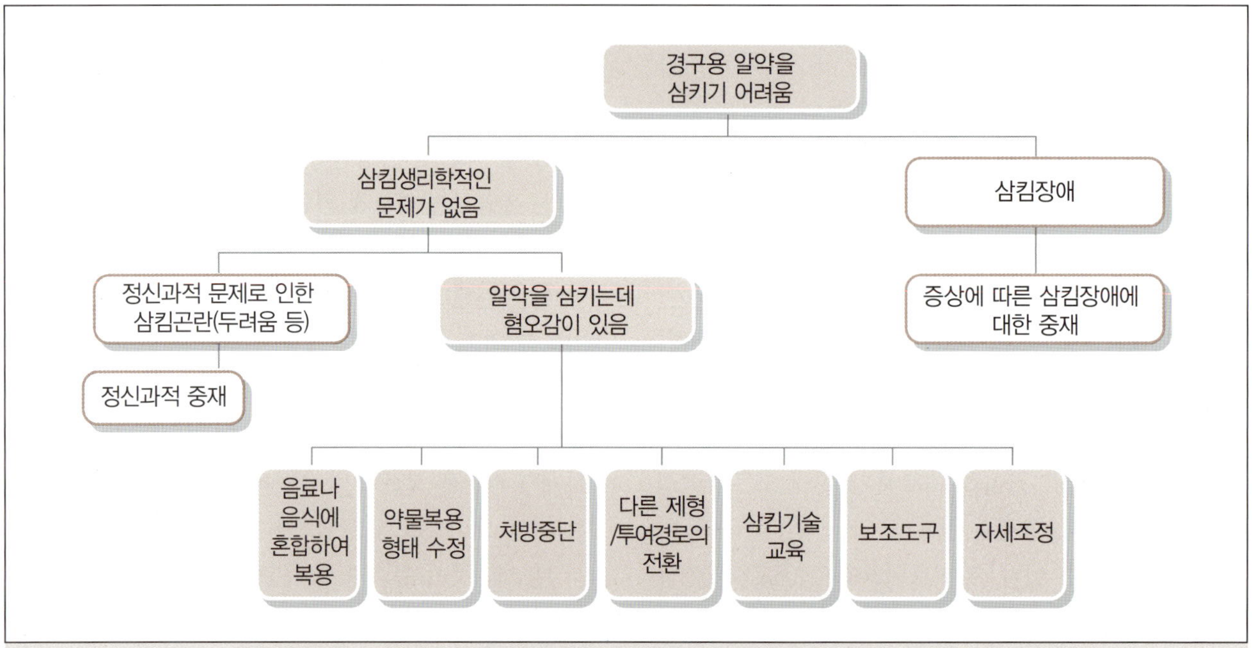

그림 4-8 약 삼키기 어려움을 겪는 사람들을 위한 다양한 약물 관리 방향

의 경우 변형은 비효과적일 수 있고 안전성에 대한 문제를 야기할 수 있다. 따라서 적합한 대체 약제가 없거나 대체 투여 경로가 잠재적 위험이 더 클 때에만 약물 변형을 수행한다.

알약을 통째로 삼키는 능력을 회복하고 유지하기 위한 일반적 관리는 다음과 같다.

알약을 삼키기 위한 일반적 관리
• 한 번에 하나의 알약을 투여한다. • 투약 전 환자가 깨어 있고 협조적인지 확인한다. • 알약을 변형하는 것이 허가되었다면 균질화시켜 복용한다. • 다량의 약물을 투약해야 한다면 서두르지 말고 한알씩 완전히 삼키고 나서 다음 알약을 삼킬 준비가 되었는지 회복 시간을 여유있게 주어야 한다. • 환자가 피로하지 않은지 확인한다. • 취침 직전에는 투약하지 않는다. • 투약한 후에는 구강 내 알약이 잔류되어 있는지 또는 분해가 있는지 확인한다. • 또한 침상 환자의 경우 투약 후 30분 동안은 앉은자세를 유지할 것을 권고한다.

(1) 자세조정

일반적으로 약복용시 자세는 가능하면 앉는 자세(90°), 머리는 중앙 위치(회전이나 굽힘 없이 곧은 위치)에 유지한다. 머리 조절이 불안정한 경우 이마나 머리뒤를 받쳐서 유지하도록 한다. 약물 삼키기 어려움에 대한 자세 조정의 안전성과 유용성은 임상적으로 삼킴장애 환자와 삼킴곤란 없이 알약을 삼키는 데만 문제가 있는 경우에서는 다르다는 점에 주목할 필요가 있다. 삼킴장애 환자의 경우 팝 보틀 기법과 같은 일부 자세조정은 액체와 약물에 대해 질식과 흡인 위험을 증가시키므로 안전하지 않다. 또한 몸을 앞으로 숙이는 자세도 삼키기와 관련된 다른 생리적 문제(예: 물렁입천장 상승 장애, 인두 지연 또는 반지인두조임근 기능 장애)가 있는 경우라면 적합하지 않다. 따라서 임상적으로 적용되는 자세조정은 객관적 검사와 임상 평가를 통해 담당 치료사가 결정하고 중재해야 한다.

(2) 보조도구

알약 코팅 장치, 윤활제 스프레이, 윤활제 젤, 알약

삼키는 컵, 알약 삼키는 빨대 등이 있다. [표 4-2]에 다양한 보조도구와 사용법을 제시하였다.

(3) 삼킴기술

삼키기 기술은 철저한 임상평가 후 시행하여야 하고 특히 삼킴장애 환자에게는 권장되지 않는다. 알약을 삼키는 기술은 캡슐 또는 정제에 따라 적용하는 기술이 다르다(표 4-3). 캡슐을 삼키는 기술은 '앞으로 기울이기(린포워드)' 방법으로 캡슐을 혀에 올려놓은 상태에서 적당량의 물을 한 모금 마신 다음 머리를 앞으로 구부리고 캡슐과 물을 함께 삼키는 것이다. 정제를 삼키는 '팝-보틀' 기술은 혀에 정제를 놓고 플라스틱 페트병과 같은 유연한 용기 입구에 입술을 단단히 오므려 닫는다. 그런 다음 단번에 머리를 뒤로 기울이면서 물을 빨아들이는 동작을 통해 정제를 삼킨다. 이 두 가지 기술은 알약 삼키기에 어려움이 있는 건강한 사람과 삼킴장애가 호전되어 일반식을 먹는 환자에서 알약 먹기를 힘들어 하는 경우에 적용한다. 한 연구에서는 캡슐을 삼킬 때 앞으로 기울이기 기술은 참가자의 88.6% (31/35)에서 투약을 개선하였다고 하였고, 반면, 정제를 삼키는 팝보틀 방법은 참가자의 59.7% (169/283)에서 투약이 개선되었다고 하였다. 또한 린포워드 기술은 팝보틀 기술에 비해 매우 큰 알약을 삼키는 능력을 개선하는데 더 성공적이었다고 하였다. 다른 연구에서는 건강한 노령 참가자 약 60%가 알약 투약에 어려움이 있다고 보고했으며 팝보틀 방법을 적용하였을 때 이 중 55%가 투약능력이 향상되었다고 보고하였다. 그러나 팝보틀 방법의 경우 머리를 뒤로 젖히는 자세로 기도 입구를 열어줄 수 있기 때문에 흡인 위험이 있어 매우 주의하여 교육해야 한다.

(4) 다른 제형/투여경로로 전환

처방의는 환자가 고형식은 삼키기에 어려움이 있는 반면, 액체나 유동식을 삼킬 수 있는 경우 고형 복용 형태를 액상 제형으로 대체할 수 있다. 삼키기 문제가 알약 크기와만 관련이 있는 경우 가능하다면 동일한 알약을 더 작은 크기로 변경하는 것을 고려할 수 있다. 타액, 물 또는 기타 액체에서 용해되도록 설계된 분산성 또는 경구 붕해 정제/과립 및 동결 건조 웨이퍼도 이러한 환자에게 고려될 수 있다. 그러나 대체 경구 제형이 없는 경우 특수 조제를 통해 액체, 경구 용해 정제, 트로키(정제) 또는 심지어 막대 사탕과 같은 다양한 복용 형태로 전환될 수 있다.

또한 의료 전문가는 알약 삼킴에 어려움이 있는 환자에게 다른 투여 경로를 사용할 수 있다. 환자가 구강으로의 투약을 선호하지 않거나 피해야 하는 경우에는 직장, 피하, 근육 및 정맥 주사 또는 경피 패치와 같은 대체 경로를 고려할 수 있다. 그럼에도 불구하고 일부 약물의 대체 제형/투여 경로가 부족하고 대체 비용이 더 높거나 담당 의사가 기존 대안에 대한 인식이 부족하면 이러한 전략의 적용이 제한될 수 있다. 저혈당제, 항고혈압제 또는 항지질혈증제와 같이 성인에게 일반적으로 사용되는 많은 약물은 대부분 고형 경구 투여 형태로만 제공되고 대체 투여를 하더라도 특별히 훈련된 전문가가 필요하기 때문에 장기 사용에 권장되지 않을 가능성이 크다. 따라서 대체 방법의 선택에 있어 삼킴기능과 선택사항들을 정확하게 평가해야 한다. 의료 전문가는 대체 제형과 투여경로를 조정할 때 약물간 서로 다른 약동학적 프로필을 가지고 있거나 치료 결과에 영향을 줄 수 있는 불규칙한 흡수율을 나타낼 수 있기 때문에 주의해야 한다.

(5) 처방 중단

의사 또는 약사는 환자의 약물 목록을 검토하여 필수적이지 않거나 필요하지 않고 안전하게 중단할 수 있는 약물을 파악할 수 있다. 알약의 삼킴곤란이 단기적일 것으로 예상되는 경우 담당의는 질식과 같은 위험을 감수하기 보다 일부 장기적으로 사용되는 약물의 중단을 일시적으로 중단할 수 있다. 이와 관련하여 약사가 제공하는 약물 검토 서비스를 통해 환자에게 더 이상 적응되지 않아도 되는 약물과 특히 문제가 있는 약물을 파악하고 삼킴장애를 부작용으로 유발할 가능성이 있

표 4-2 약물을 삼키기 위한 보조도구

보조도구	사용방법	예시
알약 코팅 장치	알약은 장치의 링을 통해 밀어넣어 어플리케이터를 통해 밀려나며, 어플리케이터는 맛이 나는 미끄러운 코팅으로 알약을 덮게 된다. 이렇게 하면 약의 맛을 가리고 타액 분비를 자극하여 정제를 삼키기가 더 쉬워진다. 젤라틴 필름으로 코팅된 알약을 혀 앞쪽에 놓고 소량의 물과 함께 삼킨다.	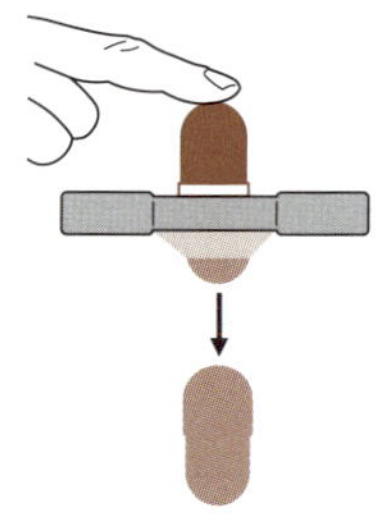
윤활제 스프레이	이 보조제는 알약을 복용하기 전에 입에 뿌려 삼킴을 용이하게 하는 도구이다. 알약을 복용하기 전에 입 뒤와 목구멍에 여러 번 분사하게 되면 구강을 윤활하고 불쾌한 맛을 가리게 된다. 윤활제를 1~2회 분사하여 입과 인후 뒤쪽에 뿌리고, 알약을 혀 위에 올려놓고 물과 함께 즉시 삼킨다.	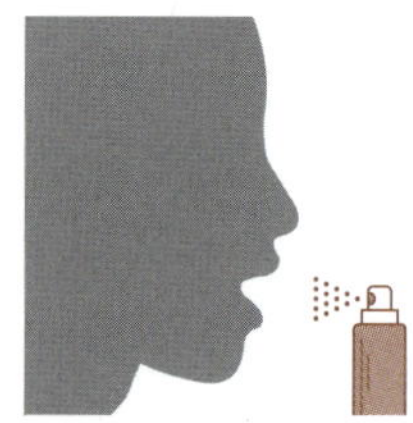
윤활제 젤	알약의 투여를 최적화하기 위해 경구 젤리 및 젤리화된 액체 속에 은폐시켜 함께 먹도록 한다. 알약을 큰 스푼 위에 놓고 한 스푼의 젤로 덮는다. 이렇게 하면 입 속을 윤활하고 젤 속에 있는 고체의 복용 형태를 숨겨서 삼키기 쉽고 구인두관으로 미끄러져 내려가는 효과가 있다. 또한 향이 나는 제형은 불쾌한 맛을 가릴 수 있다.	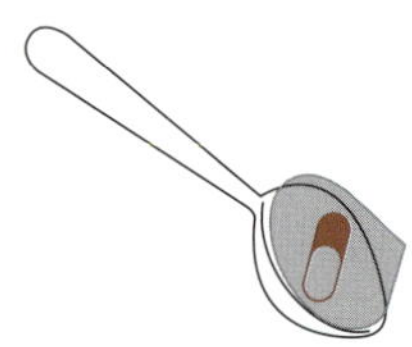
알약 삼키는 컵	Pill Taker's Cup® 및 Oralflo Swallowing Cup® 알약은 마우스피스 내부에 놓여져서 컵에서 나오는 액체 흐름과 함께 삼켜진다.	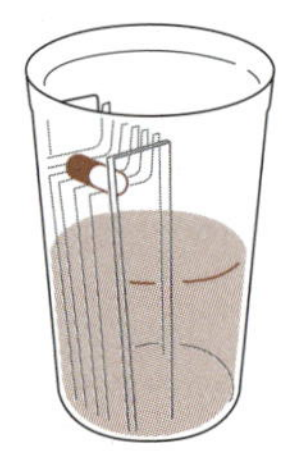
	Oralflo Swallowing Cup® 알약을 컵의 마우스피스 안에 넣고 입술을 컵의 마우스피스 주위로 오므려서 액체를 빠르게 빨아들이는 동작으로 삼킨다.	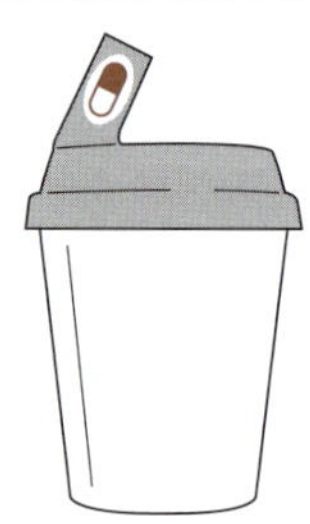
알약 삼키는 빨대	알약을 빨대 선반에 떨어뜨리고 빨대를 원하는 액체에 넣은 다음 빨아서 액체를 마신다. 액체의 흐름은 알약과 혼합되어 삼켜진다.	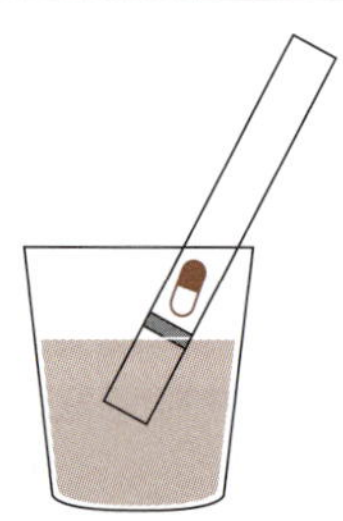

표 4-3 약물을 삼키기 위한 삼킴기술

린 포워드 : 앞으로 기울이기(턱을 내리거나 턱을 접는다) • 캡슐을 혀 위에 올려놓고 물을 한 모금 마신 후 머리를 앞으로 숙이고 턱을 가슴 쪽으로 당긴 다음 캡슐을 물과 함께 삼킨다. • 기도 보호 기능을 강화한다. 후두의 공간을 넓히고 후두덮개가 목구멍 뒤쪽으로 더 기울어지게 한다.	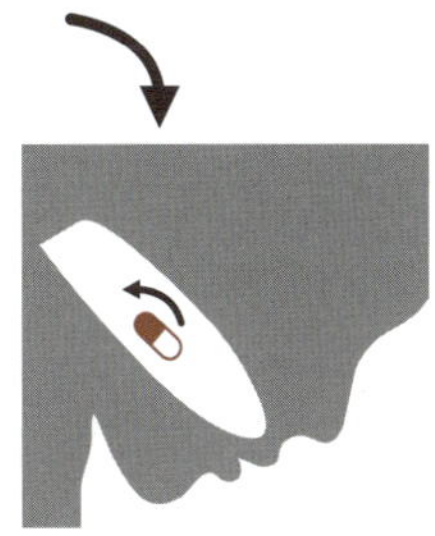
팝보틀 • 정제를 혀 위에 올려놓고, 머리를 뒤로 기울인 채 입술을 단단히 오므리고 흡입 동작을 통해 생수병에서 물과 함께 정제를 삼킨다. • 알약이 입 앞에서 뒤로 움직이는 데 도움이 된다.	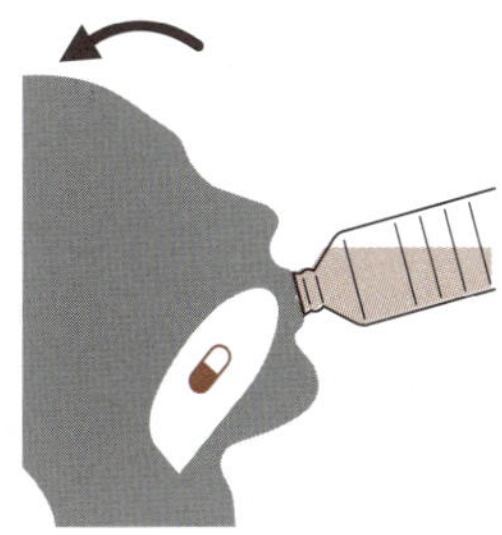

는 약물을 파악할 수 있다.

(6) 약물 복용 형태 수정

이러한 전략들이 알약 삼키기 어려움을 해결하는 데 성공적이지 않을 때, 특별히 금기 사항이 아니라면 고형 복용 형태를 수정하여 삼키기를 도울 수 있다. 고형 복용 형태는 일반적으로 정제를 부수거나, 자르거나, 나누거나, 캡슐을 열고, 때로는 캡슐 내부의 펠릿을 부수는 것과 같은 방법으로 수정한다. 이러한 목적을 위해 환자와 의료 전문가는 다양한 장치를 사용하게 되는데 숟가락이나 칼과 같은 간단한 기구, 주사기 또는 유발과 유봉과 같은 특수 장비 또는 수동 또는 자동 알약 분쇄 장치가 포함된다. 복용 형태 수정이 의도치 않게 환자를 부작용에 노출시킬 수 있으므로 마지막 수단으로 선택해야 한다. 예를 들어, 제형을 수정하면 흡수 속도와 정도가 변경될 수 있으며, 일부 경우 약물 독성 및 사망으로 이어질 수도 있다는 점을 유의해야 한다. 약물의 물리-화학적 특성도 복용 형태를 수정하는 과정에서 변경될 수 있다. 일부 알약의 보호 코팅이 형태 수정 과정에서 파괴되어 성분이 비활성화되거나 부작용이 증가할 수 있다. 이렇게 수정된 약물은 맛이나 질감이 불쾌해질 수 있으므로 변경된 복용 형태의 또 다른 문제가 되어 투약을 더 어렵게 할 수도 있다.

(7) 음식과 약물을 같이 먹기

점도나 질감이 변형된 액체나 일반식에 약제를 넣어 함께 삼키는 방법을 제시한 연구가 다수 있었으나 유제품과 칼슘이 함유된 경우, 커피, pH가 높은 산성음료, 꿀 등은 금기 사항으로 권고하고 있다. 일반적으로 요거트, 잼, 주스, 우유와 같은 음식이나 음료를 사용할 때 알약을 모두 음식 속에 숨기거나 부순 정제나 캡슐 내용물을 섞어 삼키기 쉽게 하고 약물 입자의 맛을 개선하는 보조제로 사용하고 있다. 약물을 음식이나 음료와 섞으면 음식-약물 상호작용 가능성이 높아지고 약물의 생물학적 이용 가능성을 변화시켜 치료 효과를 증가시키거나 감소시킬 수 있다. 음식-약물 상호작용과 그에 따른 가능한 결과는 문헌에 잘 보고되어 있다. 예를 들어, 칼슘이 함유된 유제품은 특정 약물을 킬레이트화(이온, 분자들이 금속이온과 결합하는 것)하여 약물 흡수를 변경할 수 있으며, 산성 음료는 pH 변화로 인해 약물의 흡수 프로파일과 생물학적 이용가능성을 변경할 수 있다. 약물을 음식이나 음료와 섞는 것과 관련된 또 다른 우려 사항은 약물 투여가 불완전해질 수 있다는 것이다. 삼킴장애 환자의 경우 특정 농도의 음식만 먹을 수 있기 때문에 약물을 섞는 음식의 농도와 유형에 특별한 주의를 기울여야 한다. 또한 선택적으로 점도증진제를 사용할 수 있지만 약물-영양소 상호작용이 있는 경우라면, 화학적으로 중성인 젤리화된 물에 첨가할 수 있다.

알약 투약에 어려움이 있는 일반인 또는 삼킴장애가 대부분 개선되어 일반식을 먹는 환자에서는 위와 같이 설계된 여러 가지 전략과 기술의 이점을 얻을 수 있다. 그럼에도 불구하고, 이러한 방법은 실제로 사용되기 전에 안전성과 효과성을 위해 삼키기 성능을 평가하는 객관적인 평가를 사용하여 검증하는 것을 추천한다.

2 삼킴장애와 영양 관리

1) 비구강 식사(Non-oral Feeding)

비구강 식사란 구강으로 음식을 섭취할 수 없는 경우, 단기 또는 장기적으로 영양을 공급하는 방법이다. 소화기 문제나 기도 흡인 및 폐렴 위험을 초래할 가능성이 있는 경우, 환자의 컨디션이 영양 공급을 충분히 할 수 없다고 판단되면 비구강 식사를 결정하게 된다.

비구강 식사의 분류는 크게 비경구적 영양 공급법(parenteral nutrition)과 장관영양 공급법(enteral feeding)으로 구분된다.

(1) 비경구적 영양 공급법(parenteral nutrition)

비경구적 영양 공급은 보조적인 관(alimentary canal)을 통하여 순환기(circulatory system)로 필요한 영양원과 수분을 투여하여 영양불량 및 영양실조를 예방하는 방법이다. 경구 또는 장내 영양 공급이 불가능하거나 금기인 환자에게 영양을 제공하는 방법으로 Dudrick 등에 의해 개발되어 현재까지 널리 사용되고 있다. 일반적으로 중심정맥 또는 말초정맥을 통해 영양 공급을 하게 되는데 주입되는 혼합물에는 탄수화물, 지질, 아미노산, 비타민, 미량 원소, 전해질 및 물 등 여러 활성 성분으로 구성되어 있어 영양상태를 최적화하는 데 도움을 줄 수 있는 전문적인 치료 중재이다. 경구 또는 장내 영양 공급을 하더라도 다량의 영양소 및/또는 수분 및 전해질의 흡수가 부족한 경우 보충하기 위한 목적으로 사용하기도 한다. 일반적으로 2주 이상의 장기간 금식이 예상될 경우 충분한 영양소 공급을 위해 중심정맥영양이 고려되고, 말초정맥영양은 손이나 팔의 말초혈관을 통해 영양을 공급하는 방법으로, 단기간 공급이 예상되는 경우 및 수분제한이 필요없거나 영양액 농도가 낮은 경우 시행된다(그림 4-9).

그러나 비용이 많이 드는 치료법이며 혈청 단백질의 함량이 쉽게 상승하지 않으면서, 열량소모가 많고 고혈당이 빈번하며 사이토카인 역치도 높아질 수 있다. 또한 고중성지방혈증, 전해질 불균형과 같은 거대 및 미량 영양소 장애와 관련된 대사 합병증은 치료 중 언제든지 발생할 수 있을 뿐만 아니라 주로 정맥 접근과 관련된 감염 및 기계적 합병증도 발생할 수 있다. 입원 또는 재택 치료로 장기적으로 사용했을 때는 간담도 및 뼈 질환과 같은 장기 합병증이 나타날 수 있다. 따라서 유럽과 미국 가이드라인에서는 영양 지원이 필요한 경우 비경구적 영양 공급법보다 장관영양 공급법을 권장하고 있으며, 잠재적인 합병증을 예방하고 완화하기 위해 불균형에 대한 최적의 모니터링과 조기 관리의 필요성을 강조한다. 비경구적 영양 공급법을 제공할 때는 개시 시기, 임상 상태, 합병증 위험을 포함하여 여러 가지 요소를 고려해서 영양실조 환자 또는 완전 장관영양 공급법의 타당성이 의심되는 영양실조 고위험 환자에게 처방되어야 한다고 가이드 하고 있다.

(2) 장관영양 공급법(enteral feeding)

장관영양(enteral nutrition)은 입으로 충분한 영양섭취 및 흡수가 불가능한 경우를 전제 조건으로 시행한다.

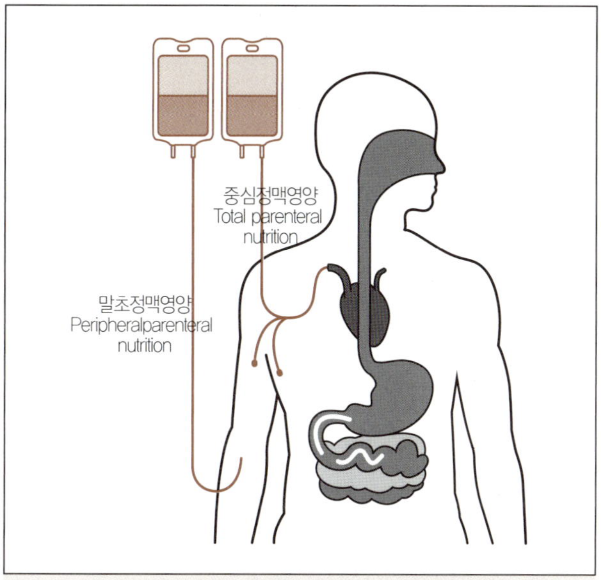

그림 4-9 중심정맥과 말초정맥영양

음식물이 소화관을 따라 이동하는 것으로 주로 위장이나 소장으로 영양물을 공급하며 소화관의 기능을 유지하기 때문에 영양소 이용 효율이 높다. 경구섭취가 7일 이상 불가능 또는 장기간 지속될 것으로 예측되는 경우, 영양상태가 심하게 불량하거나 또는 중환자인 경우에는 24-48시간 이내 시작한다. 그러나 심한 급성 췌장염, 영양소 소화 · 흡수 기능의 손상, 심하고 조절이 되지 않는 설사, 영구적인 장손상 등이 있을 때에는 시행을 권장하지 않는다.

코위영양관(nasogastric tube), 위창냄술관(gastrostomy tube), 위빈창자연결관(gastrojejunostomy tube) 등이 있는데 장관영양 공급관을 통해 위장으로 음식이 주입되는 것을 1차 선택하는 것이 조기 영양지원을 가능케 하고 영양소 공급 이용 효율이 높으나, 흡인 발생 등의 고위험군 등에서는 유문을 지나 소장으로 공급관을 삽입하도록 한다. 4~6주 이상 장기적인 사용이 예상된다면 영구적인 경관영양 공급관 삽입을 고려하게 된다. 관 삽입 시술시 마취 또는 진정제에 대한 반응, 주위 장기의 누공 위험성과 출혈 및 감염의 위험도가 있지만 정맥영양관에 비해 의료비 부담이 적으며 감염 합병증이 낮다. 그러나 관영양법을 하고 있다고 해서 합병증이 아예 없는 것은 아니다. 소화관 합병증으로는 설사, 메스꺼움, 구토, 위배출 지연, 복부 팽만이 있고, 기계적 합병증으로는 경관영양 공급관 막힘이나 흡인이 발생할 수 있다. 경장영양공급 중인 중환자에서는 22-31%에서 흡인이 발생한다고 하는데 원인으로는 구역반사(gag reflex)가 손상된 환자(뇌졸중, 두부손상, 신경계질환, 두경부수술, 호흡기계 질환, 의식 저하 등), 위식도 역류(gastroesophageal reflux), 위배출지연 등이 있다. 또한 구강위생 상태가 좋지 못하면 관 영양을 하더라도 폐렴이 발생할 수 있으므로 이에 대한 관리도 중요하다. 대사적(Metabolic) 합병증에는 나트륨, 칼륨, 인 등의 저혈당증, 고혈당증의 위험이 있다. 또다른 주의점으로 장관영양 공급법을 적용할 때 단시간에 주입하게 되면 설사, 상부식도역류, 구토 등의 합병증을 동반할 수 있기 때문에 매우 천천히 주입해야 한다. 이는 관을 통해 주입되는 유동식이 곧바로 위로 들어갈 경우 여러가지 문제를 야기시키는데 수용성 이완(receptive relaxation)의 문제, 연동운동의 문제, 덤핑증후군 등이다. 정상적인 사람의 위의 활동은 구강, 인두, 식도에서의 신호로 부터 시작된다. 입으로 음식이 들어가서 구강, 인두가 자극이 되면 감각입력은 숨뇌의 고립로핵으로 보내져 미주신경을 따라 정보가 전달되고 위의 수용성 이완 반사를 유발하게 된다. 이는 음식물이 식도를 통과한 후에 위의 분문에서 받아들일 준비를 하게 되는 과정이다. 그러나 영양관을 통해 위로 음식물을 바로 주입했을때는, 위가 확장되지 않은 상태에서 음식물이 들어오게 됨으로서 위 내부의 압력이 높아져 역류되어 구토 증상이 나타날 수 있다. 또한 위의 원위부에서는 음식물이 들어오면 연동운동이 시작되면서 위의 음식물을 섞어주고 소장으로 내려보내게 된다. 덤핑증후군은 먹은 음식이 위장에 머물지 못하고 급속하게 소장으로 내려가서 복통, 설사, 두통, 오심, 심혈관계 증상을 일으키는 것으로 주로 위절제 수술을 받은 환자에게 자주 나타나는 합병증이다. 그러나 영양관 주입시에도 연동운동을 원활하게 촉진하지 못함으로 소화가 되지 않거나 음식물이 역류하는 현상이 나타나기도 한다. 따라서 이러한 부작용을 고려하여 관 영양법을 올바르게 적용하여야 한다.

① 코위영양관(Nasogastric Tube)

코위영양관은 코부터 위까지 관으로 연결하여 영양과 수분을 공급해 주는 방법으로 단기간 사용을 목적으로 한다(그림 4-10). 관은 PVC나 폴리우레탄의 재질로 되어 있고 보통 6~8Fr. 굵기의 관을 사용하며 굵기가 얇을수록 비염이나 상부식도역류, 협착, 식도염 등의 합병증이 적으나 관급식이의 이동이 느리다. 코위영양관은 훈련된 의료진에 의해 삽입되어야 하고, 잘못 삽입되어 식도나 폐가 천공되는 부작용은 극히 드물지만 부주의하게 기관내로 삽입되었을 경우 폐내의 흡인으로 치명적인 결과를 초래할 수도 있다. 관의 위치를 확인하는 방법에는 공기주입술, 상복부의 청진법, 위 내용물의 흡인법, 리트머스종이 검사법 등이 있다. 음식주입 속도는 시간당 200cc로 유지하고 음식 주입 후 30분에서 1시간 정도 앉아 있도록 하여 환자의 반응을 관찰한다. 음식 주입시 바르게 앉은 자세를 유지하도록 하며 지나친 꿈틀운동을 감소시키고 역류를 예방하기 위해 음식의 온도는 실온으로 제공하도록 한다.

관 삽입으로 인한 감염이나 구강인두 운동의 제한과 같은 단점이 있기 때문에 4개월 이내의 사용을 권장하기도 하는데 최대 6개월 이상은 적용하지 않도록 권고하고 있다. 코위영양관이 모든 환자에게 적용될 수 있는 것은 아니며 장기간 사용시 합병증이 나타날 수 있다(표 4-4). 환자들은 쉽게 삽입이 가능하고 상대적으로 비침습적이라는 장점 때문에 위창냄술관보다는 코위영양관을 선호하게 된다. 그러나 삽입관의 빈번한 빠짐과 이와 관련된 흡인성 폐렴, 재삽입에 따른 추가적인 방사선학적 검사가 진행될 수 있다. 관을 장기간 가지고 있을 경우 관주위에 가래 및 분비물이 붙어 쌓이게 되는데 이는 세균의 집성지일 뿐 아니라 이러한 분비물이 흡인되었을 경우 폐렴의 위험이 매우 높다. 또한 입에서 인두로 이어지는 관은 구강인두의 운동을 제한하고 구심성 자극에 둔감하게 되며, 감각기능을 저하시켜 삼킴반사의 지연과 기능 회복이 지연되는 원인이 될 수 있다. 콧구멍에서 조롱박오목을 통해 삽입된 관은 모뿔연골을 압박할 수도 있고 이는 변형과 흡인의 원인이 될 수 있다. 만약 관이 조롱박오목에서 교차되어 삽입된 경우 후두덮개 움직임을 제한하여 삼킴때 후두가 올라가는 것을 방해하고 통증을 느낄 수도 있다. 또한 식도에서 위로 이어지는 관의 위치로 인해 하부식도관이 지속적으로 열려 있게 됨으로 역류성 식도염의 원인이 되기도 한다. 이밖에도 매우 드물기는 하지만 소화관 천공 및 출혈 등의 부작용도 나타날 수 있다. 특히 코위영양관은 미용적으로 많은 단점을 가지고 있다. 코위영양관을 고정하기 위해 삽입 후 테이프로 코에 고정하게 되는데 고정부위가 자주 떨어지거나 인지가 저하된 환자의 경우 관을 빼버리게 되어 재삽입하는 경우가 흔하다.

정상 성인을 대상으로 시행한 코위영양관이 삼킴기능에 미치는 영향에 대한 한 연구에서는 관 삽입으로 인해 삼키는 반응이 느리게 유발되지만 음식 통과 기능, 잔여물 없이 삼키는 기능, 기도 보호 기능에는 영향을 미치지 않는다고 하였다. 반면 뇌졸중 환자를 대상으로 시행한 코위영양관 삽입의 영향에 대한 연

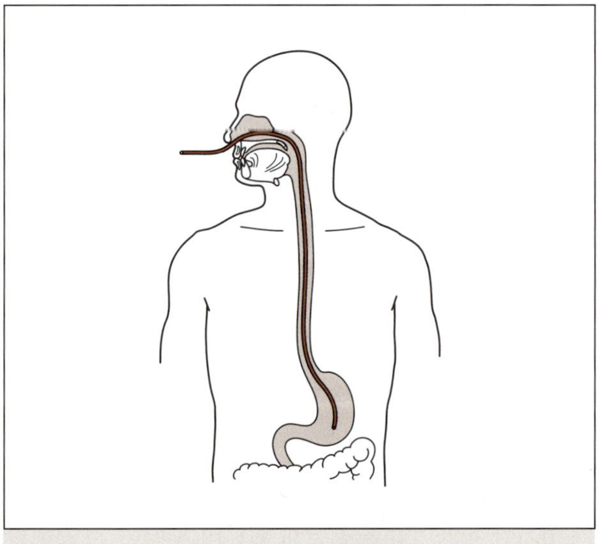

그림 4-10 코위영양관

표 4-4 코위영양관의 금기증과 문제점

코위영양관 금기증	코위영양관에서 발생할 수 있는 문제점
• 위 정체 현상이 있는 경우 • 식도역류가 있는 경우 • 상부 위창냄술관이 협착되었을 경우 • 코에 손상을 입은 경우 • 두개골 기저부가 골절되었을 경우	• 삽입관의 빈번한 빠짐과 관련된 흡인 • 재삽입에 따른 추가적인 검사와 비용 • 관주위의 분비물로 인한 세균감염 • 구강인두의 운동제한 • 삼킴반사 억제 • 장기간 삽입으로 인한 모뿔연골의 변형 • 관이 꼬여 있을 경우 후두덮개 움직임 제한과 후두 상승시 통증 • 식도하부조임근의 지속적인 이완 • 소화관 천공 및 출혈 • 미용적 관점

구에서는 코위영양관 삽입 상태에서 점도가 높은 고형음식을 삼킬 때는 조롱박오목에 잔여물이 증가하는 경향을 보였고 액체에서는 충분하게 후두 폐쇄가 이루어지기도 전에 코위영양관을 타고 빠르게 흘러가서 후두개계곡 정체를 초래한다고 하였다. 또한 장기간 코위영양관을 사용한 뇌졸중 환자들에 대한 연구에서는 광섬유내시경삼킴검사에서 환자의 4분의 3에서 후두인두 부종이 있는 것으로 나타났고, 제거 전후에 기능적 삼킴 점수(FDS), 인두통과시간(PTT), 후두개계곡의 잔류물, 조롱박오목의 잔류물 사이에 상당한 차이가 관찰되었고 제거하기 전과 비교하여 침습흡인 정도(PAS)가 현저히 낮아졌다고 하였다. 이는 코위영양관 제거 후 삼킴 기능이 향상될 수 있음을 시사한다.

② 위창냄술관(Gastrostomy Tube)

위창냄술관은 경구 영양이 불가능한 환자들에게 복부 외부에서 위까지 관을 연결하여 위로 영양과 수분을 공급하는 방법이다(그림 4-11). 개복술과 복강경을 이용하여 시술하는 방법이 있는데, 최근에는 수술적 위창냄술을 대체하여 투시 유도하 피부경유 위창냄술(percutaneous radiologic gastrostomy)과 피부경유내시경 위창냄술(percutaneous endoscopic gastrostomy)이 널리 사용되고 있다. 특히 피부경유내시경 위창냄 방법은 상부위장관 내시경의 발달과 더불어 부분 마취하에 시행되고 시술시간이 10여 분 내외로 짧아 수술적 방법에 비해 간단해서 많이 쓰이는 비교적 안전한 시술방법이다. 시술 실패율이 적고 삽입관이 빠지는 경우가 적어 비용효과 면에서 우수하다고 알려져 있다. 피부경유내시경 위창냄술의 금기증으로는 인후두암과 식도암으로 인한 완전폐쇄, 진행성 응고병증, 진행성 복막염

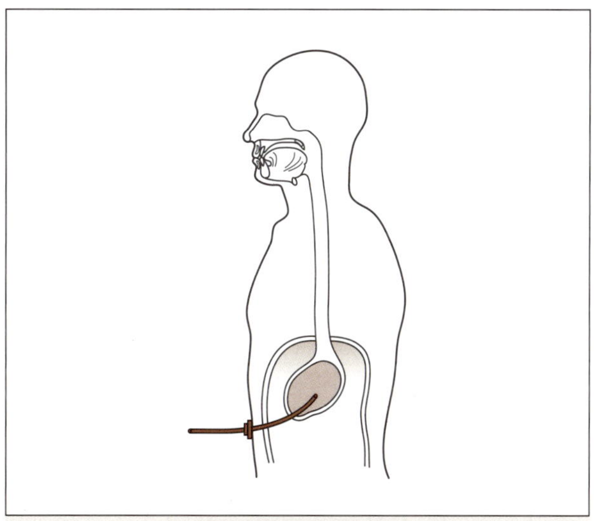

그림 4-11 위창냄술관

등이 있으며, 내시경 시술에 필수적인 진정마취를 할 수 없는 중증 호흡기 질환자도 금기증이 된다. 내과적인 문제 외에 위창냄술관을 시행할 때 추가로 고려해야 할 사항은 환자와 돌봄제공자, 가족의 윤리적 · 정서적인 측면이다. 배에 관을 삽입하는 과정을 환자나 돌봄제공자가 쉽게 납득하기 어려운 경우가 많다. 그러므로 시술을 시행했을 때의 장단점, 시술방법과 합병증, 사후 관리 등에 대해 충분히 설명하고 진행하는 것이 매우 중요하다.

일반적으로 관급식을 투여하는 동안 상체를 세워서 공급하고 투여가 끝나면 30분 이상 앉은 자세를 유지하도록 돌봄제공자를 교육시킨다. 관급식을 주입하는 속도는 시간당 120cc를 넘기지 않는 것이 좋고 식사 후 물로 세척해서 관이 막히지 않도록 해야 한다. 관의 교환은 일반적으로 6개월 주기마다 교체하도록 하여 막힘을 예방할 수 있다. 합병증으로는 위역류로 인한 흡인, 관 주입 부위의 피부 손상, 복막염, 관 빠짐, 감염, 설사, 폐렴 등이 발생할 수 있다.

③ 위빈창자연결관(Gastrojejunostomy Tube)

위와 공장을 연결해주는 수술로 위나 십이지장의 폐쇄가 있는 경우 시행할 수 있다. 수술을 통해 위의 내용물이 공장으로 바로 이동할 수 있는 우회로를 만들어주거나 위벽에 영양을 공급할 수 있는 창을 내기도 한다. 수술적인 방법과 내시경을 이용한 피부 경유식 방법이 있는데, 시술시 간편함과 합병증 저하로 내시경을 이용한 피부경유내시경 위빈창자연결술(Percutaneous Endoscopic Gastrojejunostomy, PEGJ) 방법이 선호되고 있다. 이 시술은 날문(유문, pyloric)을 통과하여 소장에 직접 음식을 투입하는 방법으로 위 무력증이나 운동성 장애, 상부 식도역류 등으로 영양공급이 어려운 경우 사용되며 피부경유내시경 위창냄술 보다도 흡인성 폐렴 방지에 더 유리할 것으로 생각되어 시도된다. 하지만 위창냄술관보다 설사 등의 합병증이 높다고 보고되기도 하였다.

④ 구강식도관(Oroesophageal Tube)

Cambell(1988) 등에 의해 소개된 간헐적 구강식도관(입식도영양법: intermittent oroesophageal tube feeding)은 입을 통해 식도로 관을 주입해서 영양공급을 하는 방법이다(그림 4-12). 삼킴장애 환자의 대부분에서 일시적인 영양공급 방법으로 코위영양관을 유용하게 사용되고 있으나 흡인성 폐렴, 인두 부위에 세균의 전지군거, 피부, 코인두, 식도의 궤양 등의 부작용이 있을 수 있으므로 이에 대한 단점을 보완하기 위해 개발되었다. 이후 Kisa(1997) 등은 중증의 삼킴장애가 있는 만성 뇌졸중 환자나 신경학적인 손상이 있는 환자를 대상으로 영양관을 수정 보완하여 적용하였고, 구강암, 근위축가쪽경화, 가쪽숨뇌증후군 환자에게 적용했을 때 코위영양관보다 안전하였으며 장기간 사용이 가능할 것으로 예측하였다. 국내에서는 한태륜(2001) 등이 구강식도관을 사용한 20명의 환자를 1년 동안 추적한 결과 20명 중 2명은 관 사용 거부로 다른 방법으로 전환하였으며, 4명은 기능이 호전되어 구강 식사로 전환하였고, 13명에서는 지속적으로 구강식도관을 사용하고 있다고 하였다. 합병증으로는 1명에서만 흡인성 폐렴이 발생하였다고 하여 구강식도관을 장기간 사용한 환자들에서 안전성과 만족도가 높다고 하였다.

이후 국내외에서 구강식도관에 대한 연구가 활발하게 진행되고 있는데 대상자는 뇌손상, 뇌졸중, 두경부암, 파킨슨 등으로 다양한 질환군에서 사용이 가능하였다. 합병증에 대해서는 기존의 비구강 영양법에 비해 폐렴, 설사, 출혈, 뇌졸중 관련 폐렴(SAP)의 발생률을 감소시키고, 구강식도관을 반복적으로 삽입한다고 해서 구강점막과 구강인두, 기도 등에 기계적인 손상을 주지는 않는 것으로 보고하였다. 또한 뇌졸중 환자를 대상으로 한 연구에서 코위영양관에 비해 다수의 위식도 역류 관련 매개변수에서 유의한 차이를 보여 뇌졸중 후 역류성 질환을 예방하는 방법으로 대체할 수 있을 것이라고 하였다. 간헐적인 구강식도관의 효과로는 관을 넣을 때 상부식도조임근을 열어주게 되면 그 자극으로 식도의 꿈틀운동이 시작되므로 역류 감소와 인두 잔여물이 감소하고 기능적으로 삼킴을 향상시키며 식사단계의 변화에도 유의한 향상을 보였다고 하였다. 그러나 나이, 손상된 구역반사, 인지 기능이 관삽입에 대한 성공률과 관련이 있어 선별적으로 시행된다.

㉠ 적용대상

구역반사가 없거나 저하된 환자, 인지장애가 없는 환자, 인두 및 상부식도관 폐쇄가 없는 환자를 대상으로 시행한다.

㉡ 도구

넬라톤 8-12Fr, 컵, 물, 일회용 장갑, 10cc 주사기

㉢ 방법

ⓐ 설압자나 수저를 이용해 입 안의 구역반사가 적은 쪽을 확인한다.

ⓑ 넬라톤 관의 둥글고 구멍이 나 있는 쪽을 물(윤활제)에 담궈 입 속에 부드럽게 들어갈 수 있도록 한다.

ⓒ 환자에게 고개를 숙이게 하고 관을 구역반사가 적은 쪽으로 밀어 넣으며 삼키도록 격려한다.

ⓓ 만약 삽입하는 도중에 구역반사가 나타나면 제거하고 천천히 시도하여 반사에 대한 탈감각화를 유도한다. 그러나 지속적으로 구역반사가 심하게 나타난다면 중단하도록 한다.

ⓔ 또한 삽입시 갑작스런 기침이 나면 기도 유입의 가능성이 있으므로 관을 완전히 제거한다.

ⓕ 특이사항이 없다면 결정된 길이 만큼 또는 넬라톤 관이 5~7cm 정도 남을 때까지 인두쪽으로 밀어 넣는다.

ⓖ 삽입후에는 기도가 아닌 인두쪽으로 잘 삽입했는지 확인 절차가 필요하다.

- 입 안에 관이 말려 있는지, 인두쪽으로 잘 삽입되었는지 육안으로 확인한다.
- "아~~" 길게 목소리를 내도록 하여 음질을 평가한다. 목소리가 잠기거나 쉰소리가 나면 기도 유입이 의심되므로 관을 완전히 제거한다.
- 관 끝에 3-5cc 정도의 공기를 주입하여 발작적인 기침이 있는지 확인한다.
- 피스톤을 제거한 주사기를 관에 연결하고 2~3cc 정도의 소량의 물을 주사기에 넣어 막힘없이 잘 들어가는지 확인한다.

ⓗ 이상이 없으면 입밖에 남아있는 관을 볼에 고정하고(그림 4-12) 장관영양공급용 유동식 주머니를

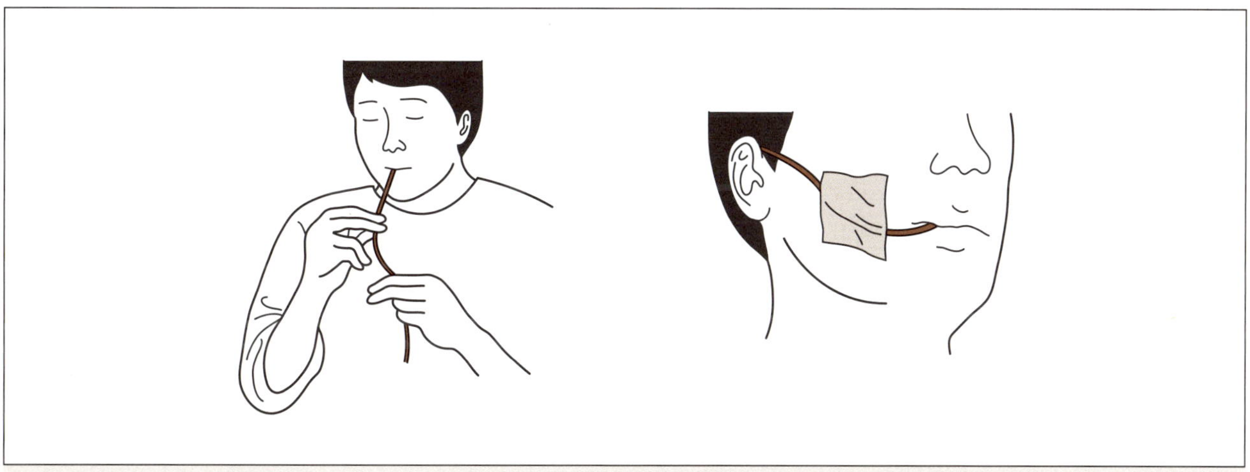

그림 4-12 구강식도관의 삽입과 고정

구강식도관에 연결한 후 주입한다. 식도를 통로로 이용하므로 코위영양관에 비해 소요되는 시간이 적다.

ⓘ 20분에 600cc 정도의 속도로 주입하도록 권고하고 있지만, 설사, 역류, 복부 팽만 등의 부작용이 있을 수 있으므로 점차적으로 속도를 단축하도록 한다.

ⓙ 식사 및 투약이 끝났다면 2~3cc 정도의 공기를 관에 주입하여 관에 음식이 남아 있지 않도록 하고 이물질이 없는 것을 확인한다.

ⓚ 관을 제거한다.

㉣ 구강식도관의 관리

일회용 사용을 권장하지만, 재사용해야 한다면 200cc 물과 50cc 식초물(vinigar)을 섞은 용액에 씻어내거나, 끓는 물에 소독하여 사용하고 자주 관을 교체한다.

2) 비구강 식사 공급법의 장단점

삼킴장애 환자에게 비구강 식사의 방법을 결정하는 데 있어서 무엇보다 구강인두 통과시간과 흡인의 양이 중요하다. 일반적으로 영상검사에서 섭취한 음식의 10% 이상이 기도로 흡인될 경우 또는 구강통과시간과 인두통과시간을 합한 시간이 10초를 넘을 경우 비구강 식사방법을 선택하게 된다. 적절한 영양공급과 수분 섭취를 위하여 비구강 식사의 유형을 선택할 경우 담당의사가 여러 요인을 고려하여 결정하게 된다. 그러나 많은 환자들이 자신의 삼킴장애의 중증도를 스스로 인지할 수 없기 때문에 관을 이용한 식사를 거부할 수도 있다. 임상과 영상평가 결과를 바탕으로 어떤 과정에서 문제가 왜 발생하는지 환자와 돌봄제공자에게 인식시키는 과정이 매우 중요하다. 관영양법을 적용하는 기준과 기간은 중증도와 담당 의사의 의사결정에 따라 차이가 있겠지만, 일차적으로 정맥 주사나 비위관을 통하여

표 4-5 영양공급 방법에 따른 위험요소와 장점

영양공급의 방법	위험 요소	장 점
구강식사	기관내 흡인위험 충분한 칼로리 섭취의 부족 식사형태의 제한으로 인한 불만족감	정신사회적 만족감 정상적인 소화능력 증진
비경구적 영양공급법	패혈증, 적용부위 감염 단기간의 영양법 비용 문제	삼킴장애 및 영양결핍에 대한 합병증이 적음 위 내용물 흡인을 최소화
코위영양관	궤양, 출혈, 상부식도역류 구강인두의 불편감 미용적인 문제, 환자 만족도 저하	일상적인 절차로 식사가 가능 즉시 시행 가능 가역성이 용이
위창냄술관	출혈, 상부식도역류, 설사 위장 자극	장기간 사용이 용이 교체가 용이
위빈창자연결관	복막염, 설사 관 교체가 어려움	상부식도역류를 최소화 위에 관급식을 넣을 수 없을 때 사용 가능
구강식도관	숙련되지 않은 경우 기도로 삽입 좋은 인지기능 필요 구역반사가 저하되어야 함	관급식의 적용 시간이 짧음 타 영양관에 비해 지속적인 관 삽입이 없으므로 정신사회적 만족감 높음 미용적인 면에서의 자존감

영양관리를 돕고, 환자의 상태가 장기적으로 구강식사를 진행하기 어렵다고 판단이 되면 위창냄술관으로 교체하는 경로가 일반적이다.

코위영양관과 비교할 때 피부경유내시경 위창냄술이 영양학적 결과 측면에서 이점이 있다는 증거는 없다. 그러나 장기간 기능장애가 지속되는 경우 코위영양관을 장기적으로 사용했을 때 피부경유내시경 위창냄술과 비교하였을 때 합병증의 위험이 높고 경제적 비용도 높은 것으로 보고되고 있다. 장관영양법의 안전성에 대해서는 여러 연구를 통해 보고되고 있는데 관영양법을 하는 환자는 구강식사에 비해 소화기계 출혈이 생길 수 있으며, 피부경유내시경 위창냄술의 경우 상처와 관련된 농양, 패혈증, 괴사성 근막염과 위 내용물의 역류와 흡인, 설사의 합병증을 나타낼 수 있다고 하였다. 이 중 역류현상은 관이 적절하지 않은 위치에 있는 경우, 관을 통해 영양분이 과도하게 흘러 들어가는 경우, 관영양법을 하는 동안이나 그 후에 환자가 좋지 않은 자세를 취한 경우 등 다양한 이유에 의해 일어날 수 있다. 그러므로 구강으로 섭취하는 음식의 양이 활동에 필요한 영양분을 공급해 주지 못할 경우 합병증을 초래하지 않도록 환자에게 적합한 비구강 식사방법을 결정해 주는 것은 매우 중요하다. 만약 삼킴기능의 평가 결과 구강 섭취시에 특정한 음식 농도에서만 흡인 또는 음식 이동의 문제가 있다면 비구강 식사와 구강 식사를 병행할 수 있다. Gomes 등의 메타 분석 연구에서 전반적으로 중재 실패의 일차 결과에 대한 추정 효과는 코위영양관 그룹에 비해 피부경유내시경 위창냄술 그룹에서 통계적으로 유의미하게 낮은 위험을 나타냈으며, 추적 기간과 관계없이 사망률이나 흡인 관련 폐렴을 포함한 부작용에는 그룹 간에 통계적으로 유의한 차이가 없는 것으로 나타났다고 하여 장단점에 대해서는 여러 이견이 있는 것으로 보인다(표 4-5).

확인문제

1. 알약을 삼키는 데 어려움이 있는 성인에서 발생할 수 있는 세 가지 주요 위험을 기술하세요.

2. 캡슐약을 삼키기 어려운 노인에게 적용할 수 있는 삼킴기술을 설명하세요.

3. 장관영양시 발생하는 수용성 이완(receptive relaxation)의 문제와 덤핑증후군에 대해 설명하세요.

4. 구강식도관 사용을 교육할 때 기도가 아닌 인두쪽으로 잘 삽입되었는지 확인하는 절차에 대해 설명하세요.

참고문헌

김 윤. (2011). 경장영양 지원의 역할 및 고려사항. JKDS. 1:85-89.

대한연하장애학회. (2017). 연하장애. 서울: 군자출판사.

송영진, 박은정, 윤인진, 박성종. (2010). 삼킴장애 환자의 튜브영양법: 구강식도관의 유용성. 대한작업치료학회지, 18(1): 31-41.

유우경 윤석봉, 소은하, 정승석. (2001). 연하 장애를 가진 뇌졸중 환자의 비위관 삽입이 연하기능에 미치는 영향. 대한재활의학회지. Oct;25(5):758-765.

정현녕, 한영민, 진공용, 최은정, & 송지수. (2014). Comparison of Percutaneous Radiologic Gastrostomy by Using Cone Beam CT and Endoscopic Gastrostomy. Journal of the Korean Society of Radiology, 70(1).

쯔바하라 아키오 (오병모 역). (2009). 알기쉬운 연하장애. 서울: 군자출판사.

편성범, (2014). 뇌졸중 후 삼킴장애에서 장관영양법의 선택, Journal of the Korean Dysphagia Society. 4:6-10.

한태륜, 백남종, 박진우. (2001). 구강-식도관 영양법의 추적관찰. 대한재활의학회지, 25(1): 58-61.

Anderson, M. R., O'Connor, M., Mayer, P., O'Mahony, D., Woodward, J., & Kane, K. (2004). The nasal loop provides an alternative to percutaneous endoscopic gastrostomy in high-risk dysphagic stroke patients. Clinical Nutrition, 23(4), 501-506.

Bath PM, Lee HS, Everton LF. Swallowing therapy for dysphagia in acute and subacute stroke. Cochrane Database Syst Rev. 2018 Oct 30;10(10):CD000323. doi: 10.1002/14651858.CD000323.pub3. PMID: 30376602; PMCID: PMC6516809.

Berlana, D. (2022). Parenteral nutrition overview. Nutrients, 14(21), 4480.

Bossola, M., Antocicco, M., & Pepe, G. (2022). Tube feeding in patients with head and neck cancer undergoing chemoradiotherapy: A systematic review. Journal of Parenteral and Enteral Nutrition, 46(6), 1258-1269.

Campbell TI., Nadon GW, Sclater AL, Fisher R, Harris KJ, Rosen I. (1988). Oro-esophageal tube feeding: An alternative to nasogastric or gastrostomy tubes. Dysphagia, 2(4): 220-221.

Carolyn B. (2005). Caring for the patient with a nasogastric tube. Nuring Standard, 20(3): 59-95.

Chun, Y. M., Chun, M. H., Do, K. H., & Choi, S. J. (2017). Clinical Predictors of Oro-esophageal Tube Feeding Success in Brain Injury Patients With Dysphagia. Annals of Rehabilitation Medicine, 41(5), 769-775.

Ferreira - Neto, C. J. B., de Lara, J. A. A., Cominato, A., Tonin, F. S., & Wiens, A. (2024). Optimization of solid oral dosage form administration to patients with swallowing difficulties: An integrative review. Journal of Advanced Nursing, 80(4), 1335-1354.

Forough, A. S., Lau, E. T., Steadman, K. J., Cichero, J. A., Kyle, G. J., Serrano Santos, J. M., & Nissen, L. M. (2018). A spoonful of sugar helps the medicine go down? A review of strategies for making pills easier to swallow. Patient preference and adherence, 1337-1346.

Gomes Jr, C. A., Andriolo, R. B., Bennett, C., Lustosa, S. A., Matos, D., Waisberg, D. R., & Waisberg, J. (2015). Percutaneous endoscopic gastrostomy versus nasogastric tube feeding for adults with swallowing disturbances. Cochrane database of systematic reviews, (5).

Gomes GF, Pisani JC, Macedo ED, Campos AC. (2003). The nasogastric feeding tube as a risk factor for aspiration and aspiration pneumonia. Curr Opin Clin Nutr Metab Care, 6: 327-333.

Holanda, C. G., Hurtado, F. B., Tirado, P. M., Celia, G. H., & Fernando, B. H. (2024). Drug-induced sudden dysphagia. Revista espanola de enfermedades digestivas, 116(8), 459-460.

Harnett, A., Byrne, S., O'Connor, J., Lyons, D., & Sahm, L. J. (2023). Adult patients with difficulty swallowing oral dosage forms: a systematic review of the quantitative literature. Pharmacy, 11(5), 167.

Juan, W., Zhen, H., Yan-Ying, F., Hui-Xian, Y., Tao, Z., Pei-Fen, G., & Jian-Tian, H. (2020). A comparative study of two tube feeding methods in patients with dysphagia after stroke: a randomized controlled trial. Journal of Stroke and Cerebrovascular Diseases, 29(3), 104602.

Kang, S., Lee, S. J., Park, M. K., Choi, E., & Lee, S. (2019). The therapeutic effect and complications of oro-esophageal tube training in stroke patients. Clinical Interventions in Aging, 1255-1264.

Kisa T., Igo M., Inagawa T., Fukada M., Saito J. (1997). Intermittent oral catheterization (IOC) for dysphagic stroke patient. J Rehabil Med, 34;113-20.

Nakajima M, Kimura K, Inatomi Y, Terasaki Y, Nagano K, Yonehara T et al. (2006). Intermittent oro-esophageal tube feeding in acute stroke patients - A pilot study. Acta Neurol Scan, 113: 36-39.

Oertel MF, Hauenschild A, Gruenschlaeger J, Mueller B, Scharbrodt W, Boeker D. (2009). Parenteral and enteral nutrition in the management on neurosurgical patients in the intensive care unit. Journal of Clinical Neuroscience, 16: 1161-1167.

Park, J. W., Park, K. D., Kim, T. H., Lee, J. Y., Lim, O. K., Lee, J. K., & Choi, C. (2019). Comparison of tube feeding in stroke patients: Nasogastric tube feeding versus oroesophageal tube feeding—A pilot study. Medicine, 98(30), e16472.

Peter JV, Moran JL, Philips-Hughes J. (2005). A metaanalysis of treatment outcomes of early enteral versus early parenteral nutrition in hospitalized patients. Crit Care Med, 33: 213-220.

Rofes L, Arreola V, Almirall J, Cabre M, Campins L, Garcia-Peris P, et al. (2011). Diagnosis and management of oropharyngeal dysphagia and its nutritional and respiratory complications in the elderly. Gastroenterol Res Pract, 1-13.

Shirley, LM. (2003). The national dysphagia diet: Implementation at a regional rehabilitation center and hospital system. Journal of the American Dietetic Association, 103(3): 381-384.

Singer P, Berger MM, Van den Berghe G, Biolo G, Calder P, Forbes A at el. (2009). ESPEN Guidelines on parenteral nutrition: Intensive care. Clin Nutr. 28: 387-40.

Wang, Z. Y., Chen, J. M., & Ni, G. X. (2019). Effect of an indwelling nasogastric tube on swallowing function in elderly post-stroke dysphagia patients with long-term nasal feeding. BMC neurology, 19, 1-7.

Yan, X. L., Liu, Z., Sun, Y., Zhang, P., Lu, X. Y., Mu, F., ... & Guo, Z. N. (2022). Individualized nutritional support for hospitalized patients with oropharyngeal dysphagia after stroke: a randomized controlled trial. Frontiers in Nutrition, 9, 843945.

You DS, Chun MH, Kim HJ, Ryu JS, Song YJ, Park EJ, Choi KH. (2011). The effectiveness of oro-esophageal tube feeding with dysphagia after brainstem stroke. J Korean Acad Rehab Med, 35: 27-33.

https://swallowstudy.com/wp-content/uploads/Medications-Side-effects-Chart.pdf

3 제3장

외과적 접근

일반적으로 삼킴장애에 대해 재활과 보상기법을 적용하였을 때 효과적이고 만족스러운 결과를 얻지 못할 수 있다. 보존적 치료로 기능 호전을 기대할 수 없는 경우 외과적 접근법을 고려할 수 있다. 이러한 경우, 삼킴기전의 결함이 있는 부위를 치료하거나 근본 원인에 따라 후두, 인두 및 상부식도 구조의 변화에 초점을 맞춰 삼킴기능을 개선하기 위한 수술을 고려하게 된다. 수술적 접근법을 결정하는 기준에는 환자의 전신상태, 관련된 환자의 상병, 흡인의 원인과 정도, 삼킴기능의 회복 가능성, 환자나 가족의 요구도 등을 고려해야 한다. 수술후에는 변경된 구인두 구조를 이용해서 삼키는 방법에 대한 재활을 병행하여 삼킴장애를 효과적으로 개선하게 된다. 성공적인 기능 회복을 통해 삶의 질을 향상시킬 수 있는 효과적인 치료법이 될 수 있다.

삼킴기능을 개선하기 위한 수술은 크게 코인두 폐쇄 강화, 인두 수축 강화, 후두 상승의 개선, 인두식도 분절 개방, 기도를 보호하기 위한 성대 폐쇄술로 나눌 수 있다(그림 4-13). 그 외 보톡스 주사를 이용한 다양한 근 이완 시술, 가래 및 분비물을 제거와 기도확보를 위한 기관절개술, 침흘림을 조절하기 위한 침샘 재위치 등의 침습적 시술을 시행하기도 한다.

각 환자에게 가장 적합한 수술을 선택하려면 삼킴곤란의 병태생리학에 대한 지식과 상세한 수술 전 정밀검사가 필요하다.

삼킴기능을 개선하기 위한 외과적 방법

[기능적 목적에 따른 수술]
- 코인두 폐쇄 강화
- 인두 수축 강화
- 후두의 상승 범위 향상
- 인두식도 분절 열림 개선
- 기도 보호를 위한 성대 폐쇄

[삼킴기능 회복을 위한 보조적 수술]
- 보톡스 주사를 이용한 근 이완 시술
- 가래 및 분비물을 제거하기 위한 기관절개술
- 침흘림을 조절하기 위한 침샘 재위치

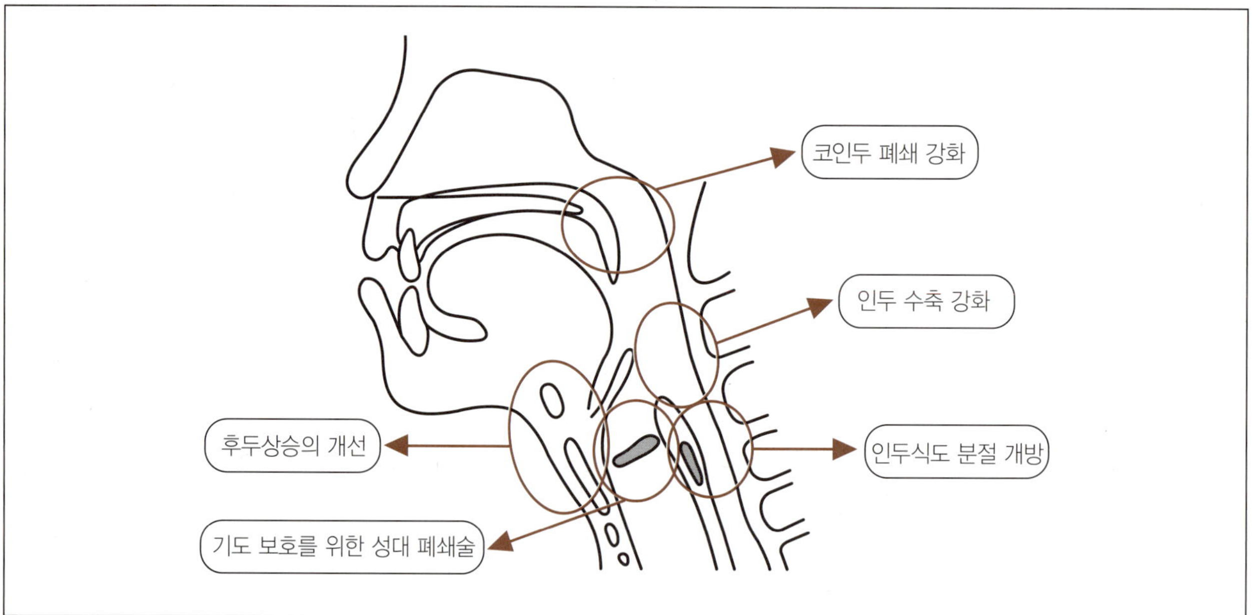

그림 4-13 기능적 목적에 따른 수술방법

1 기능적 목적에 따른 수술

1) 코인두 폐쇄 강화(Reinforcement of Nasopharyngeal Closure)

구강준비단계에서 음식이 입에 담겨 있을 때 물렁입천장은 앞아래쪽으로 하강하여 혀의 뒤쪽과 닿아 인두 삼킴이 유발되기 전에 인후두로 음식물이 흘러들어가는 미성숙 유출을 방지하게 된다. 또한 음식덩이의 초입이 인두 내로 들어감과 동시에 물렁입천장은 상승하여 인두의 측면 및 뒤쪽 벽과 만나 코인두를 닫아주어 밸브로서의 역할을 하게 된다.

입천장인두에 구조적, 기능적으로 이상이 발생시에 밸브역할의 결여로 음식이 코인두로 역류되는 현상이 나타난다. 역류의 원인은 매우 다양하며 입천장인두의 운동 및 감각기능을 담당하는 말초신경 및 뇌에 병변이 있는 경우, 입천장파열과 같은 선천적인 구조 이상, 수술에 의한 입천장인두의 구조적 손상 등이 있다. 또한 입천장인두의 이상으로 인해 발성 시 공기가 코로 방출되어 과도한 코안소리를 유발하여 발성 및 의사소통 장애가 오기도 한다.

코인두 폐쇄를 강화하는 수술에는 입천장고정술, 푸시백 수술, 인두 피판 수술이 있다. 입천장고정술은 물렁입천장을 코인두 후벽에 봉합하는 것이며, 푸시백 수술은 물렁입천장을 연장하기 위해 물렁입천장의 점막 골막판을 활용하는 것이다. 인두 피판 수술은 1973년 Hirano 등이 발렌버그증후군(Wallenberg syndrom)의 삼킴곤란 환자에게 인두 피판을 이용한 반지인두 근절개술을 처음 시행하였다. 가장 일반적인 접근법은 공기가 통과할 수 있는 측면 포트가 있는 중앙 인두 피판을 사용하는 것이지만, 외측 입인두 틈이 있는 환자에게는 측면 인두 피판이 더 적합할 수 있다. 측면 인두 피판 수술은 물렁입천장을 정중선으로 절개하고, 손상된 후부 점막을 마비된 측에서 피판에 봉합한 다음 물렁입천장을 일차적으로 닫고 인두 후벽의 결함을 폴리글리콜산 시트와 피브린 접착제로 덮는 방법이다. 측면 인두 피판이 입천장인두의 결함 부분을 닫고 음식의 코역류를 예방하지만, 중앙피판은 영향을 받지 않은 인두 쪽의 움직임을 손상시킬 수 있으며 삼키는 동안 영향을 받은 쪽을 통해 인두 압력이 빠져 나갈 수 있다. 수술 후 합병증은 드물지만 피판 열개, 코막힘, 코골이, 코안소리, 폐쇄성 수면 무호흡증 또는 기도 폐쇄 등이 있을 수 있다.

2) 인두의 수축 강화

삼킴 단계에서 인두기가 시작되면 혀기저부는 뒤로 당겨져 음식덩이를 인두벽을 향해 밀어내는 반면 인두 수축근들은 위에서부터 아래로 순차적으로 수축하여 음식덩이를 아래쪽으로 밀어낸다. 또한 인두는 인두 공간의 부피를 줄이기 위하여 수직으로 짧아진다. 인두 근육의 약증이 있을 경우 분비물과 음식은 식도로 진행하지 못하고 후두개계곡이나 조롱박오목에 잔여물로 남게 되고 이로 인해 흡인의 위험성이 높아진다.

1948년 Naffziger는 인두 근육의 수축을 강화하기 위한 방법으로 목혈관신경집(carotid sheath)의 근막을 후두와 반지연골의 정중선에 봉합하여 인두벽의 경직을 증가시키고 두힘살근(digastric muscle)의 후복부를 방패연골에 봉합하는 방법을 사용하였다. 이러한 후두인두 성형술은 삼킴기능을 개선하기 위한 수술의 첫 번째 보고였으며 이후로 많은 응용적 방법들이 적용되었다. 첫째, 마비측 인두를 봉합하여 인두벽 일부를 절제한 후 폴리프로필렌 메쉬를 이용해 추가로 강화할 수 있다. 대안으로, 조롱박오목을 봉합하여 방패연골의 측면 1/3을 절제하는 측면 갑상선 하부 절제술을 실시할 수도 있다. 또 다른 접근법은 조롱박오목 점막을 절제하고 아래쪽 수축근을 방패연골 앞쪽으로 전진시켜 봉합하는 것이다.

후두인두 인두성형술(hypopharyngeal pharyngo-plasty)의 사용은 발렌버그증후군이나 일측 뇌신경 손상에서 나타나는 인두벽의 일측 마비 환자에서 가장 일반적으로 보고된다. 예상되는 결과로 조롱박오목 점막을 감소시켜 마비된 인두벽의 긴장도나 장력을 개선하고, 분비물과 음식물 찌꺼기가 모이는 사각지대를 감소시킬 것으로 기대된다. 이러한 변화는 식도로 음식덩어리의 진입과 추진을 향상시킨다. 예상되는 합병증은 드물지만 연결부 누출 및 감염이 나타날 수 있다.

3) 후두 상승 범위 향상

삼키는 과정에서 인두로 음식을 진행시키기 위해 목뿔뼈와 후두는 목뿔위 근육들과 방패목뿔근의 수축에 의하여 위쪽과 앞쪽으로 당겨진다. 이러한 움직임은 상부식도조임근이 열리기 전에 모뿔연골이 후두덮개의 바닥부분과 만나기 위하여 앞쪽으로 기울어지고, 후두덮개는 뒤로 기울여져 후두를 막아주며 성문을 모아주는데 중요한 역할을 한다. 따라서 목뿔뼈와 후두복합체의 상승 움직임은 기관 내로 이물질이 흡인되는 것을 방지하는 기도보호 기전에 있어 역학적으로 매우 중요하다. 따라서 목뿔뼈와 후두의 전방 상승 움직임이 저하된 경우 후두 거상술이 실시될 수 있다.

(1) 턱뼈 현수 장치(Hyo-mandibular suspension)

1959년에 Edgerton과 McKee, Desperez와 Kiehn은 목뿔뼈 복합체가 광범위하게 파괴된 두경부 악성 종양 환자에 대해 현수 끈과 대퇴 근막 스트립을 사용하여 목뿔뼈를 아랫턱뼈에 연결한 경우에 대해 보고하였다. 턱뼈 현수 장치는 목뿔위근이나 혀밑신경이 손상된 경우에 유용하며 이는 목뿔뼈를 아랫턱뼈에 접근시키고 목뿔뼈 복합체의 완전성을 복원하는 목적이 있다.

(2) 후두 상승 수술(Laryngeal elevation surgery : 방패-목뿔뼈 고정술, 방패아래턱뼈 현수술, 방패-목뿔뼈-아래턱뼈 현수술)

후두 상승 수술(laryngeal suspension)은 1948년 Naffziger가 9~12번 뇌신경의 편측 마비가 있는 환자의 두힘살근 뒤쪽을 방패 연골에 봉합하는 방법으로 처음 기술되었다. 이후에 목뿔뼈, 방패연골 또는 2개를 모두 턱뼈에 매다는 방법들이 개발되었다(그림 4-14).

수술방법은 비흡수성 실과 흡수성 실, 강철 와이어, 폴리테트라플루오로에틸렌(테플론) 테이프 또는 발포 폴리테트라플루오로에틸렌(고어텍스)을 포함한 다양한 재료를 사용할 수 있다. 방패-목뿔뼈 고정술(thyro-hyoido-pexy)은 후두덮개 전 공간의 조직을 압박하고 후두덮개를 역굴곡된 위치로 밀어 삼키는 동안 성문 입구를 보호하게 된다. 방패-아래턱뼈 현수술은 목뿔뼈의 이동성을 방해하지 않고 후두를 들어 올리게 되

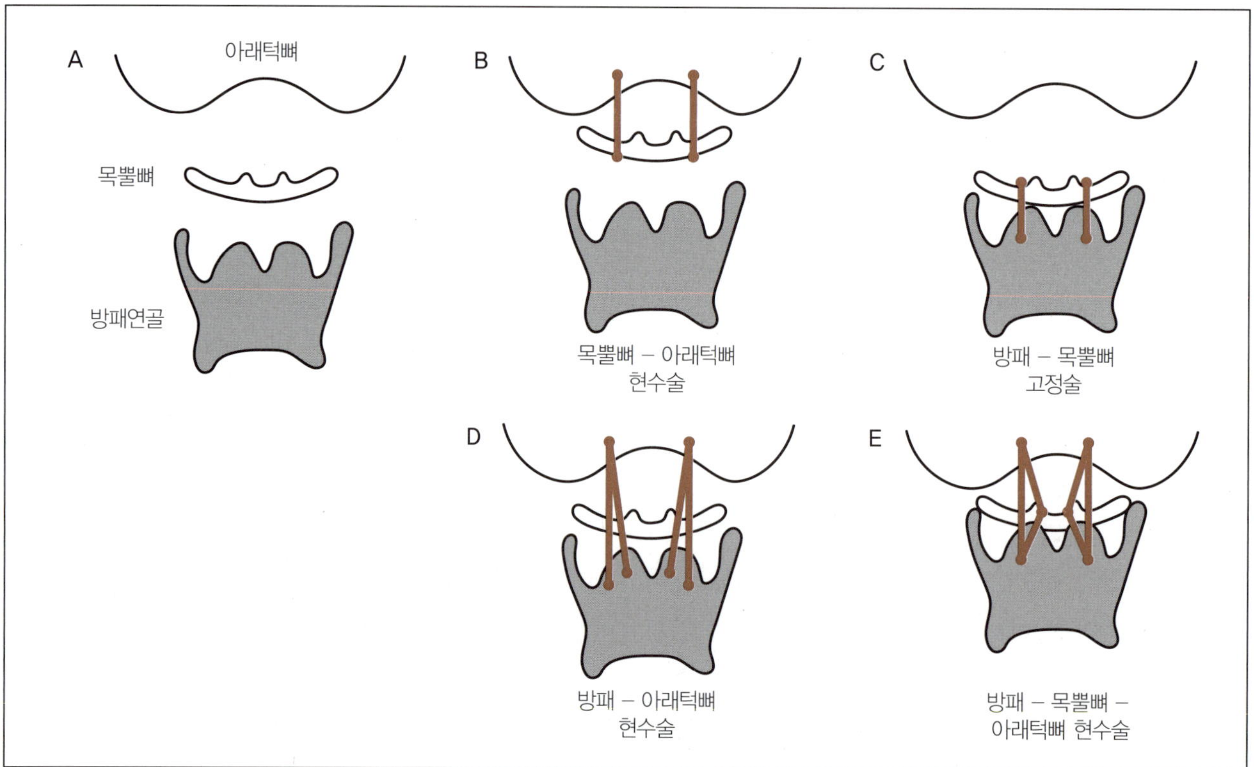

그림 4-14 다양한 후두 상승을 위한 수술

며, 방패–목뿔뼈–아래턱뼈 현수술은 후두 상승이 심하게 손상된 경우에 사용된다. 여기서 방패연골은 목뿔뼈에 접근되고 목뿔뼈는 아래턱뼈에 접근된다. 목뿔아래근의 절개는 종종 후두의 하향 견인을 방지하기 위해 이 수술과 함께 수행되며 음식물 덩어리의 통과를 개선하기 위해 반지인두근 절개술도 수행된다. 후두 상승의 목적은 후두 골격을 위쪽과 앞쪽으로 들어 올려 목뿔뼈나 이랫턱뼈에 더 가깝게 접근시키고 후두덮개를 뒤로 눕혀 후두전정의 폐쇄를 개선하고, 상부식도조임근의 개방에 기여하여 음식물 덩어리가 식도로 통과하는 것을 돕게 된다.

합병증으로는 후두가 과도하게 들어올려지거나 후두 부종으로 인해 방패연골이 손상되거나 감염되고, 후두덮개와 혀기저부에 의해 기도가 막히는 경우가 있으므로 이 수술시에는 기관절개술을 함께 하는 것을 권장한다.

4) 인두식도 분절 열림 개선

상부식도조임근은 근위경부식도근육(cervical esophagus), 반지인두근(cricopharyngeus), 후두인두수축근(inferior constrictor)으로 이루어지며 인두와 경부 식도 사이의 고압력이 형성되는 영역을 말한다. 생리학적으로 음식물이 기도로 역류하는 것을 막고, 공기가 소화기로 유입되지 않도록 한다. 이 중 가장 주요한 근육은 반지인두근으로 주요한 작용은 반지인두근의 이완, 상부식도조임근의 개방과 관련된 근육들의 수축, 그리고 음식덩이에 대한 인두 내압이 있다. 반지인두근육 기능부전에 의한 삼킴장애는 신경성 병인 또는 근육자체의 조직학적 변화로 인하여 삼킴 중 적절한 시기에 반지인두근이 이완되지 않아 상부식도조임근을 열지 못하는 경우이다. 주요 발생 원인으로는 뇌졸중, 뇌신경퇴행성질환, 근긴장 이상질환과 같은 신경병인성과 종양성 병인, 노화 등과 관련이 있다.

상부식도조임근의 개방을 개선하기 위해 확장(스트레칭), 절개와 마비의 수술 방법을 사용할 수 있다.

(1) 인두식도 확장술

인두식도 확장술은 인두 또는 상부식도 부위의 협착 부분을 분할하고 원추형으로 스트레칭을 유발하여 음식 덩어리의 통과를 촉진한다. 즉 조여진 관을 팽창시키는 것으로 목표는 인두식도조임근의 내강을 늘리는 것이다. 흉터로 인한 인두식도조임근의 입구 제한은 조직을 수술로 찢어 더 크게 만들 수 있다. 확장의 효과는 대부분 일시적이며 연속적으로 수행되어야 한다는 점에 유의하여 지속적으로 경과를 지켜봐야 한다. 생리적 과정으로 인한 인두식도조임근의 제한도 확장을 방해할 수 있다. 이 방법이 다른 기술보다 자주 사용되지는 않지만, 보고에 따르면 인두식도조임근의 생리적 협착증의 경우 적용하게 된다.

이 방법은 1902년 Chevalier Jackson이 구강을 통해 시각화할 수 있는 순행성 확대 원위 조명 식도경을 설계하면서 더욱 널리 퍼졌다. 이 방법은 더욱 발전되어 역행성(식도경) 및 순행성과 역행성의 결합 접근 방식이 개발되었고, 이 시술의 안전성과 성공률을 높이기 위해 내시경이나 형광투시 유도 하에 수행되었다. 인두식도 확장술은 인두, 반지인두 또는 상부 경부 식도 부위의 협착에 가장 일반적으로 수행되는데 모든 접근 방식에서 협착 부분을 확인하고 확장기가 내강을 통해 점차적으로 직경을 늘리면서 통과되어 확장시킨다. 사용되는 확장기에는 수은 충전 부기(mercury-filled bougies), 와이어 유도 폴리비닐 확장기(wire-guided polyvinyl dilators) 또는 제어된 방사형 확장 풍선(controlled radial expansion balloon dilators)이 포함되며 일반적으로 몇 분 동안 확장된 상태가 유지된다. 일반적으로 적당한 저항이 느껴지면 순차적인 크기로 3개 이상의 확장기를 통과시키지 않는 것이 원칙이다. 혹은 시술 중 점막 파열이 확인되면 더 이상 확장이 중단된다는 신호로 간주하는 경우도 있다. 풍선을 이용한 기계적 확장술은 국소마취로 간단히 시행될 수 있어 반지인두부전 환자의 치료법 중 가장 비침습적인 치료방법으로 최근 10년 동안 많이 시행되고 있다. 비록 근치적 치료방법으로 분류되지는 않지만, 임상적 연구에서 풍선확장술만으로도 반지인두부전 증상이 20개월까지도 호전을 보였다는 결과가 보고된 바 있다. 아울러 풍선확장술의 효과를 극대화 하기 위하여 Randall 등은 1달에 1번씩 총 3회에 걸쳐서 서로 다른 크기 및 서로 다른 풍선의 개수를 활용하는 치료법을 시행하였다. 주관적인 평가 및 비디오투시삼킴검사를 통해 객관적으로 반지인두 부위 개방 면적의 증가와 함께 환자들의 삶의 질이 호전되었다고 하였다.

인두 또는 식도의 열상이나 천공 등의 합병증이 발생할 수 있으며, 이는 종격동염, 기흉, 기종격동 또는 인두피부 누공 형성으로 이어질 수 있다.

(2) 반지인두근 절개술

반지인두근의 주요 기능은 삼킴시 음식물이 역류하여 흡인되는 것을 방지하고 호흡시에 공기가 위장관으로 들어가는 것을 예방하는 기능을 한다. 외과적 근절제술은 인두식도조임근 내의 인두 근육의 섬유를 분리하는 기술이다. 많은 수술 기법과 마찬가지로 변형이 존재하며 환자에 따라 장단점이 있다.

1951년 Kaplan은 후두인두 마비 환자에게 외부 접근법을 통한 반지인두근 절개술을 최초로 소개하였고, 그 이후로 이 기술은 신경성 질환, 근육성 질환, 구조적 질환, 특발성 질환과 관련된 구강인두 삼킴곤란을 해결하기 위해 널리 적용되었다. 외부 접근 방식으로 반지인두조임근을 노출시키고 다양한 방법(식도경, 부기, 풍선 등)으로 늘려 섬유를 더 잘 노출시킨 다음 점막까지 절단한다. 이 방법은 짧은 이완 시간 때문에 음식 통과가 제한되는 경우에 상부식도조임근의 저항을 감소시키고, 음식이 조임근을 통과할 수 있는 시간을 늘려 음식물 통과를 돕게 된다. 반지인두근 절개술의 이상적인 적응증은 다른 내과적, 신경학적, 그리고 종양학적 질병을 동반하지 않는 환자에서 후두, 목뿔뼈의 올림 기능 및 혀와 인두의 운동 기능이 정상이지만, 상부식도조임근 이완 이상이 있는 인두 삼킴장애 환자들에 적합하다. 근절개술은 후두상절제술 또는 전후두절제술 등의 다른 수술 기법과 함께 적용할 수 있고, 적절한 수술은 상당한 이점을 제공할 수 있다.

반지인두조임근 절개술의 합병증으로는 식도 천공, 되돌이 후두신경 손상, 인두피부 누공 형성, 상처 감염 등이 있다. 심한 위식도 역류가 있을 경우 상부식도조임근의 보호 기능이 상실되고 식도의 역류 물질이 후두 인두로 유출될 수 있기 때문에 금기 사항으로 알려져 있다.

(3) 내시경 반지인두근 절개술

전기소작술을 이용한 경부접근법은 경부에 절개를 가해 수술 후 흉터가 생기는 것 이외에도 접근법 자체가 가지는 수술 후 부작용들이 나타날 수 있다. 이러한 문제점을 보완하고자 내시경 또는 경점막 접근법이 Dohlman과 Mattsson에 의해 1960년 초 젠커게실(Zenker diverticulum) 치료의 일환으로 수행되었다. 1994년 Halvorson과 Kuhn은 칼륨-티타닐-인산(KTP) 레이저를 사용하여 내시경 반지인두근 절개술을 수행하였는데 그 이후로 이산화탄소(CO_2) 레이저의 인지도가 높아졌으며 반지인두조임근 근육을 절개하는 데 사용되고 있다. 반지인두조임근 근육이 노출되어 '반지인두막'이라고 불리는 후방 돌출부와 구별되면 중앙선을 따라 층층이 점막을 통해 절단하여 협인두 근막 또는 척추전 지방 조직이 보이도록 한다. 내시경을 이용한 방법은 외부 접근 방식의 결과와 유사하지만, 흉터가 적고 수술 시간과 회복이 빠르며 입원기간도 단축된다. Kocdor 등이 시행한 메타분석 결과 내시경적 접근법이 통계학적으로 유의하게 높은 성공률을 보이고 수술 후 합병증의 발생빈도가 유의하게 낮다고 하였다.

내시경 접근법과 관련된 가장 흔한 합병증은 목 공간으로 들어가는 식도 천공과 농양 형성 또는 종격동염이다. 또한 이 접근법은 목 확장이 어려운 환자에게는 구강 내로 반지인두 부위를 노출하고 시각화하는 것이 어렵기 때문에 적합하지 않다.

(4) 보툴리눔독소 주입을 통한 마비술

보툴리눔독소(보톡스)의 주사는 인두식도조임근을 이완시키는 효과적인 기술로 설명되고 있다. 보툴리눔독소는 화학 신경 형성 과정에서 운동 신경과 근육 사이의 화학적 통신이 중단되는 원리를 이용하여 근육에 마비가 생기게 한다. 반지인두근에 보톡스를 주입하는 시술은 1994년 Schneider에 의해 처음 보고된 이후 현재 임상에서서는 반지인두근 기능 이상에 대한 진단 및 치료에 사용되고 있다. 가장 이상적인 적응증은 비디오투시삼킴검사상 후두의 상승과 인두의 수축이 정상적이나 반지인두근의 기능 장애가 있는 경우이다. 상부식도조임근 기능부전이 섬유화나 협착에 의한 경우는 적응이 되지 않는다.

상부식도조임근의 이완을 유도하기 위해 사용하는 보툴리눔독소 주입술은 반지인두 절개술에 비해 비침습적이라는 장점이 있다. 근육을 직접 보기 위해 전신마취 하에 후두내시경을 통하여 육안으로 확인하면서 주사를 놓는 방법이 있으며, 근전도 유도를 통해 시행하는 방법은 환자가 깨어 있는 상태에서 시행된다. 보툴리눔독소를 주입하면 일부 환자에서 인두식도 개방과 삼킴기능이 개선되는 것으로 나타났다.

그러나 보톨리눔독소가 인접한 조직으로 퍼져 후두근육에까지 확산이 되면 음성 및 기도에 문제가 발생될 수 있다. 그러므로 정확한 위치에 주입해야 하며 유효한 최저 주입량을 지켜서 사용해야 한다. 일반적으로 사용되는 보톡스의 양은 20-100 unit을 사용하며 효과는 5-6개월 지속된다. 주입 시 원하지 않는 부위로 확산되는 것을 방지하기 위해서는 고농도 소량을 주입해야 한다. 반지인두근의 경련과 같은 섬유화가 되지 않은 이완 장애에는 확장술보다는 보툴리눔독소 주사가 효과적이다. 보툴리눔독소 주사로 조임근의 이완을 가져와 삼키는데 도움을 주기도 하지만 상부식도 역류가 생길 수 있음을 고려해야 한다.

(5) 젠커 곁주머니 수술

젠커 곁주머니(Zenker diverticulum)는 반지인두근육의 횡섬유와 후두인두수축근의 아랫쪽 빗섬유 사이의 근육이 약화된 부위를 통해 후두인두 점막이 돌출되어 나오는 것을 말하고, 증세가 심한 경우 식도폐쇄가 될 수 있다. 젠커 곁주머니 수술은 주머니를 단순 절제(곁주머니 절개술) 또는 주머니 매달기(곁주머니 고정술)를 통해 외부적으로 접근할 수 있다. 내시경 접근법시에는 곁주머니와 식도 사이의 공통벽을 구강으로 노출시키고 전기 소작기, 이산화탄소 레이저 또는 스테이플링 장치를 사용하여 분할한다. 내시경 기법은 수술 시간이 짧고 간편하다고 알려져 있지만, 곁주머니를 시각화할 수 없어 관찰되지 않는 경우에는 사용이 금지된다.

젠커 곁주머니 수술법의 목표는 주머니에 음식물과 기타 잔해물이 쌓이는 것을 방지하는 것이고 동시에 반지인두근 절개술을 시행하는 경우 상부식도조임근의 압력이 감소함에 따라 곁주머니의 재발을 줄이는 것으로 알려져 있다.

가능한 합병증으로는 인두피부 누공 또는 농양 형성, 식도 천공, 종격동염 또는 기종격동이 있으며, 재발성 후두 신경 손상은 측방낭 절개술 시 특히 위험하다.

5) 기도 보호를 위한 성대 폐쇄

삼키는 동안 기도를 보호하기 위해 성대 폐쇄를 개선하는 방법으로 성대주입술과 성대내전술이 있다.

(1) 성대주입술(Injection Laryngoplasty, IL)

성대주입술(IL)은 소 및 인간 콜라겐, 자가 지방, 히알루론산, 칼슘 수산화인회석 및 섬유아세포 성장 인자(FGF)를 포함한 다양한 재료를 사용하여 수행할 수 있다. 현재까지 이상적인 주입 물질은 발견되지 않았으며 흡수 문제는 여전히 과제로 남아 있다. 삼킴장애를 경험하는 일측성 성대마비 환자의 경우, 성대 전체를 내측화하기 위해 성대문 공간에 주사를 적용한다(그림 4-15). 주입된 물질의 적절한 양은 시각적으로 확인하거나 환자에게 소리를 내도록 요청하여 확인할 수 있다.

성대주입술은 성문 부전을 동반한 일측성 성대 마비의 경우에 사용되어 성문 폐쇄를 개선하고 삼키는 동안

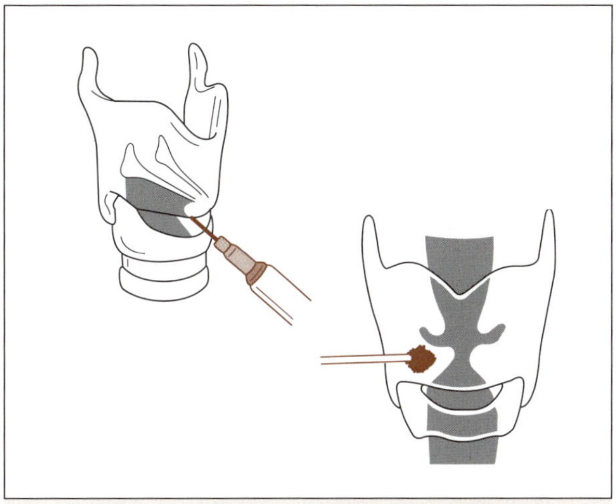

그림 4-15 성대주입술

흡인 가능성을 줄인다. 또 다른 효과로 성문 폐쇄가 개선되어 삼키는 동안 인두내 압력을 증가시켜 삼키기 반사를 유발하고 음식덩이 제거를 개선할 수 있다고 알려져 있다. 부분마취로 시행한 성대주입술 직후에는 부분마취와 관련된 짧은 금식에 대한 안내가 필요하고 호흡곤란 및 급성 과민반응을 관찰하기 위해 30분 내지 1시간 정도 대기 후에 귀가시키도록 한다. 시술 후 이물감을 호소하는데 이는 정상적으로 자연스러운 현상이며 이물감이 있다고 해서 뱉어내기 위해 억지로 기침을 하는 행동은 금지시켜야 한다. 성대주입술을 시행한 직후 금언기간에 대해서는 논란이 있다. 성대주입 후 금언이 필요하다는 주장을 하는 측은 성대주입 시 생성된 바늘구멍을 통하여 역류되는 양을 줄일 수 있고 성대진동과 근육수축으로 인한 주입물질의 재배치(redistribution)를 최소화할 수 있다는 근거를 들지만 금언과 관련된 근거는 확실치 않다. 임상적으로 굵은 바늘을 사용한 고압력 주입 후에는 일주일 간의 금언을, 얇은 바늘을 사용한 저압력 주입 후에는 하루의 금언을 시행하는데 이 경우 금언이 필요 없다는 주장도 있다.

주입물질의 재배치와 흡수되는 양을 고려하여 과다주입(overinjection)한 경우 처음 몇 주 간은 정상적인 발성이 어려우므로 불필요한 과기능성 발성장애를 막기 위해 무리한 발성이나 노래를 삼가도록 한다. 성대주입술로 인한 가장 흔한 합병증은 주입된 물질로 인한

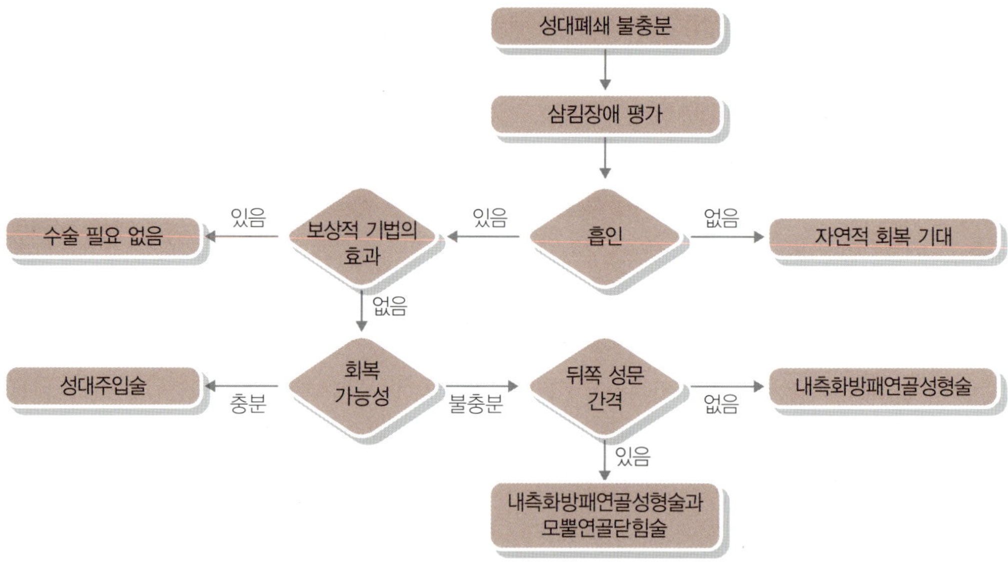

그림 4-16 성대내전술(내측화방패연골 성형술)과 성대주입술의 선택

돌출, 주입 물질의 이동, 염증 및 육아종 형성이다.

(2) 성대내전술

1974년 Isshiki가 보고한 내측화 제1형 방패연골성형술(Thyroplasty)은 일측성 성대 마비에서 선호되는 치료법이었다. 방패연골성형술은 전신마취하에 목부위의 피부를 절개한 후 방패연골을 노출시켜 드릴로 연골을 일부 절제하여 실리콘, 고어텍스, 하이드록실아파타이트와 티타니움 금속인플란트 등을 이용하여 성대를 외부에서 내측으로 밀어주는 방법이다. 환자에게 음성을 내도록 하여 광섬유 내시경을 사용하여 시각적으로 올바른 위치를 확인할 수 있다. 모뿔연골닫힘술은 성대근육이 연결된 모뿔연골을 회전시켜 성대를 내측으로 모이게 하는 수술이다. 대개 방패연골성형술과 동시에 모뿔연골내전술이 시행되는데 다방면에서 발전을 거듭하였고 성대후방의 틈이 큰 일측성 성대마비 환자들의 발성장애와 삼킴장애를 치료하기 위하여 적용된다. 이러한 수술방법이 소개되면서 성대주입술로 치료되지 않는 일측성 성대마비 환자들에서 적용하는 표준적 치료 방법으로 제시되고 있다.

방패연골성형술의 합병증으로는 돌출, 주입물질의 이동, 보형물에 대한 이물질 반응 등이 있으며, 반대측 성대의 움직임이 손상된 경우 기도 손상도 포함된다. 모뿔연골 내전은 후방 성문의 부종으로 인해 기도 손상의 위험이 더 높으며, 조롱박오목 천공은 또 다른 관련이 있지만 드문 합병증이다. 삼킴기능의 향상은 수술만으로는 즉시 달성될 수 없다는 점을 유념해야 하고 수술 후 다양한 삼킴기법을 통한 변형된 인두복합체의 재활이 필요하다.

성대주입술과 성대내전술의 선택은 성문폐쇄 정도와 삼킴장애의 중증도에 따라 결정되며 [그림 4-16]의 프로세스를 통해 선택하도록 가이드하고 있다.

2 삼킴기능 회복을 위한 보조적 수술

삼킴을 회복시키기 위한 보조적 수술에는 중증 환자들에게 적용되는 스텐트 삽입 및 후두 분리술, 가래 및 분비물을 제거하기 위한 기관절개술, 침흘림을 조절하기 위한 침샘 재위치, 보톡스 주사를 이용한 다양한 근이완 시술 등이 있다.

1) 후두 스텐트(Laryngeal Stent), 후두기관 분리술(Laryngotracheal Separation) 및 후두전절제술(Total Laryngectomy)

만성 흡인이 되는 중증 삼킴장애 환자들에게는 원인에 따라 다양한 수술적 치료가 적용될 수 있다. 음식물과 공기의 통로를 분리하는 방법으로 여러가지 후두 봉합법이 있는데, 후두덮개를 피판으로 이용하여 봉합하거나, 성문위 봉합법, 성문 봉합법이 있고 성문아래 봉합법으로 기관식도 우회술이나 후두기관 분리술 등이 실시될 수 있다. 이러한 방법 등은 가역적 방법으로 시행되지만 특정 의학적 상태에서는 보다 극단적인 기도보호 접근 방식이 필요할 수 있다. 후두 스텐트와 후두 분리술은 장애가 개선될 때까지 단기적으로 사용할 수도 있고 영구적일 수 있다. 비가역적 방법으로 후두적출술도 시행될 수 있다.

만성 흡인으로 심각한 삼킴장애를 보이지만 회복이 가능한 환자에게는 기관절개관과 후두내에 삽입하는 스텐트를 사용한다. 후두 스텐트는 물질이 기도로 들어가는 것을 방지하기 위한 후두 내의 '플러그'로 설명되며 성문이 막혔기 때문에 이 시술에는 기관절개술이 필요하다. 스텐트는 기관절개관 위에 위치하며 기도로 음식물이 들어가는 것을 막아주는 마개 역할을 한다. 환자가 삼킴기능을 회복하면 스텐트를 제거하여 후두를 원래의 상태로 복원한다. Hood 후두 스텐트는 후두 골절, 후두 협착 및 성문아래 협착에 사용하기 위한 부드럽고 견고하며 순응적인 지지를 제공한다. 후두 스텐트는 지지력을 제공하기 위해 정확한 경도로 성형되어 주변 조직을 손상시키지는 않으며 쉽게 구부러지고 압축 가능하며 후두의 내부 윤곽에 딱 맞게 제작할 수 있다. 피부 또는 점막 이식편은 스텐트에 직접 봉합된 다음 실리콘 표면 버튼에 의해 삽입 및 고정될 수 있다. Mehta 후두 스텐트는 후두 골절, 후두 협착 및 성문아래 협착에 사용하기 위한 부드럽고 견고하며 순응적인 지지를 제공한다. 개방된 끝은 환자의 요구 사항에 따라 맞춤형으로 다듬을 수 있다.

후두기관 분리술은 입으로는 음식을 전혀 먹지 않고 코위영양관 또는 위창냄술관을 통해 영양을 공급함에도 불구하고, 침의 흡인으로 호흡곤란이나 폐렴이 계속되는 경우에 적용한다.이 때는 드물게 인후부에서 기도와 식도를 분리하고 피부에 봉합하여 영구적인 구멍을 만들어 흡인의 위험을 완전히 제거한다. 두 번째와 세 번째 기관의 고리에서 상부 호흡기관과 하부 호흡기관이 분리되어 목소리를 낼 수가 없다. 수술은 전신마취가 필요하지만 복잡한 수술은 아니고 다시 이전상태로 복구가 가능한 가역적인 방법이다. 환자가 신경학적으로 회복하였을 때 이전 상태로 복구술을 시행하면 발성의 회복이 이론적으로 가능하다(그림 4-17). 후두 바로 아래 기관을 외과적으로 분리하여 기관절개관으로 옮기고, 후두보다 아래쪽에 있는 나머지 기관을 봉합한다. 따라서 후두는 제자리에 있지만 기도에서 분리된다. 스텐트 삽입술과 후두 분리술은 환자가 급성 흡인 위험에서 회복될 때까지 일시적인 외과적 치료로 되고 있지만 가역성의 여부에 대해서는 환자에 따라 다를 수 있다.

후두전절제술은 삼킴곤란과 흡인에 대해 외과적으로

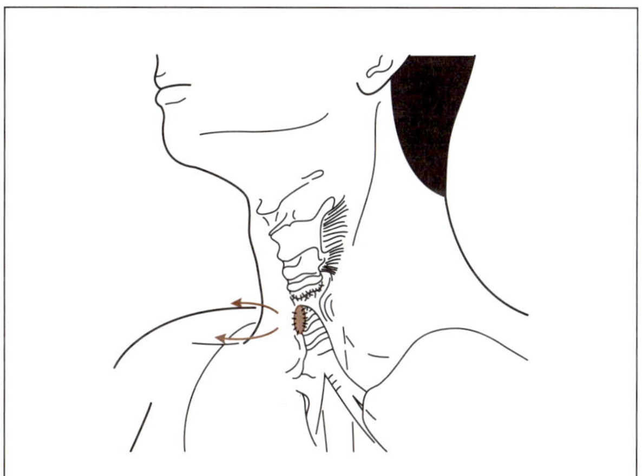

그림 4-17 후두기관분리술

시행할 수 있는 영구적인 해결책이다. 기도와 식도를 영구적으로 분리하면 음식과 액체를 안전하게 섭취할 수 있으며, 다양한 음성 회복 기술을 이용하여 의사 소통을 용이하게 할 수도 있다. 정상인에서 발성은 성문부에서 진동을 통하여 가능하나 후두를 절제한 경우에는 이 구조가 없어지므로 성문부 대신 진동이 발생할 부위가 필요하다. 식도를 통하여 공기의 흐름을 만들어 식도조임근 부위를 진동시킬 수 있다. 만약 이 부위의 진동이 원활하지 않으면 대신 전기후두라고 하는 기계를 이용하여 진동을 만들 수 있다.

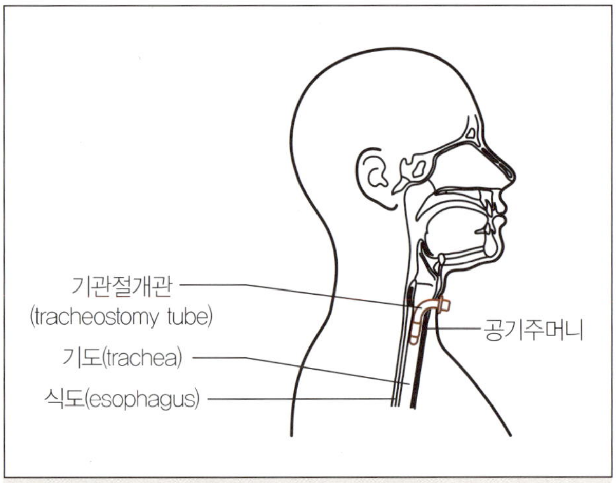

그림 4-18 기관절개관

2) 기관절개술(Tracheostomy)

기관은 후두와 폐를 연결하는 관 모양의 구조물로 공기의 유입과 유출 뿐만 아니라 기관지 속 분비물을 배출하는 통로가 된다. 신경학적 장애나 해부학적 기능 손상으로 인해 공기의 이동과 분비물 배출이 용이하지 않으면 급성기에는 기관내 삽관을 시행하기도 하며 이후에는 기관절개술을 시행하게 된다. 주요 적응 질환으로는 뇌혈관질환 환자가 가장 많고 두경부암, 급성 상기도 감염에 의한 기도폐쇄질환자에게도 시행할 수 있다. 임상에서 쉽게 접할 수 있는 기관절개술은 환자 스스로 호흡을 할 수 없거나 분비물 제거가 어려운 경우 시행하는 수술로 중증 삼킴장애가 있는 경우 분비물에 의한 추가적인 흡인으로 생명에 위협을 줄 수 있기 때문에 기관절개술을 시행한다. 수술 직후 수술부위의 출혈이 생길 수 있으나 대량 출혈은 드물다. 수술부위의 감염은 흔치 않지만 대부분 국소적인 처치로 치료가 가능하다. 피부를 절개하여 관을 삽입하므로 수술 후 피하층에서 공기가 만져질 수 있으나 대부분 수일 내에 공기는 저절로 없어진다. 수술 후 점액이나 응고된 핏덩어리에 의해 막히거나 빠질 수 있으므로 수술 후에는 흡입을 하여 가래를 빼주어야 한다. 수술 후 수일 이내에 관이 빠지게 되면 재삽관이 어려울 수 있으므로 수술 직후에는 더 주의하도록 한다(그림 4-18).

주 목적은 기침을 스스로 할 수 없거나 분비물을 스스로 제거하지 못하는 경우 호흡 관리를 위해 사용되며 삼킴장애의 치료를 목적으로 이 방법을 적용하지는 않는다. 오히려 기관절개술이 삼킴장애와 흡인에 영향을 미치는지에 대해서는 논란의 여지가 있다. 외상 환자나 두경부암 수술 후 초기엔 기도를 유지하고 흡인을 예방하지만, 장기적 사용은 후두의 상승에 제한이 있을 수 있으며 성문아래압을 낮추게 되면 흡인을 일으킬 수 있다. 또한 관을 감싸고 있는 주머니(cuff)에 공기를 과하게 넣으면 압력이 발생하여 주변 점막에 허혈이나 괴사가 생길 수 있고 그 부위에는 육아종 및 형태 변화와 식도에 전해지는 압력으로 협착이 생겨 삼킴작용을 방해할 수 있다. 장기간 착용시 관 움직임으로 인한 마찰로 점막표면에 미란(erosion)이 생겨 기도의 민감도가 낮아질 수 있다. 이는 이물질이 기도로 유입되었을 때 반사적인 기침이 감소하는 원인이 된다. 따라서 환자에게 미치는 영향을 잘 고려하여 기관절개술을 시행해야 하고 호흡과 분비물 배출 기능에 호전이 보이면 적극적으로 제거를 해야 한다. 기관절개술의 구조와 제거를 위한 훈련은 각각 이 책의 3부 호흡 평가에 대한 부분과 4부 치료 부분에서 확인할 수 있다.

소아의 절개술은 성인과 유사하나 성인에 비해 작은 해부학적 구조와 짧은 목, 불안정한 기관과 인접한 주요 구조물들로 인해 더 주의해야 한다. 성인에서는 수

표 4-6 기관절개술의 적응증

- 알레르기 반응과 같이 목이 부어올라 기도를 막았을 때
- 화상으로 인한 목의 손상
- 무호흡증과 같은 수면 중 호흡문제
- 장기간 가래배출 곤란
- 호흡에 영향을 주는 복부, 심장, 목, 인후의 마비
- 후두수술
- 기관주위 또는 기관내 암
- 상기도의 선천성 이상
- 장기간 인공호흡기의 사용이 필요한 경우
- 양쪽 후두신경마비로 성대가 마비되어 호흡이 어려운 경우

평절개가 선호되나 소아는 수직절개가 선호된다. 수평절개시 소아의 협소한 목에 상대적으로 넓은 공간 확보가 가능하여 수술 후 기관절개관을 보다 견고하게 지지할 수 있고 관의 무게에 의해 절개 부위 피부가 아래로 처지는 것을 방지할 수 있다. 성인에 비해 관이 자주 빠지게 되므로 절개를 하기 전에 기관 절개 부위 양측을 봉합하여 수술한다. 적응증은 [표 4-6]과 같다.

3) 침흘림을 조절하기 위한 침샘 재위치

침흘림은 뇌성마비를 가진 소아나 파킨슨병, 뇌졸중 등 신경근육 질환을 가진 성인, 두경부암 수술 후에 흔히 발생한다. 침흘림이 생기면 입술과 피부 주변의 2차 감염이 발생될 수 있고 의한 의존도 증가, 사회적 격리와 생활의 장벽으로 삶의 질 저하가 나타난다.

이러한 경우 지속적인 침흘림에 비해 행동적인 접근이나 계속적인 관리 감독은 일시적인 방편이 될 수 밖에 없다. 침분비가 과도하게 많거나 조절이 안되는 경우 침 분비를 감소시키기 위해 적용되는 항콜린성 약물은 부교감 신경을 차단하여 타액 생성을 감소시킨다. 글리코 피롤레이트(glycopyrrolate)와 스코폴아민(scopolamine)은 효과적이지만 변비, 요실금, 흐릿한 시야 등 부작용이 발생할 수 있다.

침흘림에 대한 시술에는 보툴리눔독소 주사, 신경차단술, 침샘 재위치를 시행하여 기능을 개선할 수 있다. 보톨리눔독소 주사의 효과는 일시적이어서 반복적인 주사가 필요하다. 신경차단술은 중이를 통과하는 침분비 기능 신경을 절단하는 매우 간단한 방법이나 신경 기능이 재생되면서 침분비 과잉이 재발하는 경향이 많다. 침샘 재위치 수술은 아래턱밑의 침샘에 대해 많이 시행하며 삼키는 기능은 정상이지만 침샘에서 침 분비가 많은 경우 침샘관의 입구를 구강에서 인두 쪽으로 바꾸어주는 수술이다.

4) 보툴리눔독소 주입(Botulinum toxin injection)

보툴리눔독소는 클로스트리디움 보툴리눔(C. botulinum)이란 혐기성 박테리아에서 분비되는 독소로 운동 신경 말단 부위에서 아세틸콜린이라는 신경전달물질의 분비를 억제하여 해당하는 근육을 마비시키는 기전을 가지고 있다. 삼킴장애 환자에서 상부식도조임근의 이완 유도, 침흘림 감소, 일측성 성대마비 등에 적용하여 기능을 향상하기 위한 목적으로 다양하게 적용된다.

보톨리눔독소가 인접한 조직으로 퍼져 다른 인두 근육이나 후두 근육의 마비를 일으킬 수 있어 후두 근육에까지 확산이 되면 음성 및 기도에 문제가 발생될 수 있다. 그러므로 정확한 위치에 주입해야 하며 최저로 유효한 주입량을 지켜서 사용해야 한다. 보툴리눔독소의 양은 10-100unit으로 다양하며 보툴리눔독소의 효과는 지속 시간이 6개월 이내로 일시적이어서 반복적인 주입이 요구된다.

확인문제

1. 삼킴장애 환자를 위한 '기능적 목적'에 따른 수술방법을 영역별로 도식화한 그림이다. 빈칸에 알맞은 방법을 기술하세요.

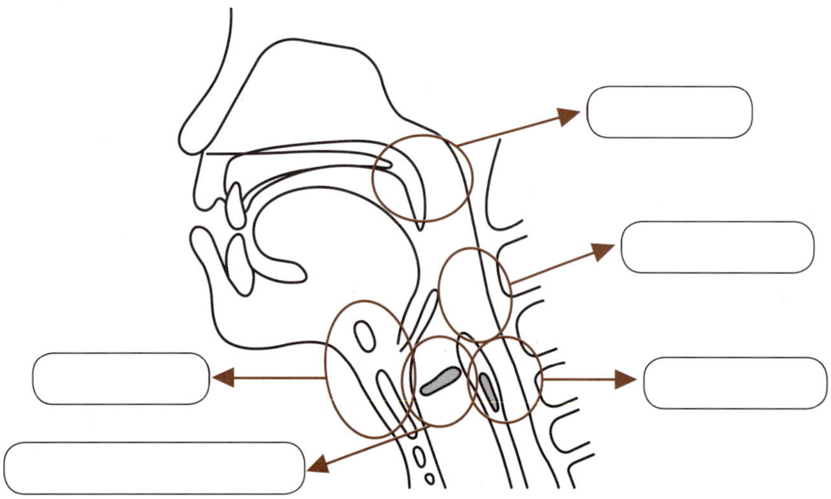

2. 인두식도 분절 열림을 개선하기 위한 외과적 접근법의 종류를 기술하세요.

3. 기관절개술의 적응증과 삼킴기능에 미치는 영향을 기술하세요.

참고문헌

권택균. (2006). 성대주입술. 대한이비인후-두경부외과학회지, 49(8), 768-780.

대한연하장애학회. (2017). 연하장애. 서울: 군자출판사.

박성준, & 박영학. (2020). 연하장애 환자들의 다양한 수술적 치료 방법들에 대한 고찰. 대한연하장애학회지, 10(1), 10-19.

백민관. (2015). 기관절개술 합병증의 이환율과 위험인자. 가천대학교 대학원 의학과 이비인후과학.

이강진, 성명훈, 박범정, 성원진, 노종렬, 민양기, 이철희, 이재서, 김광현. (2001). 만성 흡인에 대한 후두기관 분리술의 유용성. 대한기관식도과학회지, 7(2): 140-145.

Bailey, B. J., Johnson, J. T., & Newlands, S. D. (Eds.). (2006). Head & neck surgery--otolaryngology (Vol. 1). Lippincott Williams & Wilkins.

Cotaoco C, Ueha R, Koyama M, Sato T, Goto T, Kondo K. (2024) Swallowing improvement surgeries. Eur Arch Otorhinolaryngol. 281(6):2807-2817. doi: 10.1007/s00405-024-08452-z. Epub 2024 Jan 24. PMID: 38265461; PMCID: PMC11065918.

Greensmith AL, Johnstone BR, Reid SM, et al. (2005). Prospective analysis of the outcome of surgical management of drooling in the pediatric population: a 10-year experience. Plast Reconstr Surg, 116:1233-42.

Groher, M. E., & Crary, M. A. (2015). Dysphagia: clinical management in adults and children. Elsevier Health Sciences.

Shama, L., Connor, N. P., Ciucci, M. R., & McCulloch, T. M. (2008). Surgical treatment of dysphagia. Physical medicine and rehabilitation clinics of North America, 19(4), 817-835.

Urrutia, J., & Bono, C. M. (2009). Long-term results of surgical treatment of dysphagia secondary to cervical diffuse idiopathic skeletal hyperostosis. The Spine Journal, 9(9), e13-e17.

4 제4장

보상적 기법

보상적 기법(compensation technique)은 자세, 음식 및 액체 또는 삼킴 패턴에 대한 단기적인 조정 또는 수정으로 간주된다. 보상은 삼킴 생리학에 유의미하고 지속적인 영향을 미치지 않을 것으로 예상되며 삼킴기능과 관련된 생리학적 변화를 가져오는 것이 아니라 적용시 일시적인 효과만을 가져온다는 점에서 회복적 접근과는 구분이 된다. 때문에 보상은 삼킴곤란의 회복 과정과 관리에 중요한 역할을 할 수 있다. 일반적으로, 환자가 보상 전략을 적용하지 않아도 성공적인 삼킴이 가능한 수준까지 개선될 것으로 예견될 때까지 적용하게 된다.

보상적 기법에는 자세변화, 음식덩이 변형, 식사변형, 보조기 적용 등이 있다. 또한 삼킴수기(성문위삼킴, 멘델슨 수기법, 노력삼킴 등)는 음식덩이 이동과 기도보호를 위해 일시적으로 적용하는 보상전략으로 개발되었으나 장기간 적용하였을 때 회복 효과가 있다는 연구결과가 있어 회복적(재활) 접근으로 분류하기도 한다. 이 전략의 대상은 음식의 흐름을 통제하기 때문에 흡인이 있는 경우나, 구강 준비기와 구강통과시간, 인두통과시간이 긴 환자에게 적용된다.

보상적 기법은 흡인의 위험성을 줄이고 인두에 음식 잔여물을 줄이기 위한 목적으로 시행되고 다른 훈련들과 비교하였을 때 삼킴과 관련된 노력이 적게 요구되어 환자들의 피로도를 증가시키지 않는다는 장점이 있다.

이 장에서는 보상적 기법 중 자세 변화, 삼킴수기와 보조기를 중심으로 설명하였고, 음식덩이 변형과 식사 변형에 대한 설명은 5장에서 기술하였다.

1 자세 변화(Postural Changes)

자세 조정은 몸 전체 또는 머리(구인두와 식도)가 포함될 수 있으며, 다양한 환자 그룹에서 흡인을 줄이는데 효과적인 것으로 간주된다. 자세 변화는 음식덩이의 방향을 바꿀 가능성이 있으며 흐름의 속도를 변화시켜 환자가 삼킴을 조정할 수 있도록 시간적 여유를 줄 수 있다. 일부 임상 상황에서, 신체 자세의 변화는 비정상적인 삼킴의 역학을 바꾸려는 시도가 아니고, 환자의 기능장애가 다양하기 때문에 특정한 자세가 같은 효과를 내지 않을 수 있다. 따라서, 개별 환자의 기능에 따라, 안전한 삼킴기능을 촉진하기 위해 하나 이상의 보상 자세를 선택, 사용할 수 있다.

자세 변화의 방법에는 신체 자세 변형과 인두자세 변형이 있으며 구강식사를 하는 환자의 경우 식사를 시작하기 전에 자세조절이 필요하다. 도구적 검사를 통해 환자에게 흡인의 위험을 최소화시키는 효율적이고 적절한 자세를 결정해야 한다. 다양한 의학적 진단을 가진 환자에게 머리나 몸통의 위치를 적절하게 중재하였을 때 액체 흡인을 77% 정도 감소시키는 효과가 있다고 하였고, 두경부암 환자를 대상으로 한 연구에서는 머리 자세 변형을 통해 81%에서 흡인 예방의 효과가 있었다고 하였다.

자세 변형을 위해서는 적어도 턱을 아래로 숙이거나 머리를 한쪽으로 돌리는 등 간단한 명령에 따를 수 있을 정도의 인지 능력이 필요하다. 인지 능력이 감소되었거나 수용언어 능력이 감소된 환자들에게는 언어적, 시각적, 촉각적인 단서를 지속적으로 제공해야 한다. 턱 당기기를 위해서 "고개를 숙이세요"라고 지시하거나 고개 숙이는 모습을 보여줄 수도 있고 손으로 머리를 숙여주거나 환자의 머리 뒤에 작은 베개를 두어 자세를 유도할 수 있다.

일반적으로 자세 변화는 환자의 삼킴이 회복될 때까지 사용하는 것이 일반적이지만, 간혹 신경학적, 구조적으로 손상이 지속되는 경우 흡인의 위험을 예방하고, 삼킴의 효율성을 증진시키기 위하여 지속적으로 사용하기도 한다.

1) 신체 자세 변형

일반적으로 삼킴장애를 가지고 있는 환자들에게 적절하다고 추천되는 자세는 식사시 머리와 목, 몸통과 골반이 정상적으로 정렬되어 음식의 이동에 대해 중력의 보조를 최대화 할 수 있고 근긴장도를 정상적으로 유지할 수 있는 바로 앉는 자세이다. 일반적으로 신체 자세 변화에는 눕거나 옆으로 눕는 것이 포함된다. 두 가지 변화 모두 삼키는 동안 또는 삼킨 후 잔류물에 대한 중력의 영향을 감소시켜 이동을 도와준다.

(1) 바로 앉은 자세(Upright Position)

바로 앉은 자세는 몸통을 정렬하고 양쪽 엉덩이에 적절한 체중부하를 하며 머리를 중립자세로 하여 목을 약간 숙이도록 한다(그림 4-19).

바로 앉은 자세의 효과로는 목뿔뼈가 최대로 상승된 후 전방으로 이동하게 되고, 물렁입천장의 움직임이 가장 크게 나타나며, 누워있는 자세에서보다 더 뒤쪽으로 이동하게 된다. 또한 음식이 기도로 유입되는 것을 예

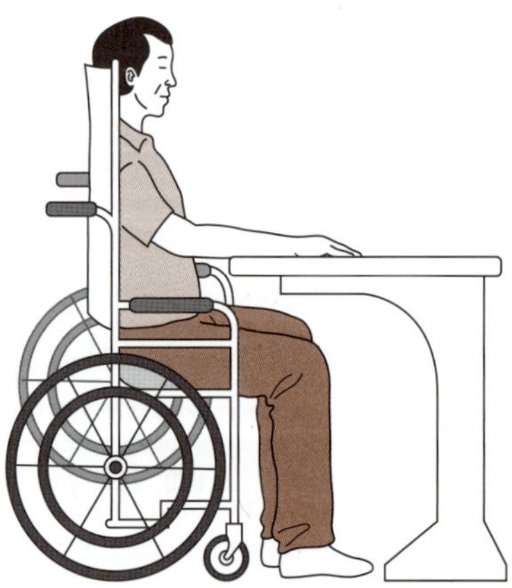

- 견고한 재질의 의자에 앉는다.
- 발은 바닥에 바르게 내려놓는다.
- 무릎을 90도 정도 구부린다.
- 양쪽 엉덩이에 동등하게 체중을 싣는다.
- 엉덩이 관절이 100도 정도 구부러지게 몸통을 기울인다.
- 양손은 책상 위에 올려놓는다.
- 머리는 정중앙에서 반듯하게 들고 고개를 살짝 숙여 턱이 아래로 향하도록 한다.

그림 4-19 휠체어에 앉았을 때 바른 자세

방하며 기도를 보호하는 효과가 있다.

만약 신경학적 마비 등으로 인해 침상에서 음식이나 음료를 섭취해야 하는 경우 침대 머리를 가능한 세워 앉은 자세를 유지하게 하고 지속적으로 자세를 스스로 유지할 수 없는 경우 베개나 랩보드 등 여러 보조물들을 이용하여 몸통과 팔을 지지해 준다. 특히 머리의 자세를 유지하지 못할 경우 수동적으로 지지를 해주어서 음식을 삼키는 것에만 에너지가 소요될 수 있도록 안정된 자세를 제공한다. 일반적으로 저혈압이나 어지러움과 같은 의학적 문제를 동반하고 있는 경우 식사하는 동안 바로 앉은 자세를 지속하기 어려울 수 있으므로 환자의 상태를 고려하여 앉는 침상이나 경사 휠체어의 각도를 조절하면서 식사를 제공하여야 한다. 식후에는 30분 가량 앉아 있도록 해서 삼킨 후 식도역류가 생기는 것을 예방한다

그러나 아직까지는 바로 앉아 있는 자세가 삼킴기능에 효과적이라는 근거가 모든 환자에게 적용되는 것은 아니기 때문에 다양한 자세와 비교를 한 연구들이 진행되고 있다. 바로 앉은 자세와 척추 뒤굽음증(후만증, 라운드 백) 자세에서의 삼킴기능을 비교한 연구결과에 따르면 심한 후만 자세는 바로 앉은 자세에 비해 호흡 및 기침기능이 저하되고, 혀의 압력도 유의하게 낮아진다고 하였다(그림 4-20). 또 다른 연구결과, 심하게 후만된 흉추 정렬의 변화가 구인두 삼키기에 영향을 미치는지 조사한 연구에서도 삼키기 속도와 구강 및 조음 기능에 영향을 주기 때문에, 바로 앉은 자세의 장점 및 적절한 자세 유지가 필요하다고 하였다.

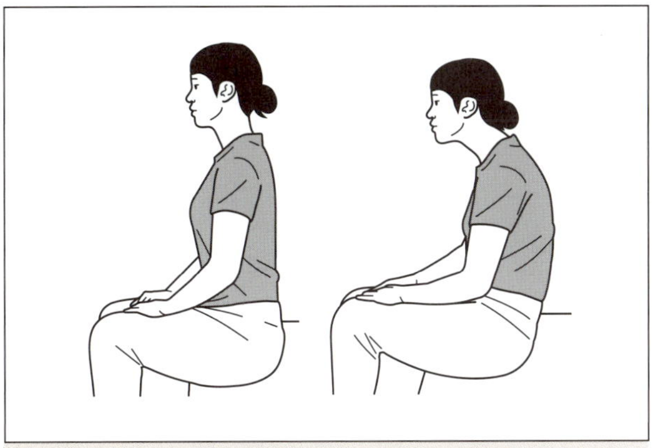

그림 4-20 바로 앉은 자세와 척추 뒤굽음이 심한 자세

(2) 바로 누운 자세(Supine Position)

삼킴장애 환자에게 가장 이상적인 자세는 바로 앉은 자세이나 환자의 기능수준과 특성에 따라 다른 자세로 변화를 주기도 한다.

바로 누운 자세에서는 중력이 작용하는 방향이 바뀌게 되므로 음식의 이동에 영향을 주게 된다. 바로 누운 자세에서는 중력이 구강에서 후인두벽쪽으로 작용하기 때문에 양측 인두벽 수축력이 저하된 경우 적용될 수 있으며, 앉은 자세에서는 후두 상승시 중력이 저항으로 작용할 수 있기 때문에 후두 복합체의 움직임에 약증이 있는 경우에도 이 자세를 적용할 수 있다. 앉은 자세에서 흡인이 되었을 경우 흡인된 음식이 앞쪽 인두벽과 후두개계곡을 지나 후두입구로 유입되지만 바로 누운 자세를 취하게 되면 구강에서 후인두벽쪽으로 떨어진 음식물이 조롱박오목으로 이동하게 되므로 후두 입구로 쉽게 들어가지 않는다. 또한 바로 누운 자세에서는 혀의 뒷부분과 기저부 움직임이 중력의 도움을 받아 후두인두 압력을 증가시켜 상부식도조임근이 최대로 열리게 하는 효과가 있다.

그러나 이 자세를 취했을 때 중력의 영향으로 앉은 자세에 비해 목뿔뼈의 위치가 뒤쪽에 위치하게 되고 물렁입천장의 움직임이 적어지며 혀의 위치도 후인되어 있기 때문에 구강에서 음식물을 조작하는 동안 미성숙 유출로 인한 흡인의 위험이 있다. 또한 삼킨 후 인두에 남아있는 음식 잔여물을 끌어올려 제거할 수 있는 능력이 없는 경우에는 적용하지 않는다. 특히 상부식도역류가 있는 환자는 누운 자세보다는 15°-30°로 상체를 경사지게 앉게 하면 역류를 막을 수 있다. 바로 누운 자세에서 식사를 한 후에는 남아 있는 모든 잔여물을 제거하기 위하여 기침을 하도록 해야 하고 이 자세를 적용하고자 할 때에는 검사에서 안전성을 먼저 확인해야 한다.

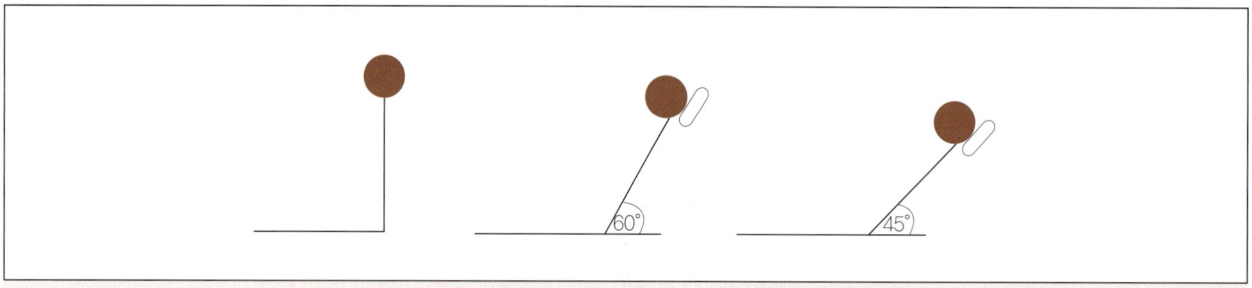

그림 4-21 90로 앉은 자세와 60, 45도 경사로 누운자세

바로 누운 자세의 효과에 대한 연구결과를 보면 액체에 대해 기도흡인이 확인된 뇌병변 환자 50명을 대상으로 물을 삼키도록 하였을 때 음식의 후두 통과 빈도와 침범 깊이, 기도흡인이 현저하게 감소한다는 것을 알 수 있었다. 그러나 이동 속도가 느린 스프나 씹기가 요구되는 음식에서는 바로 누운 자세의 효과가 줄어든다고 하였다. 특히 씹기가 요구되는 음식의 경우 음식을 씹는 과정에서 후방으로 후인되어 있던 혀가 움직이면서 혀기저부에 위치해 있던 음식이 인두로 쉽게 흘러내려 미성숙 유출이 심해지고, 삼킴반사 후 인두 내 음식 저류가 심해지는 등 삼킴장애 정도가 심해지는 양상을 보였다고 하였다.

뇌졸중 환자 98명을 대상으로 앉은 자세에서의 경사를 90, 60, 45로 누운 자세를 자세를 취하게 한 후(그림 4-21) 삼킴기능의 변화를 조사한 결과, 앉아 있는 각도가 90에서 45도로 기울어질수록 침습-흡인척도 점수(PAS score)가 유의하게 낮았고, 후두개계곡과 조롱박오목의 잔류물 양이 유의하게 감소했다고 하여 오히려 똑바로 앉은 자세보다 경사지게 누운 자세에서 긍정적인 효과가 있음을 보고하였다. 그러나 현재까지는 바로 누운 자세에서의 삼킴기능에 대한 효과에 대한 연구 결과가 많지 않아 근거 수준은 낮은 상태이다.

(3) 비손상측으로 누운 자세(Side Lying)

옆으로 누운 자세는 다양한 원인에 의해 한쪽에 마비가 발생한 경우 적용하는 자세 변화이다. 보통 30°로 침대를 경사지게 하여 정상측으로 눕도록 한다. 자세 유지가 어렵다면 자세를 고정하기 위하여 등 뒤와 머리 밑에 베개를 놓는다(그림 4-22). 이 자세를 취하면 중력에 의하여 음식덩이가 정상측 인두로 이동되어 입천정활과 뒤쪽 인두벽의 수용체를 자극하기 때문에 인두와 후두의 조화로운 움직임을 촉진시키게 된다. 편측수술을 시행한 구강암 환자에게 주로 적용되는데 고개 돌리기나 기울이기 방법을 적용하였을 때 기도흡인이 감소하지 않는 환자에게 시도해 볼 수 있는 방법이다. 정상측으로 누운 자세가 한쪽 인두 약화로 인두 수축력이 감소된 환자의 흡인을 예방하여 주고 인두 상승이 감소되어 삼킴 후에 인두에 잔여물이 남아 흡인의 위험이 있는 환자들의 흡인 발생률을 감소시켜 준다는 보고도 있다. 또한 인두에 잔여물이 남아 있다고 해도 중력에 의해 음식이 기도로 이동할 확률이 감소하여 흡인의 위험이 감소한다. 다른 연구에서는 옆으로 누운 자세가 혀기저부의 움직임이 부족한 환자나 음식덩이를 뒤쪽 인두벽으로 이동시키는데 어려움을 가지고 있는 환자, 인두에 음식이 남는 환자에게 유용한 방법이며 구강통과시간을 감소시켜 줄 뿐만 아니라 인두의 잔여물도 감소시켜 준다고 하였다.

그러나 옆으로 누운 자세에서는 떠먹는 동작이 원활하지 않고 독립적인 섭취를 위해 다양한 보조도구들이 필요하기 때문에 일반적으로 적용하기는 어렵다. 또한 침대의 경사도에 따라서 구강과 인두의 움직임이 제한될 수 있고 호흡과 삼킴의 협응력에 영향을 줄 수 있기 때문에 이러한 점을 고려하여 적용해야 한다.

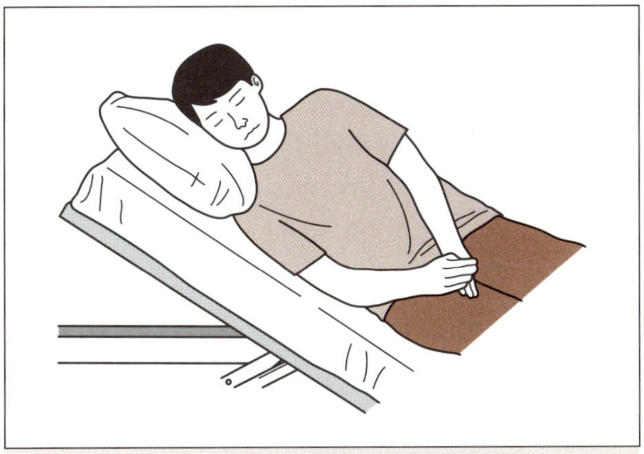

그림 4-22 옆으로 누워있는 자세

2) 인두자세 변화

머리 자세는 삼킴장애 환자를 치료할 때 매우 중요한 요소이다. 머리 자세의 변화는 음식이 내려가는 방향을 바꾸고 인두 면적을 변화시켜 삼킴에 어려움을 보이는 환자들에게 보상적인 방법으로 사용된다. 스스로 머리 자세를 조절할 수 없는 환자의 경우 치료를 통해 머리 자세를 변형시켜 음식의 이동을 원활하게 하는 보상전략을 사용할 수 있게 된다.

(1) 턱 당기기/턱 내리기(Chin Tuck/Chin Down)

턱 당기기는 가장 일반적으로 사용하는 자세조절 방법으로 '턱 당기기'라는 용어는 머리 굽힘(head flexion) 또는 목 굽힘(neck flexion) 등의 의미로 다양하게 시행되고 있다. 이 자세를 적용하기 위해서 "머리를 가슴쪽으로 숙이세요", "목을 곧게 한 상태에서 턱을 안으로 당기세요", "턱이 가슴에 닿도록 하고 눈으로 무릎을 보세요" 등의 지시로 설명되고 있다. 이렇게 다양한 '턱 당기기' 자세가 유사하게 보일지라도 생리적 또는 기능적으로는 다른 결과를 가져올 수 있다. 따라서 각각의 자세 변화시 나타나는 생리적 변화를 알고 삼킴장애 증상에 따라 적절하게 적용하는 것이 매우 중요하다.

한 연구에서는 머리 굽힘(head flexion)을 하게 되면 해부학적으로 후두골과 제1~2 경추사이에서 굽힘이 나타나게 되는데 이는 후두계곡의 공간을 넓혀주는 효과가 있어 후두계곡에 다량의 잔류물이 남는 경우 적용하는 것이 도움이 된다고 하였다. 반면 목을 구부리게 되면 해부학적으로 경추 4~5번 또는 5~6번에서의 굽힘이 이루어지게 되는데 이는 혀의 기저부가 뒷당김되어 삼킴반사를 자극하게 되므로 삼킴지연이 있을 때 도움이 된다고 하였다(그림 4-23). 머리와 목을 동시에

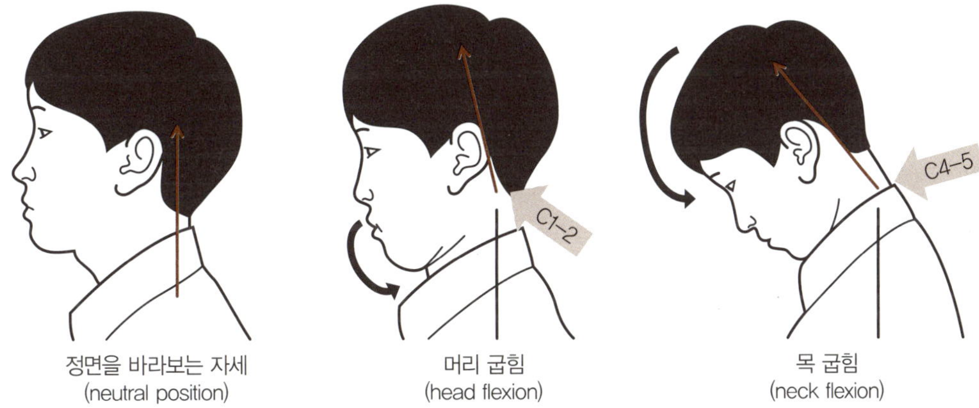

경추 1-2사이에서 일어나는 머리 굽힘과 경추 4-5번 사이에서 일어나는 목 굽힘의 효과는 차이가 있다.

그림 4-23 턱 당기기 자세에서 머리 굽힘(head flexion)과 목 굽힘(neck flexion)

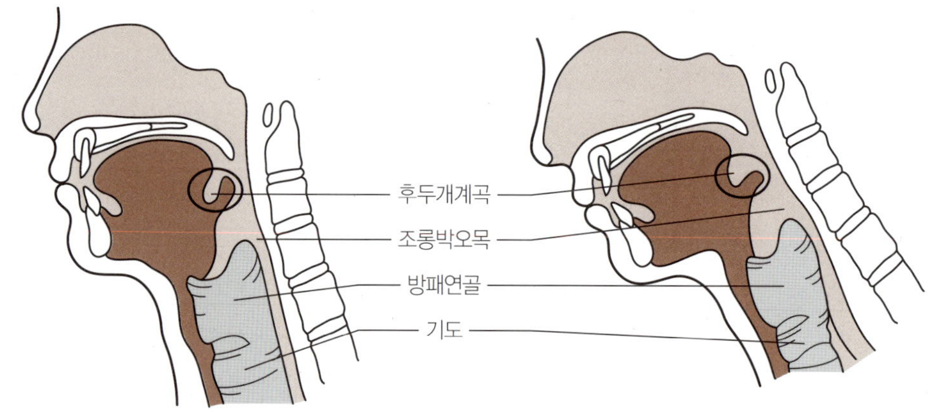

그림 4-24 턱 당기기 자세를 취할 경우 구조물들의 변화

구부리게 될 때에 복합적인 효과를 얻을 수 있지만 증상에 맞게 적용하는 것이 중요하다.

또다른 연구에서는 턱을 당기는 자세를 취하면 구조적으로 기도가 닫혀지도록 후두덮개가 아래로 이동되고 후두개계곡과 전방인두 사이를 넓혀줌으로써 삼킴반사를 촉진한다고 하였다. 따라서 인두 삼킴이 지연된 경우, 혀기저부의 수축력이 약한 경우, 삼키는 동안 후두 폐쇄가 약화된 경우 적용된다. 또한 비디오투시삼킴검사로 턱 당기기의 효과를 측정한 연구에서는 후두 폐쇄가 감소된 환자들에게 턱을 당기게 하면, 후두개계곡과 앞쪽 인두 사이가 넓어짐으로 인해 음식이 인두로 흐르는 속도를 감소시킬 수 있고(그림 4-24), 후두덮개를 좀 더 방어적인 위치에 놓는 효과가 있다고 하였다. 또한 턱 당기기를 하였을 때 인두와 방패연골, 아래턱 사이의 움직임 거리가 감소하여 기도의 입구를 좁혀주어 흡인이 감소할 뿐만 아니라 음식이 침습하였다 하더라도 침범 정도가 낮다고 하였다. 혀기저부의 뒤쪽 당김이 감소한 환자도 턱을 당김으로써 혀기저부가 인두벽에 닿아 인두 압력을 증가시켜 음식덩이가 인두로 흐를 수 있도록 도와 주게 된다. 한 연구에서는 삼키는 동안에는 턱 당기기 자세를 통해 60%, 무증상흡인이 있는 경우에도 52%에서 흡인을 막을 수 있다고 하였다.

그러나 턱 당기기에 대한 부정적 면도 있는데, 이는 인두 수축력을 감소시키고, 인두 삼킴이 나타나기 전에 조롱박오목으로 떨어진 음식덩이를 제거하지는 못한다는 점이다. 그러므로 삼킴 후 흡인이 있는 경우 보다는 삼킴 전 흡인이 있는 경우 효과적이라 하였다. 뿐만 아니라 후두덮개의 기능이 손상된 경우 턱 당기기를 하면 음식이 인두로 들어가지 못하고 후두개계곡에 잔여물로 남게 되는데, 이러한 잔여물들은 흡인이 일어나는 요인이 되기도 한다. 이런 경우에는 음식의 농도를 바꾸거나 머리를 돌리는 등의 다른 보상전략을 시도하는 것이 추천된다. 또한 턱을 당긴 상태에서 목의 굽힘 각도에 따라서도 목뿔뼈 및 후두 올림 근육의 움직임을 변화시킬 수 있고 삼킴시 무호흡의 지속시간에도 영향을 줄 수 있다.

(2) 손상측으로 고개 돌리기(Head Rotation to Affected Side)

삼킬 때 머리를 돌리게 되면(그림 4-25) 인두 구조물들의 배치에 변화가 생기게 된다. 후두 연골과 후두인두벽 사이의 해부학적 관계가 변화하면서 후인두벽에서 후두부를 멀리 당겨서(공간을 증가시킴) 반지인두조임근의 개방을 증가시키고 상부식도조임근을 이완시켜

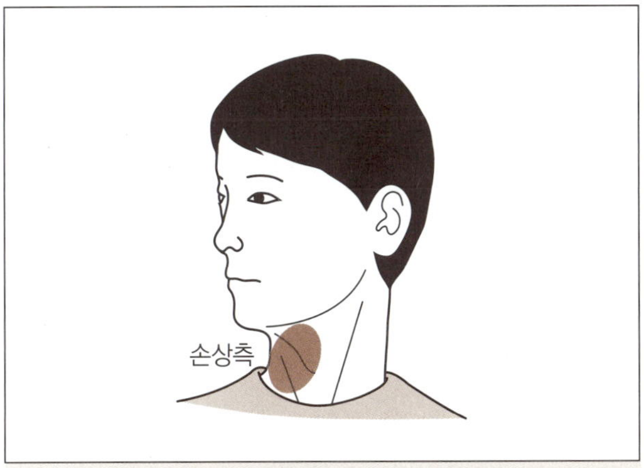

그림 4-25 손상측으로 고개 돌린 자세

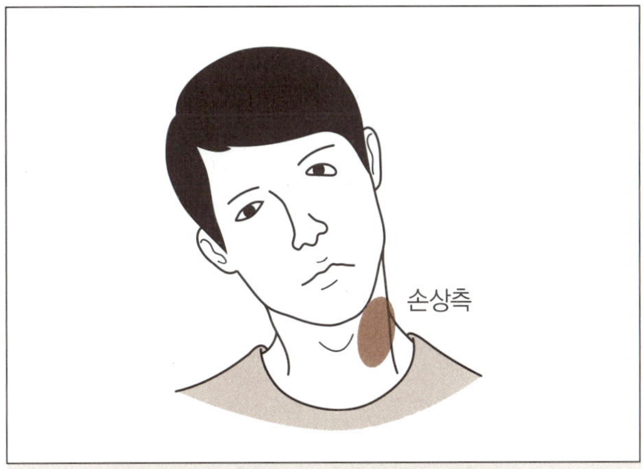

그림 4-26 비손상측으로 고개 기울인 자세

식도로 음식의 진행을 용이하게 한다. 또한 방패연골에 압력을 가하게 됨으로써 성대 폐쇄를 촉진시키는 효과가 있다. 특히 한쪽 손상이 두드러진 경우 고개를 돌리면 반대측 상부식도조임근의 이완 시간을 길게 하여 정상기능을 강화할 수 있다는 잇점도 있다. 또한, 인두 잔여물을 감소시키기 때문에 2차적으로 삼킨 후에 발생하는 흡인의 위험을 감소시킬 수 있다. 고개를 많이 돌릴수록 반대측 상부식도조임근의 이완이 더 잘 일어난다는 보고도 있지만 이에 대해서는 근거가 더 필요한 상태이다. 컴퓨터 단층촬영(dynamic 320-row area detector)을 통해 머리 회전의 효과를 살펴본 연구에 따르면 머리 회전으로 인해 후두덮개 역전과 상부식도조임근의 개방이 유의하게 빨랐으며, 삼키기 전 인두 용적이 유의하게 증가하여 인두 압력을 증가시킬수 있다고 하였다.

다양한 질환으로 인한 삼킴장애 환자에게 고개 돌리기 자세가 유용한 지에 대한 연구결과들을 보면 전방 또는 일측 경추 뼈돌기(골극, bony spur)가 있는 경우에 생긴 삼킴장애에서 효과적인 삼키기 보상 방법이 될 수 있다고 하였다. 또한 이 자세를 단독으로 적용하기도 하지만 턱 당기기 방법과 혼합해서 적용했을 때 건강한 쪽의 모뿔연골의 움직임을 보상할 수 있으므로 두경부암 환자 중 기도 보호가 되지 않는 반후두절제술 환자에게 적용했을 때 효과가 있다는 보고도 있다.

(3) 비손상측으로 고개 기울이기 (Head Tilt to dominent Side)

비손상측으로 고개를 기울이면 중력으로 인해 상대적으로 음식조절이 잘되는 건측 인두로 음식이 흘러내리게 된다(그림 4-26). 편측 인두나 구강 마비가 있는 환자가 사용하면 효과적인 자세로 구강기에서 음식덩이를 형성하고 조절하여 이동시키는 속도가 향상되고 삼킴 반응이 좋은 인두편으로 음식덩이를 밀어 넣게 되는 이점이 있다. 고개를 많이 기울일수록 기도 보호에 더 유리하다는 보고도 있지만 아직은 어느 정도 기울였을 때 효과적인지에 대한 연구가 부족하며, 삼킬때마다 같은 자세를 재현하는 것이 어렵기 때문에 지속적인 감독이 필요하다는 단점이 있다.

최근에는 고해상도 압력 측정법(HRM)을 사용하여 정상인(10명)을 대상으로 자세에 따른 인두 압력의 변화를 관찰한 결과 고개를 기울이게 되면 반대쪽보다 후두인두의 압력이 높아지는 효과가 있어 중력의 효과뿐 아니라 생리학적 변화가 있음을 보고하였다.

(4) 고개 뒤로 기울이기(Head Extension)

이 자세는 턱을 들어올려서 음식이 중력에 의해 구강 앞에서 뒤로 흘러가도록 하는 방법으로(그림 4-27) 구강 또는 입술의 손상이 있는 경우, 혀 절제술, 구강내 절제술 또는 재건술을 받은 경우 등 음식덩이를 입에서

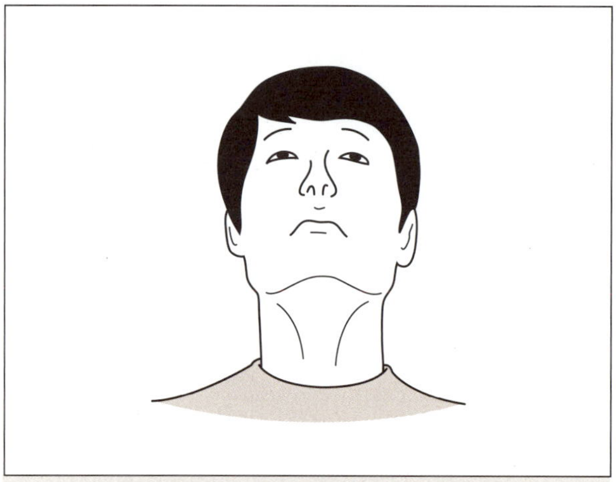

그림 4-27 고개 뒤로 기울인 자세

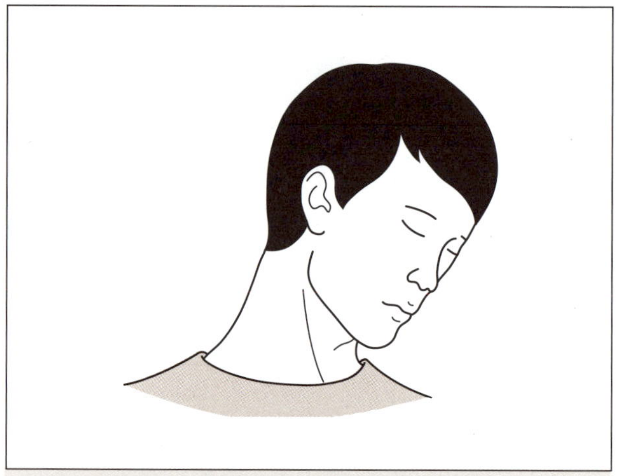

그림 4-28 손상측으로 고개 돌려 턱 당기는 자세

인두로 옮기는데 장애가 있을 때 적용된다. 적절하게 이 자세를 적용했을 경우 구강에서 인두로의 음식덩이 이동이 향상되어 구강 섭식을 도와주는 보상방법이다.

구강기 장애가 있는 근위축가쪽경화증이나 구강암 초기 단계에 있는 환자에서 매우 유용하며 만약 흡인의 위험이 보이면 성대를 수의적으로 닫아주는 성문위 삼킴과 병행하여 시도할 수 있다. 그러나 신경학적 마비로 인한 삼킴장애 환자의 경우 삼킬 때 고개를 뒤로 젖히면 흡인의 위험이 높아지기 때문에 인두근이 약해 흡인의 위험이 있거나 삼킴 유발이 지연된 환자에게는 적용을 고려해야 한다. 머리를 뒤로 젖혔을 때 효과로는 상부식도조임근을 이완시키는 힘이 감소되고 삼킴 시 발생하는 압력의 시간적 협응에 변화를 가져올 수 있고 이는 기울이는 각도와도 관계가 있다고 하였다. 또 다른 연구에서는 혀와 볼의 근육약증이 있는 삼킴장애 환자에게 이 자세를 적용하게 되면 볼과 혀의 압력이 증가하고 근전도상에서 목뿔위근의 활성도가 증가하였다고 보고하였다.

(5) 복합적인 자세 적용

턱 당기기 자세와 고개 돌리기, 고개를 뒤로 기울인 후 음식이 이동하면 고개를 내리는 방법, 옆으로 누운 자세에서 고개를 돌리고 턱을 당기는 방법 등 자세 변화를 혼용해서 적용하는 것이 흡인 증상을 완화하기 위해 시도되기도 한다. 손상측으로 고개 돌려 턱 당기는 자세는 편측 인두마비로 인하여 인두 삼킴에 지연을 보이는 환자에게 유용한 자세이다(그림 4-28). 일부 환자에서는, 손상측으로 고개 돌려 턱 당기는 자세가 기도를 보호하는 최상의 방법으로 적용되기도 한다. 한 연구에서는 혀를 절제한 두경부암 환자에게는 50%, 인두식도 절제 환자에게는 81%, 구강 후두 절제술을 받은 환자에게는 90%의 흡인 감소의 효과가 있다고 하였다.

(6) 수동적 머리 자세지지

앉은 자세에서 환자의 머리 조절을 돕기 위해 중증도에 따라 2가지 방법이 적용되고 있다. 첫째는 마주보고 앉은 자세에서 엄지는 턱 위에 검지는 턱 관절에 두고 나머지 손가락은 턱 밑에 가지런히 두어 환자가 음식을 삼키는 동안 머리 조절을 도울 수 있다(그림 4-29). 심각하게 머리 조절 능력이 더 떨어지는 경우 치료사가 팔로 목 뒤를 감싸고 엄지는 턱관절에 검지는 턱 위, 그리고 나머지 손가락은 자연스럽게 턱 아래에 두어 머리 자세를 조절할 수 있다(그림 4-30).

신체 자세 변화와 마찬가지로 인두 자세 변화도 환자 개인의 특성을 반영하여 적용하는 것이 효과적이다.

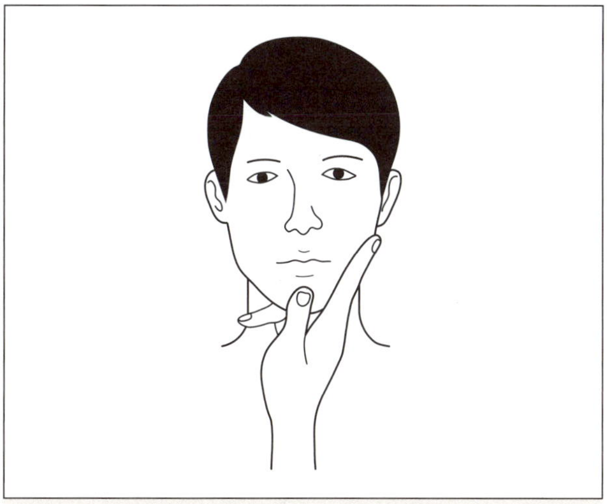

그림 4-29 환자와 마주보고 앉은 자세에서 시행하는 머리 조절 방법

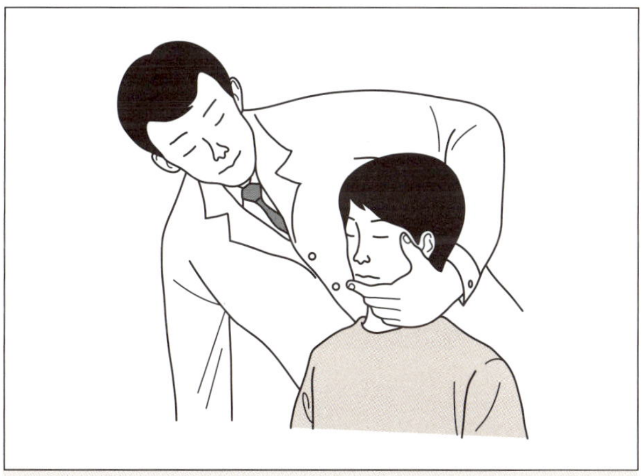

그림 4-30 환자의 목을 감싸면서 시행하는 머리 조절 방법

2 음식덩이 변형과 식사변형

음식덩어리의 크기, 재질, 맛, 온도 등을 변화시키는 방법은 음식덩어리 변형으로 구분하기도 하지만 감각인식을 향상시켜 삼킴 메커니즘을 변화시키는 효과가 있다. 보상전략으로 적용하고자 할 때 임상적으로 그 효과를 뚜렷하게 구분할 수 없으므로 비디오투시삼킴검사를 통하여 효과에 따라 적용하는 것이 바람직하다. 음식덩이 변형(감각인식 자극)과 식사변형에 대한 내용은 다음 장에서 자세하게 다루도록 하겠다.

3 삼킴수기(Swallowing Maneuver)

삼킴수기는 인두기 동안이나 인두기 전에 구강, 인두, 후두에 움직임을 주어 삼키는 힘을 증가시키거나 기도를 보호하는 매커니즘으로 삼키기에 요구되는 생리학적 측면을 자발적으로 조절할 수 있도록 만들어진 기술이다. 환자의 삼킴 능력 향상을 위하여 음식을 먹는 방법을 습득하기 위해 환자가 치료사의 지시 사항을 이해하고 따를 수 있어야 한다. 다양한 수기들은 식사하는 타이밍과 음식덩이의 흐름, 삼키는 데 소요되는 시간에 따라 결정된다. 이러한 수기들은 보통 보상전략에 포함되나, 멘델슨 수기나 노력삼킴, 성문위 삼킴은 반복했을 때 생리학적 변화를 가져올 수 있으므로 회복적 전략에 포함되기도 한다. 크게 기도보호를 위한 기법과 음식덩이 이동을 도와주는 기법이 있다.

1) 기도 보호를 위한 기법

음식물을 씹고 있는 동안에는 호흡 패턴이 정상적이고 주기적이나 삼킴 생리학은 구강 준비기 이후 구강기 시작 전에 삼킴 무호흡이 시작된다. 그 후 음식물이 상부식도조임근을 지나가면서 후두가 하강하고 상부식도조임근이 닫히기 전까지 약하게 날숨이 나타나게 된다. 날숨은 성대 주름을 분리시키는 성문 밑의 압력 형성에 의해서 동반된다. 이러한 날숨은 상부기도에 유입되려는 음식물들을 배출하려는 보호 매커니즘으로 생각될 수 있다. 심폐질환 환자들의 경우엔 이러한 호흡과 삼킴의 조화가 깨지는 경우가 많으므로 주의 깊은 관찰이 필요하다.

(1) 성문위삼킴(Supraglottic Swallowing) 동영상

성문 폐쇄는 삼킴 단계의 초기에서 일어나는 양상이며 이를 통해 삼킴시 기도를 보호하게 된다. 따라서 이

수기법은 흡인의 위험이 있는 삼킴장애 환자들에게 적용하는 기법이다.

성문위삼킴은 음식이 기도로 들어가는 것을 방지하기 위해 수의적으로 삼키기 전에 기도를 닫아 줌으로써 음식이나 액체의 흡인을 예방하고 삼킨 후 즉각적인 기침을 통해 인후두 부위에 남아 있는 잔여물을 제거한다. 성문위 삼킴의 생리적 효과는 기도를 닫기 위해 모뿔연골과 성대의 수평 움직임을 유지하여 기도 폐쇄를 연장시키고, 후두 전방 움직임과 혀기저부의 움직임을 증가시키며 상부식도조임근의 열림을 증가시킨다. 성문위삼킴의 생리학적 효과에 대해서는 정상 성인과 삼킴장애 환자 모두에서 평가되었다. 여러 연구에서 성문위삼킴군과 대조군(정상) 사이에 삼킴기능에 차이가 없다는 결과부터 기도 폐쇄 연장, 전방 후두 운동 증가, 혀기저부 움직임 증가, 인두식도조임근의 개방 증가에 이르기까지 다양한 소견을 보고하고 있다. 기도 폐쇄 능력이 저하되거나 지연된 환자 혹은 후두암으로 인해 성문위 후두절제를 한 환자, 방사선 치료로 기도 폐쇄가 잘 되지 않는 환자에게 효과가 있는 것으로 알려져 있다.

성문위삼킴의 첫 단계는 최고로 숨을 들이마시게 한 다음 숨을 참아 성대를 닫게 하는 것이다(그림 4-31). 따라서 삼키기 전에 성문을 의도적으로 닫아주어 기도를 보호하게 된다. 다음 단계는 숨을 참은 상태에서 음식이나 액체를 삼킨다. 음식을 삼키고 난 후 성대 위나 후두 전정에 음식이 남아 있을 수 있으므로 강하게 기침을 한 후 인두를 깨끗이 하기 위해 숨을 쉬지 않고 다시 삼킨다. 마지막 단계로 숨을 내쉰다.

환자는 음식을 삼키고 난 후까지, 즉 성문위삼킴의 모든 과정이 끝날 때까지 숨을 참아야 한다. 성문위 삼킴법을 처음 연습하는 환자가 이러한 과정을 진행하는데 어려움을 느끼면 음식이나 액체 섭취 없이 침으로 연습을 할 수 있다. 환자에게 숨을 깊게 들이마시고 아주 단단히 참도록 한다. 이때 기관절개술을 한 사람의

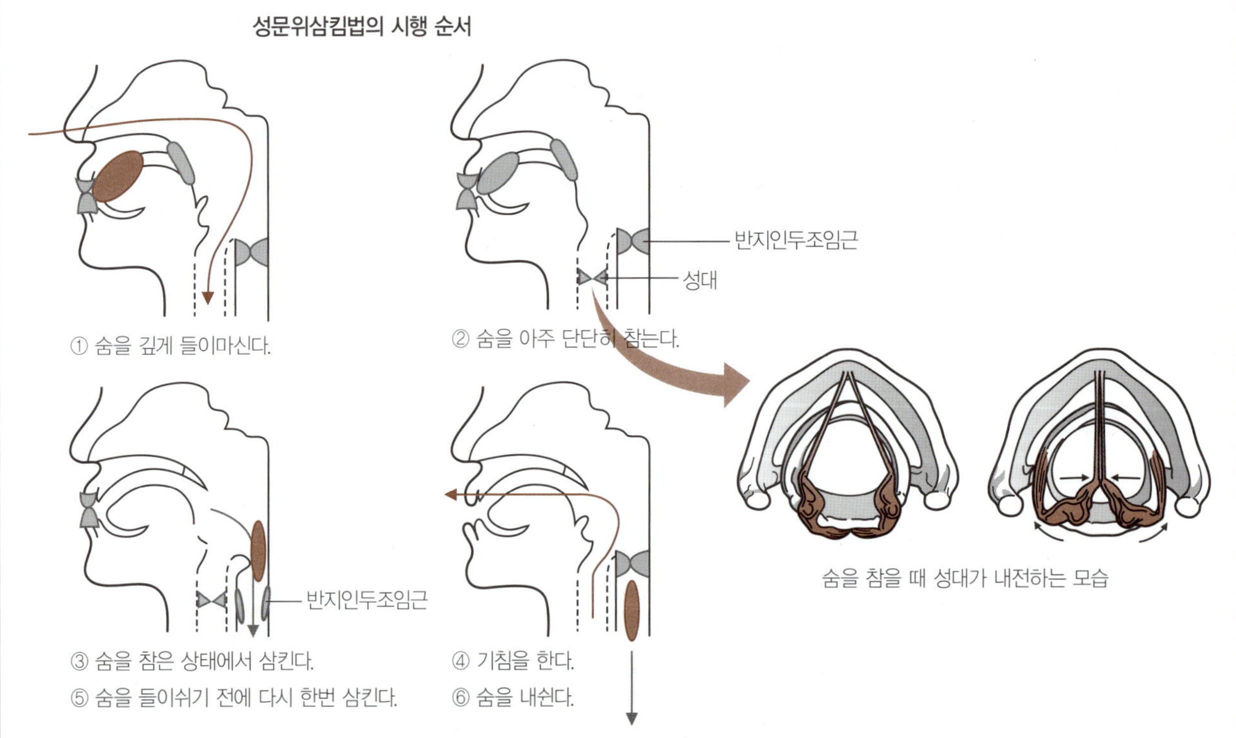

그림 4-31 성문위삼킴법의 단계

경우, 성문위삼킴법을 적용하기 어려우나 기관절개관 입구를 막아도 몇 분간 숨을 참을 수 있는 환자에게는 시도해 볼 수 있다. 숨을 30초 동안 참을 수 있는 환자의 90%는 이 방법을 사용할 수 있다는 보고도 있다.

성문위삼킴법이나 최대성문위삼킴법은 최소 여섯 단계로 되어 있기 때문에 인지장애가 있는 환자는 삼키는 동안 종종 숨을 멈추는 것을 잊는다면 적용이 어렵다. 또한 식사시간 동안 이 방법을 지속적으로 적용하게 된다면 너무 많은 노력과 시간이 소요되므로 피로도가 높아 적용을 고려해야 한다. 뇌졸중이나 관상동맥질환처럼 심혈관계 질환이 있는 경우에는 숨을 참고 있을 때 발작성 상실성 빈맥, 심실성 조기수축과 같은 비정상적인 심장 움직임이 우려되므로 세심하게 반응을 관찰하면서 주의해서 사용한다.

(2) 최대성문위삼킴(Supersupraglottic Swallowing)

최대성문위삼킴은 성문위삼킴을 시행할 때 가슴과 배에 아래로 내리 누르는 힘을 주어 성대폐쇄뿐 아니라 후두덮개의 폐쇄까지도 유도하는 것이다. 즉 성문위삼킴과 최대성문위삼킴의 차이점은 삼키기 전 발살바 기법 적용을 적용하여 노력적인 숨 참기를 하는 것이다.

이 방법을 사용하면 삼킴 전과 삼킴 중에 인위적으로 모뿔연골을 앞으로 기울여서 후두덮개의 기저부에 근접시킴으로써 기도 입구를 닫아주게 된다. 만약 수술로 인해 후두덮개가 없는 환자는 최대로 수축하였을때 혀기저부에 닿게 하는 효과가 있다. 그러므로 참성대 수준에서 기도를 닫는 것보다 후두덮개를 포함한 전체 성문위에서의 폐쇄를 유도한다. 특히 성문위후두절제로 후두연골 위쪽 부분과 거짓성대, 후두덮개, 모뿔덮개주름이 절제되어 기도의 능동적 닫힘이 저하된 환자에게 적용이 추천된다. 구강과 인두 종양을 가진 9명의 환자를 대상으로 최대성문위삼킴법의 효과에 대해 연구한 결과 반지인두조임근이 열리는 최대 넓이와 목뿔뼈 상승이 유의하게 증가하는 것을 알 수 있었다. 방사선을 받은 두경부암 환자에게도 기도 보호 뿐만 아니라 혀기저부의 움직임, 목뿔뼈의 움직임, 기도의 움직임과 상부식도조임근의 이완 타이밍을 돕게 되어 기도 보호의 역할 뿐만 아니라 혀기저부의 움직임과 삼킴 초기에 후두상승의 지속 시간과 속도를 향상시킨다고 하였다. 또한 해부학적 구조는 정상이지만 기도 폐쇄와 인두기 삼킴과정이 저하된 신경학적 삼킴장애 환자의 혀기저부 뒤쪽 당김을 증진시키고자 할 때도 유용하다.

최대성문위삼킴법은 후두덮개가 닫혀지면서 성문위삼킴법보다 후두전정 보호가 잘 이루어지고, 기도 폐쇄 시간도 길어져 기도 보호의 측면에서 장점이 있다(그림 4-32). 그러나 숨을 참는 동안 아래로 힘을 주는 발살바법을 같이 적용하기 때문에 흉강 내압이 증가하여 심장으로 돌아가는 정맥 유입이 방해될 수 있으므로 관상동맥 질환이나 부정맥이 있는 환자의 경우 제한되며 기관절개술을 하고 있는 환자에게는 적용할 수 없다. 최대성문위 삼킴법과 노력삼킴을 같이 사용하면 기도를 보호하고 강하게 음식을 삼키도록 하여 더 효과적이다.

(3) 발살바법(Valsalva Maneuver)

치료사는 환자에게 삼키는 동안 의지적으로 가슴에 힘을 주어 아래로 강하게 누르라고 지시한다. 발살바법은 대변을 보거나 무거운 물건을 들 때 힘을 주면서 숨을 깊게 들이쉬고 꾹 참을 때 기도가 폐쇄되는 원리를 이용하여 삼키는 기법이다. 최대성문위삼킴법을 사용할 때 강하게 기도를 폐쇄하기 위해 발살바법이 같이 혼용된다.

발살바법은 심박출량의 감소로 혈액이 정맥으로 돌아오는 것에 어려움을 보이는 환자의 경우 흉곽 압력과 심박동을 증가시킬 수 있고, 심부전 또는 협심증을 가지고 있거나 이완불능을 보이는 환자에게 사용하였을 경우 심부전증을 일으키며 갑자기 사망하게 되는 경우도 있으므로 주의해야 한다.

2) 음식덩이의 이동을 향상시키기 위한 기법

(1) 멘델슨 수기(Mendelsohn Maneuver)

멘델슨 수기는 후두덮개의 기울임과 인두 수축 등 후

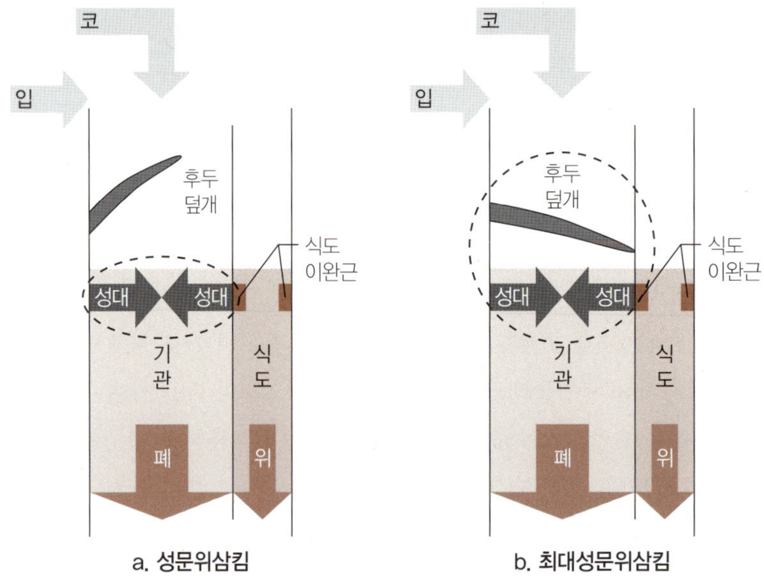

a) 성문위삼킴시 성대수준에서의 폐쇄가 일어난다.
b) 최대성문위삼킴시 성대폐쇄와 후두덮개를 포함한 전체 성문위에서의 폐쇄가 일어난다.

그림 4-32 성문위삼킴과 최대성문위삼킴시 해부학적 구조물의 변화

두복합체의 움직임이 최고 정점에 다다랐을 때 수 초간 그 상태를 유지시키는 기법을 말한다. 의지적으로 후두 상승과 식도조임근의 개방 시간을 연장하기 위해 고안되었다. 생리학적인 효과는 후두복합체를 지속적으로 상승시켜 측면 인두벽의 수축을 오래 지속시키고, 인두의 최고 수축과 지속시간을 유지시키며, 턱밑 근육을 활성화시키고 혀기저부와 후인두벽의 수축을 증가시킨다. 후두가 최대로 상승되었을 때는 혀기저부가 최대로 후인두벽 쪽으로 수축하게 되며 기도는 닫히게 된다. 또한 실제 음식을 삼킬 때 음식덩이가 안전하게 이동할 수 있는 시간을 벌어주는 보존적 방법으로 사용되기도 한다. 또한 인두 삼킴의 조화로운 움직임이 향상되며 혀기저부가 후인두벽과 접촉하고 있는 시간도 연장시킬 수 있다.

이 기법을 시행하기 위해서는 손가락으로 방패연골을 촉지한 상태에서 침을 삼키게 하여 움직임을 파악하게 한후 후두상승이 최대로 이루어진 시점에서 2초 정도 유지하도록 한다. 만약 후두의 움직임이 거의 없거나 움직임을 이해하지 못하는 경우 수동적으로 후두를 잡아올려 치료사가 움직임을 가이드 해줄 수 있다(그림 4-33). 환자가 방패연골의 위치를 정확하게 인식하고 손가락을 사용하지 않고도 구강과 인두의 수축을 이용해 의지적으로 후두를 올리는 것을 배울 수 있다면 단계를 스스로 하도록 한다(그림 4-34). 치료사는 "계속 유지하세요." 또는 "숨 쉬지 말고 멈추고 계세요."라고 지시하며 삼킴 동안 최고의 높이에서 오랫동안 후두상승을 유지하도록 한다. 후두복합체의 상승을 임상가나 환자가 스스로 확인할 수 있도록 표면근전도를 통한 바이오피드백을 이용하기도 한다.

이 기법의 치료적 적용에 있어서 기간 및 횟수에 대한 표준화된 방법은 아직 제시된 바 없지만, 한 연구에서는 3주간 집중적으로 시행하였을 때 6명의 환자 전체를 구강식사로 전환시켰으며, 또 다른 연구에서는 10번의 치료세션을 적용하였을 때 45명의 삼킴장애 환자 중

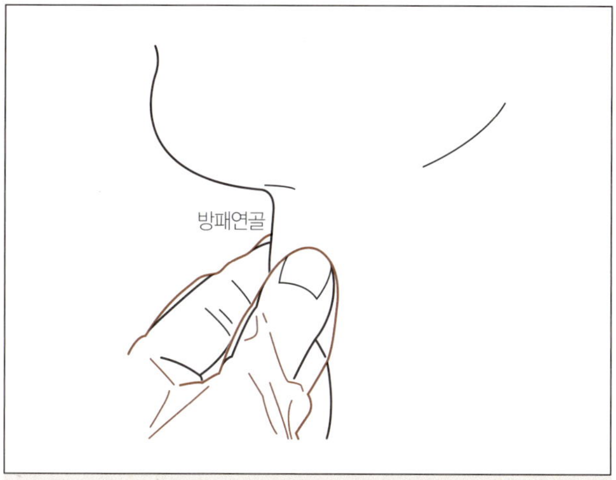

그림 4-33 멘델슨 수기를 익히기 위한 수동적인 가이드

87%의 환자에게 안전한 구강식사를 가능하게 해 주었다고 보고한 바 있다.

멘델슨 기법은 후두상승이 감소된 경우, 반지인두조임근의 개방 시간이 감소된 경우, 부정확한 인두조임근의 수축 타이밍이 있는 경우 적용한다. 효과로는 멘델슨 수기를 반복적으로 장기간 지속했을 때 반지인두조임근 개방과 상부식도조임근의 열림 시간을 증가시킨다. 인두 및 기도 상부의 잔여물이 있다면 삼킨 후 호흡이 이어지면서 후두가 열리고 흡인 가능성이 높아지기 때문에 이 방법을 적용하여 식도에 유입되는 양을 증가시키고 조롱박오목에 남는 음식물의 양을 감소시킬 수 있다. 뇌줄기가 손상된 만성 삼킴장애 환자에게 집중적으로 멘델슨 수기를 시행하였을 때 단기간에 기능적 삼킴 능력이 회복되었고, 삼킴 관련 근육의 근력 및 협응력 증진을 도모하였다. 또한 신경학적 손상으로 삼킴장애를 겪고 있는 58명에게 이 기법을 적용하였을 때 2/3가 구강식사로 전환했다는 연구결과도 있다. 두경부암 환자에게 이 기법을 적용하였을 때 나타난 효과로는 혀기저부의 압력이 증가되고, 압력의 유지 기간이 증가되어 삼킴 후 인두에 남는 음식물을 제거할 수 있었다. 이 기법은 혀기저부가 후인두벽에 닿는 인두기 삼킴의 타이밍과 협응을 증진시켜 상부식도조임근의 열림을 증가시키고 기도를 보호하여 흡인을 감소시키는 것과 연관되어 긍정적 효과를 기대할 수 있다. 하지만 멘델슨 수기는 삼킴의 무호흡 시간을 증가시키게 되므로 호흡기 질환자나 호흡 패턴이 불안정한 환자에게는 금기될 수 있다. 인지와 기억력에 제한이 있는 환자에게 멘델슨 수기는 시도하는 데 어려움이 있다. 치료사에 의해 수동적으로 사용될 수 있으나 안전을 위해서는 음식의 재질이나 점도 혹은 음식덩이의 양을 조절하는 것과 같은 다른 보상전략을 사용하는 것이 추천된다.

멘델슨 수기의 시행 순서

① 음식이나 한 모금의 음료를 입에 넣는다.
② 음식덩이를 삼킨다.
③ 후두의 상승이 최고점에 이르렀을 때 호흡을 멈추고 수초간 방패연골의 상승을 유지한다.
④ 이완한다.

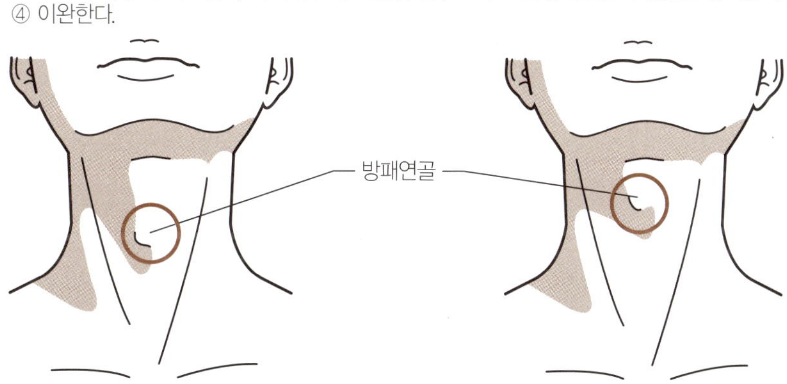

그림 4-34 멘델슨 수기의 적용 : 자가 후두 상승

(2) 노력삼킴(Effortful Swallow)

노력삼킴은 삼키는 동안 혀기저부를 인두벽으로 강하게 수축하고 후두를 상승시키는 방법으로 수정된 발살바법으로 불리기도 한다(그림 4-35). 환자에게는 "삼킬 때 모든 근육을 동원하여 강하게 짜 주세요"라고 지시한다. 노력삼킴시 인두의 압력증가와 지속적인 기도폐쇄는 침습이나 흡인을 감소시키고 후두개계곡이나 조롱박오목에 남아 있는 잔여물을 최소화하여 흡인의 가능성을 감소시킨다. 또한 구강과 인두의 압력을 증가시키고 압력을 유지하는 시간을 연장시킨다. 노력삼킴은 주로 혀기저부의 뒤쪽 당김이 저하된 환자나 삼키는 동안 인두 수축력이 감소된 환자에게 적용하면 효과적이다. 이는 보상기법으로 고안되었으나 반복해서 노력삼킴을 시행하였을 때 목뿔위근육과 인두의 근육을 강화시키고 후두의 움직임 및 혀기저부와 인두 수축력을 강화시키는 치료 효과가 있다.

그러나 노력삼킴 동안 후두 상승이 감소하고, 인두와 식도 분절의 이완이 불완전하게 나타나기도 한다. 또한 인두 수축 유발이 지연되고 코인두 역류가 나타나기도 하므로 환자에 따라 선택적으로 사용하도록 해야 한다

노력삼킴의 시행 순서

① 소량의 음식이나 한 모금의 음료를 입에 넣는다.
② 환자가 음식을 삼킬 때 최대한 모든 근육을 사용하여 쥐어짜듯이 삼킬 수 있게 한다.

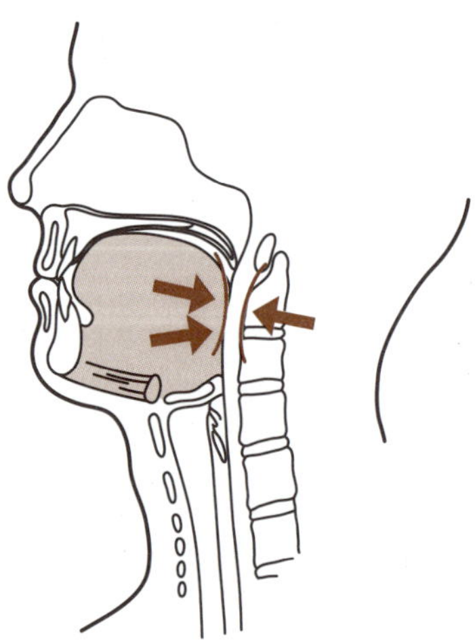

그림 4-35 노력삼킴을 적용할 때 해부학적 움직임

4 보장구

삼킴기능을 개선하기 위한 보조도구에는 밀폐장치(obturator), 입천장판(palatal augmentation prosthesis), 입천장상승장치(palatal lift), 후두 보형물(laryngeal prosthesis) 등이 있다.

1) 밀폐 장치(Feeding Obturator)

밀폐 장치는 입천장파열 환자에 있어 파열된 입천장을 봉쇄하고 구강과 코안을 구분짓는 보장구이다. 구강암 환자 중 물렁입천장 절제술을 받은 환자와 입천장파열이 있는 환자에게 유용하다. 밀폐 장치를 착용하고 식사를 하면 음식이 코로 역류되는 것을 막고, 흡인에 대한 위험과 식사에 요구되는 시간을 감소시킨다. 또한 원활한 혀의 움직임을 유도하여 혀가 입천장의 상처 부위에 닿지 않도록 하고 음식덩이 형성을 도우며 발음의 명료도도 향상시킨다. 코인두로 음식이 유입되는 것과 코인두에 염증이 생기는 것도 막을 수 있다(그림 4-36).

2) 입천장상승장치(Palatal Lift)

입천장상승장치는 주로 정상적인 물렁입천장의 길이를 갖고 있으나 코인두의 폐쇄가 어려운 환자에게 사용된다(그림 4-37). 코인두는 모든 발음을 할 때와 삼키기, 불기, 빨기, 휘파람 불기 등과 같은 기능을 할 때 물렁입천장의 뒤 1/3이 뒤쪽 위로, 인두의 가쪽 벽은 안쪽으로, 뒤인두벽은 앞으로 수축하면서 코인두를 완전히 닫게 된다. 그러나 어떤 원인으로 인하여 코인두 폐쇄가 어려우면 음성이 코로 유출되어 코안소리 및 코역류가 발생하게 된다. 입천장상승장치를 사용하면 환자의 코안소리가

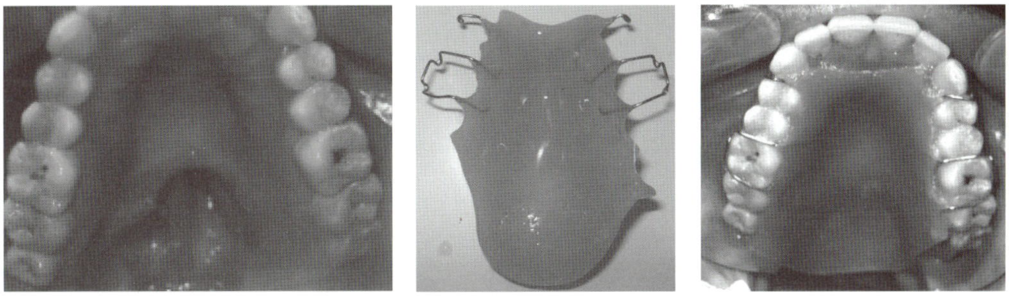

a) 입천장파열 b) 밀폐장치 c) 착용한 모습

그림 4-36 입천장 파열 환자에게 적용한 밀폐장치(Ahmed B. 2015)

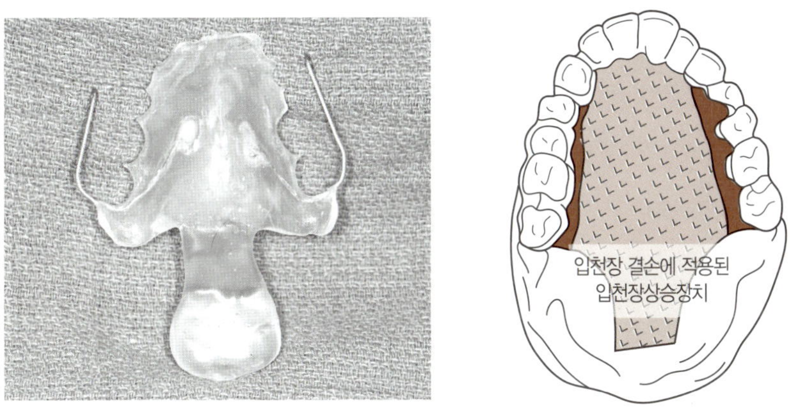

그림 4-37 입천장상승장치

개선되고 코로 음식물이 유출되는 것을 막을 수 있다.

3) 입천장 확대 보형물(Palatal augmentation prosthesis)

부분적인 혀절제술을 한 환자의 혀에 단단입천장 접촉을 개선하기 위해 절제된 혀와 단단입천장의 모양을 만들어 장착하도록 한다(그림 4-38).

한 연구에서는 입천장 확대 보형물을 적용했을 때 흡인 감소와 인두 잔류물 감소, 인두 지연 및 이동 시간이 단축됨을 보고하였다. 또 다른 연구에서는 입천장 확대 보형물 있는 경우와 없는 경우에서 혀 압력이 유의하게 증가했으며 혀와 입천장 접촉 및 코안의 잔류물에서도 유의한 차이가 있다고 하였다.

따라서 입천장 확대 보형물은 근력 감소로 인해 삼킴 후에 남아있는 인두 잔여물을 감소시키는 데 유익한 치료 장치가 될 수 있다.

5 부가적 보상방법

1) 음식물의 위치 조절

음식을 제공할 때, 입 안에서의 적절한 음식의 위치

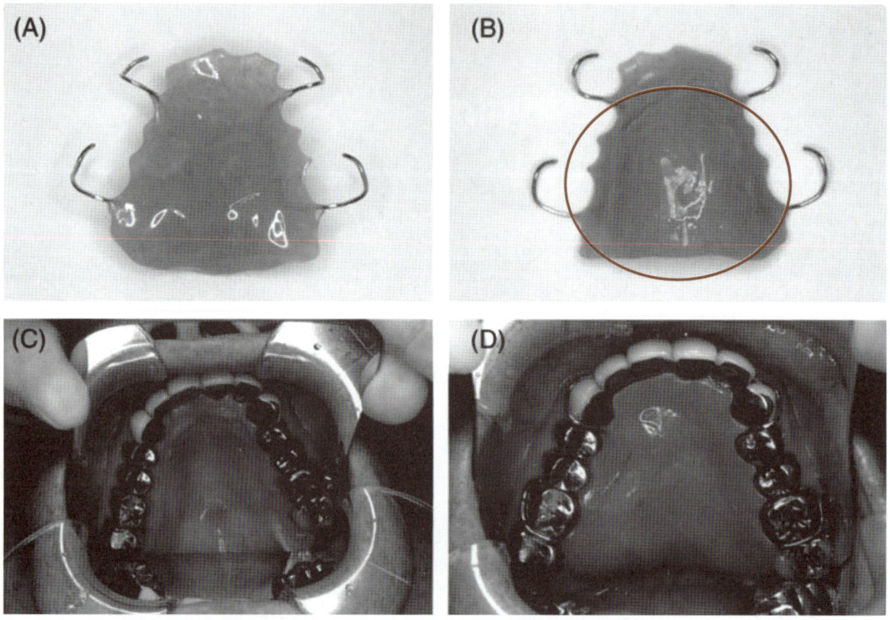

(A) 혀쪽 (B) 입천장 쪽 (C) 보형물 착용 안한 모습 (D) 착용한 모습

그림 4-38 입천장 확대 보형물(Kuniyuki 등, 2021)

는 환자가 구강섭취를 하는 데 도움을 준다. 씹는 동안 혀의 운동 범위가 저하된 환자의 경우 음식을 혀가 잘 움직이는 쪽으로 주면 조절을 더 잘할 수 있다. 얼굴 근육이 한쪽만 마비된 환자의 경우에도 비마비측으로 음식을 제공하면 음식을 흘리거나 음식이 고랑에 남는 일이 감소된다. 혀 밀어내기 패턴을 보이는 환자나 혀의 위쪽 움직임과 앞-뒤 움직임이 저하된 환자의 경우 음식을 혀의 뒤쪽에 제공하여 밀어내기 패턴을 막고, 혀의 움직임이 감소되어도 음식을 섭취할 수 있도록 한다. 삼킴반사 저하로 인해 미성숙 유출이 있는 경우 음식을 혀 밑에 넣어주면 시간적, 공간적 잇점이 있어 인두로 빨리 떨어지는 것을 예방할 수 있다.

또한 묽은 액체에 대한 안전성이 의심되는 경우 턱 당기기 자세에서 혀 아래(dipper position)에 물을 넣어주고 한 덩어리로 삼키도록 하는 것도 흡인을 예방하는 데 효과적이다.

2) 혀의 음식물 제거(Lingual Sweep)

음식을 삼킨 후 구강내 특히 혀에 감각 저하나 근력 약화로 인하여 음식물을 제거하기 어려운 경우에 사용하는 방법으로 돌봄제공자가 지시하거나 스스로 제거하는 노력이 필요하다. 혀의 움직임이 가능하면 거울을 사용하여 시각적 피드백으로 음식물을 제거할 수 있지만 근력 저하가 심한 경우 도구를 이용하여 구강내 음식물이 없어질 때까지 제거해야 한다. 돌봄제공자의 지시를 최소한으로 하도록 하고 특히 틀니를 착용한 환자의 경우 옆 고랑의 음식물을 잘 제거하도록 해야 한다.

3) 교대로 삼킴(Alternating Swallow)

음식덩이를 조절하는 데 어려움이 있어 삼킨 후 구강 및 인두에 음식물이 남을 때 이를 제거하는 방법으로 고형 음식물을 섭취한 후 액체 음식물을 먹도록 하여 구강 및 인두 내 잔여물을 제거하도록 한다. 이는 액체류에 제한이 없을 경우 시행하도록 하며 평가를 통해 적절한 비율을 선택해야 한다. 일반적으로 고형식을 2~3번 섭취한 후 액체를 먹도록 하는 비율이 가장 많이 사용되고 있다.

4) 마른침 삼킴(Dry Swallow)

마른침 삼킴은 음식을 삼킨 후 구강, 인두, 상부식도조임근 등 음식덩이가 이동하는 통로의 어느 부위라도 남아 있는 음식물을 제거할 수 있는 방법이다. 매번 삼킬 때마다 시행하거나 2-3회 정도 고형식을 삼킨 후 남아 있는 음식물을 제거하기 위해 새로운 음식물을 입안에 넣지 않은 상태에서 마른 침을 삼키도록 한다. 입안에 음식이 남아 있지 않더라도 후두개계곡과 조롱박오목에는 잔여물이 있을 수 있기 때문에 마른침 삼키기를 반복하도록 한다. 의지적으로 조절하기 힘든 경우 음식을 입에 넣은 후에는 스푼이나 컵을 내려놓도록 하는 행동수정 방법으로 마른침을 삼키는 것에 대한 인식을 증진시킬 수 있다.

5) 반복삼킴(Double Swallow)

삼킴 후 구강이나 인두에 음식이 저류되는 경우 특히 후두개계곡 또는 조롱박오목에 잔여물이 많이 남을 때, 반복삼킴(double swallow)이나 여러번삼킴(multiple swallow)을 통하여 구강이나 인두에 남아 있는 음식의 양을 줄이거나 제거할 수 있다. 음식을 삼키고 난 후, 환자에게 다시 한번 삼키라고 지시한다. 이때 환자의 기침 소리나 목소리 변화를 통하여 흡인 여부를 확인할 수 있는데, 기침 소리나 목소리가 음식을 삼키기 전과 달라졌다면 반복적인 삼킴으로 제거하도록 한다.

6) 3초 준비(3 Second Prep) 삼킴

이 방법의 기본 원리는 상부기도보호법이며 의지적으로 잠시 멈추게 한 후 삼킴을 시도하도록 한다. 인두기 진행이 저하되어 있는 환자에게는 기도 보호에 도움이 되며, 음식을 빨리 먹는 속식증 환자에게는 천천히 먹을 수 있도록 하는데 도움이 된다. 삼키기 전에 눈을 세 번 깜박이는 운동 과제를 시행하는 것도 도움이 된다. 구강 내 움직임이 저하되어 조절이 어려운 환자는 삼키기 전 음식물 유출이 일어나 흡인의 위험이 있으므로 3초 준비 방법으로 타이밍을 조절하기도 한다.

7) 인두 뱉기(Pharyngeal Expectoration)

상부식도조임근이 저하되어 음식물을 삼킨 후 인두부분에 음식덩이가 남아 있어, 걸걸 거리는 목소리나 이물감이 느껴지는 경우 뱉도록 하여 인두에 남은 음식물을 제거시키는 방법이다. 이 방법에 대한 부작용은 없지만 음식물을 삼킨 후 매번 뱉어내는 행위는 환자의 사회적인 활동 측면에 손상을 주고 피로도를 증가시킬 수 있으므로 마른 침 삼키기와 교대로 적용하여 음식덩이를 제거하는 방법을 더 추천한다

8) 의식적인 삼킴(Think Swallow)

집중력이 저하되어 식사에 집중할 수 없고 산만하여 이로 인해 흡인이 되는 경우 지속적으로 주의를 집중하기 위해 삼킴을 의식화 할 수 있다. 삼킴단계에 따라 '입을 벌리세요'-'많이 씹으세요'-'힘껏 삼키세요' 등 지속적인 지시가 필요하다.

확인문제

1. 보상방법을 분류하고 각각의 사례를 기술하세요.

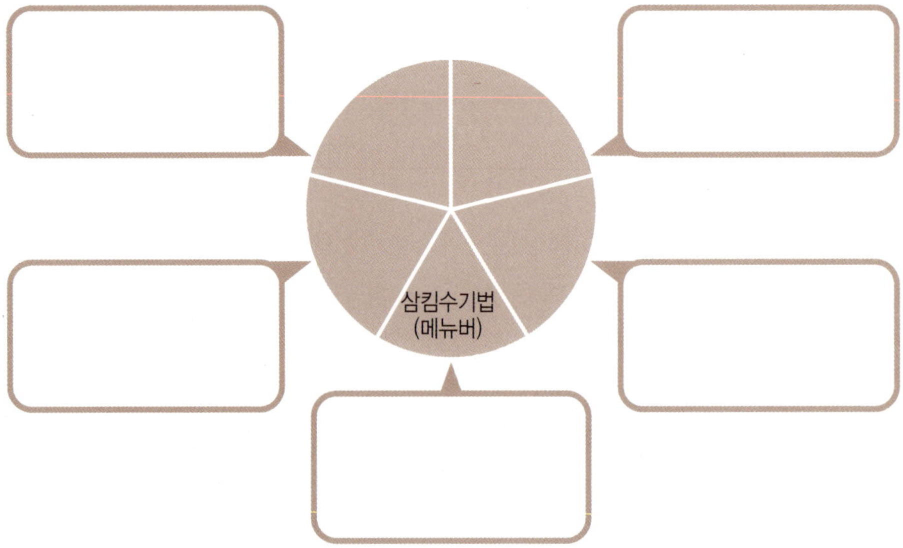

2. 고개 돌리기와 고개 기울이기의 방법과 효과에 대해 설명하세요.

보상기법	치료 방법	효과
고개 돌리기		
고개 기울이기		

3. 삼킴수기에 대해 목적에 따라 분류하고 효과(장점)를 기술하세요.

치료 목적	삼킴수기 방법	효과
기도보호를 위한 기법		
음식덩이 이동을 도와주는 기법		

참고문헌

대한연하장애학회. (2017). 연하장애. 서울: 군자출판사.

쯔바하라 아키오 (오병모 역). (2009). 알기쉬운 연하장애. 서울: 군자출판사.

하정식, 박상옥, 안형미, 박인선. (2001). 삼킴장애 환자에서 액상식이시 누운 자세의 유용성:앉은 자세와의 비교. 대한재활의학회지 25;916-922.

Ahmed B (2015) Rehabilitation of Surgically Resected Soft Palate with Interim Velopharyngeal Obturator. Int J Oral Craniofac Sci 1(2): 031-033.

Ayuse T, Ishitobi S, Kurata S, Sakamoto E, Okayasu A, Oi K. (2006). Effect of reclining and chin-tuck position on the coordination between respiration and swallowing. J Oral Rehabil, 33:402-408.

Bulow, M., Olsson, R., Ekberg, O. (1999). Videomanometric Analysis of Supraglottic Swallow, Effortful Swallow and Chin Tuck in Healthy Volunteers. Dysphagia, 14;67-72.

Doeltgen SH, Francis R, Daniels SK, Kaur H, Mohammadi L, Murray J. (2023). Behavioral Interventions Targeting Base of Tongue to Posterior Pharyngeal Wall Approximation: A Scoping Review. Dysphagia. 38(3):768-784. doi: 10.1007/s00455-022-10519-0. Epub 2022 Sep 26. PMID: 36163399; PMCID: PMC10182935.

Doeltgen SH, Kaur H, Daniels SK, Mohammadi L, Murray J. (2022). Behavioral Interventions Targeting Insufficient Upper Esophageal Sphincter Opening During Swallowing: A Scoping Review. Dysphagia. 37(4):699-714. doi: 10.1007/s00455-021-10349-6. Epub 2021 Aug 26. PMID: 34448028.

Donzelli J, Brady S. (2004). The effects of breath-holding on vocal fold adduction. Arch Otolaryngol Head Neck Surg, 130:208-10.

Hitoshi K, Yoko I, Sumiko O, Eiichi S. (2011). Body positions and functional training to reduce aspiration in patients with dysphagia. JMAJ, 54:35-38.

Hori K, Tamine K, Barbezat C, Maeda Y, Yamori M, Muller F, Ono T. (2011). Influence of chin down posture on tongue pressure during dry swallow and bolus swallows in healthy subjects. Dysphagia, 26:238-245.

Karen MW. (2008). SubmentalsEMG and hyoid movement during mendelsohn maneuver, effortful swallow, and expiratory muscle strength training. J Speech Lang Hear Res, 51:1072-1087.

Kim CK, Ryu JS, Song SH, Koo JH, Lee KD, Park HS, Oh Y, Min K. (2015). Effects of Head Rotation and Head Tilt on Pharyngeal Pressure Events Using High Resolution Manometry. Ann Rehabil Med. 39(3):425-31. doi: 10.5535/arm.2015.39.3.425. Epub 2015 Jun 30. PMID: 26161349; PMCID: PMC4496514.

Kim TH, Kim DH. (2019). The effects of head rotation and tilt on oral pressure and muscle activity. Anat Cell Biol. 52(4):378-384. doi: 10.5115/acb.19.191. Epub 2019 Dec 31. PMID: 31949975; PMCID: PMC6952685.

Kochi K, Sei H, Tanabe Y, Yasuda K, Kido T, Yamada H, Taguchi A, Hato N. (2023). The dynamics of deglutition during head rotation using dynamic 320-row area detector computed tomography. Laryngoscope Investig Otolaryngol. 25;8(3):746-753. doi: 10.1002/lio2.1082. PMID: 37342115; PMCID: PMC10278121.

Kuniyuki I, Hisaoka T, Ikeda R, Suzuki J, Sato N, Tagaino R, Kambayashi T, Hirano-Kawamoto A, Ohta J, Ohkoshi A, Ishii R, Shitraishi N, Kato K, Koyama S, Sasaki K, Katori Y. Changes in tongue pressure and dysphagia at oral cancer patients by palatal augmentation prosthesis.Cancer Rep (Hoboken). 2022 Jul;5(7):e1516. doi: 10.1002/cnr2.1516. Epub 2021 Sep 2. PMID: 34472726; PMCID: PMC9327658. https://commons.wikimedia.org/wiki/

File:Interim_Palatal_Lift_Prosthesis.JPG

Lida Y, Katsumata A, Fujishita M. (2011). Effect of head rotation on the pathway of a food bolus through the pharynx as evaluated by a videofluoroscopic swallow study. Oral Radio,l 27:17-21.

Logemann JA. (1998). Evaluation and treatment of swallowing disorder., 2nd ed. Texas: Pro-ed INC.

Logemann JA, Pauloski BR, Rademaker AW, Colangelo AL. (1997). Super-supraglottic swallowing inirradiated head and neck cancer patients. Head Neck, 29:535-539.

Logemann, J.A., Rademaker, A.W., Pauloski, B.R., Kahrilas, P.J. (1994). Effects of postural change on aspiration in head and neck surgical patients. Otolaryngology-Head and Neck Surgery, 110;222-227.

Margareta B, Rolf O, Olle E. (2002). Supraglottic swallow, effort swallow, and chin tuck did not alter hypopharyngeal-intrabolus pressure in patients with pharyngeal dysfunction. Dysphagia, 17:197-201.

Nakamura K, Nagami S, Kurozumi C, Harayama S, Nakamura M, Ikeno M, Yano J, Yokoyama T, Kanai S, Fukunaga S. (2023). Effect of Spinal Sagittal Alignment in Sitting Posture on Swallowing Function in Healthy Adult Women: A Cross-Sectional Study. Dysphagia. 38(1):379-388. doi: 10.1007/s00455-022-10476-8. Epub 2022 Jun 28. PMID: 35763121.

Perry JL, Bae Y, Kuehn DP. (2012). Effect of posture on deglutitive biomechanics in healthy individuals. Dysphagia, 27:70-80.

Seo M, Park JW. (2022). Head rotation as an effective compensatory technique for dysphagia caused by unilateral cervical osteophytes. J Int Med Res. 50(8):3000605221116757. doi: 10.1177/03000605221116757. PMID: 36036241; PMCID: PMC9434682.

Shanahan, T.K., Logemann, J.A. Rademaker, A.W., Pauloski, B.R., & Kahrilas, P.J. (1993). Chin- down posture effect on aspiration in dysphagic patients. Arch Phys Med Rehabil, 74;736-739.

Solazzo A, Monaco L, Vecchio LD, Tamburrini S, Iacobellis F, Berritto D, Pizza NL, Reginelli A, Martino ND, Grassi R. (2012). Investigation of compensatory postures with videofluoromanometry in dysphagia patients. World J Gastroenterol, 18:2973-2978.

Solazzo A, Vecchio LD, Reginelli A, Monaco L, Sagnelli A, Monsorro M, Martino ND, Tedeschi G, Grassi R. (2011). Search for compensation postures with vide ofluoromanometricinvestigation in dysphagic patients affected by amyotrophic lateral sclerosis. Radiol med, 116:1083-1094.

Stephen F, Catriona MS. (2012). The effect of chin down position on penetration-aspiration in adults with dysphagia. CJSLPL, 36:142-149.

Terre R, Mearin F. (2012). Effectiveness of chin-down posture to prevent tracheal aspiration in dysphagia secondary to acquired brain injury. A videofluorospopy study. Neurogastroenterol Motil, 24:414-419.

Uchida M, Yamaguchi K, Tamai T, Kobayashi K, Tohara H. (2023). Effects of simulated kyphosis posture on swallowing and respiratory functions. J Phys Ther Sci. 35(8):593-597. doi: 10.1589/jpts.35.593. Epub 2023 Aug 1. PMID: 37529064; PMCID: PMC10390037.

Wikimedia Commons, CC BY-SA 4.0, https://commons.wikimedia.org/wiki/File:Paladar_Hendido.jpg

Yoon MJ, Kim Y, Park GY, Jang Y, Im S. (2019). Unilateral Head Rotation as an Effective Swallowing Compensation Method in Dysphagia Related to Anterior Cervical Spine Osteophyte. Am J Phys Med Rehabil. 98(7):e82-e83. doi: 10.1097/PHM.0000000000001076. PMID: 30335635.

제5장

5 음식덩이 변형과 식사변형

1 음식덩이 변형

삼킴과정에서 구강에 음식이 제공되면 다양한 자극이 중추신경계로 입력되어지고 원심성 신호들이 뇌신경을 통해 말초로 전달되어 진다. 이러한 신호를 통해 신경 및 근육을 포함하는 30개 이상의 구조물들이 서로 유기적으로 작용하는 일련의 행동으로 완성된다.

음식덩이 변형을 통한 감각 신호는 촉각, 화학, 온도 수용기를 통해 단독 또는 복합적으로 전달되며, 음식에 대한 역동적인 지각적 인상을 형성하기 위해 통합되며 삼킴기능의 변화를 주게 된다(그림 4-39). 음식을 통한 감각은 구강기에서는 입속에 음식덩이가 들어가면 중추신경계는 혀 모양과 관련된 압력을 가이드하게 됨으로 활성화되며 입안의 기계, 화학, 온도 감각 수용기는 지속적으로 음식의 성상을 감지하여 숨뇌와 다리뇌의 경계에 위치한 중심패턴발생기를 자극하게 된다. 또한 음식 변형에 따라 촉각 및 압력 수용체(혀와 물렁입천장)에 대한 자극 정도가 달라지고, 씹기가 필요한 음식에서는 상악과 하악구분에서 나오는 삼차감각섬유를 자극하게 된다. 인두기에서는 설인신경과 미주신경, 상위후두신경의 감각섬유가 활성화되어 뇌줄기 고립로핵을 자극하게 되고 대뇌겉질을 활성화시켜 인두삼킴 반사의 시작을 촉진하는 작용을 한다. 식도기는 감각이 자극되면서 심부 압력 촉각 수용체(Deep pressure tactile receptors)가 뇌줄기에서 직접 연접하여 국소적 신경 루프를 사용하여 연동운동이 유발되고 이에 따라

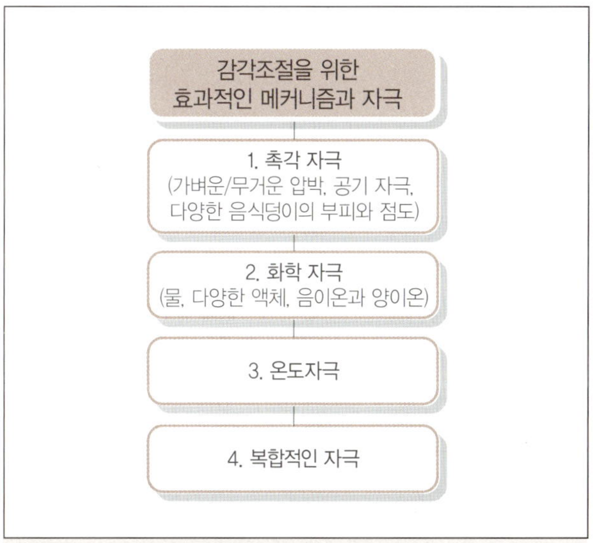

그림 4-39 감각조절을 위한 효과적인 메카니즘과 자극들

인두 삼킴을 유발하게 된다.

따라서 근육 마비나 위축, 근긴장도 이상, 감각 소실, 반사 저하, 협응 저하 등이 있는 경우 음식의 점도, 질감, 부피, 그리고 맛, 온도 등을 변형하여 얼굴, 구강, 인두, 식도에 있는 말초수용기의 입력 변화를 유발할 수 있다. 이러한 자극들은 삼킴기능 변화를 촉진하여 구강으로 음식을 섭취하는 기능을 향상시켜 일시적 효과는 있으나 장기적으로 유지되는지에 대한 연구는 부족한 상태이다. 또한 관영양법을 하고 있는 삼킴장애 환자에게 객관적 검사를 통해 음식덩이 변형을 통해 구강으로 삼키기를 시도할 수 있다면 부분적일지라도 식사시간에 참여함으로써 사회적, 문화적으로 개인의 삶의 질에 큰 의미를 부여할 수 있다.

1) 점도조절

점도란 일종의 마찰력으로 음식이 서로 떨어지지 않는 정도를 나타내는데, 대표적으로 점도가 있는 일반적인 식품에는 꿀, 죽, 소스, 퓨레 등이 있다. 일반적으로 구강과 인두에서 음식의 조절이 어려우면 액체는 빠르게 떨어져 기도로 흡인되거나, 씹기가 필요한 경우는 음식덩이를 형성하지 못하고 인두로 조기 유출된다. 이럴 때 음식의 점도를 높여 입안에서 음식물을 조절하기 쉽도록 하면 구강과 인두에서의 통과시간이 길어지게 되고 음식의 성상이 한덩어리로 뭉쳐져서 내려가기 때문에 새거나 흘러서 기도로 유입되는 위험을 줄일 수 있다.

점도를 높였을 때 변화되는 생리학적 효과로 혀와 인두벽에 입력되는 자극의 양이 증가함에 따라 형성되는 압력과 근육 활동이 증가하고, 상부식도조임근의 열림이나 후두닫힘과 같은 밸브 기능이 향상된다. 320-Row Area Detector CT를 이용하여 10명의 정상인을 대상으로 꿀 농도의 액체와 물을 삼키게 하였을 때 물이 더 일찍 후두인두에 도달하고 농도가 진한 액체보다 더 오래 후두인두에 머문다고 하였다. 특이한 사항으로 참성대가 닫히는 타이밍이 두 농도 사이에서 유의하게 차이가 있었는데 물의 경우 참성대가 폐쇄가 더 일찍 시작되고 더 오래 지속되어 기도보호 기전이 다르다고 하였다.

신경학적으로 마비가 있어 삼킴반사가 지연되는 경우 점도를 높이면 기도폐쇄가 지연되더라도 음식이 느리게 이동하기 때문에 기도를 보호할 수 있어 흡인을 감소시키는 효과가 있다. 액체의 점성을 높였을 때 삼킴장애 환자에게 효과적인지에 대한 다양한 연구가 진행되고 있지만 점도에 대한 유동학, 경도, 습도, 부착성, 흐름 양식 등 다양한 의미와 기준으로 사용되는 용어의 표준화가 필요한 상태이다. 그럼에도 불구하고 점성이 높은 경우 삼킴 전 구강에서의 움직임이 활발해지고 총 삼킴시간이 증가하며 인두조임근의 이완이 향상되고 흡인 감소의 효과가 있다고 하여 임상에서는 가장 많이 사용되고 추천되는 보상기법이다.

그러나 항상 점도가 높다고 안전성이 향상되는 것은 아니며 물과 같은 묽은 액체의 경우 인두근 약증이 있어도 적은 노력으로 삼킬 수 있고, 상부식도조임근을 조금만 열어도 잘 흘러 들어가는 효과가 있어 추천되는 경우도 있다. 따라서 이 두 가지 면을 고려하여 비디오투시삼킴검사와 같은 객관적 결과에 따라 점도를 조절하는 것이 필요하다.

일반적으로 점도조절을 위해 시판되고 있는 점도증진제를 사용해서 점도를 변형하게 되는데 일정한 점도를 유지하면서 환자가 선호하는 다양한 음식을 제공하기는 어렵다. 너무 걸쭉한 액체는 일반적으로 불편한 식감으로 인해 환자가 거부하는 경우가 많아 수분 부족, 영양실조, 약물 흡수 지연을 초래할 수 있다. 또한 삶의 질에 미치는 영향과 돌봄제공자의 인식 저하로 인한 농도의 일관성 및 치료와 관련된 비용 증가의 문제가 있다.

(1) 점도증진제의 종류

① 점도증진제

시중에 판매되고 있는 점도증진제는 성분에 따라 3가지 정도로 구분되어진다. 옥수수를 원료로한 전분, 콩과 구아종자를 원료로 한 구아검, 양배추의 엽소병

표 4-7 성분에 따른 점도증진제의 특성

주요성분	장점	단점	제품명 예시
전분 (1세대)	뛰어난 탈수 효과, 섭취후 체대 수분 이동 효율 96%, 퓨레식에 가장 적합	침에 의해 빨리 분해되므로 기도보호 효과가 떨어짐 목표 농도 대비 첨가량 가장 많음 액체에 섞으면 탁한색을 나타냄 급격한 점도 형성으로 뭉침 현상, 시간이 지남에 따라 목넘김이 어려울 수 있음	티크앤이지
구아검 (2세대)	침에 의해 분해가 되지 않아 섭취 중 일정 점도 유지됨 혼합후 액체와 쉽게 분리 안됨 적은 양으로 점도 증진	시간에 따라 점도가 급격히 증가됨 물에 잘 풀리지 않음 덩어리진 채로 있는 경우 많음 특이한 냄새가 있으며, 끈적거리고 탁한 색	시크너 토로미업A
잔탄검 (3세대)	물에 녹는 정도는 전분계와 구아검계의 중간 정도임 pH에 관계없이 일정 점도 유지됨 무색, 무취, 무미로 음식 고유의 맛과 향기를 유지할 수 있음 끈적함이 적고 부착성이 작아 목넘김이 좋음	침에 의해 분해되나 정도가 전분에 비하여 덜함 단백질 음료(우유 등)에서는 농도조절이 오래 걸림	비스코업 토로미퍼펙트 토로미파워스마일 연하솔루션

원인균인 잔토모나스 캄페스트리스(xanthomonas campestris)균을 사용하여 탄수화물을 배양 발효한 잔탄검으로 나눌 수 있다. 성분에 따른 장단점은 [표 4-7]에서 확인할 수 있다. 시판용 점도증진제를 사용하기 위해서 물에 가루를 첨가하고 1~2분 정도 고루 저어주어 점도가 형성되도록 섞어 주며 상태를 확인하도록 한다. 점도증진제의 뭉침현상으로 덩어리가 생기면 계획했던 농도보다 묽어지고 불규칙한 재질(액체와 고체가 섞여있는 형태)이 되기 때문에 원하는 효과를 얻을 수 없게 된다. 이러한 현상은 점도증진제로 사용되는 가루들은 소수성 물질로 서로 뭉쳐서 물과 접촉하는 표면적을 줄여 안정된 상태로 만들기 때문이다. 따라서 점도증진제를 액체에 녹일 때에는 액체를 저으면서 점도증진제를 조금씩 넣으면 뭉침 현상이 줄어들게 되는데, 이는 소수성 상호작용으로 형성된 표면의 막을 없애면서 혼합시키는 원리이다.

점도증진제는 환자의 삼킴 능력에 따라 단계적으로 점도를 조절해야 하며 변성 전분을 원료로 하기 때문에 맛의 변화는 없이 농도를 진하게 하는 목적이다. 액체의 경우 온도가 높아지면 분자의 운동성이 높아져 점도가 예상한 것보다 낮아질 수 있기 때문에 식품의 온도를 고려하여 점도증진제를 넣도록 한다. 온도 뿐 아니라 경과 시간, 침성분에 의해서도 점도 형성에 차이가 있으므로 가능한 먹기 전에 제조하고 미리 타놓았던 음료는 원하는 상태의 점도인지 확인해야 한다. 섭취 후에는 수화된 수분의 98%가 빠르게 유리되어 흡수되면서 탈수의 위험을 감소시키며 섭취된 음식은 소화되어 영양소로 이용이 용이하다. 당뇨가 있는 삼킴장애 환자의 경우 섭취되는 총 열량 중 하루 섭취되는 점도증진제에 들어있는 탄수화물 양을 고려해야 한다. 점도증진제 성분은 제품마다 차이가 있다(표 4-8: 비스코업의 예시).

표 4-8 점도증진제 영양성분(예시 : 비스코업)

	100g당	총 내용량 400g(100g당 250kcal) 1일 영양성분 기준치에 대한 비율
나트륨	1,760mg	88%
탄수화물	88g	27%
당류	0g	0%
식이섬유	54g	216%
지방	0g	0%
트랜스지방	0g	0%
포화지방	0g	0%
콜레스테롤	0mg	0%
단백질	1.4g	3%

보통 점도증진제는 1세대 전분, 2세대 구아검계, 3세대 잔탄검계로 점도형성과 부착성 목넘김을 보완하기 위해 발전되어 왔고 현재는 기존 점도증진제의 단점을 보완하여 다양한 음료에 적용할 수 있도록 4세대 계열의 점도증진제가 개발되고 있다.

② 겔화제

점도증진제는 무취, 무맛으로 개발되었으나 음식에 섞었을 경우 본연의 맛이 변하는 단점이 있다. 이러한 단점을 보완하여 개발된 것이 겔화제이다. 동물성 젤리, 한천, 팩틴 등의 성분을 이용하며 액체에 섞어 굳힐 수 있도록 분말 형태로 제품화되기도 하고 젤리 형태의 식품으로 보급되기도 한다. 점도증진제에 비해 장점은 식품의 맛을 보존하기 쉽고, 경도가 낮으며 부드럽다. 또한 끈적임과 부착성이 적어 혀나 구강의 근력이 저하된 경우에도 쉽게 삼킬 수 있다. 그러나 구강내 오래 있을 경우 또는 온도가 높아지면 액상화가 진행된다는 단점이 있고, 분말 형태의 제품은 따뜻한 상태에서 혼합한 후 냉각시키는 과정이 필요하므로 즉시 사용이 어렵고 제조 시간이 오래 걸린다.

③ 점도조절용으로 사용될 수 있는 일반 식품

점도증진제, 겔화제 등은 유동식의 점도를 조절하기 위해 사용되고 있지만 일반적으로 고형식의 경우 점착력을 높이기 위한 방법으로 출시된 제품은 없는 상태이다. 생활 환경 상 우리나라는 밥과 반찬을 같이 먹는 식습관으로 한식의 경우 다진 반찬에 죽을 혼합하여 응집력을 높일 수 있고 일본의 경우는 낫또 또는 마를 갈아서 식품에 혼합하여 식품의 점도를 높이기도 한다.

(2) 점도의 측정

① 점도계

점도는 유체(기체 또는 액체)가 흐를 때 발생하는 내부적인 마찰이나 저항을 의미한다. 고체 표면을 따라서 평형하게 흐르는 유체는 중심부에서 속도가 가장 빠르고, 표면 부근에서 가장 느린데, 이는 고체 표면과 유체의 마찰 때문이다. 밀도의 단위는 poise (CGS 단위계)인데, 이는 1 g/cm^{3}와 동일하다. 일반적으로는 점도의 단위로는 cP(centi poise)가 많이 쓰인다. 정확한 점도의 측정을 위해서는 도구화된 평가도구인 점도계(viscometer)를 사용한다(그림 4-40). 하지만 삼킴장애식을 제조하거나 먹을 때마다 측정하기가 어렵기 때문에 병원이나 기관에서 삼킴보조

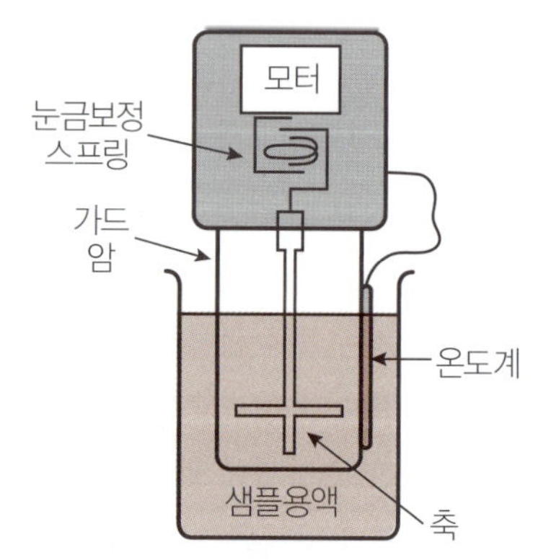

그림 4-40 회전식점도계(automationforum.co)

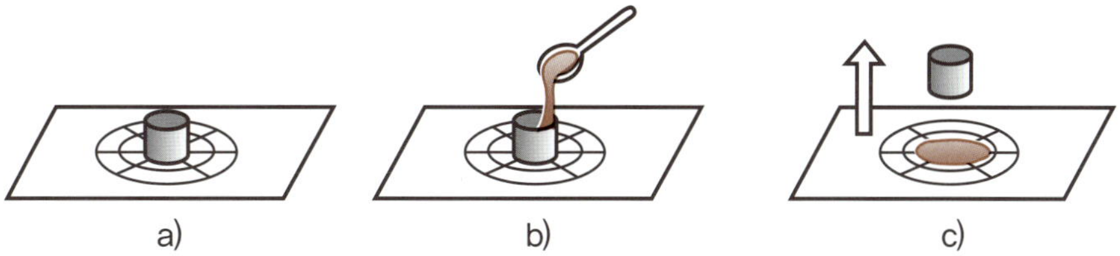

a) 투명한 플로우 시트의 중앙에 높이 3.5cm 및 직경 5.0cm 실린더를 놓는다.
b) 점도가 있는 실온의 음료 샘플을 채운다.
c) 그런 다음 실린더를 들어 올려 유체가 평면 플라스틱 위에 60초 동안 흐르도록 한다. 유체의 흐름 정도는 중앙에서 플로우 시트의 네 사분면까지 흘러간 거리를 mm 단위로 측정한다.

그림 4-41 선상전개검사(line spread test)

식에 대한 기준을 세울 때 활용되고, 선상전개검사, 중력 플로우 검사, 스푼 기울이기 검사, 포크 드립 검사 등의 검사들로 간단하게 시행할 수 있다.

② 선상전개검사(Line Spread Test)

선상전개검사는 평평한 표면에서 점도가 있는 유체의 흐름을 거리로 변환하여 센티미터 단위로 측정하는 검사이다. 동심원이 표시된 투명한 플로우 시트(플라스틱판 또는 유리판)의 중앙에 높이 3.5cm 및 직경 5.0cm 실린더를 놓고 점도가 있는 실온의 음료 샘플을 채운다. 그런 다음 실린더를 들어 올려 유체가 평면 플라스틱 위에 60초 동안 흐르도록 한다. 유체의 흐름 정도는 중앙에서 플로우 시트의 네 사분면까지 흘러간 거리를 mm 단위로 측정하여 평균값을 구한다(그림 4-41). 각 샘플에 대해 평균 라인-스프레드 판독 값을 얻기 위해 5회 측정을 한 후 평균 ± 표준편차(SD)로 기록할 수 있다. 침상에서 간단히 측정할 수 있으며 원하는 점도의 유동식을 제조하고자 할 때 기준값으로 사용될 수 있다.

③ 중력 플로우 검사(Gravity Flow Test)

IDDSI(International Dysphagia Diet Standardisation Initiative) 체계에서 제시된 점도 측정 방법으로 그림과 같은 과정을 거친다(그림 4-42).

④ 스푼 기울이기 검사(Spoon Tilt Test)

미국의 NDD(National Dysphagia Diet) 체계에서 제시된 점도 측정방법으로 숟가락 위에서 형태가 유지되는지와 숟가락을 기울이면 쉽게 떨어지는지 확인한다(표 4-9).

⑤ 포크 드립 검사(Fork Drip Test)

이 검사는 2011년 삼킴장애 유럽연맹(European Society of Swallowing Disorders) 연례회의에서 처음 소개된 검사로 식품의 점도를 측정하는 간단한 도구이다. 포크로 음식을 떴을때 사이로 흐르는 속도와 남아 있는 음식의 양을 기반으로 측정한다(표 4-10).

- 1 단계는 포크 위에 음식이 있고 포크 사이로 음식이 흐르지 않는 정도의 점도(예시 : 푸딩)
- 2 단계는 포크 위에 음식이 남아 있고 일부는 사이로 흘러 나오는 정도의 점도(예시 : 꿀)
- 3 단계는 포크에 음식이 남아 있지 않고 모두 사이로 떨어지는 정도의 점도(예시 : 넥타)
- 4 단계는 포크에 음식이 묻지 않고 빠르게 떨어지는 액체(예시 : 물)

포크 테스트는 기존의 점도를 측정하는 다른 검사들에 비해 편리하며 실용적이다. 특히 병실에서 간단하게 삼킴장애 환자에게 일관된 점도의 액체를 제공

준비물 : 10ml 일회용 주사기, 점도증진제, 물

1. 유량측정을 시행하기 위해 주사기의 피스톤을 제거한다.
2. 주사기 끝을 손가락으로 막은 후 액체 10ml를 주사기에 주입한다.
3. 손가락을 떼고 10초 동안 액체를 아래로 흘려보낸다.
4. 10초 후 물이 흘러내리지 않도록 주사기 끝을 마개로 막는다.
5. 주사기에 남은 액체의 양을 기록한다
6. 점도증진제를 탄 액체도 같은 방법으로 시행하여 단계를 정한다.

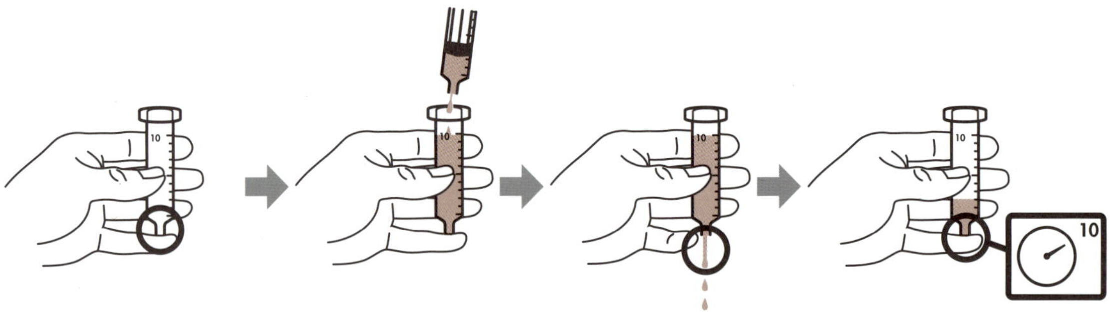

그림 4-42 중력 플로우 검사(Gravity flow test)

표 4-9 스푼 기울이기 검사(Spoon Tilt Test)

스푼 틱 농도	꿀 농도	넥타 농도
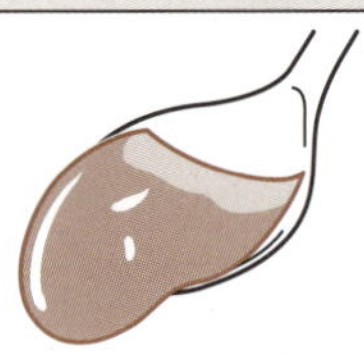 Spoon thick	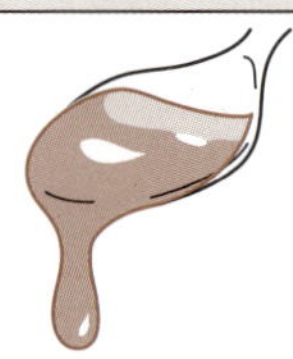 Honey like thick	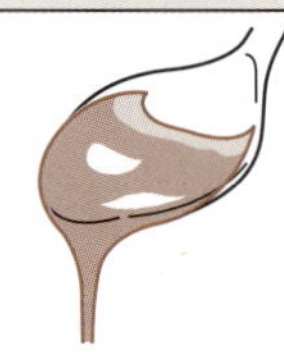 Nectar like thick
스푼을 기울여도 액체가 떨어지지 않고 숟가락에 붙어있는 점도	스푼을 기울이면 천천히 떨어지면서 숟가락 끝에 덩어리가 달려있는 점도	스푼을 기울이면 끈적임 없이 모두 흘러내리고 숟가락에 코팅상태로 남는 점도
푸딩, 마요네즈	꿀, 플레인 요구르트	토마토 주스

표 4-10 포크 드립 검사(Fork Drip Test)

1단계(푸딩)	2단계(꿀)	3단계(넥타)	4단계(물)
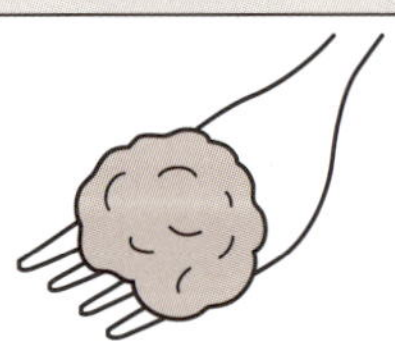	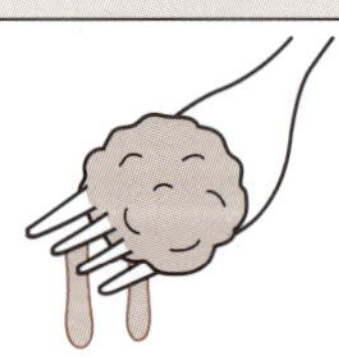	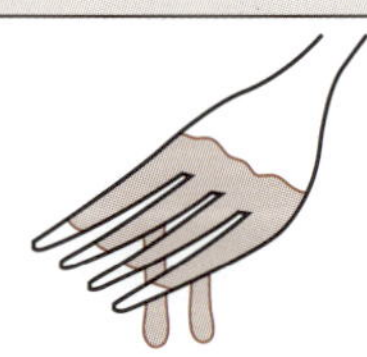	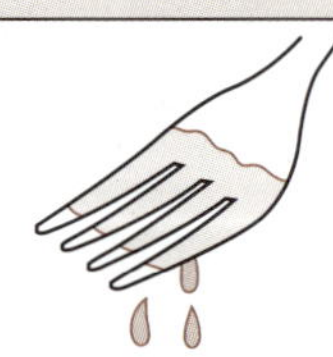
포크위에 원형이 그대로 있음	포크 사이로 천천히 떨어지고 코팅됨	포크사이로 빠르게 떨어지고 코팅됨	포크사이로 빠르게 흘러서 떨어짐, 코팅없음
마요네즈	꿀, 요거트	토마토 주스	물, 차

하고자 할 때 도움이 된다. 그러나 아직까지 타당성과 신뢰성에 관한 근거 자료는 많지 않은 상태이다.

2) 질감의 변형

질감 변형은 음식이 가지고 있는 기본적인 성질을 조절하는 방법이다. 음식의 재질에는 부착성(adhesiveness), 응집성(cohesiveness), 견고성(firmness, hardness), 파괴성(fracturability), 탄력성(springiness) 등 여러가지 성질이 포함된다.

구인두의 기계적 수용체 (Mechanoreceptor)는 점도, 크기, 질감, 모양 등을 파악하여 복합적으로 감각을 인식하여 다양한 음식의 모양과 재질에 대한 특성을 중추신경계로 전달한다. 또한 질감이 있으면 씹기 동작이 필요하기 때문에 움직임에 따르는 감각자극이 인두 삼킴을 유발하게 된다. 씹는 횟수는 혈당 반응에 영향을 미치고 음식덩이의 입자 크기와 표면적에 직접적인 영향을 미치게 된다. 이렇게 씹는 행위는 삼킴생리에 변화를 가져오는데 액체식은 구강준비기, 구강기, 인두기, 식도기의 4단계로 구분하지만 고형식은 음식을 씹는 동안 일부 음식물이 구인두로 진행하여 쌓이게 되므로 먹기 처리 모델에 따른다(제1부 정상삼킴 참조)

음식덩이의 질감을 변화시키는 것은 삼킴의 시작이 지연되는 경우, 묽거나 질감이 없는 음식에 반응 없이 음식을 입안에 물고 있는 경우 등 구강내 반응을 끌어내기 위하여 필요하다. 거친 질감의 음식은 구강내에 기계적 자극을 주게 되고 감각인식을 향상시켜 씹는 동작을 유발하게 되어 움직임에 의한 감각 자극을 줄 뿐 아니라 삼킴반사를 유발한다. 또한 삼킴 행위상실증을 나타내는 환자나 구강내 촉각 인식불능증을 보이는 환자, 구강 삼킴에 지연을 보이는 환자, 구강 감각이 저하된 환자, 인두 삼킴이 지연된 환자에게는 감각자극이 적은 퓨레식 보다는 거친 질감의 음식을 적용하면 감각인식을 증강시키는 효과가 있다. 구강에서 음식덩이 형성과 이동 등 조절에 어려움이 있는 경우, 인두기의 근력이 약화된 경우, 구강~인두로 음식을 이동시킬 때 협응력에 저하를 보이는 경우는 가능한 질감이 없는 부드러운 음식이 좋다. 이는 음식을 적절하게 씹어서 음식덩이를 만드는데 어려움이 있기 때문에 조기유출, 잔여물 증가, 흡인의 문제가 생길 수 있기 때문이다. 만성질환자의 경우 병이 진행할수록 저작기능이나 구강 내에서 음식을 조절하는 기능이 점점 저하되어 질감의 조정이 필요할 수 있다. 기능을 고려하지 않고 제공하였을 경우 식사를 하기 위해 너무나 많은 시간이 소요되고 영양섭취는 적어져 의학적으로 문제를 겪을 수 있다. 그러나 질감에 대한 기준이 다양하기 때문에 환자에게 가장 적절한 변화 단계를 결정하는 데는 어려움이 있어 객관적인 평가와 임상평가 결과를 바탕으로 시도하는 것이 권고된다.

IDDSI에서는 음식의 견고성을 검사하기 위해 포크, 손가락, 젓가락을 이용하여 압력 검사를 통해 음식의 질감을 분류하였다.

(1) 포크 압력 검사(Fork Pressure Test)

음식 위에 포크의 날카로운 끝을 올려두고 엄지로 누른다. 이때 엄지 손톱이 하얘질 정도로 누르면 평균 동맥혈압 이상의 압력이 발생하게 된다. 이는 17 kPa 정도로 일반적인 삼킴시 발생되는 혀의 압력과 유사하다. 견고성의 정도는

① 포크로 찌르면 음식 형태가 그대로 유지되면서 깨끗하게 절단할 수 있는 재질(예시 : 푸딩)

② 포크로 눌렀을 때(엄지손톱 색깔 변화 없는 정도) 쉽게 분리되고 포크 사이로 일부분 올라오는 재질(예시 : 다져서 조리한 고기)

③ 포크로 눌렀을 때(엄지손톱 색깔이 하얗게 변화될 정도) 음식물이 잘라지거나 부서지는 재질. 음식의 원형이 없어지고 흩어진다(예시 : 삶은 두부).

(2) 손가락 압력 검사(Finger Test)

음식을 손가락으로 잡을 때 발생하는 압력의 정도에 따라 다음과 같이 분류할 수 있다.

① 손가락으로 잡을 수 없고 손가락이 코팅되는 정도

의 재질

② 음식을 손가락으로 잡는 것이 가능하지만 대부분 손가락 사이로 미끄러져 빠지고 일부는 남는 재질

③ 손가락으로 쉽게 잡을 수 있고 음식물을 엄지와 검지로 누르면 쉽게 뭉개지며 촉촉함이 느껴지고 손가락에 묻어나는 재질

④ 엄지손톱 크기(1.5*1.5mm)의 음식물을 엄지와 검지로 엄지손톱의 색깔이 하얗게 변할 정도의 힘으로 누르면 뭉개지고 원형으로 복원이 되지 않는 재질

(3) 젓가락 검사(Chopstick Test)

음식을 젓가락으로 잡을 때 발생하는 압력의 정도에 따라 다음과 같이 분류할 수 있다.

① 음식을 작은 조각으로 자르기 위해 젓가락을 사용할 수 있는 재질

② 조작 능력이 좋은 사람은 젓가락으로 집을 수 있는 부드럽고 촉촉한 재질

③ 젓가락으로 집을 수 없는 재질

IDDSI 유튜브채널(https://www.youtube.com/watch?v=1wfODug5BmQ)에서 자세한 검사방법을 참고할 수 있다.

3) 크기와 양 조절

사람이 한 번에 입에 넣을 수 있는 음식이나 액체의 양은 쉽고 안전하게 삼키는 능력과 관련이 있다. 전형적으로 삼킴장애 환자는 일반적인 양보다 더 적은 양에서 흡인 없이 안전하게 음식이나 액체를 섭취할 수 있다. 따라서 음식덩이의 크기를 1/3-1/2 teaspoon (2-5cc) 정도로 감소시켜 삼킴의 안전을 증가시키는 것이 일반적이다. 그러나 적은 양이라고 반드시 안전한 것은 아니다. 적절한 양의 음식물은 구강내에 음식물의 자각 정도를 증가시켜 감각 입력을 더 높일 수 있다.

크기에 따른 생리학적 변화에 대해서 다양한 연구가 있는데 목뿔뼈의 움직임을 분석한 연구에서는 적은 양의 음식을 삼켰을 때 보다 상대적으로 크기가 큰 음식덩이를 턱 당기기 자세를 취하고 삼켰을 때 목뿔뼈의 전방 상승 움직임이 최대로 증가하고 전방 이동의 속도가 증가하며 후두로의 침습 깊이도 감소한다고 하였다. 정상인 12명을 대상으로 침삼킴과 3ml, 5ml, 10ml의 물을 삼키게 하고 고해상압력측정(high resolution manometry)을 적용하여 인두 기능을 검사한 결과에서도 음식의 부피가 증가함에 따라 물렁입천장 수축 및 상승 지속시간, 최대 물렁입천장 압력, 혀기저부 압력 상승률, 상부식도조임근 개방 시간과 이완 압력, 총 삼킴 시간이 유의하게 증가하였다고 하였다. 320-ADCT(320-row area detector computed tomography)를 이용하여 14명의 정상인을 대상으로 한 연구에서도 3, 10, 20ml의 액체를 삼키게 하였을 때 참성대의 조기 폐쇄와 상부식도조임근의 빠른 열림과 직경의 증가를 보고하였다.

따라서 삼킴장애 환자에게 무조건 작은 양의 음식을 주는 것이 안전한 것은 아니며 삼킴반사가 저하되어 있는 환자에서는 티스푼 정도(5cc 이하)로 적은 양을 주었을 때 삼킴의 생리를 변화시키는 감각자극이 역치에 다다르지 못하기 때문에 오히려 무증상흡인이 나타날 수 있다. 그래서 임상 평가를 할 때 1cc~10cc까지 다양한 양을 삼키도록 했을 때 적은 양보다는 많은 양의 음식을 제공하고 기침반사를 자극하여 흡인의 징후를 확인할 수 있다. 그러나 음식의 성상은 다양하기 때문에 단순히 크기뿐 아니라 점도를 동시에 높였을 때는 인두내 잔류량이 많아져 오히려 부정적인 결과가 나타날 수도 있다. 따라서 환자에 따라 임상평가와 객관적 검사결과를 통합하여 능력에 맞춰 적절하게 음식을 변형하여 적용하는 것이 중요하다.

4) 맛 조절

구강에서 맛을 결정하는 화학적 감각 수용기(chemical sense receptor)에는 미각 수용체 세포(taste receptors), 후각 수용체 세포(olfactory receptors), 구강

화학 수용체(oral chemesthesis)가 있다. 미각 수용체 세포는 대부분 혀 상피에 있으며 안면 및 설인두, 미주 신경에 의해 매개되어 숨뇌에 있는 고립로핵이 맛에 대한 정보를 처음으로 중계하게 되고, 복측 뒤안쪽 시상핵을 거쳐 제1차 미각 겉질, 제2차 미각 겉질로 전달된다. 미각은 좌우가 교차되지 않은 채로 동측(ipsilateral)으로 전달된다. 후각 수용체 세포는 코안 상피에 있어 화학물질을 검출하게 된다. 후각신경에 의해 매개되는데 우리 주변의 공기에서 화학물질을 검출하고, 우리가 마시고 씹을 때 입과 코로 방출되는 화학물질을 검출하는 역할을 한다. 미각과 후각은 서로 밀접하게 연관되어 있다. 마지막으로 구강 화학 수용체가 있는데 일부는 뜨거운 온도와 고추의 캡사이신, 생강, 탄산 등의 성분을 지닌 화학물질에 의해 활성화되고 또 다른 수용체들은 차가운 온도와 멘톨 등의 화학물질에 의해 활성화된다.

구강인두 삼킴장애 환자에게 음식의 맛을 변형하여 제공하였을 때 구강기와 인두기에서 삼킴 양상의 변화가 나타날 수 있다. 자극성 있는 음식은 구강기에서는 혀와 물렁입천장의 압력을 증가시키며 자극된 구강 감각은 인두삼킴 반사의 시작과 반응을 증가시키고 이로 인해 음식덩이의 인두통과시간이 빨라지게 된다. 뇌졸중과 신경학적 손상으로 인해 인두기 지연을 보이는 환자를 대상으로 레몬주스와 액체 바륨을 50%씩 섞은 음식덩이 1㎖와 3㎖를 삼키게 하였을 때, 모든 대상자들에게서 구강기의 시작이 빨라지고 인두 삼킴의 지연이 감소하는 것을 확인할 수 있었다. 신맛이 나는 차가운 음식을 이용하면 삼킴동안이나 삼킴전에 구강과 앞입천장활을 자극하여 구강 조절 능력과 삼키는 능력을 강화시키고 구강 감각을 높이며, 인두 삼킴이 더 쉽게 유발될 수 있다. 또한, 혀기저부의 뒤쪽 움직임을 증진시키고 인두 삼킴을 촉진시키는 것으로 알려져 있다. 그러나 신맛 나는 음식은 산도가 높아 흡인시 폐렴을 악화시키는 요소가 될 수 있다. 맛 조절은 최소한 흡인의 위험없이 되직한 액체를 섭취할 수 있는 환자에게 사용한다. 또한 구역반사가 민감한 사람이나 온도-촉각 자극을 참을 수 없는 환자에게 선호하는 음식의 맛으로 자극하면 거부감이 없어 매우 유용하게 적용할 수 있다.

5) 온도 조절

구강에서의 온도감각은 삼차신경절의 세포체를 통해 삼차척추핵의 가장 꼬리 부분으로 내려간 후 2차 뉴런과 연접되고 이 섬유들은 또한 반대쪽으로 교차되어 스피노타믹 관을 통해 시상에 도달한다고 알려져 왔다. 그러나 온도감각이 뇌줄기를 통해 조절되며, 온도자극에 반응하는 일시적 수용체 전위(transient receptor potential; 이하 TRP) 단백질의 투사경로 및 처리 기전에 대한 연구들이 보고되고 있다. TRP 단백질에는 열 수용체(thermal receptor)와 냉 수용체(cold receptor)가 있다. 여러 TRP 중 TRPV1(Transient receptor potential vanilloid 1)은 열 수용체로 열자극(>43℃)에 반응하며, 캡사이신(capsaicin), 그리고 여러 종류의 염증성 매개물질들에 의해 활성화된다. 냉 수용체(cold receptor)는 TRPM8(Transient receptor potential me-la-statin 8)로 8-26℃의 무해 및 유해한 냉각, 그리고 멘톨(menthol)에 의해 활성화되는 수용체이다. 또 다른 냉 수용체에는 TRPA1(Transient receptor potential ankyrin 1)이 있는데 17℃ 보다 낮은 온도와 자극적 물질에 의해서 활성화되는 통각수용기이며, 염증 및 신경병 증상시 유도되는 냉각 및 기계적 과민화(mechanical hypersensitivity) 반응에 중요한 역할을 담당한다.

온도 조절은 삼키기 전 또는 삼키는 동안의 구강 감각에 대한 인식을 향상시키기 위한 방법이다. 음식의 온도가 체온과 가까울수록 삼킴반사는 지연되고 차이가 날수록 반응은 빨라지게 된다. 온도 자극에 의한 삼킴반사는 온도-감각 일시적 수용체에 의해 조절될 수 있는데 캡사이신 맛의 캔디는 온각 수용체를 자극하여 지연된 삼킴반사를 자극할 수 있고, 박하향의 캔디는 냉각 수용체를 자극하여 삼킴반사를 촉진하게 된다. 음식의 온도는 식도기에도 영향을 미친다. 매우 차가운 액체(1℃-3℃) 또는 매우 뜨거운 액체(58℃-61℃)는 식도의 꿈틀운동을 증가시킨다.

2 식사변형(Diet Modification)

보상기법 중 식사변형은 삼킴장애 환자에게 일반적으로 적용되는 방법이면서도 중요한 치료방법이다. 생리적으로 삼킴시 동원되는 구조물들은 음식의 형태에 따라 다양하게 반응한다. 따라서 기능이 완전히 회복되기까지 영양관을 지속하기 보다는 그 당시 기능에 맞는 음식의 종류를 선별해 내서 가능한 빨리, 다양한 음식을 제공하는 것이 치료의 목표가 될 수 있다. 또한 관영양법에서 정상적인 식사에 도달하기까지 환자에게 안전하고도 효율적인 식사의 단계를 결정하기 위해서는 기구를 이용한 객관적인 검사 결과가 최우선의 기준이 되겠지만 개인적인 선호도 역시 고려되어야 한다. 따라서 삼킴장애 환자에게 제공되는 식사는 일정한 농도와 재질이 유지되어야 하며 선호하는 음식이나 온도로 제공하고 흡인이 된다면 쉽게 제거할 수 있는 상태여야 한다.

연하보조식에서 고체와 액체의 단계는 점도나 재질에 따라 여러 단계로 나뉘게 된다. 이러한 식사 단계는 순차적으로 진행해야 하는 수직적인 개념이 아니라 기능에 맞게 선택하여 적용할 수 있는 수평적인 개념이다. 환자의 삼킴능력 정도에 따라 식사 단계를 고려하여 식단을 계획하고 안전하고 흡인의 위험이 적은 음식을 제공한다. 만약 환자가 금식(Nil Per Os : NPO) 상태이거나 흡인의 위험이 높은 상황이라고 진단을 받았다면, 간접적인 치료전략부터 적용하도록 하고 음식을 시도하게 되면 소화기 기능을 고려하여 진한 유동식부터 시작하는 것이 일반적이다. 처음 식사를 시도할 때는 치료사가 먹는 과정에 개입하여 잔여물 고임, 후두침습, 흡인의 증상 및 징후들이 있는지 관찰하게 된다. 객관적인 검사 결과 흡인의 징후가 없었다 하더라도 검사 과정과 식사 과정은 양, 시간, 근력, 근 지구력, 에너지 소비, 집중력 등 여러 측면에서 차이가 있기 때문에 식사하는 동안 주의 깊게 과정과 반응을 체크해야 한다. 무증상흡인처럼 명백한 예고 증상이나 징후 없이 흡인이 발생할 수도 있기 때문에 2~3일간 생체 징후에 변화를 체크하는 것이 필요하다.

치료식 단계별로 식품의 종류와 상태는 차이가 있지만 연하보조식을 제공할 때는 일정한 농도와 재질로 구성해야 한다. 일반적으로 땅콩버터, 떡, 찰밥처럼 끈적끈적한 음식, 질긴 음식, 잡곡밥 등은 피해야 하며, 국에 밥을 마는 것처럼 여러 질감의 식품이 섞여 있는 음식, 크레커처럼 입안에서 흩어지는 음식, 미숫가루, 선식 등의 가루가 뭉쳐져 있는 음식은 삼킴장애 환자의 식사로는 적당하지 않다.

1) 유동식

삼킴장애가 있는 환자의 상당수에서 액체섭취가 제한되므로 탈수 증상이 생기지 않도록 유의해야 한다. 탈수 증상으로 인해 침 분비가 감소되고, 구강 내 유해균이 생성되며, 구강이 매우 건조해져서 삼킴을 방해하게 된다. 또한 감염에 취약하게 만들어 폐렴의 위험인자가 되기도 한다. 구강섭취가 어려운 경우 관이나 정맥으로 수분을 공급하지만, 충분한 양의 영양과 수분공급이 가능하다면 관을 제거하고 구강 식사로 전환하게 된다. 그러나 삼킴반사가 지연된 경우, 후두덮개의 기능 이상이 있는 경우, 후두 폐쇄 저하 및 성대마비가 있는 경우, 구강-인두-후두의 협응 이상이 있는 경우에는 빠른 속도로 떨어지는 액체에 대응해서 안전하게 삼키기 어렵다. 이러한 경우 액체의 점도를 높여주면 음식의 이동속도를 늦춰주게 되고, 점착력으로 인해 한 덩어리로 뭉쳐서 이동하기 때문에 삼킴반사가 일어나기 전 음식물이 후두로 흘러내려 흡인이 일어나는 빈도를 낮출 수 있다. 또한 음식덩이를 형성하고 이동시키는 조절 능력을 향상시킬 수 있고 위장의 꿈틀운동에도 영향을 미친다.

점도의 조절은 점도증진제를 이용하여 젤라틴화된 고형식, 유동식, 걸쭉하게 흐르는 주스, 물 농도로 다양하게 조절할 수 있다. 그러나 점도를 많이 높인다고 반드시 안전성이 증가하는 것은 아니며 오히려 구강, 인두의 잔류물이 많아지게 되어 이로 인한 이차적인 흡인이 나타날 수도 있다. 또한 삼킴장애 환자들이 점도조절에 적응하지 못하는 경우가 대다수이기 때문에 이로 인해 탈수가 생기기 쉽다. 탈수는 위에서 언급한 여러 가지 합병증 외에도 피로감 등과 연관이 있으므로 적정량의 수분이 공급되도록 주사제 등을 통한 의학적 방법을 병행할 수 있다. 구강으로 전량을 섭취하는 경우 물보다는 환자가 선호하는 차나 주스와 같이 향이나 맛을 가진 음료에 점도증진제를 섞거나, 향과 맛이 첨가되어 젤라틴화된 시판용 음료를 기호에 따라 선택할 수 있다. 또한 일반적으로 삼킴장애 환자의 수분 섭취량은 음식의 점도와는 반비례하는 것으로 알려져 있으므로 환자의 삼킴장애 정도를 정확하게 파악하여 이에 맞는 단계의 음료를 제공하는 것이 필요하다.

2) 고형식

삼킴장애 환자들이 개인의 가치와 사회적 존재감을 위해서는 가능한 빨리 구강 식사로 전환하는 것은 매우 중요하다. 영양공급의 목적 외에도 음식을 삼키게 하면 구강감각 입력이 증가되고, 관련된 근육들을 직접 수축시킬 수 있기 때문에 가상적인 강화 및 촉진 운동을 하는 것 보다는 가장 효과적인 치료방법이라 할 수 있다.

삼킴장애 초기에 구강 혹은 인두의 구조물에 음식 잔여물이 많이 남거나 구강 준비기에 문제가 있는 환자는 퓨레 정도의 균질성을 가진 음식물을 섭취하도록 하는 것이 바람직하며, 점차 환자의 삼킴기능이 향상됨에 따라 반고형 음식, 일반식 등의 순으로 음식물을 섭취하도록 한다. 하지만 이러한 과정이 반드시 순차적으로 이행되는 것은 아니며 기구적 검사를 통해 환자의 기능에 맞는 단계를 제공하는 것이 고형식을 선택하는 원칙이 되어야 한다. 또한 한 번에 삼킬 수 있는 양과 몇 번에 나누어 삼켜야 하는지도 환자에게 교육하여야 한다. 일반적으로 삼킴장애 환자는 식사 시간이 오래 걸려 일정한 시간 내에 충분한 양을 섭취하지 못하게 되는 경우가 많다. 따라서 연하보조식을 계획할 때는 한 끼니에 필요한 양을 모두 제공하기 보다는 식사량을 적절하게 결정하고 식사와 식사 사이에 간식을 적당히 배분함으로써 매 식사시마다 소비되는 에너지를 최소화하고 식사에 대한 부담을 줄여주는 것이 도움이 된다

3) 식사의 분류체계

의료체계에 있어 용어의 표준화는 의사소통을 효율적으로 하기 위해 매우 중요하며 삼킴장애 환자에게 제공되는 식사 처방도 표준화되어 일관성있게 시행되어야 한다. 환자의 의학적 상태에 따라 약을 처방하는 것처럼 삼킴기능에 적합하게 변형된 고형식과 유동식의 처방체계가 있고, 약에도 부작용이 발생하는 것처럼 일관적이지 않고 적합한 재질과 점도의 식사를 제공하지 못할 경우 심각한 위해를 초래할 수 있다. 그럼에도 불구하고 치료식과 관련된 용어는 나라마다, 지역마다, 병원마다 다른 용어로 사용되고 있고 인터넷상에서 저마다 다른 용어들이 혼재되고 있어 혼동이 더욱 가중되고 있는 상태이다. 또한 점도증진제의 제조 회사가 급증하면서 브랜드마다 점도의 기준과 제조 방법에서 다른 양상을 보이고 있다.

따라서 식사 체계의 표준화는 환자의 안전을 향상시키고 전문가들 사이에 의사소통을 활성화시키며 전문가적 중재를 통해 치료 효과를 향상시키게 해줄 수 있기 때문에 이를 숙지하고 공유하는 것이 필요하다.

(1) National Dysphagia Diet(NDD) 체계

미국 영양사협회(ADA: American Dietetic Asso-ci-ation)에서는 2002년 도구적 질감 평가를 바탕으로 고형식과 액체의 점도를 정의하는 용어를 표준화한 삼킴장애식의 지침서를 개발하였다. National Dysphagia Diet(NDD) 체계에서는 고형식과 유동식을 각각 4단계로 구분하고 있다(표 4-11).

표 4-11 NDD 유동식

분류	표준 농도	예시
spoon thick	흐르지 않고 스푼으로 뜰 수 있는 농도 빨대로 빨기에는 되직한 농도 (cP>1750 mPa · s)	얼리거나 뻑뻑한 세이크, 퓨레 상태로 조리된 과일(거버 이유식 등), 카스타드 푸딩, 떠먹는 요거트, 젤라틴
honey like	꿀 농도 (351≤cP≤1,750 mPa · s)	크림 스프
nectar–like	넥타 농도 (51≤cP≤350 mPa · s)	버터밀크, 토마토 야채주스, 묽은 밀크쉐이크, 야채 스프
thin	물과 음료수 정도의 농도 (cP≤50 mPa · s)	과일 주스, 맑은 국, 영양보조식품(그린비아, 마일드케어 등), 커피와 차, 탄산 음료, 와인, 맥주

① 유동식

점도증진제를 사용할 때 액체의 종류나 온도, 경과 시간 등에 따라 점도의 변화가 다르게 나타날 수가 있어 실제로 삼킴장애 환자들에게 표준적인 식사를 제공하는데 많은 어려움이 있었다. 이에 미국 영양사 협회에서는 액체의 점도를 정의하는 용어를 4단계로 구분하였는데 점도가 높은 스푼 틱(spoon thick), 꿀 농도(honey like), 넥타 농도(nectar like), 묽은(thin) 액체로 구분하였다.

㉠ Spoon thick단계(1750 mPa·s 초과) : 구강기에서 음식 조작이 어렵고 삼킴반사가 심하게 지연되어 있는 경우 적용되는 식사이다. 표준점도는 스푼으로 음식을 떠서 뒤집었을 때 뚝뚝 떨어지거나 흐르지 않고 숟가락에 붙어서 몇초간 유지되는 점도이다.

㉡ Honey like 단계(351~1750 mPa·s) : 꿀 정도의 점도를 가진 액체로 삼킴반사가 지연되었거나 기도보호가 안 되는 환자에게 적용되며 숟가락을 기울였을 때 농도가 진하고 서서히 흘러내리는 상태로 다양한 스프 형태로 제공된다.

㉢ Nectar–like단계(51~350 mPa·s) : 약간 되직한 과일이나 채소 주스 정도의 농도를 가진 액체로 점성이 있으나 흐르는 상태로 토마토 주스나 야채 스프 정도의 농도이다. 객관적인 검사를 통해 기도보호가 되는지 확인하고 안전하게 섭취할 수 있는 경우 적용한다.

㉣ Thin 단계(50 mPa·s 이하) : 물 정도로 맑게 흐르는 농도이다. 삼킴반사가 지연되었거나 기도보호가 안 되는 환자에게 수프나 요거트와 같은 걸쭉한 유동식은 안전성이 있는 반면 물은 심킴과 호흡의 협응력이 저하된 경우 매우 위험하다. 따라서 장애의 정도에 따라 단계적인 진행이 필요하다.

② 고형식

질감 조정 단계를 4가지 단계로 표준화하여 삼킴장애식 관리에 이용할 수 있도록 제안하고 있다(표 4–12). 일반식과 삼킴장애식의 가장 큰 차이는 수분의 제한에 있으므로 4단계의 일반식사를 제외한 모든 삼킴장애식에서 국은 제공되지 않거나 점도증진제를 사용한다.

㉠ pureed diet : 일반적으로 퓨레나 부드러운 푸딩과 같은 음식물을 말하며 점도가 일정하게 유지되는 음식이다. 이 단계의 식사는 구강인두에 기계적 자극이 거의 없거나 적으며 섬유소 함량 또한 적다. 그러므로 턱의 움직임이 거의 필요하지 않을 정도로 부드럽게 조리되어 나오며 삼킴시 인두

표 4-12 고체식사 단계

분류	표준 질감	예시
Pureed diet	반유동식(부드럽고 묽거나 흐르지 않는 정도) 삶아서 알맹이 없이 으깬 감자 정도의 음식 씹을 필요없는 음식 음식의 수분함량 제한함	곡물을 곱게 갈아 만든 죽, 크림 형태의 되직한 스프, 매쉬드 포테이토, 반숙한 달걀 노른자, 연두부, 부드럽게 조리한 일식 달걀찜, 퓨레 농도로 갈은 야채류, 고기, 생선류, 과일류, 커스터드 크림, 플레인 요구르트, 부드러운 젤라틴, 부드러운 푸딩, 떠먹는 아이스크림
Mechanically altered diet	약간의 질감이 느껴지는 반유동식 상태의 음식 어느 정도 씹기가 필요한 수준의 음식 음식의 수분함량 제한함	곡물을 거칠게 갈아 만든 죽, 다진 야채를 넣은 크림 형태의 스프, 오트밀, 촉촉한 으깬 호박, 감자, 고구마, 으깬 부드러운 두부요리, 부드러운 스크램블드 에그, 시럽에 적신 팬케익, 다져진 채소, 다져진 고기, 잘게 부스러뜨린 생선, 으깬 바나나, 된 젤라틴
Advenced diet	쉽게 씹을 수 있는 촉촉한 반고형 음식 한 번에 삼킬 수 있게 뭉쳐진 음식 일반식을 매우 부드럽게 조리한 음식	진밥, 계란찜, 계란 프라이, 부드럽게 삶은 야채류, 부드럽게 삶은 고기, 다진 고기전, 생선구이(부드러운 살), 스프에 적신 비스킷, 우유에 탄 시리얼, 시럽을 곁들인 부드러운 와플, 촉촉한 빵류, 소프트 크림 치즈, 치즈 스프레드, 바나나, 과일 통조림, 부드러운 치즈 케이크
Regular diet	일반적인 방법으로 조리한 형태	일반식

에서의 이동이 느리게 진행된다. 따라서 턱과 혀 움직임의 조절 능력이 떨어지는 환자, 삼킴반사에 지연을 보이는 환자, 조롱박오목과 후두개계곡에 잔여물이 고이는 환자에게 적용한다.

㉡ mechanically altered diet : 부드럽게 조리되어 다져져 있는 음식으로 환자의 상태에 따라 밥알이 으깨져 있는 정도의 죽을 주식으로 하여 농도 조절이 가능하다. 이렇게 변형하면 환자가 음식덩이를 형성하는 데 도움을 줄 뿐만 아니라 음식덩이의 응집력으로 인하여 삼킴시 흡인의 위험이 감소될 수 있다. 환자들은 부드러운 음식을 섭취하면서 턱에서 회전 씹기를 시작하고, 구강 뒤쪽으로 음식을 이동시키기 위하여 혀 움직임을 조절하게 된다. 또한 다져진 음식의 질감으로 1단계의 퓨레나 부드러운 푸딩에 비해 구인두의 기계적 자극을 증가시킬 수 있다. 치아가 없는 고령 환자에서는 치아보조식의 개념으로 사용하기도 한다.

㉢ advenced diet : 턱의 움직임이 좋고, 음식덩이를 조작해서 구강 뒤쪽으로 이동시킬 수 있지만 구강 움직임의 저하가 보이고, 삼킴반사가 경미하게 지연되어 있는 경우 적용한다. 일반적으로 쉽게 씹을 수 있는 일반식을 매우 부드럽게 조리한 촉촉한 반고형 음식으로 한 번에 삼킬 수 있게 뭉쳐져야 한다. 동기유발이나 심리적 관점에서 음식 원형을 유지하는 것이 긍정적이나 견과류, 마른 식품, 바삭거리는 식품, 질긴 음식, 튀김 음식, 수분이 많은 과일류는 제한한다. 육류는 환자의 씹기 기능 정도에 따라 다지고 뭉쳐서 부드럽게 조리하거나 작게 썰어서 제공하는 것이 가능하다.

㉣ regular diet : 일반적인 식사로 모든 음식이 허용된다.

(2) International Dysphagia Diet Standardisation Initiative (IDDSI) 체계

① 개요

IDDSI 위원회는 영양사, 언어병리사, 작업치료사, 식품과학자, 의사, 간호사 및 식품 관련 전문가들로 구성되어졌다. 2012년 토론토에서 10여개국이 참여한 다학제간 국제 전문가 그룹 미팅에서 그 기초가 만들어진 후 변형된 음식과 음료에 대한 용어와 정의에 대해 국제적 표준을 만드는 것을 목표로 실행되었다. 2013-2015년까지의 개발 과정에서 국가별 용어체계의 정리, 57개국의 국제 이해 관계자 협의를 통한 경험적 데이터 수집, 연구문헌에 대한 체계적인 검토가 시행되었다. 또한 삼킴장애 환자와 돌봄 제공자 그룹, 건강 식품 전문가, 삼킴장애 연구자, 식품 제조업체, 점도증진제 업체들에 대한 협력적 피드백을 통한 수정이 진행되었다. IDDSI 위원회는 체계 개발에 대한 목표를 다음과 같이 정하였다.

㉠ 새롭게 표준화된 국제 삼킴장애 식사 체계에 포함되는 고형식의 단계를 정한다.
㉡ 유동식 단계를 정한다.
㉢ 고형식 단계의 공식 명칭을 정한다.
㉣ 유동식 단계의 공식 명칭을 정한다.
㉤ 식사단계에 일련번호를 붙인다.
㉥ 각 단계에 색깔을 적용한다.
㉦ 식사 체계에 대한 그래픽을 만들어 이해를 돕는다.
㉧ 고형식과 유동식 단계의 질감과 특징을 세부적으로 정의한다.
㉨ 실제 사용자들이 다양한 음식과 음료를 각 단계에 맞게 선택할 수 있도록 테스트 방법을 재구성한다.

② 구성

IDDSI 체계는 유동식에서 고형식까지 모두 8단계로 일련번호가 매겨진 피라미드 2개의 연속체 모형이다(그림 4-43). 질감에 따라 0~7단계로 이루어져 있는데 0에서 4단계까지는 유동식을, 3에서 7단계까지는 고형식으로 분류된다. 중간의 3,4 단계는 액체와 고체의 중복 영역으로 흐름의 속성이 유사한 유동식과 고형식 단계에 해당된다. 이 단계에서는 유동식과 고형식사 같은 숫자를 사용하게 된다. 3단계는 액체화된 고형식이면서 점도가 있는 유동식을 의미하고 4

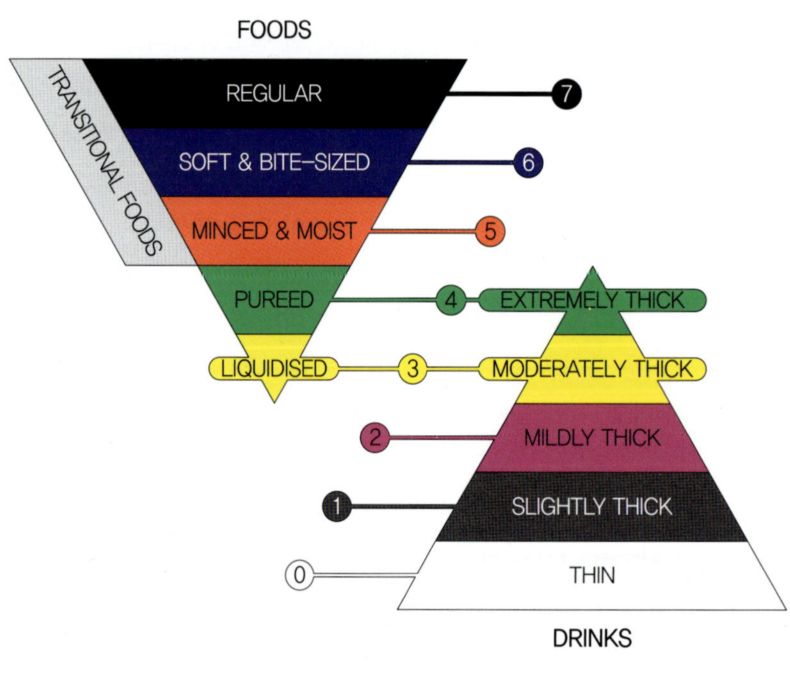

그림 4-43 IDDSI 체계

표 4-13 IDDSI 유동식의 분류

단계	특징		음식 검사 방법
Level 4 최대 점도	Extremely Thick 포크도 가능하지만 거의 숟가락 사용 빨대나 컵으로 마실 수 없음 덩어리가 없으며 씹을 필요 없음 접시에 쌓거나 모양을 만들 수 있음 쏟아지지 않고 매우 천천히 떨어짐 끈적끈적하거나 달라붙지 않음 유동식과 고형식으로 모두 표현 가능 예) 푸딩, 요플레	혀조절이 뚜렷하게 지연되어 있는 경우 깨물기, 씹기는 요구되지 않음 점도를 너무 높이면 잔여물이 남을 위험이 있음 씹거나 삼킬 때 통증이 있는 경우 치아가 없거나 문제가 있는 경우	Fork Drip Test 포크로 뜨면 모양 유지함. 작은 양이 포크 갈래 밑으로 조금 나올 수 있지만 떨어지지 않음 Spoon Tilt Test 스푼으로 뜨면 형태가 유지됨 기울이면 덩어리째로 떨어짐 너무 끈적하거나 달라붙지 않음
Level 3 중등도 점도	Moderately Thick 컵으로 마실 수 있는 액체 빨대로 빨 수 있지만 많은 노력 요함 접시에 모양을 만들거나 쌓을 수 없음 스푼 사용 가능하고 포크로 뜰 수 없음 (포크 사이로 천천히 빠져 나옴) 구강 조작이나 깨물기, 씹기가 필요 없는 부드러운 음식(덩어리, 섬유소, 껍질, 연골, 뼈조각 없음) 예) 아기의 첫 음식, 소스, 과일시럽	혀 조절이 level 2를 다루기에 불충분한 경우 구강조작에 시간 지연이 있는 경우 삼킴시 통증이 있는 경우	IDDSI Flow Test 10ml 주사기 10초 동안 흘러 보낸 후 8ml 남음 Fork Drip Test 포크 사이로 덩어리가 천천히 떨어지고 일부는 포크에 남아 있음. 떨어진 음식은 바닥에 퍼져나감 Spoon Tilt Test 스푼을 기울이면 쉽게 떨어짐. 스푼에 음식이 남아 있지 않음
Level 2 경한 점도	Mildy Thick 스푼에서 빠르게 떨어지지만 액체보다 느림 빨대를 이용하여 마시기 위해서 약간의 노력이 필요 음식의 성상을 손으로 잡아 올릴 수 있음	빠르게 흐르는 액체를 조절해서 삼킬 수 없는 경우 혀의 조절이 약간 지연된 경우	IDDSI Flow Test 10초 동안 10ml 주사기를 통해 흘러내린 후 4–8ml 남음
Level 1 약한 점도	Slightly Thick 물보다 약간 걸쭉함 물보다는 삼키기 위해 힘이 듬 빨대, 주사기, 젖병을 통해 흘러내림 영아용 '역류방지' 분유의 농도와 유사함	일반적인 젖꼭지를 사용할 수 없는 영아들에게 분유의 흐름을 지연시키는 목적으로 사용	IDDSI Flow Test 10초 동안 10ml 주사기를 통해 흘러내린 후 1–4ml 남음
Level 0 점성 없음	Thin 물과 같은 상태로 흐름이 빠름 빨대, 주사기, 젖병 등 모든 도구를 통해 흘러내림 빨대나 컵을 이용하여 마실 수 있음	모든 종류의 액체를 안전하게 삼킬 수 있는 기능적 능력	IDDSI Flow Test 10초 안에 10ml 주사기를 통해 완전히 흘러내림 잔여물이 없음

단계는 퓨레 타입의 고형식이면서 점도가 높은 유동식이다. 또한 5-7단계 식사는 수분 상태 또는 온도에 따라 그 성상이 변할 수 있다. 예를 들면 빵은 7단계에 해당하는 일반식이지만 우유에 적시게 되면 부드럽고 촉촉한 상태가 되어 저작을 많이 하지 않아도 삼킬수 있는 5단계나 6단계 식사에 해당될 수 있다. 이러한 음식을 전환형 식품(transitional foods)이라고 하였고 피라미드의 5-7단계 옆에 부가적으로 표시하였다.

IDDSI 체계에서는 식사 단계를 색깔로 구별하였는데 색맹인 사람들도 쉽게 구별할 수 있도록 6가지 색깔에 블랙과 화이트를 추가하였다. Level 0 흰색; Level 1 회색; Level 2 분홍색; Level 3 노란색; Level 4 녹색; Level 5 오렌지색; Level 6 파란색; 그리고 Level 7 검정색이다.

③ 유동식

기존에 유동식을 분류하는데 사용되었던 'pudding', 'nectar' 라는 용어는 아시아권에서는 일상적으로 섭취하는 음식이 아니기 때문에 이를 기준으로 하는데 있어 이해가 어려웠다. 또한 'honey'는 12개월 미만 아동에게 보툴리누스 중독의 위험이 있어 금기시 되는 음식이기 때문에 'honey thick'이라는 용어가 부적절하게 받아들여진다고 보고하였고 다양한 형태로 존재할 수 있기 때문에 이 용어로 소통하기에는 어려움이 있다고 하였다. 따라서 IDDSI 체계에서는 유동식을 분류하는데 점성(viscosity)을 평가할 수 있는 중력 플로우 검사 방법(Gravity flow testing method)을 개발하고 적용하였다. 이는 걸쭉한 액체가 흐르기 어려운 점에 착안하여 주사기를 이용하여 10초 동안 변화되는 양을 기록하는 방법이다(표 4-13).

④ 고형식

IDDSI 체계에서 고형식은 모두 5단계로 3-7단계에 해당된다. 각 단계의 음식을 선택할 때는 음식의 딱딱한 정도, 응집성, 점도 등의 기계적 성질(mechanical properties)과 크기, 모양 등의 기하학적 성질(geometrical properties)을 모두 고려하여 측정할 수 있다. 음식을 씹은 후에 성질은 거친 정도, 수분 정도, 침을 흡수하는 능력, 섬유질 등에 의해 결정된다. 특히 수분은 삼키기 전 음식의 준비 상태를 결정하는 중요한 요인이다. IDDSI에서는 응집도나 견고함을 평가하기 위해 포크 압력 검사(fork pressure test)와 젓가락과 손가락 압력 검사(chopsticks and finger pressure testing)를 제시하였다.

또한 삼킴장애 환자에게 고형식을 제공할 때 음식의 크기는 안전을 위해 매우 중요한 요소가 되는데 2-4 mm를 건강한 성인이 안전하게 삼킬 수 있는 크기로 보고 있다. 성인의 경우 기관의 너비는 평균 22mm~17mm 정도이며 이보다 큰 음식이 흡인이 되었을 때 숨막힘의 원인이 될 수 있기 때문에 성인의 경우 약 엄지손톱 크기나 포크너비 정도인 1.5*1.5cm 이하로, 5세 이하 아동의 경우 0.8cm 이하로 제공한다(표 4-14).

(3) National Dysphagia Diet(NDD) 체계와 International Dysphagia Diet Standardisation Initiative (IDDSI) 체계의 비교

IDDSI는 현재까지 유일하게 다학제적 전문가 그룹에 의해 개발되어 인정받고 지원되는 식단 프레임워크이다.

1. NDD 및 IDDSI 체계 모두 씹기 및/또는 삼키기 어려운 사람들을 위한 음식 및 음료의 재질을 변형하는 것에 기초한다.
2. NDD 체계는 새로운 연구와 모범 사례가 나올 때까지 발전하고 수정하는 것으로 의도되어 개발되었다.

   Steele 등(2015)에 의한 체계적인 검토에 따르면 다양한 문화, 케어 환경, 연령대에서 삼킴장애 환자에게 사용되는 질감 변형 식품 및 농도 변형 액체를 설명하기 의해서는 세계적으로 표준화된 용어 및

표 4-14 IDDSI 고형식의 분류

단계	특징		음식 검사 방법
Level 7 일반식	Regular food 모든 식사도구를 음식에 맞게 사용	쉽게 지치지 않고 모든 음식을 씹을 능력 요구됨 뼈 또는 가시 제거 기능이 안전을 위해 요구됨	
Level 6 한입 크기의 부드러운 음식	Soft & Bite-Sized 스푼, 포크, 젓가락으로 쉽게 자를 수 있는 음식(자르기 위해 칼이 필요하지 않음) 부드럽고 촉촉한 한입 크기의 음식으로 삼키기 위해 씹기가 요구됨 씹었을 때 물이 나오지 않음 예) 부드럽게 조리된 가시 없는 생선, 과즙을 빼낸 과일, 찌거나 삶은 채소, 끈적한 소스가 있는 부드럽게 조리된 고기, 야채 카레 등 크기 : 성인 1.5 * 1.5cm 5세 이하 0.8 cm 이하	음식을 깨물어 자를 필요는 없으나 씹는 능력 요구됨 음식을 조작하기 위한 혀의 근력과 조절 능력 요구됨 씹을 때 통증이나 피로감이 있는 경우 치아 문제가 있는 경우	Fork Pressure Test 포크로 눌렀을 때(엄지손톱 색깔이 하얗게 변화될 정도) 음식물이 잘라지거나 부서짐 음식의 원형이 없어지고 흩어짐 Chopstick Test 음식을 작은 조각으로 자르기 위해 젓가락을 사용할 수 있음 Finger Test 엄지손톱 크기(1.5*1.5mm)의 음식물을 엄지와 검지로 누르면 (엄지손톱의 색깔이 하얗게 변할 정도의 힘) 뭉개지고 원형으로 복원이 되지 않는다.
Level 5 촉촉하게 다진 음식	Minced & Moist 스푼, 포크를 이용하여 섭취 접시에 쌓고 모양을 만들 수 있음 혀의 압력으로 쉽게 뭉개지고 약간의 씹기 필요함 부드럽고 촉촉하며 씹었을 때 물이 나오지 않음 크기 : 성인 0.4cm, 5세 이하 0.2cm 이하 예) 잘게 갈거나 짓이겨 놓은 고기, 생선 등	음식을 깨물어 자를 필요는 없으나 혀의 압력으로 음식을 자를 수 있고 최소한으로 씹는 능력 요구됨 씹을 때 통증이나 피로감이 있는 경우 치아 문제가 있는 경우	Fork Pressure Test 포크로 눌렀을 때(엄지손톱 색깔 변화 없는 정도) 쉽게 분리 되고 포크 사이로 일부분 올라오는 단계 Finger Test 손가락으로 쉽게 잡을 수 있다. 음식물을 엄지와 검지로 누르면 쉽게 뭉개진다. 촉촉함이 느껴지고 손가락에 묻어난다. Chopstick Test 조작 능력이 좋은 사람은 젓가락으로 집을 수 있다. Fork Drip Test 포크로 뜨면 그대로 원형이 유지된다. 포크 사이로 음식이 나오지 않는다.
Level 4 최대 점도	Extremely Thick 포크도 가능하지만 거의 숟가락 사용 빨대나 컵으로 마실 수 없음 덩어리가 없으며 씹을 필요 없음 접시에 쌓거나 모양을 만들 수 있음 쏟아지지 않고 매우 천천히 떨어짐 끈적끈적하거나 달라붙지 않음 유동식과 고형식으로 모두 표현 가능 예) 푸딩, 요플레	혀조절이 뚜렷하게 지연되어 있는 경우 깨물기, 씹기는 요구되지 않음 점도를 너무 높이면 잔여물이 남을 위험이 있음 씹거나 삼킬 때 통증이 있는 경우 치아가 없거나 문제가 있는 경우	Fork Drip Test 포크로 뜨면 모양 유지함. 작은 양이 포크 갈래 밑으로 조금 나올 수 있지만 떨어지지 않음 Spoon Tilt Test 스푼으로 뜨면 형태가 유지됨 기울이면 덩어리째로 떨어짐 너무 끈적하거나 달라붙지 않음 Finger Test 손가락으로 잡는 것이 가능하지만 대부분 손가락 사이로 미끄러져 빠지고 일부는 남는다.
Level 3 중등도 점도	Moderately Thick 컵으로 마실 수 있는 액체 빨대로 빨 수 있지만 많은 노력 요함 접시에 모양을 만들거나 쌓을 수 없음 스푼 사용 가능하고 포크로 뜰 수 없음(포크 사이로 천 천히 빠져 나옴) 구강 조작이나 깨물기, 씹기가 필요 없는 부드러운 음식 (덩어리, 섬유소, 껍질, 연골, 뼈조각 없음) 예) 아기의 첫 음식, 소스, 과일시럽	혀 조절이 level 2를 다루기에 불충분한 경우 구강 조작에 시간 지연이 있는 경우 삼킴시 통증이 있는 경우	IDDSI Flow Test 10ml 주사기 10초 동안 흘러 보낸 후 8ml 남음 Fork Drip Test 포크 사이로 덩어리가 천천히 떨어지고 일부는 포크에 남아 있음. 떨어진 음식은 바닥에 퍼져나감 Spoon Tilt Test 스푼을 기울이면 쉽게 떨어짐. 스푼에 음식이 남아 있지 않음 Finger Test 손가락으로 잡을 수 없다. 손가락이 코팅되는 정도로 남는다.

정의 개발에 대한 긴급성에 대해 보고하였다.

3. NDD와 IDDSI는 일부 유사한 내용을 가지고 있다. 최종 IDDSI 프레임워크는 8단계(0–7)의 연속체로 구성된다.
4. 유동식에 대한 NDD 라벨은 IDDSI 라벨로 쉽게 전환된다. IDDSI는 더 명확한 라벨로 구성되어 있다. 그리고 안전성을 위해 식단 수준의 음식과 음료에 대해 더 많은 설명을 추가하였다.

a. 이 라벨링 시스템은 교육을 용이하게 하고 정확한 식별이 가능하며 의사소통을 향상시키는 것으로 나타났다.

예를 들어, IDDSI는 묽은 액체류인 'thin' 음료를 0, 흰색, thin으로 식별할 수 있도록 더 많은 옵션을 가지고 있다(그림 4–44)

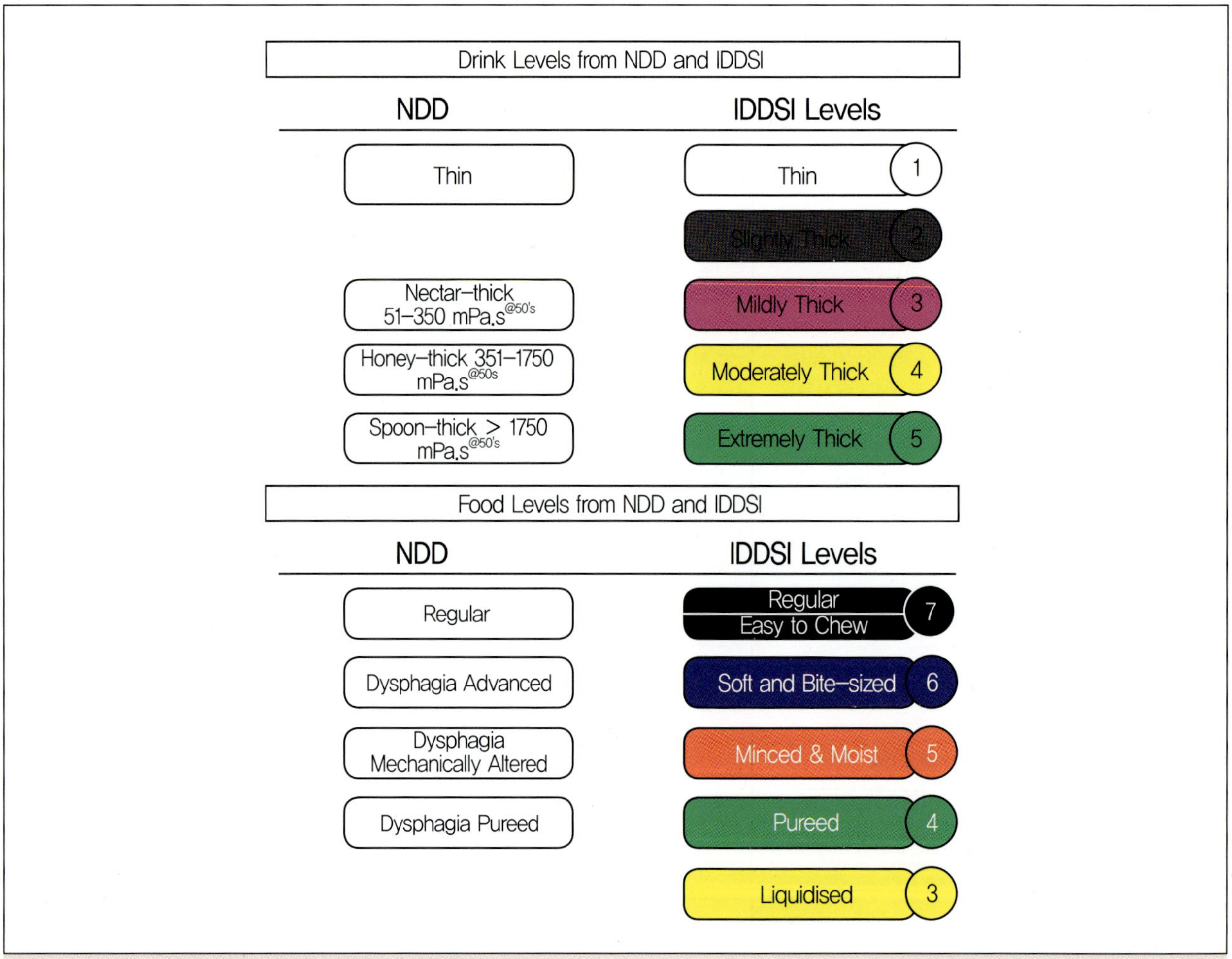

그림 4–44 NDD체계와 IDDSI프레임워크의 매칭(Created by USTIRG; Last revised July 2021)

확인문제

1. 스푼 기울이기 검사로 점도를 테스트하는 방법이다. 점도의 이름, 해당되는 음식을 기술하세요.

점도의 단계			
형태	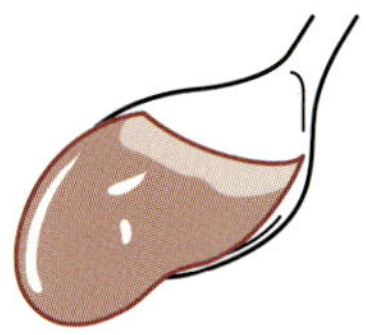	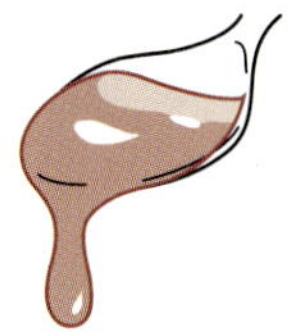	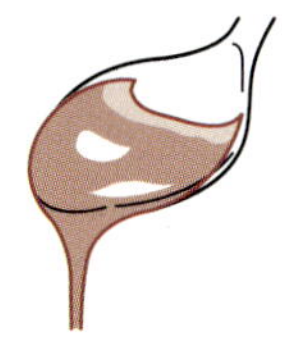
점도의 정도	스푼을 기울여도 액체가 떨어지지 않고 숟가락에 붙어있는 점도	스푼을 기울이면 천천히 떨어지면서 숟가 락 끝에 덩어리가 달려있는 점도	스푼을 기울이면 끈적임 없이 모두 흘러내 리고 숟가락에 코팅상태로 남는 점도
해당되는 음식			

2. 삼킴장애 환자에게 음식의 질감을 거칠게 하여 적용하였을 때 장점을 기술하세요.

3. IDDSI 프레임워크에 NDD 체계를 매칭하여 설명하세요.

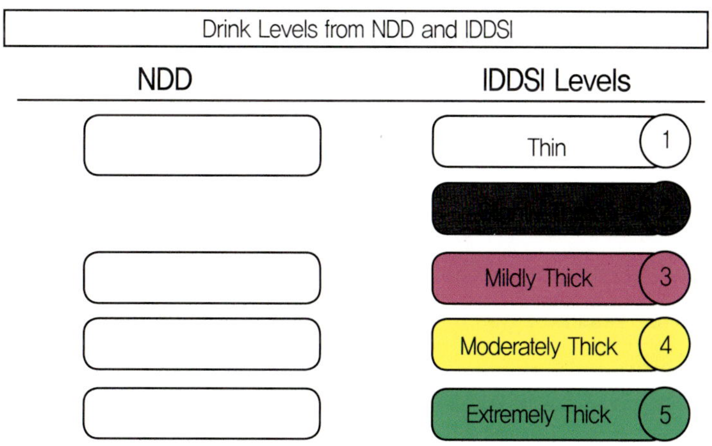

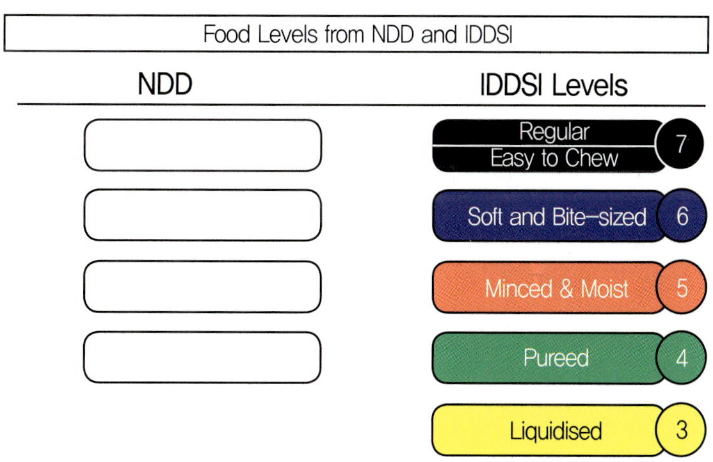

참고문헌

대한연하장애학회. (2017). 연하장애. 서울: 군자출판사.

정성근, 이성재, 현정근, 박석건. (1997). 삼킴장애 환자에서 자세와 음식물 성상 변화에 따른 효과. 대한재활의학회지. 21;20-29. 21.

쯔바하라 아키오 (오병모 역). (2009). 알기쉬운 연하장애. 서울: 군자출판사.

Barlow S, Saltmarsh M. (2013). Essential Guide to Food Additives. Cambridge: Royal Society of Chemistry.

Cho HM, Yoo W, Yoo B. (2015). Effect of NaCl Addition on Rheological Behaviors of Commercial GumBased Food Thickener Used for Dysphagia Diets. Preventive nutrition and food science, 20:137-42.

Cichero JA, Steele C, Duivestein J, et al. (2013). The Need for International Terminology and Definitions for Texture-Modified Foods and Thickened Liquids Used in Dysphagia Management: Foundations of a Global Initiative. Curr Phys Med Rehabil Rep, 1:280-91.

Cichero JAY, Murdoch BE. (2006). Dysphagia: Foundation, Theory and Practice. Chichester, UK: John Wiley & Sons Ltd.

Cola PC, Gatto AR, da Silva RG, Spadotto AA, Ribeiro PW, Schelp AO, Carvalho LR, Henry MA. (2012). Taste and temperature in swallowing transit time after stroke. Cerebrovasc Dis Extra, 2:45-51.

Crary MA, Carnaby-Mann GD, Groher ME. Helseth E. (2004). Functional Benefits of dysphagia therapy using adjunctive biofeedback. Dysphagia, 19:160-164.

Djagny VB, Wang Z, Xu S. (2001). Gelatin: a valuable protein for food and pharmaceutical industries: review. Crit Rev Food Sci Nutr, 41:481-92.

Dwyer J. Nutrient Requirements and Dietary Assessment. In: Kasper D, Fauci A, Hauser S, Longo D, Jameson JL, Loscalzo J, eds. (2015). Harrison's Principles of Internal Medicine, 19e. New York, NY: McGrawHill Education.

Ebihara S, Kohzuki M, Sumi Y, Ebihara T. (2011). Sensory stimulation to improve swallowing reflex and prevent aspiration pneumonia in elderly dysphagic people. J Pharmacolsci, 115:99-104.

Fishman GC, Sonies BC. (2002). Effects of systematic bolus viscosity and volume changes on hyoid movement kinematics. Dysphagia, 17:278-287.

Garin N, De Pourcq JT, Martin-Venegas R, Cardona D, Gich I, Mangues MA. (2014). Viscosity differences between thickened beverages suitable for elderly patients with dysphagia. Dysphagia, 29:483-8.

Hanson, B., O'Leary, M. T., & Smith, C. H. (2012). The effect of saliva on the viscosity of thickened drinks. Dysphagia, 27, 10-19

Hanson B, (2012). The effect of saliva on the viscosity of thickened drinks. Dysphagia, 27:10-19.

Hanson B. (2016). A review of diet standardization and bolus rheology in the management of dysphagia. Curr Opin Otolaryngol Head Neck Surg, 24:183-90.

Hiss, S. G., Strauss, M., Treole, K., Stuart, A., & Boutilier, S. (2004). Effects of age, gender, bolus volume, bolus viscosity, and gustation on swallowing apnea onset relative to lingual bolus propulsion onset in normal adults.

Inamoto, Y., Saitoh, E., Okada, S., Kagaya, H., Shibata, S., Ota, K., ... & Palmer, J. B. (2013). The effect of bolus viscosity on laryngeal closure in swallowing: kinematic analysis using 320-row area detector CT. Dysphagia, 28, 33-42.

International Dysphagia Diet Standardisation Initiative. (2015). Global standardised terminology and definitions for texture modified foods and thickened drinks. http://iddsi.org/resources/framework/.)

Kim SG, Yoo W, Yoo B. (2014). Effect of thickener type on the rheological properties of hot thickened soups suitable for elderly people with swallowing difficulty. Preventive nutrition and food science, 19:358-62.

Krival K, Bates C. (2012). Effects of club soda and ginger brew on linguapalatal pressures in healthy swallowing. Dysphagia, 27:228-239.

Lee KL, Kim DY, Kim WH, Kim EJ, Lee WS, Hahn SJ, Kang MS, Ahn SY. (2012). The influence of sour taste on dysphagia in brain injury: blind study. Ann Rehabil Med, 36:365-370.

National Dysphagia Diet Task Force. (2002). National dysphagia diet: standardization for optimal care. Chicago: American Dietetic Association.

Park JW, Kim IJ, Lee HJ. (2016). Fork test: A new simple and reliable consistency measurement for the dysphagia diet. Geriatr Nurs, 37:292-5.

Robbins J, Gensler G, Hind J, et al. (2008). Comparison of 2 interventions for liquid aspiration on pneumonia incidence: a randomized trial. Ann Intern Med, 148:509-18.

Rosenbek, J.C., Roecker, E.B., Wood, J.L., Robbins, J. (1996). Thermal application reduces the duration of stage transition after stroke. Dysphagia, 11;225-233.

Selinger M, Prescott TE, Hoffman I. (1994). Temperature accelerationin cold oral stimulation. Dysphagia, 9:83-87.

Shim JS, Oh BM, Han TR. (2013). Factors associated with compliance with viscosity-modified diet among dysphagic patients. Annals of rehabilitation medicine, 37:628-32.

Steele CM, Alsanei WA, Ayanikalath S, et al. (2015). The influence of food texture and liquid consistency modification on swallowing physiology and function: a systematic review. Dysphagia, 30:2-26.

Steven BL, Debra MS, Barry GG. (2011). Silent aspiration risk is volume-dependent. Dysphagia, 26:304-309.

Teismann IK, Steinsträter O, Warnecke T, Suntrup S, Ringelstein1 EB, Pantev C, Dziewas R. (2009). Tactile thermal oral stimulation increases the cortical representation of swallowing. BMC Neuroscience, 10:710-717.

Williams FH, Hopkins B. Nutrition in Physical Medicine and Rehabilitation. In: DeLisa JA, Gans BM, Walsh NE, eds. (2005). Physical medicine and rehabilitation : principles and practice. 4th ed. Philadelphia: Lippincott Williams & Wilkins.

Wright L, Cotter D, Hickson M, Frost G. (2005). Comparison of energy and protein intakes of older people consuming a texture modified diet with a normal hospital diet. J Hum Nutr Diet, 18:213-9.

https://automationforum.co/what-is-viscometer-and-different-types-and-application-of-viscometer/

https://www.rheosfood.com/product/product2.html

6 제6장

SWALLOWING DISORDER

정상삼킴 과정

회복적 기법은 삼킴과 관련된 신경근육 시스템을 재훈련하며 이를 통해 생리학적인 메커니즘을 근본적으로 변화시키는 신경가소성의 원리에 의해 치료의 장기적인 효과를 기대한다. 이러한 중재전략에는 촉진기법, 운동기법, 삼킴수기, 신경근 전기자극 등이 포함된다. 촉진기법은 삼킴에 대한 정보를 입력하는 감각시스템을 자극하는 방법과 반사를 정상화 시키는 방법이 있다. 운동기법은 크게 구강인두, 후두운동, 호흡근훈련으로 분류되는데 삼킴단계별로 문제가 되는 부분의 가동범위, 근력, 협응력, 지구력 등을 훈련하여 전반적인 삼킴기능을 회복시키는 방법이다. 삼킴수기는 앞서 보상기법에서 설명한 바와 같이 보상기법으로 개발되었으나 반복 사용시 장기적 효과를 기대할 수 있다 하여 회복적 기법으로 분류하기도 한다. 신경전기자극은 전류를 통해 신경근, 감각 시스템을 자극하여 움직임을 회복시키는 방법으로 반복적 경두개 자기자극, 경두개 직류자극, 인두전기자극, 신경근 전기자극 등이 있다(그림 4-45).

환자의 기능에 따라 이러한 전략들을 치료세션에서 반복적으로 훈련하기도 하고, 식사 시간에 적용하기도 한다. 치료사는 객관적 검사 및 임상평가를 통하여 환자에게 어떠한 치료방법이 적합할지 결정한다. 효과적인 치료를 위해서는 초기 평가 후 치료 프로그램을 적용하고 일정한 주기로 재평가를 시행하여 환자의 상태의 호전에 따라 식사 변형을 시행한다.

1 촉진 기법

1) 감각자극

삼킴기능 향상을 위한 감각자극은 촉각, 온도 자극을 포함한 물리적 자극과 화학적 자극으로 분류할 수 있다.

물리적 자극으로 쓰다듬기, 빠르게 두드리기 등의 접촉 자극은 구강내 삼킴 근육의 근긴장도를 촉진할 수 있고 천천히 누르는 압박은 근긴장도를 억제할 수 있다. 음식 덩어리가 작은 것 보다는 큰 음식덩이를 삼키게 하면 인두근육의 활성도를 촉진하고, 4.0mmHg 이하의 FEES 공기퍼프(air puff)를 모뿔연골(arytenoid cartilage)부위에 자극하게 되면 인두 삼킴을 촉진하고

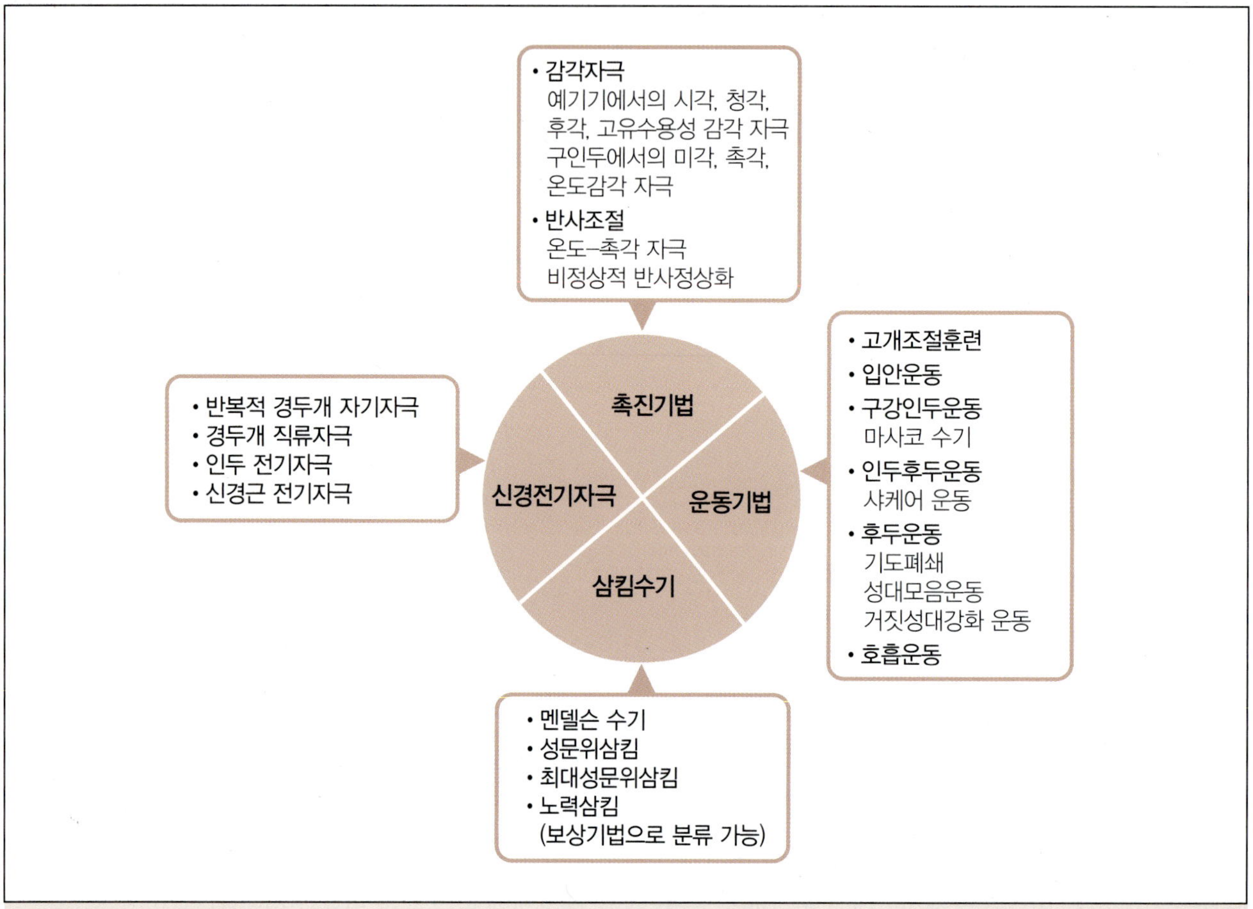

그림 4-45 회복적 기법의 종류

후두의 감각을 향상시킬 수 있다. 또한 전기와 자석을 이용한 물리적 자극도 삼킴을 증진시킬 수 있으며 시상하핵 자극(stimulation of the subthalamic nucleus; STN)은 파킨슨 병 환자를 대상으로 발성과 조음에 영향을 미쳐 삼킴기능을 증진시키는 것으로 보고되고 있다. 차갑고 뜨거운 온도자극은 근긴장도를 촉진시키거나 이완시키는 효과가 있으며, 삼킴장애 환자에게 적용하고 있는 앞입천장활(anterior faucial pillars)에 적용되는 '온도촉각자극'은 삼킴반사를 빠르게 기시하는데 효과가 있다고 하였다.

화학적 자극으로 일시적 수용체 전위(TRP) 작용체는 다양한 세포유형의 원형질막에 위치한 이온 채널그룹으로 통증, 미각 등 다양한 감각을 전달하는 매개체로 쓰인다. TRP 작용제로는 캡시노이드(capsinoids), 적포도주의 폴리페놀, 후추의 피페린(piperine), 생강, 멘톨, 탄산수(carbonated water)가 있다. 또한 화학적 자극인 맛과 향이 나는 음식물은 타액의 양을 증가시켜 인두삼킴을 촉진시키며 특히 레몬과 같은 신맛의 음식은 삼킴반사를 촉진시킨다. 후추오일의 향으로 후각을 자극하면 삼키는 반사가 증진된다고도 보고가 되었다(표 4-15).

(1) 삼킴 단계에서의 감각자극

삼킴이 일어나기 위해서는 뇌 전두엽에 위치해 있을 것이라고 추정되는 구강운동 반응을 실행하는 운동 프로그래밍과 입 안의 음식물에 대해 인식하는 중추와 말초 신경계의 작용이 필요하다. 인두기 삼킴이 구강내 감각자극에 의해서 시작되는 것으로 생각하는 경우가

표 4-15 감각자극의 종류

	종류	중추 자극	말초 자극
물리적	촉각	접촉(touch): 쓰다듬기, 빠르게 두드리기 압력: 천천히 누르기, 큰 음식덩이, FEES의 공기퍼프(air puffs)를 이용한 후두 감각자극	
	전기	경두개직류자극(tDCS) 시상하핵 자극(stimulation of the subthalamic nucleus; STN)	신경근 자극치료(NMES) 인두 전기자극(PES)
	자석	반복적 경두개자기자극(rTMS)	반복 주변 자기 자극(TPMS)
	온도	뜨거운물, 차가운 온도(온도-촉각자극)	
화학적	일시적 수용체 전위(TRP) 작용제	캡시노이드(Capsinoids), 적포도주의 폴리페놀 후추의 피페린(Piperine), 생강, 멘톨 탄산수 (Carbonated water)	
	맛, 향 향기	달콤한 맛, 신맛 향이나는 음료, 검은 후추	

많으나, 인두삼킴에 대한 자극은 구강에 음식이 들어가기 이전, 차려진 음식을 보고 입 안에 음식을 스스로 넣는 것부터 시작된다. 그러므로 삼킴의 시작은 운동계획과 음식물이 입 안으로 다가오는 감각 인식에서부터 시작되며 관련된 감각자극은 구강전 단계에서의 외부수용기(시각, 청각, 후각, 촉각 등) 및 내부수용기(고유수용성 감각)의 감각자극이 있다. 또한 입으로 음식이 들어온 후 음식덩어리 형성과 이동, 씹기활동 과정에서 제공되는 감각자극 등 다양한 측면에서 효과를 고려하여 적용해야 한다(그림 4-46) .

① 예기기(Anticipatory stage 또는 pre-oral stage)에서의 감각자극

정상삼킴의 단계는 일반적으로 크게 구강기, 인두기, 식도기로 분류되고 있다. 3가지 단계 안에서 구강, 인후두, 식도에 자극을 주면 감각신경을 통하여 대뇌겉질을 포함한 뇌의 다양한 영역과 특히 숨뇌의 외측에 위치한 중심패턴발생기(Central patern generator; CPG)를 거쳐 삼킴반사에 대한 신경생리학적 조절이 일어나게 된다. 그러나 인간의 먹기 활동은 음식을 입에 넣기 전 단계부터 일어나게 되는데, 음식이 입으로 들어가기 이전 예기기(anticipatory phase) 단계에서는, 음식물과 '먹기' 라는 행동에 대한 정보가 시각, 청각, 후각, 촉각, 고유수용성 감각 등의 감각기관과 신경을 통해 겉질에 도달하게 되고, 겉질은 음식물의 특성(성상, 크기, 경도, 색감 등)을 파악하고 내재되어 있는 경험에 의한 정보를 바탕으로 하여 숨뇌의 외측에 위치한 중심패턴발생기(Central patern generator; CPG)의 삼킴반사를 자극시켜 타액의 분비를 일으키며, 음식물을 받아들이기 위한 준비를 하게 된다.

현존하는 대부분 삼킴장애 치료법은 구강 움직임(혀, 볼, 입술운동), 인두 움직임(마사코 수기, 샤케어 운동), 후두 움직임(기도폐쇄운동, 성대운동)과 관련된 근력 강화 운동에 주로 초점이 맞춰져 있다. 하지만 삼킴장애의 원인을 근육의 약화의 관점에서만 판단할 수는 없다. 최근 연구에 따르면 생체역학적인 치료방법을 벗어나 삼킴 관련 근육의 협응 또는 타이

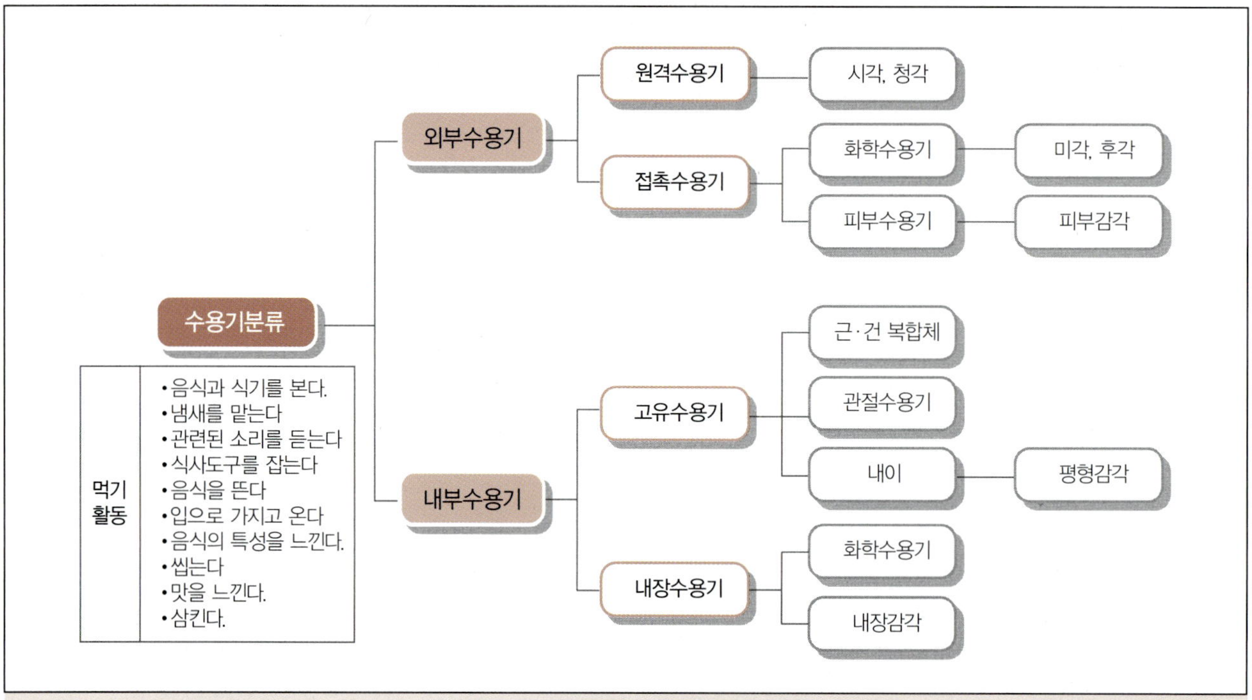

그림 4-46 삼킴과 감각수용기 체계

밍을 조절하는 겉질을 자극하거나 촉진하는 훈련, 혹은 삼킴과 관련된 신경망을 활성화하는 인지행동학적 훈련의 효과에 대해 연구되고 있다. 임상치료에서도 기술 기반의 삼킴(skill-based swallow)의 관점에서 중재를 접근할 필요가 있다.

'먹기' 라는 활동을 분석해 보면 음식을 떠서 입으로 가져갈 때 관절의 움직임과 몸통을 조절하는 고유감각의 활성화와 음식을 보고, 관련된 소리를 듣고, 도구를 만지는 등의 외부 감각을 통해 전형적인 예측감각운동 신호가 발생하게 된다. 이 신호는 다양한 음식을 삼키기 위한 운동 계획 및 프로그래밍을 통해 삼킬 수 있는 준비를 하게 한다. 즉, 음식을 먹는 활동은 다감각적 통합 활동이며, 음식을 보고, 냄새를 맡고, 소리를 들으며, 입으로 가져오는 과정은 결합된 지각에 기반하여 이전에 학습된 경험을 통해 나타나는 결과이다. 예기기에서의 다양한 감각자극이 삼킴기능에 효과적인지에 대한 연구가 다양하게 시도되었다.

시각자극과 관련된 연구로 음식 사진과 음식과 관련 없는 물건(예: 가위 사진)의 사진을 제공했을 때, 음식 관련 시각적 자극이 자발적인 삼킴의 시작을 촉진한다고 보고했으며, 다른 연구에서는 스테이크, 햄버거, 피자 등 음식 사진으로 구성된 일련의 시각적 자극이 삼킴과 관련된 뇌 영역의 활성화에 중요한 영향을 미친다고 보고했다. 또 다른 연구에서는 물잔을 입에 대고 마시는 사람의 사진을 제공했을 때, 거울신경(Mirror neuron)의 활성화를 통해 삼킴기능의 개선을 보였다고 하였다. 또한 음식과 관련된 후각 자극으로 블랙페퍼오일, 레몬 농축액 등의 자극을 제공하였을 때 삼킴반사에 대한 효과가 보고되었고 물 먹는 소리, 섭취할 음식의 이름(사과 주스, 야채 주스, 물)과 음식 씹는 소리(예: 딱딱한 채소, 과자) 같은 청각 자극을 제공했을 때, 음식에 대한 인식과 삼킴반응, 운동 기능을 향상시킨다고 보고하였다.

최근에는 단일 감각 자극에 대한 효과 뿐 아니라 삼킴을 위한 다중 감각 자극의 중요성이 강조되고 있

더 알아가기

■ 단일 혹은 복합적으로 적용되는 감각자극

- **시각자극** : 음식을 먹는 동영상이나 선호하는 음식 사진을 보여주어 삼킴반사를 촉진할 수 있다.
- **청각자극** : 씹는 소리, 물 마시는 소리 등을 들려주어 삼킴반사, 타액 분비를 촉진할 수 있다.
- **후각자극** : 후추, 레몬 등 자극적인 냄새 또는 개인이 이전에 좋아했던 냄새를 맡게 하여 삼킴반사, 타액 분비를 촉진할 수 있다.
- **촉각자극** : 숟가락, 포크, 컵 등 식사 도구를 잡았을 때 '삼키기'라는 연속되는 행동사슬 (action chain)을 자극하는 효과가 있다.
- **고유수용성 감각** : 도구를 잡고 입으로 가져가는 동작은 행동사슬을 통해 삼키기 동작을 준비하는 타이밍을 향상시킨다. 고유수용성 감각은 먹기 자세 유지를 위해 중요한 역할을 하는데 목 자세가 불안정한 환자의 경우, 바르게 앉은 상태에서 정수리를 아래 방향으로 가볍게 압박을 하면 고유수용성 감각이 자극되어 자신의 자세에 대해 인식할 수 있게 된다. 몇 차례 압박을 통해 고유수용성 감각체계에 자극을 제공한 후, 고개를 가운데로 유지하도록 하고 목 자세가 바르게 정렬될 수 있도록 촉진한다.

다. 물을 마시는 동영상과(시각) 소리를(청각) 동시에 제공했을 때 단일감각을 자극했을 때 보다 삼킴 관련 근육의 활성화가 향상되었으며, 국내 연구에서도 후추오일향으로 후각 자극, 물을 삼키는 모습, 삼킴 소리가 담긴 영상을 제공했을 때 삼킴기능에 긍정적인 효과가 있음을 보고하였다. 또 다른 관점으로 먹기과정에서 고유수용성, 시각, 청각 등의 감각을 차단하게 되면 삼키기/식사 관련 입 움직임이 저하되는 등 부정적인 결과가 나타나는 것을 통해서 구강 전 감각운동 정보를 제공하는 것의 중요성을 증명한 연구도 있다.

따라서 식사 과제와 같은 의미 있는 활동을 통해 제공되는 지각 및 인지 과정과 통합된 다감각 자극은 겉질의 반응을 활성화할 수 있다. 이는 삼킴반사를 자극하여 삼킴의 시작, 속도, 빈도를 향상시킬 수 있음을 인식하여야 한다. 예기기에서 나타날 수 있는 삼킴반사 지연, 각성상태 저하, 인지 저하, 음식에 대한 인식 저하, 구강으로의 섭식이 어려운 경우 등 다양한 증상에 대해 단일 혹은 복합적으로 적용되는 감각자극을 시행할 수 있다.

② 구강준비기/구강기에서의 감각자극

음식이 구강에 들어가면 자극은 구심성 신경로를 거쳐 뇌신경 5,7번을 통해 뇌줄기 또는 겉질에 감각을 입력하게 된다. 음식을 통해 입력되는 자극은 촉각자극, 화학적 자극, 온도자극 등 복합적인 자극의 형태가 된다. 혀와 물렁입천장에 있는 촉각 및 압력 수용체는 음식의 무게, 점도, 재질 등의 다양한 자극을 전달하게 된다. 또한 씹기를 하면 상악과 하악에서 삼차감각섬유를 자극하게 되고 혀 모양과 관련된 입력을 가이드 하기 위해 중추신경계가 활성화된다.

맛과 관련된 감각수용체에는 미각, 후각, 구강화학 수용체가 있다. 미각 수용체는 대부분 혀의 상피에 있으며 안면 및 설인두 신경에 의해 매개된다. 맛에 대한 정보를 중추신경계로 중계하는 곳은 연수에 있는 고립로핵(solitary nucleus)이며 이 정보는 복측후내측 시상핵(ventral posteromedial thalamic nucleus)을 통해 제1차 미각 겉질을 거쳐 제2차 미각 겉질로 전달된다고 알려져 있다. 미각은 좌우가 바뀌지 않은 채로(ipsilateral) 전달된다. 후각 수용체는 화학물질을 검출하는 세포로 코안 상피에 있으며 후각신경에 의해 매개되며 우리 주변의 공기에서 화학물질을 검출하고, 우리가 마시고 씹을 때 구강과 코안으로 방출되는 화학물질을 검출하는 것을 포함한다. 미각과 후각은 서로 밀접하게 연관되어 있고 구강 화학 수용체는 구강 상피 전체(특히 혀)에 분포하며, 삼차신경 및 설인두신경에 의해 매개된다. 이 수용체들 중 일부는 뜨거운 온도와 고추의 캡사이신, 생강의 진저롤, 탄산 등의 화학물질에 의해 활성화되고 또 다른 수용체들은 차가운 온도와 멘톨 등의 화학물질에 의해 활성화된다.

따라서 식사를 할 때 입안의 기계, 화학, 온도 감각 수용기는 지속적으로 음식의 재질, 점도, 부피, 무게 등의 성상을 감지하여 중심패턴생성기를 자극하게 되어 반사적 인두 삼킴을 유발하기도 하고, 신경 제어 중심(neural control center)에서 일관적인 형태가 되도록 씹거나 음식덩이를 형성하고 혀에서 인두로 밀어내는 힘을 조정하여 효율적으로 이동할 수 있도록 한다. 따라서 삼킴장애 환자에게 다양한 감각자극과 음식의 변형을 통한 자극은 감각시스템을 회복하고 효율적인 삼킴기능을 회복하기 위한 촉진기법으로 적용될 수 있다.

③ 인두기와 식도기에서의 감각자극

감각경로는 구강기에만 국한되는 것은 아니다. 음식이 구강에 들어가면 뇌신경 5,7번과 더불어 9번, 10번 뇌신경이 활성화된다. 이러한 감각정보는 뇌줄기의 고립로핵을 자극하게 되고 대뇌겉질을 활성화하여 인두삼킴반사 기시를 촉진하는 작용을 하게 된다. 또한 음식이 인두에서 식도로 진입하게 되면 감각 입력은 식도의 신경절을 통해 뇌줄기와 국소적 신경 루프를 만들게 되고, 뇌줄기에 직접 연접된 심부압박 촉각수용체(deep pressure tactile receptors)가 활성화된다. 따라서 식도로 음식덩이를 유입시켰을 때 감각이 자극되면서 연동운동이 유발되고 이로 인해 자동적인 인두 삼킴이 반복적으로 유발된다.

그러므로 다양한 운동치료와 삼킴수기 등이 삼킴기능을 향상시킨다는 다양한 연구결과가 있음에도 불구하고, 음식물을 직접 삼키도록 하여 구강에서 인두, 식도로 음식물을 이동시키는 직접치료(indiect therapy) 방법이 감각/운동 시스템을 통합적으로 활성화시킬 수 있기 때문에 더욱 효과적일 것이라 예측할 수 있다. 음식변형 외에 인두에 직접 전기적 자극을 제공하는 방법이 있지만 아직까지 그 효과가 뚜렷하게 증명되지는 않은 상태이며 적용대상에 있어 제한적일 수 있다.

(2) 비정상적 감각 유형에 따른 감각조절

비정상적 감각은 다양한 원인에 의해 발생될 수 있다. 신체의 감각 결손이 중추 매개 또는 말초신경의 손상에서 기인하는 것과 같이 구강/인두에서 비정상적 감각은 대뇌겉질, 숨뇌 등 중추신경계의 손상이나 뇌신경의 손상에 기인한다. 뇌신경은 다른 말초신경과 같이 재생될 수 있는 가능성이 있으나 뇌신경 세포체(뇌신경핵)는 뇌줄기안이나 또는 중추신경계 안에 위치해 있으므로 질병이나 손상으로 인해 손상되면 재생되기 어렵다. 따라서 기능 회복이 불가능할 수도 있고 대부분의 뇌신경들의 정보전달은 신체를 교차하지 않기 때문에 동측의 신체 손상이 나타나게 된다.

감각체계가 손상된 경우 구강, 인두, 식도 단계에서 감각 입력이 제공되더라도 삼킴 과정에서 이러한 정보의 전달이 원활하지 않아 효율적인 삼킴을 할 수 없게 된다. 비정상적인 감각은 감각의 저하뿐 아니라 과민감각 및 이상감각을 가진 경우도 있다. 감각 손상 중재의 개념은 감소되거나 소실된 감각으로 인해 2차적 상해가 없도록 보호감각과 보상적인 방법을 교육하는 것이다. 보호감각으로 구강내 온도감각과 통각이 보존되어 있는지 확인하고, 소실된 감각을 보상하기 위해 시각을 활용하여 보상하도록 한다. 특히 삼킴장애 환자의 경우 후두의 감각 손실이 있는 경우 무증상흡인(silent aspiration)이 일어나게 되고, 그 결과로 음식 잔여물이 폐로 들어가서 하부기도의 감염이나 흡인성 폐렴이 발생할 수 있다. 그러므로 기관삽관을 한 이력이 있거나 두경부암의 수술 환자에 대해서는 특별히 기구적 검사를 통해 후두의 감각 기능의 평가가 요구된다. 과민한 감각이 있을 경우 식사 중 매우 불편감을 줄 수 있기 때문에 감각둔화기법을 적용하게 된다. 어느 정도 감각의 회복이 기대되는 경우 감각재교육이 시행되는데 수동적, 능동적 감각훈련을 통해 잠재적인 감각기능을 향상시킬 수 있다. 감각재교육은 성인의 경우 신경의 재구조화를 위해 시행된다. 중추신경계의 손상이 있는 경우에는 감각겉질 표상의 확장을 요하는 중재를 필요로 한다. 1단계는 수동적 중재로 감각자극을 제공하여 감각겉질표상을 유지하는 것을 목표로 한다. 2단계는 능동적 중재로 시각 등의 대체감각을 통해 식별하도록 하고 점차 눈을 감고 음식의 재질을 구별하거나 유사성과 차이점을 식별하는 활동을 통해 감각을 회복하도록 하는 것이다. 특히 과제 특화 감각훈련은 말초신경 보다는 뇌졸중 등의 중추신경계 손상 환자에서 운동학습과 함께 진행된다. 감각 및 움직임과 관련된 경험을 제공하고 다양한 음식 삼키기 과제를 통해 감각을 훈련하는 것을 권장한다. 질환의 특성 및 감각 손상의 양상과 손상의 범위에 대해 평가한 후 적절한 중재를 제공한다.

① 감각 저하

구강 내 감각이 저하된 부위에 음식이 남으면 거울을 이용하여 스스로 확인하도록 하거나 입 안에 남은 음식을 깨끗이 삼킬 수 있도록 돌봄제공자가 지속적인 구두지시를 제공하는 것이 도움이 된다. 이런 방법을 통해 환자는 자신의 감각 저하를 지속적으로 인지하게 된다. 구강 내 감각을 느끼지 못하는 경우 구강 내 가장 민감한 부위를 찾아내어 음식을 넣어주는 보상적인 방법을 시행하도록 한다.

수동적 감각자극은 볼, 턱, 입술, 혀, 물렁입천장에 다양한 자극을 제공함으로써 이루어진다. 이러한 자극의 제공은 얼굴과 구강의 근긴장도를 정상화시키고, 구강 감각 인식을 증진시키며, 씹는 근육을 강화시킬 수 있다. 또한 반사 유발을 촉진하여 구강 준비기와 구강기의 움직임을 자극해서 음식덩이에 대한 인식을 향상시킨다. 볼과 턱의 근긴장도를 정상화시키기 위하여 가벼운 쓰다듬기나 두드리기 또는 빠른 신장(quick stretch)과 같은 촉각 자극을 제공한다. 또한 전동 칫솔의 뒷면으로 볼과 입술에 진동 자극을 주고, 전동 칫솔 외에도 차가운 숟가락이나 설압자 끝에 젖은 거즈를 감아 얼린 얼음막대를 사용하여 자극을 제공하기도 한다. 어느 정도 감각회복이 나타나면 다양한 음식을 혀 중간에 놓고 정상 패턴으로 삼키는 과제를 통해 감각재교육 훈련을 시행한다(4부 8장의 치료 기법의 요약, 감각자극 참조).

② 과감각

외상성 뇌손상을 입은 환자의 경우 감각자극을 주었을 때 피하거나 얼굴을 찌푸리는 반응을 보이며 과민한 반응을 보이는 경우가 많다. 이러한 과민 감각을 보이는 환자들에게는 지속적인 압박, 천천히 잡아당기기, 천천히 흔들기, 지속적인 차가운 자극을 통해 근긴장도를 조절하고 감각을 둔화시키는 방법을 적용한다. 코와 윗입술 주변을 손가락으로 눌러주는 등의 지속적인 자극을 주기 위해 환자의 인중에 검지를 가볍게 놓고 지속적인 접촉을 유지한다. 손가락으로 윗입술과 아랫입술을 잡고 약간 압박하여 누르고, 윗입술과 아랫입술 선을 따라 압박하여 움직이면서 자극을 제공한다. 손가락 이외에도 얼음 막대나 전동 칫솔을 이용하여 입술 선을 따라 움직이면서 자극을 제공한다. 지속적으로 환자의 반응을 모니터하면서 환자가 고개를 피하거나 다른 교감신경계 반응이 나타나면 얼굴에 자극을 제공하지 않는다.

③ 감각인식저하

감각인식의 저하는 뇌줄기의 뇌신경에 의해 조절되는 감각과는 구별되는 것으로 감각기능 자체는 이상이 없으나 음식의 기본적 특징인 크기, 무게, 질감 등을 구별해 내는 구강입체인식의 능력에 문제가 생긴 것이다. 구강입체인식은 음식 조각을 조작하는 동작에서 입술, 혀, 치아와의 상호작용에 의해 구강에 있는 감각 수용체로부터 감각 정보를 처리하는 지각(perception)과정을 의미한다. 즉 입안에 있는 음식덩어리에 대한 구강 탐사 현상은 구강에서 수신된 감각이 주로 마루엽(parietal lobe) 겉질에서 합성되어 이전에 경험했던 감각 기억과 비교된다.

구강에서 감각인식의 저하가 생기면 입 안의 음식을 인지하지 못해 삼킴의 구강단계 시작이 지연되는

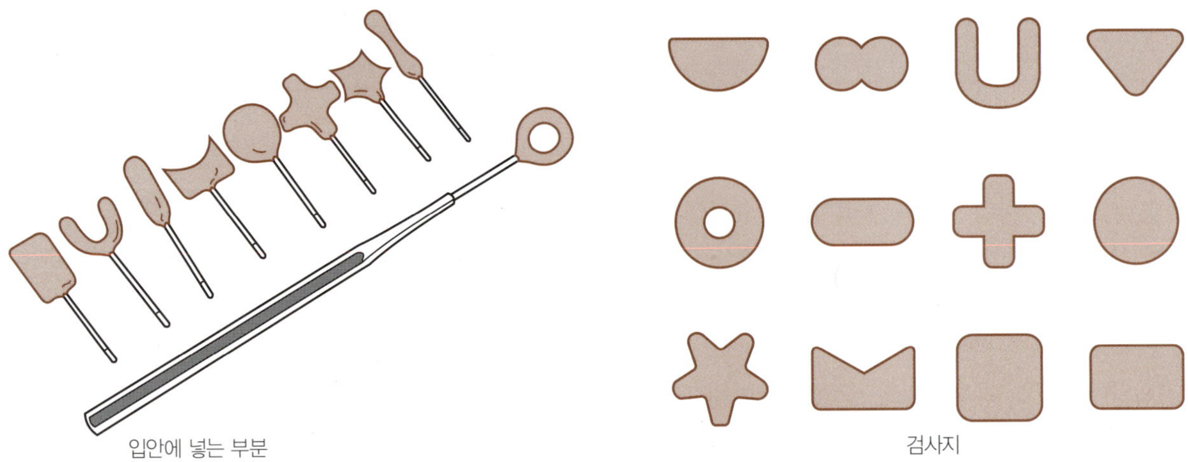

그림 4-47 구강입체인식 검사도구

구강촉각인식불능증이 나타날 수 있고 한번에 삼킬 수 있는 적절한 음식의 양을 결정하지 못하게 된다. 주로 뇌손상, 뇌졸중 환자, 진행된 치매환자, 발달지연 등 신경학적 손상이 있는 환자에서 구강 감각인식의 문제가 나타날 수 있다. 또한 신경학적 손상이 없더라도 연령에 따라 이 감각은 변화를 보이는데 치아가 없어지고 씹기활동을 안하는 노인들의 경우 고유수용성 감각입력이 저하되어 구강입체인식이 저하될 수 있다. 60세 이상의 노인들은 20~30대의 성인에 비해서 구강입체인식 저하가 뚜렷하게 나타나기 때문에 입안에 들어오는 음식의 크기와 모양을 인식하지 못하여 많은 양의 음식을 입에 넣게 될 수도 있다.

구강에서의 감각인식 능력을 검사하는 방법으로 보통 길이 13mm, 두께 2mm의 인체에 무해한 플라스틱 도형을 실이나 도구에 연결하여 입안에서 형태를 구별하는지에 대한 검사가 시행된다. 도형의 모양은 사각형, 세모, 별, 동그라미, 불규칙한 모양 등을 사용하며 현재까지 연구는 연령별 감각인식의 차이, 질환별로 감각 저하의 정도 등에 관해서 연구가 되어 있지만, 훈련을 통해 감각인식을 증진시킬 수 있는가에 대한 연구는 부족한 편이다(그림 4-47).

구강촉각인식불능증과 유사한 증상으로는 시각인식불능증(visual agnosia)과 행위상실증(apraxia)이 이 있다. 시각인식불능증은 뒤통수엽에 병변이 있는 경우 발생할 수 있는데 환자가 앞에 놓여 있는 음식을 보고도 그것을 음식으로 인지하지 못하는 수가 있다. 행위상실증은 마비에 의한 근력약화나 감각이상이 없음에도 불구하고 요구된 동작을 시작하지 못하거나 서툴게 수행하게 된다. 음식 섭취에 필요한 도구를 스스로 이용하지 못하는 식사행위상실증(feeding apraxia)이나 음식을 입에 넣고도 구강기를 시작하지 못하는 삼킴행위상실증(swallowing apraxia)이 있다. 이는 구강촉각인식불능증과 증상이 매우 유사하여 구별하기 어렵다. 입에 음식을 넣는 데 걸리는 시간, 구강단계에 걸리는 시간 등을 측정하여 증상을 설명할 수 있다. 감각인식의 문제를 보이는 환자에 대한 치료로 음식을 넣기 전 또는 음식이 입 안에 있을 때 감각압력을 높이는 방법으로 적용하면서 모양을 구별하도록 훈련하고 관리방법은 돌봄제공자와 공유되어야 한다.

감각인식저하가 있는 경우 감각자극

- 음식을 입에 넣을 때 스푼으로 혀를 눌러주어 압력이 가해지도록 한다.
- 음식의 특성을 변경한다.
  - 새콤한 맛의 음식을 식전에 제공
  - 온도 또는 질감이 있는 음식을 제공
  - 죽이나 유동식 보다는 씹는 활동의 음식 제공
  - 구강에서 인식할 수 없는 소량의 음식보다는 3ml 이상의 부피가 큰 음식을 제공
- 온도-촉각 자극을 시행한다.

2) 반사 조절

겉질영역에서 구강과 인두의 수의적인 운동 능력을 조절하기도 하지만 동시에 뇌줄기에서 반사적으로 조절된다. 따라서 감각 입력에 이상이 있는 경우 삼키라는 지시가 있은 후부터 구강기, 인두기로 진행되기까지 음식덩이의 통과시간이 지연될 수 있다.

(1) 촉각 자극을 통한 정상 반사 촉진 기법

혀기저부나 목젖, 앞입천장활이나 뒤쪽입천장활을 빠르게 문지르면 저하된 구역반사가 촉진된다. 입천장반사(palatal reflex)는 면봉으로 물렁입천장을 빠르게 누르면서 소리를 내게 하면 나타난다. 삼킴반사는 차가운 후두경으로 앞입천장활을 문질러 준 후 삼키게 함으로써 촉진시킬 수 있고, 손가락으로 턱 아래를 위쪽 방향으로 두드려 주는 방법과 턱밑과 후두주변에 진동 자극을 주는 방법으로도 촉진시킬 수 있다.

동영상

① 온도-촉각 자극(Thermal-Tactile Stimulation; TTS)

1980년 개발되어 사용되었으며 온도-촉각 자극이라는 용어가 일반적으로 많이 쓰이기는 하나 어떤 전문가는 온도-자극이나 온도-민감화 또는 온도-적용이라 쓰기도 한다. 이는 앞입천장활 부위에 차가운 것을 반복하여 문질러 줌으로써 인두 삼킴을 유발하는 간접적인 치료전략이며 식사하는 동안 사용하여 삼킴을 촉진하는 방법으로도 사용이 된다.

온도-촉각 자극을 시행하기 위해서는 손잡이가 달린 후두경과 얼음, 컵, 설압자, 장갑, 마스크가 필요하다. 손잡이가 달린 후두경은 덴탈 미러와 유사한 것으로 구강 안에서 쉽게 조작할 수 있도록 거울 부분이 작게 만들어져 있고 온도-촉각 자극을 위해 00size (8-10mm diameter mirror)의 작은 후두경을 사용한다. 이 후두경은 환자가 사용하기 전에 열소독이 되어 있어야 하고 후두경은 한 번에 한 사람에게 사용해야 한다. 얼음 컵에는 후두경의 거울 부분이 충분히 담겨질 수 있게 얼음이나 찬물을 넣어두어 일정한 온도를 유지할 수 있도록 한다. 설압자는 앞입천장활을 쉽게 볼수 있도록 입술, 볼, 혀를 고정하는데 사용하고, 장갑은 자극을 제공하는 과정 중 환자의 체액이 직접 닿는 것을 방지하기 위해 착용해야 한다. N95 마스크는 공기 감염의 우려가 있는 경우 착용하고, 일반적으로 치료시 타액이나 분비물이 튈 수 있으므로 외과용 마스크를 착용하도록 한다.

시행방법은 먼저 10초 가량 얼음 컵에 후두경을 담근 후, 후두경의 머리 부분으로 앞입천장활을 자극한다. 다섯번 정도 위-아래로 후두경을 움직일 때 중등도의 압박을 제공하도록 한다. 자극을 주는 동안 방패연골이 올라가거나 물렁입천장에 불수의적으로 떨림이 나타날 수 있다. 이때 환자에게 침을 삼키도록 유도하여 후두가 위쪽으로 움직였는지 확인한다. 다시 한번 더 자극을 주기 위해서 후두경을 얼음에 넣고 몇 초 동안 차갑게 한다. 자극을 반복하여 침 삼키는 반응시간이 더 빨라질 수 있도록 한다(그림 4-48).

어떤 경우의 환자들은 온도-촉각 자극만으로 침을 삼키는 것은 어려우나, 자극 후 소량의 액체를 주면 삼킴반사가 유발되는 경우가 있다. 이때는 허용되는 음식물의 범위까지 주의깊게 제공하도록 하며 양을 조절하기 위해서 주사기나 스포이드 형태의 기구를 사용할 수 있다. 액체를 입에 넣기 전 후두경을 이용하여 앞입천장활을 자극하고 난 후 입안에 액체를 떨

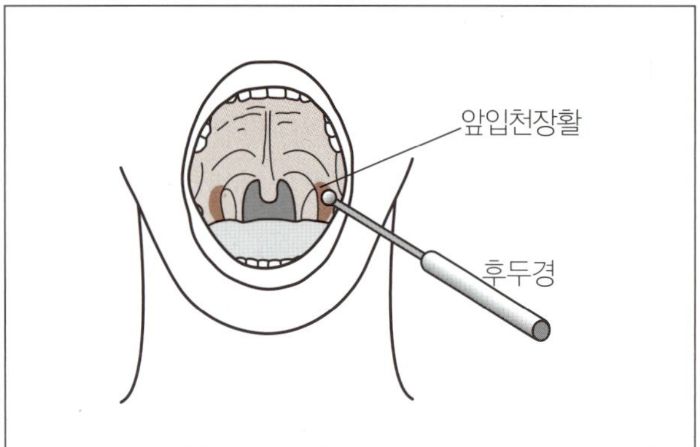

그림 4-48 온도-촉각 자극의 적용

온도-촉각 자극의 단계

1. 약 10초 동안 후두경을 얼음 컵에 담근다.
2. 한 쪽 앞입천장활을 5번씩 위-아래로 중등도의 힘으로 문지른다.
3. 환자에게 침을 삼키게 한다.
4. 약 10초 동안 다시 후두경을 얼음 컵에 담근다.
5. 반대쪽 앞입천장활을 5번씩 위-아래로 중등도의 힘으로 문지른다.
6. 환자에게 침을 삼키게 한다.
7. 침을 삼키는 동안 후두가 위쪽으로 움직이는지 확인한다.

* 한번 시행시 5~10분 가량, 하루에 4~5회 시행을 추천한다.

어뜨리고 삼킴 시간을 촉진한다. 만약 환자가 구강으로 섭취가 제한되는 경우는 자극 후 마른침 삼킴(dry swallow)을 유도하고 양상을 관찰한다. 환자의 입을 적셔주어 침 생성을 증진시키고 인두 삼킴이 시작될 수 있도록 돕는다. 입 안을 적시기 위해서는 젖은 거즈, 레몬 향을 적신 면봉이나 구강 청결 스폰지를 이용하도록 한다.

보통 한 세션을 5~10분 동안 진행하고, 하루에 4~5회를 적용하는 것을 추천한다. 치료를 통해 인두 삼킴 유발이 증진되는 시기는 몇 주에서 몇 달이 걸릴수 있으므로 치료사는 환자, 가족이 온도-촉각 자극을 할 수 있도록 교육해야 하며 환자가 스스로 적용하기에 적절한 인지를 가지고 있고, 상황에 대한 판단을 할 수 있다면 치료하는 방법을 배우도록 하는 것이 좋다. 그러나 환자가 독립적으로 온도-촉각 자극을 수행할 수 없다면, 치료사는 정확하고 일관된 치료를 할 수 있도록 돌봄제공자를 훈련시켜야 한다. 결론적으로, 치료의 지속성에 대한 것은 치료사에 의해 교육받은 것을 얼마나 정확하게 적용하였는지에 따라 달라질 수 있으므로 지속적으로 자의 상태에 맞는 적절한 교육과 훈련을 제공해야 한다.

이 자극을 통해 삼킴 시작의 속도를 증가시키기는 하지만 기도흡인과 음식물의 인두 잔류량을 감소시키지는 않는 것으로 보고되었다. 그래서 이 기법을 적용하면 음식이나 액체를 먹을 때, 환자는 쉽게 인두 삼킴을 유발할 수 있지만 인두의 잔류물을 감소시키기 위해서는 다른 기법들을 함께 사용해야 한다. 온도-촉각 자극을 주었을 때의 효과에 대한 연구들이 많은 가이드라인을 제시하고 있다. 한 연구에서는 비디오투시삼킴검사로 온도-촉각 자극의 효과를 평가하였는데, 삼킴장애 환자의 95%에서 인두 삼킴 유발이 증진되는 것을 알아낼 수 있었다. 그러나 온도-촉각 자극이 단기적으로는 긍정적 효과가 있었으나 장기적 효과는 분명치 않아 재활전략 보다는 보상전략으로 구분하는 경우도 있다. 또한 인두단계 감각의 증가가 온도 때문인지, 압력 때문인지, 아니면 두 가지가 합쳐서 만들어진 결과인지에 대해서는 구분하기 어렵지만 실내 온도로 적용하였을때에도 반사가 증가하여 온도보다는 촉각자극이 좀 더 영향을 많이 끼치는 것으로 여겨진다.

(2) 비정상적인 반사 억제

발달 과정에서 보이는 반사는 병적인 반사가 아니기 때문에 삼키는 데 방해를 주지 않지만 연령에 맞지 않게 나타나는 반사는 비정상적인 반사로 제거되어야 하는 반사들이다. 깨물기반사(bite reflex), 혀 내밀기 반사(tongue thrust), 항진된 구역반사 등이 있다.

① 깨물기반사(Bite reflex) 동영상 보기

깨물기반사를 줄이기 위해서는 치아, 잇몸, 볼에

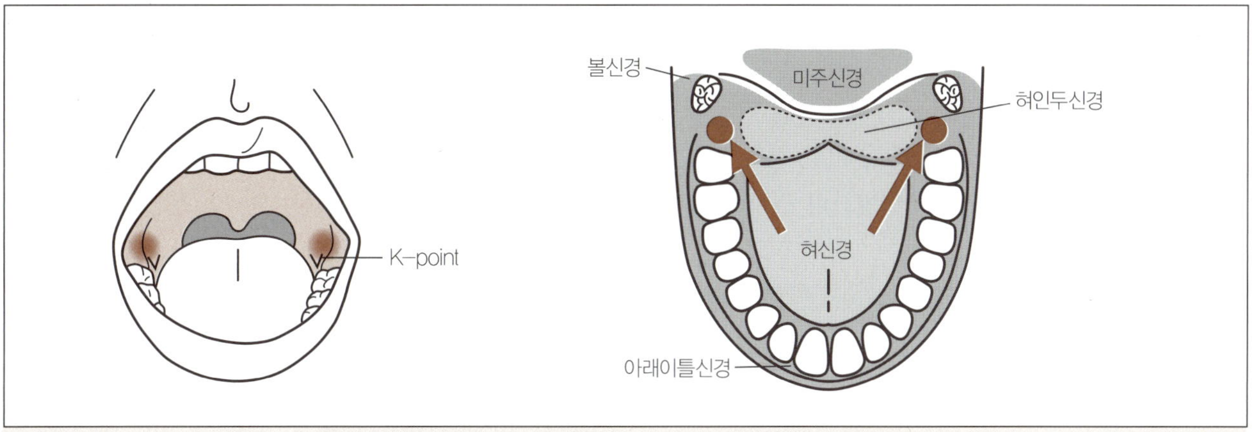

그림 4-49 깨물기반사를 줄이고 삼킴을 유도하는 자극의 위치

자극을 최소한으로 하고, 만약 치료 도중에 반사가 나타나면 환자가 진정될 때까지 기다려 준다. 만약 치료사나 돌봄제공자가 억지로 입을 벌리게 하면 다른 반사가 나타날 수도 있으므로 주의해야 한다. 턱관절에 직접적인 압박을 제공하거나 턱을 당긴 자세에서 설압자를 이용하여 혀를 지속적으로 눌러주는 것은 이 반사를 감소시키는 데 도움이 된다. 과도한 깨물기반사로 인해 입을 벌릴 수 없는 환자에게 입천장활의 외측점막과 마지막 어금니의 안쪽 공간에 손가락이나 설압자로 자극을 할 수 있다. 이 부위를 K-point라 명칭하는데, K-point는 혀인두신경의 편도가지(tonsillar branches)와 아래턱신경(mandibular nerve)의 혀신경(lingual nerve)가지가 분포한다. 이 부위를 자극하면 깨물기반사를 감소시키는 효과와 삼킴반사를 유발시키는 효과가 있다고 알려져 있다(그림 4-49). 깨물기반사가 감소되면 턱관절을 능동적으로 벌릴 수 있도록 유연한 움직임을 유도하고, 직접적인 치료적용이 가능하다면 부드러운 음식부터 씹기 훈련을 적용할 수 있다.

② 혀 내밀기 반사(Tongue thrust)

구강이 자극되면 자동적으로 구강 밖으로 혀를 밀어내는 것을 '혀 내밀기 반사(tongue thrust reflex)'라고 한다. 혀 내밀기는 신경학적 조절능력의 저하로 인해 나타난다. 환자가 음식을 먹으려고 시도할 때 설압자를 이용하여 혀를 뒤로 밀어 주거나 음식을 먹는 동안 혀의 중간 부위를 아래로 눌러주는 것이 혀 밀어내기를 감소시키는 데 도움을 준다. 턱 아래에서 혀를 뒤로 잡아당기는 근육을 엄지손가락으로 압박하고 다른 손가락으로는 볼이나 입 주위 부분, 관자놀이 부분에 지속적인 압박을 주는 방법을 사용할 수 있다. 거즈로 혀를 잡고 대각선 방향으로 신장시켜주는 방법도 혀 밀어내기 감소에 효과적이다. 환자 스스로 혀 내밀기 반사를 억제할 수도 있는데, 혀를 뒤로 당기거나 턱을 아래로 숙이면서 혀를 뒤로 넣으면 혀 내밀기 반사를 감소시킬 수 있다. 또한 음식을 빠는 활동은 이 반사를 감소시키는 데 효과적이다.

③ 항진된 구역반사(Hyper gag reflex)

구역반사는 태어날 때부터 정상적으로 존재하다가 씹기가 나타날 때 약해지며 평생 동안 지속된다. 정상 성인의 경우 혀의 1/2~2/3까지 압박을 해도 구역반사가 나타나지 않지만 성인 뇌손상 환자들은 이런 자극에 민감하며 심한 경우 혀끝의 작은 자극에도 나타난다. 구역반사는 혀에 압박 자극을 제공하면 둔감화시킬 수 있다. 거즈를 말은 설압자로 입술부터 시작하여 혀 끝 부위에 지속적인 압박을 가한 후 점차 입 안쪽으로 설압자를 이동시키면서 압박 자극을 제공한다. 구역반사가 증가된 경우 음식을 입에 넣었을 때 음식의 무게나 재질에 의해 반사를 자극할 수 있기 때문에 음식을 구강 뒤로 이동시키지 않고 앞쪽에 물고 있는 경향이 나타날 수 있다. 이런 경우 행위상 실증의 증상과 유사하므로 구역반사의 검사를 통해 구별할 수 있어야 한다.

2 운동 치료

운동은 삼킴에 관련된 근육을 강화시키는 간접치료 전략과 음식물을 직접 삼키게 하면서 훈련하는 직접치료전략을 모두 적용할 수 있다. 간접적인 운동은 음식물을 제공하지 않고 근육을 강화시키는 것이다. 직접적인 운동이 간접적인 방법에 비해 신경근 근육의 회복을 돕고 효과에 대한 증거도 상대적으로 우수하다.

직접적인 방법이든 간접적인 방법이든 삼킴에 관련된 운동을 하게 되면 다음과 같은 신경가소성의 원리에 따라 기능의 회복을 기대할 수 있다.

① 장기간 삼키지 않게 되면서 삼킴 근육 조직이 감소되고 신경 분포가 감소하기 때문에 그 능력을 점차 더 잃어버리지 않도록 움직임을 유도한다.
② 음식을 통해 구인두의 다양한 감각을 활성화 시키고 가소성이 촉진된다.
③ 음식물을 삼키도록 훈련하면 특이성의 원리에 따라 운동 단위와 관련된 해당 부위에 직접적인 신경 경로가 강화될 수 있다.
④ 달리기 선수가 달리는 것만 연습하지 않고 체력을 향상시키기 위해서 하체에 근육강화 운동을 하는 것처럼 '삼키기' 뿐 아니라 삼키는 것과 관련된 운동을 하면 삼키는 동안 향상된 근육을 동원할 수 있다. 이를 전이의 원리라고 한다.
⑤ 삼키는 훈련은 적절한 강도로 시행이 되어야 한다. 적절한 기간 동안에 충분히 해두어야 효과적인 운동이 된다.

음식을 직접 삼키는 것은 비교적 더 복잡하고 객관화된 수치로 평가하기 어렵기 때문에 저항의 정도를 높이거나 낮추는 것이 어렵다. 하지만 간접적인 운동은 측정이 가능하므로 강도, 반복횟수, 시간의 조절을 통해 강약을 조절할 수 있다. 운동치료에는 혀, 입술, 볼 근육강화 운동, 가동범위 운동, 샤케어 운동, 후두강화운동 등이 포함된다. 이 장에서는 삼킴과 관련한 구조물의 근력, 움직임, 지구력을 증진시키기 위한 간접적인 방법을 소개한다.

입술, 혀, 턱의 가동범위 저하는 중추 · 말초신경계의 손상으로 인한 마비, 퇴행성 질환으로 인한 마비, 두경부암 재건 수술 후나 방사선 치료 후 생기는 섬유증 등 다양한 원인에 의해 발생할 수 있다. 가능한 질병의 발생 초기에 치료를 적용하는 것이 효과적이며 3개월 이내에는 가동범위 운동을 시행해야 하고 6~8주 정도 지속해야 효과가 있다. 각 움직임은 하루 동안에 5~10 세션을 시행하며 각 세션당 한 동작을 5~10번 정도 반복하며 각 동작은 일반적으로 적어도 3초 이상 유지하도록 한다.

1) 자세조절 훈련

상위 운동신경이 손상된 환자들은 신체 모든 부위에 근긴장도의 이상이 생길 수 있다. 이러한 근긴장도의 이상은 몸의 과도한 이완이나 긴장으로 인해 먹고 삼키는 데 필요한 움직임에 제한을 줄 수 있다. 또한 음식을 먹기 위하여 움직일 때 생기는 병적인 반사로 인해 보상적인 혹은 대상적인 움직임이 나타나 어려움을 겪게 된다. 이러한 근긴장도의 변화는 환자의 기분이나 스트레스 정도, 불편함, 삼키기 위해 드는 노력 정도에도 영향을 받는다.

근긴장도를 정상화시키는 데에는 다양한 방법이 있는데, 다음에 제시되는 재활치료기법은 신경학적 손상을 가진 급성기 환자나 만성기 환자에게 모두 사용할 수 있다. 치료시에는 근위부 조절의 향상을 통한 안정성을 제공하기 위해 머리와 체간의 치료가 적용된다. 적절한 자세는 안정적인 자세를 기반으로 하고 체간과 사지가 잘 움직일 수 있도록 도와준다. 상체의 근육 긴장을 완화하기 위해서는 스스로 어깨를 상하로 수축-이완시켜 주거나 수동적으로 앞뒤로 굽혀주거나 좌우로 굽혀주는 운동을 시행한다. 적절한 구강 움직임과 삼킴, 호흡을 위해 이러한 자세안정과 움직임이 반드시 요구된다.

2) 목조절 훈련

식사시간 동안 바로 앉은 자세를 유지하기 위해서는, 정상적인 목의 긴장도, 근력, 협응을 통해 가능하다. 음식을 입으로 가져오는 동안 머리와 목은 동시 수축(cocontraction)을 통해 협력적으로 정적인 자세를 유지하면서 협응하게 된다. 이러한 조절이 안되는 경우 환자의 목 자세가 바르게 정렬될 수 있도록 고유수용성 감각촉진, 근력 강화, 조절능력 훈련을 시행하게 된다.

(1) PNF를 이용한 목조절

Knott와 Voss의 고유수용성 신경근 촉진법(PNF; Proprioceptive Neuromuscular Facilitation)은 특유의 대각선 패턴을 사용하여 근육과 건 내의 고유수용기를 자극함으로써 기능을 향상시키고 근력, 유연성 그리고 평형성을 증가시키는 것이다. 또한 운동단위가 최대로 반응하여 신경근계 자극에 반응하는 협응력을 증가시키는데 효과적이다.

바로 누운 자세, 앉은 자세, 팔 꿈치로 지지한 엎드린 자세, 옆으로 누운 자세에서 운동을 할 수 있고, 각 자세별 중력의 방향이 다르기 때문에 환자의 상태에 따라 선택이 가능하지만 주로 앉은 자세에서 시행한다. 처음에는 치료사의 손 기술과 언어적 지시에 따라 환자가 함께 움직이다가 견인과 저항의 테크닉을 적용하여 움직이도록 한다. 목은 굽힘과 폄의 두가지 패턴으로 이루어져 있다. 굽힘패턴은 목의 굽힘-오른쪽(왼쪽)돌림-오른쪽(왼쪽)가쪽 굽힘으로 시행된다. 이어지는 폄패턴은 목의 폄-왼쪽(오른쪽) 돌림-왼쪽(오른쪽) 가쪽 굽힘으로 시행된다. 고개를 오른쪽으로 돌려 오른쪽 빗장뼈(쇄골, clavicle) 부분에 턱을 붙이면서 어깨끝을 바라보는 오른쪽 목굽힘을 시행한 후 리듬에 따라 천천히 왼쪽으로 고개를 돌려 왼쪽천장을 바라보는 왼쪽 목폄 패턴으로 대각선과 회전운동이 결합된 두가지 패턴의 움직임이 가능하다. 최대 수축으로 동심성 수축을 유도한 다음 유지 명령을 내려 동시 수축을 유도하고, 환자가 천천히 힘을 빼도록 지시한 후 시작 위치로 돌아오게 하여 편심성 수축을 충분히 적용한다. 이때 가동범위의 초기에는 견인을 주고 적절한 저항을 주어야 한다. PNF를 이용한 고개조절 훈련을 통해 목뿔뼈를 중심으로 상-하, 좌-우의 근육이 균형을 이루게 된다. 10회 3세트 운동 후 반대 방향으로 시행한다(그림 4-50).

PNF를 이용한 목의 운동은 고개 조절 능력이 부족한 삼킴장애 환자들에게 목의 근력과 관절가동범위를 증

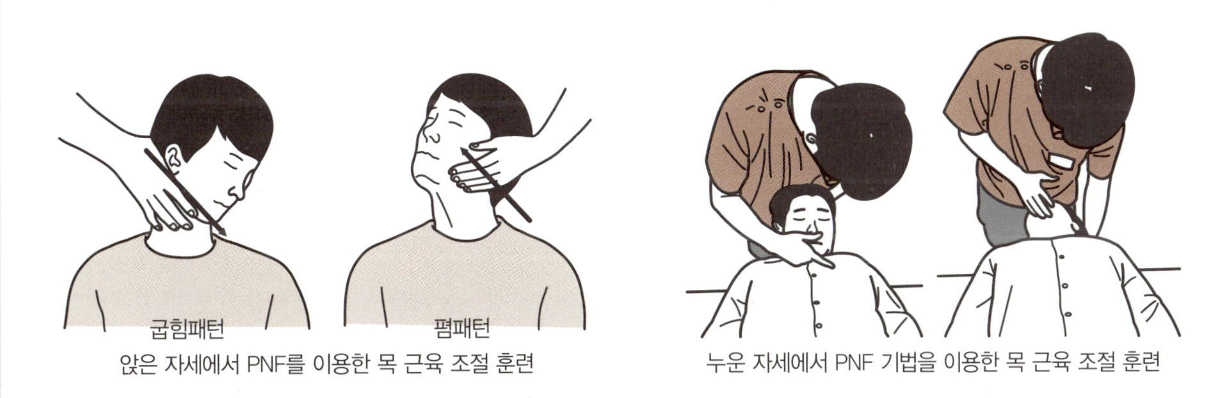

그림 4-50 고유수용성촉진법(PNF)을 이용한 머리조절 훈련

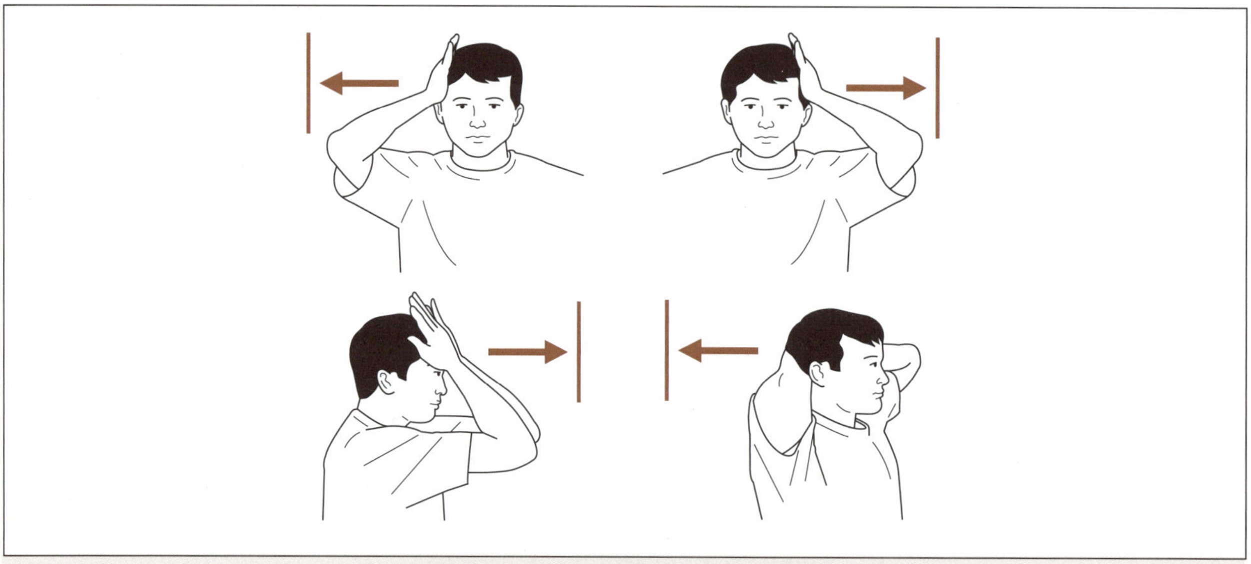

그림 4-51 4가지 방향으로의 등척성운동

진시켜 줄 수 있다. 운동을 통해 고개 조절을 유도하며, 고유수용성 감각을 촉진할 수 있다. 또한 목뿔뼈를 전·상방으로 끌어당겨 상부식도조임근의 이완에 관여하는 목뿔위근육과 목뿔아래근육을 강화할 수 있고 후두 상승에도 유용한 방법이다. 이 운동은 고개 조절과 목 뿐만 아니라 얼굴과 후두근육에도 같은 원리로 적용할 수 있다.

(2) 목 등척성운동

등척성운동(Isometric exercise)은 근육의 길이가 변하지 않으면서 근육을 고강도로 수축시키는 운동 방법으로 근육의 강도와 지구력을 향상시키는 데 효과적이다. 특정 자세를 일정 시간 유지해야 하기 때문에, 힘과 안정성을 높이는 데 도움이 된다. 또한 'I형 근섬유(지구력 근섬유)'와 'II형 근섬유(속도 및 힘 근섬유)'를 동시에 활성화시키는 장점이 있다. 목의 안정성을 증가하기 위하여 4가지 방향으로 저항운동을 시행한다. 머리 옆에 손을 두고 손 쪽으로 머리를 움직이는데 이때 어깨가 움직이지 않고 머리에 힘만 줄 수 있도록 한다. 앞 이마에 손을 두고 저항운동을 시행할 수 있고, 뒷머리에 양 손을 깍지를 끼고 머리를 뒤쪽로 지긋이 눌러서 목의 앞뒤 저항운동을 시행한다. 운동은 10분 동안 시행하며 하루에 3번 규칙적으로 운동한다(그림 4-51).

3) 구강(입안) 운동

혀의 움직임이 감소되었거나 구강 감각이 저하된 환자, 구강의 비협응이 나타나거나 음식덩이 조절능력이 감소된 환자에게는 볼, 턱, 입술, 혀 근육 등 삼킴 관련 근육들의 스트레칭 및 근력 강화 등을 시행한다. 이를 통하여 삼킴 기전에 작용하는 근육들의 기본 운동 특성을 향상시키는 치료를 적용한다. 이는 환자에게는 관절 가동범위를 증진시키고 근력을 강화시키며 구강에 감각 입력을 증가시키고, 구강 내 압력을 증가시키며 이로 인해 흡인 감소에도 영향을 미칠 수 있다. 다른 기법에 앞서 일차적으로 구강의 움직임이 원활한지 평가하고 기능저하가 있다면 우선적으로 운동치료를 적용해야 한다. 왜냐하면 삼킴장애에 적용되는 대부분의 기법들이 구강기능의 원활한 움직임을 통해 효과적으로 시행할 수 있고, 음식을 먹는 시도 없이도 적용할 수 있는 대안적 방법이 될 수 있기 때문이다.

치료사는 환자의 기능에 맞게 구강 운동 프로그램을

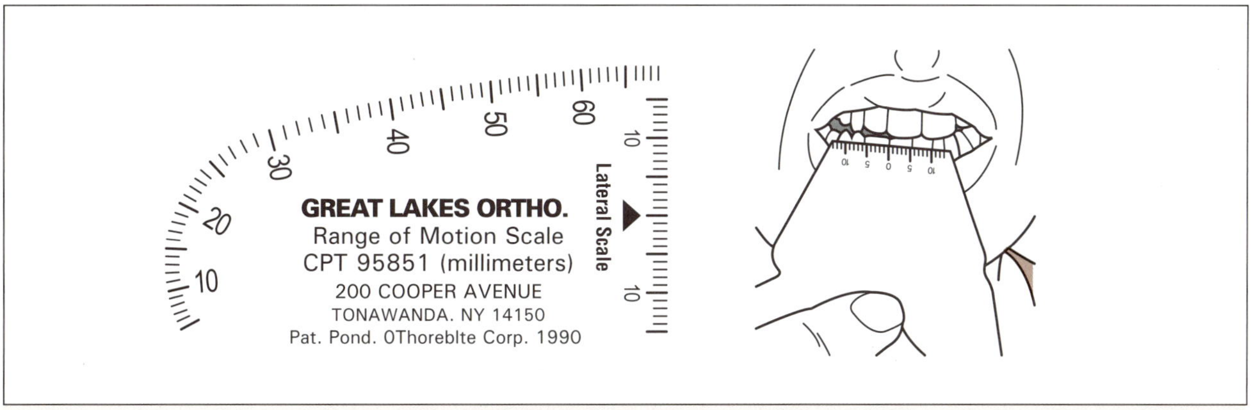

그림 4-52 턱관절 자를 이용하여 벌림과 좌우 범위를 측정

만들어야 하며 구강의 능동적인 움직임이 어려운 경우, 환자 스스로나 치료사, 돌봄제공자에 의해 수동적으로 운동을 시행하도록 한다. 어느 정도 능동적인 움직임이 가능해지면 저항에 대항하여 움직이는 운동도 할 수 있다(4부 8장 치료기법의 요약. 구강 운동 참조).

(1) 볼 운동

볼 운동은 볼 근육의 관절가동범위를 증가시키고, 근력을 강화시킨다. 또한 구강의 감각입력을 증가시킨다.

(2) 턱 운동

턱 운동은 씹기와 연관되어 있는 회전 움직임에 필요한 아래턱의 근력과 관절가동범위, 협응력을 증진시킨다. 오랫동안 사용하지 않은 경우, 약물이나 다른 치료에 의해 구강의 관절가동범위가 감소되어 있는 경우, 씹는 근육이 약화되어 있는 환자에게 유용하다.

등을 곧게 편 상태에서 의자에 기대어 앉는다. 머리 지지대가 있으면 머리를 기대고 입은 살짝 다문다. 치료사의 엄지와 검지를 환자의 아래 턱에 둔다. 턱이 뒤로 밀릴수 있게 뒤쪽으로 압력을 가한다. 입이 벌어지기 전까지 환자의 머리나 목이 굽히거나 펴되지 않도록 한다. 아래 치아가 뒤쪽으로 움직이는 것이 느껴지면 뒤로 미는 힘을 유지하도록 한다. 턱을 이완하여 자연스럽게 입을 다물게 하고, 다시 반복하여 운동한다. 이때 고개를 숙이거나 들지 않도록 한다. 하루에 수회 시행하도록 하고, 한 세트에 5번 정도 반복하도록 한다. 통증이 느껴지지 않을 정도로 운동한다. 운동을 시행할 때 씹기에 관련하는 관자근, 깨물근, 날개근을 마사지하는 것이 좋으며 턱옆에 위치한 깨물근을 마사지할 때는 입안에 엄지손가락을 넣고서 살짝 쥐어짜듯이 하면 더 효과적이다. 관절가동범위 훈련을 시행한 후 음식을 직접 씹어보는 연습을 하도록 한다. 운동 전후의 턱 가동범위의 향상을 확인하기 위해 그림과 같이 '턱관절 자'를 이용할 수 있다(그림 4-52).

방사선 치료후에 생길 수 있는 섬유증이나 턱관절의 움직임에 제한이 있는 경우, 이를 입벌림장애(trismus)라고 하며 손가락, 설압자, TheraBite(TheraBite Jaw Rehabilitation System™)나 OraStretch 같은 기구를 사용하여 스스로 운동하도록 교육하는 것도 필요하다(입벌림장애에 대해서는 5부 8장에서 자세히 다루었다).

(3) 입술 운동

입술 운동은 입술 근육의 관절가동범위를 증가시키고, 근력을 강화시킨다. 뿐만 아니라 삼키는 능력과 발음의 명확성도 향상시킬 수 있다. 그러므로 입술 폐쇄의 저하로 인하여 구강에 음식이나 액체, 침을 유지하지 못하는 환자들에게 유용하다. 또한 구강 감각에 저

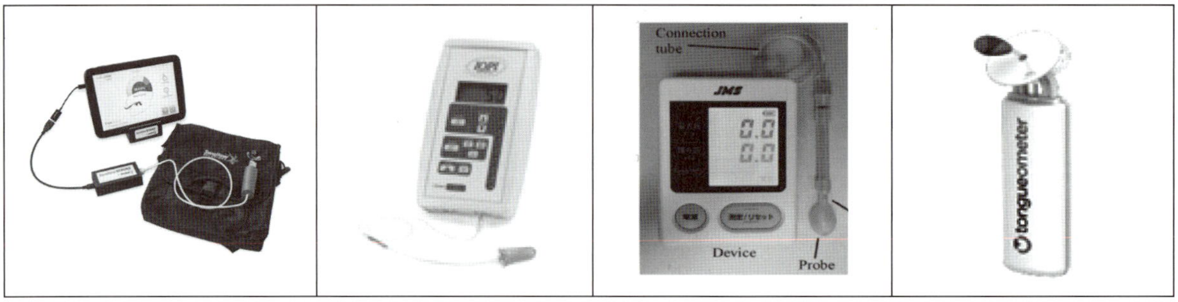

SwallowSTRONG Device(센서) IOPI(벌브) JMS(벌브) Tongueometer™(벌브)

그림 4-53 여러 가지 형태의 혀압력계

하가 있는 환자나 얼굴과 입술 근육의 약화로 외측과 앞고랑에 음식물이 고이는 환자에게도 도움이 된다.

설압자를 입술 사이에 물게 하거나, 삼키는 동작을 하면서 윗입술과 아랫입술을 꾹 다무는 것은 입술의 근력과 입술 폐쇄 능력을 향상시켜 준다. 이를 통해 음식물이 고랑에 끼는 증상을 감소시켜 준다. 또한 입술을 다문 상태에서 양쪽 볼에 공기를 불어넣는 운동은 물렁입천장의 움직임까지 향상시켜 주어 음식을 먹을 때 구강과 코안을 막는 역할을 더욱 강화시켜 준다.

(4) 혀 운동

혀는 구강준비기에서 음식덩이를 형성하고 구강에서 이동시켜 인두로 넘어가게 하므로 삼킴에 있어 중요한 역할을 한다. 적절한 혀 근력은 전반적인 삼킴과정에 필수적인 기능이며, 구강기에서 단단입천장을 향해 혀를 들어 올리는 동작은 구강 내 압력을 형성시켜 음식물의 적절한 구강통과시간에 영향을 미치게 된다. 신경학적 , 구조적 문제 뿐 아니라 노화및 비사용으로 인한 근감소증 등에서 혀의 근력 약화는 흔히 나타난다. 그 결과로 음식물 형성 저하, 구강 내 잔여물 증가, 인두기로의 조기 유출과 같은 구강기 문제는 물론 인두통과시간 지연, 후두개계곡의 잔여물 증가, 흡인 등 인두기에도 문제를 발생시키게 된다.

운동치료를 통한 혀의 근력과 관절가동범위 증진은 음식덩이 형성, 음식덩이 이동, 조절능력을 향상시키고, 발음 명료도를 정확하게 하는 효과가 있다. 혀의 앞쪽 내밀기와 뒤쪽 당기기 운동은 구강 준비기와 구강기를 활성화시키고, 혀를 위쪽으로 올리는 동작은 음식덩이를 형성하는 능력과 만들어진 음식덩이를 뒤쪽으로 이동시키는 능력을 향상시킨다. 또한 혀의 외측 운동은 혀 조절력과 관절가동범위 증가 그리고 음식덩이 형성능력을 증진시켜 씹는 기능을 향상시킨다. 또한 혀를 뒤쪽으로 당기는 운동은 인두삼킴이 잘 이루어지도록 도움을 준다.

혀의 근력과 관절가동범위를 증진시키기 위해 다양한 장비를 이용하여 훈련한다. 쉽게 구할 수 있는 도구로 설압자를 이용하여 저항을 제공하여 각 방향으로 혀를 최대한 움직이도록 할 수 있다.

① 도구를 이용한 혀 운동

혀의 압력을 측정하고 훈련하는 도구에는 혀압력계(tongue pressure)가 있다. 이 장비는 압력을 수치화할 수 있어 객관적인 평가와 치료가 가능하다. 센서 또는 벌브(bulb)의 형태로 제작된 측정도구를 혀와 입천장 사이에 놓고 목적에 따라 이들의 배열과 개수는 달리 적용된다(그림 4-53).

그 중 아이오와 구강수행기구(Iowa Oral Performance Instrument: IOPI, Blaise Medical, Hen-

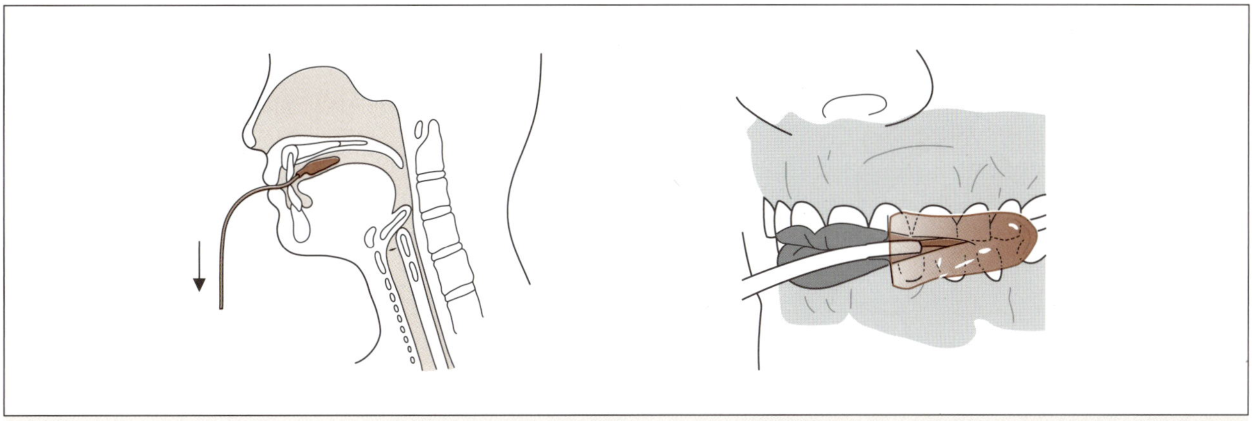

그림 4-54 IOPI를 이용한 혀운동과 볼운동

dersonville, TN, USA)는 혀, 입술, 볼 강화 운동용으로 뿐만 아니라 압력을 정량적으로 분석할 수 있는 장치로 선행연구들에 의해 나이와 성별에 따른 표준 데이터가 IOPI 공식 홈페이지에 제시되어 있다(표 4-16). 연구마다 제시하는 수치가 다르지만 성인에서 최대 압력은 40~80kPa, 평균압력은 약 63kPa로 연령과 성별에 따라 차이가 있다. 혀의 앞과 뒤의 힘은 달라서 평균적으로 뒤쪽은 앞쪽보다 5~10% 낮다. 환자 자신의 혀근력을 시각적으로 볼 수 있어 혀의 등척성, 등장성운동 및 지구력을 증진시키는데 사용할 수 있다(그림 4-54).

그러나 음식이나 물을 삼킬 때 혀의 최대 압력이 항상 요구되는 것은 아니며, 음식을 삼킬 때 정상 성인은 최대 수축의 50% 이하만 사용하게 되므로 Robbins(2005)는 최대 압력의 60~80%를 목표로 하여 60회 등척성운동을 적용하는 방법을 제안하였다. Lazarus 등(2003)도 젊은 성인을 대상으로 IOPI를 이용하여 최대 등척성운동과 최대 수축의 50% 수준으로 지구력 훈련을 실시하도록 하였고 운동 후 혀의 근력이 증가의 효과가 있었지만 설압자를 이용한 근력운동의 효과와 비교하였을 때 유의한 차이를 보이지 않았다. 뇌졸중 환자를 대상으로 한 다른 연구에서는 입술 저항 훈련을 실시한 후 입술근력과 삼킴능력의 향상을 보고하였다. 이러한 연구들은 혀와 입술의 저항운동을 실시하면 약화된 삼킴 근육들의 근력을 증가시켜 삼킴을 강화시킨다는 다양한 근거로 적용되고 있다.

표 4-16 연령에 따른 IOPI의 범위

연령	혀근력(kPa)						
	1%	5%	10%	20%	25%	50%	평균±표준편차
20~39세	31	41	46	52	54	63	65.73±12.95
40~59세	34	43	47	53	55	63	62.44±12.21
60세 이상	25	34	39	44	48	56	57.42±12.97

http://iopi medical.com/normal-values/

② 입천장판(Palatal Plate)

입천장판은 물렁입천장을 자극하는 돌기가 구강 촉각 수용체와 운동 기능을 자극시키고, 구강 내 음압을 강화하며 관련 근육들을 강화시켜, 혀의 운동성과 삼킴반사를 촉진시킬 수 있다(그림 4-55).

입천장판은 얼굴 근육과, 입술, 혀, 입천장 근육의 움직임을 향상시키고, 구강과 얼굴의 복합적인 관계에 적절한 균형을 제공하며, 신체 조절과 구강 조절 치료의 효과를 최대로 이끌어 내는 효과가 있다.

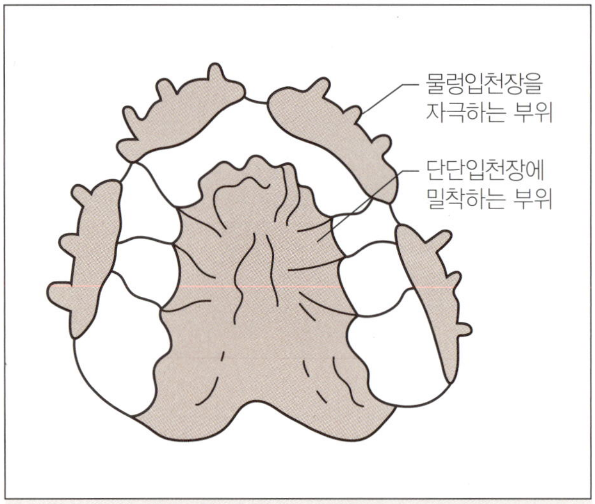

그림 4-55 입천장에 장착시킬 입천장판의 모습

③ 발음/발성을 통한 혀운동

혀올리기 운동은 알, 엘, 울, 올, 일, 얼, 라, 랄, 러, 렐, 롤, 릴 등의 단음이나 조합음을 이용하여 연습할 수 있다. 혀 앞부분 운동은 안, 엔, 인, 온, 운, 은, 따, 떼, 띠, 또, 뚜, 뜨 등의 단음이나 조합음을 이용하여 연습할 수 있다. 혀가운데 부분의 운동은 안, 엔, 인, 온, 운, 은, 짜, 쩨, 찌, 쪼, 쭈, 쯔 등의 단음이나 조합음을 이용하여 연습할 수 있다. 혀 뒷부분 운동은 악, 엑, 익, 옥, 욱, 윽, 까, 께, 끼, 꼬, 꾸, 끄, 깍, 껙, 끽, 꼭, 꾹 등의 단음이나 조합음을 이용하여 연습할 수 있다.

(5) 음식을 이용한 협응운동

음식덩이를 이용한 직접적인 치료는 혀와 구강의 근육을 강화시켜 주고 구강 움직임에 대한 협응력을 증진시켜 준다. 충동적인 환자의 경우 입 안에 있는 음식이나 액체를 삼키지 않고 참는 것에 대해 어려움을 보이기 때문에 인지가 명료하거나 충동적인 행동을 보이지 않는 환자에게 적용 가능하다.

① 막대 사탕을 이용한 운동

막대 사탕을 이용한 운동을 통해 혀의 조절력을 향상시킬 수 있고 음식덩이를 형성하는 능력을 증진시킬 수 있다. 환자는 스스로 운동하기 위해 필요한 지시 사항들을 이해하고, 이를 천천히 조심스럽게 수행하도록 인식시켜야 한다. 환자는 사탕의 막대 부분을 잡고, 입 안에 넣어 혀와 단단입천장 사이에 위치시킨다. 환자는 입 안에서 막대사탕을 앞-뒤, 좌-우로 움직이며 조절한다. 또한 막대 사탕을 혀의 중앙에 놓았다가 외측 치아부분까지 움직이고, 다시 혀의 중앙으로 가져오기를 10회 정도 반복한다. 그리고 반대편으로도 10회 반복하여 움직인다.

② 푸딩을 이용한 음식덩이 만들기

환자가 퓨레 점도의 음식을 먹을 수 있다면, 약 1/3 티스푼의 푸딩을 입안에 고루 퍼지게 넣은 후 환자가 푸딩을 모아서 혀의 앞에서 중간 부위에 위치시키도록 한다. 앞 고랑과 옆 고랑을 포함하여 입 안 내에 찌꺼기가 남아 있는지 자신의 혀로 점검하게 한 후 음식물을 밖으로 뱉도록 한다. 환자가 의치를 착용하고 있다면 의치에 대해서도 검사해야 한다. 푸딩의 양을 늘리거나 좀 더 묽은 음식으로 전환하며 난이도를 높일 수 있다.

③ 거즈를 이용한 운동

4″×4″ 사이즈의 거즈를 세로로 길게 말아서 입 안에 넣은 후 끝부분을 치료사 손으로 고정한다. 환자는 지시에 따라 왼쪽에서 오른쪽, 혹은 앞에서 뒤, 중간부분에서 치아로 씹기 등을 연습하여 음식덩이 이전에 음식물을 다루는 연습을 한다. 환자가 적은 양의 액체를 먹어도 흡인의 위험이 없을 때는 거즈를 길고 좁게 만든 후 둥글게 감아 주스를 묻힌다. 환자의 입 안에 적신 거즈를 넣고, 혀를 앞-뒤로 움직이게 하여 거즈에 묻어 있는 주스를 빨아들이게 할 수 있다. 거즈가 삼켜지지 않도록 유의한다.

4) 구강인두 운동

구강인두 부위에 대한 운동은 혀기저부와 후인두벽

의 접촉을 강화시켜 음식을 구강에서 인두로 밀어내기 위한 기능을 증진시키기 위한 것으로 혀기저부, 물렁입천장, 인두벽의 운동이 이에 속한다.

(1) 혀기저부 운동

혀기저부가 뒤로 당겨지는 움직임은 혀기저부와 인두벽을 접촉시켜 음식덩이가 인두로 내려가기 위한 압력을 형성하는 것으로 잔여물이 남지 않고 삼킴이 잘 이루어지도록 도움을 준다. 이러한 혀기저부 운동은 삼킴 기법 중에 하나인 노력삼킴에서 사용되는 기법이기도 하다(표 4-17).

(2) 물렁입천장운동

약화된 물렁입천장의 근력을 향상시키고 움직임 범위를 증진시키기 위하여 물렁입천장운동을 시행한다. 효과는 음식 섭취시 구강과 코안을 잘 닫을 수 있어 코안으로 음식이 역류하지 않도록 막아주며, 음식을 조작하는 구강 준비기에서 미성숙 유출이 생기지 않도록 혀의 뒷부분을 막아주기도 하고, 구강 내 압력 형성이 잘 이루어져 삼킴 유발이 촉진될 수 있다(표 4-18).

(3) 마사코 수기(Masako Maneuver, Tongue Holding Maneuver; 혀유지 수기)

동영상

마사코 수기는 혀유지 수기라고도 불리며 삼키는 동

표 4-17 혀기저부 운동

혀 당기기	혀를 될 수 있는 한 최대로 구강 뒤쪽으로 당기도록 하고 그 상태에서 1초간 유지한다. 이완하였다가 다시 반복한다.
혀 뒷부분 천장에 닿기	혀의 뒷부분이 천장에 닿도록 하고 그 상태에서 수초간 유지한다. 이완하였다가 다시 반복한다.
혀끝 물렁입천장에 닿기	혀끝이 물렁입천장에 닿도록 하고 그 상태에서 수초간 유지한다. 이완하였다가 다시 반복한다.
가글하기	혀의 기저부를 최대한으로 뒤쪽으로 당겨 가글을 하는 것처럼 3~5초간 목 울리는 소리를 낸다. 이완하였다가 다시 반복한다.
소리내기	혀를 뒤로 잡아당겨짐을 느끼며 '크'나 '커' 소리를 내도록 한다. 다음은 '커'를 빠르게 소리를 반복해서 낸다.

표 4-18 물렁입천장운동

하품하기	물렁입천장이 위로 당겨지는 것을 느끼며 하품을 하고 그 상태를 3~5초간 유지한다. 이완하였다가 다시 반복한다.
물렁입천장 위로 당기기	다양한 자세에서 물렁입천장을 위로 당기는 연습을 한다. • 입술을 꾹 다문 상태에서 물렁입천장 올리기 • 입술을 뒤쪽으로 당겨 미소를 짓는 것과 같은 상태에서 물렁입천장 올리기 • 입술을 앞으로 내밀어 뽀뽀하는 것과 같은 상태에서 물렁입천장 올리기 • 입을 최대한 크게 벌린 상태에서 물렁입천장을 위로 당겨 올리기 손으로 코를 막고 입술을 꾹 다문 상태에서 볼과 입천장에 압력을 최대로 증가시켜 부풀린 후 '후'하고 수초간 불어 물렁입천장이 위로 당겨지는 것을 느낀다.
불기	다양한 활동을 통하여 불기를 할 수 있다. • 휴지, 촛불, 풍선 불기 • 껌을 씹어 풍선 만들기 • 빨대를 이용하여 컵에 담긴 물에 거품내기

안 후인두벽의 전방 움직임을 증가시키는 방법이다. 마사코 수기는 인두의 내경을 좁혀 음식덩이가 인두를 빠르게 지나가도록 하는 보상적 방법으로 개발되었다(그림 4-56). 하지만 마사코 수기로 음식을 삼키게 되면 혀는 음식덩이를 모아두거나 조절하는 기능적 역할을 수행할 수 없고, 삼킴의 주된 압력 형성부위인 혀기저부의 움직임이 방해를 받으므로 오히려 안전한 삼킴이 어려울 수 있다. 실제 음식물을 삼키면서 이 기법을 적용할 때 기도 폐쇄 시간을 단축시키며, 삼킴 후 음식 잔류물이 많이 남고, 인두 삼킴을 지연시킨다는 단점이 있어 현재는 간접전략으로만 사용하도록 권고하고 있다.

구체적 시행방법으로는 우선 혀 끝이 치아 밖으로 약 3/4인치 정도 나오도록 한 후 윗니와 아랫니로 살짝 물고 유지시킨다. 이는 혀기저부 근육의 앞쪽 지점을 고정시켜서 인두 근육들이 혀기저부를 향해 효과적으로 근수축을 할 수 있도록 한다. 혀 끝을 치아나 입술로 고정시킨 상태에서 삼킴을 유도시키는데, 이 때 뒤쪽 인두벽이 강하게 당겨지는 느낌이 있는지를 확인한다.

(4) 혀 근력 강화를 위한 머리 폄 운동(head extension exercise)

기구를 이용한 훈련처럼 노력삼킴을 하는 것도 혀 힘을 키우는데 도움이 된다. 노력삼킴만으로는 운동의 강도를 조절할 수 없기 때문에 머리 폄의 각도를 조정하여 운동의 강도를 조절할 수 있다. 머리 폄 운동을 통하여 추가적인 도구 없이도 삼키는 압력과 지구력을 효과적으로 증가시킬 수 있음을 보고한 연구가 있다. 이 연구에서는 경사계와 고개를 최대한 뒤로 젖히는 방법을 이용하여 혀 근력을 강화할 수 있다고 하였다. 운동을 시행하기 전 경사계(Baseline® Bubble Inclinometer, FEI, White Plains, NY, USA)를 머리 정수리에 둔 다음 의지적으로 삼킬 수 없을 때까지 머리를 펴도록 하여 최대 각도를 측정하였다. 운동은 최대 머리 폄 각도의 80%에서 10초 마다 2ml의 물을 노력삼킴으로 삼키도록 하였다(그림 4-57). 그러나 머리를 편 자세에서의 물 삼킴에 대한 안전성과 치료 효과에 대해서는 아직까지는 근거가 많지 않은 상태이다.

5) 인두-후두 운동

(1) 샤케어 운동(Shaker Exercise, Head-Lifting Exercise; 머리들기 운동)

동영상 보기

구강인두와 식도의 입구가 되는 상부식도조임근은 호흡과 삼킴의 협응이 필요한 부위로 음식을 삼킬 때 말하거나 호흡을 하여도 식도로 공기가 들어가지 않도

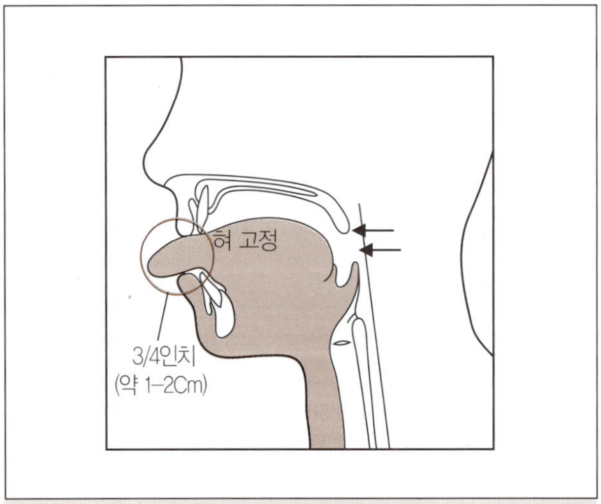

그림 4-56 마사코 수기

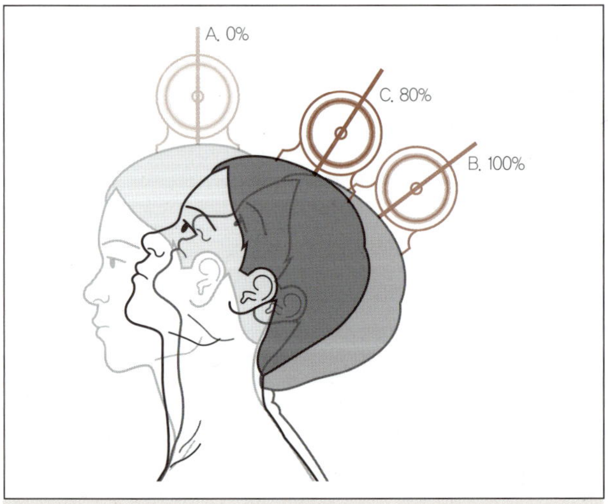

그림 4-57 혀 근력 강화를 위한 머리 폄 운동

록 한다. 턱목뿔근, 턱끝목뿔근과 같은 목뿔뼈위근육의 강한 수축으로 상부식도조임근을 포함한 식도 주위 근육들이 이완되고 열린다.

샤케어 운동은 인두식도조임근 개방에 관여하는 근육군의 힘을 증가시켜서 인두식도 분절의 개방을 향상키는 방법이다. 삼키는 동안에 목뿔위근육군은 목뿔뼈의 전상방 움직임을 돕고, 인두식도조임근을 같은 방향으로 끌어당긴다. 약해진 목뿔위근육군의 강화는 인두식도조임근 개방에 긍정적인 효과를 기대하게 한다.

이 운동의 주된 효과는 목뿔뼈위 근육을 강화시키고, 상부식도조임근이 잘 열리도록 도와주며 삼키고 난 후 음식 잔류량을 감소시키는 것이다. 또한 삼킨 후 잔여물로 인한 흡인의 위험도 감소시킨다. 상부식도조임근을 이완시키기 위한 또 다른 방법으로 후두를 앞쪽과 위쪽으로 의지적으로 움직이는 멘델슨 수기가 있는데 이는 음식을 삼키는 동안 조임근이 이완되는 시간을 길게 하는 효과가 있다. 그러나 샤케어 운동은 조임근의 이완시 직경을 넓게 벌려주는 효과가 있으며 멘델슨 수기에 비해 환자가 배우기 쉽고 따라하기 쉽다.

샤케어 운동은 바닥에 바로 누워 어깨를 들지 않은 채로 고개를 들어올려 발끝을 보게 하여 목뿔위근육군을 강화시킨다. 이 자세는 정해진 스케줄에 따라 계획적으로 반복해야 효과를 얻을 수 있다. 간단히 말하면, 환자는 바로 누운 자세에서 1분간 머리를 들어 유지하고 1분간 휴식하는 과정을 3차례 반복한다. 다음 과정으로 1초에 1번씩 같은 속도로 30회 머리 들기를 시행한다. 이 과정을 6주 동안 매일 3차례 시행한다(그림 4-58)

건강한 노인 및 장관영양을 하고 있는 환자들을 대상으로 이 운동을 적용한 결과, 삼키는 동안 후두의 전방 움직임이 증가하고 상부식도조임근의 개방이 증가하여 흡인이 감소했다고 하였다. 그러나 샤케어 운동을 시행할 때 적용상의 제한점이 따른다. 삼킴장애가 없는 26명의 노인들을 대상으로 샤케어 운동을 적용한 연구에서, 참여 노인들의 50%만이 등속성운동(isokinetic exercise, 반복하여 30회 들기)을 완벽히 실행하였고, 등척성운동(isometric exercise, 머리 1분간 유지하기)은 70%만이 수행하였다. 또한 대부분의 연구 참여자들은 이 운동프로그램을 2주안에 포기하였다고 하여 적용시 지속적인 모니터링이 중요하다. 샤케어 운동 후 근육의 통증이 생길 수 있고, 만성 질환을 가지고 있는 노인 환자에게 신체적으로 부담이 클 수 있다. 또한 급성기의 경추손상 또는 기타 질환으로 인하여 목의 안정성이 저하되거나 움직임이 금기시되는 환자에게는 적용이 어렵다. 운동 적용시 누운 자세를 필요로 하는 환경적 공간의 제약도 제한점으로 제기되었다. 그러므로 샤케어 운동의 적용시 지속성의 문제와 환경적 문제를 고려하

샤케어 운동 방법

1. 평평한 바닥이나 침대에 눕는다(등척성운동).
   바닥에서 고개를 들어 1분 동안 자신의 발가락을 바라본다.
   머리를 들어올릴 때 어깨를 같이 들어올리지 않도록 주의한다.
   1분 동안 이완하였다가 같은 방법으로 2회 더 시행한다.
2. 평평한 바닥이나 침대에 눕는다(등속성운동).
   바닥에서 고개를 들어 자신의 발가락 바라보기를 30회 시행한다.
   일정한 속도를 유지하며 고개를 들고 어깨가 들어올려지지 않도록 주의한다.

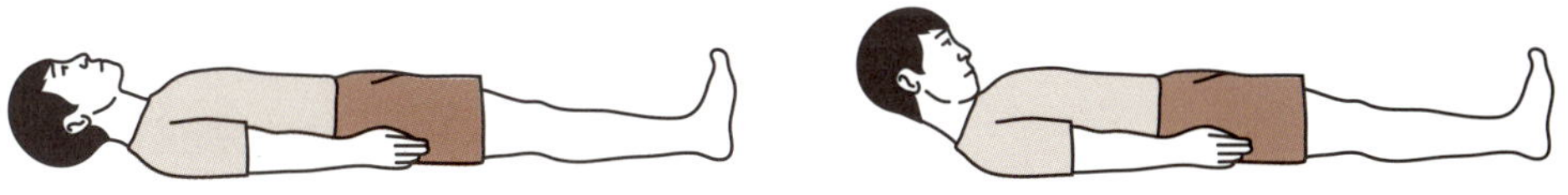

그림 4-58 샤케어 운동

여 대체할 수 있는 행동적인 접근법으로 Yoon (2014)의 저항성 턱 당기기 운동, Wada(2012)의 턱 벌리기 운동, Watts(2013)의 저항성 턱 벌리기 운동이 개발되었고 그 효과에 대한 연구가 진행되고 있다.

목에 통증이 있거나 샤케어 운동의 적용이 어려운 대상자는 45도로 기울어진 자세(Recline Exercise; RE)에서 샤케어 운동을 시행할 수 있다. 머리를 지지하지 않은 채로 45도 등받이가 기울어진 자세에서 운동의 빈도와 횟수는 샤케어 운동 등척성운동과 같이 시행한다. 기울어진 채로 눕게 되면 중력의 영향으로 뒤쪽으로 근육이 활성화하여 혀 밑 근육을 활성화시킬 수 있다. 건강한 성인의 경우 45도 자세에서 두힘살근(digastric muscles)에서 전기적 활성화가 더 잘 일어났다. 이 자세는 경추와 흉추 근육의 활성화를 더 높이기 때문이다(그림 4-59).

(2) 목뿔위 근육을 강화하기 위한 운동기법

① 저항성 턱 당기기 운동(Chin-Tuck Against Resistance Exercise; CTAR)

저항성 턱 당기기 운동은 앉은 자세에서 턱을 가슴 쪽으로 강하게 당길 때 저항을 제공하기 위해서 지름 12cm의 고무공을 누르게 해서 목뿔위근을 강화시키는 새로운 운동이다. 저항성 턱 당기기 운동과 샤케어

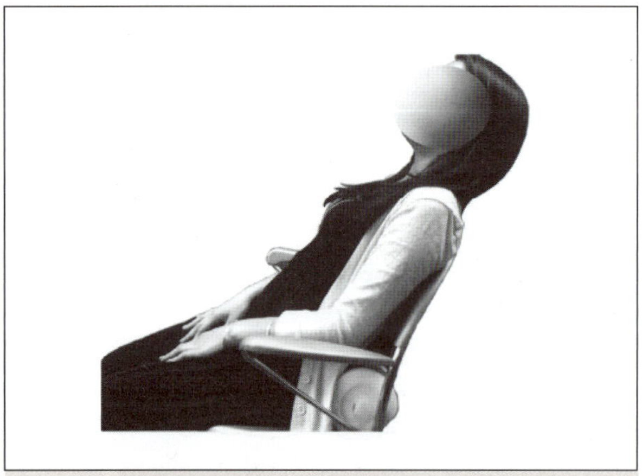

그림 4-59 기울인 자세에서의 목 들기 운동

운동을 비교한 연구에서 목뿔위근의 활성도를 비교한 결과 저항성 턱 당기기 운동이 활성도가 더 높았다고 보고하였다. 저항성 턱 당기기 운동은 기존의 샤케어 운동보다 적은 힘을 요구하면서도 목뿔위에 더 큰 활성화를 보여줄 수 있다고 하였다(그림 4-60a).

② 턱 벌리기 운동(Jaw Opening Exercise; JOE)

턱을 벌리는 동작은 다양한 근육들이 연관되어 있는데 목뿔위근의 근 수축은 턱을 아래쪽으로 당겨주게 하여 턱을 벌려준다. 목뿔위근의 근 활성화를 유도하는 턱 벌리기 운동(Jaw Opening exercise; JOE)과 턱 벌리기 운동에 저항을 더한 저항성 턱 벌리기 운동(Jaw Opening Against Resistance Exercise; JOAR)이 있다.

최대한으로 턱을 연 상태에서 10초 동안 유지하는 턱 벌리기 운동을 5번 반복하게 하여 총 2세트를 매일 수행시킨 후 비디오투시삼킴검사를 통해 확인한 결과 4주간의 턱 벌리기 운동 후 목뿔뼈의 상방 움직임의 양이 증가되었으며 그와 함께 상부식도조임근 개방의 증가 및 인두통과시간에 유의한 감소를 보였다(그림 4-60b).

③ 저항성 턱 벌리기 운동(Jaw Opening Against Resistance Exercise; JOAR)

Watts(2013)는 턱 브레이스(chin brace)를 사용한 저항성 턱 벌리기 운동과 샤케어 운동을 건강한 성인 여성 20명에게 적용한 결과 저항성 턱 벌리기 운동의 목뿔후두근의 근활성도가 샤케어 운동 시의 근 활성도보다 더 높은 것으로 나타났다(그림 4-60c). 이러한 연구결과들은 턱 벌리기를 통한 저항성 운동은 목뿔위근의 활성화 및 강화를 통해 상부식도조임근의 개방과 목뿔위근의 활성화와 관련하여 긍정적인 효과가 있다는 점을 시사한다.

국내 연구에서도 ISO Swallowing Exercise Device (2009, Jolie Parker, Altamonte Springs, FL, USA)(그림 4-61)를 이용한 저항성 턱 벌리기 운동과 저항

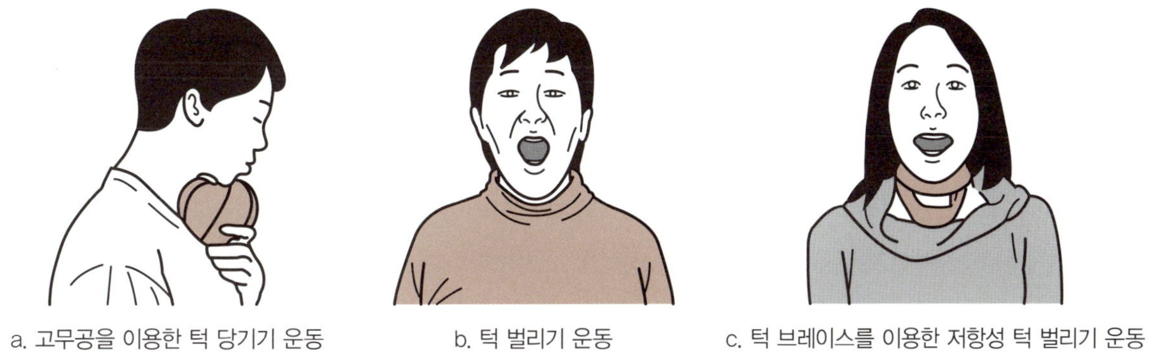

그림 4-60 목뿔위 근육 강화를 위한 다양한 운동기법

성 턱 당기기 운동, 턱 벌리기 운동을 비교하였다. 이 연구의 결과로 샤케어 운동을 대신하는 세가지 형태의 운동 중에서 저항성 턱 벌리기 운동이 목뿔위근의 근 수축을 가장 많이 유도할 수 있었다고 보고하였다.

④ 머리를 젖히고 삼키기 운동(Head extension swallowing exercise)

머리 폄 상태에서 삼키는 것은 샤케어 운동의 대안적인 방법으로 목뿔위 근육과 혀의 근력을 강화시킨다. 훈련을 위해 대상자는 팔걸이와 등받이가 있는 의자에 올바른 자세로 앉도록 한다. 대상자들은 머리를 30도 정도 뒤로 기울인 상태에서 10초마다 알람음이 들리면 침을 삼키도록 한다. 훈련을 하는 동안 이 자세에서 침을 삼킬 수 없는 경우 대상자에 따라 삼키는데 도움이 되도록 소량의 물을 삼키도록 허용할 수 있다. 10분 동안 계속 삼킨 후 피로를 피하기 위해 2분간 휴식을 취한 후 10분을 반복한다. 총 120번을 삼키며 매주 3일 동안 20분씩 8주간 시행하였을 때 목뿔위 근육의 수축에 도움이 된다.

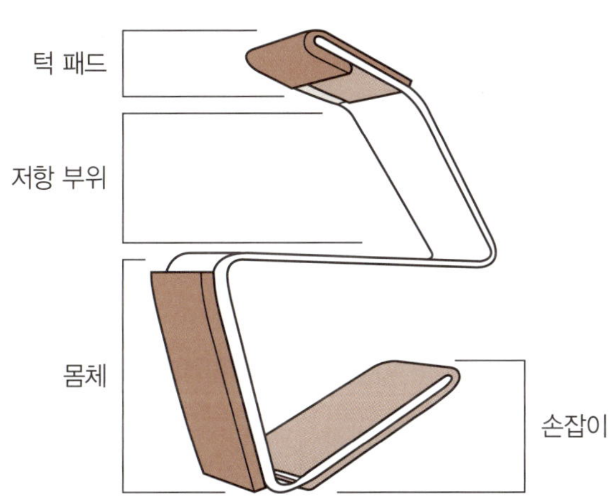

그림 4-61 ISO 삼킴 운동기구 (ISO Swallowing Exercise Device)

6) 후두 운동

(1) 기도폐쇄운동

① 후두 가동화(Laryngeal Mobilization)

후두상승의 감소와 후두 근육의 긴장도 감소는 삼킴 후에 흡인을 유발시킬 수 있다. 삼킴 동안 기도를 보호하기 위해서는 후두상승 움직임이 필수적이다. 식사를 시도하기 전에 후두의 가동화를 통해 후두 근육을 활성화시키면 식사 동안 후두의 움직임을 원활하게 하는데 도움을 줄 수 있다.

후두의 양측면에 얼음 조각이나 얼음 막대를 이용하여 위 방향으로 빠르게 적용한 후, 위 방향으로 가이드하면서 후두의 움직임을 돕는다. 턱 아래부터 후두 근육에 진동 자극을 제공하기도 한다. 다른 방법으로는 치료사가 후두를 부드럽게 잡고 후두를 옆에서 옆으로, 대각선 방향으로 움직인다. 근긴장도가 높은 경우 가동화를 통해 저항이 감소함에 따라 움직임의 범위와 속도를 증가시킨다. 식사 훈련을 할 때에도 후두의 양측을 따라 엄지와 손가락들을 놓고 후두가동화를 시킨 후 삼키게 한다.

② 발살바법(Valsalva Maneuver)

자세 변화와 성문위삼킴, 혹은 최대성문위삼킴과 더불어 후두기능 장애가 있을 때 적용할 수 있다. 또는 최대성문위삼킴을 시행하기 전 단계에서 이 운동이 적용될 수 있다. 그러나 혈압이 조절되지 않아 혈압이 상승되는 환자에게는 이 운동을 적용해서는 안 된다.

공기를 들이마신 후 숨을 참고 가슴 아래로 누르며 성대를 폐쇄시키는 방법으로 대변을 볼 때 아래로 힘을 주는 것과 같은 방법으로 시행하면 된다. 환자는 이 운동을 5~10회, 5분 정도 수행한다.

(2) 성대강화훈련

① 성대모음운동(Vocal Cord Adduction Exercise)

성대 폐쇄가 어려워 거친 소리나 떨리는 소리를 내는 환자에게는 성대모음운동이 요구된다. 성대운동을 통해 음질이 좋아졌다면 이것은 후두의 기능이 향상되었음을 의미하는데, 환자 스스로가 음성을 들으며 후두기능의 변화에 대해 모니터링할 수 있도록 한다.

환자에게 몸을 들어올리거나 책상을 밀면서 소리를 내는 등 성대모음운동을 통하여 후두 근육의 활동을 증가시켜 삼킴시 기도폐쇄가 이루어 질 수 있도록 한다. 의자에 앉은 상태에서 가슴에 양손을 깍지끼고 지속적으로 발성을 하는 동안 손을 밀거나 당기면서 자발적인 발성이 나올 수 있도록 하거나, 의자를 아래로 누르면서 맑은 목소리로 5회 소리를 내게 한 후 세고 강하게 '아'라고 압박 발성을 5회 시행하게 할 수도 있다. 이러한 성대모음운동이 삼키는 동안 후두가 완전히 닫히게 하는데 기초가 된다(그림 4-62). 성대의 수축력을 높이고 성대모음을 향상시키기 위해 기침, 그르렁거림(grunting), 크게 웃게 하는 방법도 도움이 되며 성문위삼킴법은 이를 촉진시키는 것으로 알려져 있다. 또한 숨을 들이마신 다음 숨을 참고 있다가 가능한 한 세게 기침을 하는 것도 성대를 운동시키는 방법이다. 하지만 이러한 성대모음운동은 혈압을 상승시킬 수 있으므로 주의가 필요하다.

② 거짓성대강화운동(Falsetto Exercise)

거짓성대강화운동은 높은 음을 내도록 하여 가성으로 발성하는 것이다. 최대한 높은 음을 낸 다음 가능한 한 길게 유지하도록 한다. 이때 후두는 거의 삼킬 때 만큼 상승하며 거짓성대가 닫히게 된다. 이 과정에서 환자는 후두상승을 돕기 위해 손으로 방패연골을 잡고 가볍게 후두를 들어올려 보조할 수 있다. 저음에서 고음으로 음을 점차 올리거나, 가장 높은 음에서 몇 초 동안 유지하여 거짓성대모음을 훈련할 수 있다(그림 4-63).

③ 리실버만목소리치료(Lee Seilverman Voice Treatment, LSVT)

발성을 하는 동안 최대한으로 호흡을 하도록 훈련시키는 프로그램으로 파킨슨병으로 인해 마비말장애(dysarthria)가 동반된 환자를 대상으로 언어적 명료함을 훈련하기 위해 두 명의 언어병리학자에 의해 개발되었고 연수과정을 이수하도록 되어 있다(그림 4-64). 신경학적 장애를 가진 환자에게도 목소리 볼륨을 높이기 위해 사용하는 방법으로 소개되었다. 파킨슨 병이 진행되면 발음이 부정확해지고 성량이 감소되기 때문에 리실버만목소리치료는 소리를 빠르게 내는 것보다 좀더 크게 낼 수 있도록 하며 집중적인 치료를 통해서 환자의 성량을 높이는 데 중점을 둔다. 또한 이 치료전략은 언어적 명료함이나 성량뿐 아니라 삼킴능력에도 긍정적인 효과를 미치는 것으

성대모음운동 방법

- 상체를 곧게 하고 두 팔로 책상을 밀면서 '아'를 가능한 크고 일정한 소리로 지속 발성한다(10회).
- 상체를 곧게 하고 두 팔로 책상을 당기면서 '아'를 가능한 크고 일정한 소리로 지속 발성한다(10회).
- 숨을 깊이 들이 쉰 상태에서 숨을 멈추고 아래로 누르듯이 가슴에 힘을 주면서 '아'하고 크고 강하게 발성을 지속한다.
- 앉거나 서거나 누운 자세에서 손바닥을 마주 대고 양쪽 손바닥을 서로 밀면서 힘을 주어 '아'하고 크고 강하게 발성을 지속한다.
- 보조자와 마주 앉은 상태에서 힘이 강한 손이나 팔을 마주 잡고 서로 손바닥에 힘을 주면서 '아!아!아!' 하고 짧은 발성을 가능한 크고 또렷하게 한다.
- 목 근육에 힘을 준 상태에서 '아!아!아!'하고 가능한 크고 또렷하게 발성한다.
- 작은 소리를 일정하게 유지하면서 가능한 길게 발성한다.
- 소리를 점점 크게 또는 점점 작게 하면서 길게 발성한다.

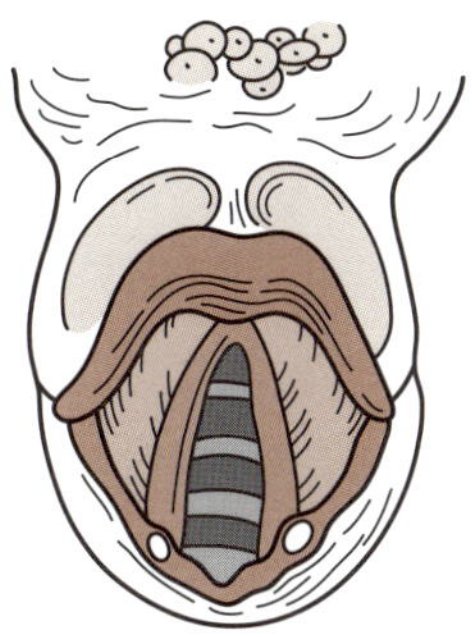

〈이완〉

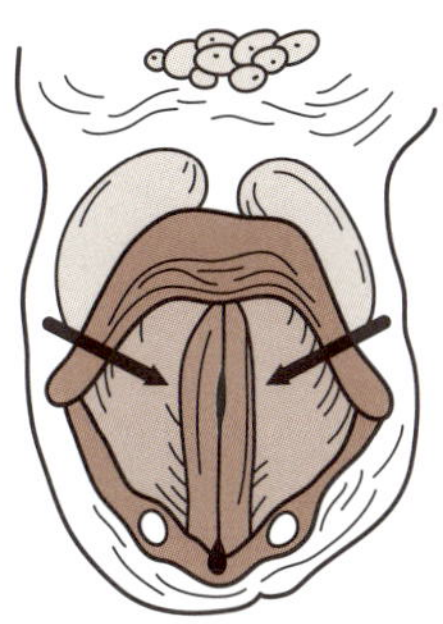

〈수축〉

- 각 숫자를 말할 때 소리를 조금씩 크게 증가시켜 보세요. 숫자 1은 가장 부드럽게(속삭이는 수준) 시작하여 숫자 10에서는 가장 큰 소리(고함지르는 수준)로 점차 목소리를 크게 내어 보세요.

1 2 3 4 5 6 7 8 9 10

그림 4-62 성대강화운동

거짓성대강화운동 방법

- '아'(낮은도)에서 '하' (높은도)로 저음에서 고음으로 음을 높게 올린다 (마치 노래하는 것과 같이 한다).
- 낮은도에서 높은도 까지 차례대로 올리면서 가장 높은 음에 도달했을 때 힘껏 몇 초 동안 유지한다.
- 가장 높은 소리로 길게 끌면서 이때 방패연골의 상승을 확인한다.

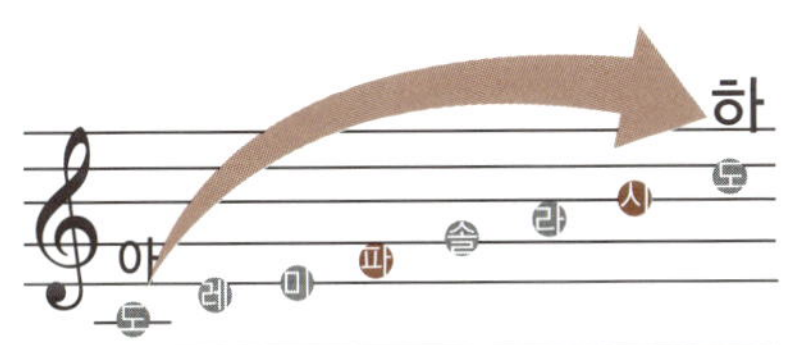

그림 4-63 거짓성대강화운동

로 보고되었고 특히 인두이동시간이 감소하고 구강 내 잔여물이 감소하였다고 보고하였다. 다른 연구에서도 한 달 동안 훈련한 후 구강이동시간, 인두이동시간이 향상되었고, 삼킴 후 후두개계곡에 남는 음식물도 감소했다고 보고하였다. 파킨슨병이 있는 삼킴장애 환자를 대상으로 이 프로그램을 적용할 때 일회당 50~60분 하루에 3번, 일주일에 4번, 4주 동안 운동을 실시하도록 제안하였다.

그러나 일반적인 치료방법에 비해 연수과정의 자격제한이 있어 적용이 쉽지 않고 대체할 수 있는 프로그램들이 다양하게 개발되고 있다.

7) 호흡 운동

호흡이란 들숨과 날숨으로 구성되며 평상시 호흡은 들숨근을 수축하여 숨을 들이쉰 후 늘어난 들숨근의 반동에 의해 숨을 내쉬게 되고 날숨근육은 힘을 들여 숨을 내쉬거나 재채기나 기침을 할 때 수축을 한다.

삼킴과정에서 삼킴과 호흡의 협응은 매우 중요한 기능이다. 일반적으로 삼킬 때는 호흡을 멈추거나 날숨이 일어나게 된다. 그래서 몇 초 동안 숨을 참을 수 있는가 하는 문제는 삼키는 동안 들숨이 일어나 기도가 열리는 경우로 이어질 수 있다. 또한 삼킴후 인두부위에 잔여물이 있을 경우 목을 가다듬거나 잔여물을 배출해 내는 능력은 삼킴후 흡인(post-swallow aspiration)을 예방하는데 필수적인 기능이 된다.

호흡의 기능이 저하된 환자의 경우 호흡치료를 삼킴장애 치료와 함께 병행하였을 때 더 효과적인 결과를 가져올 수 있다. 호흡 운동은 들숨근과 날숨근에 다양한 기법과 기구를 이용하여 포괄적이고 집중적인 훈련을 하는 것이다. 치료를 통해 호흡질환의 증상을 완화시키고 조절하며 호흡장애로 인한 합병증을 예방하는데 도움을 줄 수 있다. 호흡 운동을 통해 환자의 운동능력을 증가시키고 심리적인 안정감을 높여줌으로써 환자가 일상생활에서 최적의 기능수행 능력을 발휘하도록 한다. 호흡 운동에는 호흡 재교육, 이완 요법, 기도분비물 관리, 재조건화 운동, 심리 및 영양상담, 환기보조 방법 선택 및 환자교육 등으로 구성되어 있다. 만성폐색성 폐질환, 만성 기관지염, 폐기종, 천식, 폐렴, 폐농양, 폐결핵 등 다양한 폐질환 환자에게 적용이 가능하며 척수손상 환자, 뇌손상 환자, 파킨슨병과 같은 신경계질환 환자나 수술, 중환자실 입원 환자에게도 적용이 가능하다.

호흡보조가 필요한 환자에게는 환자의 삶의 질을 향상시킬 수 있는 호흡보조 방법을 선택하여 적용하는 것은 매우 중요하다. 이 책에서는 장기 호흡 보조로 사용하는 인공호흡기에 대한 설명은 제외하고 주로 호흡기 문제가 있어 기관, 후두, 인두부위의 가래를 관리하지

리실버만목소리치료 방법

1. 말을 할 때에 크고 명료한 목소리로 한다.
   "일상 대화시에 소리 낼 수 있는 가장 큰 소리로 말씀하세요"
2. "아" (모음) 소리를 낼 수 있는 최대한의 소리로 크고 길게 유지한다.
3. "아" 소리를 점차 높여서 가장 높은 소리를 지속적으로 유지한다.

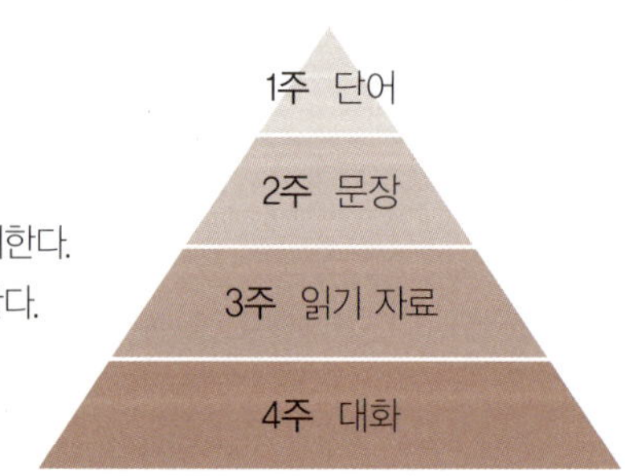

그림 4-64 리실버만목소리치료 방법

못하는 환자에게 적용하는 호흡운동법을 소개하였다. 일반적으로는 호흡치료실에서 적용되며 삼킴장애의 치료와 병행될 수 있다.

(1) 날숨보조

호흡시 가장 큰 문제가 되는 기도 분비물 관리를 통해 정체된 기도 분비물을 제거해 줌으로써 호흡근육의 부담을 줄이고 호흡을 향상시키며 폐렴 등의 호흡기계 합병증을 예방하고 합병증이 병발된 경우에는 이를 빨리 회복시킨다. 일반적으로는 호흡 치료실에서 시행된다.

① 체위배액

폐에 고여 있는 분비물들이 제거될 수 있도록 특정한 체위를 취하도록 하여, 중력에 의해 작은 기도에서 큰 기도로 이동시킨 후 기침이나 흡입을 통해 제거하는 방법이다. 체위배액을 하기 전이나 하는 동안에 기도와 전신에 수분을 공급하여 주면 보다 효과적으로 분비물 배출을 도울 수 있다. 치료의 횟수는 환자에 따라 다르지만 분비물 축적방지를 위해서라면 1일 1~2회 시도하며 한 자세에서 5~10분 유지한다. 기도 내 흡인이나 상부식도역류를 방지하기 위해 식사 전에 시행하는 것이 좋고, 식사 후에 시행하는 경우는 최소 한시간 반에서 두 시간이 경과한 후 시행하는 것이 좋다(그림 4-65).

② 두드리기, 진동, 흔들기

체위배액법을 위해 체위만 취해 줄 경우, 분비물 이동에 시간이 많이 걸리기 때문에 이 방법들을 병행하는 것이 좋다. 객담이 많은 폐 부위를 컵모양으로 오므린 손이나 고무컵을 이용하여 두드리면 분비물이 기관지 내로 용이하게 떨어질 수 있다. 원을 그리면서 양손을 리듬감 있게 움직이며 3~5분간 시행한다. 통증 부위, 골절이나 골다공증 등의 손상 부위, 수술 부위나 뼈 돌출 부위는 피해야 한다. 진동은 분비물이 고여 있는 부위에 양손을 겹치거나 진동기를 사용하여 시행하며, 분비물을 좀 더 큰 기도로 내보내기 위해 시행하는 것이기 때문에 환자가 숨을 내쉬는 동안 적용해 주어야 한다. 흔들기도 진동과 같은 방법으로 시행하지만 훨씬 힘이 많이 들어가며 움직임의 폭도 넓다(그림 4-66).

③ 기침 보조(Cough Assist)

기침기능은 분비물을 직경이 작은 기관지에서 큰 기관지로 이동시킬 수 있어 기도 분비물 제거에 절대적으로 필요하다. 호흡기내에 발생된 분비물을 기침을 통해 외부로 배출시키는 기능이 부족하게 되면 폐렴 등의 합병증을 유발하게 된다.

㉠ 도수 기침(manual assisted cough)

환자 스스로 흡입할 수 있는 최대한의 공기를 들이

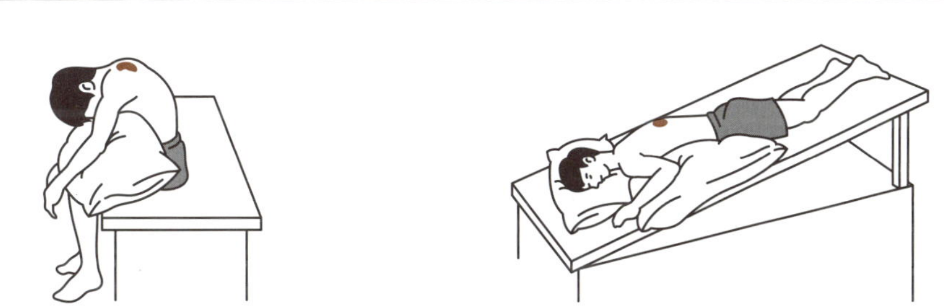

그림 4-65 체위배액 시행 방법

제4부 삼킴장애 치료

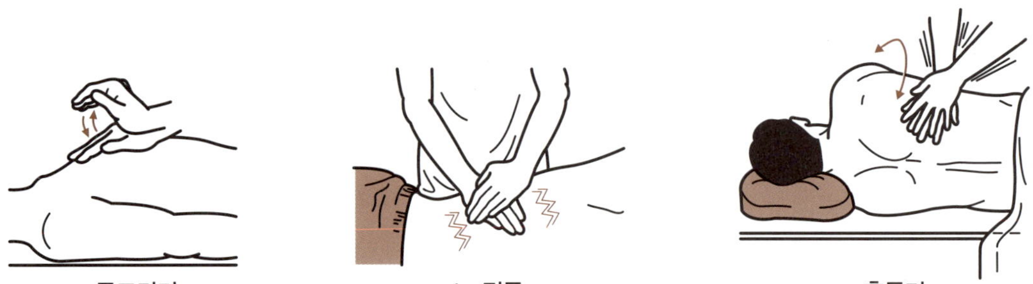

그림 4-66 두드리기, 진동, 흔들기 시행 방법

마신 후, 최대한 힘차게 기침을 하는 동안 치료사나 환자 스스로 배를 밀어주어 기침을 강하게 할 수 있도록 도와주는 방법이다. 손바닥은 상복부에 겹쳐 두고 복부의 안쪽 상방을 향해 짧게 밀지만 칼돌기(검상돌기, xiphoid process)에 압력을 주어서는 안된다.

㉡ 통증 부위 덧대기(splinting)

흉부에 수술한 자리에 통증으로 기침을 할 수 없을 경우 절개한 부위에 손이나 베개를 덧대고 기침을 하도록 한다.

(2) 들숨보조

숨을 들이쉬는 들숨근육이 약해지면 신체에서 필요한 호흡량을 공급해주지 못하기 때문에 부족한 만큼의 공기량을 추가해 줄 수 있는 방법을 연습해야 한다.

① 가로막 호흡법(Diaphragmatic Breathing)

가로막의 상승과 하강의 거리를 증가시켜 가스 교환을 증진시킨다. 체위배액법시 폐에 쌓인 분비물을 이동시키는데도 사용된다.

침대머리에 기대어 누운자세(세미 파울러; semi fowler's)에서 치료사의 손을 환자의 명치아래에 둔다. 환자는 코로 천천히 숨을 들이마시며 복부가 팽창하도록 한다. 숨을 내쉴때는 입으로 하며 익숙해지면 환자가 자신의 복부에 손을 올려두어 호흡 패턴을 연습하도록 한다. 이후 저항을 주기 위해서는 명치 아래에 1.5~2.5kg의 책 등을 올려두고 연습하도록 한다(그림 4-67).

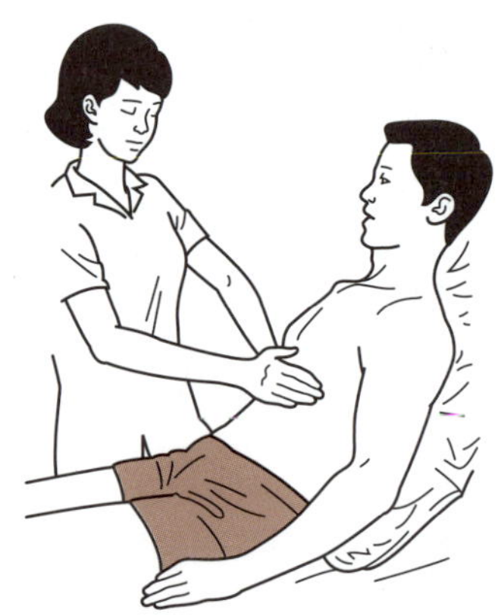

그림 4-67 가로막 호흡법

② 혀인두호흡법(개구리호흡법; Glossopharyngeal Breathing, Frog Breathing)

개구리호흡법은 혀와 인두근육을 이용하여 공기덩어리를 삼키듯이 폐에 누적시키는 호흡법으로 들숨근육에 심한 약화가 있을 때 들숨량을 증가시키는 방법이다. 혀와 인두근육을 이용하여 공기를 여러 번 삼키는 방법으로 60ml-200ml의 공기를 누적시킬 수 있으며 1회 호흡 시 6~9회 시행하게 한다.

③ 오므린 입술 호흡법(Pursed-Lip Breathing)

만성 폐쇄성 폐질환 환자에서 호흡곤란이 있을 때 사용하며 호흡률 감소, 1회 호흡량 증가, 지구력에 효과가 있다. 코로 숨을 들이마신 뒤 입술을 오므려 천천히 공기를 배출하도록 하며 마신 숨에 비해 뱉는 호흡을 2배로 길게 숨을 내뱉도록 한다.

(3) 도구를 이용한 호흡훈련

약한 호흡 근육을 강화시키는 운동방법이다. 도구를 이용하여 기구의 구멍을 조절하거나 일정압력 이상일 때만 밸브가 열려 공기를 들어 마실 수 있도록 하여, 흡입시의 저항을 증가시켜 들숨근육을 강화시키는 호흡 운동이다.

① 날숨근육 강화 운동(Expiratory Muscle Strength Training, EMST)

기침하고 말하고 삼키는 능력을 강화시킬 수 있으며 많은 연구에서 EMST를 통해 유산소와 무산소 활동의 참여를 증진시킬 수 있다고 보고하고 있다. 세팅된 도구를 사용하여 밸브를 열고 닫을 수 있어 다양한 정도로 저항을 줄 수 있다. 코를 막고 숨을 들이마신 후 마우스 피스를 끼고 최대한 빠르게 숨을 뱉는다. 하루에 5회 정도 시행하며 1회에 5번 불도록 한다. 훈련 사이에는 1분가량 충분히 쉬어주어야 어지러움증을 비롯한 문제 상황을 예방할 수 있다. 기본적으로 4주 동안에 매일 20분씩 훈련한다. 연구마다 차이는 있지만 운동의 적응을 위해 최대 날숨의 60%~75%로 훈련한다. 턱끝목뿔근(geniohyoid-muscle)이 강화되고 이로 인해 기침, 말하기, 삼키기 등의 기능 향상을 돕고 삼킴반사를 유발시키며 상부식도조임근의 움직임과 후두의 움직임을 향상시키는 것으로 알려져 있다. 또한 삼키는 동안 물렁입천장이 잘 수축할 수 있도록 하고 후두를 닫아주어 흡인의 위험을 감소시킨다(그림 4-68).

② 들숨근육 강화 운동(Inspiratory Muscle Strength Training, IMST)

만성 폐쇄성 폐질환이나 천식과 같은 폐질환이나 다발경화증, 파킨슨병으로 인해 약화된 호흡근, 또는 노인들에게 적용되는 대부분의 호흡훈련은 숨을 들이마시는 운동에 저항을 주게 된다. 일반적으로는 도구를 이용한 호흡 운동은 하기 어려우므로 병실이나 치료실에서 할 수 있는 호흡 운동을 주로 사용한다.

(4) 기관절개관을 시행한 환자의 호흡훈련

기관절개술을 시행한 환자는 구강과 코로 공기를 끌어올려 호흡을 할 수 없고 기관절개관을 통해 공기를 교환하게 된다. 기관절개관을 제거할 시기가 되면 기관절개 부분을 통한 호흡과 함께 구강-코호흡을 병행하기 위해 관을 점차적으로 작은 사이즈로 관을 교체하거나 가압대에 있는 공기를 빼고 기관절개술의 구멍을 막는 과정이 진행된다. 가압대에 공기가 빠져 있으면 가압대 주위로 공기 흐름이 생성되어 구강-코 호흡이 가능하다. 작은 사이즈로 교체되고 환자의 호흡이 안정화되면 환자의 가압대에 공기를 제거한 후에 관을 막고 호흡 운동을 시행할 수 있다. 운동한 후에는 폐쇄한 마

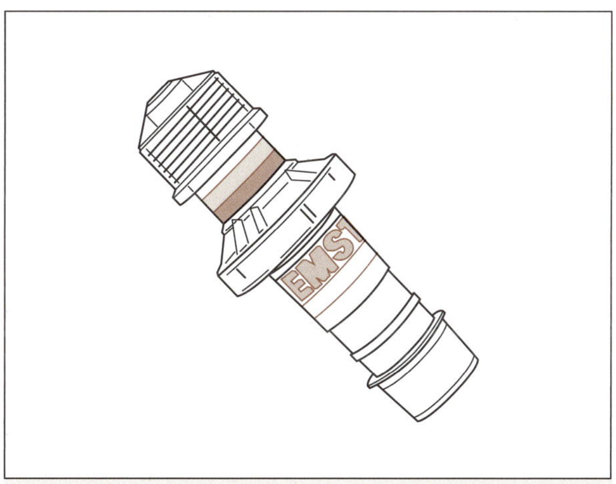

그림 4-68 날숨근육 강화 운동시 사용하는 EMST 도구

개를 빼고 가압대에 공기를 삽입한다. 점차 폐쇄시간을 늘려 나가며 호흡 운동을 시행한다. 가압대에 공기를 넣고 뺄 때 주입된 공기량이 일정해야 하므로 담당 간호사와의 협력이 요구된다(그림 4-69).

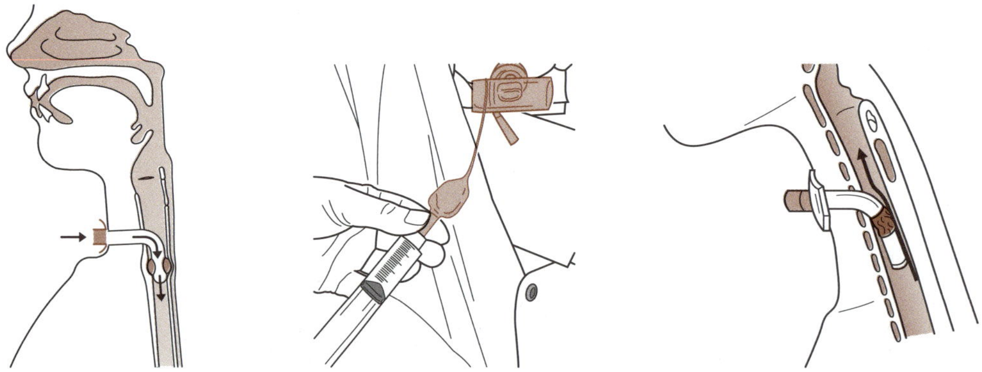

a. 기관절개관을 통한 호흡 b. 가압대에 공기를 제거하는 모습 c. 가압대 공기제거후 구강-코호흡

그림 4-69 가압대가 있는 기관절개관 환자의 호흡훈련

확인문제

1. 회복적 기법의 종류와 방법에 대해 기술하세요.

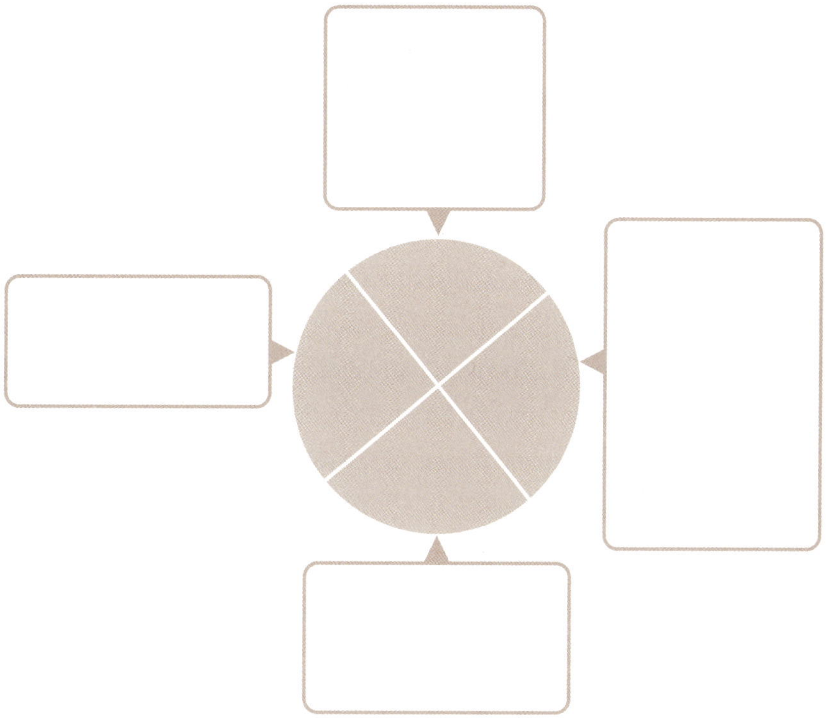

2. 온도-촉각 자극의 시행방법에 대해 구체적으로 기술하세요.

① 적용부위 :

② 치료도구 :

③ 적용방법 :

3. 샤케어 운동의 시행방법 및 적용시 제한점에 대해 기술하세요.

① 적용방법

- 등척성운동 :
- 등속성운동 :

② 제한점

참고문헌

강경자 외 19명. (1996). 성인간호학(하). 도서출판 정담.

강성웅. (2016). 호흡재활. J Korean Med Assoc. September; 59(9):705-712.

김경돈. (2015). 고유수용성신경근촉진법 목 굽힘 운동이 만성 뇌졸중 환자의 삼킴 기능에 미치는 영향. 대구대학교 대학원.

원영식, 문종훈, & 박희수. (2020). The Effects of Multi-Sensory Stimulation on Swallowing Function in Stroke Patients with Dysphagia. 한국지식정보기술학회 논문지, 15(5), 807-814.

유해영. (2005). 제4판 성인간호학(상), 현문사, 454-462.

윤영식. (2016). 세 종류의 턱 움직임 운동 수행시 삼킴근육의 근활성도에 대한 비교 연구. 우송대학교 석사학위논문.

A.El. J. (2002). Swallowing and voice effects of Lee Silverman Voice Treatment(LSVT):A pilot study. Neurol Neurosurg Psychiatry, 72;31-36.

Alvar, A., Hahn Arkenberg, R., McGowan, B., Cheng, H., & Malandraki, G. A. (2021). The role of white matter in the neural control of swallowing: a systematic review. Frontiers in human neuroscience, 15, 628424.

Azarpazhooh, A., Leake, J.L. (2006). Systematic review of the association between respiratory iseases and oral health. Journal of Periodontolog, 77(9);1465-1482.

Crary MA, Lagorio LA, Carnaby-Mann GD. (2008). Cross system effects of dysphagia treatment on dysphonia: A case report. Cases Journal, 1:67.

Doeltqen SH, Witte U, Gumbley F, Huckabee ML. (2009). Evaluation of manometric measures during tongue-hold swallow. Am J Speech Lang Pathol, 18:65-73.

Donzelli J, Brady S. (2004). The effects of breath-holding on vocal fold adduction. Arch Otolaryngol Head Neck Surg, 130:208-10.

Easterling C., Grande B., Kern M., Sears K, Shaker R. (2005). Attaining and Maintaining Isometric and Isokinetic Goals of the Shaker Exercise. Dysphagia, 20;133-138.

Ebihara, S., & Naito, T. (2022). A systematic review of reported methods of stimulating swallowing function and their classification. The Tohoku Journal of Experimental Medicine, 256(1), 1-17.

EL Sharkawi A, Ramig L, Logemann JA, Pauloski BR, Rademaker AW, Smith CH, et al. (2002). Swallowing and voice effects of Lee Silverman Voice Treatment (LSVT): a pilot study. J Neurol, Neurosurg Psychiatry, 72:31-6.

Eskildsen, S. J., Poulsen, I., Jakobsen, D., Riberholt, C. G., & Curtis, D. J. (2021). Scoping review to identify and map non-pharmacological, non-surgical treatments for dysphagia following moderate-to-severe acquired brain injury. BMJ open, 11(12), e053244.

Groher, M.E., Crary, M.A. (2010). Dysphagia: Clinical management in adults and children. United States of America: MOSBY ELSEVIER.

Harrison N. Jones, John C. Rosenbek. (2009). Dysphagia in Rare Conditions: An Encyclopedia. Harrison N. Jones, John C. Rosenbek, 26-27.

Hind, J.A., Nicosia, M.A., Roecker, E.B., Carnes, M.L., Robbins, J., (2001). Comparison of effortful and non-effortful swallows in healthy middle-aged and older adults. Arch Phys Med Rehabil, 82(12);1661-1665.

Hiss, S. G., Strauss, M., Treole, K., Stuart, A., & Boutilier, S. (2004). Effects of age, gender, bolus volume, bolus viscosity, and gustation on swallowing apnea onset relative to lingual bolus propulsion onset in normal adults. Journal of Speech Language and Hearing Research, 47(3), 572-583.

Hoseini, S. H., Eghbali, M., Froutan, R., Mazloom, S. R., Yekaninejad, M. S., & Boostani, R. (2022). Effectiveness of auditory sensory stimulation on level of consciousness and cognitive function in traumatic brain injury patients: A randomized controlled clinical trial. Nursing Practice Today.

Kawagishi, S., Kou, F., Yoshino, K., Tanaka, T., & Masumi, S. (2009). Decrease in stereognostic ability of the tongue with age. Journal of oral rehabilitation, 36(12), 872-879.

Kawagishi, S., Tanaka, T., Shimodozono, M., & Yoshino, K. (2013). Simplifying the assessment of stereognostic ability of the tongue in elderly subjects using six selected test pieces. Journal of Aging Science

Lazarus, C., Logemann, J.A., Huang, C.F., Rademaker, A.W. (2003). Effects of two types of tongue strengthening exercises in young normals. Folia Phoniatrica et Logopaedica, 55(4);199-205.

Lazzara G, Lazarus C, Logemann JA. (1986). Impact of thermal stimulation on the triggering of the swallowing reflex. Dysphagia, 1:73-7.

Logeman JA. (1998). Evaluation and treatment of swallowing disorder. 2nd ed. Texas: PRO-ED Inc.

Logeman JA. (2008). Treatment of oral and pharyngeal dysphagia. Phys Med Rehabil Clin N Am, 19:803-16.

Maeda, K., Ono, T., Otsuka, R., Ishiwata, Y., Kuroda, T., & Ohyama, K. (2004). Modulation of voluntary swallowing by visual input in Humans. Dysphagia, 19, 1–6.

Masako F, Logemann JA. (1996). Effect of a tongue holding maneuver on posterior pharyngeal wall movement during deglutition. Am J Speech Lang Pathol, 5:23-30.

Meenakshi S, Anil Kumar Gujjari, Thippeswamy H N, Raghunath N. (2014). Evaluation of Oral Stereognostic Ability After Rehabilitating Patients with Complete Dentures: In Vivo Study J Indian Prosthodont Soc. Dec; 14(4): 363-368.

Mishra, A., Rajappa, A., Tipton, E., & Malandraki, G. A. (2015). The recline exercise: comparisons with the head lift exercise in healthy adults. Dysphagia, 30, 730-737.

Mistry, S., Rothwell, J. C., Thompson, D. G., & Hamdy, S. (2006). Modulation of human cortical swallowing motor pathways after pleasant and aversive taste stimuli. American Journal of Physiology-Gastrointestinal and Liver Physiology, 291, 666–671.

Oh J C. (2019). Effect of partial head extension swallowing exercise on the strength of the suprahyoid and tongue muscles in healthy subjects: A feasibility study. Journal of Oral Rehabilitation, 46(3), 242-248.

Park JW, Oh CH, Choi BU, Hong HJ, Park JH, Kim TY, Cho YJ. Effect of Progressive Head Extension Swallowing Exercise on Lingual Strength in the Elderly: A Randomized Controlled Trial. J Clin Med. 2021 Jul 31;10(15):3419. doi: 10.3390/jcm10153419. PMID: 34362202; PMCID: PMC8348116.

Pauloski, B. R., & Yahnke, K. M. (2022). Using ultrasound to document the effects of expiratory muscle strength training (EMST) on the geniohyoid muscle. Dysphagia, 37(4), 788-799.

Ploumis, A., Papadopoulou, S. L., Theodorou, S. J., Exarchakos, G., Givissis, P., & Beris, A. (2018). Cervical isometric exercises improve dysphagia and cervical spine malalignment following stroke with hemiparesis: a randomized controlled trial. European Journal of Physical and Rehabilitation Medicine, 54(6), 845-852.

Re, G. L., Terranova, M. C., Vernuccio, F., Calafiore, C., Picone, D., Tudisca, C., ... & Lagalla, R. (2018). Swallowing impairment in neurologic disorders: the role of videofluorographic swallowing study. Polish Journal of Radiology, 83, e394.

Robbins J., Gangnon, R., Theis, S., Kays, S.A., Hind, J. (2005). The effects on lingual pressure generation as a risk factor for dysphagia. J Am Geriatr Soc, 53;1483-1489.

Robbins, J., Gangnon, R. E., Theis, S. M., Kays, S. A., Hewitt, A. L., & Hind, J. A. (2005). The effects of lingual exercise on swallowing in older adults. Journal of the American Geriatrics Society, 53(9), 1483-1489.

Shaker R, Kern M, Bardan E, Taylor A, Stewart ET, Hoffmann RG, et al. (1997). Augmentation of deglutitive upper esophageal sphincter opening in the elderly by exercise. Am J Physiol, 272:1518-22.

Sharkawi, A.E., Ramig, L., Logemann, J.A., Pauloski, B.R., Rademaker, A.W., Smith, C.H., Pawlas, A., Baum, S., Werner, C. (2002). Swallowing and voice effects of Lee Silverman Voice Treatment(LSVT);A pilot study. J. Neurol Neorosurg Psychiatry, 72(1);31-26.

Shimotakahara, R., Mine, K., & Ogata, S. (2015). The sensory nerves that innervate the area near the K-point. Japanese Journal of Nursing and Health Sciences, 13(2), 30-34.

Steele, C. M., & Miller, A. J. (2010). Sensory input pathways and mechanisms in swallowing: A Review. Dysphagia, 25, 323–333.

Ushioda, T., Watanabe, Y., Sanjo, Y., Yamane, G. Y., Abe, S., Tsuji, Y., & Ishiyama, A. (2012). Visual and auditory stimuli associated with swallowing activate mirror neurons: a magnetoencephalography study. Dysphagia, 27, 504-513.

Yoshikawa, T., Tanaka, M., Ishii, A., Yamano, Y., & Watanabe, Y. (2016). Visual food stimulus changes resting oscillatory brain activities related to appetitive motive. Behavioral and Brain Functions, 12, 26.

Zhang, J., Li, Q., Wu, H. Y., & Yang, Y. (2022). A systematic review of swallowing training measures for postoperative oral cancer patients. Dysphagia, 37(6), 1839-1850.

신경전기자극(Neuro-electrical stimulation)과 바이오피드백(Bio-feedback)

삼킴장애 발생 후 적용되는 전통적인 치료는 보상과 행동적인 재활 전략에 초점이 맞춰져 있었다. 최근에는 신경계 손상에서 발생한 삼킴장애 환자의 자발적 삼키기 능력의 회복이 이슈로 대두되고 있고 이에 대한 근거 이론이 끊임없이 발전하고 있으며, 새로운 치료 방법이 개발되고 시행되고 있다. 특히 뇌졸중 후 삼킴장애 환자의 회복을 보다 잘 관리하고 향상시키기 위한 주요 주제는 신경 자극과 바이오 피드백이다. 이러한 자극을 통해 신경 복구 메커니즘과 증가된 겉질 활동이 뇌졸중 후 삼키기 회복 과정에서 중요한 역할을 한다는 다양한 연구결과가 증거로 제시되고 있다. 따라서 이 장에서는 전기자극 치료(중추신경 자극과 말초신경 자극)와 바이오 피드백 치료의 특징과 효과에 대해 알아보고자 한다. ,

1 신경전기자극 (Neuro-electrical stimulation)

말초 또는 중추 자극으로 특징지어지는 비침습적 신경 자극은 뇌의 겉질 재조직을 촉진하여 뇌졸중 환자의 자동적 회복 과정을 가속화할 수 있다. 이러한 전기자극과 함께 실시간으로 삼키는 과정은 환자가 복잡한 지침을 따를 수 있어야 하기 때문에 언어 또는 인지 장애가 없는 환자에게 시행하는 것이 효과적이다. 중추신경자극(central neurostimulation)은 삼키는 중추 뇌 조절(central brain control)을 목표로하며, 반복적 경두개자기자극(repetitive Transcranial Magnetic Stimulation, rTMS), 경두개직류자극(transcranial Direct Current Stimulation, tDCS)의 방법이 있다. 말초신경자극(peripheral neurostimulation)은 삼키는 구심성 경로(afferent pathways)의 자극을 목표로 하며, 입으로 관을 인두로 넣어 직접 자극시키는 인두 전기자극(Pharyngeal Electrical Stimulation, PES)과 현재 임상에서 가장 많이 사용하는 신경근 전기자극(Neuromuscular Electrical Stimulation, NMES)이 감각역치자극과 운동역치자극의 방법으로 시행되고 있다(표 4-19, 그림 4-70). 일반적으로 중추신경자극 또는 말초신경자극치료가 단독으로 시행되도록 개발되었으나, 최근에는 중추신경자극과 말초신경자극을 동시에 적용하여 효과를 높이고자 하는 노력이 시행되어지고 있다.

표 4-19 중추신경자극과 말초신경자극의 종류

중추신경자극(겉질자극)	말초신경자극(비겉질자극)
• 반복적 경두개자기자극(repetitive Transcranial Magnetic Stimulation, rTMS) • 경두개직류자극(Transcranial Direct Current Stimulation, tDCS)	• 인두 전기자극(Pharyngeal Electrical Stimulation, PES) • 신경근 전기자극(Neuromuscular Electrical Stimulation, NMES) – 감각역치수준의 자극 – 운동역치수준의 자극

PES와 TMS를 함께 사용하면 삼킴기능을 단기적으로 개선하고 손상을 받지 않은 인두 겉질의 흥분 능력을 증가시켜 만성 뇌졸중 환자의 침습-흡인 점수(PAS)을 감소시킨다는 보고가 있었다. 또한 TMS를 NMES와 함께 사용하면 단독으로 사용할 때보다 뇌졸중으로 인한 삼킴장애에서 인두 자극을 유도하여 효과적이었다는 연구결과가 있었으나 표본크기가 작아 향후 추가적 연구가 필요한 상태이다.

1) 중추신경자극/겉질자극(Central Stimulation/cortical stimulation)

비침습적 뇌자극의 역사는 1980년 Merton과 Morton이 인간의 뇌에 자극할 수 있는 방법을 처음으로 제안한 데서 시작되었으며, 1998년 Priori 등은 0.5 mA의 약한 직류 전기자극을 통해 인간의 뇌 활성도를 조절할 수 있는 경두개직류자극(tDCS) 방법을 처음으로 보고하였다. 이러한 비침습적인 신경자극기술은 인두운동겉질에 적

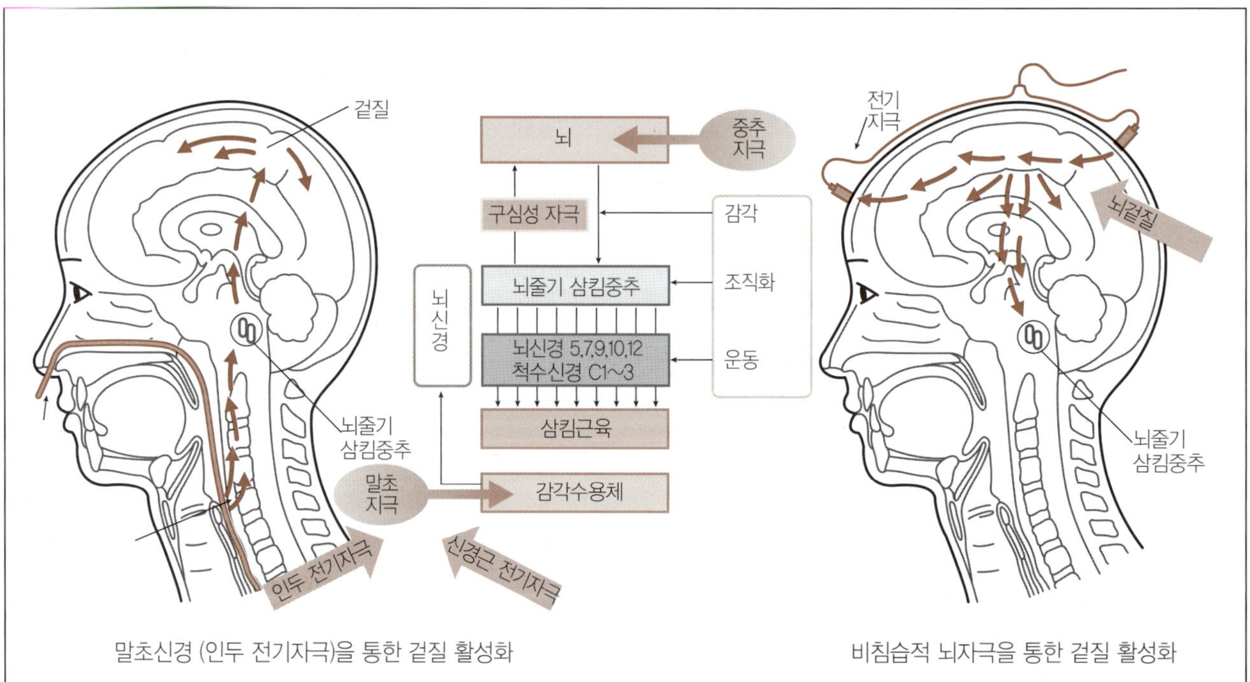

그림 4-70 중추신경자극과 말초신경자극

용이 되어 손상된 신경의 연결을 강화시키거나 새롭게 하여 시냅스의 효율을 증가시킨다. 뇌 손상 후 가소성의 한 형태로 시냅스 가소성(Synaptic plasticity; 헤비안 가소성, Hebbian)은 기능 회복을 위한 새로운 신경 연결을 확립하거나 강화시키는데 중요하기 때문에 과도한 흥분을 일으키지 않도록 견제와 균형이 필요하다. 반대로 시냅스 비활성화는 변화에 적응하는 신경 네트워크의 능력을 손상시키게 되는데 이런 상태가 이어지지 않도록 가소성 변화의 균형을 맞추고 조절하는 메커니즘이 필요하다. 따라서 중추신경자극은 뇌의 겉질과 겉질아래의 삼킴 네트워크에 직접적인 자극을 통해 신경 가소성의 활성화와 적절성을 목표로 한다.

(1) 반복적 경두개자기자극(repetitive Transcranial Magnetic Stimulation, rTMS)

① 적용원리

전기 자극을 하면 적용부위의 신경 섬유를 탈분극시켜 근육과 신경이 활성화된다. 전자기를 유도하는

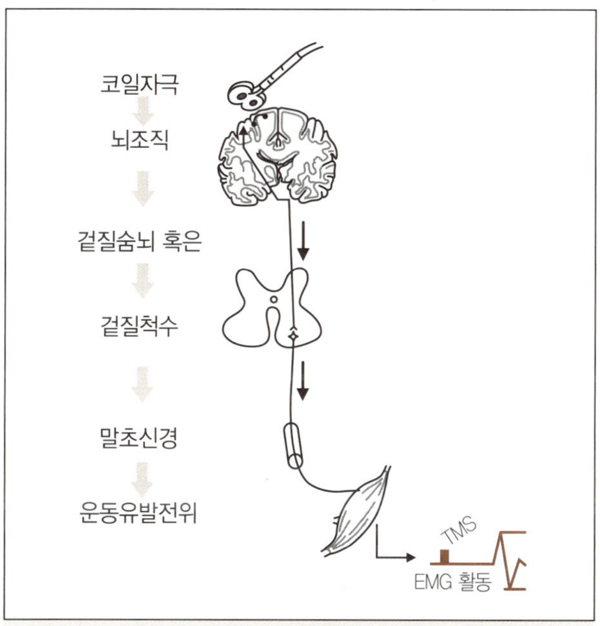

그림 4-71 rTMS의 적용과 겉질 신경 흥분에 따른 운동 기능의 활성화 경로

패러데이의 법칙(Faraday's law)에 따라 1985년에 TMS라는 장치가 발명되었는데 이는 전기장을 변화시키는 코일을 통한 자기장을 생성한다. 전기는 두개골, 겉질, 겉질아래 백색질을 통과하며 tDCS에 비해 보다 국소적인 부분의 뇌를 자극한다(그림 4-71). 겉질을 자극하기 위하여 두피에 코일을 배치한 후 전자기 코일에서 발생한 자기장을 머리 표면을 통해 두개골로 통과시켜 두뇌의 특정 부위의 신경 세포를 활성 또는 억제하여 겉질 흥분성을 조절하는 뇌자극술이다. 신경에 투영된 전류는 신경 축삭을 탈분극시키고 그에 따라 목표 근육의 활성화를 일으킨다. rTMS는 특정 주파수를 동일한 강도의 다중펄스로 뇌 겉질을 자극하는 것이다. 자기장을 이용하여 수술 없이 뇌의 특정 부위를 국소적으로 안전하게 자극하여 신경조절(neuronmodulation)을 이끌며 겉질의 흥분성은 몇 분간 지속된다. 이러한 대뇌겉질의 흥분도의 변화는 반복적인 자기자극의 수, 강도, 주파수 및 총 자극 횟수에 영향을 받는다.

② 자극방법

단순프로토콜은 자극빈도, 강도, 지속시간 등을 변형시켜 뇌신경세포를 촉진하거나 억제하는 방법으로 자극 간 간격(interstimulusinterval; ISI)에 따라 대뇌겉질을 촉진하거나 억제할 수 있다.

단순프로토콜은 크게 두가지로 설명할 수 있는데 약 1Hz 이하의 저빈도 반복경두개자기자극(low frequency repetitive transcranialmagnetic stimulation,LF-rTMS)과 고빈도 반복경두개자기자극(highf requency repetitive transcranial magnetic stimulation,HF-rTMS)이다. LF-rTMS는 신경 흥분성을 낮추고 억제 효과를 생성하여 가상병변(virtual lesion)의 상태를 만든다. 고빈도에 비해 안정적이며 국소대뇌겉질의 뇌혈류량 감소와 연결하여 활성도 저하를 간접적으로 확인할 수 있다. HF-rTMS는 5Hz 이상의 자극을 통해 대뇌피질의 활성도를 증가시키거나 운동유발전위(motor evoked potential; MEP)의 역치

를 감소시킬 수 있다. 하지만 고빈도의 대뇌겉질의 자극은 경련을 일으킬 수 있기 때문에 가능한 역치 이하의 낮은 자극의 적용을 권고하고 있다.

또 다른 방법으로 지속 또는 간헐적인 자극을 기반으로 대뇌겉질을 자극하는 세타돌발자극(theta-burststimulation; TBS) 프로토콜은 해마에서 발생하는 4~7Hz 세타파 빈도에 맞추어 3번의 자극을 50Hz의 빈도로 자극하고 200ms마다 자극을 반복하는 것으로 자극방법에 따라 간헐적 세타돌발자극(intermittentTBS; iTBS), 연속 세타돌발자극(continuousTBS; cTBS)으로 나누어 설명한다. 구체적으로 iTBS는 2초 동안 30번의 자극이 이루어지며 자극사이의 간격은 10초로 설정하여 총 190초 동안 실시하고 cTBS는 20초 또는 40초 동안 TBS를 대뇌겉질에 연속하여 자극한다. 총자극은 600펄스로 같지만, iTBS는 대뇌겉질의 흥분성을 증가시키고 cTBS는 대뇌겉질의 흥분성을 억제하는 효과를 가진다.

자극위치에 대해서는 손상측 대뇌 반구의 식도 겉질 운동 영역(oesophageal cortical motor area)에 3Hz의 rTMS를 사용하거나 손상측 목뿔뼈위근육(suprahyoid muscle)의 겉질에 10Hz를 적용한 연구가 있다. 턱목뿔근(mylohyoid muscle)의 겉질에 적용하기 위해 비 손상측 뇌 반구에 1Hz를 적용하거나, 손상측 반구에 5Hz를 적용한 연구도 있으며, 10Hz를 양측뇌에 적용한 연구도 있다. 대뇌겉질의 고빈도 자극으로 겉질의 활성도를 증가시킬 때 경련을 일으킬 수 있기 때문에 가능한 한 역치 이하의 낮은 자극을 적용하도록 권고하며 자극의 기간은 10분 내외로 이뤄진다. 하지만 아직까지는 자극의 지표(parameter), 세션당 펄스(pulses)나 치료 시간에 대한 정의가 이뤄지지 않아 각 연구마다 적용 방법에는 차이가 있어 더 많은 연구와 표준화가 필요한 상태이다.

③ 효과

최초의 TMS 연구는 팔다리의 운동을 위해서 적용되었고 편측무시, 언어상실증, 우울증의 개선에 대해 효과가 있다고 하였다. 최근에는 삼킴기능에 초점을 둔 연구들이 보고되고 있다.

Gow 등은 5Hz로 1시간 자극 후 인두운동겉질(pharyngeal motor cortex)의 흥분이 가장 많이 자극된다고 보고하였고, Mistry 등은 1Hz의 rTMS를 10분 동안 적용하였을 때 우세 인두운동겉질에 적용하여 인두운동겉질의 흥분성을 감소시켰고 45분 동안 지속되었다고 보고하였다. Khedr 등은 손상측 식도에 해당하는 대뇌겉질에 3 Hz로 5일간 rTMS를 시행하여 효과가 있었고, 이후 연구에서는 10Hz의 높은 주파수는 단측성 자극 혹은 거짓자극(sham)에 비해 효과가 있음을 보고하였다. Park 등은 5 Hz로 비손상측 대뇌 반구의 인두 부위의 겉질에 2주 간 10회의 자극을 제공하여 그 효과를 확인하였다

삼킴기능은 운동기능과 같이 확실한 대뇌의 우세반구가 있지 않고, 우측과 좌측의 양측 대뇌의 지배를 받지만 한쪽의 우세성이 있다고 보고되고 있어 손상측이나 비손상 측을 자극하는 것이 이론적으로 가능하다. 현재까지의 연구결과에서는 뇌졸중 후 삼킴장애가 있는 환자의 양측 또는 병변의 반대 부위에 뇌자극을 주었을 때에도 긍정적인 효과가 있었다고 하였다. 또한 치료 후, 즉시 효과를 나타내기 보다 4 주 정도 후에 측정 가능한 변화가 나타났고, 낮은 주파수 보다 높은 주파수에서 더 효과적이라고 하였다. 또한 1회만 시행했을 때 보다는 지속해서 5~10일간 시행했을 때 치료 효과가 누적되며 자극 종료 후에도 기능향상이 유지된다고 보고하고 있다.

④ 주의사항

자기장을 이용한 치료이기 때문에 몸에 심장박동조율기, 인공와우 등 금속물질을 삽입하였거나 두개내에 스텐트가 삽입되어 있을 때에는 주의가 필요하다. 중재과정에서도 시계, 계산기, 신용카드, 반지 및 동전과 같은 유사 금속물질을 소지하는 경우 자기자극에 영향을 줄 수 있어 주의가 필요하다. 자극시 '딱딱딱'하는 소리가 들리며 강도가 세지면 일부의 경우에

안면부에까지 근육이 수축되면서 불편함을 유발할 수 있다. 또한 경미한 두통 및 일시적 청력감소가 유발될 수 있으며 드물게 발작(seizure)이 있을 수 있다. 아동 및 청소년에 대한 rTMS의 안정성은 아직 보고되지 않은 상태로 rTMS 중재 과정에서 주의가 요구된다. 하지만 안전 가이드 라인을 잘 지켜 시행하면 효과적이고 안정성 있게 사용할 수 있는 치료도구이다.

rTMS는 tDCS에 비해 장비가격이 비싸고 이동이 어려우며 소음이 있다는 단점이 있지만 보다 국소적 자극이 가능하며 피부 자극이 적은 장점을 가지고 있다.

(2) 경두개 직류자극(transcranial Direct Current Stimulation, tDCS)

① 적용원리

경두개 직류자극은 두피의 전극을 통해 낮은 강도의 직류 전류(1-2mA)를 흐르게 하여 겉질을 자극하는 방법으로, 나트륨, 칼슘 의존성 통로의 활성화를 통하여 자극의 극성에 따라 대뇌겉질의 활동성을 자극 또는 억제할 수 있는 방법이다. 양극(anodal)은 안정막전위를 탈분극하여 신경 흥분성을 증가시키는 반면 음극(cathodal)은 안정막전위를 과분극시켜 신경 흥분성을 감소시킨다. 대뇌겉질의 자극을 통해 뇌줄기(brainstem)의 삼킴중추에 자극입력을 증가시키는 방법이므로 뇌줄기 손상이 없는 환자를 대상으로 적용한다. tDCS는 2개의 표면전극을 이용하게 되며, 대뇌겉질에 효과적인 신경 조절을 유도하고, 피부에 전기화상을 방지하도록 일반적으로 5×5 cm(면적 25 cm^2) 이상 크기의 표면전극을 사용하여 피부의 저항을 낮출 수 있도록 한다.

② 자극방법

손상 반구에 양극(anodal)을 적용하고 반대쪽 반구에 음극(cathodal) 자극을 적용하여 손상측에는 출력을 복원하고 반대쪽 반구의 억제 효과를 목표로 한다. 양극(anodal) tDCS는 단측(unilateral) 또는 양측(bilateral)으로 가능하며 단측 양극 tDCS(unilateral anodal tDC)를 적용할 경우에는 손상된 인두운동겉질(pharyngeal motor cortex) 위에 배치하고, 반대쪽 상악(supraorbital region) 위에 음극을 배치하도록 한다. 만약 양측 tDCS(bilateral tDCS)를 적용할 경우 양쪽 반구의 인두운동겉질 위에 양극을 배치하고, 반대쪽 상안와영역(supraorbital region) 위에 음극을 배치한다(그림 4-72). 이중 자극(dual stimulation)은 양극 및 음극 tDCS를 모두 활용하여 손상된 반구 위에 양극 tDCS를 배치하고, 반대측 반구 위에 음극 tDCS를 배치한다.

여러 연구에서 다양한 적용방법들이 소개되었는데 Jeferson 등은 양극(anodal 흥분성)을 사용하여 1mA로 20분 혹은 1.5mA로 10분 적용하였다. Farpour 등은 4×4cm 사이즈의 양극을 비손상측의 모서리위이랑(supramarginal gyrus; CP5 혹은 CP6)에 2mA로 20분간 5일 적용하였다. Shigematsu 등은 손상측에 1mA로 20분간 10회 자극하여 합병증 없이 유의한 치료효과를 입증하였다. 그 외에도 현재까지 뇌졸중으로 인한 삼킴장애 환자에게 적용한 tDCS에 대한 연구를 보면 전극 배치 위치(동측 대 반대측), 자극지표(parameter, 강도 및 지속 시간), 자극 방법(단측 대 양측), 전극을 배치한 후 삼키는 자극을 제공하는 방법 등 적용 방법이 매우 다양하므로 더 많은 연구 진행과 방법의 표준화가 필요한 상태이다.

③ 효과

일반적으로 5분 이상의 자극을 시행하게 되면 운동학습의 효과가 수 시간 지속된다고 하였고 양측 자극에서 효과가 우세한 것으로 보고되고 있다.

④ 주의사항

30분 정도의 지속적인 tDCS는 인체에 무해한 것으로 알려져 있으며, tDCS는 이동이 간편하고 장비가격이 상대적으로 저렴한 장점이 있는 반면 자극 부위가 넓어 국소적 자극이 어렵다는 단점을 가지고 있다.

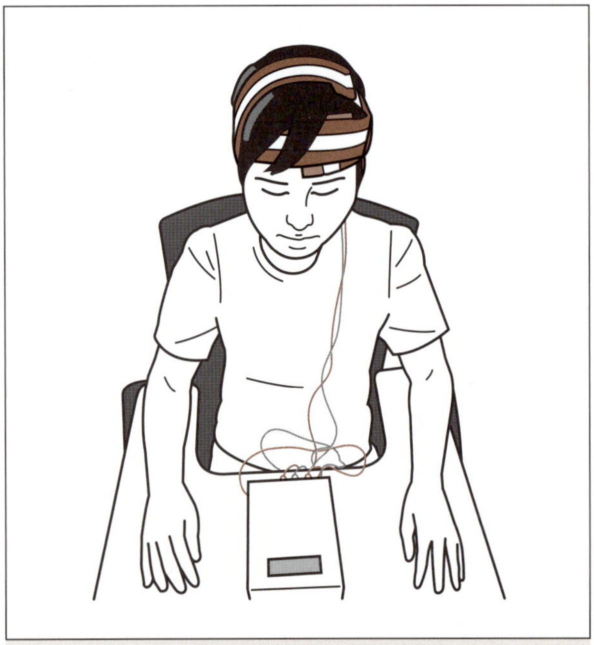

그림 4-72 tDCS의 적용

2) 말초신경자극/비겉질자극(Peripheral Stimulation/non-cortical stimulation)

감각 입력 시스템을 이용하여 말초에서 자극을 주는 메카니즘은 삼킴 네트워크를 통해 겉질, 신경망 및 뇌줄기의 운동 삼킴 영역에서 활동을 증가시켜 삼킴을 개선하는 것을 목표로 한다. 인두 전기자극(PES), 신경근 전기자극(NMES)이 포함된다. 이는 목표가 되는 부위에 전기자극을 입력시켜 신경전달을 통하여 시냅스 전 세포가 시냅스 후 세포를 반복적으로 자극하여 신경전달의 통로를 연결시키는 효능이 증가된다는 '헤비안 신경가소성 원리(Hebbian neuroplastic)'를 이용한다. 온도-촉각 자극 및 촉각 자극, 삼킴중재를 위한 운동 및 호흡 근육 훈련을 통해서도 말초신경이 자극되어 삼킴 생리를 변화시키는 효과가 있어 장기적인 기능 회복을 목표로 시행하지만, 이들의 훈련 방법은 4부 6장에서 자세히 설명하였다.

(1) 인두 전기자극(Pharyngeal Electrical Stimulation; PES)

① 적용원리

PES는 마비되었거나 기능 이상이 있는 인두근에 정상적인 움직임을 강화하기 위한 목적으로 개발되었다(그림 4-73). 전극이 부착된 카테터를 사용하여 낮은 진폭의 전기자극으로 인두를 수동적으로 자극한다. 이는 인두에 전기로 감각 자극을 줌으로써 코인두 및 구인두 점막에 있는 감각 구심성 신경에 자극을 하여 혀인두 신경(IX번째)과 미주 신경의 감각 구심성 신경의 통로인 고립핵(NTS)에 직접 자극을 주고자 하는 목적으로 사용한다. 이러한 감각 입력은 다른 상부 뇌줄기 영역뿐만 아니라 겉질아래 및 겉질 영역으로 전달되고 서로 다른 인두 구심성 신호의 수렴 활동이 삼키는 감각운동 겉질의 흥분성을 증가시킨다는 메카니즘을 이용하는 방법이다.

② 자극방법

본체와 카테터로 구성이 되어 있고, 치료용 카테터를 상부식도조임근 위 3cm 정도인 인두에 위치시켜 자극을 한다. 자극은 5 Hz 로 최대 참을 수 있는 자극의 75%로 적용하며 하루에 10분간 3일 연속 시행한다. 200여 명의 대상자에게 삽입 후 자극과 제거 동안에 소요되는 시간은 평균 11.8분이었다.

③ 효과

건강한 성인에게 인두근육에 전기자극을 주고 기능적 자기공명영상(fMRI)을 통해 그 효과를 확인한 결과 이로 인한 감각입력은 자극 기간보다 상당한 시간 동안 겉질 흥분성이 지속됨을 알수 있었다. 이는 뇌신경 9번(IX;혀인두 신경, glossopharyngeal nerve) 및 10번(X;미주신경, vagus nerve)의 감각 섬유가 인두의 전기자극에 의해 활성화되기 때문이라고 하였다. 삼킴장애가 있는 급성 뇌졸중 환자에게 인두 전기자극을 적용하였을 때 비손상측 반구의 인두 겉질

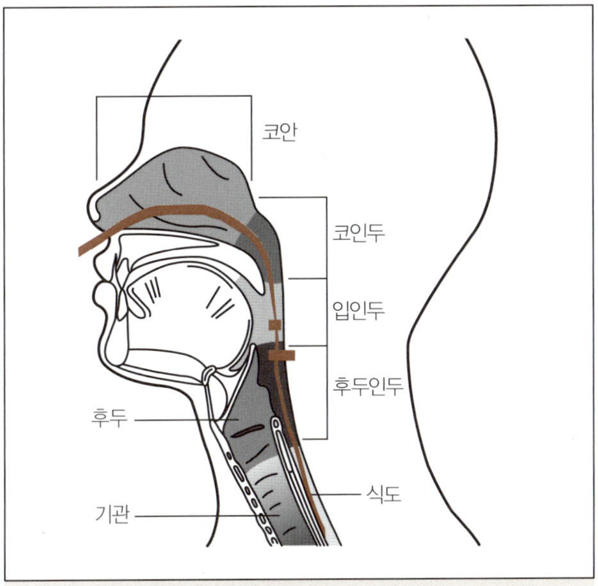

그림 4-73 인두 전기자극

흥분 능력을 증가시킬 수 있었으며, 이는 삼킴 기능 회복과 관련이 있음을 예측하였다. 다발성경화증 환자의 침습과 흡인을 감소시켰으며, 외상성뇌손상 환자의 삼킴장애를 개선시켰다는 보고도 있다. 기관절개를 가진 삼킴장애 환자에게 PES를 적용하였을 때 삼킴운동겉질의 재구성을 도와 삼킴장애를 개선하였으며 이는 영양관의 제거율을 높이는데도 도움이 된다고 하였다. 삼킴장애가 경증인 환자보다는 중증인 환자에게 치료반응이 좋았지만, 초기에서 아급성기 환자에서 적용을 하였을 때 2주~3달 이후 증상의 회복은 유의하지 않다고 하였다.

④ 주의사항

PES는 부작용이 보고되지 않은 안전한 자극방법이지만 일부 환자에게 코안으로 카테터를 삽입하는 것이 불쾌하게 여겨질 수 있다. 그러나 대부분의 삼킴장애 환자는 코위영양공급을 했던 경험이 있거나, 하고 있는 경우라면 상대적으로 거부감은 많지 않을 것으로 보인다. 그러나 PES를 인두 부위에 정확하게 위치시킬 수 있는지에 대한 제한이 있고 인두벽에 카테터가 붙어 있는지 확인할 수 있는 방법에 대해서는 아직까지는 논란이 있다.

2) 신경근 전기자극(Neuromuscular Electrical Stimulation; NMES)

신경근 전기자극치료는 신경이 분포되어 있는 근육의 근력 강화, 경련 감소, 위축 예방, 근육 재교육 등과 같이 기능 강화를 위해 적용된다. 메타분석 연구에 따르면 급성/아급성 및 만성 뇌졸중 환자 모두에서 NMES를 시행한 경우 시행하지 않은 환자들과 비교하였을 때 단기적으로 삼킴 기능 개선에 더 효과적이라는 결론을 내렸다. 그러나 뇌졸중 유형 및 기간, 자극 빈도 및 강도, 표본 크기 및 눈가림의 다양성에 따라 다른 결과가 있을 수 있다. 치료 시 NMES를 사용하려면 개별 환자의 특정한 삼키기 장애에 대한 신중한 고려와 어떤 근육을 목표로 삼고 있는지에 대한 명확한 이해가 필요하다.

(1) 적용원리

① 전기 자극치료의 목적

전기 자극치료는 근수축을 유발하는 신경근 전기자극치료(NMES, Neuromuscular Electrical Stimulation), 기능 향상을 유도하는 기능적 전기 자극치료(FES, Functional Electrical Stimulation), 통증 치료에 적용되는 경피적 전기 자극치료(TENS, Transcutaneous Electrical Stimulation) 등이 있다.

신경근 전기자극치료는 촉진 기법으로 삼킴과 관련된 근육들의 근력을 증진시키고, 탈신경 근육의 위축을 예방하며, 근육의 재교육 등 기능 강화를 위해 적용된다. 또한 중추 신경계로 감각적 피드백을 제공하여 삼킴 반응을 촉진할 수 있다. 현재 국내에서 삼킴장애 환자를 위해서 사용되고 있는 전기 자극치료장비는 VitalStim®(Chattanooga)과 Stim plus DP100A(싸이버메딕) 등이 있으며 이는 2채널을 사용하고 있다. 두 치료기기의 주파수, 펄스폭, 지속시간, 휴지기간, 출력전류의 차이는 [표 4-20]과 같다. 기존의 전기 자극기기는 동시에 목뿔위근육과 아래근육을 수축시켜 삼킴의 순차적인 생리적 과정과는 다른 자극을 시행하고, 채널 갯수의 제한으로 목뿔뼈 양측을 동시에 자극할 수 없다는 제한이 있다(표 4-20). 이러한 점을 보완하여 최근 4채널(sequential 4-channel) 형태로 삼킴의 생리학적 타이밍에 맞춰 순차적으로 자극을 주는 전기 자극치료기(STIMFES, STF-1000(4ch), ㈜스트라텍)가 개발되어 사용하고 있다. 이는 삼킴장애 환자가 실제 음식을 삼키는 동작과 동일하게 근육의 움직임을 재현하고 삼킴근육을 자극해 음식을 강하고 빠르게 삼킬 수 있으며 잔여물과 흡인 감소 효과를 유도하는 기능적 전기 자극치료의 개념으로 사용되고 있다.

② 운동역치자극과 감각역치자극

피부표면의 전기자극은 근육의 수축력을 향상시킬 목적인지, 감각을 자극하려는 목적인가에 따라 전기자극의 방법을 다르게 사용할 수 있다. 저강도 전류(감각역치 이하)로 근육 수축없이 감각 정보만 전달하는 감각 전기 자극(SES: Sensory Electrical Stimulation) 방법과 고강도 전류(운동역치 이상)를 사용하여 근육의 가시적 수축을 하는 운동역치 전기자극 방법이 있다.

감각역치에 대한 전기자극은 피부 아래 신경에 자극을 보내 감각능력을 개선하거나 전형적인 삼킴장애 치료 시행시 병행하여 감각자극을 적용하기도 한다. 감각자극은 환자의 반응 중 따끔거리며 얼얼한 느낌, 떨림, 따뜻하면서 타는 듯한 느낌 등 감각역치까지 적용되는 단계이다. 개개인마다 신경가지의 위치, 피부의 저항, 피하지방의 두께 정도가 다르기 때문에 통일된 자극 강도의 지침은 없다. 의사소통이 가능하고 지시 따르기가 가능한 환자의 경우, 목에 느껴지는 느낌, 삼킴 시 들리는 소리, 삼킴반사 유발, 삼킬 때의 느낌, 목소리 변화 등의 반응을 통해 확인할 수 있고, 의사소통이 불가능한 환자의 경우 움찔한 움직임, 전극을 떼려는 행동, 불편한 표정 또는 몸짓 등과 같은 신체적 움직임을 통해 확인할 수 있다. 감각자극치료 시행시 머리를 직립 자세로 유지하고 전극은 목뿔위, 턱목뿔근에 가로로 배치하고 전기 흐름의 진폭은 환자가 피부에서 따끔거림을 보고하는 감각 임계값으로 설정한다. 감각역치까지 자극을 적용할 경우, 삼킴과 관련된 감각 신경로를 자극하여 대뇌겉질의 가소성과 재조직화를 유도할 수 있다. 그리하여 삼킴반응을 유도하고 기능을 증진시킬 수 있고, 인두를 통과하는 음식에 대한 감각 인식을 향상시켜 더 강하고 빠른 삼킴반사를 유도할 수 있다.

운동역치까지 적용되는 단계는 고강도로 전기자극

표 4-20 국내에서 사용되고 있는 신경근 전기자극치료 장비 사양

모델명	VitalStim®	Stim plus DP100A
출력채널	2채널	2채널
주파수	80Hz	1Hz~100Hz
펄스폭	고정 700μs	100μs~500μs
지속시간	57s	1~90sec
휴지시간	1s	0.5~50sec
시간설정	60 min	5~60min
출력전류	0~25mA	0~40mA

을 적용하여 통증이 발생하지 않는 범위 내에서 견딜 수 있을 정도로 근육이 움켜쥐는 느낌이 든다고 표현할 때까지 또는 근경련 없이 근수축이 눈으로 확인될 때까지 강도를 높인다. 운동역치까지 적용할 경우, 근위축을 예방할 수 있고, 근수축을 통해 삼킴기능을 향상시킬 수 있다(그림 4-74). 대부분의 연구에서 신경근 전기자극치료의 효과를 확인할 때 전기자극의 강도를 환자가 통증을 느끼지 않는 범위 내에서 근수축이 일어나는 운동역치까지 높여 적용하는 경우가 많다.

운동역치자극과 감각역치자극을 비교한 연구들에서는 운동역치자극으로 강도를 적용하였을 때 혀기저부와 아래 인두의 압력, 음식덩이가 통과하는 힘, 인두 부위의 잔여물, 목뿔뼈의 움직임 속도, 목뿔후두복합체의 움직임, 상부식도조임근의 열림 시간이 감각역치자극으로 강도를 적용할 때보다 유의하게 향상되었다는 결과가 있었다. 그러나 피부 표면에 전극을 부착하는 방법은 목적하는 근육을 선별해서 움직임을 유도하는 것이 제한적일 수 있기 때문에 낮은 강도의 감각역치자극을 통해 대뇌겉질의 가소성과 재조직화를 유도함으로써 삼킴기능을 향상시키는 것이 더 효과적이라는 연구도 있다. 그를 뒷받침하는 연구로 감각역치자극까지 적용할 때 불안전하게 삼키는 횟수, 후두 전정이 닫히는 시간, 목뿔뼈의 움직임 속도, 후두 침습 및 흡인의 정도, 후두 잔여물, 삼킴 반응 시간, 상부식도조임근의 이완 시간, 식사 단계, 삶의 질 등에 긍정적인 효과가 있었다는 연구도 보고되고 있어 2가지 방법은 환자의 상태에 맞게 적용할 수 있다.

(2) 적용방법

① 적용 순서

전극을 부착할 부위를 확인한다. 감염 부위, 활성 단계에 있는 종양이 있는 부위, 기관절개관 또는 봉합용 철심 등과 같이 외부 기구가 있는 부위, 경동맥이 있는 부위 등을 피해서 전극을 부착하도록 한다. 감염 부위나 활성 단계에 있는 종양이 있는 부위에 전극을 부착할 경우 국소 부위의 대사 활동이 빨라지면서 악영향을 미칠 수 있고, 외부 기구가 있는 부위에 전극을 부착할 경우 전류의 흐름이 원활하지 않을 수 있으며, 경동맥 위에 전극을 부착할 경우 혈압의 갑작스러운 변화가 발생할 수 있기 때문에 주의해야 한다.

부착할 부위를 확인한 후 부착할 위치의 피부 상태가 깨끗한지 확인한다. 전극과 피부의 접착력이 높을수록 전기자극의 전도율이 높아지기 때문에 전극이

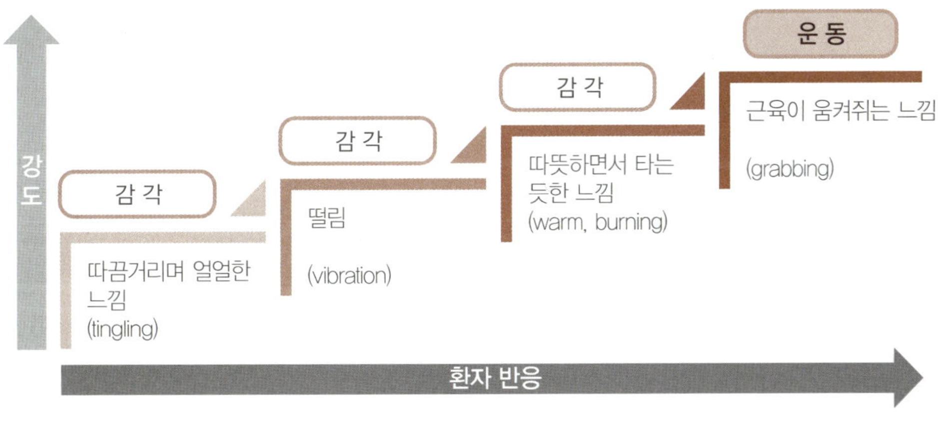

그림 4-74 신경근 전기자극치료의 적용 강도에 따른 환자의 반응과 치료적 단계

피부에 잘 부착되어 유지될 수 있도록 해야 한다. 수염이 있는 경우 전극이 피부에 밀착되지 않을 수 있기 때문에 가능하면 면도를 하도록 하고, 침흘림으로 피부에 침이 묻어있는 경우 전극이 미끄러질 수 있기 때문에 침을 닦고 전극을 부착하도록 한다.

두 쌍의 전극을 사용하는 경우, 전극이 겹쳐지지 않도록 주의하여 피부 표면에 전극을 부착하고, 치료 중간에 전극이 떨어지지 않도록 테이프, 붕대 등의 고정 장치를 이용하여 전극을 고정시킨다. 한 쌍을 이루는 두 개의 전극이 피부에 잘 접착될 때 정상적으로 전류가 흐르지만, 전극의 일부가 떨어지면 전류가 피부에 접착 부분으로만 흐르게 되어 찌르는 느낌, 쪼이는 느낌, 타는 느낌 등과 같은 통증이 발생할 수 있다(그림 4-75). 이와 같은 반응을 보이는 경우 치료를 중단하고 전극의 부착 상태를 재확인해야 한다. 필요한 경우 전극을 가볍게 물로 세척하여 이물질을 없애면 피부와의 접착력을 더 높일 수 있다. 가능하면 전극을 일회용으로 사용하는 것이 권장된다. 전극을 고정시킨 후, 환자의 반응을 확인하면서 치료적 단계까지 전기자극의 강도를 서서히 높인다. 전기자극이 느껴질 때 침이나 음식을 섭취하거나 삼킴기능 강화를 위한 운동을 함께 적용하도록 한다(그림 4-76).

② 전극 부착 위치

삼킴과 관련된 근육들은 작고 겹쳐 있기 때문에 전극의 부착 위치는 신경근 전기자극치료의 가장 큰 쟁점 사항이다. 일반적으로 신경근 전기자극치료 기기는 이중 채널 시스템으로 되어 있어 한 채널 또는 두 채널을 이용해 전극을 부착할 수 있다. 진단, 임상 평가, 비디오투시삼킴검사 등의 평가를 통해 삼킴장애 증상에 따라 치료의 목표를 설정하고 부착할 위치를 결정하도록 한다.

전극을 부착할 때 고려해야 할 지점은 혀기저부, 목뿔뼈, 방패연골, 반지연골로 각각의 위치를 확인하고 촉지한 후 전극을 부착한다(그림 4-77a). 영유아의 경우 목의 길이가 짧고 지표들의 위치가 근접해 있는 점을 고려하여 촉진한다(그림 4-77b, c). 또한 2개의 전극의 간격이 가까울수록 전류가 흐르는 부위가 좁고 얕아지게 되고, 간격이 멀수록 전류가 흐르는 부위가 넓고 깊어지게 된다.

부착위치는 장비개발시 효과가 있다고 제시한 부위가 있고 다양한 연구에서 효과를 검증하기 위해 제시한 부위가 있으며 이에 따른 효과는 다양하게 설명되고 있다.

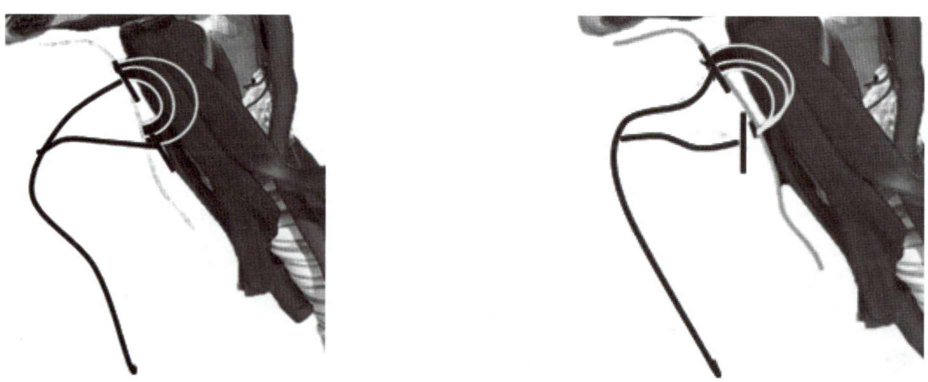

a. 전극이 피부에 잘 접착되어 바르게 전류가 흐르는 모습

b. 전극의 일부가 떨어져 피부에 접착된 부분에 전류가 집중되는 모습

그림 4-75 신경근 전기자극의 올바른 부착

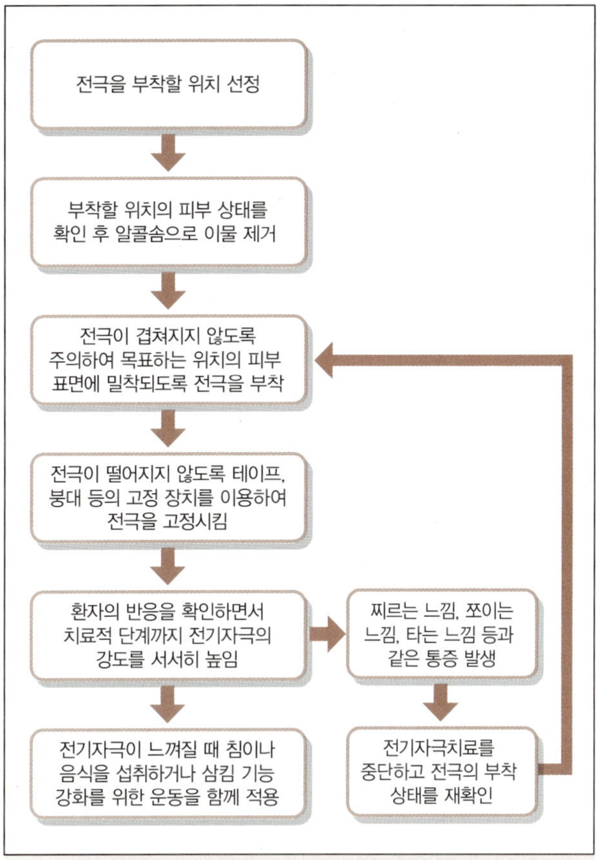

그림 4-76 신경근 전기자극치료 적용 순서

㉠ 턱 밑 부위에 부착하는 방법

• 1개의 전극을 목뿔뼈 위에 수평 방향으로 부착

목뿔뼈 위쪽 턱 밑 부위에 수평 방향으로 부착하는 방법은 하나의 채널로 목뿔위근을 자극하는 방법이다(그림 4-78). 이 방법을 통해 두경부암 환자의 영양상태와 삶의 질이 향상되었다는 결과가 있었고, 후천적으로 삼킴장애가 발생한 바테르증후군 환아의 식사 단계가 향상되고, 후두 침습 및 흡인의 정도가 감소하였다는 연구도 보고된 바 있다.

• 2개의 전극을 아래턱 각과 턱 끝의 중간 지점/턱 끝과 목뿔뼈 가장자리의 중간 지점에 대칭으로 부착

이 방법은 2개의 채널을 이용하여 목뿔위근을 자극하는 방법으로 채널 1의 한 전극은 아래턱각과 턱 끝의 중간 지점에, 다른 전극은 턱 끝과 목뿔뼈 가장자리의 중간 지점에 부착한다(그림 4-79a). 채널 2는 채널 1과 대칭으로 반대쪽 아래턱각과 턱 끝의 중간 지점, 턱 끝과 목뿔뼈 가장자리의 중간 지점에 부착한다. 이 방법을 뇌졸중과 외상성 뇌손상 환자에게 적용한 결과, 목뿔뼈의 최대 움직임과 속도가 향상되고, 인후두의 기능이 향상되어 후두 침습 및 흡인의 정도가 감소하고, 식사 단계가 향상되었다는 결과가 있었다.

• 2개의 전극을 턱 밑 부위에 수평 방향으로 부착

이 방법은 채널 1과 채널 2를 턱 밑 부위에 수평 방향으로 부착하는 방법이다(그림 4-79b). 이 방법을 통해 뇌졸중, 암, 뇌손상 등으로 인해 삼킴장애가 발생한 환자의 목뿔후두복합체의 상승 움직임이 유의하게 향상되었다는 연구가 보고된 바 있다.

㉡ 목뿔뼈와 방패연골 주변에 부착하는 방법

• 목뿔뼈 위쪽과 목뿔뼈와 방패연골 사이에 수평 방향으로 부착

이 방법은 채널 1은 목뿔뼈 위쪽에 수평 방향으로 부착하고, 채널 2는 목뿔뼈와 방패연골 사이에 수평 방향으로 부착하는 방법이다(그림 4-80). 이 방법을 코인두암 환자에게 적용한 연구에서 목뿔뼈의 움직임 속도가 향상되면서 조롱박오목과 후두개계곡의 잔여량이 감소하고, 삶의 질이 향상되었다고 하였다. 다발경화증 환자에게 적용한 연구에서는 조롱박오목의 잔여물이 감소하고 액체를 삼켰을 때 발생했던 흡인의 정도가 감소했다고 하였다. 또한 뇌성마비 유아가 음식을 섭취하는 동안 입술을 닫고 있는 기능, 과도한 흘림 없이 삼키는 기능, 액체를 섭취하는 기능, 흡인되는 정도 등이 향상되었다고 보고한 연구도 있다.

• 목뿔뼈 위쪽과 방패연골에 수평 방향으로 부착

이 방법은 채널 1을 목뿔뼈 위쪽에 수평 방향으로 부착하고, 채널 2를 방패연골에 수평 방향으로 부착하는 방법이다(그림 4-81). 이 방법을 뇌졸중 환자에게 적용한 연구에서는 환자의 구강 섭취 기능, 후두

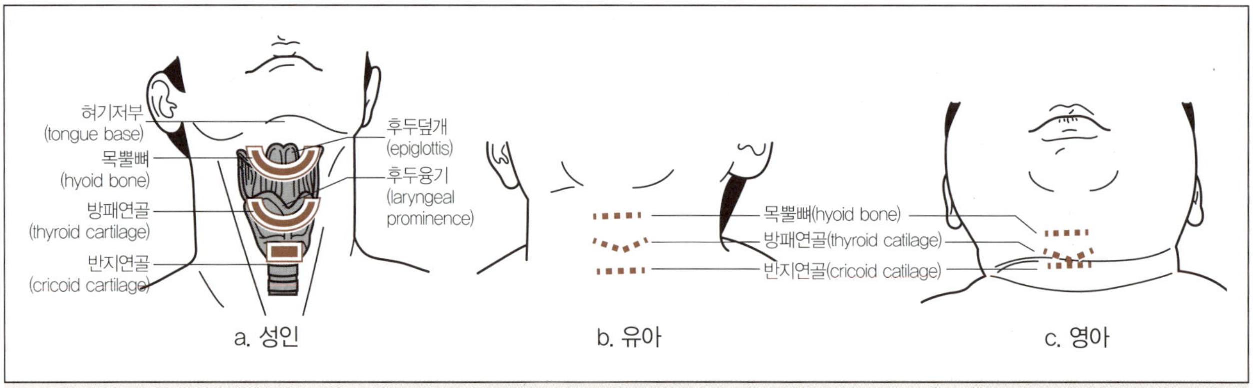

그림 4-77 전극 부착시 고려해야 할 해부학적 위치

침습 및 흡인의 정도, 환자가 스스로 인식하는 삼킴 기능의 향상 정도가 유의하게 향상되었다고 하였다. 뇌염 환자에게 적용한 연구에서도 음식을 섭취할 수 있을 정도로 삼킴장애가 개선되고, 흡인성 폐렴을 비롯한 합병증도 감소했다고 보고하였다. 인두단계 삼킴장애를 보이는 유아에게 적용한 연구에서는 환자의 침습 및 흡인 정도와 기침 발생 빈도가 감소하고 후두 폐쇄 기능이 향상되었다고 하였다.

• 목뿔뼈 위쪽에 수평 방향, 방패연골에 수직 방향으로 부착

이 방법은 채널 1을 목뿔뼈 위쪽에 수평 방향으로 부착하고, 채널 2를 방패연골의 위, 아래에 수직 방향으로 부착하는 방법이다(그림 4-82). 이 방법을 통해 뇌손상 환자의 후두 상승 기능이 향상되고, 침습 및 흡인 정도 감소했다고 보고된 바 있다.

㉢ **목뿔뼈, 방패연골, 반지연골 주변에 부착하는 방법**

이 방법은 채널 1은 목뿔뼈를 기준으로 목뿔뼈 위쪽과 목뿔뼈와 방패연골 사이에 부착하고, 채널 2는 채널 1과 대칭되도록 아래쪽 수직 방향으로 부착하면서 방패연골과 반지연골을 자극하는 방법이다(그림 4-83). 이 방법을 통해 뇌졸중 환자의 근활성화, 구강통과시간, 인두통과시간이 유의하게 향상되었다고 하였고, 혀암 환자의 성대 주름 수축력과 성문 폐쇄 기능이 향상되었다고 하였다. 또한 인두단계 삼킴장애를 보이는 환자의 임상적 삼킴기능, 구강을 통한 섭취량, 체중, 환자가 느끼는 삼킴기능, 목뿔뼈와 후두의 움직임에서 유의한 향상을 보였다고 보고된 바 있다.

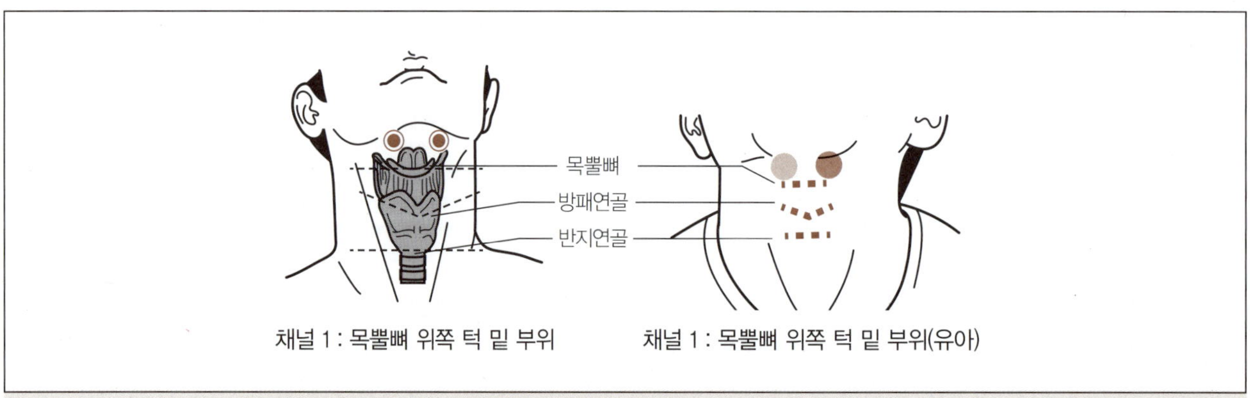

그림 4-78

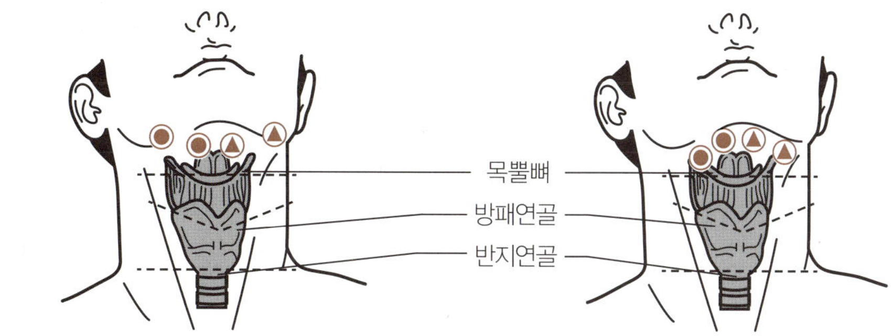

그림 4-79

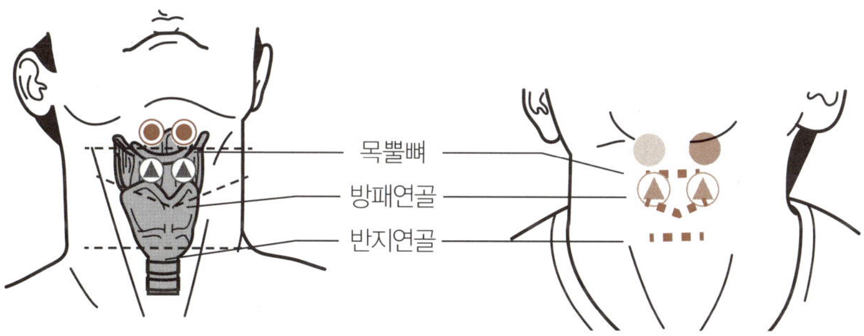

그림 4-80

㉣ 얼굴과 목뿔뼈 주변에 부착

얼굴과 목뿔뼈 주변에 부착하는 방법은 입둘레근과 깨물근을 자극하기 위해 채널 1의 전극을 양쪽 입술 끝에 하나씩 부착하고, 채널 2는 턱목뿔근과 방패목뿔근을 자극하기 위해 목뿔뼈의 위, 아래에 수직 방향으로 부착하는 방법이다(그림 4-84).

㉤ 방패연골 아래에 부착

이 방법은 채널 1과 채널 2를 방패연골 아래에 수평 방향으로 부착하여 목뿔아래근을 자극함으로써 저항 운동의 형식으로 신경근 전기자극치료를 적용한 방법이다(그림 4-85). 이 위치에 전극을 부착하여 노력삼킴을 함께 적용하면 후두상승에 효과적이기는 하지만 전기자극이 느껴질 때 목뿔후두복합체를 상승시킬 수 있을 정도의 힘을 가지고 있는 환자로 대상이 제한된다. 정상인을 대상으로 이 방법을 통해 전기자극이 느껴질 때 노력삼킴을 하도록 한 결과, 치료 직후에는 후두와 목뿔뼈의 상승에 유의한 효과가 있었으나 치료 효과가 2주 후까지 지속되지는 않았다고 하였다. 뇌졸중 환자를 대상으로 이 방법을 적용

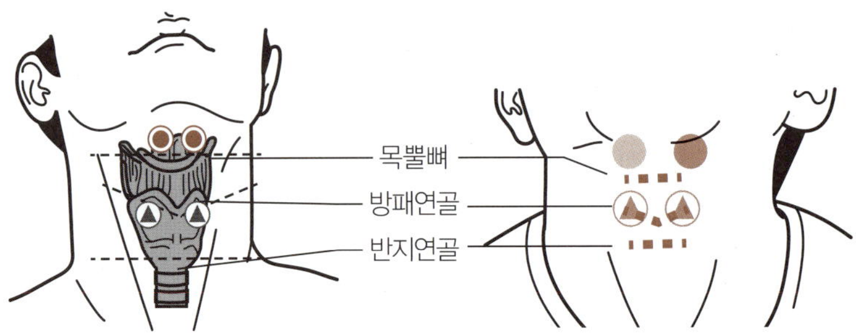

그림 4-81

한 연구에서는 운동역치자극을 적용하여 전기자극이 느껴질 때마다 힘껏 삼킨 환자는 인두와 목뿔뼈의 수직 움직임과 상부식도조임근의 열림 시간이 유의하게 향상되었으나 감각역치자극을 적용하여 전기자극이 느껴질 때마다 힘껏 삼킨 환자는 변화가 없었다고 하였다.

(3) 적용 기간

신경근 전기자극치료는 목적에 따라 기간을 정하여 적용된다. 환자의 상태, 염증, 상처 등의 문제로 치료가 중단될 수 있으나 일반적으로 목적했던 삼킴장애가 개선될 때까지 적용된다. 신경근 전기자극치료의 효과를 규명하는 연구에서 신경근 전기자극치료는 회당 20~60분 동안 한 주에 3~5회씩 2~8주로 연구마다 다양하게 보고되고 있다.

(4) 신경근 전기자극치료의 효과

신경근 전기자극치료는 성별, 나이에 상관없이 삼킴장애를 보이는 다양한 질환에 적용할 수 있다. 신경근 전기자극치료 적용 시, 삼킴재활 훈련을 함께하면 치료의 효과가 향상된다는 연구결과가 많은데 신경근 전기자극치료가 적용되는 동안 혀의 근력 운동, 후두상승 운동, 노력삼킴, 멘델슨 수기, 마사코 수기, 샤케어 운동 등과 같은 훈련을 단계적 저항 훈련으로 시행할 수 있고, 감각되먹임치료로 온도-촉각자극 치료를 함께 적용할 수 있다.

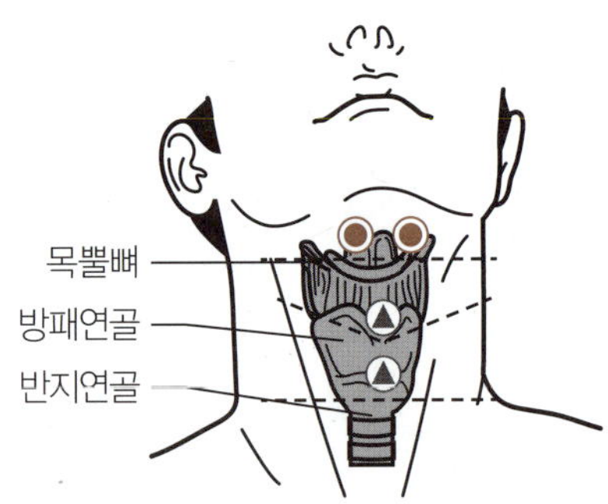

그림 4-82

전기자극이 느껴질 때마다 침이나 음식을 함께 삼키도록 하는데, 입을 통해 음식 섭취가 가능한 환자의 경우, 기능 수준에 따라 고체와 액체 음식의 단계, 한 번에 섭취하는 양 또는 크기, 훈련 시간 동안 섭취하는 총량, 음식을 섭취하는 방법 등을 단계적으로 적용하고, 가능한 경우 노력삼킴, 성문위 삼킴 등과 같은 삼킴기법도 함께 적용하도록 한다. 입을 통해 음식 섭취가 불

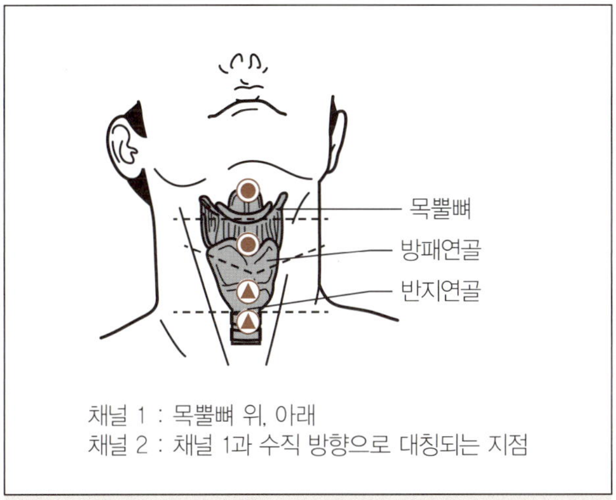

그림 4-83

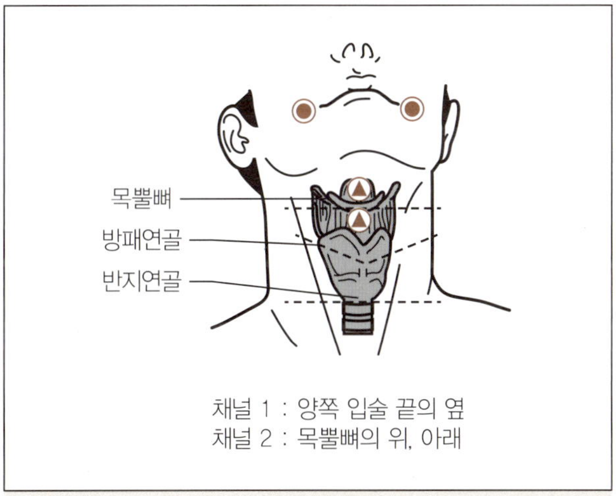

그림 4-84

안전한 환자의 경우, 다양한 자극을 통한 침 삼킴을 유도하도록 한다.

신경근 전기자극치료는 삼킴 훈련 뿐만 아니라 경두개전기자극술과도 함께 적용될 수 있다. 뇌졸중 환자에게 신경근 전기자극치료, 삼킴 훈련, tDCS를 적용한 연구에서는 신경근 전기자극치료와 삼킴 훈련을 적용한 환자, tDCS와 삼킴 훈련을 적용한 환자보다 세 가지를 모두 적용한 환자의 삼킴기능이 가장 많이 향상되었다고 보고하였다.

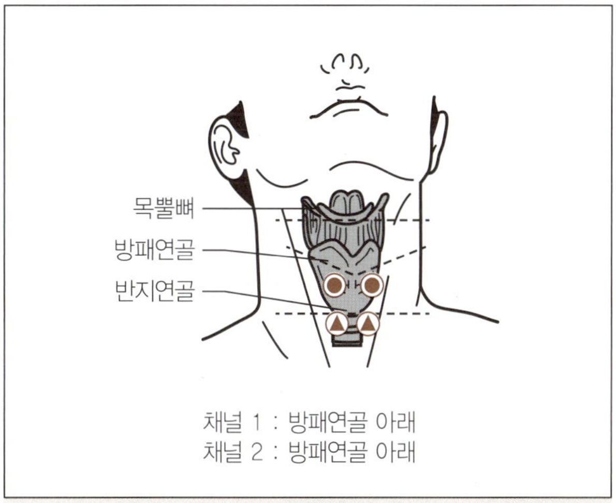

그림 4-85

(5) 신경근 전기자극치료의 대상

신경근 전기자극치료에 대한 연구는 뇌졸중을 비롯한 뇌손상 환자들을 대상으로 가장 많이 이루어지고 있으나 그 외에도 두경부암, 파킨슨병, 다발경화증, 뇌성마비 등 다양한 질환을 대상으로 한 연구들이 보고되고 있다.

① 뇌졸중

국내에서 신경근 전기자극치료를 적용하고 있는 가장 주된 질환인 뇌졸중에 대해서는 다양한 연구가 보고되고 있다. 뇌졸중 환자에게 미치는 신경근 전기자극치료의 효과로 구강과 인두 기능의 향상, 기도로 흡인되는 정도의 감소, 삼킴장애 중증도 감소, 식사 섭취량 증가 등이 보고되고 있다. 전통적 방법의 삼킴재활치료와 신경근 전기자극치료를 함께 적용한 연구들에서는 구강섭취 기능, 목뿔뼈와 인두의 움직임, 삼킴장애 정도, 후두 침습-흡인 정도, 환자가 스스로 인식하는 삼킴기능, 삶의 질에 긍정적인 영향을 미친다고 하였다. 치료 전 조롱박오목과 후두계곡의 잔여물이 적을수록 보다 긍정적인 신경근 전기자극치료의 효과를 기대할 수 있다. 기관절개관을 삽관 중인 뇌졸중 환자의 경우, 신경근 전기자극치료를 받은 환자의 기관절개관 제거율은 75%, 위자극 환자의 기관절개관 제거율은 20%로 신경근 전기자극치료를 받은 환자의 기관절개관 제거율이 더 높게 나타났다.

신경근 전기자극치료와 전통적 방법의 삼킴재활치료의 효과를 비교한 연구들에서는 뇌졸중 환자에게 온도–촉각자극치료와 신경근 전기자극치료를 함께 적용한 결과, 온도촉각자극치료만 적용했을 때보다 인두통과시간이 감소하고, 후두 침습–흡인 척도 점수가 감소했다고 하였고, 신경근 전기자극치료와 전통적인 삼킴재활치료, 단계적 저항 훈련을 함께 적용한 결과, 전통적 방법의 삼킴재활치료와 단계적 저항 훈련만 받은 환자보다 신경근 전기자극치료를 함께 받은 환자의 구강섭취 기능과 삼킴기능이 유의하게 향상되었다고 하였다. 신경근 전기자극치료 또는 전통적 방법의 삼킴재활치료를 단독으로 적용하면 구강섭취 정도와 삼킴기능이 향상되지만 신경근 전기자극치료와 전통적 방법의 삼킴재활치료를 함께 적용하면 근활성화, 구강통과시간, 인두통과시간이 보다 유의하게 향상된다고 하였다. 그러나 신경근 전기자극치료와 전통적 방법의 삼킴재활치료가 삼킴기능, 영양상태, 구강 운동 기능, 자기 평가에 모두 긍정적 영향을 미칠 뿐 아니라 두 치료 사이에 유의한 차이가 없다는 연구도 보고되고 있다.

신경근 전기자극치료는 일반적으로 목뿔후두복합체의 움직임을 도와주기 위해 턱 밑 부위와 방패연골 주변에 부착하여 적용하지만 방패연골 아래에 있는 목뿔아래근을 자극했을 때는 목뿔뼈의 움직임이 내려가게 되어 저항으로 제공하기 위해 전기자극을 적용한 연구도 보고된 바 있다. 노력삼킴 훈련 과정을 수행할 수 있을 정도의 인지기능을 가지고 있는 뇌졸중 환자를 대상으로 삼킴에 대한 저항으로 목뿔아래근에 신경근 전기자극치료를 적용한 결과, 후두와 목뿔뼈의 상승과 상부식도조임근의 열림 시간에 긍정적인 영향을 미친다고 하였다.

② 두경부암

코인두암, 혀암 등을 비롯한 두경부암 환자의 삼킴기능 개선을 위해 신경근 전기자극치료를 적용하기도 한다. 방사선치료와 항암치료를 받고 있는 두경부암 환자에게 신경근 전기자극치료를 적용한 결과, 삼킴장애 정도를 감소시킬 수 있었다. 방사선치료를 받고 있는 코인두암 환자에게 신경근 전기자극치료와 홈 프로그램을 적용한 연구에서는 신경근 전기자극치료가 환자의 삶의 질, 목뿔뼈의 움직임 속도, 조롱박오목과 후두계곡의 잔여량에 긍정적인 영향을 미쳤다고 하였다. 방사선치료를 받은 코인두암 환자를 대상으로 한 연구에서도 신경근 전기자극치료와 풍선 확장술을 조합한 치료를 함께 적용한 결과, 구강통과시간, 삼킴반응시간, 인두통과시간과 후두 폐쇄 등에 긍정적인 영향을 미쳤다고 보고하고 있다. 항암화학–방사선치료를 받은 혀암 환자에게 신경근 전기자극치료를 적용한 연구에서는 성대 주름의 수축력이 향상되면서 성문 폐쇄가 잘 이루어지고 후두 기능이 향상되었다고 하였다.

그러나 방사선치료 후 중등도에서 중증 삼킴장애를 보이는 두경부암 환자에게 전통적 방법의 삼킴재활치료와 신경근 전기자극치료를 함께 적용한 연구에서는 모든 대상자의 영양상태나 삶의 질이 향상되었으나 신경근 전기자극치료를 받은 환자의 침습–흡인되는 정도가 대조군인 위자극 환자에 비해 기능 호전이 없었다고 하여 만성기 환자에서의 제한점을 제시하기도 하였다.

③ 파킨슨병

파킨슨병 환자를 대상으로 한 연구에서는 신경근 전기자극치료를 감각역치자극까지 적용하였을 때와 운동역치자극까지 적용하였을 때 모두 환자의 삼킴장애가 감소하고 삶의 만족도가 향상되었다고 하였고, 이러한 효과가 3개월 후까지도 지속되었다고 하였다. 또한 전통적 방법의 삼킴재활치료보다 신경근 전기자극치료를 함께 적용하였을 때 비디오삼킴투시검사에서 보다 유의한 기능향상을 보였다고 보고하였다.

④ 뇌염

뇌염 환자를 대상으로 한 연구에서는 흡인성 폐렴과 인두단계 삼킴장애를 보이는 뇌염 환자에게 신경근 전기자극치료를 적용한 결과, 흡인성 폐렴을 비롯한 합병증이 없어졌고, 입을 통해 음식을 섭취할 수 있을 정도로 개선된 사례를 보고하였다.

⑤ 다발경화증

다발경화증 환자를 대상으로 한 연구에서는 조롱박오목의 잔여물이 감소하고 액체를 섭취할 때 발생했던 흡인의 정도가 감소했다고 보고하였다.

⑥ 뇌성마비

뇌성마비에게 구강 감각자극치료와 신경근 전기자극치료를 함께 적용한 연구에서는 음식을 섭취하는 동안 입술을 닫고 있는 기능, 과도한 흘림 없이 삼키는 기능, 액체를 섭취하는 기능, 흡인되는 정도 등이 유의하게 향상되었다고 보고하였다. 영유아의 경우, 치발기와 같은 다양한 도구를 이용한 구강 운동, 공갈 젖꼭지를 이용한 비영양적 빨기 훈련, 감각자극치료를 함께 적용하였을 때 구강의 움직임, 침습-흡인이 되는 정도, 후두폐쇄 기능의 향상이 보고되었다.

⑦ 기타

그 밖에도 삼킴장애를 동반한 성인의 경우, 쇼그렌증후군(sjogren's syndrome), 중증 신경성 식욕부진증(severe anorexia nervosa), 외상성 뇌손상, 뇌종양 등의 환자에게 신경근 전기자극치료를 적용한 결과, 혀의 뒤쪽 당김 강화, 후두계곡의 잔여물 감소, 후두상승 기능 향상, 인두통과시간 감소, 흡인 감소, 식사의 안전성 향상, 식사 단계 향상 등과 같이 삼킴기능에 긍정적인 효과를 보였다는 연구들이 보고되었다.

소아의 경우에도 바테르증후군(VACTERL syndrome), 다운증후군, 차지증후군, 중추신경계 질환, 입천장파열, 베크위트-위드만증후군 등으로 인해 선천적으로 삼킴장애를 보이는 영유아와 심장질환, 호흡기질환, 조산 등으로 인해 후천적으로 삼킴장애를 보이는 영유아에게 구강 운동과 식사 조절, 신경근 전기자극치료를 함께 적용한 결과 환자의 식사 단계가 유의하게 향상됨을 보고하였다. 또한 다양한 원인으로 인두단계 삼킴장애를 보이는 영유아에게 구강자극과 신경근 전기자극치료를 적용한 연구에서는 침습 및 흡인되는 정도와 후두 폐쇄 기능이 있음을 보고하였다.

그러나 운동신경원 질환인 경우 신경근 전기자극치료를 통해 근력 회복 및 강화를 유도할 수 있지만 근육 섬유 손상의 위험이 높기 때문에 대상자의 상태와 반응을 확인하며 신중히 적용해야 한다. 근육이 매우 약화된 경우, 자발적인 움직임이 없는 경우, 근육 섬유에 감각이 없는 경우에는 사용을 제한하도록 한다. 운동신경원 질환 환자에게 신경근 전기자극치료를 적용할 때에는 환자의 기능 감소와 피로를 관찰하면서 적절한 강도로 적용하는데, 기능이 악화되지 않는다면 삼킴기능 유지와 촉진을 위해 적용을 지속하고, 기능 감소가 관찰된다면 신경근 전기자극치료를 중지해야 한다.

(5) 주의 사항 및 부작용

신경근 전기자극치료를 적용하기 전에 환자가 삽입형 제세동기 또는 심박조율기를 가지고 있는지, 경련성 질환을 가지고 있는지 등을 확인해야 한다. 전기자극으로 인해 제세동기나 심박조율기의 고유 신호에 오류가 생겨 오작동이 발생할 수 있고, 전기자극이 경련 유발의 원인이 될 수 있기 때문이다. 또한 신경근 전기자극치료를 하면서 음식이나 침의 삼킴을 유도할 때 흡인의 위험이 있는지 주의하여 적용해야 하고 역류성 질환을 가지고 있는 경우에도 역류된 음식물이 기도로 흡인이 될 수 있기 때문에 주의해야 한다.

신경근 전기자극치료의 부작용으로는 저혈압, 어지러움, 흉통, 급성 심부정맥, 심계항진, 화상, 미주신경자극으로 인한 심혈관계 부작용, 고주파수 자극에 따른 후두근 경련 등이 발생할 수 있으므로 주의해서 적용하도록 한다.

2 바이오피드백(Biofeedback)

삼키기는 구강과 인두의 표면 및 심부에 위치한 작은 근육들의 복합적인 움직임이기 때문에 스스로 기능 상태를 확인하는데 제한이 있다. 바이오피드백은 시각적 또는 청각적 신호를 제공하여 삼키는 것과 관련된 의식적 또는 잠재적인 메커니즘을 변경하여 삼키는 능력을 향상시키는 목적으로 시행된다.

1) 표면근전도(surface electromyography; sEMG)

(1) 적용원리

뇌졸중 후 삼킴장애 치료에 사용되는 가장 일반적인 바이오피드백 기술은 표면근전도(surface electromyography; sEMG)를 이용하는 방법이다. sEMG를 이용한 바이오피드백은 두 개의 작은 전극을 턱밑 근육에 부착하여 근수축의 타이밍과 힘을 측정한다. 표면근전도는 한 개의 근운동단위의 전기적 활동(motor unit action potential trains, MUAPTs)만을 측정하는 바늘근전도(nEMG)와는 달리 고통없이 편안하게 근운동단위 집합체의 총체적인 시너지 활동을 정량적으로 분석할 수 있다. 근육 수축력이 증가하면 신호의 진폭이 증가한다. 근육 수축은 화면에 그래픽으로 표시되고 대상자에 단계적으로 도전적인 목표를 제공하는 등의 다양한 전략을 사용하여 이용할 수 있다(그림 4-86).

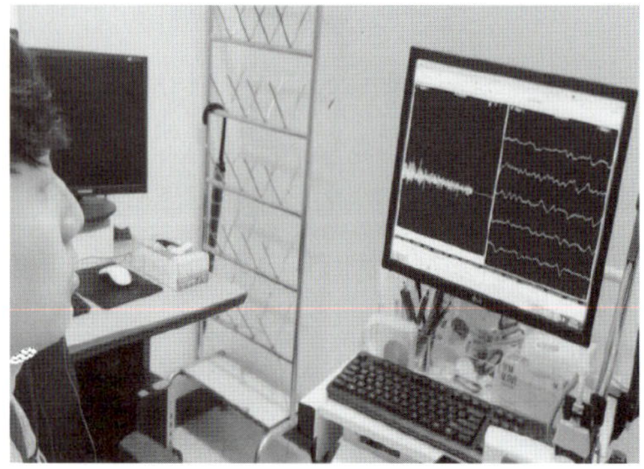

그림 4-86 표면근전도의 시행

(2) 적용방법

일반적인 방법은 두 개의 작은 전극을 턱밑 근육(턱목뿔근, 턱끝목뿔근, 두힘살근의 앞힘살, 턱끝혀근)에 부착하고 기준 전극(reference electrode)은 일반적으로 목뒤쪽에 부착한다. 노력삼킴과 멘델슨 수기를 교육한 후 바이오피드백을 사용하여 자신의 수행력을 관찰하면서 연습할 수 있다. 목뿔뼈의 상승 기간과 전방 이동의 기간을 향상시키는 목적으로 시행하는 멘델슨 수기를 바이오피드백과 병행하였을 때와 단독으로 시행하였을 때의 효과를 비교해보면 바이오피드백치료를 병행한 그룹에서 중재 후 상부식도조임근 개방, 인두통과 시간 및 최대 목뿔뼈 움직임에 대하여 중요한 변화가 있음을 보고했다. 다른 연구에서도 뇌졸중 후 발생한 삼킴장애 환자에게 삼킴수기를 시행하는 동안 sEMG 바이오피드백을 적용한 그룹은 대조군과 비교했을 때 목뿔뼈의 움직임이 증가하는 것으로 나타났다.

삼킴장애환자에게 단기간의 효과가 보고되고 있고, 일단 환자가 삼키는 방법을 정확히 습득하게 되면 바이오피드백은 효과를 기대하기는 어렵다고 하였다. 환자가 피드백 없이 행동을 지속할 수 있도록 하여 운동 효과를 일반화하는 과정으로 훈련을 실시하는 것이 권장된다.

(3) 근력과 기술 훈련을 목적으로 하는 바이오피드백(Biofeedback in Strength and Skill Training ; BiSSkiT)

근력과 기술 훈련 바이오피드백(Biofeedback in Strength and Skill Training ; BiSSkiT)은 일반적으로 sEMG 바이오피드백이 근수축의 진폭(amplitude)에 중점을 두는 것과 비교하여 삼키는 근육 수축의 정확성을 향상시키는 데 초점을 맞춘 훈련 프로토콜이다.

BiSSkiT 치료 방법의 한 예로 바이오피드백 훈련시

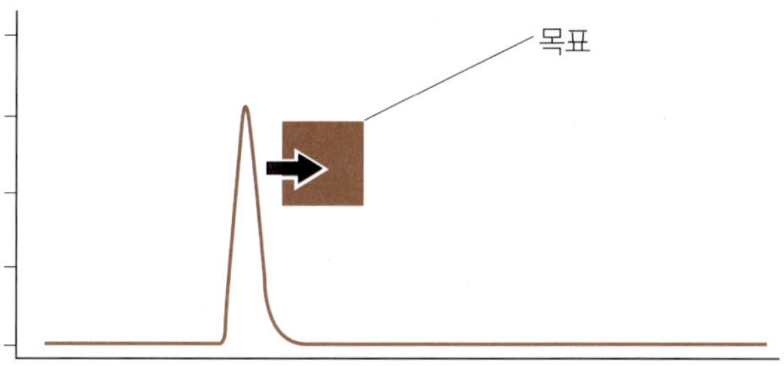

그림 4-87 근력과 기술 훈련 바이오피드백(Biofeedback in Strength and Skill Training)의 예시

삼킴시 최대 파형(peak waveform)이 화면에 표시된 사각형을 목표로 위치하도록 연습하도록 한다. 사각형의 목표물은 무작위로 움직이기 때문에 환자는 정확하게 삼키도록 근수축을 제어하는 방법을 연습할 수 있다(그림 4-87).

또한 삼키는 타이밍을 향상시켜 혀, 인두, 후두의 움직임에 협응력을 증진시켜 삼킴장애 환자의 재활에 효과적일 수 있다

2) 혀압력계(Tongue manometry)

공기로 채워진 벌브(bulb)센서를 이용하여 혀의 등척성근력을 측정하는 방법이다. 벌브를 혀 위에 놓고 단단입천장 쪽으로 혀를 밀도록 지시한다. 생성된 압력 신호는 화면 그래픽이나 불빛으로 강도와 지속시간에 대한 바이오피드백을 환자에게 제공할 수 있다. 국내에서 적용되고 있는 혀압력계로 아이오와 구강수행기구(Iowa Oral Performance Instrument; IOPI)와 JMS (Japan Medical Supply) 버전이 있다. Robbins 등은 혀 근력을 증가시켜 삼킴기능을 향상시킬 목적으로 바이오피드백을 사용하여 혀의 앞쪽과 뒤쪽에 등척성운동을 시행했다. 혀의 최대 압력, 삼키는 동안의 혀 압력, 만삼킴능력평가(Mann Assessment of Swallowing Ability; MASA)에서 대조군과 유의한 차이를 보였으나 삼키는 기능에 대해서는 그룹 간에 유의미한 차이가 없었다.

3) 가속도계(Accelerometry)

방패연골 바로 위에 작은 가속도계를 부착하여 움직임의 속도를 측정한다. 이 장치는 삼키는 동안 목뿔뼈와 후두의 상하 및 전후 움직임시 내부 소리와 진동으로 인해 발생하는 표피 진동을 측정한다. 진동은 전압 신호로 변환되어 환자가 시각적 피드백으로 사용하여 후두의 움직임을 파악하고 움직임을 촉진한다. 컴퓨터 화면에 그래프로 피드백하도록 제시되었으며 정상삼킴의 그래프를 샘플을 기준으로 일치하도록 훈련한다. 환자의 흥미를 유발하기 위한 방법으로 동물 캐릭터나 음식 모양을 이용하여 삼킬 때마다 가속도계의 신호가 애니메이션으로 변환되는 장치도 있다. 목표는 환자의 반응에 따라 조정되며 가속도 측정이 기능적 섭취를 향상시키는 것으로 보고하고 있으나 아직까지 사용이 활성화되지는 않은 상태이다(그림 4-88).

4) 비디오내시경(Videoendoscopy)

유연한 내시경을 삽입하여 인두와 후두의 압력을 시각화하여 바이오피드백으로 삼킴의 시기, 안전성, 효율성을 확인하는 것이다.

Denk와 Kaider는 환자들에게 직접적인 시각적 바이오피드백을 위해 내시경을 사용하여 삼키기 동작과 자세 변화를 사용하도록 가르쳤다. 노력삼킴, 멘델슨 수기, 성문위삼킴, 최대성문위삼킴을 하는 동안에 자신의

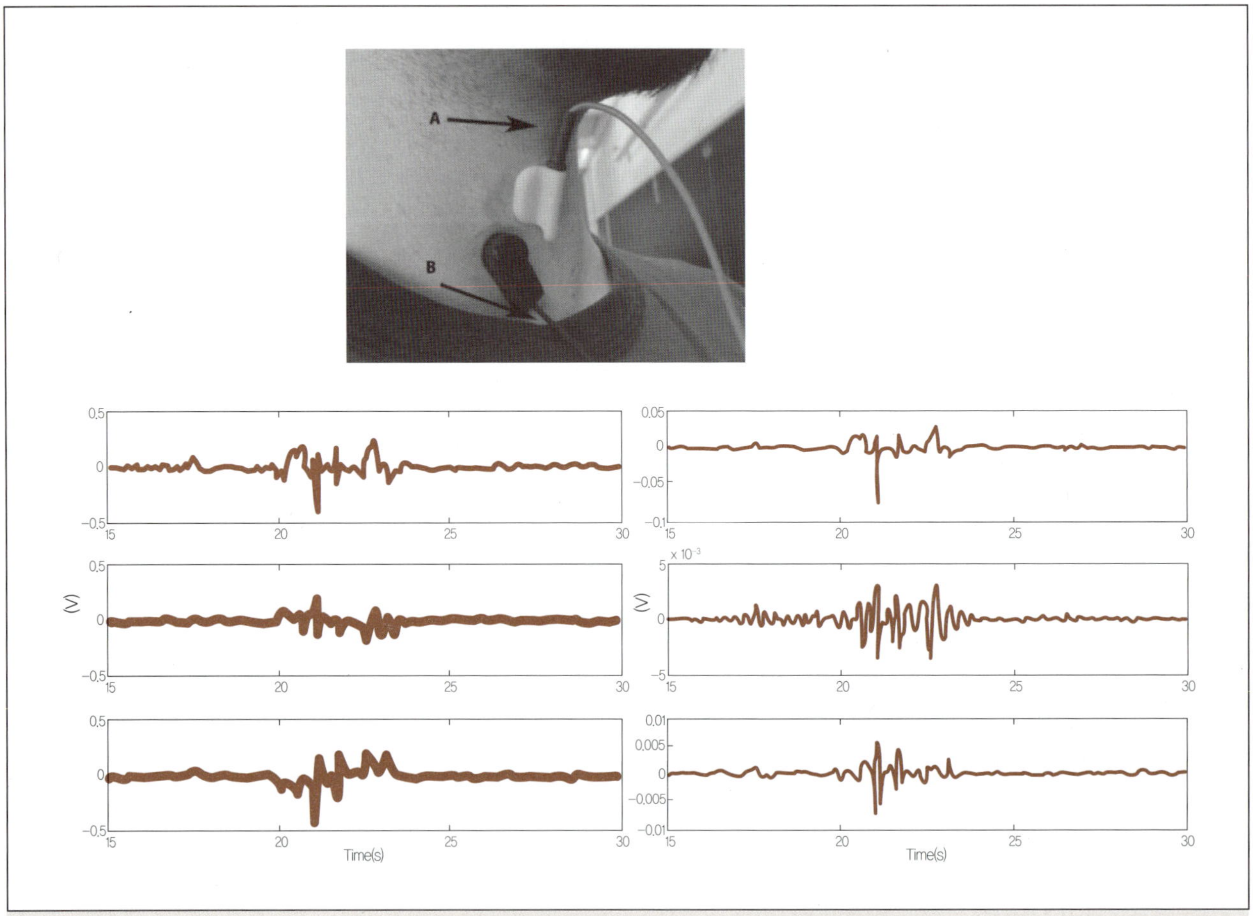

그림 4-88 가속도 측정기의 부착모습과 시각적 피드백

움직임에 대해 피드백을 받도록 하였다. 대조군은 바이오피드백 없이 동일한 강도의 치료와 운동 유형을 받았다. 모든 참가자는 처음에 관영양을 공급받았으며 전체 환자의 73%에서 튜브 제거 및 구강 섭취가 가능하게 되었다. 40일째 바이오피드백 그룹에서 더 많은 치료에 대한 효과가 있었으나 6개월째에는 중재군과 대조군 사이에 유의미한 차이가 없었다.

5) 호흡 혈량측정 (Respiratory plethysmography)

자연스러운 호흡/삼키기 패턴을 사용하도록 교육하기 위한 바이오피드백 방법으로 호흡 유도 혈량측정법(inductance plethysmography)과 코안 기류(nasal airflow)를 사용한다. 코안 기류는 코안 캐뉼라로 측정하고 호흡 유도 혈량측정법은 흉곽과 복부의 움직임을 측정한다. 이 장치는 Kay Pentax Digital Swallowing Workstation에 연결되어 환자의 호흡 패턴을 화면에 표시하여 피드백하는 장치이나 현재는 단종된 상태이다. 코안에서 온도 측정을 통해 날숨을 확인하는 경우도 있다.

피드백에 대한 반응이 숙달되면 폐용적이 중간~낮은 수준으로 유지된 상태에서 삼킨 후 남은 숨을 내쉬는 방법을 배운다. 삼킴의 생리학적 변화와 삼키는 호흡 패턴에서 상당한 개선이 보고되었지만 결과를 비교할 수 있는 대조군은 없었다.

확인문제

1. 삼킴장애 치료에 이용되는 신경자극치료의 종류를 기술하세요.

2. 반복적 경두개자기자극(repetitive Transcranial Magnetic Stimulation, rTMS)의 표준프로토콜 중 저빈도 반복경두개자기자극(LF-rTMS)과 고빈도 반복경두개자기자극(HF-rTMS)의 치료방법과 목적을 설명하세요.

3. 경두개직류자극(tDCS) 적용시 양극(anodal)과 음극(cathodal)에서의 자극 효과에 대해 비교하여 설명하세요.

   ① ______________________________

   ② ______________________________

   ③ ______________________________

4. 신경근 전기자극 치료에서 자극의 강도가 높아짐에 따라 환자는 어떤 느낌을 순차적으로 느끼게 되는지 기술하세요.

   ① ______________________________

   ② ______________________________

   ③ ______________________________

   ④ ______________________________

5. 신경근 자극치료에서 전극 부착의 기준이 되는 해부학적 위치를 설명하세요.

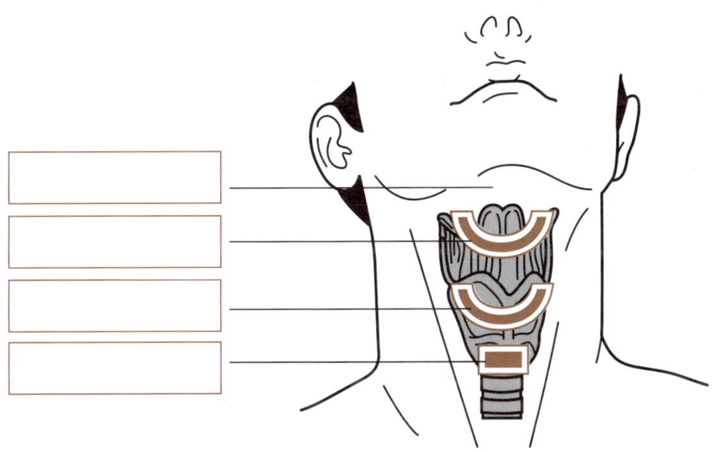

참고문헌

Behrens, B. J., & Michlovitz, S.L. (2015). Physical Agents: Theory and Practice. 2nd ed. Philadelphia: F. A. Davis Company.

Benfield, J. K., Everton, L. F., Bath, P. M., & England, T. J. (2019). Does therapy with biofeedback improve swallowing in adults with dysphagia? A systematic review and meta-analysis. Archives of physical medicine and rehabilitation, 100(3), 551-561.

Bengisu, S., Demir, N., Krespi, Y. (2023). Effectiveness of conventional dysphagia therapy(CDT), neuromuscular electrical stimulation(NMES), and transcranial direct current stimulation(tDCS) in acute post stroke dysphagia: A comparative evaluation. Dysphagia, 29, 1-16.

Beom, J. W., Oh, B. M., Choi, K. H., Kim, W., Song, Y. H., You, D. S., Kim, S. J., & Han, T. R. (2015). Effect of electrical stimulation of the suprahyoid muscles in brain injured patients with dysphagia. Dysphagia, 30, 423-429.

Berretin-Felix, G., Sia, I., Barikroo, A., Carnaby, G. D., & Crary, M. A. (2014). Immediate effects of transcutaneous electrical stimulation on physiological swallowing effort in older versus young adults. Gerodontology, 12, doi: 10.1111/ger.12166.

Bhatt, A. D., Goodwin, N., Cash, E., Bhatt, G., Silverman, C. L., Spanos, W. J., Bumpous, J. M., Potts, K., Redman, R., Allison, W. A., & Dunlap, N. E. (2014). Impact of Transcutaneous Neuromuscular Electrical Stimulation on dysphagia in head and neck cancer patients treated with definitive chemoradiation.Head Neck, doi:10.1002/hed.23708

Blumenfeld, L., Hahn, Y., Lepage, A., Leonard, R., & Belafsky, P. C. (2006). Transcutaneous electrical stimulation versus traditional dysphagia therapy: a nonconcurrent cohort study. Otolaryngol Head Neck Surg, 135, 754-757.

Bogaardt, H., Dam, D. V., Wever, N. M., Bruggeman, C. E., Koops, J., Fokkens, W. J. (2009). Use of neuromuscular electrostimulation in the treatment of dysphagia in patients with multiple sclerosis. Annals of Otology, Rhinology & Laryngology, 118(4), 2241-246.

Bulow, M., Speyer, R., Baijens, L., Woisard, V., & Ekberg, O. (2008). Neuromuscular electrical stimulation(NMES) in stroke patients with oral and pharyngeal dysfunction. Dysphagia, 23, 302-309.

Carnaby-Mann, G. D., & Crary, M. A. (2008). Adjunctive neuromuscular electrical stimulation for treatment refractory dysphagia. Annals of Otology, Rhinology & Laryngology, 117(4), 279-287.

Cheng, I., & Hamdy, S. (2022). Metaplasticity in the human swallowing system: clinical implications for dysphagia rehabilitation. Neurological Sciences, 43(1), 199-209.

Cheung, S. M., Chen, C. J., Hsin, Y. J., Tsai, Y. T., & Leong, C. P. (2010). Effect of neuromuscular electrical stimulation in a patient with sjogren's syndrome with dysphagia: A real time videofluoroscopic swallowing study. Chang Gung Med J, 33, 338-345.

Ertekin, C., Turman, B., Tarlaci, S., Celik, M., Aydogdu, I., Secil, Y., & Kiylioglu, N. (2001). Cricopharyngeal sphincter muscle responses to transcranial magnetic stimulation in normal subjects and in patients with dysphagia. Clinical Neurophysiology, 112(1), 86-94.

Eskildsen, S. J., Poulsen, I., Jakobsen, D., Riberholt, C. G., & Curtis, D. J. (2021). Scoping review to identify and map non-pharmacological, non-surgical treatments for dysphagia following moderate-to-severe acquired brain injury. BMJ open, 11(12), e053244.

Farpour, S., Asadi-Shekaari, M., Borhani Haghighi, A., & Farpour, H. R. (2023). Improving swallowing function and ability in post stroke dysphagia: a randomized clinical trial. Dysphagia, 38(1), 330-339.

Frauke, M. H., Sebastian, H. D., & Maggie-Lee, H. (2012). Effects of submental neuromuscular electrical stimulation on pharyngeal pressure generation. Arch Phys Med Rehabil, 2000-2007.

Gallas, S., Marie, J. P., Leroi, A. M., & Verin, E. (2010). Sensory transcutaneous electrical stimulation improves post-stroke dysphagic patients. Dysphagia, 25, 291-297.

Gow, D., Rothwell, J., Hobson, A., Thompson, D., & Hamdy, S. (2004). Induction of long-term plasticity in human swallowing motor cortex following repetitive cortical stimulation. Clinical Neurophysiology, 115(5), 1044-1051.

Heck, F. M., Doeltgen, S. H., (2012). Huckabee, M. L. Effects of submental neuromuscular electrical stimulation on pharyngeal pressure generation. Arch Phys Med Rehabil, 93, 2000-2007.

Heijnen, B. J., Speyer, R., Baijens, L. W. J., & Boggardt, H. C.A. (2012). Neuromuscular electrical stimulation versus traditional therapy in patients with parkinson's diseases and oropharyngeal dysphagia: Effects on quality of life. Dysphagia, 27, 336-345.

Howard, M. M., Block, E. S., Mishreki, D., Kim, T., Rosario, E. R. (2023). The effect of sensory level versus motor level electrical stimulation of pharyngeal muscle in acute stroke patients with dysphagia: A randomized trial. Dysphagia, 38, 943-953.

Huckabee, M. L., Flynn, R., & Mills, M. (2023). Expanding rehabilitation options for dysphagia: skill-based swallowing training.

Jones, C. A., Colletti, C. M., & Ding, M. C. (2020). Post-stroke dysphagia: recent insights and unanswered questions. Current neurology and neuroscience reports, 20, 1-12.

Jungheim, M., Janhsen, A. M., Miller, S., & Ptok, M. (2015). Impact of neuromuscular electrical stimulation on upper esophageal. Ann Otol Rhinol Laryngol, 124(1), 5-12, doi: 10.1177/0003489414539132.

Keiichi, T., Shuji, M., Miho, K., Haruka, S., Tomokazu, N., Keita, T., Akina, S., Megumi, S., & Kazumi, K. (2014). Novel neuromuscular electrical stimulation system for treatment of dysphagia after brain injury. Neurol Med Chir (Tokyo), 54, 521-528.

Khedr, E. M., & Abo-Elfetoh, N. (2010). Therapeutic role of rTMS on recovery of dysphagia in patients with lateral medullary syndrome and brainstem infarction. Journal of Neurology, Neurosurgery & Psychiatry, 81(5), 495-499.

Khedr, E. M., Abo - Elfetoh, N., & Rothwell, J. C. (2009). Treatment of post - stroke dysphagia with repetitive transcranial magnetic stimulation. Acta Neurologica Scandinavica, 119(3), 155-161.

Kushner, D. S., Peters, K., Eroglu, S. T., Perless-Carroll, M., & Johnson-Greene, D. (2013). Neuromuscular electrical stimulation efficacy in acute stroke feeding tube-dependent dysphagia during inpatient rehabilitation. Am J Phys Med Rehabil, 92, 486-495.

Langmore, S. E., McCulloch, T. M., Krisciunas, G. P., Lazarus, C. L., Van Daele, D. J., Pauloski, B. R., et al. (2015). Efficacy of electrical stimulation and exercise for dysphagia in patients with head and neck cancer: A randomized clinicla trial. Head Neck, doi 10.1002/hed.24197.

Lee, H. Y., Hong, J. S., Lee, K. C., Shin, Y. K., & Cho, S. R. (2015). Changes in hyolaryngeal movement and swallowing function after neuromuscular electrical stimulation in patient with dysphagia. Ann Rehabil Med, 39, 199-209.

Lejun, L. I., Jiong, S. H. I., Junxiang, Y. I. N., Benyu, Q. I. A. O., Yumei, L. I., & Rong, H. U. A. N. G. (2014). Study of transcutaneous neuromuscular electrical stimulation (VitalStim) therapy for post stroke dysphagia. Eur J Phys Rehabil Med, 23, 1-22.

Li, L., Li, Y., Huang, R., Yin, J., Shen, Y., & Shi, J. (2015). The value of adding transcuaneous neuromuscular electrical stimulation (VitalStim) to tranditional therapy for post-stroke dysphagia: A randomized controlled trial. Eur J Phys Rehabil Med, 51, 71-78.

Lin, P. H., Hsiao, T. Y., Chang, Y. C., Ting, L. L., Chen, W. H, Chen, S. C., et al. (2011). Effects of functional electrical stimulation on dysphagia caused by radiation therapy in patients with nasopharyngeal carcinoma. Sup Care Cancer, 19, 91-99.

Long, Y. B., & Wu, X. P. (2013). A randomized controlled trail of combination therapy of neuromuscular electrical stimulation and balloon dilatation in the treatment of radiation-induced dysphagia in nasopharyngeal carcinoma patients. Disability & Rehabilitation, 35, 450-454.

Maffiuletti, N. A., Pensini, M., & Martin, A. (2022). Activation of human plantar flexor muscles increases after electromyostimulation training. J Appl Physiol, 92(4), 1383-1392.

Marziyeh, P., Saeed, T. M., Noureddin, N. A., & Mostafa, D. (2014). Surface electrical stimulation for treating swallowing disorders after stroke: A review of the stimulation intensity levels and the electrode placements. Stroke Research and Treatment. http://dx.doi.org/10.1155/2014/918057.

Mistry S et al. (2006). Modulation of human cortical swallowing motor pathways after pleasant and aversive taste stimuli. Am J Physiol Gastrointest Liver Physiol 291(4):G666–G671.

Nam, H. S., Beom, J. W., Oh, B. M., & Han, T. R. (2013). Kinematic effects of hyolaryngeal electrical stimulation therapy on hyoid excursion and laryngeal elevation. Dysphagia, 28, 548-556.

Park, J. M., Yong, S. Y., Kim, J. H., Jung, H. S., Chang, S. J., Kim, K. Y., & Kim, H. (2014). Cutoff value of pharyngeal residue in prognosis prediction after neuromuscular electrical stimulation therapy for dysphagia in subacute stroke patients. Ann Rehabil Med, 38(5), 612-619.

Park, J. W., Kim, Y., Oh, J. C., & Lee, H. J. (2012). Effortful swallowing training combined with electrical stimulation in post stroke dysphagia: A randomized controlled study. Dysphagia, DOI 10.1007/s00455-012-9403-3.

Park, J. W., Oh, J. C., Lee, J. W., Yeo, J. S., & Ryu, K. (2013). The effect of 5Hz high - frequency rTMS over contralesional pharyngeal motor cortex in post - stroke oropharyngeal dysphagia: a randomized controlled study. Neurogastroenterology & Motility, 25(4), 324-e250.Pearson, W. J., Langmore, S. E.,& Zumwalt, A. C. (2010). Evaluating the structural properties of suprahyoid muscles and their potential for moving the hyoid. Dysphagia, 26, 345-351.

Restivo, D. A., & Hamdy, S. (2018). Pharyngeal electrical stimulation device for the treatment of neurogenic dysphagia: technology update. Medical Devices: Evidence and Research, 21-26.

Rofes, L., Arreola, V., Lopze, I., Martin, A., Sebastian, M., Ciurana, A., et al. (2013). Effect of surface sensory and motor electrical stimulation on chronic poststroke oropharyngeal dysfunction. Neurogastroenterol Motil, 25, 888-e701.

Shigematsu, T., Fujishima, I., & Ohno, K. (2013). Transcranial direct current stimulation improves swallowing function in stroke patients. Neurorehabilitation and neural repair, 27(4), 363-369.

Song, W. J., Park, J. H., Lee, J. H., & Kim, M. Y. (2015). Effects of neuromuscular electrical stimulation on swallowing functions in children with cerebral palsy: A piolt randomized controlled trial. Hong Kong Journal of Occupational Therapy, 25, 1-6.

Sun, S. F., Hsu, C. W., Lin, H. S., Sun, H. P., Chang, P. H., Hsieh, W. L., & Wang, J. L. (2013). Combined neuromuscular electrical stimulation (NMES) with fiberoptic endoscopic evaluation of swallowing (FEES) and traditional swallowing rehabilitation in the treatment of stroke-related dysphagia. Dysphagia, 28, 557-566.

Suntrup, S., Marian, T., Schroder, J. B., Suttrup, I., Muhle, P., Oelenberg, S, et al. (2015). Electrical pharyngeal stimulation for dysphagia treatment in tracheotomized stroke patients: A randomized controlled trial. Intensive care Med, 41, 1629-1637.

Tan, C., Liu, Y., Li, W., Liu, J., & Chen, L. (2013). Trancutaneous neuromuscular electrical stimulation can improve swallowing function in patients with dysphagia casued by non-stroke diseases: A meta-analysis. Journal of oral rehabilitation, 40(6), 472-480.

Terre, R., Martinell, M., Gonzalez, B., Ejarque, J., & Mearin, F. (2013). Treatment of oropharyngeal dysphagia with neuromuscular electrostimulaiton. Med Clin (Barc), 140, 157-160.

Wahab NA, Jones RD, Huckabee ML (2011) Efects of olfactory and gustatory stimuli on the biomechanics of swallowing. Physiol Behav 102(5):485–490

Wang, Y., Xu, L., Wang, L., Jiang, M., & Zhao, L. (2023). Effects of transcutaneous neuromuscular electrical stimulation on post-stroke dysphagia: A systematic review and meta-analysis. Frontiers in Neurology, 14, 1-18.

Yoon, I. J., & Shin, J. H. (2018). The swallowing therapy for child with VACTER syndrome – A case report. Swallowing Rehabilitation, 1(2), 41-51.

Zhang, M., Tao, T., Zhang, Z. B., Zhu, X., Fan, W. G., Pu, L. J., Chu, L., & Yue, S. W. (2016). Effectiveness of neuromuscular electrical stimulation on patients with dysphagia with medullary infarction. Arch Phys Med Rehabil, 97(3), 355-362.

8 제8장

SWALLOWING DISORDER

치료 기법의 요약

1 보상적 기법—자세 변화(Postural Change)

바로 앉은 자세(Upright position)

■ 목적 및 효과

- 음식물의 인두이동시 중력 보조를 최대화한다.
- 근긴장도를 정상적으로 유지한다.

■ 적용 및 제한 대상

- 가장 일반적으로 사용하는 식사자세이다.
- 의학적인 상태가 안정되지 않아 저혈압 등의 문제가 있는 경우 견딜수 있는 정도의 경사를 주어 앉게 한다.

■ 시행 방법

- 견고한 재질의 의자에 앉는다.
- 발은 바닥에 바르게 내려놓는다.
- 무릎을 90도 정도 구부린다.
- 양쪽 엉덩이에 체중이 균일하게 실리도록 한다.
- 엉덩이 관절이 100도 정도 구부러지게 몸통을 기울인다.
- 양손은 책상 위에 올려놓는다.
- 머리는 정중앙에서 반듯하게 들고 고개를 살짝 숙여 턱이 아래로 향하도록 한다.

* 필요시 베개나 랩보드 등을 이용하여 팔을 지지해 줄 수 있다.

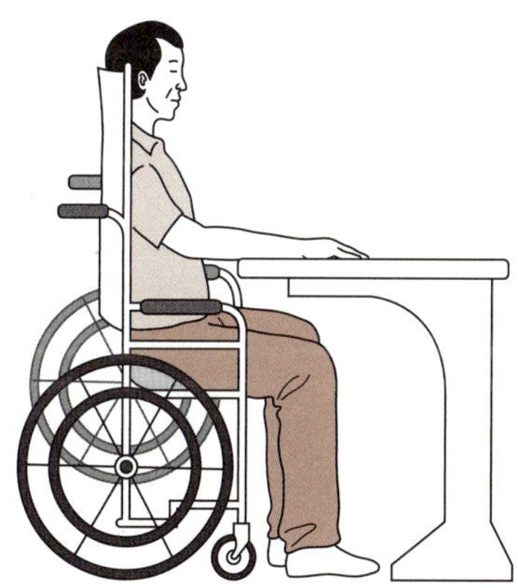

[휠체어에 앉았을 때 바른 자세]

바로 누운 자세(Supine position)

■ 목적 및 효과

- 음식이 구강에서 후인두벽쪽으로 떨어져 조롱박오목을 지나가게 함으로써 기도로 음식이 쉽게 들어가지 않도록 한다.
- 후두인두 압력을 증가시켜 상부식도조임근이 열리기 쉽게 한다.

■ 적용 및 제한 대상

- 양측 인두벽 수축력이 저하된 환자나 후두상승이 약화된 환자에게 유용하다.
- 영상학적 검사에서 안전성이 확인된 경우 적용 가능하다.
- 씹어야 하는 음식물은 미성숙 유출이 발생하기 쉬우므로 제한한다.

■ 시행 방법

1. 바로 누운 자세에서 소량의 음식을 제공하고 반응을 관찰한다. 이상 증후가 없으면 양을 늘려가도록 한다.
2. 식사를 마친 후 자세를 변경하기 전에 남아 있는 잔여물을 제거하기 위하여 기침을 하도록 유도한다.

비손상측으로 누운 자세(Sidelying on sound side)

■ 목적 및 효과

- 구강과 인두의 비손상측으로 음식물이 이동하도록 한다.

■ 적용 및 제한 대상

- 혀암이나 구강내 구조 변화로 한쪽 혀의 움직임이 부족한 환자에게 사용된다.
- 한쪽 인두 약화로 인두 수축력이 감소된 경우 잔여물로 인한 흡인을 예방하여 준다.
- 음식을 스스로 먹는 환자는 이 자세를 적용하기 어렵기 때문에 음식의 종류에 따라 다양한 보조도구가 필요하다.
- 침대의 경사정도에 따라 움직임과 협응에 영향을 줄 수 있다.

■ 시행 방법

1. 침대에 정상측이 아래로 가도록 옆으로 누운 후 30도 정도 침대 경사를 둔다.
2. 등 뒤와 머리 밑에 베개를 놓아 자세를 고정한다.

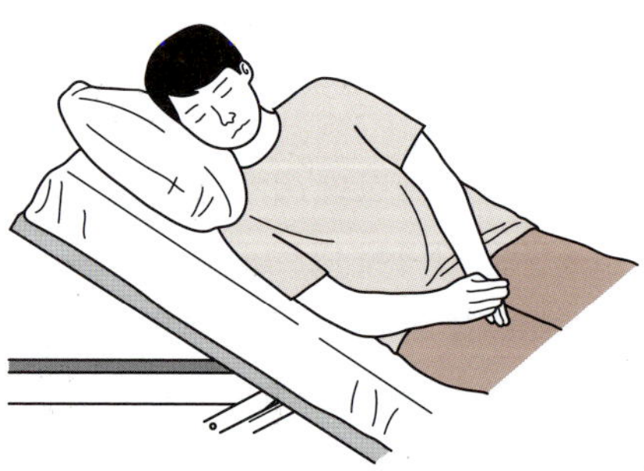

[옆으로 누워있는 자세]

턱 당기기(Chin tuck)

■ 목적 및 효과

구조적으로 혀기저부 수축이 약한 경우, 삼킴반사가 지연된 경우, 후두폐쇄가 지연되거나 결여된 경우 적용된다.

- 혀기저부가 인두벽에 가까워지면서 인두 압력을 증가시킨다.
- 후두개계곡과 앞인두 사이를 넓혀 삼킴반사를 촉진한다.
- 후두개계곡의 공간을 넓혀 줌으로써 음식이 인두를 통해 느린 속도로 지나갈 수 있도록 한다.
- 인두와 방패연골, 아래턱 사이의 움직임 거리가 감소하여 음식의 흡인이 감소할 뿐만 아니라 후두와 기관으로 음식의 침범 정도가 낮다.

■ 적용 및 제한 대상

- 신경학적 삼킴장애 환자에게 일반적으로 사용하는 방법이다.
- 미성숙 유출, 삼킴지연, 후두 폐쇄 감소가 있는 환자에게 유용하다.
- 후두덮개의 기능 저하가 있을 때 턱 당기기를 하면 음식이 인두로 들어가지 못하고 후두개계곡에 잔여물로 남게 되어 흡인의 요인이 된다.
- 구강 감각이나 근력 저하로 음식물의 이동이 어려운 경우 오히려 이 자세로 인해 삼키기 전 음식물이 입 밖으로 나올 수 있다.

■ 시행 방법

1. 턱을 뒤로 당긴다. 이는 머리 굴곡(O-경추 1-2번 수준)을 유도한다.
2. 목을 구부린다. 이는 목 굴곡(경추 4-6번)을 유도한다.
3. 머리굴곡과 목굴곡을 동시에 시행할 수 있다.

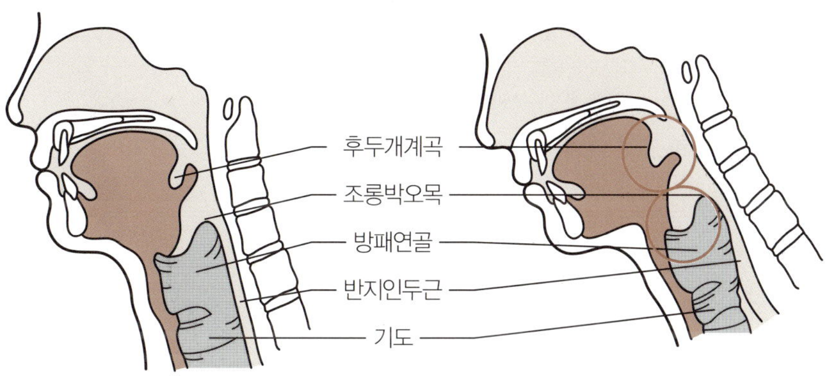

[턱 당기기 자세를 취할 경우 구조물들의 변화]

허가 뒷당김되고 후두개계곡의 공간이 넓어진다.
아래턱, 방패연골 사이가 가까워지고 기도입구가 좁아진다.

제4부 삼킴장애 치료

손상측으로 고개 돌리기(Head rotation to affected side)

■ 목적 및 효과

- 고개를 돌려서 머리가 돌아간 쪽의 삼킴 통로를 좁히거나 닫아주는 효과를 준다.
- 머리를 한쪽으로 돌리게 되면 후두 연골과 후두인두 벽 사이의 해부학적 관계가 변화하면서 머리를 돌린쪽의 조롱박오목은 좁아져 양측의 크기에 차이가 생기게 된다.
- 상부식도조임근의 이완이 향상된다.

■ 적용 및 제한 대상

- 인두 잔여물을 감소시킨다.
- 한쪽 성대손상 환자에게 후두 흡인의 위험을 감소시킨다.
- 음식을 먹는 동안 지속적으로 이 자세를 유지해야 하는 어려움이 있다.

■ 시행 방법

1. 음식을 입에 넣는다.
2. 머리를 손상측으로 돌려 어깨 끝을 바라보게 한다.
3. 반대편으로 음식을 삼킨다.

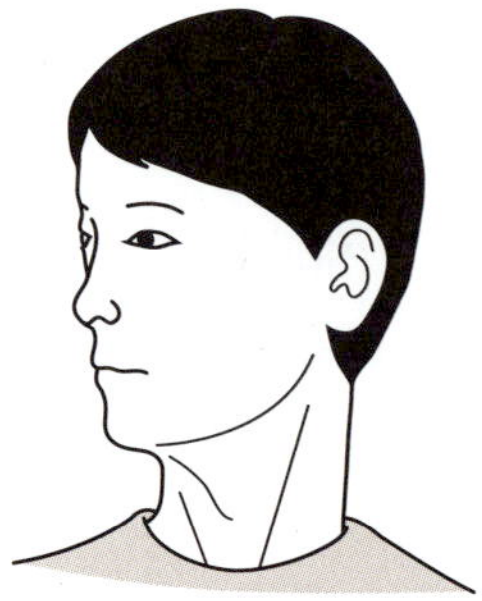

[손상측으로 고개 돌린 자세]

비손상측으로 고개 기울이기(Head tilt to unaffected side)

■ 목적 및 효과

- 중력을 이용하여 구강과 인두에서 음식의 진행방향을 고개를 기울인 방향으로 치우치도록 한다.
- 기울인 쪽의 후두인두 압력을 증가시켜 인두 잔여물을 제거하는 효과가 있다.

■ 적용 및 제한 대상

- 한쪽 혀나 인두가 마비된 환자에게 효과적인 자세이다.
- 음식을 먹는 동안 지속적으로 이 자세를 유지해야 하는 어려움이 있다.

■ 시행 방법

1. 음식을 입에 넣는다.
2. 머리를 비손상측으로 최대한 기울인다.
3. 음식을 삼킨다.
4. 구강에 음식이 남아 있는 한, 지속적으로 머리를 비손상측으로 기울이고 있어야 한다.

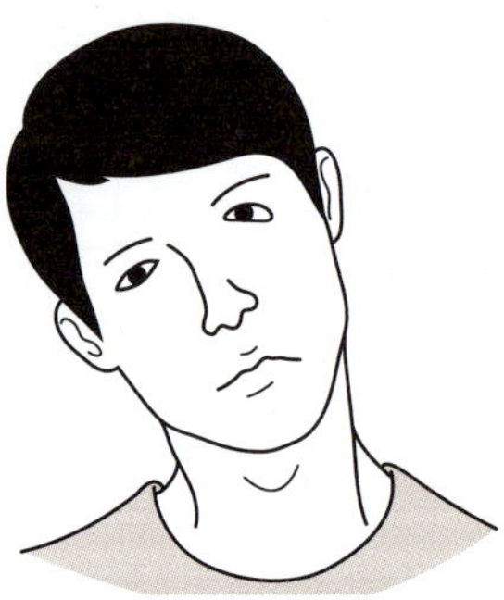

[비손상측으로 고개 기울인 자세]

고개 뒤로 기울이기(Head extension)

■ 목적 및 효과

- 음식이 중력에 의해 구강 뒤로 흘러가도록 한다.

■ 적용 및 제한 대상

- 혀절제술이나 초기 근위축가쪽경화증으로 인하여 구강 운동능력이 손상되어 음식을 뒤로 넘기지 못하는 환자에게 효과적이다.
- 삼킴반사 지연이나 성대 약화가 있는 환자는 기도 보호가 어려우므로 성문위삼킴을 병행하도록 한다.
- 반지인두조임근의 이완이 어려우므로 이와 관련된 증상을 보이는 환자에게 제한적이다.

■ 시행 방법

1. 입안에 음식을 넣는다.
2. 머리를 뒤로 기울인다.
3. 음식을 삼킨다.
4. 기도폐쇄에 문제가 있는 경우 성문위삼킴을 동시에 적용하거나, 음식이 구강을 통과했을때 바로 턱 당기기 자세로 전환시킬수 있도록 한다.

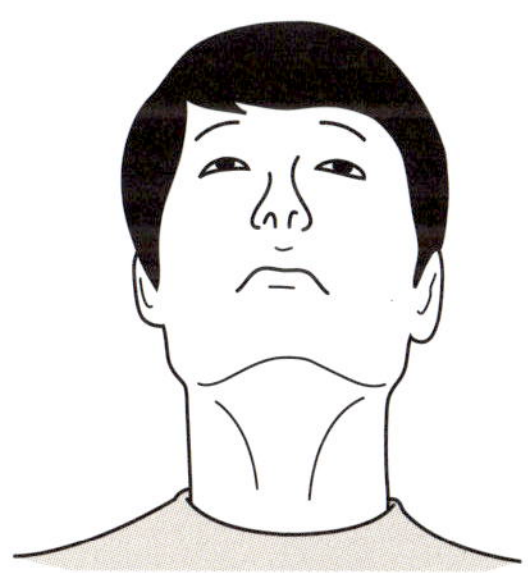

[고개 뒤로 기울인 자세]

2 삼킴수기(Swallowing Maneuver)

성문위삼킴(Supraglottic Swallow)

■ 목적 및 효과

- 후두 앞쪽 상승을 돕고 기도 폐쇄 시간을 연장하여 삼키기 전, 삼키는 동안 성대 수준에서 기도를 닫는다.
- 수의적으로 삼키기 전에 기도를 닫아 줌으로써 음식이나 액체의 흡인을 예방하고 삼킨 후 즉각적인 기침을 통해 인후두 부위에 남아 있는 잔여물을 제거한다.

■ 적용 및 제한 대상

- 신경학적 손상, 성대마비, 성문상후두절제술 등 기도 폐쇄가 잘 되지 않는 경우 적용할 수 있다.
- 인지능력 특히 기억력 저하로 이 기법을 숙지하지 못하는 경우는 적용할 수 없다.
- 기관절개관이 있는 환자가 이 방법을 사용하려면 가압대의 공기를 제거하고 충분한 호흡 능력을 지니고 있어야 한다.

■ 시행 방법

〈음식/액체 섭취 없이 시행〉

1. 숨을 깊게 들이마시고 아주 단단히 참는다.
   (기관절개술을 한 사람인 경우 숨을 참은 상태에서 기관절개관을 가볍게 막는다.)
2. 숨을 참은 상태에서 삼킨다.
3. 기침을 하며 숨을 내쉰다.

〈음식/액체 섭취를 통해 시행〉

1. 숨을 깊게 들이마시고 아주 단단히 참는다.
2. 숨을 참은 상태에서 삼킨다.
3. 기침을 한다.
4. 숨을 들이쉬기 전에 다시 한번 삼킨다.
5. 숨을 내쉰다.

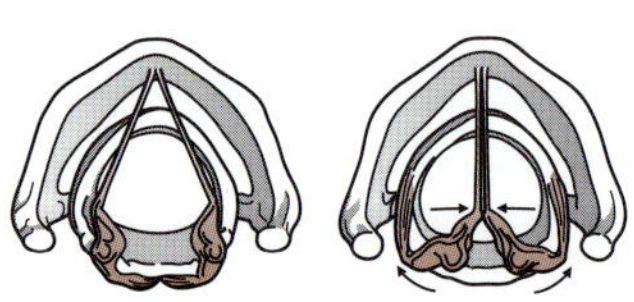

숨을 참을 때 성대가 내전하는 모습

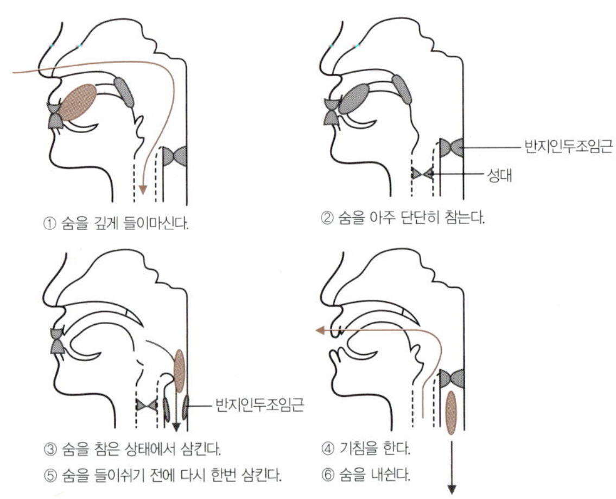

[성문위삼킴의 시행 순서]

최대성문위삼킴(Supersupraglottic Swallow)

■ 목적 및 효과

- 모뿔연골을 앞으로 기울여서 후두덮개 기저부에 근접시켜 후두덮개를 포함한 전체 성문위에서 폐쇄를 돕는다.
- 혀기저부 움직임을 도우며 후두상승의 지속시간과 속도, 협응을 향상시킨다.
- 성문위삼킴에 비해 후두 전정 보호가 잘 이루어지고 기도 폐쇄 시간도 길어진다.

■ 적용 및 제한 대상

- 후두연골 위쪽, 거짓성대, 후두덮개, 모뿔덮개주름이 절제되어 기도 보호가 저하된 환자에게 유용하다.
- 발살바 기법이 함께 적용되므로 관상동맥 질환이나 부정맥이 있는 환자, 기관절개술을 한 경우 적용에 주의해야 한다.

■ 시행 방법

기본적인 시행 방법은 성문위삼킴과 같으며 추가적으로 발살바법을 같이 적용한다.

1. 숨을 깊게 들이마시고 아주 단단히 참는다.
2. 계속해서 숨을 참으며 내려 누른다.
3. 힘을 지속적으로 주며 평상시보다 더 큰 노력으로 강하게 삼킨다.
4. 기침을 한다.
5. 숨을 내쉰다.

멘델슨 수기(Mendelsohn Maneuver)

■ 목적 및 효과

- 의지적으로 후두의 전방 상승을 도와 준다. 반지인두조임근의 개방 시간을 연장하여 삼키는 동안 많은 양의 음식이 안전하게 식도로 들어가게 한다.
- 음식을 삼키는 데 전반적인 협응을 향상시킨다.

■ 적용 및 제한 대상

- 후두상승이 감소되어 기도 흡인이 있는 경우 사용된다.
- 반지인두근의 열림에 손상이 있어 음식이 조롱박오목에 고여 있는 환자에게 삼킨 후 남는 음식물의 양을 줄여준다.

■ 시행 방법

〈수의적 조절이 가능한 경우〉

1. 소량의 음식이나 음료를 입에 넣는다.
2. 씹는다.
3. 삼키는 동안 방패연골이 움직이는 최고 지점에서 몇 초간 유지한다.
4. 이완한다.

〈수의적 조절이 어려운 경우〉

1. 엄지와 검지 손가락으로 방패연골을 촉지한다.
2. 침을 삼키도록 한다.
3. 후두가 움직이는 최고 지점에서 2~3초 동안 자세를 유지하며 혀, 인두, 물렁입천장에서 쥐어짜는 느낌을 유지한다.
4. 이완한다.

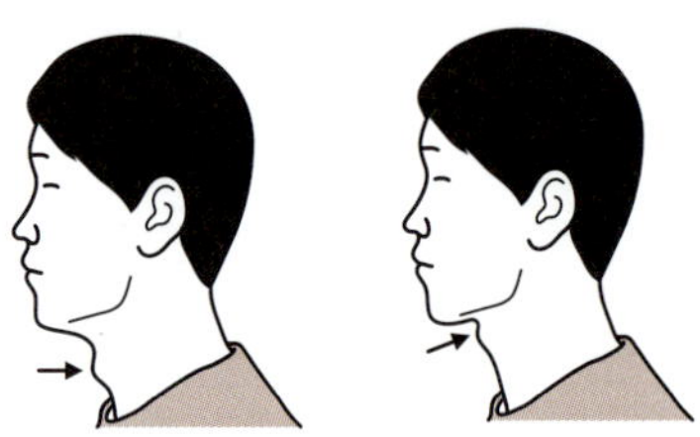

[수의적 조절이 가능한 경우]

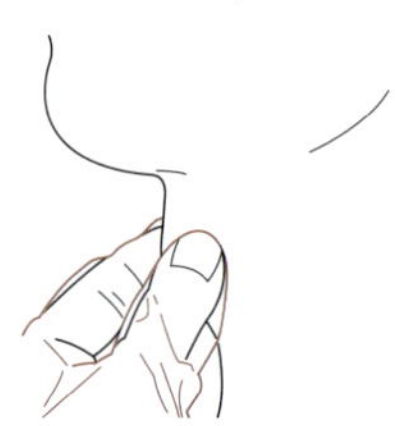

[수의적 조절이 어려운 경우]

노력삼킴(Effortful Swallow)

■ 목적 및 효과

- 음식을 인두쪽으로 힘껏 밀어내는 효과가 있다.
- 혀기저부가 뒤쪽 인두벽과 접촉하고 있는 시간을 연장시킨다.

■ 적용 및 제한 대상

- 구강기에서 음식을 힘껏 밀어내지 못해 후두개계곡에 잔여물이 남아있는 경우 적용한다.

■ 시행 방법

음식이나 침을 삼킬때 모든 근육을 동원하여 강하게 쥐어 짜듯이 삼키도록 한다.

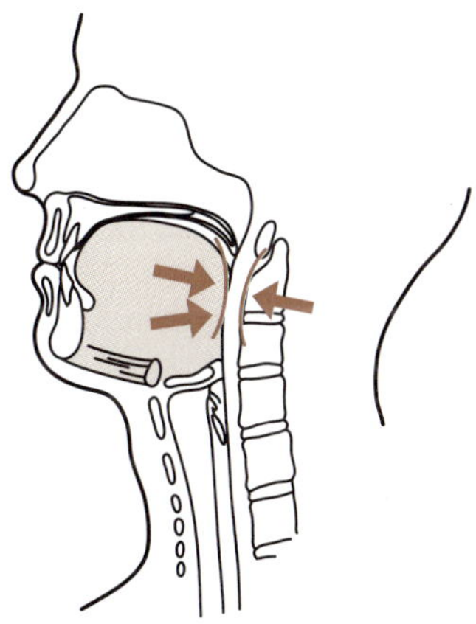

[노력삼킴을 적용할 때 해부학적 움직임]

3 회복적 기법

1) 감각자극(Sensory Stimulation)－촉각 자극

■ 목적 및 효과

- 얼굴과 구강의 근긴장도를 정상화시킨다.
- 구강 감각 인식을 증진시킨다.

■ 적용 및 제한 대상

- 구강 감각이 떨어지거나 자극에 과민하여 음식덩이를 형성하지 못하는 환자에게 적용한다.
- 감각을 자극시킴으로서 삼킴반사를 촉진시킨다.
- 근육의 긴장도를 향상시켜 씹는 근육을 강화한다.

■ 시행 방법

1. 가장 편안하고 안정된 상태에서 연습을 한다.
2. 쉽게 피로감을 느낄 경우 짧은 연습시간이 더 효과적일 수 있다. 개인에 따라 연습시간은 다르며, 5분에서 20분 사이가 좋다.
3. 환자에 따라 최적의 실시 횟수와 시간을 기록하여 제공한다.
4. 감각자극을 위해 약간의 압박을 주며 자극한다.
5. 자주 연습하여 일상화할 수 있도록 교육한다.
6. 가정에서 연습할 때는 시계를 사용하거나 타이머를 이용하는 것이 도움이 된다.

볼

감각자극

1 _______________ 회 / 일 _______________ 분

손가락으로 양쪽 볼 눌러주기

양쪽 볼에 손가락을 올려놓고 손끝으로 눌러준다.

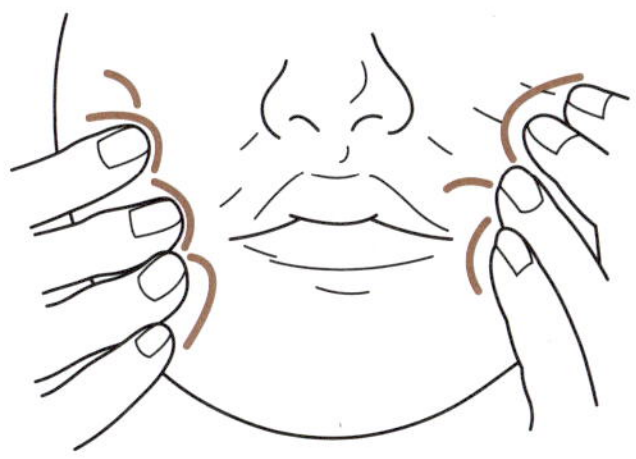

2 _______________ 회 / 일 _______________ 분

손가락으로 양쪽 볼 두드리기

양쪽 볼에 손가락을 올려놓고 손끝으로 두드린다.

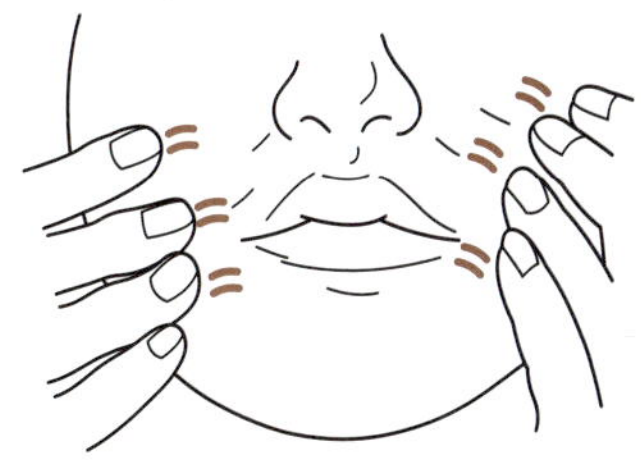

3 _______________ 회 / 일 _______________ 분

볼 위로 올려주기

양쪽 볼에 손가락을 올려놓고 빠르게 손끝으로 위로 올려주면서 손을 뗀다.

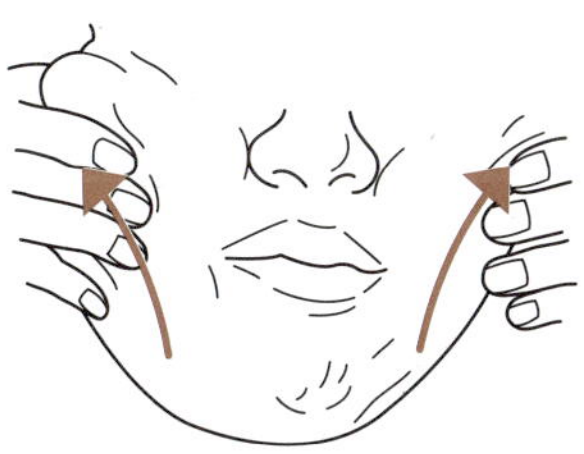

4 _______________ 회 / 일 _______________ 분

차가운 숟가락으로 자극하기

한쪽 볼에 차가운 숟가락을 올려놓고 입꼬리에서 귀 끝까지 압박하여 자극을 준다. 반대쪽 볼도 시행한다.

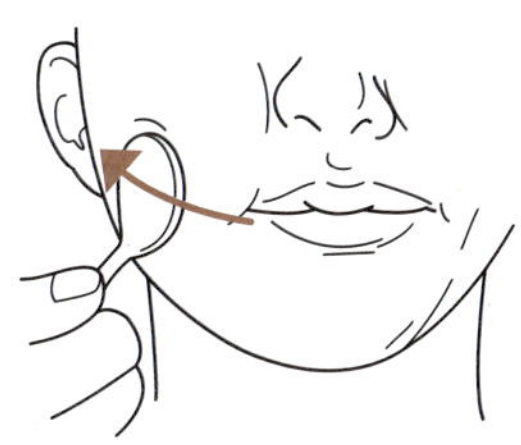

5 _______________ 회 / 일 _______________ 분

얼음 막대로 자극하기

한쪽 볼에 얼음 막대를 올려놓고 입 꼬리에서 귀 끝까지 움직이면서 자극을 준다. 반대쪽 볼도 시행한다.

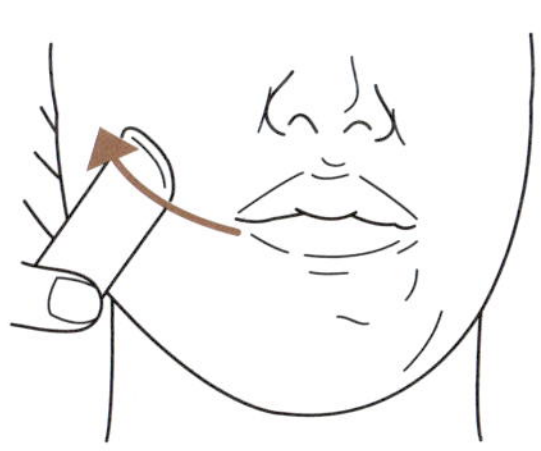

6 _______________ 회 / 일 _______________ 분

전동칫솔로 자극하기

한쪽 볼에 전동칫솔을 올려놓고 입 꼬리에서 귀 끝까지 움직이면서 자극을 준다. 반대쪽 볼도 시행한다.

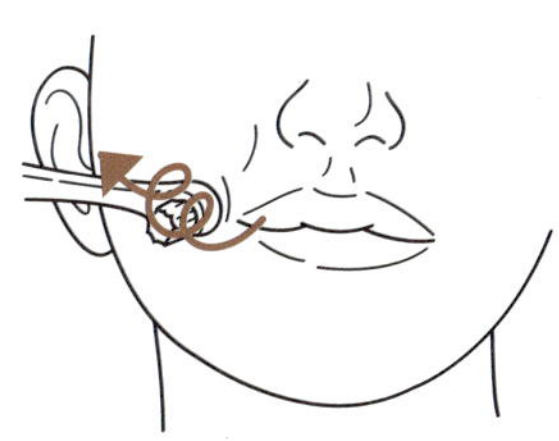

턱

감각자극

1 ____________ 회 / 일 ____________ 분

양쪽 턱 누르기

양손의 엄지손가락을 턱 아래에, 나머지 네 손가락을 양쪽 턱에 놓고 턱을 지그시 누른다.

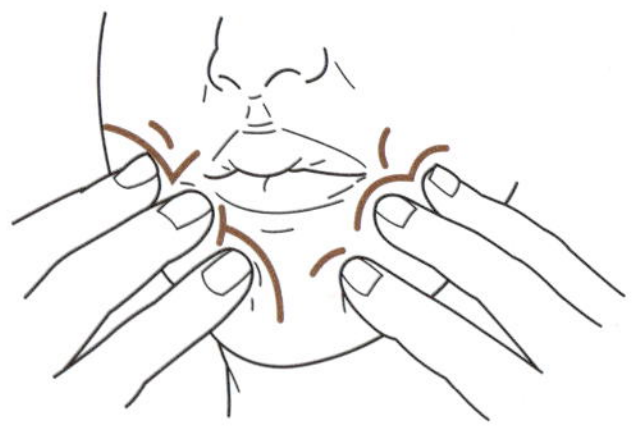

2 ____________ 회 / 일 ____________ 분

양쪽 턱 두드리기

네 손가락을 양쪽 턱에 놓고 턱을 두드린다.

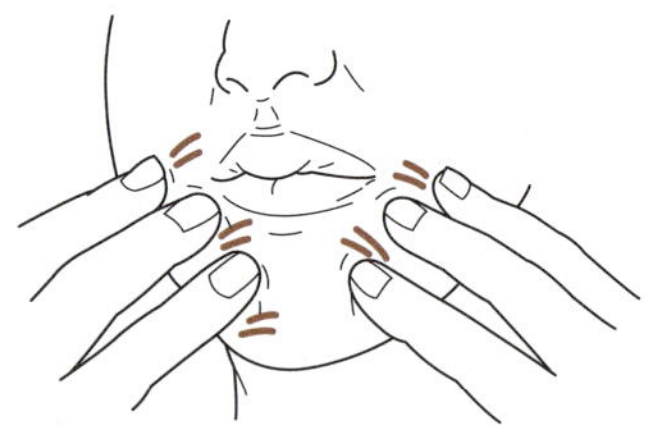

3 ____________ 회 / 일 ____________ 분

양쪽 턱 잡고 떨림 자극 주기

양손의 엄지손가락을 턱 아래에, 나머지 네 손가락을 양쪽 턱에 놓고 네 손가락으로 턱을 누르며 떨림을 준다.

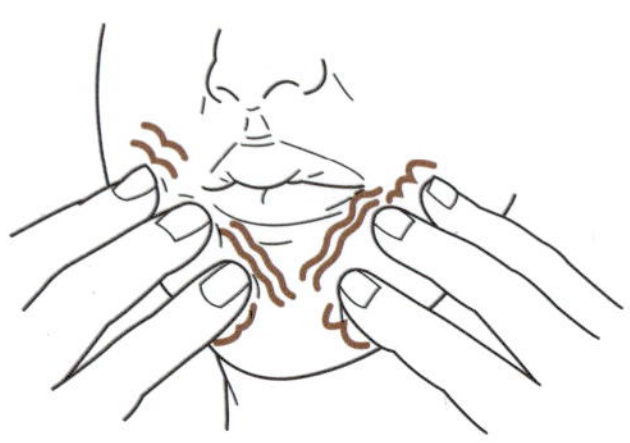

4 ____________ 회 / 일 ____________ 분

얼음 막대로 자극하기

한쪽 턱 가운데에 얼음 막대를 올려놓고 귀 끝까지 움직이면서 자극을 준다. 반대쪽도 시행한다.

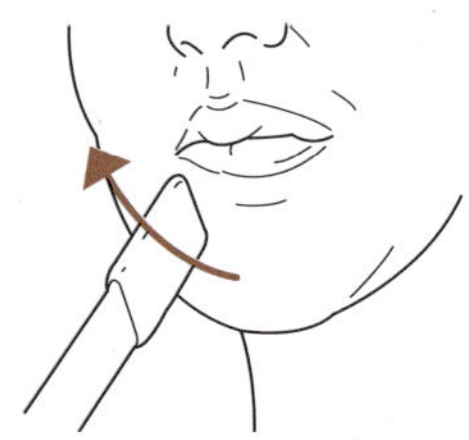

5 ____________ 회 / 일 ____________ 분

전동칫솔로 자극하기

턱 가운데에 전동칫솔을 올려놓고 귀 끝까지 움직일 때 안이나 밖으로 원을 그리며 자극을 준다. 반대쪽도 시행한다.

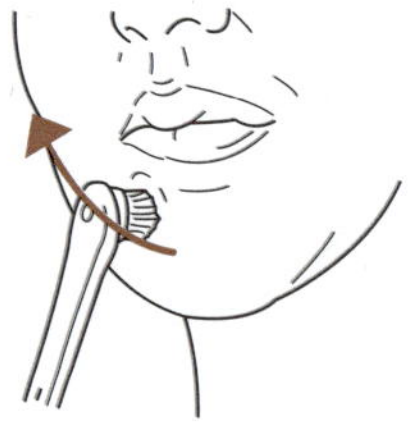

입술

감각자극

1 ____________ 회 / 일 ____________ 분

입술 주위 압박하기

양손의 네 손가락을 입술 위에 두고 양쪽 윗입술과 아랫입술 주위를 힘있게 눌러준다.

2 ____________ 회 / 일 ____________ 분

인중 누르기

인중에 검지를 가볍게 놓고 위 아래로 손가락을 떼었다 붙이며 지속적인 접촉을 한다.

3 ____________ 회 / 일 ____________ 분

입술 잡고 자극하기

엄지손가락과 검지손가락으로 아랫입술을 잡고 눌러준다. 윗입술도 동일하게 시행한다.

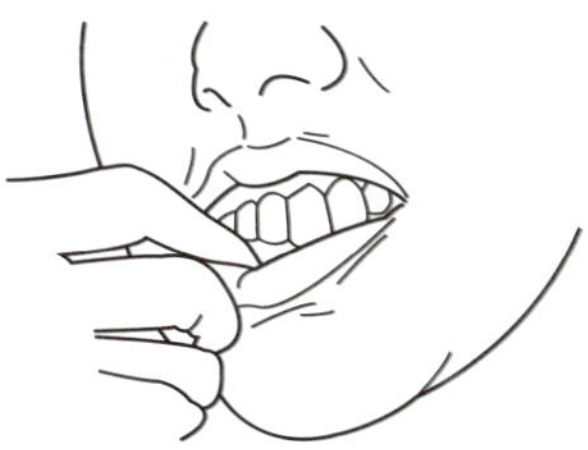

4 ____________ 회 / 일 ____________ 분

입술 선 따라 움직이며 자극하기

검지손가락으로 윗입술 선을 따라 움직이며 자극을 준다. 아랫입술 선에도 시행한다.

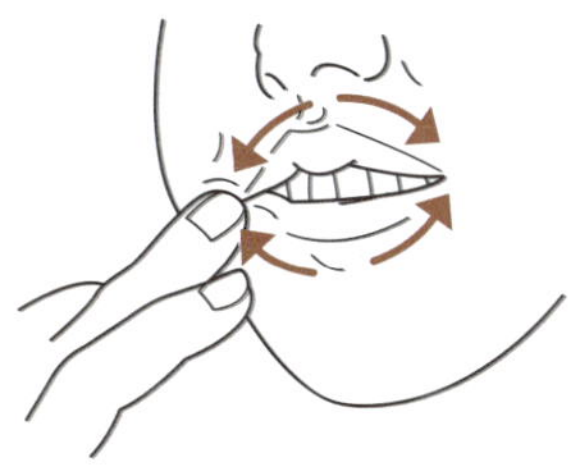

5 ____________ 회 / 일 ____________ 분

입술 선 따라 얼음 막대로 자극하기

얼음 막대를 윗입술에 대고 윗입술 선을 따라 약간의 압박과 함께 움직이면서 자극을 준다. 아랫입술 선에도 시행한다.

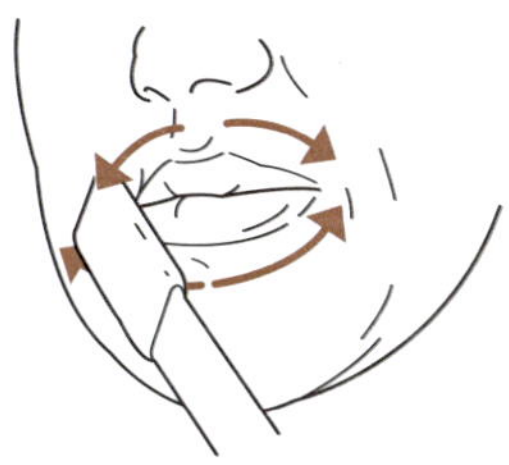

6 ____________ 회 / 일 ____________ 분

입술 선 따라 전동칫솔로 자극하기

전동칫솔을 윗입술에 대고 윗입술 선을 따라 움직이면서 자극을 주며 아랫입술 선에도 시행한다.

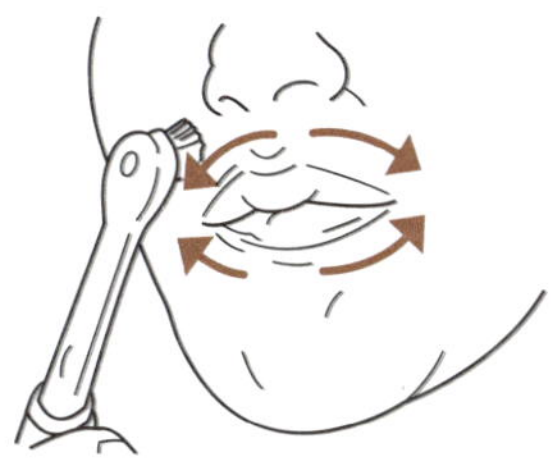

혀

감각자극

1 ________ 회 / 일 ________ 분

거즈로 잡고 압박하여 누르기

거즈로 혀끝을 잡고 혀 뒤쪽과 아래로 민다.

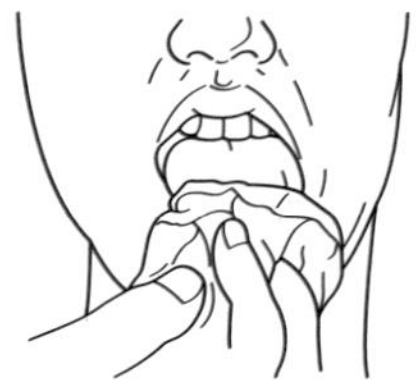

2 ________ 회 / 일 ________ 분

얼음 막대로 자극하기

얼음 막대나 설압자를 혀의 중앙에 놓고 아래로 눌러준다.

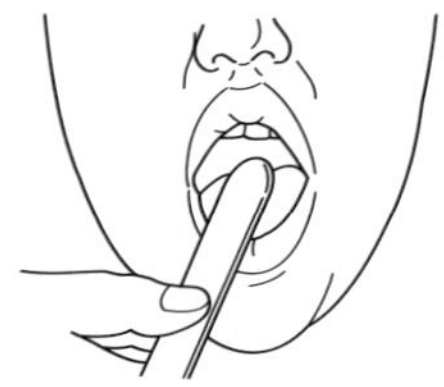

3 ________ 회 / 일 ________ 분

전동칫솔로 자극하기

전동칫솔을 혀 가운데, 좌 · 우에 놓고 눌러 준다.

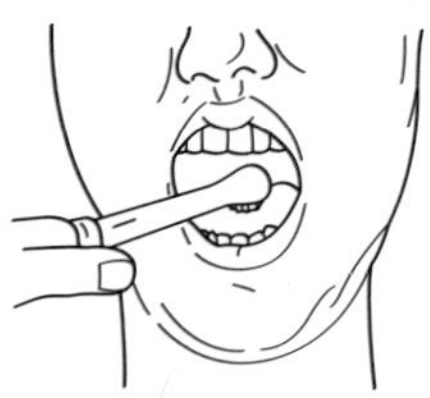

물렁입천장

감각자극

1 ________ 회 / 일 ________ 분

손가락으로 입천장 자극하기

검지손가락을 입 안에 넣어 입천장을 바깥 쪽에서 안쪽으로 움직이며 자극을 준다.

2 ________ 회 / 일 ________ 분

설압자로 입천장 자극하기

설압자로 입천장을 바깥쪽에서 안쪽으로 움직이며 자극을 준다. 구강내 손상이 없도록 조심한다.

3 ________ 회 / 일 ________ 분

얼음 막대로 입천장 자극하기

얼음 막대로 입천장을 바깥쪽에서 안쪽으로 움직이며 자극을 주며 물렁입천장의 움직임을 관찰한다.

4 ________ 회 / 일 ________ 분

전동칫솔로 입천장 자극하기

전동칫솔로 입천장을 바깥쪽에서 안쪽으로 움직이며 자극을 준다.

온도-촉각 자극(Thermal-Tactile Stimulation; TTS)

■ 목적 및 효과

- 앞입천장활 영역의 민감도를 증진시켜 삼킴반사를 촉진시킨다.

■ 적용 및 제한 대상

- 삼킴반사가 지연되어 있거나 저하되어 있어 침이나 음식물이 인두로 이동이 어려운 환자에게 사용한다.
- 침이나 음식물을 삼킨 후 다시 반복해서 삼키는 것이 어려운 경우 사용한다.
- 구강 행위상실증으로 인해 음식물이 인두로 진행되지 않는 경우 사용한다.

■ 시행 방법

〈준비물〉

- 후두경 : 구강 안에서 쉽게 조작할 수 있도록 거울 부분이 작게 만들어져 있다. 보통 00크기의 작은 후두경을 사용한다. 후두경이 없을 경우 설압자에 거즈를 말아 얼려 사용한다.
- 얼음 컵 : 후두경의 거울 부분이 충분히 담겨질 수 있는 크기여야 하며 얼음이나 찬물을 넣어두어 온도를 유지할 수 있도록 한다.
- 설압자 : 앞입천장활을 쉽게 보기 위하여 입술과 볼 또는 혀를 고정하는데 사용한다.
- 일회용 장갑 : 자극을 제공할 때 환자의 체액이 닿을 수 있어 치료사가 착용한다.
- 마스크 : 비말 또는 공기 감염의 위험이 있는 환자를 치료할 때 치료사가 착용한다.

〈시행방법〉

1. 약 10초 동안 후두경의 거울 부분을 얼음 컵에 담근다.
2. 삼킴반사가 지연된 쪽의 앞입천장활을 5번씩 위 아래로 중등도의 힘을 주어 문지른다.
3. 환자에게 침이나 음식을 삼키게 한다. 이때 혀기저부와 후두의 움직임을 촉지하여 움직임 범위와 속도를 체크한다.
4. 약 10초 동안 다시 후두경을 얼음 컵에 담근다.
5. 삼킴반사가 양쪽에서 모두 지연되어 있다면 반대쪽 앞입천장활을 5번씩 위 아래로 중등도의 힘을 주어 문지른다.
6. 환자에게 침을 삼키게 한다.
7. 침을 삼키는 동안 후두가 위쪽으로 움직이며 침을 삼키는지 관찰을 하거나 촉지하여 확인한다.

＊ 한 번 시행시 5~10분 가량, 하루에 4~5회 시행하는 것이 추천된다.

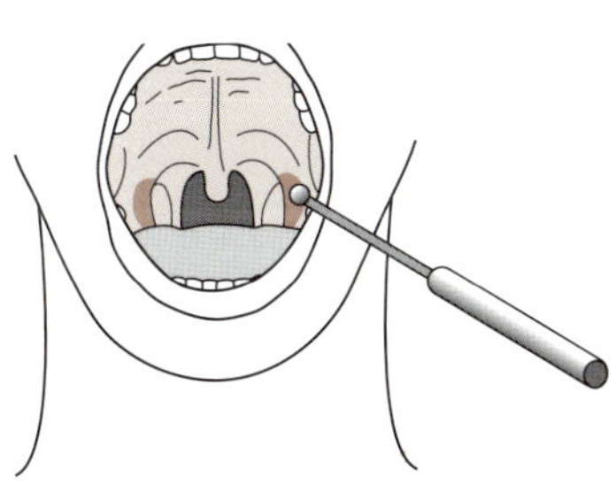

[온도-촉각 자극의 적용]

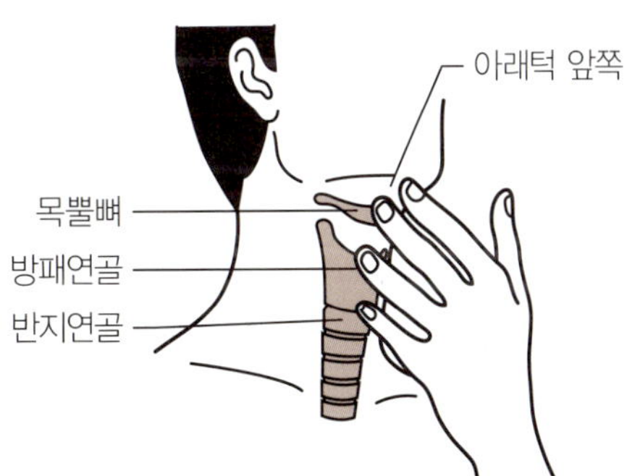

[목뿔위근과 후두의 움직임 촉지법]

2) 구강 운동(Oral Exercise)

■ 목적 및 효과

- 볼, 턱, 입술, 혀 근육의 관절가동범위를 증진시키고 근력을 강화시켜 음식덩이 형성과 조절능력을 향상시킨다.
- 미성숙 유출과 인두에 음식물이 남는 증상을 감소시킨다.

■ 적용 및 제한 대상

- 구강통과시간이 지연되거나 인두로 진행이 되지 않는 경우 적용한다.
- 환자가 음식을 삼키고 난 후 입안에 음식이 남는 경우 적용한다.
- 씹는 동안 음식물이 인두로 이동하거나 삼키고 난 후에도 목안에 이물감이 있는 경우 적용한다.

■ 시행 방법

- 가장 편안하고 안정된 상태에서 연습을 한다.
- 장시간의 연습보다 개인에 맞게 조절된 연습 시간은 더 효과적이고 덜 피로하며 개인에 따라 5분에서 20분 사이로 적절하게 운동을 한다.
- 치료사는 환자에게 실시 가능한 횟수와 시간을 기록해준다.
- 일상적인 일이 되도록 매일 연습을 한다.
- 가정에서 연습할 때는 시계를 사용하거나 타이머를 이용하는 것이 도움이 된다.

볼 수동 운동

구강운동

1 ____________ 회 / 일 ____________ 분

볼 쓸어내리기

입 안쪽에 검지를 넣고 바깥쪽 엄지와 함께 볼을 잡아 쓸어내리듯 아래로 당긴다.

2 ____________ 회 / 일 ____________ 분

볼 당기기

검지와 엄지로 볼을 잡고 귀쪽으로 당겨올린다.

볼 능동 운동

구강운동

1 ____________ 회 / 일 ____________ 분

양쪽 볼 빨아들이기

입술을 다물고 양쪽 볼을 빨아들인다.

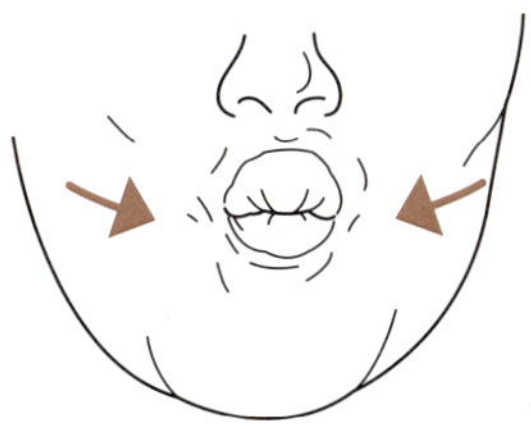

2 ____________ 회 / 일 ____________ 분

양쪽 볼 부풀리기

입술을 다물고 양쪽 볼에 공기를 넣는다.

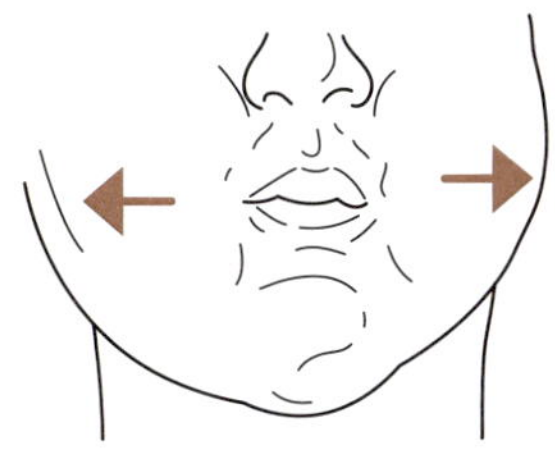

3 ____________ 회 / 일 ____________ 분

한쪽 볼 부풀리기

입술을 다물고 한쪽 볼에 공기를 넣는다.
반대쪽 볼로 공기를 옮긴다.

4 ____________ 회 / 일 ____________ 분

입술 위와 아래 부풀리기

입술을 다물고 입술 위쪽에 공기를 넣는다.
입술 아래쪽으로 공기를 옮긴다.

볼 저항 운동

구강운동

1 ____________ 회 / 일 ____________ 분

볼 빨아들이기

구강 안쪽에서 바깥을 향해 저항을 주고 있는 치료사의 손가락이나 설압자의 힘에 대항하여 볼을 빨아들인다.

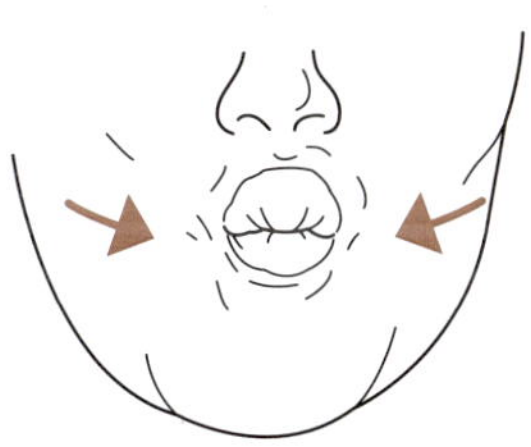

2 ____________ 회 / 일 ____________ 분

부풀린 볼 유지하기

입술을 다물고 양쪽 볼에 공기를 넣는다. 양쪽 볼을 누르는 저항을 이기고 부풀린 볼을 유지한다.

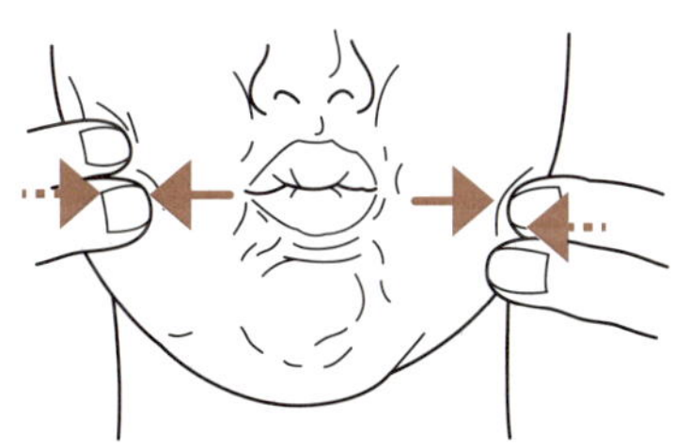

턱 수동 운동

구강운동

1 ____________ 회 / 일 ____________ 분

턱 내밀기

턱 끝을 잡고 턱을 앞으로 당겨 턱 관절이 움직이도록 한다.

2 ____________ 회 / 일 ____________ 분

턱 넣기

턱 끝을 잡고 턱을 뒤로 밀어 넣는다.

3 ____________ 회 / 일 ____________ 분

턱 벌리기

두손으로 양쪽 턱을 잡고 턱을 아래로 내려 입을 크게 벌리게 한다.

4 ____________ 회 / 일 ____________ 분

턱 좌우로 움직이기

턱 아래쪽에 손을 놓고 턱을 감싼 후 좌우로 움직인다.

5 ____________ 회 / 일 ____________ 분

턱 다물기

양쪽 턱을 잡고 윗니와 아랫니가 만나게 턱을 위로 올린다.

턱 능동 운동

구강운동

1 ____________ 회 / 일 ____________ 분

턱 내밀기

턱을 당기는 느낌으로 앞으로 내민다.

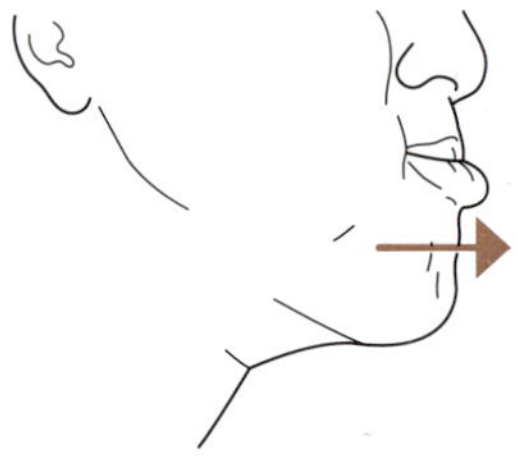

2 ____________ 회 / 일 ____________ 분

턱 넣기

턱을 뒤로 넣는다.

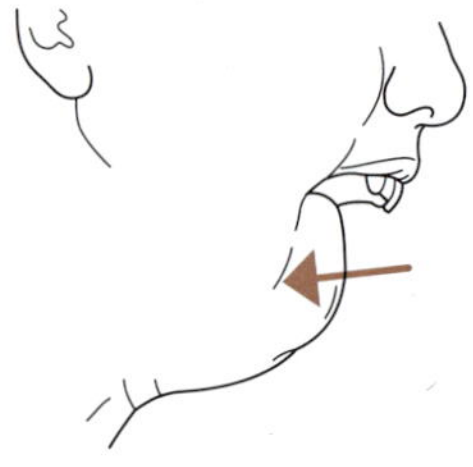

3 ____________ 회 / 일 ____________ 분

턱 앞뒤로 움직이기

턱 내밀기와 넣기를 반복하여 움직인다.

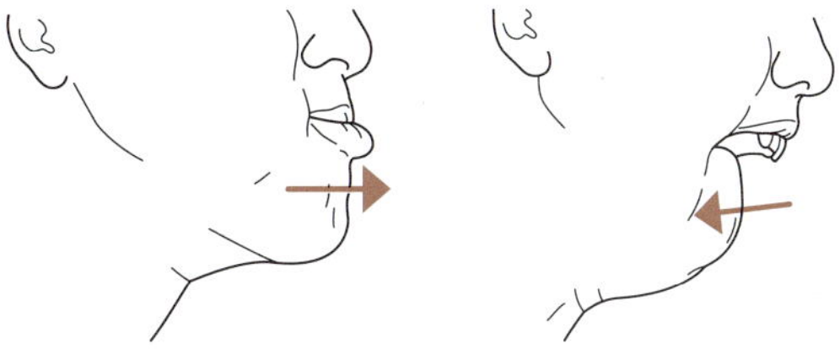

4 ____________ 회 / 일 ____________ 분

턱 벌리기

입을 최대한 크게 벌리고 몇 초간 유지한다.

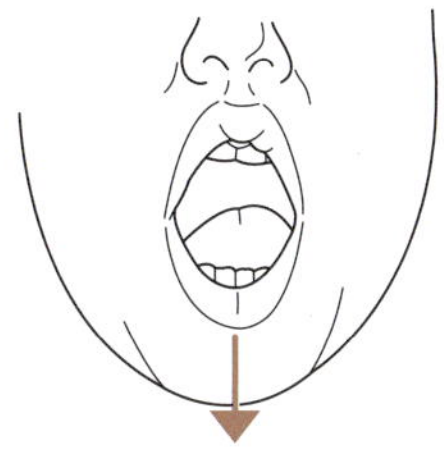

5 ____________ 회 / 일 ____________ 분

입을 다문 상태에서 턱 좌우로 움직이기

입을 다문 상태에서 턱을 최대한 좌우로 움직인다.

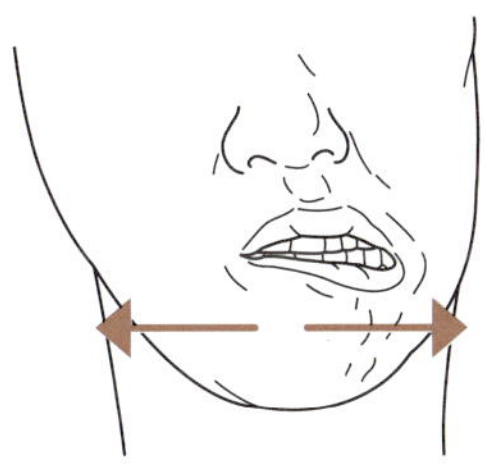

6 ____________ 회 / 일 ____________ 분

입 크게 벌린 상태에서 턱 좌우로 움직이기

입을 크게 벌린 상태에서 턱을 좌우로 움직인다.

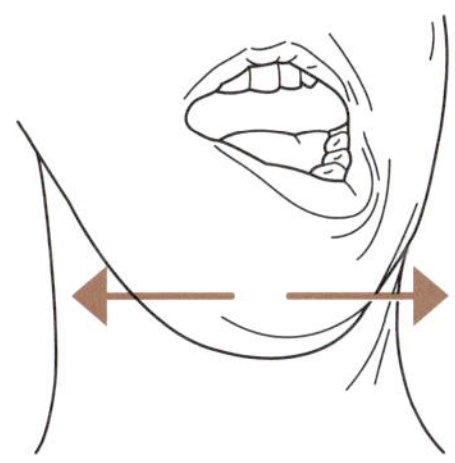

7 ____________ 회 / 일 ____________ 분

턱 다물기

윗니와 아랫니가 만나게 턱을 꽉 다문다.

턱 저항 운동

구강운동

1 ____________ 회 / 일 ____________ 분

턱 내밀기

한 손으로 턱을 뒤로 미는 동안 이 힘을 이기고 앞으로 내민다.

2 ____________ 회 / 일 ____________ 분

턱 넣기

엄지를 턱 아래에 놓고 턱을 앞으로 당기는 동안 힘에 대항해 뒤로 넣는다.

3 ____________ 회 / 일 ____________ 분

턱 벌리기

손바닥으로 턱을 위로 올리는 동안 턱을 벌린다.

4 ____________ 회 / 일 ____________ 분

턱 좌우로 움직이기

턱을 오른쪽으로 미는 힘을 이기고 왼쪽으로 움직인다. 반대쪽도 시행한다.

5 ____________ 회 / 일 ____________ 분

어금니로 설압자 물고 있기

치료사가 설압자를 뺄 수 없도록 꽉 깨물기를 유지한다.

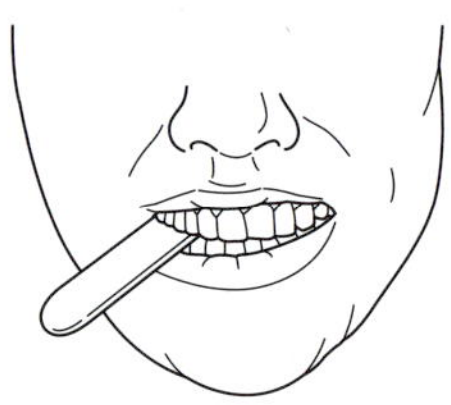

입술 수동 운동

구강운동

1 ____________ 회 / 일 ____________ 분

입술 오므리기

한 손으로 입술 주변을 잡고 입술을 모은다.

2 ____________ 회 / 일 ____________ 분

입술 귓가로 올리기

검지 손가락으로 윗입술을 세 번째 손가락으로 아랫입술을 전체적으로 잡고 입술을 귓가로 올린다.

입술 능동 운동

구강운동

1 ________ 회 / 일 ________ 분

입 크게 벌리기

'아' 소리를 내며 입술을 최대한 크게 벌린다.

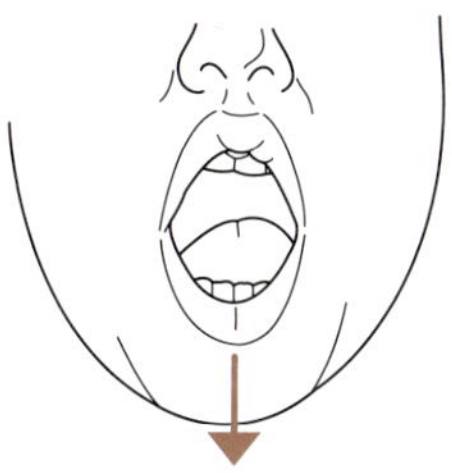

2 ________ 회 / 일 ________ 분

입술 모으기

입술을 모으며 뽀뽀하는 흉내를 낸다.

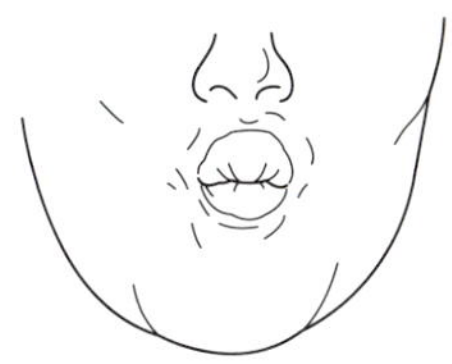

3 ________ 회 / 일 ________ 분

입술 앞으로 내밀기

입술을 모아 앞으로 쭉 내민다.

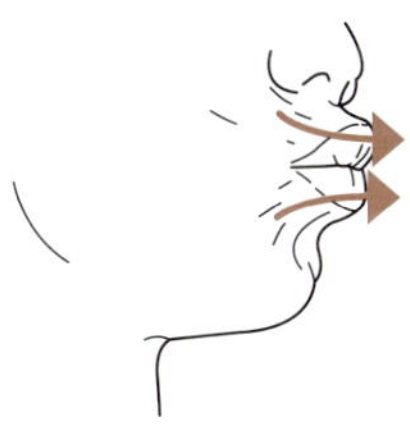

4 ________ 회 / 일 ________ 분

한쪽 입술 귓가로 올리기

한쪽 입술을 귓가로 올린다. 반대쪽도 시행한다.

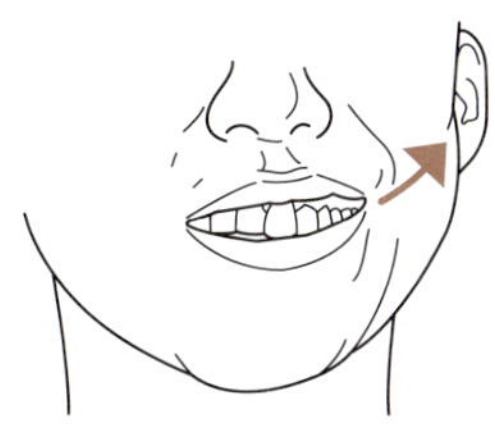

5 ________ 회 / 일 ________ 분

양쪽 입술 귓가로 올리기

양쪽 입술을 귓가로 올리면서 활짝 웃는다.

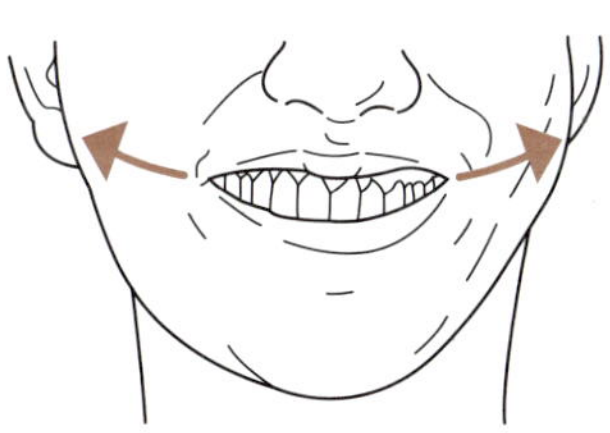

6 ________ 회 / 일 ________ 분

투레질하기

입술을 앞으로 내밀고 숨을 내뱉으면서 입술을 '푸르르르' 떤다.

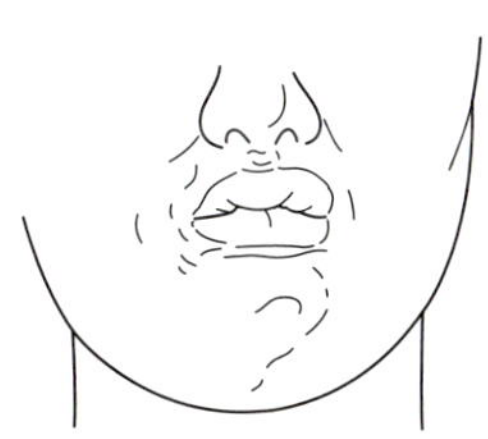

7 ______ 회 / 일 ______ 분

윗입술로 아랫입술 물기

윗입술로 아랫입술을 덮어 유지한다.

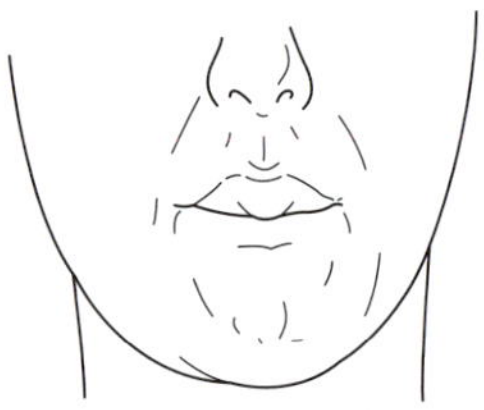

8 ______ 회 / 일 ______ 분

아랫입술로 윗입술 물기

아랫입술로 윗입술을 덮어 유지한다.

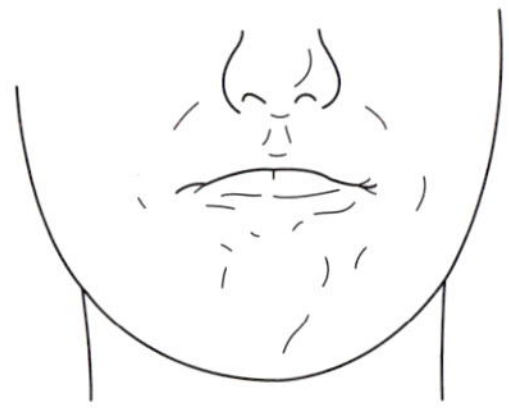

9 ______ 회 / 일 ______ 분

입술 감추기

윗입술과 아랫입술을 입 안으로 빨아들여 감춘다.

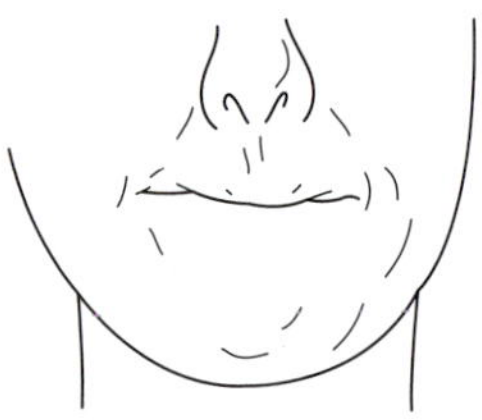

10 ______ 회 / 일 ______ 분

입술 다물고 볼 부풀리기

입술을 꾹 다물고 양쪽 볼에 공기를 넣는다.

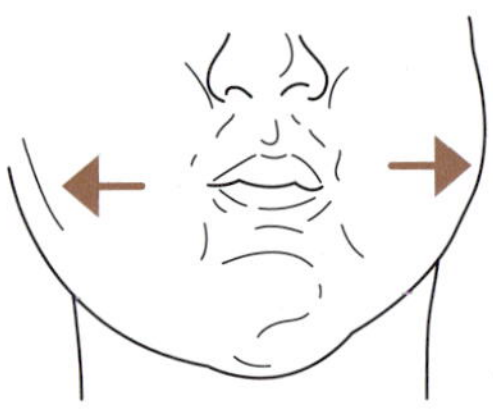

입술 저항 운동

구강운동

1 ______ 회 / 일 ______ 분

입술 내밀기

손바닥이나 설압자로 입술을 미는 힘에 대항하여 입술을 모아 앞으로 내민다.

2 ______ 회 / 일 ______ 분

입술 다물기

윗입술과 아랫입술 사이에 설압자를 끼우고 입술을 꽉 다물어 설압자가 떨어지지 않게 한다.

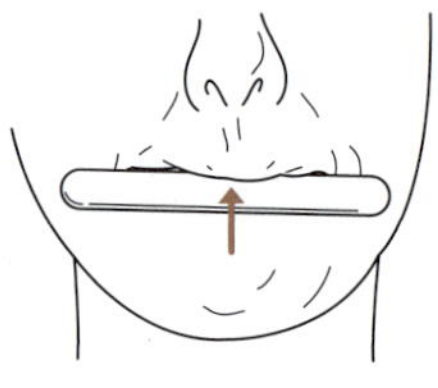

3 ______ 회 / 일 ______ 분

입술 감추기

윗입술과 아랫입술 사이에 설압자를 끼우고 입술을 입 안으로 빨아들여 감춘다. 설압자를 움직여 저항을 준다.

혀 수동 운동

구강운동

1 ____________ 회 / 일 ____________ 분

혀 내밀기

거즈로 혀를 잡거나 설압자를 이용하여 혀를 앞으로 잡아당긴다.

2 ____________ 회 / 일 ____________ 분

혀 뒤로 밀어 넣기

거즈로 혀를 잡거나 설압자를 이용하여 혀를 뒤로 밀어 넣는다.

3 ____________ 회 / 일 ____________ 분

혀 좌우로 움직이기

거즈로 혀를 잡거나 설압자를 이용하여 혀를 좌우로 움직인다.

혀 능동 운동

구강운동

1 ____________ 회 / 일 ____________ 분

입술을 다문 상태에서 혀 앞으로 내밀기

입술을 다문 상태에서 혀를 최대한 앞으로 내민다.

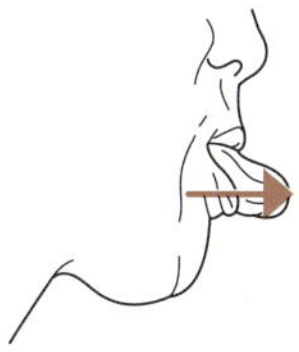

2 ____________ 회 / 일 ____________ 분

입술을 다문 상태에서 혀 끝 위로 올리기

입술을 다문 상태에서 혀를 최대한 내밀고 위로 올린다.

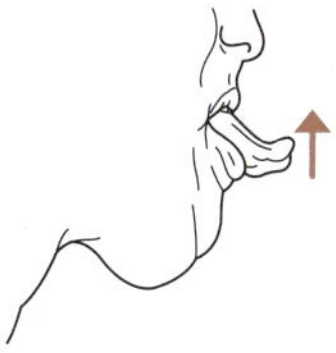

3 ____________ 회 / 일 ____________ 분

입술을 다문 상태에서 혀 끝 아래로 내리기

입술을 다문 상태에서 혀를 최대한 길게 내밀고 아래로 내린다.

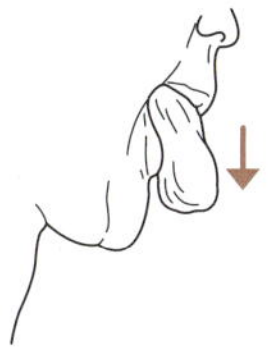

4 ____________ 회 / 일 ____________ 분

입술을 다문 상태에서 혀 좌우로 움직이기

입술을 다문 상태에서 혀를 입 밖으로 내밀어 좌우로 움직인다.

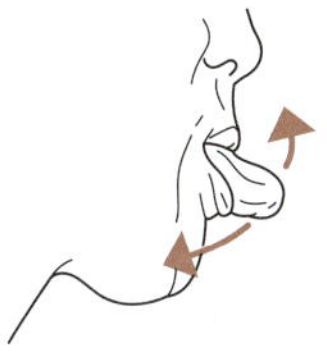

5 __________ 회 / 일 __________ 분

입술을 벌린 상태에서 혀 앞으로 내밀기

입술을 벌린 상태에서 혀를 최대한 일직선으로 입 밖으로 내민다.

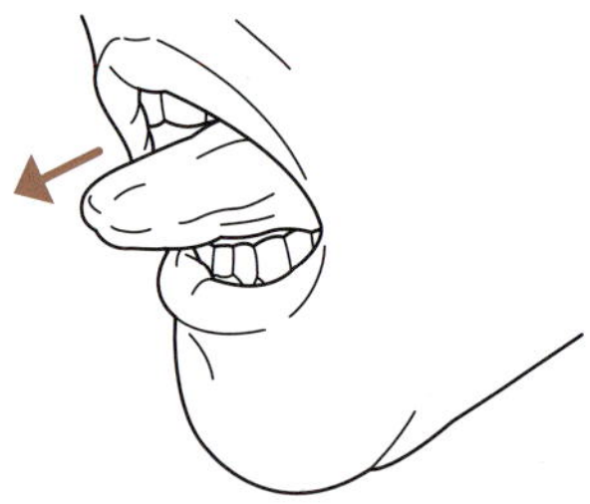

6 __________ 회 / 일 __________ 분

입술을 벌린 상태에서 혀 끝 위로 올리기

입술을 벌린 상태에서 혀를 최대한 내밀어 위로 올린다.

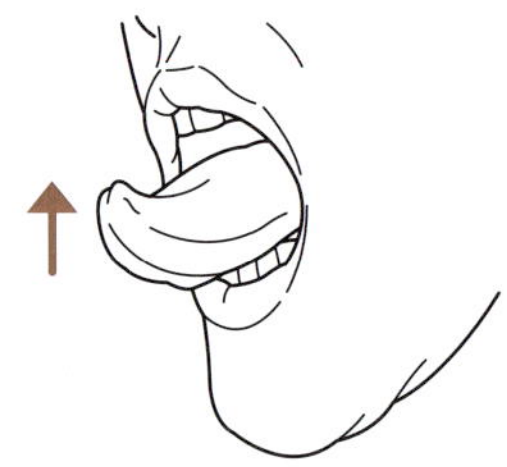

7 __________ 회 / 일 __________ 분

입술을 벌린 상태에서 혀 끝 아래로 내리기

입술을 벌린 상태에서 혀를 최대한 아래로 내린다.

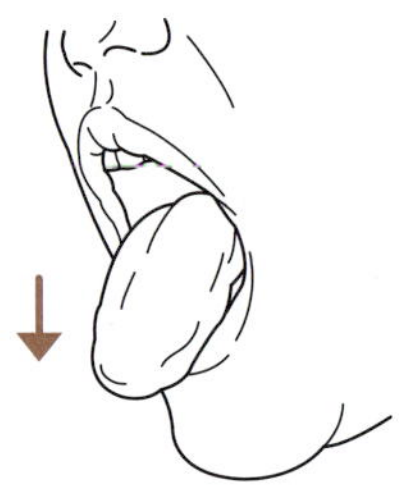

8 __________ 회 / 일 __________ 분

입술을 벌린 상태에서 혀 좌우로 움직이기

입술을 벌린 상태에서 혀를 좌우로 움직인다.

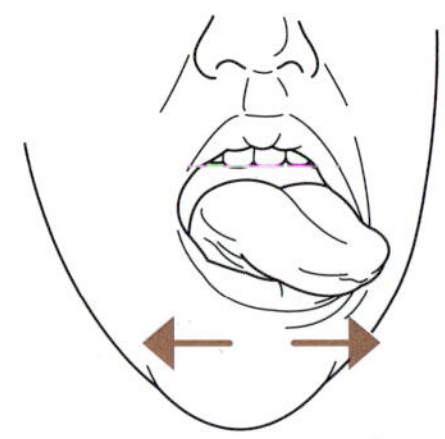

9 __________ 회 / 일 __________ 분

혀를 잇몸으로 올리고 내리기

혀를 입술과 윗잇몸 사이에 넣은 후 아랫 입술과 아랫잇몸 사이에 넣는다.

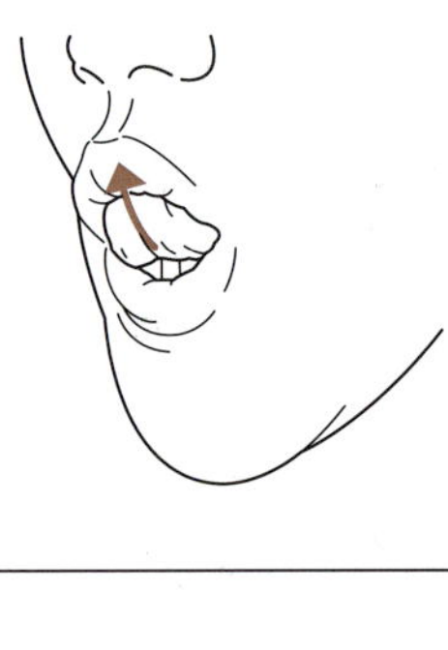

10 __________ 회 / 일 __________ 분

입천장을 따라 혀 말아 올리기

혀끝을 올려 입천장을 따라 혀를 말아 뒤쪽으로 움직인다.

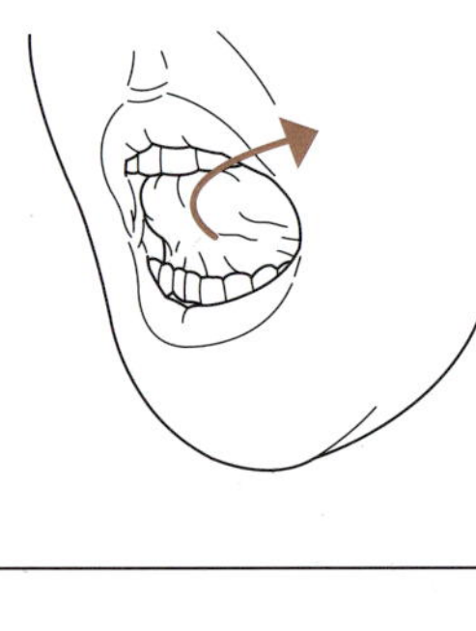

허 저항 운동

구강운동

1 ____________ 회 / 일 ____________ 분

볼에 사탕 만들기

입술을 다물고 혀를 한쪽 볼에 넣어 사탕을 넣은 것처럼 만든다. 반대쪽 볼에도 시행한다.

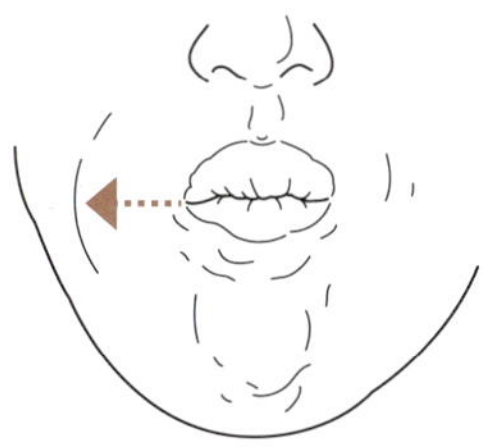

2 ____________ 회 / 일 ____________ 분

저항을 이기고 혀 앞으로 내밀기

설압자의 저항을 이기고 혀를 최대한 앞으로 내민다.

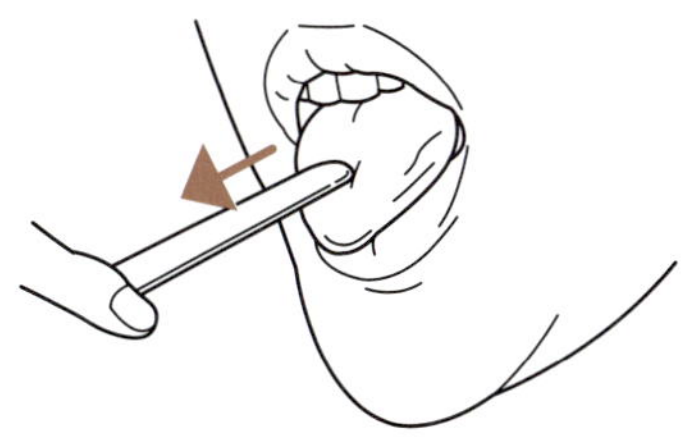

3 ____________ 회 / 일 ____________ 분

저항을 이기고 혀 끝 위로 올리기

설압자의 저항을 이기고 혀를 최대한 위로 올린다.

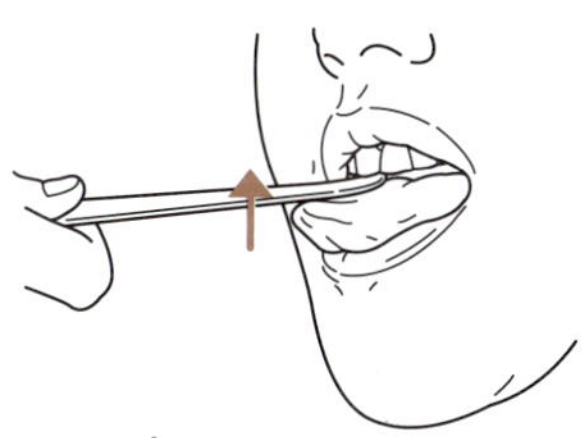

4 ____________ 회 / 일 ____________ 분

저항을 이기고 혀 끝 아래로 내리기

설압자에 대항해 혀를 최대한 아래로 내린다.

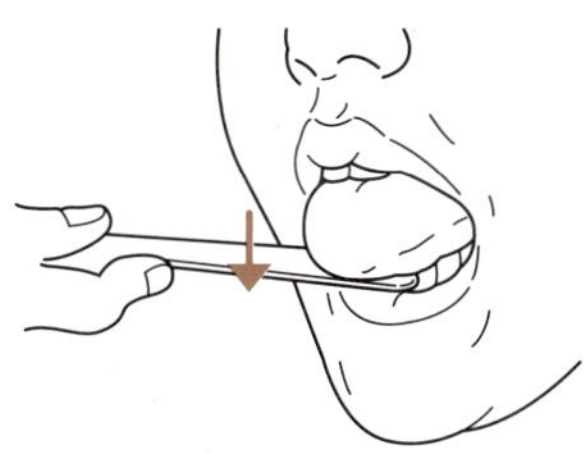

5 ____________ 회 / 일 ____________ 분

저항을 이기고 혀 좌우로 움직이기

설압자의 저항을 이기고 혀를 좌우로 움직인다.

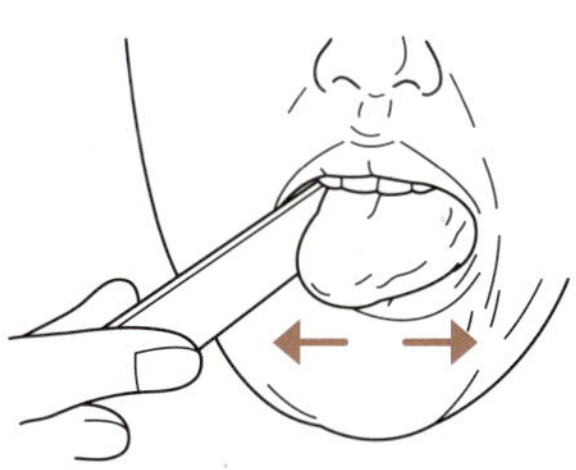

6 ____________ 회 / 일 ____________ 분

뒤로 당기기

거즈로 혀를 잡아 혀를 앞으로 당길 때 저항을 이기고 혀를 뒤로 당긴다.

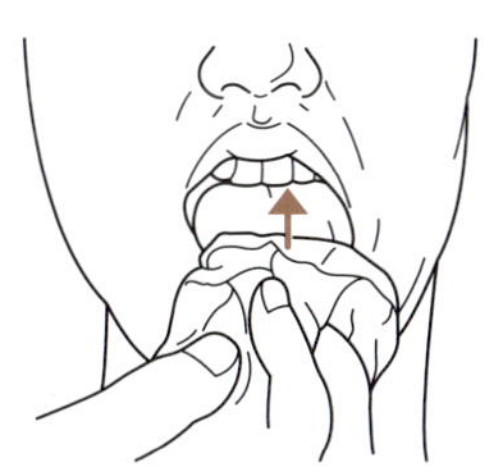

발음/발성을 통한 혀운동

구강운동

혀 올리기 연습

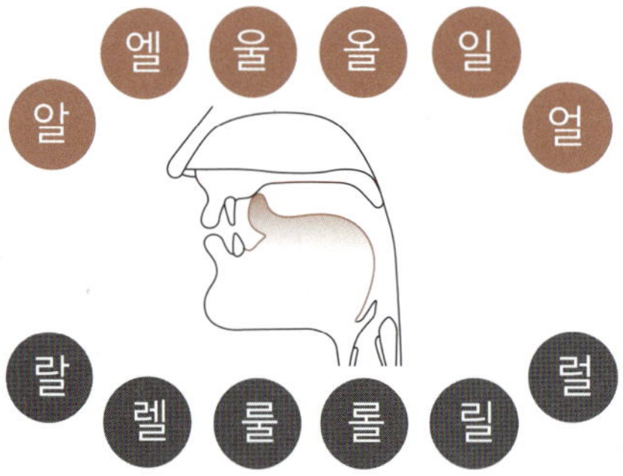

복합소리로 연습하기					
알라 알랄라 랄렐리 랄랄랄랄	엘라 엘랄라 렐룰라 렐렐렐렐	울라 울랄라 롤렐리 룰룰룰룰	올라 올랄라 롤릴레 롤롤롤롤	일라 일랄라 릴룰레 릴릴릴릴	얼라 얼랄라 릴랄레 럴럴럴럴

혀 앞부분 연습

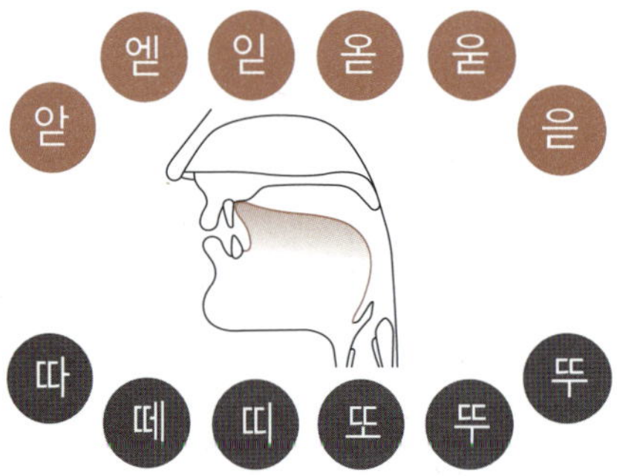

복합소리로 연습하기					
앋따 앋따따 앋따따따 따따따따	엗떼 엗떼떼 엗떼떼떼 떼떼떼떼	읻띠 읻띠띠 읻띠띠띠 띠띠띠띠	옫또 옫또또 옫또또또 또또또또	욷뚜 욷뚜뚜 욷뚜뚜뚜 뚜뚜뚜뚜	읃뜨 읃뜨뜨 읃뜨뜨뜨 뜨뜨뜨뜨

발음/발성을 통한 혀운동

구강운동

허 가운데 연습

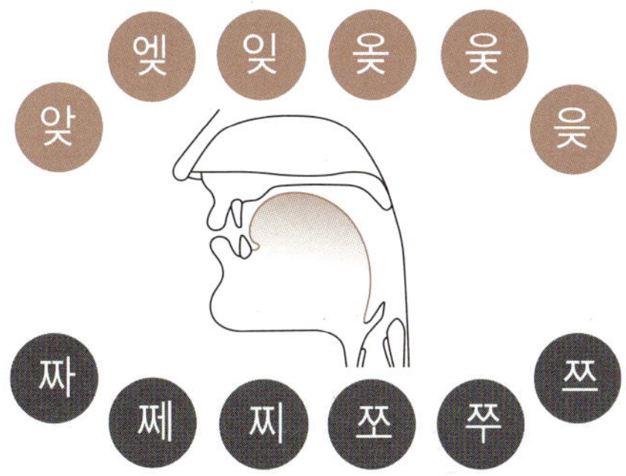

복합소리로 연습하기					
앚짜 앚짜짜 앚짜짜짜 짜짜짜짜	엦쩨 엦쩨쩨 엦쩨쩨쩨 쩨쩨쩨쩨	잊찌 잊찌찌 잊찌찌찌 찌찌찌찌	옺쪼 옺쪼쪼 옺쪼쪼쪼 쪼쪼쪼쪼	웆쭈 웆쭈쭈 웆쭈쭈쭈 쭈쭈쭈쭈	읒쯔 읒쯔쯔 읒쯔쯔쯔 쯔쯔쯔쯔

허 뒷부분 연습

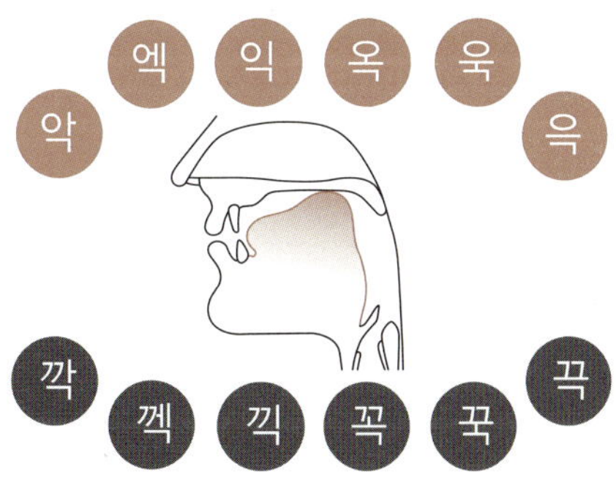

복합소리로 연습하기					
악깍 악깍깍 악깍깍깍 깍깍깍깍	엑껙 엑껙껙 엑껙껙껙 껙껙껙껙	익끽 익끽끽 익끽끽끽 끽끽끽끽	옥꼭 옥꼭 옥꼭 옥꼭	욱꾹 욱꾹꾹 욱꾹꾹꾹 꾹꾹꾹꾹	윽끅 윽끅끅 윽끅끅끅 끅끅끅끅

3) 구강인두 운동(Oropharyngeal Exercise)

■ 목적 및 효과

- 혀, 물렁입천장과 구강인두의 근력을 강화시켜 음식덩이 형성과 이동능력을 향상시킨다.
- 음식의 코역류를 감소시킨다.
- 미성숙 유출과 후두개계곡, 뒤쪽인두, 조롱박오목에 음식물이 남는 증상을 감소시킨다.
- 인두에 남는 잔여물을 감소시켜 삼킴후 생기는 흡인을 예방한다.

■ 적용 및 제한 대상

- 구강통과시간이 지연되거나 인두로 진행이 되지 않는 경우 적용한다.
- 환자가 음식을 삼키고 난 후 입안에 음식이 남는 경우 적용한다.
- 씹는 동안 음식물이 인두로 이동하거나 삼키고 난 후에도 목안에 이물감이 있는 경우 적용한다.
- 음식을 삼킬 때 코로 나오는 증상이 있는 경우 적용한다.
- 음식을 삼키고 나서 사레가 들리는 경우 적용한다.

■ 시행 방법

- 가장 편안하고 안정된 상태에서연습을 한다.
- 치료사는 환자에게 실시 가능한 횟수와 시간을 기록해준다.
- 일상적인 일이 되도록 매일 연습을 한다.
- 가정에서 연습할 때는 시계를 사용하거나 타이머를 이용하는 것이 도움이 된다.

혀기저부 운동(Tongue base exercise)

■ 목적 및 효과

- 혀기저부와 인두벽의 접촉이 강화되어 음식덩이를 인두로 밀어주기 위한 압력 형성이 잘 이루어지도록 한다.
- 인두에 남는 잔류량이 줄어들게 한다.

■ 적용 및 제한 대상

- 음식을 먹고 목안에 이물감이 있는 경우에 적용한다.
- 입안에서 음식덩이를 형성하는 동안 인두로 음식이 들어가는 경우 적용한다.

■ 시행 방법

1. 혀 당기기
   - 혀를 될 수 있는 한 최대로 구강 뒤쪽으로 당기도록 하고 그 상태에서 수 초 동안 유지한다.
   - 이완하였다가 다시 반복한다.
2. 혀 뒷부분 천장에 닿기
   - 혀의 뒷부분이 천장에 닿도록 하고 그 상태에서 수 초 동안 유지한다.
   - 이완하였다가 다시 반복한다.
3. 혀끝 물렁입천장에 닿기
   - 혀끝이 물렁입천장에 닿도록 하고 그 상태에서 수 초 동안 유지한다.
   - 이완하였다가 다시 반복한다.
4. 가글하기
   - 혀기저부 운동 중에서 가장 효과가 큰 운동이다.
   - 혀의 기저부를 최대한으로 뒤쪽으로 당겨 가글을 하는 것처럼 3~5초간 목 울리는 소리를 낸다.
   - 이완하였다가 다시 반복한다.
5. 소리내기
   - 혀를 뒤로 잡아당겨짐을 느끼며 '크'나 '커' 소리를 내도록 한다.
   - 다음은 '커'를 빠르게 반복해서 낸다.

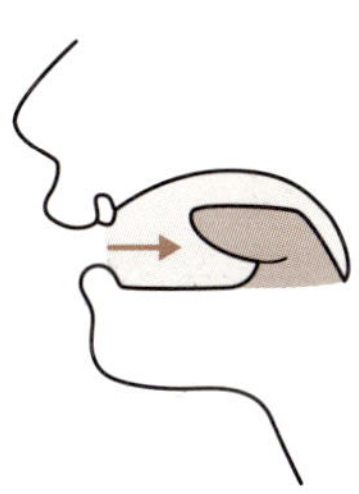

1. 혀당기기

혀를 최대한 구강 뒤쪽으로 당긴 후 수초간 유지한다.

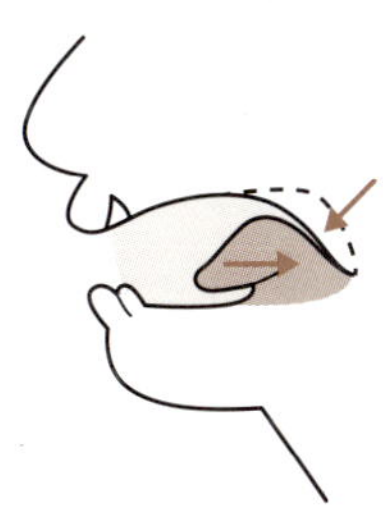

2. 혀 뒷부분 천정에 닿기

혀의 뒷부분을 물렁입천장에 대고 수초간 유지한다.

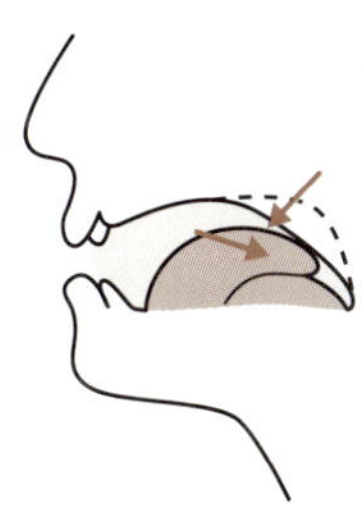

3. 혀끝 물렁입천장에 닿기

혀끝을 물렁입천장에 대고 수초간 유지한다.

물렁입천장운동(Soft palate exercise)

■ 목적 및 효과

- 약화된 물렁입천장의 근력을 향상시키고 움직임 범위를 증진시킨다.
- 물렁입천장이 코안을 닫아줌으로써 코안으로 음식이 역류하지 않게 해준다.
- 구강 내 압력 형성이 잘 이루어져 삼킴 유발이 촉진된다.

■ 적용 및 제한 대상

- 음식물을 먹으면 코로 역류하는 현상이 있는 경우 적용한다.
- 음식덩이를 형성하는 동안 인두로 음식물이 흘러 들어가는 경우 적용한다.
- 음식을 삼킨 후 목안에 이물질이 남는 경우 적용한다.

■ 시행 방법

1. 하품하기
   - 물렁입천장이 위로 당겨지는 것을 느끼며 하품을 하고 그 자세를 3~5초간 유지한다.
   - 이완하였다가 다시 반복한다.
2. 물렁입천장 위로 당기기
   - 다양한 자세에서 물렁입천장을 위로 당기는 연습을 한다.
     - 입술을 꾹 다문 상태에서 물렁입천장 올리기
     - 입술을 뒤쪽으로 당겨 미소를 짓는 것과 같은 상태에서 물렁입천장 올리기
     - 입술을 앞으로 내밀어 뽀뽀하는 것과 같은 상태에서 물렁입천장 올리기
     - 입을 최대한 크게 벌린 상태에서 물렁입천장을 위로 당겨 올리기
   - 손으로 코를 막고 입술을 꾹 다문 상태에서 볼과 입천장에 압력을 최대로 증가시켜 부풀린 후 '후'하고 1초간 불어 물렁입천장이 위로 당겨지는 것을 느낀다. 점차 시간을 증가시킨다.
3. 불기
   - 다양한 활동을 통하여 불기를 할 수 있다.
     - 휴지 불기
     - 풍선 불기
     - 풍선 껌 불기
     - 빨대를 이용하여 컵에 있는 물에 거품내기
   - 입술을 다문 상태에서 손으로 코를 막고 '후'하고 10초간 불면서 물렁입천장 운동을 한다. 이완하였다가 다시 반복한다.

마사코 수기(혀유지 수기) Masako maneuver(tongue holding maneuver)

■ 목적 및 효과

- 혀기저부 및 뒤쪽 인두벽의 전방 움직임을 증가시켜 후두개계곡과 인두벽에 음식물이 남는 증상을 완화한다.
- 인두의 내격을 좁혀 음식덩이가 인두를 빠르게 지나가도록 하는 압력 생산을 돕는다.

■ 적용 및 제한 대상

- 입안에서 음식덩이를 형성하는 동안 음식이 인두로 들어가는 경우 사용한다.
- 음식을 삼킨 후 혀 뒤쪽이나 인두에 이물감이 많은 경우 적용한다.

■ 시행 방법

1. 혀끝이 밖으로 약 3/4인치 정도 나오도록 한 후 윗니와 아랫니로 살짝 물고 유지한다.
2. 혀를 고정시킨 상태에서 삼킴을 유도한다.
3. 삼킬 때 인두 뒤쪽이 강하게 당겨지는지 확인한다.

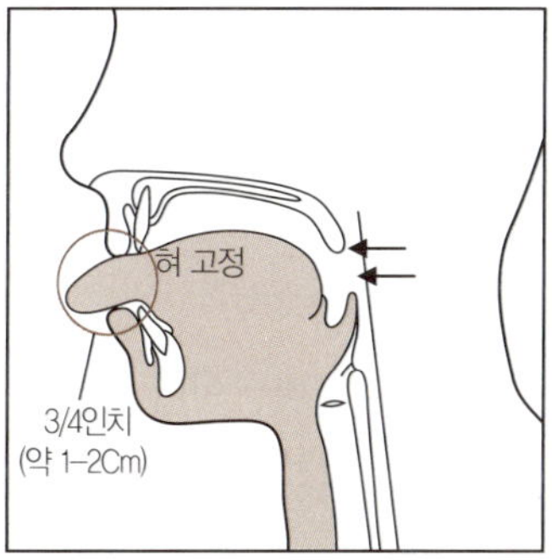

[마사코 수기]

샤케어 운동(머리들기 운동) Shaker exercise(Head lifting exercise)

■ 목적 및 효과

- 목뿔뼈 위 근육을 강화시키고, 방패연골의 전상방 움직임을 증가시켜 흡인에 대한 위험도를 감소시킨다.
- 상부식도조임근의 개방에 관여하는 근육군의 힘을 증가시켜서 삼키고 난 후 조롱박오목에 남은 음식 잔류량을 감소시킨다.

■ 적용 및 제한 대상

- 후두상승이 감소되어 삼킨 후 흡인이 발생하는 경우에 적용한다.
- 음식을 삼킨 후 조롱박오목에 잔류량이 많은 경우에 적용한다.
- 목 부위에 수술이나 경추 손상으로 인해 목 움직임에 제한이 있는 경우에는 적용하기 어렵다.

■ 시행 방법

- 운동은 하루에 3번 6주 동안 시행하는 것이 추천된다.
- 대부분의 환자들은 운동하는 동안 과도한 힘을 주어 숨을 쉬지 않는 경우가 있으나 효과적인 운동을 위해 운동을 하면서 편안히 숨쉬는 것을 잊지 말아야 한다.

〈등척성운동〉

1. 편평한 바닥이나 침대에 눕는다.
2. 바닥에서 고개를 들어 1분 동안 자신의 발가락을 바라본다.
3. 머리를 들어 올릴 때 어깨를 같이 들어올리지 않도록 주의한다.
4. 1분 동안 이완하였다가 같은 방법으로 2번 더 시행한다.

〈등속성운동〉

1. 편평한 바닥이나 침대에 눕는다.
2. 바닥에서 고개를 들었다 내리면서 자신의 발가락 바라보기를 1초에 1번씩 연속하여 30회 시행한다.
3. 일정한 속도를 유지하며 고개를 들고 어깨가 들어올려지지 않도록 주의한다.

* 등척성 운동과 등속성 운동이 1세트로 진행된다.

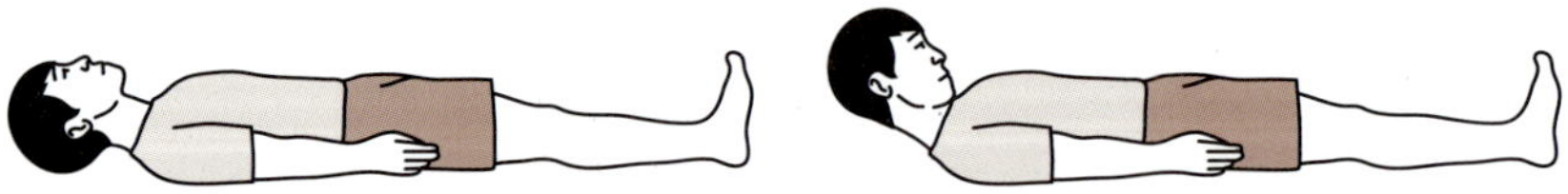

[샤케어 운동]

4) 후두 운동(Laryngeal Exercise)

■ 목적 및 효과

- 후두상승이 감소되었거나 후두 근육의 긴장도가 감소된 경우 수동적 움직임, 발성, 힘을 주는 것을 통하여 후두의 근력을 강화시켜 기도 보호하는 능력을 향상시킨다.
- 삼키는 전, 중, 후 동안의 기도 흡인을 예방한다.

■ 적용 및 제한 대상

- 음식을 삼키는 전, 중, 후 사레가 들리는 경우 적용한다.

■ 시행 방법

- 가장 편안하고 안정된 상태에서 연습을 한다.
- 치료사는 환자에게 실시 가능한 횟수와 시간을 기록해준다.
- 일상적인 일이 되도록 매일 연습을 한다.
- 가정에서 연습할 때는 시계를 사용하거나 타이머를 이용하는 것이 도움이 된다.
- 연습하기 가장 좋은 장소는 조용하고 산만하지 않은 곳이다.

후두 가동화(Laryngeal mobilization)

■ 목적 및 효과

- 후두상승이 감소되었거나 후두 근육의 긴장도가 감소된 경우 음식 섭취 시도 전에 후두 근육을 활성화시킬 수 있다.

■ 적용 및 제한 대상

- 식사 동안 발생하는 기침이나 흡인의 위험을 감소시킨다.

■ 시행 방법

- 후두의 양측면에 얼음 조각이나 얼음 막대를 이용하여 위 방향으로 빠르게 적용한 후, 위 방향으로 가이드 하면서 후두의 움직임을 돕는다.
- 턱 아래부터 후두 근육에 진동 자극을 제공하기도 한다.
- 치료사가 엄지와 손가락들 사이에 환자의 후두를 부드럽게 잡고 후두를 옆에서 옆으로, 대각선 방향으로 움직인다.
- 저항이 감소함에 따라 움직임의 범위와 속도를 증가시킨다.

발살바법(Valsalva Maneuver)

■ 목적 및 효과

- 기도를 폐쇄하여 흡인의 위험을 감소시킨다.
- 최대성문위삼킴을 사용하기 위해 기본이 된다.

■ 적용 및 제한 대상

- 후두 기능 장애로 자세 변화와 성문위삼킴으로 해결되지 않는다면 기도 폐쇄 운동을 적용한다.
- 혈압이 조절되지 않아 혈압이 상승되는 문제가 있는 환자에게는 기도 폐쇄 운동을 사용해서는 안 된다.

■ 시행 방법

- 5~10회씩 각각 5분 동안 수행한다.

1. 앉아서 숨을 들이마신 다음 숨을 멈추고 아래로 힘을 주어 1초 동안 눌러 참았다가 내쉰다.
2. 몇 초 동안 양손으로 의자를 당기거나 밀면서 숨을 들이마신 다음 1초 동안 눌러 참았다가 내쉰다.

성대모음운동(Vocal cord adduction exercise)

■ 목적 및 효과

- 삼키는 동안 참성대가 닫히게 한다.
- 후두의 근육 활동을 증가시켜 삼키는 동안 후두가 폐쇄되는 기능을 강화시켜 준다.

■ 적용

- 성대 폐쇄가 어려워 음식물이나 침으로 인해 기침이나 사레가 있는 환자에게 사용한다.
- 혈압을 상승시킬 수 있으므로 주의가 필요하다.

■ 시행 방법

1. 상체를 곧게 하고 '아'를 가능한 크고 일정한 소리로 지속해서 발성한다(10회).
2. 상체를 곧게 하고 두 팔로 책상을 밀거나 당기면서 '아'를 가능한 크고 일정한 소리로 지속해서 발성한다(10회).
3. 숨을 깊이 들이 쉰 상태에서 숨을 멈추고 아래로 누르듯이 가슴에 힘을 주면서 '아'하고 크고 강하게 발성을 지속한다.
4. 앉거나 서거나 누운 자세에서 손바닥을 마주 대고 양쪽 손바닥을 서로 밀면서 힘을 주어 '아'하고 크고 강하게 발성을 지속한다.

5. 보조자와 마주 앉은 상태에서 힘이 강한 손이나 팔을 마주 잡고 서로 손바닥에 힘을 주면서 '아!아!아!'하고 짧은 발성을 가능한 크고 또렷하게 한다.
6. 목 근육에 힘을 준 상태에서 '아!아!아!'하고 가능한 크고 또렷하게 발성한다.

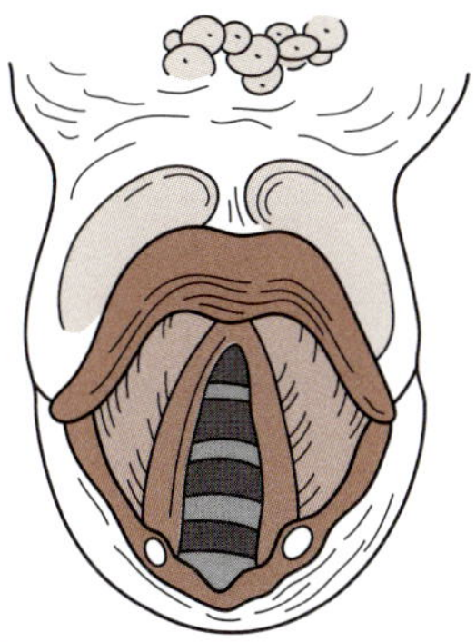

〈이완〉

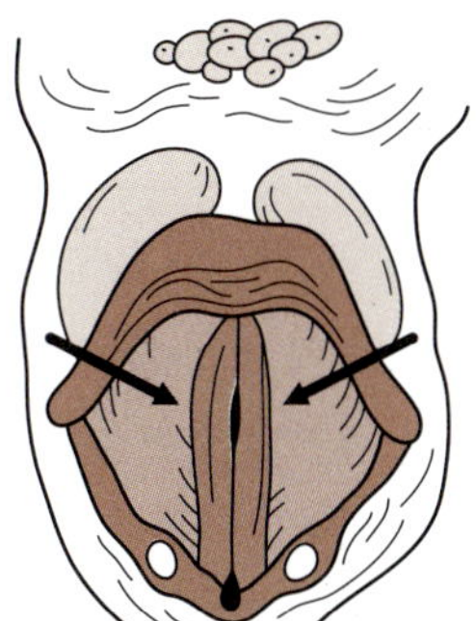

〈수축〉

[성대의 내전 움직임]

거짓성대강화운동(Falsetto exercise)

■ 목적 및 효과

• 가성으로 발성을 하는 동안 후두는 거의 삼킬 때 만큼 상승하며 거짓성대를 닫히게 한다.

■ 적용 및 제한 대상

• 성대 폐쇄가 어려워 음식물이나 침으로 인한 기침이나 사레가 있는 환자에게 사용한다.

■ 시행 방법

1. '아'(낮은도)~~ '하' (높은도)로 저음에서 고음으로 음을 높게 올린다(마치 노래하는 것과 같이 한다).
2. 낮은도에서~~높은도 까지 차례대로 올리면서 가장 높은 음에 도달했을 때 힘껏 몇 초 동안 유지한다.
3. 가장 높은 소리로 길게 끌면서 이때 방패연골의 상승을 확인한다.

5) 호흡 운동(Breathing Exercise)

호흡 운동(Breathing exercise)

■ 목적 및 효과

- 흡인의 위험을 감소시킨다.
- 삼킴반사를 유발시킨다.
- 상부식도조임근의 움직임과 후두의 움직임을 강화시킨다.
- 기침, 말하기, 삼키기 등의 기능 향상을 돕는다.
- 유산소와 무산소 활동의 참여를 증진시킬 수 있다.

■ 적용 및 제한 대상

- 만성폐쇄성폐질환이나 천식과 같은 폐질환으로 호흡 기능 저하 및 삼킴장애가 있는 경우 적용한다.
- 신경학적 손상으로 인한 다발성경화증, 파킨슨병으로 인해 호흡근이 약화된 경우 적용한다.

■ 시행 방법

- 4주간 매일 20분씩 훈련을 시킨다.

1. 침대나 의자 끝부분에 가슴을 펴고 똑바로 앉는다.
2. 셋을 셀 동안 숨을 들이쉰 다음 셋을 셀 동안 숨을 참았다가 셋을 셀 동안 공기를 입으로 천천히 내보낸다(숫자를 점차 늘려가며 시행).
3. 숨을 들이쉰 다음 "흐/하/스/취/쉬" 소리를 내면서 숨을 내보낸다('스'의 경우 20초, 흐/하/취/쉬의 경우 15초 유지하도록 연습시행).
4. 환자에게 "아/이/우/에/오"를 지속해서 내도록 한다.
5. 숫자 세는 것을 차츰 늘려간다(작은 목소리와 큰 목소리로 연습시행).

6) 성대강화를 위한 호흡 및 발성 연습

성대강화를 위한 호흡 및 발성 연습

- 목표 시간을 점차 늘려 나가면서 가능한 길게 발성하도록 한다.

1. 숨을 깊게 들이 마신 후 '작은 소리'로 가능한 길게 '아'라고 발성한다.

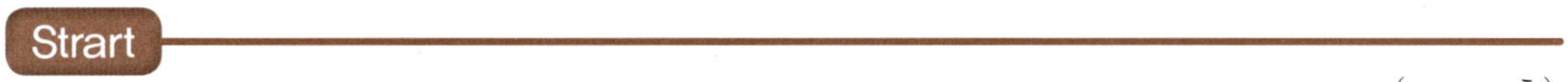

(초)

2. 숨을 깊게 들이 마신 후 가능한 작은 소리에서 점차 큰소리로 변화시키면서 가능한 길게 '아'라고 발성한다.

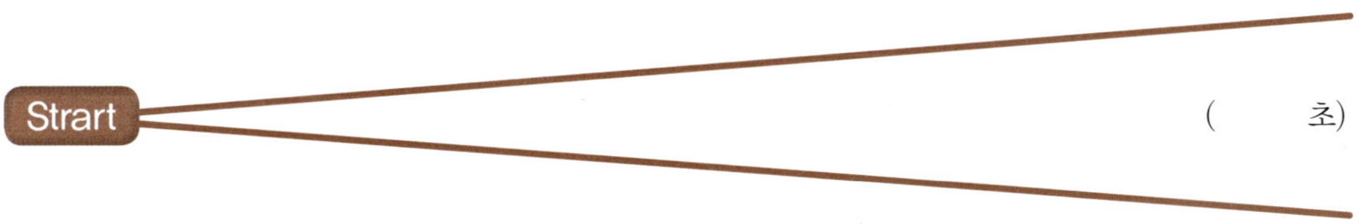

(초)

3. 숨을 깊게 들이 마신 후 가능한 큰 소리에서 점차 작은 소리로 변화시키면서 가능한 길게 '아'라고 발성한다.

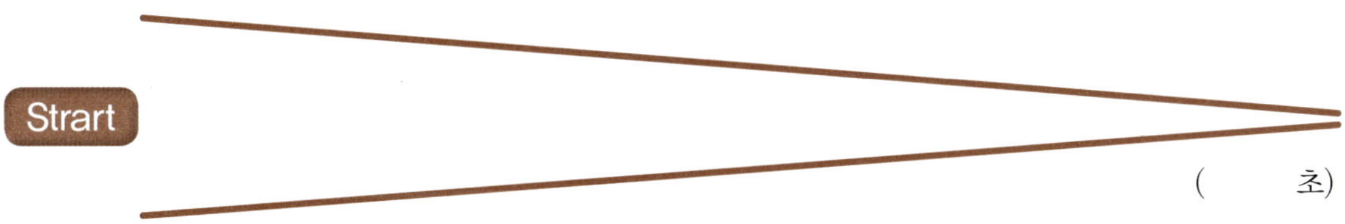

(초)

SWALLOWING DISORDER

5 제5부

질환에 따른 삼킴장애

제1장 뇌졸중 및 뇌손상과 삼킴장애

제2장 치매와 파킨슨병의 삼킴장애

제3장 신경근질환과 삼킴장애

제4장 두경부암과 삼킴장애

제5장 식도질환과 삼킴장애

제6장 호흡기 질환과 삼킴장애

제7장 노화와 삼킴장애

제8장 기타 질환 및 증상으로 인한 삼킴장애

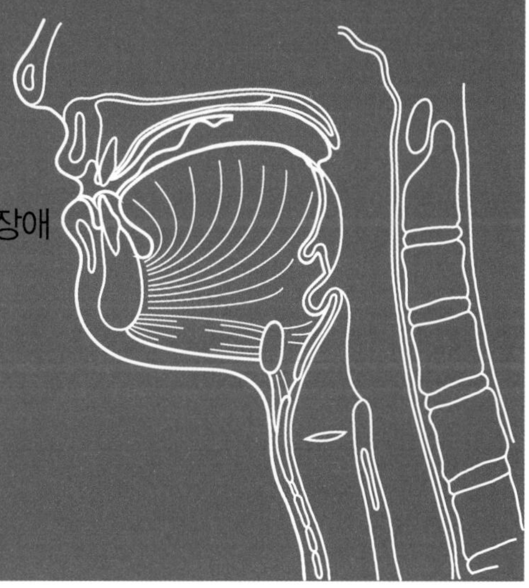

학습목표

1. 뇌졸중 및 뇌손상으로 인한 삼킴장애의 특성을 파악할 수 있다.
2. 치매의 유형에 따른 삼킴장애의 특성을 파악할 수 있다.
3. 파킨슨병으로 인한 삼킴장애의 특성을 파악할 수 있다.
4. 신경근 질환의 종류에 따른 삼킴장애의 특성을 파악할 수 있다.
5. 두경부암의 종류와 특징을 확인하고 이에 따른 삼킴장애 특성을 파악할 수 있다.
6. 식도질환의 종류에 따른 삼킴장애 특성을 파악할 수 있다.
7. 호흡기 질환의 종류에 따른 삼킴장애 특성을 파악할 수 있다.
8. 노화로 인한 삼킴장애의 특성을 파악할 수 있다.
9. 기타 질환 및 증상으로 인한 특성에 따른 평가와 중재를 시행할 수 있다.

1 제1장

뇌졸중 및 뇌손상과 삼킴장애

뇌손상은 삼킴장애를 유발하는 주요한 원인 중 하나이며 급성 뇌졸중 환자 중 삼킴장애의 유병률은 25-81%에 이른다. 다행스럽게도, 정도의 차이가 있으나 이들 중 대부분은 삼킴기능을 회복하지만 11-13%는 뇌졸중 발병 후 6개월까지도 기도흡인이 지속된다. 뇌졸중 환자에게서 삼킴장애가 발생하기 쉬운 이유로는 1) 삼킴은 생체역학적으로 매우 복잡한 과제이기 때문에 뇌손상을 통해 쉽게 영향을 받을 수 있으며, 2) 뇌 내 많은 영역들이 삼킴의 조절에 관여하고 있기 때문에 뇌졸중에 의해 손상받기 쉽기 때문이다. 삼킴 과정의 복잡성으로 인해 삼킴에 관여하는 감각이나 운동 조절의 작은 변화로도 심각한 삼킴장애가 발생할 수 있다.

뇌졸중이나 뇌손상이 발생되면 두가지 유형의 심각한 합병증을 유발할 수 있다.

① 삼킴의 효율성 저하로 인한 영양실조(malnutrition)와 탈수현상(dehydration)

② 삼킴의 안전성 저하와 기도흡인(aspiration)으로 인한 흡인성 폐렴(aspiration pneumonia)과 이에 따른 사망률(mortality rate)의 증가

삼킴장애가 있는 뇌졸중 환자에게서 발생하는 영양실조는 대상자의 면역기능을 저하시키고 다양한 질병의 이환율을 증가시키며 뇌졸중으로부터의 회복을 지연시키고 기능 수준을 감소시킨다. 뇌졸중으로 인하여 치료를 받는 대상자의 20%가 조기에 흡인성 폐렴에 이환되며 이는 퇴원 후 1년 이내 사망을 유발하는 주요한 원인 중 하나이다. 흡인성 폐렴의 발병기전은 삼킴 기전을 변화시키는 위험 요인들에 기인하며, 기도흡인을 유발하고 구강과 인두를 세균 집락(bacterial colonization)에 취약하게 만드는 것으로 추정된다. 흡인성 폐렴의 발생 위험은 삼킴장애가 있는 경우 증가하며(상대위험도: relative risk 3.17), 기도 흡인이 있는 경우 흡인성 폐렴의 발생 위험은(상대위험도 : 11.56) 현저히 증가하게 된다. 흡인으로 인한 사망의 예측 교차비(predictive odds ratio)는 9.2로서 삼킴장애는 흡인성 폐렴과 사망의 주요한 예측인자가 될 수 있다. 질식(기도폐색, choking)과 기관지 흡인(tracheobronchial aspiration)이 발생하는 경우엔 폐렴 발생률과 사망률이 50%까지 증가한다. 또한 뇌졸중 환자의 50%에서 기침 반사의 손상과 무증상흡인이 발생하며 이는 흡인성 폐렴의 발생 위험을 더욱 증가시킨다.

이와 같이 삼킴장애는 영양실조, 탈수, 폐렴을 유발하는 위험 요인일 뿐만 아니라 뇌졸중 생존자가 어디로 퇴원할 것인지를 결정하는데에도 큰 영향을 미친다; 삼킴장애가 없는 뇌졸중 환자의 60%는 집으로 퇴원하지만, 삼킴장애가 있는 경우에는 이 비율이 21%로 떨어진다. 따라서 삼킴장애는 재원기간의 증가, 입원치료 중 및 발병 후 1년간 합병증과 사망률을 높이는 위험 요인으로 작용한다.

외상성 뇌손상 환자에게서도 삼킴장애가 발생할 수 있다. 뇌졸중과 외상성 뇌손상 환자의 삼킴장애의 특성과 심각도를 비교한 대부분의 연구에서 환자의 식사 상태, 임상삼킴척도, 비디오투시삼킴검사상 두 그룹간의 삼킴장애 양상에 대한 의미 있는 차이는 없었다. 따라서 뇌졸중 환자에게 대한 치료적 접근법을 외상성 뇌손상 환자에게도 유사하게 적용할 수 있다.

삼킴장애에 대한 조기 치료는 탈수, 영양실조, 그리고 폐렴 같은 이차적인 합병증을 줄이고 삼킴기능의 자연 회복(spontaneous recovery)이 원활하게 일어나도록 하는 것을 목표로 한다. 급성기 이후에도 삼킴장애가 지속된다면 이차적인 합병증을 줄이고 뇌손상으로 유발된 생리학적 결손의 회복을 목표로 치료를 지속하여 삼킴기능을 개선시키거나 잃어버린 기능을 보상하도록 하는 것이 중요하다. 뇌손상으로 인한 삼킴장애 환자는 신경조절기전 뿐만 아니라 인지와 행동장애도 동반하므로 환자의 다양한 측면에 대한 진단과 치료가 필요하다.

1 뇌졸중의 병변과 신경생리학적 결손

삼킴 기능의 정상적인 조절을 위해 뇌의 여러 영역들이 동원된다. 여기에는 뇌줄기(brainstem), 시상(thalamus), 바닥핵(basal ganglia), 둘레계통(변연계, limbic system), 소뇌(cerebellum), 그리고 운동/감각 겉질 등이 포함된다. 삼킴의 운동신경세포 위쪽 수준에서의 조절은 1차/2차 감각운동겉질, 연합겉질영역 뿐만 아니라 이마덮개(전두판개, frontal operculum), 눈확이마엽겉질(안와전두피질, orbitofrontal cortex), 그리고 대뇌섬(insula) 등의 뇌의 여러 영역 내에서 체계화된다. 허혈성 및 출혈성 뇌졸중이 발생하면 이런 복잡한 회로의 특정 영역을 무작위로 파괴하여 다양한 양상의 삼킴장애와 이로 인한 심각한 합병증들을 발생시킨다. 뇌졸중으로 인하여 발생하는 삼킴장애의 증상에는 인두 수축 손상(impaired pharyngeal contraction), 후두 안뜰 닫힘 지연(delayed laryngeal vestibule closure), 후두개계곡 고임(vallecular pooling), 성대 마비(vocal fold palsy), 상부식도조임근 이완 장애(incomplete relaxation of the upper esophageal sphincter) 등이 있다. 종래의 관점에선 신경학적 손상이 뇌줄기 또는 양쪽 대뇌겉질에 있을 때 삼킴장애가 발생할 것이라고 막연하게 추측되었으나 계속되는 연구의 결과 새로운 사실들이 확인되고 있다. 한쪽 대뇌반구에 뇌졸중이 발생한 전체 환자의 40%, 양쪽 대뇌반구 모두에 뇌졸중이 함께 발생한 전체 환자의 56%, 뇌줄기에 뇌졸중이 발생한 환자의 67%, 대뇌반구와 뇌줄기 모두에 뇌졸중이 발생한 경우는 85%에서 삼킴장애가 발생하는 것으로 확인되었다.

1) 천막위 영역(Supratentorial area)의 손상

삼킴의 운동 요소를 조절하는 중심 기전은 대뇌겉질과 겉질 아래 영역을 포함하는 복잡한 네트워크 내에 존재하며 이러한 천막위 구조물의 기능장애와 관련된 삼킴장애는 신경학적 질환에서 가장 흔히 볼 수 있는 유형이다. 대뇌겉질은 운동 반응과 감각/운동 조절의 규제와 실행에 관여하고 있다. 이러한 기능은 일차 운동영역(primary motor area), 운동보조영역(supplementary motor area), 일차 몸감각겉질(primary somatosensory area)과도 연계되어 있다. 삼킴에 관여하는 근육들은 대부분 양쪽 대뇌겉질로부터 신호를 받는다. 12쌍의 뇌신경 중 7번과 12번을 제외하고는 삼킴 관련 근육의 동측과 반대측 모두로부터 운동 관련 신호

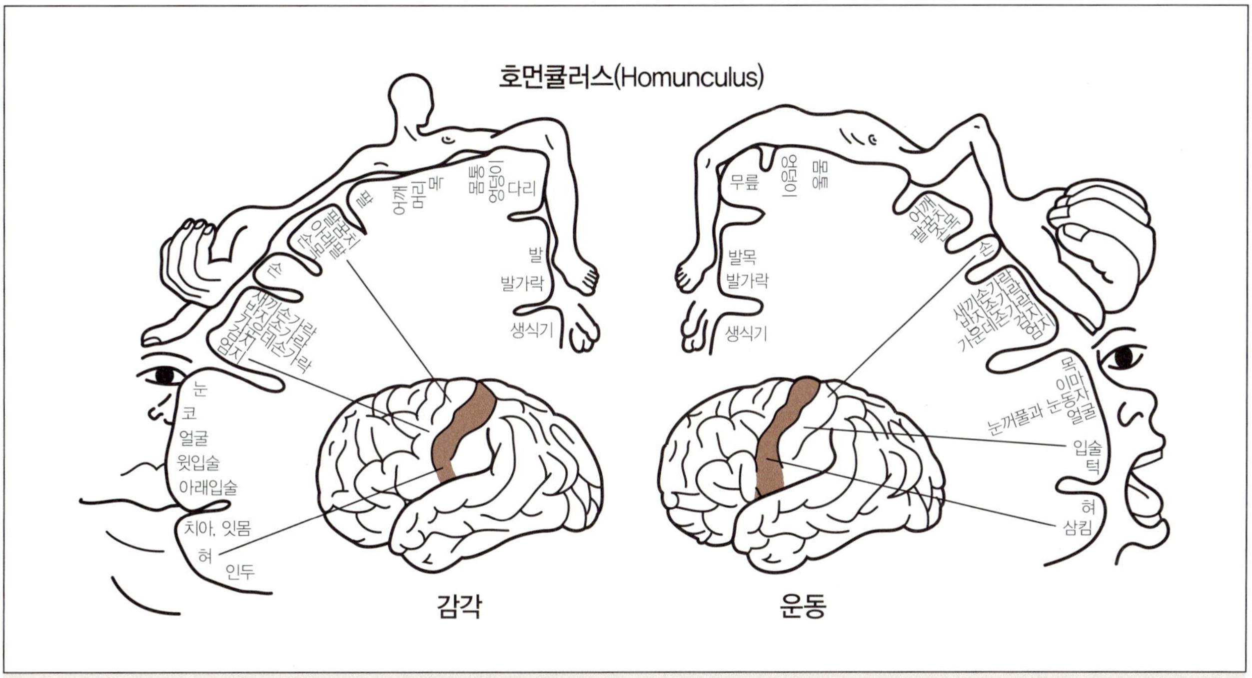

그림 5-1 감각기능과 운동기능에 대한 대뇌겉질 지도

를 받는다. 대뇌겉질에서 출발하는 운동 명령의 손상은 삼킴을 자발적으로 시작하는 능력을 손상시킨다. 삼킴장애를 유발하는 겉질영역 중 가장 많은 비중을 차지하는 부분은 중심앞이랑(precentral gyrus) 또는 속섬유막(internal capsule)이다. 이곳에 병변이 발생하면 병변 반대편의 인두와 후두 근육을 자발적으로 조절하는 능력에 영향을 미치게 된다. 경두개자기자극(Transcranial magnetic stimulation; TMS) 연구에 따르면 인두에 있는 근육들을 담당하는 겉질 영역은 가쪽 중심앞 운동띠 영역(lateral precentral motor strip)으로서, 이곳은 일차 운동영역(primary motor area)에서 손의 기능을 담당하는 겉질보다 약간 앞/가쪽에 위치하며 아래 중심앞이랑(inferior precentral gyrus)과 운동앞구역(premotor area)에 가까이 위치한다. 이는 호먼큘러스(homunculus)라고 알려져 있는 대뇌지도상의 영역과도 일치한다(그림 5-1). 아래쪽 중심앞이랑의 아랫부분 또는 아래이마이랑의 뒤쪽부분에 병변이 발생하면 인두 삼킴의 시작이 지연되는 것으로 보아 감각 되먹임에 문제가 발생하는 것으로 추정된다. 이러한 사실들을 통하여 대뇌겉질이 삼킴을 조절하는 역할을 일정 부분 수행하고 있는 것을 알 수 있으며 손상받은 또는 손상받지 않은 대뇌겉질 영역의 확인을 통해 삼킴장애의 증상을 예측해 볼 수 있다.

겉질과 겉질밑 영역간의 연결 부위에 뇌졸중이 발생할 경우가 겉질 또는 겉질밑 영역에 국한하여 발생한 뇌졸중의 경우보다 기도흡인의 위험성이 높아진다. 뇌실 주변 백색질에 병변이 있는 경우엔 이마엽으로부터 관자엽으로 가는 섬유들이 차단됨으로써 삼킴에 소요되는 시간이 길어진다. 삼킴장애를 유발하는데 중요한 역할을 하는 속섬유막(internal capsule)은 정보를 뇌줄기로부터 대뇌겉질로 전달하는데 있어 중요한 역할을 수행한다. 이 영역에 뇌졸중이 발생하면 대뇌겉질의 삼킴중추와 삼킴의 중심패턴발생기(Central Pattern Generator: CPG) 간의 급성 단절을 유발할 수 있다.

대뇌섬겉질(insular cortex)은 얼굴 및 입과 관련된 복잡한 행동을 체계화하는 역할을 담당하는 것으로 확인되었다. 대뇌섬에 병변이 발병하면 삼킴 관련 기관으로부터 뇌로 들어오는 감각 입력이 감소하게 되고, 이는 삼킴에 대한 역치를 증가시키게 되어 인두 삼킴을 지연시킨다. 결국 기도 흡인의 위험을 증가시키는 결과를 초래한다. 대뇌섬 경색(insular infarction)은 장기적인 삼킴장애와 교감신경성 과다활동(sympathetic hyperactivity)을 유발할 수 있다.

바닥핵에 병변이 생겼을 경우 감각 역치를 조절하여 삼킴기능을 조절하는 기능의 손상으로 구강통과시간의 지연 및 삼킴 반사의 시작이 지연된다. 인두 단계에서는 혀기저부의 뒤당김 감소와 인두 및 후두 근육의 약화로 후두 상승에 어려움이 발생한다. 그 결과 후두로 음식이 들어가 흡인을 유발하고 후두개계곡, 조롱박오목, 인두벽에 잔여물이 남게 된다. 또한 대뇌겉질 뇌졸중과 비교시 인두 단계의 시작이 더 지연되며 삼키기 전에 미성숙 유출로 인한 흡인을 초래하게 된다.

인두 및 후두의 감각 결손들은 우측 및 좌측 대뇌반구 뇌졸중 뿐만 아니라 겉질밑 뇌졸중 모두에서 나타나기 때문에 손상 반대측에서 입술과 혀의 근력, 속도, 가동 범위, 감각이 저하되고 삼킴 반사가 지연된다. 이와 같이 삼킴장애는 중심고랑(central sulcus) 앞쪽부위에 손상이 있을 경우, 그리고 순수한 겉질 밑 영역 손상보다는 겉질 영역에 손상을 동반할 경우 발생할 가능성이 높다는 것이 확인되었다.

2) 천막아래 영역(Infratentorial area)의 손상

뇌줄기에서는 숨뇌의 윗부분, 다리뇌, 그물체(reticular formation), 뇌신경과 뇌줄기 내 핵이 삼킴기능과 연관된 것으로 알려져 있다. 삼차신경 운동핵, 얼굴신경, 의문핵, 그리고 혀밑신경의 핵으로부터 나오는 뇌줄기 아래쪽의 운동신경세포들은 삼킴의 자발적 시기들을 정확하고 정교하게 조절하기 위하여 양쪽 대뇌반구에서 기원하여 양측성으로 진행하는 겉질핵 경로(corticonuclear pathway)들에 의해 조절된다. 뇌줄기 내 삼킴 중심패턴발생기(CPG)로 유입되는 감각 입력들에 의하여 삼킴이 시작되어 각 단계가 순차적으로 진행된다. 여러 요소들이 인두기의 정확한 시간에 활성화되어 기도 보호의 타이밍이 조절된다. 중심패턴발생기(CPG)는 삼킴에 있어 매우 중요하며 구강-인두로부터 삼차신경의 감각핵과 고립로핵(nucleus tractus solitarius)으로 들어오는 감각 되먹임에 의존한다.

뇌줄기에 뇌졸중이 발생한 환자의 경우 62.5%에서 기도흡인이 나타났으며, 이들 대부분은 숨뇌 또는 다리뇌에 병변을 갖고 있었다. 양측성 병변이 있는 경우 기도흡인의 위험성은 더욱 크게 증가하며 기도흡인은 무증상흡인의 형태로 나타날 가능성이 높다. 9번부터 12번까지의 뇌신경이 손상되면 인두의 운동성 장애 및 비대칭성 움직임, 불완전한 후두 닫힘, 후두개계곡 내 음식물 고임, 반지인두근의 불완전 이완 또는 연축(spasm)이 발생한다. 뇌졸중으로 인하여 호흡 패턴에도 문제가 발생할 수 있으며 호흡과 삼킴의 관계에 변화를 초래할 수 있다. 정상적인 호흡 주기에서, 삼킴 전엔 날숨이 진행되다가 삼키는 동안 호흡이 중단되고(swallowing apnea), 삼킴이 완료된 후에 날숨이 이어진다. 뇌 손상 환자의 경우 삼킴 후에 인두 내 잔여물이 남은 상태에서 숨을 들이마실 수 있으며 이로 인하여 기도흡인의 위험성이 증가할 수 있다.

뇌줄기 뇌졸중과 관련된 가소성 기전은 잘 알려져 있지 않다. 대뇌반구 병변과는 반대로 아래쪽 뇌줄기 뇌졸중에서 나타나는 삼킴장애의 예후는 좋지 않은데, 이는 아마도 숨뇌 내부의 운동신경세포가 침범당했을 때 적절한 가소성 기전이 일어나지 못하는 것과 관련이 있을 것이다. 예를 들어 외측연수증후군(lateral medullary syndrome, Wallenberg's syndrome) 환자의 경우, 운동핵(의문핵) 또는/그리고 감각핵(고립로핵, 삼차신경핵)에 손상이 발생하므로 심각한 인두기의 삼킴장애, 입천장 약화, 구역반사 저하가 빈번하게 발생한다. 이와 같이 뇌졸중이 발생한 위치에 따라 삼킴장애의 임상양상은 매우 다르게 나타날 수 있다.

3) 삼킴장애의 병태생리: 거짓 숨뇌 마비 (Pseudobulbar Palsy)와 숨뇌 마비 (Bulbar Palsy)

뇌병변 환자의 신경학적 마비의 기전은 크게 두 가지로 분류할 수 있는데, 숨뇌 마비(bulbar palsy)와 거짓 숨뇌 마비(pseudobulbar palsy)가 대표적이다(표 5-1).

(1) 거짓 숨뇌 마비

거짓 숨뇌 마비(pseudobulbar palsy)는 대뇌겉질로부터 뇌줄기로 가는 신경섬유, 즉 겉질숨뇌로(cortico-bulbar tract)에 손상이 생겼을 때 발생하며 뇌혈관 질환, 다발성 경화증, 운동신경원 질환과 같은 상위운동신경원(upper motor neuron)의 손상이 주요 원인이다. 증상으로는 심각한 경직성 숨뇌마비 증상인 삼킴장애, 발성장애, 뇌손상 반대측 눈 아래쪽 얼굴 근육과 혀의 자발적 조절 능력이 손상된다. 즉, 대뇌겉질 또는 운동신경세포 위쪽 수준 구조물(일차운동신경세포, first order motorneuron)의 손상은 삼킴 기능을 조절하는데 영향을 미친다(그림 5-2a).

(2) 숨뇌 마비

숨뇌 마비(bulbar palsy)는 숨뇌와 다리뇌에 위치한 삼킴과 관련된 운동핵의 손상, 숨뇌를 통과하는 신경의 손상, 아래쪽 뇌줄기에 있는 뇌신경의 손상에 의하여 근육의 마비가 발생한다. 즉, 아래운동신경원(lower motor neuron)의 손상이 주요 원인으로 이완성 마비증상이 발생한다. 삼킴장애와 함께 손상측 눈 위쪽과 아래쪽 얼굴마비, 마비말장애, 입술의 떨림, 혀 근육 약화, 침 삼킴의 어려움, 물렁입천장 움직임 저하, 성대마비로 인한 발성장애가 나타난다. 삼킴과 직접적으로 관련있는 아래 뇌줄기 내에 위치한 운동신경세포에 직접적인 손상을 입는 경우엔 삼킴과 관련된 근육들로 운동출력이 나가지 못한다(그림 5-2b).

뇌줄기 내에 뇌졸중이 발생한 경우에는 위치와 크기에 따라 동측, 반대측, 혹은 양측에 마비 증상이 다양하게 나타날 수 있다. 손상 위치에 따라 다리뇌에 해당하는 위쪽 뇌줄기 뇌졸중과 숨뇌에 해당하는 아래쪽 뇌줄기 뇌졸중으로 분류할 수 있다(표 5-2).

① 위쪽 뇌줄기 뇌졸중

뇌줄기의 위쪽 영역인 다리뇌에 뇌졸중이 발생한 경우 환자는 일반적으로 근육 긴장 항진증을 보이며 인두의 경직성 편측 마비가 나타날 수 있다. 증상으로는 삼킴 반사 유발의 지연, 편측성 인두 마비, 반지인두조임근의 기능 저하, 후두 상승 저하가 나타나게 된다. 예후는 기능 회복이 매우 느리고 어려움을 보인다. 보상 및 재활치료 기법으로 자세 교정이나 온도-촉각 자극 등이 적용될 수 있으나 근 긴장도를 상승시키지 않도록 유의해야 한다.

② 아래쪽 뇌줄기 뇌졸중

숨뇌에 있는 의문핵과 고립로핵과 같은 삼킴의 중추 부위가 손상되면 심각한 삼킴기능의 문제를 가져

표 5-1 거짓 숨뇌 마비와 숨뇌 마비의 양상 비교

요소	거짓 숨뇌 마비	숨뇌 마비
병리	위운동신경원 손상	아래운동신경원 손상
삼킴반사	정상 또는 지연, 협응 어려움	없거나 매우 약함
구강근력	손상 가능성 있음	정상
언어	경직성, 운동감소성, 운동과다성 마비말장애	이완성 마비말장애
인지	손상 가능성 있음	정상

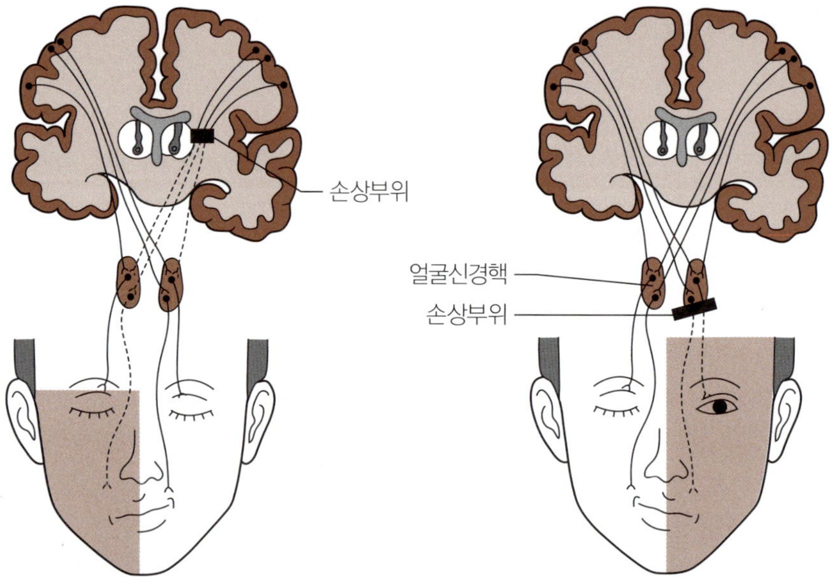

그림 5-2 거짓 숨뇌 마비와 숨뇌 마비의 마비양상 비교

a. 상위운동신경의 손상으로 왼쪽 뇌겉질과 얼굴신경핵으로부터 정보가 전달되지 못하여 오른쪽의 입술을 올리기 어려움
b. 왼쪽 하위운동신경의 손상으로 얼굴 신경 영역의 이완성 마비로 동측 얼굴 근육의 조절이 어려움
(예 ; 왼쪽의 눈을 감을 수 없고 왼쪽 입술을 올리기 어려움)

표 5-2 뇌줄기 뇌졸중의 삼킴장애

시기	위쪽 뇌줄기 뇌졸중	아래쪽 뇌줄기 뇌졸중	
병소	다리뇌	안쪽숨뇌	바깥쪽숨뇌
구강단계	과긴장성으로 인한 혀의 경직성 마비	혀밑신경 손상시 동측 혀의 근육마비	경미하거나 없음
인두단계	인두단계 시작의 지연 인두의 약화 후두 상승 감소 성대 마비	경미하거나 없음	인두마비 후두개계곡, 조롱박오목, 인두벽에 음식이 남음 성대마비 반지인두조임근의 기능마비

온다. 삼킴 중추는 숨뇌의 그물형성체 내에 있기 때문에 뇌졸중이 위쪽 뇌줄기보다 아래쪽 뇌줄기에 발생했을 때 높은 빈도의 삼킴장애를 보이며 특히 숨뇌 병변시 장애가 더 심하게 나타나고 회복에 있어 예후가 좋지 않다. 인두 단계로 삼킴이 전혀 진행되지 않거나 인두 부분에 움직임이 있어도 삼킴 반사가 일어나지 않거나 지연을 보이는 경우가 많다. 후두의 상승 움직임이 거의 없어 반지인두조임근의 열림이 저하되어 있고 한쪽 성대 모음근의 마비로 기도를 완전히 닫는데 어려움을 보이는 경우도 있다. 아래쪽 뇌줄기 뇌졸중의 예후는 숨뇌의 손상된 부위와 크기에 따라 다르지만 어떤 환자는 초기 몇 주나 몇 달 동안

의 경미한 근력약화 증상이 나타난 후 곧 회복되는 경우가 있는가 하면 대부분의 환자는 심각한 삼킴장애가 남는다. 아래쪽 뇌줄기 뇌졸중은 위치에 따라 내측연수증후군과 외측연수증후군으로 분류된다.

㉠ 내측연수증후군

내측연수증후군(medial medullary syndrome/ Dejerine's syndrome)은 숨뇌 아래의 안쪽에 분포하는 앞척수동맥(anterior spinal artery)이 폐색되어 일어나는 질환으로 이 혈관의 혈액 공급을 받는 피라미드로와 안쪽섬유띠(medial lemniscus) 및 혀밑신경이 손상되어 나타나는 증후군이다. 피라미드로의 손상으로 인해 반대측 몸에 위운동신경세포 증후군이 나타나며, 안쪽섬유띠의 손상으로 인해 손상 반대측 사지의 분별촉각, 압각, 진동감각, 입체감각 및 고유수용성 감각이 저하된다. 안쪽 숨뇌에 위치한 혀밑신경이 손상되었을 경우 구강 단계의 동측 혀의 근육은 위축되어, 혀를 내밀 때 손상된 쪽으로 휘어진다. 안쪽섬유띠 뒤쪽에 있는 안쪽세로다발까지 손상되는 경우도 있으며, 이 경우에는 눈떨림(nystagmus) 등 안구운동의 장애를 동반할 수 있다. 때에 따라서 혀밑신경은 손상되지 않고 피라미드로만이 손상될 수도 있으며, 이 경우에는 반대측 몸에 위운동신경세포 증후군이 나타나 삼킴장애 없이 순수한 반신마비만을 일으키게 된다.

㉡ 외측연수증후군

외측연수증후군(lateral medullary syndrome/ Wallenberg syndrome)은 뇌줄기 뇌졸중에서 흔히 발생하며 숨뇌의 바깥쪽에 분포하는 긴휘돌이동맥(long circumflex artery) 중의 하나인 뒤아래 소뇌동맥(Posterior inferior cerebellar artery: PICA) 또는 이 동맥이 나오는 척추동맥(vertebral artery)이 폐색되어 일어난다. 드물게는 종양이나 농양이 원인이 되는 경우도 있으며 뇌줄기에 발생하는 뇌혈관질환 중 삼킴장애가 동반되는 가장 흔한 질환으로 우리나라에서도 상당한 예가 보고되어 있다. 뒤아래 소뇌동맥이 분포하는 영역은 숨뇌 올리브의 중간을 지나는 수평 단면에서 등쪽 바깥쪽에 있는 척수시상로, 삼차신경 척수핵과 척수로, 의문핵, 내림 자율신경로, 전정핵, 아래소뇌다리 등이다. 이 영역이 손상되면 다양한 증상들이 나타난다.

척수시상로의 손상으로 인해 반대측 몸에 통각과 온도감각이 소실되며, 삼차신경 척수핵과 척수로의 손상으로 인해 동측 얼굴의 모든 감각이 소실된다. 의문핵의 손상으로 물렁입천장, 인두, 후두근의 마비가 생길 수 있으며 삼킴장애, 마비말장애, 쉰 목소리 등의 증상이 나타나게 된다. 내림 자율신경로가 손상되면 호너증후군(Horner syndrome)이 나타날 수 있는데 주요 증상은 안검하수, 동공 축소, 안면부 발한장애 등의 자율신경 장애가 나타날 수 있다. 전정핵의 손상에 의해 현기증, 오심, 구토, 안구운동 장애 등이 나타나며, 아래소뇌다리의 손상으로 인해 동측에 소뇌 손상에 따른 증상이 나타날 수 있다. 외측연수증후군의 특징적인 삼킴장애 양상은 기도흡인을 유발하는 심각한 삼킴장애를 유발할 수 있다.

구강 단계의 장애는 비교적 경미한 편이며 구역반사의 감소, 삼킴반사 시작의 지연과 인두근의 약화가 두드러진다. 또한 성대 마비가 있을 수도 있다. 외측연수증후군 환자는 손상측 인두, 후두, 물렁입천장의 약화 또는 마비를 일으켜 인두 삼킴과 상부식도조임근 조절의 타이밍에 부정적인 영향을 끼칠 수 있다. 이 영역이 손상되면 조화운동못함증(운동실조증, ataxia)이 나타날 수 있다. 주로 편측성 숨뇌 병변일 때 편측성으로 나타나지만 손상 영역 및 범위에 따라 양측성으로 나타날 수도 있다. 기도 보호가 어렵고, 음식물의 진행이 어려운 등의 삼킴장애 증상은 심하지만 인지가 정상이고 비교적 신체적 제한은 없으며 구역반사가 저하된 경우가 많아 구강식도관 영양법(oroesoprageal tube feeding)을 적용하기 좋은 질환 중 하나이다.

4) 삼킴장애의 병태생리: 좌측과 우측 뇌병변에 따른 삼킴장애 양상

좌측이나 우측 대뇌반구의 신경생리학적 차이로 인해 병변과 손상 여부에 따라 삼킴장애의 양상에 차이가 있을 수 있다.

좌측 겉질성 뇌졸중은 구강 단계에서 삼킴 행위상실증과 구강 행위상실증이 동반되어 구강 단계의 시작이 지연되며, 삼키기 전에 음식덩이를 찾기 위한 과도한 혀의 움직임이 나타나 구강기에서의 장애가 심한 것으로 알려져 있다. 인두 단계에서는 운동성 자체는 정상적이나 삼킴의 시작이 지연되어 삼키기 전에 음식물이 인두로 진행되어 후두로 유입되는 경우가 있다. 삼킴 행위상실증이 있는 좌측 겉질성 뇌졸중 환자에게 온도-촉각 자극(thermaltactile simulation)을 적용하는 것은 삼킴 반사를 증진시킬 수 있는 방법 중 하나이며 이외에도 구강내 감각을 증진시키기 위해서 다양한 맛의 음식을 제공하는 방법, 숟가락으로 혀를 눌러 압력을 제공하는 방법 등이 있다.

우측 겉질성 뇌졸중도 구강기의 마비로 인해 음식덩이의 형성과 이동이 저하될 수 있지만 구강 단계보다는 인두 단계에서 더 심하게 기능 장애를 보이는 경우가 많다. 인두 단계의 증상으로 후두의 앞-위쪽 움직임이 감소되고 삼킴 반사가 지연되어 삼키기 전이나 삼키는 도중에 음식이 기도로 들어가서 흡인이 발생할 수 있다. 이러한 환자에게는 음식물의 기도 흡인을 예방하기 위해 턱을 목쪽으로 당겨 기도를 보호하는 자세나 성문위삼킴 또는 최대성문위삼킴을 적용해 볼 수 있다. 후두의 앞-위쪽 움직임을 증진시키기 위해 가동화 운동을 통해 후두의 움직임 범위를 증가시킬 수 있다. 특히 우측 뇌손상 환자는 집중력, 기억력, 추론 능력, 문제 해결력 등의 인지 손상이 두드러지므로 환자에게 여러 단계를 거치는 기법이나 자세 변화 등의 보상 전략을 교육시키거나 그 방법을 식사에 적용하는데는 어려움이 있을 수 있다. 겉질성 뇌졸중 환자에서 삼킴장애의 예후는 시간이 경과함에 따라 자연적으로 회복되는 경향이 많고 흡인성 폐렴의 위험도 상대적으로 적은 편이다. 보편적으로는 좌측보다는 우측 겉질성 뇌졸중 환자들이 구강 식사로 전환하는데 어려움을 보이는 경향이 많다고 한다.

겉질 밑 뇌졸중 환자의 경우도 겉질성 뇌졸중과 유사한 양상을 보이는데 좌측 겉질 밑 뇌졸중은 구강 단계의 시작과 인두 단계의 시작에 문제가 나타날 수 있다. 그러나 구강 단계보다는 인두 단계의 문제가 보다 오래 지속되고 삼킴 행위상실증이 동반되어 나타날 수 있다. 의학적인 합병증이 없는 경우 삼킴장애의 예후는 좋은 편으로 알려져 있다. 우측에 병변이 있을 경우 구강기에서는 경도의 구강통과지연을 보이고 인두기에서는 후두 상승 저하나 인두 삼킴 시작이 지연되어 인두 단계가 길게 지속되고 후두로 흡인이 있을 수 있다. 또한 자신의 삼킴과 관련된 문제들에 대해 인지하지 못하고 무시하거나 부인할 수 있다.

대뇌겉질의 활동을 시간의 흐름에 따라 관찰한 결과 삼킴 과정 동안 좌측 대뇌반구의 활성화에 이어 우측 대뇌반구의 감각운동겉질이 활성화되는 것으로 보아 좌측 대뇌반구는 구강기의 수의적 삼킴에 관여하고 우측 대뇌반구는 인두기의 반사적 삼킴에 관여하는 것으로 추정된다. 그러나 많은 연구에도 불구하고 좌우 반구의 영역에 따라 삼킴장애의 특징을 명확하게 구분짓기는 어렵고 다각도의 연구가 더 필요할 것으로 보인다.

또한 삼킴을 담당하는 대뇌겉질은 양쪽 뇌가 비대칭적으로 고유의 역할을 수행하고 있으며 이러한 비대칭적 양측성은 삼킴과 관련하여 개인마다 다른 우세뇌가 존재하는 것으로 밝혀졌다. 인두나 식도 근육에 대한 우세뇌는 개인마다 다르며 이는 우세손과 반드시 연관이 있지는 않다. 인두와 식도 근육 조절에 대한 대뇌겉질 지배의 이러한 비대칭으로 인하여 급성 편측성 대뇌반구 뇌졸중 환자들에게서 다양한 삼킴장애 양상이 나타나게 된다. 이 환자들의 경우, 삼킴에 대한 우세반구에 손상이 발생하는 경우엔 삼킴장애가 나타나지만, 비우세 반구의 겉질만 손상당한 경우엔 삼킴장애가 나타나지 않는다. 게다가 뇌졸중으로 인하여 삼킴장애가 발생한 환자들 중에서 성공적으로 회복한 경우 손상측 반대(건측) 대뇌반구 겉질의 인두영역이 강화된 것으로 보아 뇌의 가소성이 삼킴장애의 회복에도 영향을 미치는 것으로 보인다. 언어기능의 경우 왼쪽 대뇌반구에 위치한 브로카 영역과 베르니케 영역 등의 특정 뇌 영역에 의해 수행되고 신경 가소성으로 인한 보상현상이 나타난다. 만약 언어기능에 대한 우세뇌의 손상으로 언어장애가 발생한 경우엔 손상영역 주변영역의 기능이 증가하는 경우에 국한하여 언어기능의 회복이 이루어진다. 삼킴에 있어 우세뇌가 존재하기는 하지만 삼킴시 우세뇌와 반대쪽 뇌가 모두 활성화된다는 사실은 뇌의 신경가소성(neural plasticity) 이론이 효과적으로 적용될 수 있음을 암시한다.

5) 삼킴장애의 병태생리: 뇌손상 부위의 크기

뇌 손상 부위의 크기는 뇌졸중 이후 회복과 예후에 영향을 미치는 요인들 중 하나이다. 삼킴기능에 중요한 영역이 많이 손상될수록 삼킴장애와 이로 인한 합병증이 발생하고 지속될 가능성이 높아진다. 이는 온전히 보존된 뇌 영역이 많지 않아 손상을 보상하기 어려워지기 때문이다. 그러나 뇌 손상의 절대적인 크기가 삼킴장애의 발생 여부를 직접적으로 결정하지는 않는다. 삼킴에 중요한 뇌 영역이 손상을 입었다면 전체적인 뇌 손상 부위의 크기는 문제가 되지 않을 것이다. 삼킴 기능과 직접적으로 관련 있는 중요 영역의 손상 크기가 중요하지 삼킴과 직접적인 관계가 없는 전체적인 뇌 손상의 크기는 기능적 결과와 회복에 미치는 중요도가 상대적으로 작다.

6) 삼킴장애의 병태생리: 말초로부터의 감각 입력 손상

삼킴장애의 병태생리에 있어 감각기능의 잠재적인 역할은 운동기능 손상에 비하여 관심을 많이 받지 못하고 있다. 그렇지만, 뇌졸중 환자들의 인두 감각의 민감도 손상은 삼킴장애의 병태생리에 중요한 영향을 미치게 될 것이다. 인두와 대뇌겉질의 양방향 신호 교환은 삼킴 반응의 정도와 적절한 시기를 결정하는데 있어 매우 중요하다. 뇌줄기 핵들이 위쪽에서 아래쪽 방향으로 시기적절하게 공동작용을 수행하는 것은 인두로부터의 감각 입력과 삼킴 운동 출력 사이의 통합을 통하여 성취된다. 감각신경들은 구강-인두 영역으로부터 발생하는 구심성 정보를 겉질 경유 긴-고리회로(long-loop circuit)를 통하여 감각 겉질로 전달해준다. 이 정보들은 주로 자발적 삼킴에 관여하는 반면, 겉질아래 중심패턴발생기(CPG)에서 통합되는 짧은-고리회로는 자동적인 삼킴반응에 관여한다. 삼킴 반응을 촉발시키는데 있어 가장 효과적인 말초의 구심성 영역은 앞쪽 입천장활(anterior faucial arch), 입천장인두활(palato-pharyngeal arch), 뒤인두벽(posterior pharyngeal wall), 후두덮개(epiglottis)이다. 감각 되먹임은 음식덩이의 특성에 맞추어 삼킴운동 반응을 조정하는 것으로, 삼킴반응은 말초로부터의 감각 입력에 의하여 조정된다. 구강-인두로부터의 적절한 감각 되먹임은 안전하고 효율적인 삼킴에 필수적이다. 뇌졸중으로 인하여 삼킴장애가 발생한 환자들의 인두 민감도가 손상된 경우, 기도흡인의 위험성이 증가하고 예후가 좋지 않은 것으로 보고되고 있다.

7) 삼킴장애의 병태생리: 기타 원인

어떤 경우, 삼킴장애는 구강이나 인두기에 관련된 구조물의 손상이 아닌 다른 원인으로 인하여 발생할 수도 있다. 오른쪽 대뇌반구에 병변이 발생하여 운동순서를 구성하는데 장애가 발생하면(먹기 행위상실증: eating apraxia) 음식을 식기에서 입으로 가져오고 구강 준비기와 구강 운반기를 수행하는데 문제가 발생한다. 마루엽에 손상을 입어 편측무시(unilateral neglect)를 보이는 환자의 경우 마비된 볼 내에 음식물이 다량 고여있게 된다. 이러한 경우, 들숨(흡기, inspiration)시에 음식물이 인두 내로 진입하게 되는데, 이때는 기도가 넓게 열려 있어 기도 보호 기전이 적절히 활성화되지 못한다. 거짓 숨뇌 마비(pseudobulbar palsy) 환자들의 경우 자신의 삼킴을 수의적으로 조절하지 못하는 경우가 많다. 이는 입안으로 들어오는 음식에 대한 지각 결여, 음식덩이의 크기와 요구되는 씹기의 정도에 대한 판단 오류, 주의 산만, 말하기와 먹는 것을 동시에 시도하는 상황 등에 의하여 문제는 더욱 악화될 수도 있다.

2 삼킴장애의 진단

뇌졸중 환자들은 삼킴장애의 유무에 대하여 표준화된 평가도구를 이용한 선별검사를 받아야 한다. 뇌졸중 후에 삼킴장애가 있는지 평가하는데 있어 어떠한 방법이 가장 적절한지에 대해선 논란이 있고 매우 다양한 선별검사 프로토콜들이 제시되어 있다. 선별검사 방법으로는 일반적으로 침상평가(bedside assessment) 또는 임상평가(clinical assessment)가 사용되고 있으나 선별검사 시행 및 해석에 있어 가장 문제가 되는 점은 무증상흡인(silent aspiration)에 대한 감별이 어렵다는 점이다. 삼킴장애가 있는 뇌졸중 환자들 중에는 신경학적 손상으로 인해 감각 및 반사가 저하되어 식사 중에 기도로 음식이 유입되더라도 어떠한 징후도 보이지 않는 무증상흡인이 있을 수 있다. 따라서 침상평가가 이루어진 후 무증상흡인을 감지하기 위하여 비디오투시삼킴검사(Videofluoroscopic Swallowing Study; VFSS) 또는 광섬유내시경삼킴검사(Fiberoptic Endoscopic Evaluation of Swallowing; FEES) 등의 장비를 이용한 검사를 시행해야 한다. 또한 선별검사 결과 발성장애(dysphonia), 마비말장애(dysarthria), 구역반사(gag reflex) 이상, 자발적 기침 이상, 삼킴과 관련한 목소리 변화, 삼킴과 관련된 기침이 나타나는 경우 기도흡인의 위험이 증가되어 있는 것으로 보고 VFSS, FEES 등을 이용한 객관적인 검사를 고려해 볼 수 있다. 이러한 객관적인 장비를 이용한 검사의 또 다른 목적은 치료의 목표를 세우기 위하여 삼킴장애의 유발 원인이 되는 생리학적 손상이 무엇인지를 찾아내는 것이다. 흡인의 위험이 있는 급성기 뇌졸중 환자의 국내 진료지침(뇌졸중 임상 연구센터)에 따르면 다음과 같은 사항들이 권고된다.

흡인폐렴 예방 및 치료를 위한 급성기 뇌졸중 진료지침
1. 뇌졸중 환자가 발열이 있으면 흡인폐렴의 여부를 먼저 확인하고 치료 여부를 결정하는 것이 필요하다. 2. 구강식사를 시작하기 전에 삼킴곤란 검사 등의 적절한 선별검사를 통해 흡인성 폐렴의 위험도가 높은 환자를 파악하는 것이 필요하다. 3. 흡인성 폐렴의 위험도가 높다고 판단되면, 구강식사보다는 코위영양관을 통해 음식물을 공급하는 것이 권고된다.

3 뇌병변으로 인한 삼킴장애의 임상적 특성

1) 구강준비기와 구강기에서의 변화

(1) 얼굴 긴장도의 변화

휴식 상태에 있는 뇌졸중, 뇌손상 환자의 얼굴을 관찰해 보면 얼굴이 축 처져 있거나 비대칭적인 얼굴 모양을 한 경우를 볼 수 있다. 저긴장 상태일 때는 무표정하며 얼굴의 변화가 없게 되고, 웃을 때 건측 입꼬리가 올라가고 손상측 입꼬리는 축 처진 비대칭적인 얼굴 모양을 나타낸다. 환자의 신경학적 상태에 따라, 마비는 한쪽 또는 양쪽으로 나타난다. 볼 근육의 긴장도가 떨어지면 바깥쪽 볼 고랑에 음식 찌꺼기가 남게 된다. 정상적인 식사 과정에서 바깥쪽 볼 고랑에 끼인 음식을 밖으로 꺼내기 위해서는 볼과 혀의 정상적인 긴장도가 필요하다. 뇌졸중 이후에 한쪽 볼의 긴장도가 감소된 환자는 음식을 씹을 때 손상측 볼을 깨물기도 한다. 반대로 얼굴과 구강내의 긴장도가 과도하게 증가되면 입벌리기, 씹기, 음식덩이를 형성하기 위한 혀의 움직임에 어려움이 생긴다.

표 5-3 신경학적 삼킴장애에서 나타날 수 있는 임상적 특성(구강준비단계와 구강단계의 변화)

시기	장 애	증 상
구강준비단계/ 구강단계	얼굴긴장도의 변화	마비 측 볼을 씹거나 음식이 남음
	구강감각의 감소	앞쪽, 바깥쪽 고랑에 음식이 남음 음식 덩어리 형성이 어려움 삼킴 전 음식이 인두로 넘어감 혀와 볼을 씹음
	입술 다물기의 감소	침흘림 음료나 음식이 입술 앞으로 새어나옴 앞 고랑에 음식이 남음
	혀 기능의 감소	혀 끝을 올리거나 앞, 뒤, 좌, 우로의 움직임이 어려움 음식덩어리의 이동이 어려움 혀의 협응된 움직임이 감소하고 움직임의 범위가 줄어듦 구강 앞과 바깥쪽 고랑에 음식이 남음 혀 위, 단단입천장, 물렁입천장에 음식이 남음 조금씩 나누어 삼킴
	침 분비 조절의 어려움	침의 현저한 감소로 마르고 갈라진 혀, 건조하여 파인 혀 끈끈한 점액의 축적으로 혀나 단단입천장과 물렁입천장에 찌꺼기가 쌓여 굳음
	저작기능의 감소	긴장도 저하로 턱이 벌어짐 깨물기반사로 입을 열기 어려움

(2) 구강 감각의 이상

구강의 감각이 저하되면 환자가 의식하지 못하는 상태에서 침을 흘리거나 음식을 흘리게 된다. 또한 음식을 씹을 때 입 안에 음식이 남아 있게 되고 마비측의 혀나 볼을 깨물어 식사에 어려움을 겪게 된다. 심한 경우 구강 및 물렁입천장, 인두의 감각 저하로 인해 삼킴 반사가 시작되기 전에 음식이 혀기저부를 미리 지나치는 미성숙 음식덩이 유출(premature bolus loss) 상태가 나타나게 된다. 또한 혀의 감각 저하가 있는 경우에도 음식덩이를 형성하는 도중 음식이 인두로 진입하는 미성숙 유출이나 음식덩이를 형성하는 것이 어려워 음식을 의도적으로 찔끔찔끔 나누어 삼키는(piecemeal deglutition/piecemeal swallowing)이 나타나게 된다. 미각의 저하로 맛을 느끼지 못하게 되면 음식이 거칠게 느껴지는 이물감을 느끼게 되며 음식에 대한 흥미를 잃고 식사를 거부할 수도 있다. 구강감각이 과도하게 증가되어 있을 경우에는 음식에 대한 거부반응이나 혀 내밀기 반사가 항진될 수 있다.

(3) 입술 다물기의 감소

편측 입술 다물기 감소로 인해 음식을 삼키기 전, 삼키는 동안, 삼킨 후에 구강 밖으로 음식이 새어나오게 된다. 입술은 음식을 삼키기 위해 씹는 동안 닫힘 상태를 유지하여 밖으로 음식이 새어나오지 않게 하며 적절한 긴장도로 혀 위로 음식을 밀어주는 역할을 한다. 혀의 근력이 저하되어 음식을 모아주지 못하는 경우에도 앞니의 앞쪽 고랑에 음식이 끼거나 입술 밖으로 나오게 된다.

(4) 혀 기능의 감소

혀는 신경에 의해 조절되는 근육성 기관으로 매우 다양한 움직임을 나타낸다. 뇌졸중으로 인해 마비가 있는 경우 혀를 움직이려고 할 때 느리고 서툴게 움직이게 되거나 경직에 의해 강하게 뒤당김 되어질 수 있고, 근 긴장도 저하로 축 쳐져 있을 수 있다. 또한 떨림을 수반한 불수의적인 비협응 움직임이 나타날 수도 있다. 혀의 손상은 단독으로 나타날 수도 있지만 구강 및 인두 근육의 손상과 동반되어 나타날 수 있으며 혀 끝 올리기, 앞 · 뒤 또는 바깥쪽으로 움직이기가 어려워 음식을 구강 내에서 다양한 방향으로 이동시키는 능력에 손상을 초래한다. 혀의 움직임이 제한되면, 입 안에서 음식을 효과적으로 조작하지 못하기 때문에 음식이 앞쪽이나 바깥쪽 고랑으로 빠져나가게 되고, 혀의 근력이 감소하면 혀 위나 물렁입천장, 단단입천장 등 입안의 다양한 곳에 음식 찌꺼기가 남게 된다. 구강준비단계나 구강운반단계에서 미성숙 유출 현상이 발생할 수도 있고 인두에 떨어진 음식덩이의 조각은 열려진 기도로 떨어지면서 후두로 침습되거나 흡인을 발생시킬 수 있다.

(5) 구강건조증(Xerostomia, Dry mouth)

구강내에서 자연스럽게 분비되는 침의 기능은 매우 중요하며 음식덩이의 형성을 돕는다. 뇌졸중으로 인한 삼킴장애 환자들 중에는 증상 조절을 위하여 복용하는 여러 가지 약들 중에 입안을 마르게 하는 부작용을 일으키는 약들이 포함되어 있을 수 있다. 구강 안쪽이 건조해지면 음식을 씹고 음식덩이를 형성하기 어려워지며 음식뿐 아니라 분비물이나 가래가 입의 앞쪽이나 바깥쪽 고랑, 혀 위에 쌓이게 되고 단단입천장과 물렁입천장에 찌꺼기가 딱딱하게 들러붙게 되어 삼킴을 더욱 어렵게 한다. 구강건조증이 있는 경우 특히 과자, 빵, 견과류, 분말 형태의 약을 삼킬 때 더욱 어려움을 보인다. 입이 자주 마르는 환자는 규칙적으로 수분을 섭취하게 하거나 카페인 섭취를 줄이는 것이 좋다.

(6) 저작기능의 감소

씹을 수 없거나 아래턱의 정상적인 회전 동작이 어려워 씹지 못하는 환자에게는 식사가 제한될 수밖에 없으며 이것은 영양 문제와 음식을 먹는 즐거움을 잃게 하는 원인이 된다. 뇌졸중으로 인해 삼킴장애가 발생한 이후 경우에 따라 턱이 아래로 벌어지고 뒤당김되어 입이 벌어진 상태로 있을 수 있다. 따라서 환자는 침을 모으거나 삼키기 어려워지며 혀의 움직임 감소와 함께 삼킴과 관련된 문제가 악화된다. 일부 환자는 입을 벌리는데 어려움을 보이거나 비정상적인 깨물기반사로 인해 입을 벌리기 어려울 정도로 꽉 물고 있는 경우도 있는데 환자의 입을 강제적으로 벌리다가 치아나 잇몸을 손상시킬 위험이 있으며 이러한 경우 적절한 구강위생이 불가능해진다.

2) 인두기에서의 변화

(1) 삼킴반사의 감소와 이상반사의 출현

인두 삼킴 과정에서 삼킴반사의 지연은 신경 손상이 있는 뇌졸중이나 뇌손상 환자에게서 주로 발생하는 것으로 보고된다. 삼킴 반사의 지연은 목뿔뼈의 앞쪽–위쪽 방향으로의 움직임이 일어나기 전 음식덩이의 머리부분이 혀의 기저부를 지나 아래턱 밑으로 떨어질 때 나타나게 된다. 그러나 최근 연구에서는 삼킴반사의 시작이 개인에 따라 다양성을 보이는 것으로 보고되고 있다. 또한 반사 지연의 정도에 대해 표준화되어 있지는 않으나, 2초 미만의 지연은 경도지연, 2~5초는 중등도의 지연, 5초보다 지연되면 심각한 지연이라고 제안하고 있다. 하지만 많은 연구들에서 1초에서 1.5초를 기준시간으로 보는 경우가 많다. 삼킴 과정에서 삼킴 반사지연을 보이는 환자는 열려있는 기도 내로 음식이 유입되어 흡인된다. 어떤 경우는 음식이 조롱박오목에 닿을 때까지 인두의 삼킴반사가 나타나지 않는 경우도 있고 심각한 경우 인두의 삼킴반사가 전혀 나타나지 않을 수도 있다. 또한 먹이찾기반사(rooting reflex), 혀 내밀기반사(tongue thrust), 깨물기반사(biting reflex)와 같은 원시반사가 나타날 수 있으며 기도를 보호해주는 역할을 하는 구역반사(gag reflex)와 기침반사(cough reflex)가 저하될 수 있다. 반대로 구역반사가 과도하게 증가되어 나타날 수도 있는데, 혀의 앞쪽 1/3에 못 미치는 지점에 음식이나 식기류가 닿았을 때 구역질이 나올 정도로 반사의 민감도가 증가된 환자에게는 음식의 무게나 질감이 구역반사를 유발하게 되므로 오히려 고형식이 삼킴을 방해할 수도 있다.

(2) 물렁입천장 기능의 저하

뇌졸중이나 뇌손상 환자는 식사하는 동안 물렁입천장 기능의 저하로 인해 코인두 닫힘이 부적절하게 나타나 음식이 코인두로 역류될 수 있다. 또한 발성 과정에서 공기가 코를 통해 누출되기 때문에 콧소리를 내게 된다. 물렁입천장 기능이 감소되면 구강준비기에서 혀의 뒷부분이 물렁입천장과 적절하게 만나지 않아 인두 삼킴이 시작되기 전에 혀의 기저부 뒤쪽으로 음식이 흘러가게 된다. 음식이 혀의 기저부로 넘쳐 흘러 열려 있는 후두 아래로 바로 떨어지면 흡인의 위험성이 증가한다.

(3) 혀의 기저부 수축 감소

혀의 기저부와 인두벽이 수축하는 과정에서 발생하는 압력은 음식덩이가 후두개계곡이나 조롱박오목을 지나 인두와 식도로 안전하게 이동하는 데 있어 중요한 역할을 수행한다. 혀의 부분 또는 완전 마비로 인해 혀의 기저부가 뒤쪽으로 수축하는 힘이 감소하게 되면 인두 공간 내의 압력이 감소하게 되어 삼킴 후에 한쪽 또는 양쪽 후두개계곡에 음식 찌꺼기가 남게 된다. 또한 혀의 기저부 수축력 저하와 인두의 적절하지 않은 압력으로 인해 인두벽에 음식 찌꺼기가 코팅되어 남는 경우도 발생할 수 있다.

(4) 인두벽의 수축력 감소

음식물을 안전하게 식도로 내려보내기 위해서는 혀의 기저부는 인두벽 쪽으로 수축하고, 인두벽은 혀의 기저부 쪽으로 수축하여 서로 맞닿을 때 인두에서 충분한 압력이 생기게 된다. 인두벽이 혀의 기저부 쪽으로 접촉 또는 팽창할 수 없을 때, 인두 압력이 감소한다. 인두 압력이 감소하면 음식 찌꺼기가 인두벽과 조롱박오목에 남을 수 있다. 인두벽 한쪽이 마비되면 후두개계곡과 조롱박오목에 음식 찌꺼기가 비대칭적으로 남게 된다. 마비된 인두 내에 쌓여있던 음식이 삼킴 과정 후에 닫혀지지 않은 기도로 넘치게 되어 흡인의 위험성이 높아진다.

(5) 목뿔뼈 운동의 감소

목뿔뼈의 운동은 이 뼈에 연결되어 있는 근육들의 작용에 의해 영향을 받는다. 목뿔뼈는 목뿔위 근육에 의해 혀와 다른 구조물들로부터 팽팽히 당겨져 매달려 있는 형태이기 때문에 혀의 기능 감소는 목뿔뼈의 움직임에도 영향을 미치게 된다. 음식물의 삼킴시 시작되는 목뿔뼈의 앞쪽, 위쪽 움직임은 후두를 들어 올리게 되고 이러한 움직임은 반지인두조임근 부위를 잡아당겨 조임근을 열어주고 음식덩이가 식도로 들어가게 하므로 목뿔뼈의 움직임이 감소하게 되면 기도 보호와 식도로의 음식물 진행에 어려움이 생긴다.

(6) 후두덮개 기능의 손상

정상적인 삼킴 과정에서 후두덮개의 기능은 삼킴 반사가 나타나는 동안 후두 입구를 닫아주는 것이다. 후두덮개의 움직임은 주름이 아래로 펴지면서 기울여져 후두를 덮어주는 것으로 설명할 수 있는데, 뇌졸중이나 뇌손상 환자는 후두덮개가 적절한 기능을 수행하지 못할 경우 음식이 후두 안뜰로 유입되는 것을 막지 못하게 된다. 후두덮개의 기능이 상실되었거나, 불완전하거나, 움직임이 지연된 환자는 음식을 삼킨 후 음식 찌꺼기가 후두개계곡에 남게 될 것이며 남아 있는 찌꺼기는 환자의 폐로 흡인될 수 있는 위험을 증가시키게 된다. 근 긴장도의 변화로 인해 생긴 과도한 휘어짐으로 인하여 후두덮개의 끝은 혀기저부에 근접하게 되고, 후두덮개의 뒤-아래쪽으로의 기울임 기능이 저하되어 후두 안뜰이 열려 있는 경우도 있다. 또한 삼키는 동안 후두덮개가 닫혀지지 않은 상태에서 인두의 삼킴 반사가 시작되고 음식의 일부가 후두덮개 뒤로 떨어져 후두 안뜰로 들어가게 된다. 이런 경우도 흡인의 위험이 높아지게 된다. 또 다른 후두덮개의 기능 이상으로는 후두덮개가 혀의 기저부에 대해 평행하게 놓여 있을 수도 있다. 이는 결과적으로 혀의 기저부와 후두덮개가 너무 가까워져 후두개계곡의 공간이 없어지게 된다. 이 경우도 인두 단계의 삼킴 반사가 시작되고 후두덮개가 닫혀지기 전에 후두덮개 뒤로 음식이 떨어져 후두 안뜰에 들어가게 된다. 어떤 경우는 환자의 코위영양관이 환자의 인두 안에서 돌돌 말려 후두덮개의 완전한 움직임을 방해할 수도 있다.

(7) 후두 상승과 앞쪽 움직임 감소

개인 차는 있으나 정상적인 성인 남성이 음식을 삼킬 때 후두의 움직임은 위쪽으로 약 2cm 정도라고 보고되고 있다. 후두 상승과 앞쪽 움직임은 음식이 기도로 들어가는 것을 방지하고 반지인두조임근을 잡아당겨 열리게 한다. 신경학적 손상으로 인해 후두 상승과 앞쪽 움직임이 감소된 경우 음식이 후두로 침습되거나 흡인이 발생할 수 있다. 또한 후두 상승 거리의 감소는 반지인두조임근을 충분히 잡아당겨 열지 못하기 때문에 조롱박오목에 음식이 쌓이게 된다.

(8) 후두 닫힘의 감소

후두는 음식이 기관에 들어가는 것을 방지하기 위해 구조상 아래쪽에서부터 성대, 거짓성대, 후두덮개의 3단계 밸브를 가지고 있다. 뇌졸중이나 뇌신경 손상 등으로 인해 한쪽에 마비가 있는 경우 완전한 성대 모음이 되지 않음으로 인하여 흡인이 발생할 수 있다. 이 경우 적절한 보상 전략을 이용하여 음식을 안전하게 삼킬 수 있다.

(9) 후두 침습(Penetration)

후두 침습은 음식물이 후두 내로 유입되었으나 참성대(true vocal cord) 밑으로는 떨어지지 않는 상태를 말한다. 때로, 정상적인 삼킴을 하는 사람에게도 후두 침습이 생길 수 있으나 침습된 음식은 대개의 경우 후두로부터 밀어 올려지고 후두는 다시 닫히면서 음식이 후두 밖으로 배출된다. 그러나 침습된 음식을 배출할 때 항상 기침이나 사레걸림 등 다른 사람이 보거나 들을 수 있는 증상이 나타나는 것은 아니므로 후두 침습 여부는 임상평가를 통해서도 감별하기가 어렵다. 뇌졸중이나 뇌신경 손상 등으로 후두 상승이 감소된 환자의 경우 침습된 음식이 후두에 남아 있다가 흡인으로 이어지는 경우도 많다.

(10) 흡인(Aspiration)

흡인은 음식이 후두로 들어가 성대 아래까지 떨어지는 것이다. 흡인의 임상적 징후는 여러 가지 모양으로 나타날 수 있으므로 흡인여부를 확인하기 위하여 행동이나 삼킴 전후의 목소리의 질을 관찰해야 한다: ① 삼킴 전/중/후의 기침, ② 삼킨 후 젖은 혹은 들끓는 목소리, ③ 삼킨 후 기식음이나 거친 목소리

흡인의 시점은 여러 가지 기능 손상을 추론할 수 있는 중요한 단서가 될 수 있는데, 시간적 기준에 따라 삼키기 전, 삼키는 중, 삼킨 후 흡인으로 구분할 수 있다.

첫째, 흡인이 삼킴 반사가 일어나기 전에 발생하는 것은 두 가지 원인이 있다. 먼저 삼킴 반사가 지연되었거나 나타나지 않는 경우이다. 이런 경우, 기도를 보호하기 위해 동원되는 근육들의 순차적인 움직임이 지연되기 때문에 구강준비기나 구강기에서 음식이 조작될 때 기도가 열려 있는 상태에서 음식이 혀의 기저부를 지나 성대 아래의 후두로 떨어지게 되는 것이다. 또는 혀의 움직임이 저하되어 구강 내에서 음식덩이를 형성하는 동안 물렁입천장과 혀의 기저부가 폐쇄되지 못하면서 음식이 후두로 유입이 되는 경우를 미성숙 음식덩이 유출(premature bolus loss)이라 하며 이 또한 기도가 열려 있는 상태이므로 환자는 사레가 들리게 된다.

둘째, 삼키는 중 기침, 사레 등의 흡인 증상은 후두 상승 정도가 감소되었거나 후두의 움직임 기전에서 밸

브가 작동하지 않는 경우 또는 밸브가 효과적으로 작동되지 않음으로 인해 기도 보호가 되지 않는 경우 발생하게 된다. 후두가 올라가며 앞쪽으로 움직이는 것은 후두를 끌어올리기 위한 움직임이다. 만약 후두를 들어올리고 앞쪽으로 움직이는 운동 기능이 손상되면, 음식은 삼키는 동안 열려 있는 기도로 들어가게 될 것이다. 적절한 기도 보호를 위해서는 성대와 거짓성대가 닫히며 모뿔덮개주름이 후두덮개 기저부에 접촉하게 되는 후두밸브의 효과적인 3단계 닫힘이 완벽하게 이루어져야 한다. 치료사는 치료를 시작하기 전에 후두기능에 대한 평가를 바탕으로 성문위삼킴과 멘델슨 수기를 적용해 볼 수 있다.

셋째, 삼킴이 이루어진 후에 나타나는 흡인 증상은 전형적으로 후두개계곡이나 조롱박오목처럼 오목한 곳에 남아 있는 음식이 흘러나와, 열려 있는 기도로 들어가는 것으로 혀기저부의 수축력 감소, 후두 상승의 감소, 한쪽 인두의 마비, 인두벽의 수축력 감소가 원인이 될 수 있다. 목뿔뼈의 움직임이 작아지면 후두 상승의 정도도 감소하여 반지인두조임근을 효과적으로 잡아당기지 못하여 음식덩이 전체가 식도 안으로 들어가는 것을 방해할 수 있다. 만약 환자에게 기침 반사가 온전하게 남아 있어 강하게 기침할 수 있다면 흡인된 음식을 기관으로부터 후두를 통해 밖으로 빼내도록 유도한 후 다시 삼키도록 할 수 있다.

(11) 무증상흡인(Silent aspiration)

무증상흡인은 흡인의 한 형태로 음식이 성대 밑으로 떨어질 때 숨 막힘, 기침, 사레 등의 임상적인 징후가 관찰되지 않기 때문에 폐렴 발생의 잠재력이 높다. 전체 흡인 환자 중 50% 정도에서 무증상흡인이 발생한다고 보고되고 있으며, 인공호흡기에 의존하는 환자의 경우 무증상흡인을 보이는 환자는 77%까지 증가하는 것으로 확인되었다. 무증상흡인 때문에 침상 평가만으로는 흡인 유무를 정확히 판단할 수 없으므로 VFSS, FEES와 같은 영상학적 진단을 통해서 흡인에 대한 객관적인 데이터를 근거로 임상평가가 병행되어야 한다. 후두의 기침 반사가 감소되는 직접적인 원인으로는 뇌줄기 뇌졸중과 같은 신경학적 장애를 들 수 있는데 후두 감각의 구심성 가지나 기침을 하는 원심성 가지 혹은 양쪽 모두에 손상이 발생하여 반사가 감소되는 경우이다. 간접적인 원인으로는 만성 후두염으로 인해 감각수용기에 손상을 입어 기침 반사를 자극하지 못하는 경우가 있고, 기관 내 삽관, 기관 절개, 약물 등으로 인한 각성수준 저하로 반사가 저하될 수 있다. 후두의 기침 반사는 호흡기계를 보호하는 중요한 기전일 뿐만 아니라 신경학적 삼킴장애를 나타내는 중요한 관찰 지표이다. 음식이나 분비물이 침습되면 기침 반사가 시작되고 이의 반복적인 증상은 신경학적 삼킴장애의 중요한 표시로 본다. 그러나 무증상흡인이 있는 경우 이러한 반응이 나타나지 않으므로 폐렴의 발생률은 더욱 높아지게 된다. 따라서 조기 검사를 통해 이런 환자들에게 식사시 흡인으로 인한 위험성과 주의점 등을 알려주고 이해시켜야 한다.

4 치료의 적용

삼킴장애의 합병증은 뇌졸중 이후 비교적 조기에 발생하므로 시기적절한 관리가 중요하다. 뇌졸중 환자의 삼킴장애에 대한 관리에는 식사중재, 영양적 중재, 구강위생, 행동치료, 약리학적 치료, 신경 자극 등의 방법이 적용되고 있다.

식사중재는 음식의 점도에 따라 기도 흡인의 위험성이 달라진다는 원리에 근거하여 적용된다. 일반적으로 음료의 점도를 증가시킴으로써 기도 흡인의 빈도를 감소시킬 수 있다는 장점이 있으나 인두 내 잔여물의 양을 증가시키는 부정적인 결과를 초래할 수도 있다. 또한 균질한 점도를 만들기 위하여 음식을 갈게 되는데 부드러운 질감의 음식을 섭취하게 될 경우 영양실조와 근육감소증을 유발할 위험성이 증가한다는 연구 결과도 있다. 이는 음식의 질감 변형으로 인하여 환자의 식욕이 감소하기 때문일 수 있다. 장기 적용 시 잠재적인 부작용의 위험이 있으므로 음식의 질감 변형은 뇌졸중으로 인한 삼킴장애의 급성기에 단기적으로 사용하기에 적합할 것으로 보인다. 이를 통하여 삼킴기능에 대한 훈련을 재활 초기에 시작할 수 있을 것이다.

영양적 중재는 영양실조로 인한 부정적 영향을 예방하기 위해 시행되며 심각한 삼킴장애로 인하여 구강으로 물과 음식, 그리고 약을 삼킬 수 없는 경우 경관식이를 통하여 충분한 단백질과 칼로리 섭취를 보장하는 것이 필요하다. 대부분의 뇌졸중 환자들은 발병 후 30일 이내에 입으로 음식을 섭취할 수 있을 만큼 삼킴 기능을 회복하므로 피부경유내시경위창냄술(percutaneous endoscopic gastrostomy)의 시행은 4주 이상의 경관급식을 필요로 하는 환자에 국한하여 고려하는 것이 합리적으로 보인다. 삼킴장애 환자의 칼로리 섭취량은 개인별로 모니터링하고 관리되어야 한다.

급성기 뇌졸중 환자에게서 구강 내의 병원균으로 오염된 침이 기도로 흡인되면 폐렴을 유발하는 주요 기전이 될 수 있다. 뇌졸중 환자의 구강 내에서 대장균, 폐렴막대균, 녹농균 등의 농도가 증가하며 이는 폐렴의 발생과 높은 상관관계를 보이는 것이 확인되었다. 따라서 구강위생의 목적은 구강 내 병원균의 대량 증식을 감소시키는데 있다.

행동치료는 치료적 접근법으로 가장 대중적으로 사용되고 있다. 보상적 방법은 음식을 삼키는 동안 머리와 몸의 자세를 바꿔줌으로써 생리적 삼킴과 음식덩이의 흐름을 최적화시킴으로써 삼킴기능을 즉각적으로 향상시키는 방법이며 재활적 방법은 근육 훈련이나 삼킴 기전의 최적화를 통해 장기적인 변화를 이끌어내는 방법이다. 그러나 많은 행동적 치료 방법들이 운동 프로그램 내에서의 시행 방법에 따라 단기적인 보상적 효과와 장기적인 재활 효과를 함께 갖고 있을 것으로 추정되고 있다. 현재 뇌졸중 환자들을 대상으로 재활적 방법으로 사용되고 있는 치료 방법으로는 저항성 턱 당기기 운동(CTAR), 샤케어 운동, 혀 근력 강화 운동, 저항성 입 벌리기 운동(JOE), 날숨 강화훈련(EMST), 시각적 바이오 피드백 등의 방법이 있다.

약리학적 치료는 촉망되는 결과들이 보고되고는 있으나 아직까지는 명확한 근거가 부족하여 보다 많은 연구가 필요한 상황이다. 약리학적 치료는 말초 감각 수준이나 중추신경계 내에서 삼킴에 대한 신경조절 효과를 발휘하는 약물을 사용한다. 삼킴장애를 치료하기 위하여 말초 수준에서 작용하는 약리학적 감각자극 물질 중 하나로 캡사이신이 있다. 캡사이신은 감각신경종말 내 TRPV-1 수용체의 작용제이며 신경펩티드 중 하나인 물질 P의 방출을 조정한다. 캡사이신을 온도촉각자극 등의 다른 감각자극과 함께 적용한 결과는 감각자극만을 적용한 경우보다 삼킴기능의 개선 효과가 좋았다는 연구결과들이 발표되고 있다.

신경 자극은 삼킴 네트워크의 신경가소적 변화를 유발하기 위한 목적으로 다양한 방법으로 말초 및 중추신경을 자극하는 방법이다. 여기에는 경두개자기자극(transcranial magnetic stimulation), 경두개직류자극(transcranial direct current stimulation), 신경근 전기자극, 인두 전기자극 등의 방법이 있다. 경두개자기자극은 뇌 내 세포를 자극하여 삼킴기능을 향상시키기 위하여 자기장을 사용하는 방법으로 신경자극 방법들 중 삼킴기능 개선에 가장 좋은 효과를 보이는 것으로 보고되고 있다. 경두개 직류자극은 삼킴과 관련된 대뇌겉질에 낮은 직류전류를 흘려주는 방법으로 삼킴기능의 개선에 긍정적인 효과가 있는 것으로 보고되고 있으나 손상측 또는 환측 또는 양쪽 대뇌반구 등 가장 좋은 효과를 얻을 수 있는 적용 부위에 대한 합의에 도달하지 못한 상태이다. 신경근 전기자극과 인두 전기자극은 말초 자극에 해당하는 방법이다. 신경근 전기자극은 삼킴과 관련된 근육에 감각 또는 운동역치의 자극을 통하여 뇌의 가소성에 영향을 미침으로써 삼킴기능의 회복에 도움을 제공한다. 인두 전기자극은 인두 내에 직접적으로 전기자극을 제공하여 대뇌겉질의 재배열을 촉진함으로써 삼킴기능의 회복에 도움을 제공하는 방법이며 기관절개관이 있는 환자와 인두내 감각 저하, 삼킴반사 지연 증상을 보이는 환자에게 특히 적합하다고 보고되고 있다.

세부적인 치료의 적용 방법 및 원리는 4부 및 5부의 7장을 참고하여 적용할 수 있다.

5 뇌졸중 환자의 삼킴장애 회복과 예후

뇌졸중으로 인한 삼킴장애 환자 중 50%는 발병 후 7일 이내에 자발적으로 회복한다. 자발적으로 회복하지 못하는 환자들 중 일부는 연하재활치료를 통해 완전히 또는 부분적으로 회복할 수 있음을 보고하고 있다. 그렇지만 상당수의 환자들이(10–50%) 연하재활치료를 통해서도 회복하지 못하고 지속적인 삼킴장애를 갖게 된다.

뇌졸중 이후 삼킴 기능의 회복에 기여하는 주요 요인은 '뇌의 가소성'이다. 뇌의 가소성은 나이, 유전적 요인, 뇌졸중의 합병증, 건강상태, 재활치료 등 여러 요인들에 의해 달라질 수 있다. 재활치료의 성공은 치료의 특이성, 훈련 강도, 반복 등 여러 요인들의 영향을 받는데 뇌 내 구조적인 네트워크나 손상 위치 등 뇌의 상태와 관련된 요인들도 삼킴장애로부터의 회복과 재활에서의 성공에 영향을 미칠 수 있다. 뇌 손상의 위치가 회복에 영향을 미치는 기전으로는 손상당한 영역에 따라 잔여 영역들이 동원됨으로써 보상적인 신경 회복이 일어날 수 있는 잠재력이 있기 때문이다. 뇌졸중 이후 1주 이내에 많은 이들이 자발적으로 삼킴기능을 회복하는데 이는 감각–운동이나 인지기능 쪽에서는 관찰하기 어려운 현상이다. 이는 삼킴 네트워크의 양측성 신경지배와 신경지배의 대체 경로가 삼킴기능의 빠른 회복을 촉진하는 것으로 추정된다.

대뇌겉질 손상으로 인한 삼킴장애의 회복은 건측 대뇌반구에서의 재조직화에 의해 결정되는 것으로 추정되고 있다. 그러나 이는 모든 환자에게 해당되는 내용이 아니다. 모든 삼킴장애 환자들이 삼킴기능을 회복하지는 못하기 때문이다. 이에 대한 한가지 이유로는 뇌졸중이 발생하기 전 환자들의 삼킴 네트워크가 어떻게 구성되어 있었는지가 환자들마다 다를 수 있기 때문이다. 모든 이들의 뇌의 구성과 기능이 동일하지 않기 때문에 뇌의 가소성과 재활에 기여하는 요인들 외에도 개인별로 질병 발생 전에 갖고 있던 삼킴 관련 신경조절 네트워크의 형태가 환자의 회복에 영향을 미치게 된다.

대뇌겉질 뇌졸중으로 인한 삼킴장애로부터의 회복은 건측 대뇌반구의 겉질 재조직화의 성공 여부에 달려있다. 손상받지 않은 대뇌반구가 성공적으로 역할을 대체할 수 있다면 삼킴기능의 회복은 성공적으로 일어날 수 있을 것이다. 이 과정에서 영향을 미칠 수 있는 요인 중 하나는 손상받은 대뇌반구가 어느 쪽인지에 대한 것이다. 오른쪽과 왼쪽 대뇌반구는 손상에 동등하게 보상하지 못할 것이기 때문이다. 손상받지 않은 대뇌반구는 다른 영역들보다 특정 뇌영역에 대한 보상을 더 잘 할 수 있다. 뇌졸중 이후 신경학적 회복의 잠재력은 손상된 영역과 삼킴기능의 편측화 정도에 달려있다. 예를 들어 삼킴 네트워크에 있어 중요한 역할을 수행하는 대뇌섬(insula)의 경우 왼쪽 반구의 편측화가 매우 강한 것으로 알려져 있어 왼쪽 반구 손상 시 회복에 있어 보상기전의 작동이 매우 제한적일 수 있다.

손상 영역의 조합 또한 회복의 성공 여부에 영향을 미칠 수 있다. 대뇌섬과 이마덮개(frontal operculum)가 함께 손상된 경우 삼킴장애의 지속기간이 길어질 수 있다. 이들 두 영역 모두 비슷한 삼킴기능을 담당하기 때문에 두 영역 모두 손상시 삼킴기능의 손상 정도가 커지고 오래 지속될 수 있기 때문이다. 이마덮개의 경우 대뇌섬 뇌졸중 이후 손상 주변 조직의 동원에 있어 매우 중요한 영역이므로 대뇌섬과 함께 이마덮개가 손상되거나 이 두 구조물을 연결하는 백색질에 손상이 발생할 경우 그런 동원 기전이 손상될 수 있을 것이다.

그러나 손상의 위치와 회복 잠재력 사이의 관계를 모든 뇌졸중 환자들에게 일반화하여 적용하기는 어렵다. 삼킴과 관련된 근육군과 기능의 편측화는 개인간, 그리고 개인 내에서도 차이가 있어 회복 양상이 개인별, 그리고 개인 내에서도 차이가 있을 수 있기 때문이다.

6 뇌졸중 환자의 삼킴장애 사례

송○○ (M/62)

Dysphagia due to Rt) Lateral Medullary Infarction

1. 주진단

Lt. hemiparesis due to LMI
Dysphagia

2. Initial Presentation

평소 HTN 있던 환자로 약 복용하고 있지 않다가 2024. 12. 16일 밤 12시경 화장실 가던 중 어지럼증(dizzness) 발생하였고 다음날 아침 몸이 한쪽으로 기울고 마비증상 있어 응급실 내원함. 당시 시행한 MRI에서 Rt. lateral medullary infarction 진단받고 신경과 입원하여 신경학적으로 안정화된 후 삼킴장애에 대한 포괄적인 재활치료 위하여 2024. 12. 26일 재활의학과로 전과됨

3. 주호소 C/C

삼키면 목에 다 걸려서 넘어가지 않아요. 가래가 너무 많아요.

4. 전반적 기능, 활동 및 환경평가

신체 기능	정신기능	Mental – 명료함(alert) MMSE : 28점
	감각기능 (양측 상지 및 하지)	정상
	신경근골격계 기능 (양측 상지 및 하지)	근력 4단계(general G)/관절가동범위 정상/근긴장도 정상
활동 및 참여	일상생활동작	먹기와 식사활동을 제외한 일상생활활동에서 모두 독립적 수행 가능(코위영양관 적용시 간호사의 도움 요함) 병원내에서 보행 가능하나 균형문제로 낙상 위험있어 감독 요함

환경적 요인	개인적 요인	나이: 62세 학력 : 대학교졸업 직업 : 영업 의사소통 : 원만함 종교 : 기독교 주 돌봄제공자 : 부인 오른손잡이 거주지 : 서울거주 콧줄달고 퇴원하고 싶지 않다.

5. Initial Bedside Swallowing Assessment

■ **진단(Diagnosis)**

Dysphagia due to LMI, Diplopia

■ **주소(Chief complain)**

삼키면 목에 다 걸려서 넘어가지 않아요. 가래가 너무 많아요.

■ **교육 요구도(Education requirement)**

- 교육 요구도 ☑ 상 ○ 중 ○ 하
- 교육 대상자 ☑ 환자 ☑ 보호자 ○ 간병인
- 교육 이해도 ☑ 상 ○ 중 ○ 하

■ **내원 방법** ☐ Bed ☑ Wheelchair ☐ Car ☐ Ambulation (○ Crutches ○ Canes ○ Walkers ○ No device)

■ **의식및 인지 기능**

- Mental : alert
- MMSE : 28점

■ **처방력** ☑ 간접적 치료(Indirect Tx) ☑ 직접적 치료(Direct Tx)
☑ 촉진 및 운동기법 ☑ 보상기법 ☑ NMES(Neuromscular electrical stimulation)

■ **호흡 상태(Respiratory status)**

☑ Normal (hold breath for 5 sec.) ○ Shortness of breath ☐ O_2 (L)
○ Tracheostomy (○ cuff / ○ uncuff) ○ 기타 ( )

▣ **병실 식사 상태**

장관급식(Enteral Feeding) ☐ TPN ☑ L-tube ☐ PEG ☐ J-tube ☐ OE-tube ☐ NPO
고형식(Solid food) National Dysphagia Diet (NDD) ☐ D1 ☐ D2 ☐ D3 ☐ SD(Soft Diet) ☐ RD(Regular Diet)
유동식(Liquid food) ☐ Spoon thick ☐ Honey thick ☐ Nectar thick ☐ Thin fluid
식사 소요 시간 ○ 15분 이내 ○ 15~30분 ⊘ 30분 이상

▣ **치아 상태(Dentition state)**

○ 정상치 ○ 무치아 ⊘ 부분치아결손 ○ 부분틀니 ○ 완전틀니

▣ **구강 위생 상태(Oral hygiene state)**

○ 양호 ⊘ 불량(교육 필요도 : ○ 상 / ⊘ 중 / ○ 하)

▣ **구강 구조(Oral structure)**

⊘ Normal
○ Abnormal ☐ Tongue ☐ Mandible ☐ Hard palate ☐ Gum ☐ Denture ☐ 기타( )

▣ **구강기능(Oral function)**

• 반사(Reflex)

깨물기반사(Bite reflex) ⊘ 무 ○ 유

• 구강 감각(Oral sensation)

만지기(Touch)	Right			Left		
얼굴(Facial)	○ Intact	⊘ Impaired	○ N/A	⊘ Intact	○ Impaired	○ N/A
윗 입술(Upper Lip)	○ Intact	⊘ Impaired	○ N/A	⊘ Intact	○ Impaired	○ N/A
아랫 입술(Lower Lip)	○ Intact	⊘ Impaired	○ N/A	⊘ Intact	○ Impaired	○ N/A
혀 앞쪽 1/3(Tongue anterior 1/3)	○ Intact	⊘ Impaired	○ N/A	⊘ Intact	○ Impaired	○ N/A
혀 중간 1/3(Tongue middle 1/3)	○ Intact	⊘ Impaired	○ N/A	⊘ Intact	○ Impaired	○ N/A
혀 뒤쪽 1/3(Tongue posterior 1/3)	○ Intact	⊘ Impaired	○ N/A	⊘ Intact	○ Impaired	○ N/A
물렁입천장(Soft palate)	○ Intact	⊘ Impaired	○ N/A	⊘ Intact	○ Impaired	○ N/A
맛(Taste)	Right			Left		
혀 앞쪽 2/3(Tongue anterior 2/3)	⊘ Intact	○ Impaired	○ N/A	⊘ Intact	○ Impaired	○ N/A
혀 뒤쪽 1/3(Tongue posterior 1/3)	⊘ Intact	○ Impaired	○ N/A	⊘ Intact	○ Impaired	○ N/A

• 가동범위(Tongue ROM Severity Rating Scale)

Protrusion		
정상(Normal)	혀가 윗입술보다 15mm 이상 나옴	○ 100
경도-중등도 손상(Mild-moderately impaired)	혀가 윗입술보다 1mm 초과하나 15mm 미만으로 나옴	⊘ 50
중증도 손상(Severely impaired)	약간의 혀 움직임이 보이나 윗입술보다 나오진 못함	○ 25
완전 손상(Totally impaired)	혀의 움직임이 없음	○ 0

Right Lateralization		
정상(Normal)	혀가 입 안쪽 볼에 닿음	✓ 100
경도-중등도 손상(Mild-moderately impaired)	혀가 입 안쪽 볼 방향으로 50프로 이상으로 움직임	○ 50
중증도 손상(Severely impaired)	혀가 입 안쪽 볼 방향으로 50프로 이하로 움직임	○ 25
완전 손상(Totally impaired)	오른쪽으로 혀의 움직임이 나타나지 않음	○ 0
Left Lateralization		
정상(Normal)	혀가 입 안쪽 볼에 닿음	✓ 100
경도-중등도 손상(Mild-moderately impaired)	혀가 입 안쪽 볼 방향으로 50프로 이상으로 움직임	○ 50
중증도 손상(Severely impaired)	혀가 입 안쪽 볼 방향으로 50프로 이하로 움직임	○ 25
완전 손상(Totally impaired)	왼쪽으로 혀의 움직임이 나타나지 않음	○ 0
Elevation		
정상(Normal)	혀가 입 안쪽 볼에 닿음	○ 100
중등도 손상(Moderately impaired)	혀 끝이 위로 향하나 상부 alveolar ridge에 닿지 않음	✓ 50
완전 손상(Totally impaired)	Tongue tip elevation을 볼 수 없음	○ 0
Total tongue ROM score		(75) 점

• 근력(Strength) 및 움직임

턱(Jaw)			
열기(Open)	✓ Intact	○ Impaired	○ N/A
닫기(Close)	✓ Intact	○ Impaired	○ N/A
좌우로 움직이기(Lateralization)	✓ Intact	○ Impaired	○ N/A
빠르게 열고 닫기(Rapid open & close)	✓ Intact	○ Impaired	○ N/A
입술(Labial)			
입술 다물기(Lip closure at rest)	✓ Intact	○ Impaired	○ N/A
내밀기(Protrusion)	✓ Intact	○ Impaired	○ N/A
힘주기(Strength)	✓ Intact	○ Impaired	○ N/A
빠르게 내밀고 넣기(Rapid protrusion & retraction)	✓ Intact	○ Impaired	○ N/A
볼(Cheeks)			
대칭성(Symmetry)	✓ Intact	○ Impaired	○ N/A
볼푸불리기(Cheekspuff)	✓ Intact	○ Impaired	○ N/A
혀(Lingual)			
올리기(Elevation) - 내리기(Depression)	✓ Intact	○ Impaired	○ N/A
앞으로 내밀기(Protrusion) - 뒷당기기(Retraction)	○ Intact	✓ Impaired	○ N/A
빠르게 좌우로 움직이기(Rapid lateralization)	○ Intact	✓ Impaired	○ N/A
저항에 대해 밀어내기(Strength)	○ Intact	✓ Impaired	○ N/A

- 협응력(coordination)

턱-입술-혀-볼의 협응	○ Intact	✓ Impaired	○ abscent
호흡-삼킴의 협응	○ Intact	✓ Impaired	○ abscent

▣ 인두 / 후두(Pharynx/Larynx) 기능

- 물렁입천장(Soft palate) 기능

대칭성(Symmetry)-Deviation	○ Intact	✓ Impaired	○ abscent
짧게 '아' 소리 내는 동안 올리기(Ability to raise palate 'Ah')	✓ Intact	○ Impaired	○ abscent
'아' 소리를 연속적으로 내는 동안 올리기 (Ability to sequentially raise 'Ah')	○ Intact	✓ Impaired	○ abscent

- 반사(Reflex)

구역반사(Gag reflex)	○ Intact	✓ Impaired	○ abscent
구개반사(Palate reflex)	○ Intact	✓ Impaired	○ abscent
삼킴반사(Swallowing reflex)	○ Intact	✓ Impaired	○ abscent

- 후두 기능

후두 삼킴 시작(Laryngeal prompting)	○ Intact	✓ delayed(60초 이상 지연)	
후두 움직임 범위(Laryngeal excursion)	○ Intact	✓ Impaired	○ abscent
삼킴 협응력(Laryngeal coordination)	○ Intact	✓ Impaired	○ abscent
성대(Vocal cord) 기능	○ Intact	✓ Impaired	○ abscent
자발적 기침(Voluntary cough)	✓ Intact	○ Impaired	
목소리 가다듬기	✓ Intact	○ Impaired	
목소리 질(Voice quality)	○ Intact	✓ Impaired ☑ aphonic ☐ hoarse voice ☐ wet voice	

▣ 먹기 및 마시기 수행 평가

- 구강전/구강기(Preoral/Oral phase)

구강 밖으로 음식물 흘림	✓ Intact	○ Impaired	○ abscent
구강 내 음식물 담고 유지하기	✓ Intact	○ Impaired	○ abscent
씹기(Mastication)	✓ Intact	○ Impaired	○ abscent
식괴 형성(Bolus formation)	○ Intact	✓ Impaired	○ abscent
식괴 이동(Bolus transfer)	○ Intact	✓ Impaired	○ abscent
구강내잔여물(Oralresidue)	✓ 무	○ 유 (○ Both / ○ Right / ○ Left)	
구강 이동 시간	○ Intact	✓ Impaired(5초 이상)	

• 인두기(Pharyngeal phase)

삼킴 후 이물감	○ 무	✓ 유	
인두 잔여물 제거	✓ 가능	○ 부분적으로 가능	○ 어려움
흡인(Aspiration Sign)	○ 무	✓ 유 : ☐ Timing (☐ Pre / ☐ During / ☑ Post) ☐ Chocking ☑ Coughing ☑ Voice change ☐ Tracheostomy 유출	
삼킴후 목소리 변화(Voice change)	○ 무	✓ 유 ☐ wet voice ☑ gurgly voice	
삼킴후 잔여물 배출하기(Expectoration)	✓ Intact	○ Impaired	○ abscent

Gugging Swallowing Screening(GUSS)

1. 예비조사 / 간접 삼킴검사

	YES	NO
각성상태(환자는 적어도 15분은 의식이 명료해야 한다)	1 ☑	0 ☐
기침(자발적 기침) 또는 목소리 가다듬기(throat clearing) (환자는 기침이나 목소리 가다듬기를 두 번은 할 수 있다)	1 ☑	0 ☐
침 삼키기 • 성공적으로 삼킴	1 ☑	0 ☐
• 침흘림(Drooling)	0 ☐	1 ☑
• 목소리 변화(쉰목소리, 가래 낀 목소리, 가냘픈 목소리, 거글거리는 소리, 침삼킴 후 사레들림)	0 ☐	1 ☑
		(4)
합계	1–4 = 심층 검사[1](VFS, FEES) 5 = part 2 검사 시행	5점

2. **직접 삼킴검사**(재료 : 물, 납작한 찻수저, 점도증진제, 빵)

시행 순서	1 →	2 →	3 →
	반고체*	액체**	고체***
삼킴(deglutition) • 삼킴이 불가능 • 삼킴이 지연됨 (>2초) (고형식>10초) • 삼킴 잘함	0 ☐ 1 ☑ 2 ☐	0 ☐ 1 ☐ 2 ☐	0 ☐ 1 ☐ 2 ☐
기침(비자발적) (삼킴 전, 중간, 후 – 검사 후 3분까지) • 예 • 아니오	0 ☑ 1 ☐	0 ☐ 1 ☐	0 ☐ 1 ☐
침흘림 • 예 • 아니오	0 ☐ 1 ☑	0 ☐ 1 ☐	0 ☐ 1 ☐
목소리 변화 (삼킴 전과 후 환자의 "오" 소리를 들을 것) • 예 • 아니오	0 ☑ 1 ☐	0 ☐ 1 ☐	0 ☐ 1 ☐
	2점 (5)	(5)	(5)
합계	1–4 = 심층 검사[1](VFS) 5 = 액체검사 진행	1–4 = 심층 검사[1](VFS) 5 = 고체검사 진행	1–4 = 심층 검사[1](VFS) 5 = 정상
합계 : (간접 삼킴검사 + 직접 삼킴검사)	Score : 7/20		

6. 비디오투시삼킴검사(Videofluoroscopic Swallow Test; VFSS) 결과

1) 구강기

bolus formation/transfer 경도의 지연

oral transit time 경도의 지연

2) 인두기

tongue base contraction : 저하

post pharyngeal wall contraction : 거의 수축 보이지 않음

swallow initiation : 지연

residue on valleculae : 다량(삼킨 양의 약 50%)

residue on pyriform sinus : 다량(삼킨 양의 약 50%)

UES relaxation : 기능 이상(이완 불능)

pharyngeal transit time : 매우 지연

aspiration 양상 : 삼킴후 흡인(post-swallow aspiration)

유동식/고형식에 따른 반응 :

	Level	Amount	Frequency	Astiraton Timing
thin liquid	subglottic (silent)	다량	매번	Post
thick liquid	subglottic	소량	매번	Post
연하보조식 1단계	subglottic	미량	가끔	post
연하보조식 2단계	subglottic	소량	가끔	post
연하보조식 3단계	subglottic	소량	가끔	post

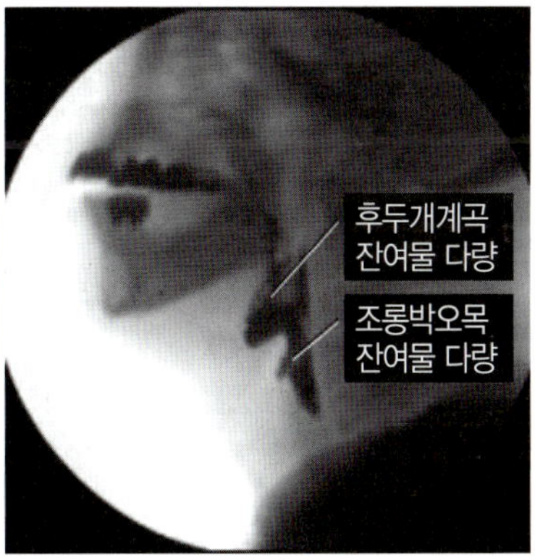

7. 주요 문제점

- Oral phase
  - ☐ Drooling
  - ☐ Delayed bolus formation
  - ☐ Delayed bolus transfer
  - ☐ Oral residue (pocketing)
  - ☐ Chewing problem
  - ☐ Oral hygine
  - ☐ Dry mouth
  - ☐ Sensory problem
- Pharyngeal phase
  - ☑ Delayed swallow reflex
  - ☑ Premature spillage
  - ☑ Delayed bolus transfer
  - ☑ Valleculae residue
  - ☑ Pyriform sinus residue
  - ☑ Epiglottis dysfunction
  - ☑ Airway protection problem
  - ☑ UES opening dysfunction
  - ☐ Nasal regurgitation
- Others
  - ☐ Conitive problem
  - ☐ Apraxia (Oral, swallow)
  - ☐ Respiratory problem
  - ☐ Expectoration dysfunction

8. 목표설정

Functional goal	
Long-term goal	• 변형된 음식(modified diet)을 안전하게 삼킬 수 있다. • 변형된 영양공급 방법을 독립적으로 적용할 수 있도록 한다. • 적절한 보상전략을 독립적으로 적용하여 삼킬 수 있다.
Short-term goal	• 치료 프로그램 진행 후 인두 잔여물 양을 50% 이내로 감소시킨다. • 혀기저부의 압력을 50% 이상 증가시킨다.

9. 문제증상에 따른 중재방법의 선택

인두기(Pharyngeal phase)에서 나타나는 증상과 중재 전략

문제	Nasal regurgitation	Delayed initiation ✓	Premature spillage	Valleculae residue ✓	Epiglottis dysfunction	Stasis in pharynx ✓	Pharyngeal coating	Aspiration Penetratoin ✓	UES opening dydfunction ✓
원인	Soft palate weakness	Delayed swallow reflex	Tongue back M weakness Delayed swallow reflex	Tongue base M weakness	Suprahyoid M weakness Laryngeal M weakness	Parygeal M weakness Laryngeal M weakness	Parygeal M weakness	Laryngeal M weakness Vocal cord palsy	Cricopharyn-geal relaxation dysfunction
중재: 적용가능한 촉진 및 운동기법의 예시									
	Blowing	TTS	혀 뒷부분 천정에 붙이기	혀 뒷부분 천정에 붙이기	Skaker ex	Masako Mvr	Effortful swallow	Skaker ex	Skaker ex
	gargling		혀를 뒤로 당기기	혀를 뒤로 당기기	Jaw opening	Skaker ex	Masako Mvr	VC adduction ex	Jaw opening
	크~ 소리내기		IOPI	IOPI	CTC (resisitive ex)			Falsetto ex	CTAR (resisitive ex)
	혀 뒷부분 물렁입천장에 붙이기		TTS						
중재: 적용가능한 보상기법/ 매뉴버의 예시									
	코를 손으로 막기	Chin tuck	Chin tuck	Chin tuck	Chin tuck	Effortful swallow	Effortful swallow	Supraglottic Mvr	Head rotation
				Effortful swallow	Mandelsohn Mvr	Mandelsohn Mvr		Super Supraglottic Mvr	Mandelsohn Mvr
								Mandelsohn Mvr	
중재: 적용가능한 Direct tx 예시									
	코를 손으로 막기	Sour bolus	점도조절	Effortful swallow		Effortful swallow	Effortful swallow	점도조절	
		Ice chip		multiple swallow		multiple swallow			

10. 다학제적 접근에 따른 치료의 선택

1) 의학적 접근법

코위영양관 및 위장관에 대한 환자의 거부, 구강 식사에 장기적인 어려움 있을 것으로 예상되어 구강 식도관 적용

2) 외과적 접근법

반지인두조임근 이완에 대한 보톡스 시술과 풍선 확장술 적용

3) 행동적 접근법

문제 증상에 따른 다양한 촉진(운동)기법과 보상기법 적용

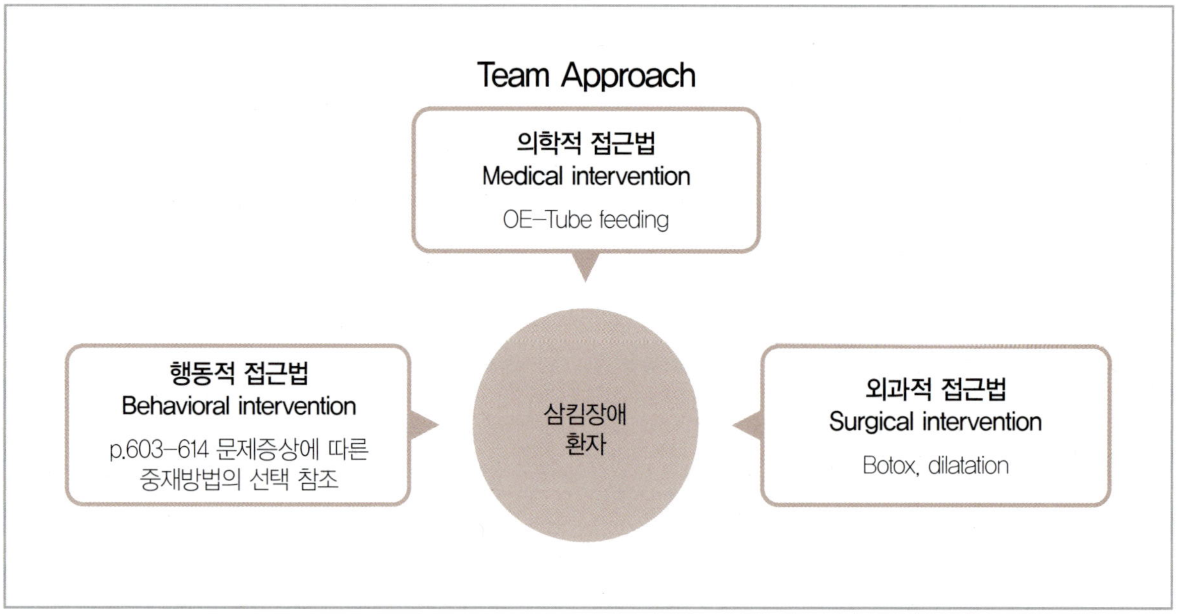

확인문제

1. 거짓 숨뇌 마비와 숨뇌 마비의 양상을 비교하여 설명하세요.

요소	거짓 숨뇌 마비	숨뇌 마비
병리		
삼킴반사		
구강근력		
언어		
인지		

2. 뇌졸중의 임상평가시 나타나는 흡인의 임상적 증후를 시간적 기준에 따라 구분하였을 때 추론할 수 있는 기능 손상을 기술하세요.

흡인의 시점	추론할 수 있는 기능 손상
삼키기 전	
삼키는 동안	
삼킨 후	

참고문헌

뇌졸중임상연구센터. 뇌졸중 진료지침. 서울: 보건복지부지정 뇌졸중임상연구센터. (2015).

Addington, W. R., Stephens, R. E., & Gilliland, K. A. (1999). Assessing the laryngeal cough reflex and the risk of developing pneumonia after stroke: an interhospital comparison. Stroke, 30(6), 1203-1207.

Altman, K. W., Schaefer, S. D., Yu, G. P., Hertegard, S., Lundy, D. S., Blumin, J. H., ... & Casiano, R. R. (2007). The voice and laryngeal dysfunction in stroke: a report from the Neurolaryngology Subcommittee of the American Academy of Otolaryngology-Head and Neck Surgery. Otolaryngology-Head and Neck Surgery, 136(6), 873-881.

Aydogdu, I., Ertekin, C., Tarlaci, S., Turman, B., Kiylioglu, N., & Secil, Y. (2001). Dysphagia in lateral medullary infarction (Wallenberg's Syndrome): an acute disconnection syndrome in premotor neurons related to swallowing activity?. Stroke, 32(9), 2081-2087.

Balcerak, P., Corbiere, S., Zubal, R., & Kägi, G. (2022). Post-stroke Dysphagia: Prognosis and Treatment-A Systematic Review of RCT on Interventional Treatments for Dysphagia Following Subacute Stroke. Frontiers in neurology, 13, 823189.

Broadley, S., Croser, D., Cottrell, J., Creevy, M., Teo, E., Yiu, D., ... & Thompson, P. D. (2003). Predictors of prolonged dysphagia following acute stroke. Journal of clinical neuroscience, 10(3), 300-305.

Cabib, C., Ortega, O., Kumru, H., Palomeras, E., Vilardell, N., Alvarez-Berdugo, D., ... & Clavé, P. (2016). Neurorehabilitation strategies for poststroke oropharyngeal dysphagia: from compensation to the recovery of swallowing function. Annals of the New York Academy of Sciences, 1380(1), 121-138.

Clavé, P., De Kraa, M., Arreola, V., Girvent, M., Farre, R., Palomera, E., & Serra-Prat, M. (2006). The effect of bolus viscosity on swallowing function in neurogenic dysphagia. Alimentary pharmacology & therapeutics, 24(9), 1385-1394.

Cramer, S. C., & Bastings, E. P. (2000). Mapping clinically relevant plasticity after stroke. Neuropharmacology, 39(5), 842-851.

Daniels, S. K., Brailey, K., & Foundas, A. L. (1999). Lingual discoordination and dysphagia following acute stroke: analyses of lesion localization. Dysphagia, 14(2), 85-92.

Daniels, S. K., Brailey, K., Priestly, D. H., Herrington, L. R., Weisberg, L. A., & Foundas, A. L. (1998). Aspiration in patients with acute stroke. Archives of physical medicine and rehabilitation, 79(1), 14-19.

Daniels, S. K., & Foundas, A. L. (1997). The role of the insular cortex in dysphagia. Dysphagia, 12(3), 146-156.

Daniels, S. K., Foundas, A. L., Iglesia, G. C., & Sullivan, M. A. (1996). Lesion site in unilateral stroke patients with dysphagia. Journal of Stroke and Cerebrovascular Diseases, 6(1), 30-34.

Daniels, S. K., Schroeder, M. F., McClain, M., & Corey, D. M. (2006). Dysphagia in stroke: development of a standard method to examine swallowing recovery. Journal of rehabilitation research and development, 43(3), 347.

Ertekin, C. (2011). Voluntary versus spontaneous swallowing in man. Dysphagia, 26(2), 183-192.

Gonzalez-Fernandez, M., Kleinman, J. T., Ky, P. K., Palmer, J. B., & Hillis, A. E. (2008). Supratentorial regions of acute ischemia associated with clinically important swallowing disorders: a pilot study. Stroke, 39(11), 3022-3028.

Hamdy, S., Aziz, Q., Rothwell, J. C., Crone, R., Hughes, D., Tallis, R. C., & Thompson, D. G. (1997). Explaining oropharyngeal dysphagia after unilateral hemispheric stroke. The Lancet, 350(9079), 686-692.

Hamdy, S., Aziz, Q., Rothwell, J. C., Hobson, A., & Thompson, D. G. (1998). Sensorimotor modulation of human cortical swallowing pathways. The Journal of physiology, 506(3), 857-866.

Hilker, R., Poetter, C., Findeisen, N., Sobesky, J., Jacobs, A., Neveling, M., & Heiss, W. D. (2003). Nosocomial pneumonia after acute stroke: implications for neurological intensive care medicine. Stroke, 34(4), 975-981.

Horner, J., Buoyer, F. G., Alberts, M. J., & Helms, M. J. (1991). Dysphagia following brain-stem stroke. Arch Neurol, 48, 1170-1173.

Horner, J., Massey, E. W., & Brazer, S. R. (1990). Aspiration in bilateral stroke patients. Neurology, 40(11), 1686-1686.

Jean, A. (2001). Brain stem control of swallowing: neuronal network and cellular mechanisms. Physiological reviews, 81(2), 929-969.

Jean, A. (1984). Control of the central swallowing program by inputs from the peripheral receptors. A review. Journal of the autonomic nervous system, 10(3-4), 225-233.

Kim, H., Chung, C. S., Lee, K. H., & Robbins, J. (2000). Aspiration subsequent to a pure medullary infarction: lesion sites, clinical variables, and outcome. Archives of neurology, 57(4), 478-483.

Labeit, B., Michou, E., Trapl-Grundschober, M., Suntrup-Krueger, S., Muhle, P., Bath, P. M., & Dziewas, R. (2024). Dysphagia after stroke: research advances in treatment interventions. The Lancet. Neurology, 23(4), 418–428.

Leopold, N. A., & Daniels, S. K. (2010). Supranuclear control of swallowing. Dysphagia, 25(3), 250-257.

Martino, R., Terrault, N., Ezerzer, F., Mikulis, D., & Diamant, N. E. (2001). Dysphagia in a patient with lateral medullary syndrome: insight into the central control of swallowing. Gastroenterology, 121(2), 420-426.

Meng, N. H., Wang, T. G., & Lien, I. N. (2000). Dysphagia in patients with brainstem stroke: incidence and outcome. American journal of physical medicine & rehabilitation, 79(2), 170-175.

Michou, E., & Hamdy, S. (2009). Cortical input in control of swallowing. Current opinion in otolaryngology & head and neck surgery, 17(3), 166-171.

Mosier, K., & Bereznaya, I. (2001). Parallel cortical networks for volitional control of swallowing in humans. Experimental Brain Research, 140(3), 280-289.

Muriana, D., Palomeras, E., & Rofes, L. (2016). Incidence, risk factors and complications of oropharyngeal dysphagia one year after stroke. Eur. Stroke J, 1(Suppl 1), 186.

Steinhagen, V., Grossmann, A., Benecke, R., & Walter, U. (2009). Swallowing disturbance pattern relates to brain lesion location in acute stroke patients. Stroke, 40(5), 1903-1906.

Teismann, I. K., Suntrup, S., Warnecke, T., Steinsträter, O., Fischer, M., Flöel, A., ... & Dziewas, R. (2011). Cortical swallowing processing in early subacute stroke. BMC neurology, 11(1), 34.

Vinas, F. C., & Rengachary, S. (2001). Diagnosis and management of neurosarcoidosis. Journal of clinical neuroscience, 8(6), 505-513.

SWALLOWING DISORDER

2 제2장

치매와 파킨슨병의 삼킴장애

1 치매

치매(dementia)라는 말은 라틴어에서 유래된 말로서 '정신이 없어진 것'이라는 의미를 지니고 있다. 치매는 정상적으로 생활해오던 사람이 다양한 원인에 인해 뇌기능이 손상되면서 이전에 비해 인지기능이 지속적이고 전반적으로 저하되어 일상생활에 상당한 지장이 나타나고 있는 상태이다. 여기서 인지기능이란 기억력, 언어 능력, 시공간 파악 능력, 판단력 및 추상적 사고력 등 다양한 지적 능력을 가리키는 것으로 각 인지기능은 특정 뇌 부위와 밀접한 관련이 있다.

수술 후 혼돈 상태와 같이 의식의 장애가 있어 이차적으로 인지기능의 저하가 나타나고 있는 경우는 '섬망(delirium)'이라고 하며, 치매와 구분된다. 과거에는 치매를 망령, 노망이라고 부르면서 노인이면 당연히 겪게 되는 노화 현상이라고 생각했으나 최근 많은 연구를 통해 분명한 뇌질환으로 인식되고 있다. 흔히 치매를 하나의 질병으로 생각하고, 치매는 모두 똑같고 별다른 치료법이 없다고 속단해버리는 경향이 있다. 그러나 치매는 단일 질환을 가리키는 말이 아니고 앞서 정의한 상태에 해당되는 경우를 통칭하는 것이다. 따라서 최근에는 치매라는 용어보다 신경인지장애로 표현되고 있다.

의학 용어를 사용한다면 특정 증상들의 집합인 하나의 '증후군'에 해당되는 것으로 이러한 치매라는 임상 증후군을 유발하는 원인 질환은 세분화할 경우 70여 가지에 이른다. 다양한 치매 원인 질환들 중에서 가장 많은 것은 '알츠하이머형 치매'과 '혈관성 치매'이지만, 그 밖에도 루이체 치매, 전두측두엽 치매, 파킨슨병 등의 퇴행성 뇌질환들과 정상압 뇌수두증, 두부 외상, 뇌종양, 대사성 질환, 결핍성 질환, 중독성 질환, 감염성 질환 등 매우 다양한 원인 질환에 의해 치매가 발생할 수 있다.

1) 치매 유형에 따른 삼킴장애

(1) 알츠하이머형 치매

① 삼킴장애 특징

알츠하이머형 치매(Alzheimer's disease)는 전반적인 인지장애를 유발하는 진행성 치매의 한 형태로 전체 치매의 60~80%를 차지한다. 알츠하이머형 치매는 인지의 퇴행이 주증상인 만큼 일반적으로 구강, 인두의 운동 및 감각장애를 유발하지는 않지만 삼킴장애의 높은 유병률을 보인다. 인지의 저하로 인해 삼킴장애가 유발되는 경우가 많은데 일차적으로 도구를 이용하여 음식을 입에 넣는 행위의 어려움부터 구강내에서 음식덩이를 형성하고 이를 구강에서 인두로 옮기는 전반적인 삼킴과정의 장애를 유발한다.

초기 알츠하이머형 치매 환자들은 종종 음식에 대한 인식불능증(실인증, agnosia)을 보이는데, 이는 환자가 앞에 놓여 있는 음식을 보고도 그것을 음식으로 인지하지 못하는 것으로 삼킴기능에 영향을 미칠 수밖에 없다. 인식불능증은 청각, 시각, 미각, 후각, 촉각 등의 인식장애 유형에 따라 분류할 수 있는데 이는 감각에 대한 감지력은 있으나 대뇌겉질의 기능에 이상이 있어 뇌에서 인식하지 못하게 되는 것이다. 시각인식불능증(visual agnosia)은 뒤통수엽에 병변이 있는 경우 나타나는 것으로, 물체를 보고 특성을 말할 수는 있지만 그것이 무언인지 인식하지 못하는 상태를 말한다. 반면 촉각인식불능증(tactile agnosia)은 마루엽에 병변이 있을 경우에 나타나는 것으로 손으로 물체를 만지더라도 그것이 무엇인지 인식하지 못하는 상태이다. 예를 들어, 환자에게 먹을 수 있는 콩과 먹을 수 없는 주사위나 구슬을 보여주고 먹을 수 있는 것을 변별하도록 하면, 환자는 콩을 먹을 수 있는 것으로 분간해내지 못한다. 이처럼 시각적 인식불능증의 결과로 먹을 수 있는 것과 그렇지 않은 것에 대해 구별하지 못하기도 하며, 구강촉각 인식불능증(oral tactile agnosia)의 경우 입 안의 음식을 인식하지 못하여 구강기 작용을 시작하지 못하는 경우도 있다. 이로 인해 환자는 음식을 입 안에 넣고 삼키는 것이 어렵게 되고, 음식을 입에 오래도록 물고 삼키지 않거나 입을 벌리고 음식을 받아들이는데 시간이 오래 걸리게 된다.

치매가 진행됨에 따라 알츠하이머병 환자들은 종종 식사와 삼킴에 있어서 행위상실증(실행증, apraxia)을 보이는 경우도 흔하다. 행위상실증의 대표적 증상으로는 마비에 의한 근력약화나 감각이상이 없음에도 불구하고 요구된 동작을 시작하지 못하거나 너무나 엉뚱한 동작으로 대신하거나, 순서가 틀리거나, 서툴게 수행하는 등의 증상을 보인다. 식사 행위상실증(실행증, feeding apraxia)이 있는 환자는 음식 섭취에 필요한 도구를 스스로 이용하지 못하거나 어려움을 보인다. 숟가락을 들고 어떻게 쥐어야 할지 이리저리 돌려보기도 하고 숟가락을 잡고 포크를 쓰는 듯한 행동을 취하기도 하는 모습을 관찰할 수 있다. 삼킴 행위상실증(swallowing apraxia)은 음식을 입에 넣고도 구강기를 시작하지 못하는 어려움을 보인다. 환자는 음식을 입 안에서 이리저리 움직이며 마치 음식을 어떻게 해야 할지, 그리고 어떻게 삼킴을 시작할지를 알아내려는 듯한 탐색 행동을 보이거나 혹은 아무런 혀의 움직임을 보이지 않은 채 몇 분 동안 음식을 입 안에 물고 있기도 할 것이다.

이러한 인식불능증과 행위상실증이 알츠하이머형 치매 환자에게서 나타날 경우, 치매 초기부터 발현된 삼킴장애 증상으로 분류할 수 있다. 인식불능증과 행위상실증은 결과적으로 식사시간을 비정상적으로 연장시키는 요소로 작용한다. 그러므로 치매 환자 평가 시에 음식을 입 안에 넣은 후 구강기의 시작까지 소요되는 시간 및 전체 식사시간을 확인하는 것이 필수적이다.

알츠하이머형 치매 환자는 삼킴의 생리학적 측면에서도 변화를 보일 수 있는데, 씹기를 위한 혀의 측면 운동 저하, 인두삼킴 유발의 지연, 양측 인두 약화, 후두상승의 감소, 혀기저부의 뒤쪽 움직임 저하를 포함한 인두의 비정상적인 움직임이 나타날 수 있다. 보통 인식불능증과 삼킴 행위상실증이 먼저 나타나고 점차적으로 생리학적 측면의 문제로 확대된다. 결과적으로 환자의 전체 식사시간이 확연하게 느려지며 적절한 영양과 수분을 섭취하는 것을 위협하는 정도까지 악화될 수 있다. 일부 환자는 한 번 삼키는데 3~4분이 걸리기도 한다(표 5-4). 이러한 식사시간의 확연한 지연은 삼킴과 관련한 감각과 운동기능이

표 5-4 알츠하이머형 치매의 특징

시기	증상	기능
구강기	구강내 인식 저하 혀 운동의 감소와 혀 기저운동 저하	음식덩이 형성 어려움 잇몸의 앞 고랑, 옆 고랑에 음식이 낌
인두기	삼킴반사 지연 후두의 상승작용 감소 조롱박오목에 음식이 남음	후두에 음식이 남고 사레가 들림 후두에 들어가는 음식의 양이 증가하고, 사레가 들림

정상범위 임에도 비구강식이를 조기에 시작하게 하는 핵심적 요인으로 작용한다.

② 알츠하이머형 치매의 삼킴장애 치료

치매 환자가 스스로 음식물을 섭취하기 위하여 신체 및 언어적 단서를 필요로 하는 경우가 많다. 또한 구강 및 인두의 반응 지연이 초래되기도 한다. 인지장애 및 음식에 대한 인식불능증으로 인해 식사를 하는데 소요되는 시간이 매우 지연될 경우, 필요로 하는 영양과 수분의 공급에 심각한 문제를 불러일으킬 수 있다. 이에 기초하여 치매 환자의 식사와 삼킴을 평가할 때는 입 안에 음식을 넣고 음식덩이를 형성하는데 걸리는 시간과, 삼킴반사가 유발되는데 걸리는 시간을 측정하는 것이 필요하다.

인식불능증의 완화를 위하여 치매 환자에게 음식물의 섭취 전, 섭취 중에 감각자극을 강화하는 방법을 활용하기도 한다. 감각 저하 및 구강과 인두의 운동능력 저하로 구강준비기가 지체되거나 삼킴반사가 지연되는 경우, 입 안에 음식을 넣기 전에 또는 음식이 입 안에 있을 때 감각입력을 높여 반응을 유도한다. 하지만 이러한 감각 강화법 역시 치매의 초기에는 효과적일 수 있으나 인지 저하가 중등도로 넘어가는 시점 이후부터는 더 이상 기능적이지 않을 수 있다.

치매는 천천히 진행될 수도 있고 빠르게 진행될 수도 있다. 그러나 결과적으로 행위상실증이나 인식불능증과 같은 문제는 시간에 따라 점차로 악화되어 영양공급에 큰 영향을 주게 되므로, 어느 한계 이상이 되면 병의 중증으로 인해 삼킴치료가 더 이상 도움이 되지 못하는 시점이 오게 된다. 따라서 치료사는 병의 경과에 따른 삼킴기능에 대한 변화를 지속적으로 관찰해야 하고, 환자가 더 이상 삼킴 치료의 효과를 얻을 수 없는 시점이 오면 구강섭식에 목표를 두는 것 보다 의학적 차원에서의 관리 및 비구강식이를 고려해야 한다.

알츠하이머형 치매 환자의 인지기능 저하는 영양섭취에 심각한 영향을 미치기 때문에 삼킴장애 완화를 위한 다양한 중재기법들을 인지적 저하로 인하여 효과적으로 적용할 수 없는 경우가 생기게 된다. 이로 인해 치매의 각 단계에 따른 보상적 방법의 제공과 식이요법을 통한 중재가 더욱 중요할 수밖에 없다. 식사시간의 지연으로 인해 음식물의 섭취량이 줄어들었다면 1일 영양 요구량 충족을 위하여 충분한 칼로리와 영양소를 포함한 음식을 제공해야 한다. 또한 도구의 사용이나 음식물의 섭취 과정에 대한 기억력 저하를 나타낸다면, 보다 쉬운 도구의 사용(숟가락과 젓가락 대신 포크, 혹은 스포크)이나 보다 쉽게 먹을 수 있는 음식(핑거푸드 등)으로 대체하여 제공해야 할 필요도 있다.

어떤 경우에는 환자가 식당으로 가는 것을 저항하거나 거부할 수도 있으므로 이 경우 식사 장소를 침실이나 침상으로 변경하는 것도 고려해야 한다. 이러한 치매 환자의 인지손상으로 인한 영향 및 변형된 식사법과 적절한 영양관리에 대한 내용들은 돌봄제공자의 협조가 필수적인 경우가 많으므로, 치매관련

표 5-5 알츠하이머형 치매의 진행에 따른 식사 및 삼킴장애 양상

단계	일반적 증상	식사 및 삼킴장애 양상
1단계 (초기)	기억력 상실 사회적, 직업상 기술 감소 일, 가사일, 재정관리의 부주의 물건을 쉽게 분실함 인격 변화 얼굴 인식력 저하 시간에 대한 지남력은 양호	제 때 식사하는 것 잊음 미각과 후각 변화 기존에 먹지 않던 음식 선택 식욕조절 능력 저하
2단계 (중기)	이름 회상 장애 시간에 대한 지남력 장애 망상 우울 언어문제	과도한 움직임으로 인한 에너지 요구 증가 음식을 입안에 물고만 있음 삼키는 것을 잊어버림 도구 사용능력 상실 숟가락만 사용 음식을 손으로 먹음
3단계 (말기)	완전한 지남력 장애 자신의 이름 잊음 가족 인식 못함 언어기술 상실 기본적 자기관리 기술 상실 요실금 및 변실금 침상생활	음식을 인식 못함 식사를 위해 입 벌리는 것을 거부함 비구강 급식 필요

식사 문제에 대해서 돌봄제공자를 대상으로 한 체계적 교육이 제공되어야 한다.

적절한 영양은 신체적 안녕을 개선시키는데 필수적이며 환자의 기능을 최대화하도록 돕고, 삶의 질을 증진시킨다. [표 5-5]에서 제시된 바와 같이 삼킴 및 식사관련 양상은 알츠하이머형 치매의 진행단계에 따라 변화될 수 있기 때문에, 각 단계 및 증상에 맞는 적절한 영양 유지와 영양 불균형 예방을 위한 실제적인 중재방식을 적용하는 것이 필요하다. 환자는 매우 활동적일 수도 있고, 체중이 감소할 수도 있으며, 동일 연령대의 노인보다도 더 높은 에너지가 필요할 수도 있다. 대상자의 적절한 영양공급을 위하여 행동패턴의 관찰과 더불어 영양공급을 전담하는 돌봄제공자 및 영양팀과의 긴밀한 의사소통이 중요하다.

또한 치매 환자를 위한 조절된 식사환경의 조성이 필요하다. 마음 놓고 천천히 먹을 수 있는 분위기와 장소가 필요한데 이는 평소와 다른 장소에서의 식사나 갑작스러운 환경의 변화 때문에 불안이 증가될 수 있기 때문이다. 돌봄제공자에게는 환자가 식사하는 도중에 환자 옆에서 다른 사람과 큰 소리로 이야기하거나, 환자에게 말을 걸지 말도록 교육해야 하고 가급적 규칙적인 시간에 식사를 제공하도록 해야 한다. 치매 환자에게는 하루 3끼 식사를 고집하기보다 소식으로 자주 식사를 하도록 하는 것이 충분한 영양공급을 위하여 바람직하다. 식탁에 너무 많은 음식이 차려져 있을 경우, 치매 환자는 무엇을 먼저 먹어야 할지 매우 혼란스러워하게 되므로, 한 번에 한 두 가지 음식만 환자 앞에 제공하도록 한다.

또한 식탁보와 식기의 색깔은 서로 다른 것으로 대비가 되게 하여 환자가 잘 구분할 수 있도록 배려할 필요가 있다. 음식마다 다른 색깔의 접시를 준비하는 것도 좋은 방법이다. 또한 식기는 들기 쉽고 가벼운 것으로 선택하는 것이 좋은데, 여러 해 동안 사용했던 익숙한 숟가락과 넘어지지 않는 오뚝이 컵, 꺾이는 빨대 등 보조도구를 이용하는 것도 도움이 될 수 있다. 식사를 할 때는 빨리 먹도록 재촉하지 말고, 식사시간은 적어도 45분 이상의 시간을 확보하여 여유를 갖고 제공해야 한다. 치매 말기가 아니라면 가능한 독립적인 식사를 할 수 있도록 도와주고, 자발적인 식사를 하지 못하는 경우 수준에 맞도록 적절한 도움을 제공해야 한다. "무엇을 먹어라." 또는 "이것부터 먹어라."라고 간섭하지 않아야 한다. 이러한 언어적 지시는 행위상실증을 촉진할 수 있기 때문이다. 생선은 비늘과 뼈를 발라서 주고, 씨 있는 과일은 씨를 빼고 주며, 양념장은 조금만 내놓고 이물질을 먹는 경우가 있으므로 세심한 주의를 기울여 상차림을 해야 한다.

삼킴장애가 있는 치매 환자의 각 증상에 따른 중재의 예시는 다음과 같다.

㉠ 음식물 조작과 삼키는 데 문제가 있는 치매 환자

치매 환자 중 어떻게 음식을 삼켜야 하는지 잊어버리고 음식을 마냥 입에 물고만 있거나, 뱉어버리는 등 구강기에서 조작이 어려운 경우가 있다. 이러한 증상은 전형적인 삼킴 행위상실증 및 감각인식 불능증에 해당되는 경우이며 치매 환자의 신경생리학적 특성상 대뇌겉질의 손상 때문에 계획적인 움직임보다는 반사적인 삼킴을 유도하는 것이 좋다. 반사적인 삼킴은 자연스러운 식사행위시 유도될 수 있기 때문에 환자에게 음식을 떠넣어 주는 것 보다는 숟가락으로 스스로 떠먹을 수 있도록 핸드 가이드를 제공해주는 것이 좋다. 이러한 중재는 뇌줄기의 중심패턴발생기(central pattern generator)를 자극하여 숟가락을 입으로 가져가는 동시에 행동사슬(action chain)인 삼킴을 유발할 수 있다.

또한 치매 환자에 대한 잘못된 삼킴중재 방법 중 하나가 증상과 관계없이 무조건 유동식을 제공하는 것이다. 유동식은 인두의 기능이 저하되고 기도보호가 안되는 경우 점도를 증가시켜 제공하는 경우가 많은데 치매 환자의 구강 및 인두의 운동 기능은 비교적 말기까지 유지되므로 유동식보다는 저작할 수 있는 부드러운 고형식이 삼킴반사를 더욱 빨리 유발할 수 있다. 이는 저작을 통해 삼차신경이 자극되고 중심패턴발생기를 자극하여 반사적인 삼킴을 유발할 수 있기 때문이다. 기도보호 기능이 좋다면 농도를 변형하여 컵으로 마시듯이 삼키게 하는 것도 도움이 된다. 식사 시 젓가락 사용을 금하고 숟가락 사용을 권장하며, 식사 도중 환자가 이야기하지 않도록 한다. 치료의 목적은 각자의 삼키는 능력에 따라 음식의 점도를 조절하고 안전하게 삼킬 수 있는 훈련을 시킴으로써, 차츰 다양한 음식을 먹을 수 있도록 도와주는 것이다.

㉡ 흡인의 위험이 있는 치매 환자

흡인의 위험을 감소시키기 위하여 무엇보다 주위가 산만해지지 않도록 하는 것이 중요하다. 또한 다른 특성이 있는 재료를 섞어서 먹는 것보다는 균일한 재료의 음식을 제공하는 것이 좋다. 일반적으로 노인들은 국에 밥을 말아먹는 식습관을 가지고 있다. 그러나 고형식의 삼킴패턴과 액체의 삼킴패턴은 다르기 때문에 치매 환자의 경우 섞여 있는 액체와 고형식을 조절하는 능력이 저하될 수 있다. 따라서 입안에 음식물이 있는 상태에서 액체를 마시지 않게 하고, 반드시 입안의 음식을 모두 삼킨 후 액체를 마시게 해야 한다. 먹을 때는 서두르지 말고 충분한 시간을 가지고 천천히 조금씩 마시는 것처럼 먹게 한다. 입안에 음식이 없더라도 반복삼킴하는 것이 유익하며 일부러 기침을 유도하여 인두의 잔여물을 제거하게 하는 것도 좋은 중재 방법이 될 수 있다.

㉢ 인두기 삼킴장애가 있는 치매 환자

인두기의 약화를 보이는 삼킴장애 환자에게는 식사 시 자세가 매우 중요하다. 몸을 똑바로 세운 상태에서 식사를 하게 되면 소화관이 일렬로 정렬이 되어 삼킴이 촉진되고, 흡인의 위험을 감소시킬 수 있다. 특히 의자에 앉을 때 등받이 쪽으로 엉덩이를 바짝 붙여 90° 각도가 되게 하여 허리를 편 채 똑바로 앉도록 하고, 머리는 중앙에 위치하도록 한다. 턱은 몸 쪽으로 당겨 약간 아래를 향하도록 하며, 발은 바닥에 평평하게 놓도록 한다. 식사 전후 약 15-30분 정도는 앉아 있는 것이 필요하다. 또한 침대에 누워 있는 경우에는 침대의 윗부분을 올리고 베개를 등 뒤에 받쳐주어 90° 각도를 유지하게 하며, 기도보호를 위해 고개를 약간 숙이도록 자세를 조정하는 것도 중재의 방법이 될 수 있다. 만일 몸이 한쪽으로 치우치게 되면 옆구리에 베개를 고여서 중앙에 위치하도록 해준다.

필요하다면 음식을 다지거나 부드럽게 또는 걸쭉하게 만든 액상 형태로 식사의 질감을 조정해 줄 수 있다. 우유 보다는 떠먹는 요구르트나 쉐이크 같이 점도가 있는 것, 맑은 주스보다는 넥타 형태의 음료를 제공한다. 마르고 딱딱한 음식, 너무 된 음식, 잘 부서지는 음식보다는 촉촉한 음식, 질감이 고른 음식들을 조화롭게 제공하는 것이 좋다. 특히 탈수를 방지하기 위해 촉촉한 음식 및 음료를 일정량 제공하는 것은 무엇보다 중요하다. 주의할 점은 죽이나 유동식은 수분에 의해 전체 양이 증가하기 때문에, 위의 용량이 감소되어 있는 노인에게는 다른 영양소 섭취를 제한하는 원인이 될 수 있다는 점이다.

㉣ 저작능력이 저하된 치매 환자

치매 노인의 씹기 능력은 일반 노인에 비해 저하되어 있다는 보고가 있다. 그러나 씹기는 식사할 때마다 반복적으로 뇌를 자극하는 강력한 자극이 되므로, 치매 환자의 삼킴장애 예방과 점진적인 악화의 완화를 위해서도 식단을 획일적으로 잘게 부수거나 연하게만 할 것이 아니라 나름대로의 씹기 능력을 유지하도록 대응해야 한다. 또 씹기 능력이 저하된 사람들은 비교적 가벼운 당질 위주의 식품만을 편중되어 섭취하는 경우가 많으므로, 양질의 단백질, 비타민, 미네랄을 공급할 수 있는 두부, 생선, 고기, 달걀 등의 음식으로 단백질의 섭취를 높이는 것이 필요하다.

(2) 전두측두엽 치매

① 삼킴장애의 특징

전두측두엽 치매(frontotemporal dementia)는 전체 치매의 약 2~5%를 차지한다. 전두측두엽 치매의 유병률의 추정은 질병의 희귀성과 진단기준의 다양성으로 인하여 어려움이 있다. 기존 유병률 연구를 살펴보면 미국은 십만 명당 15~22명(45~64세)에서 영국의 경우 십만 명당 5.1~15.4명(45~64세), 일본은 십만 명당 2명(45~64세)으로 다양한 유병률을 보이며, 국내의 경우는 2011년 Kim 등이 지역사회 거주 65세 이상 노인을 대상으로 한 조사에서 십만 명당 약 50명이라고 보고하였다. 전두측두엽 치매 환자 중 40%는 전두측두엽 치매의 가족력이 있으며 10%의 환자가 상염색체 우성의 유전을 가지고 있다. 전두측두엽 치매의 평균 생존기간은 증상발생 시점부터 6~11년으로 추정된다. 전반적으로 전두측두엽 치매는 알츠하이머형 치매보다 생존기간이 짧고 인지기능 저하가 더 빠르다. 전두측두엽 치매 중 행동 변이 전두측두엽 치매는 모든 전두측두엽 치매 중 가장 흔한 임상증후군으로 약 70%에 달한다. 치매가 진행될수록 질병 초기의 국소 변성(focal degeneration)이 점차 전두엽과 측두엽의 넓은 부분으로 퍼지기 때문에 임상증후군 간의 증상이 서로 겹쳐져서 나타나 시간이 지날수록 전반적 인지장애와 파킨슨병을 포함한 운동장애 그리고 운동신경질환이 동반되어 나타날 수 있다.

언어기능을 담당하는 측두엽의 위축은 전두측두엽 치매의 첫 보고라 할 수 있다. 측두엽의 침범이 주가 되는 경우에는 의미치매(Semantic Dementia; SD)라고도 부르는데, 언어적 이해 능력의 소실이 특징적으로 명칭실어증(anomia)을 비롯하여 식욕과 음식선호도의 변화를 보인다. 알츠하이머형 치매의 경우 초-

중반기에 식사와 관련한 문제가 대두되지 않는 것에 비하여 전두측두엽 치매는 상기의 이유들로 초기부터 식사와 삼킴과 관련한 문제를 동반하는 경우가 많다.

음식물의 과도한 섭취 욕구와 실제적인 과식(hyper-phagia)은 전두측두엽 치매의 전형적 특징으로 분류된다. 전두측두엽 치매 환자들의 경우, 폭식증, 과자 및 탄수화물 음식에 대한 갈망, 체중 증가 등을 비롯한 식사형태의 변화를 보고한 연구들이 일부 있으나, 이에 대한 체계적 연구들은 진행된 바 없다.

② 전두측두엽 치매 환자의 삼킴장애 치료

전두측두엽 치매 환자들의 식사형태 변화와 삼킴장애는 사망률 저하와 삶의 질 증진 측면에서 관리되어야 할 주요 증상임에도 불구하고 아직까지 체계적인 보고와 증상 개선을 위한 치료적 중재의 제시는 매우 미흡한 것이 현실이다. 일반적인 퇴행성 질환이 그렇듯 전두측두엽 치매를 치료하는 데 있어 공인된 치료 약물도 존재하지 않는다. 따라서 치료의 목표는 대증적인 행동증상 조절을 목표로 할 수밖에 없다. 최근 전두측두엽 치매의 유전학과 분자생물학적 이해의 발전으로 약물학적 전략도 행동증상 조절의 중재로 사용되어지기도 한다. 항타우단백질 같은 약물을 통해 병리학적 기저질환의 치료로 변화하고 있기도 하지만, 전두측두엽 치매의 행동장애를 조절하기 위한 약물치료의 효과는 아직까지는 제한적이기 때문에 행동치료적 혹은 정신사회적 비약물적 치료 접근이 필수적이다.

비약물적 치료에는 크게 교육과 행동관리로 나눌 수 있으며 이는 작업치료적 중재의 주요 영역 중 하나이다. 환자의 가족이나 돌봄제공자에게 환자의 증상의 원인이 전두엽의 기능의 장애 때문임을 교육함으로써 환자의 변화된 모습을 가족들이 받아들이고 이해할 수 있도록 교육해야 한다. 환자와 가족들을 위한 정신사회적인 서비스에 대한 정보와 교육도 필요할 것이다. 또한 환자의 상동행동이나 사회적으로 부적절한 말과 행동들, 음식에 대한 과도한 집착 등을 교정하기 위하여 환자가 올바른 행동을 할 수 있도록 도와주거나 음식에 접근하지 못하도록 제한 및 감시하는 것이 필요하다.

(3) 루이체 치매(Dementia with Lewy Bodies : DLB)의 삼킴장애

① 삼킴장애의 특징

루이체 치매(Dementia with Lewy Bodies : DLB)는 대뇌와 뇌간의 신경 세포 탈락과 루이체의 출현을 특징으로 하며 알츠하이머형 치매(Alzheimer Dementia ; AD) 다음으로 두번째로 흔한 형태의 신경 퇴행성 치매이다. 진행성의 인지기능 장애를 동반하는 노년기의 변성 치매로 루이체(Lewy Bodies ; DLB)와 파킨슨 치매(Parkinson's Disease Dementia ; PDD)를 설명할 수 있는 용어다. 루이체 치매는 임상 및 신경 병리학적 연구에 근거한 치매 환자의 15–20%를 차지하며, 파킨슨 치매는 모든 치매 환자의 3–4%를 차지한다. 발병 연령은 60~80세대에 많고 보고에 따른 차이가 있지만 평균 사망 연령은 68.4~92세, 평균 이병 기간은 3.3~7.3년으로 알츠하이머형 치매보다 짧으며, 예후는 불량하다고 알려져 있다. 루이체 치매의 인지기능 장애는 알츠하이머형 치매와 큰 차이가 없다고 보고되고 있지만 인지기능 장애가 실제보다 확연하게 드러나는 편이다. 루이체 치매와 파킨슨 치매는 운동완만증(bradykinesia), 자세 불안정 및 경직성과 같은 파킨슨씨 병 징후와 시각적 환각, 급변하는 주의력 및 경계 장애, 신경 이완성 민감성 등이 특징이다. 파킨슨 치매 및 루이체 치매환자 모두 시각적 능력, 관리 기능 및 주의력 손상이 있으며 자발성의 저하로 식사 섭취가 어렵고 삼킴장애를 동반할 수 있다. 코위영양관 또는 위창냄술이 필요한 경우도 있고 삼킴장애와 관련하여 호흡기 질환으로 인해 사망하는 경우가 많다. 루이체 치매와 파킨슨 치매의 진단은 운동 증상과 관련하여 인지장애가 발생한 시점부터 구분된다. 파킨슨 치매에서는 운동 증상의 발현이 인지 증상보다 최소 12개월 앞서는 반면 루이체 치매에서는 치매가 파킨슨병과 비슷한 시기에 발생하거나 앞서 발생하는 것으로 보인다. 루이체 치매의 삼킴장애의 특성과 치료는 파킨슨병과 유사하다.

2 파킨슨병(Parkinson's Disease)

파킨슨병(Parkinson's disease)은 사이뇌의 변성 또는 동맥경화의 영향으로 인한 중추신경계의 퇴행성 질환이다. 주로 뇌의 흑질(substantia nigra)의 뉴런이 환경적이거나 유전적인 원인에 의하여 손상되어 도파민의 생성에 문제가 생겨 발병한다. 주증상은 운동장애가 서서히 발병하여 운동이 감소됨과 동시에 근육의 긴장이 증가하고, 손가락, 목, 입술 등에 떨림이 보인다. 이러한 파킨슨병 환자의 71%가 우울증을 비롯한 다양한 신경심리학적 증상을 겪는데 파킨슨병 환자의 29%에서는 치매 증상을 나타낸다. 파킨슨병은 치매의 한 분류는 아니지만 말기로 갈수록 치매 유병률이 높아지는 만큼 치료적 중재에 있어서 알츠하이머형 치매 환자와 유사한 면이 많다.

1) 파킨슨병의 삼킴장애

진행성 질환인 파킨슨병의 경우 병의 후기로 갈수록 삼킴장애 증상이 심해진다. 연구에 따라 차이는 있지만 파킨슨병의 초기에 50% 정도가 삼킴장애를 보이는 것으로 나타났으며, 이 중 3/4 정도의 환자들에서 침흘림(drooling)을 대표로 하는 구강준비기의 문제를 보인다. 파킨슨병의 삼킴장애는 인지장애 정도, 심리적 상태 등 다양한 요인과 관련되어 있으며, 씹기와 구강 준비단계의 문제가 가장 흔하고, 액체 성분보다 고형식의 음식에서 어려움을 겪는다. 파킨슨병 환자는 모든 삼킴 과정에서 이상이 생길 수 있고 초기에는 주로 구강기에 이상이 나타나며 후기에는 후두와 상부식도조임근에까지 이상이 생기며, 말기에는 치매가 진행되는 경우가 많으므로 이로 인한 삼킴장애가 동반된다(표 5-6).

비디오투시삼킴검사 결과에 따르면 파킨슨병 환자의 92%가 구강기 기능장애로 인한 삼킴장애를 보이고, 흡인과 무증상흡인의 빈도가 높다고 한다. 구강기에서는 혀 운동장애와 혀, 물렁입천장 떨림으로 음식덩이를 형성하는데 제한이 발생한다. 삼킴의 구강기에 파킨슨병 환자는 전형적으로 음식덩이를 혀로 밀어 넘기는데 있어서 반복적인 앞-뒤 굴림(anterior-posterior rolling) 패턴을 보인다. 음식덩이가 정상적인 위치에 자리를 잡고 삼킴이 시작될 수 있기까지 시간이 많이 소요된다. 삼킴이 시작되면 음식덩이가 혀의 중심선을 따라 뒤쪽으로 옮겨지지만, 이 때 파킨슨병 환자들은 혀 뒤쪽이 아래로 내려가지 않아 음식덩이가 다시 앞쪽으로 옮겨

표 5-6 파킨슨병 관련 삼킴장애의 특징

시기	증상		결과
구강기	초기	혀의 운동장애 혀기저부의 뒷당김 감소	음식을 반복적으로 전후로 이동시키는 증상이 나타나(rocking-rolling) 음식덩이를 형성하는 데 문제가 됨
	후기	혀, 물렁입천장의 근섬유다발수축(fasciculation)	
인두기	초기	삼킴반사의 지연 인두 수축 운동 감소 혀기저부 운동 감소	후두개계곡에 음식이 남고, 후두가 잘 닫히지 않아 인두기 동안에 사레가 잘 걸림
	후기	후두 상승과 폐쇄의 장애 상부식도조임근 이완 장애 식도 꿈틀운동의 감소 머리와 목 부위의 근섬유 다발수축이 나타나며 인두 및 후두에도 떨림이 동반됨	후두로 들어가는 음식의 양이 증가하고 사레에 잘 걸림 조롱박오목에 음식물이 고임

지는 경우가 종종 있다. 이렇듯 혀의 반복적이고 불수의적인 펌프동작과 더불어, 혀의 뒤쪽 부위가 상승된 채로 있는 경우가 많기 때문에 결과적으로 파킨슨병 환자들의 구강준비기와 구강기의 시간이 비정상적으로 증가하는 양상을 띄는 경우가 많다. 이러한 혀 근육 조직의 비정상 움직임에는 어느 정도의 근육 강직을 수반할 수 있다. 턱과 혀에 강직이 있고 이로 인해 혀의 움직임 시작이 어려워지며 떨림이 발생한다.

파킨슨병 환자들의 인두기 삼킴에서는 인두수축 운동 감소와 혀기저부 운동 감소로 후두개계곡에 음식이 고이게 되고, 후두가 잘 닫히지 않아 사레가 잘 걸리게 된다. 또한 상부식도조임근의 이완 역시 방해를 받게 되고, 후두의 떨림(tremor) 현상도 나타나 후두로 들어가는 음식덩이가 증가하게 되고 사레는 더욱 빈번해진다. 일부 파킨슨병 환자들은 감각의 저하로 인한 인두 삼킴 유발의 지연을 나타내기도 한다. 이러한 삼킴반사의 지연은 인두벽의 수축과 혀기저부의 뒤쪽 움직임을 감소시켜 삼킴 후에 후두개계곡과 조롱박오목에 음식 잔여물을 고이게 하는 결과를 초래한다. 이러한 잔여물들은 매번 연속하여 삼킬 때마다 고이는 양이 증가하게 되고, 특히 음식물의 점도가 높은 진한 으깬 음식이나 푸딩 등 높은 농도의 음식물을 먹을 때 잔여물은 더욱 증가한다.

질환의 후기 단계에 이른 환자들은 후두 근육의 약화를 경험하게 된다. 삼킴 동안 후두상승과 후두폐쇄가 불완전해지며, 삼킴 도중 일부 음식물이 기도로 들어가게 된다. 이러한 흡인 증상은 혀의 기저부와 인두벽의 기능저하로 삼킴 후 인두에 남아 있는 음식물로 인해 더욱 자주 일어난다. 이 잔여물들은 환자가 삼킴이 끝난 후 숨을 들이쉴 때 열려 있는 기도 안으로 따라 이동한다. 파킨슨병 환자들의 일부에서는 반지인두근 접합부나 상부식도조임근에서도 기능장애가 발생하는데, 이는 보통 후두상승의 저하와 혀기저부 또는 인두벽 움직임의 저하로 인해 상부식도조임근의 이완 능력 저하로 연결된다.

많은 파킨슨병 환자들이 휴식 시 머리와 목, 사지 등의 떨림 증상을 보인다. 이러한 근섬유 다발수축은 삼킴과 관계된 턱, 입술, 혀, 혀기저부, 물렁입천장 또는 후두에 이르기까지 광범위하게 발생할 수 있다. 그러므로 파킨슨병 환자들을 대상으로 영상기반 평가를 진행할 때, 환자의 입에 음식을 넣기 전에 휴식 시에 환자의 구강과 인두에 떨림이 있는지 관찰해야 한다. 파킨슨병 환자와는 대조적으로 본태성 떨림(essential tremor) 환자들은 머리와 목, 사지에서 떨림이 관찰되긴 하지만 삼킴과 관련한 내부 구조물의 떨림 및 삼킴장애는 나타나지 않는다.

2) 파킨슨 환자의 삼킴장애 치료

파킨슨병이 후반기에 이르면 환자의 50% 이상에서 삼킴장애를 경험한다. 이 시기에는 흡인과 폐렴으로 인한 사망률이 급격히 높아지기 때문에 파킨슨병 환자들의 식사 및 영양 관리가 매우 중요해진다. 평가를 통해 대상자의 삼킴장애 원인 및 증상의 정도를 명확히 파악해야 한다. 증상에 따른 중재는 주로 보상적 방법을 활용하게 되는데, 음식물의 재질, 수분 함유량, 온도 등을 변화시켜 줄 수 있다. 일반적으로 차가운 음식은 감각자극을 강화하여 삼킴을 보다 원활하게 하며, 신 음식 역시 삼킴이 보다 잘 일어나도록 구강과 인두를 자극한다.

파킨슨병의 치료 초기에는 일반적으로 레보도파(L-dopa)를 사용한 약물치료를 한다. 이는 도파민의 전 단계 물질로 뇌 안으로 흡수된 다음 도파민으로 변하게 된다. 부족한 도파민의 양을 채워줌으로써 자연스러운 움직임을 가능하게 한다. 하지만 장기간 레보도파를 투여한 경우 약물 내성과 더불어 부작용으로 'on-off' 현상이 발생한다. 약물 내성으로 인해 약물의 양을 점차 늘려야 하므로, 약물의 과다투여시 무도증, 근육긴장도 이상과 같은 운동이상 증상이 나타나거나 우울증과 부분적인 인지장애가 나타날 수 있다. 약물을 줄이게 되면 다시 파킨슨병의 전형적 증상들이 나타나게 되면서(off), 약물이 적정 효과를 나타낼 때 움직임의 질적 향상을 보이다가(on) 약효가 떨어져 원상태로 돌아가는(off) 증상이 시간에 따라 교대로 반복되게 된다. 이러한 약물의 효과는 삼킴기능에도 영향을 미치는데, 일부 파킨슨병 환자들의 경우 최적의 약물용량에 도달했을 때 흡인 없이 예전의 기능수준으로 회복된 것과 같은 눈에 띄는 향상을 보이기도 한다. 이렇듯 약물에 민감하게 반응하는 파킨슨병 환자들의 경우 on-off 주기를 고려한 안전한 시기를 택한 식사 제공이 매우 중요한 중재적 관점이 될 수 있다.

이러한 약물 효과를 중재에 반영하기 위해서는 약물치료 시작 후 몇 주간의 경과를 관찰하는 것이 필수적이다. 이외에도 보상전략이나 혀, 입술, 후두근의 능동적인 움직임 훈련이 도움이 된다. 레보도파의 흔한 부작용으로는 음식 섭취에 영향을 미치는 심각한 오심(구역, nausea)이다. 이러한 문제는 약을 투약한 초기에 종종 발생하며 약에 대한 내성이 생기면서 개선되는 경향이 있다. 소량의 크래커와 같은 스낵과 함께 약을 복용하는 것이 위장관 통증이나 불편감을 경험하는 환자들의 오심을 감소시키는데 도움이 될 수 있다. 위가 빈 상태일 때 이러한 오심이 줄어드는 경향이 있는데 이를 위해서 소량씩 식사하는 것과 식사 15분이나 30분 전에 약을 복용하는 방법도 추천될 수 있다.

파킨슨병의 전형적인 증상 중 떨림은 음식을 컵이나 접시에서 입으로 운반하여 먹는 동작뿐만 아니라 구강준비기에서 음식을 준비하는 것도 어렵게 한다. 음식을 제공할 때 국물 종류는 피하거나 점도를 높여주는 것이 좋지만, 구강 내의 근육 조절 저하로 인하여 점도가 지나치게 높아지면 음식덩이 조절이 어려워진다. 질병이 진행됨에 따라 저작이나 삼킴 시 콩이나 땅콩과 같은 작은 크기의 음식을 먹을 때 흡인이 발생할 빈도가 높아진다. 행동이 비정상적으로 느려지는(bradykinesia) 운동완만증으로 느리고 뻣뻣한 움직임이 문제가 되므로 식사 시 소량의 음식을 자주 먹도록 하는 것이 도움이 될 수 있다.

또한 파킨슨병 환자들에게는 종종 혀, 입술 그리고 후두상승을 위한 적극적인 가동범위 훈련이 효과적일 때가 있다. 입술과 혀의 훈련과 함께 노력삼킴, 멘델슨법, 노력 숨참기(effortful breath-hold), 거짓성대강화운동 등을 대상자의 상태에 맞추어 추천할 수 있다.

치매의 동반 비율이 높아지는 파킨슨병 말기에는 식사와 삼킴의 관리가 더 이상 효과적일 수 없는 단계에 이르기도 한다. 이 때 환자들은 치료전략을 사용하기 위한 지시 따르기가 불가능해질 수 있으며, 이 시기에 이른 환자들이라면 외적으로 제공되는 보상방법을 사용하는 것이 아마도 가장 효과적일 것이다. 환자들은 또한 심한 강직을 보이기도 하는데, 이로 인해 자세조절 방법을 적용하기 어렵게 된다. 따라서 식단의 대폭적인 조절 및 비구강식이를 고려하는 시점에 이르기도 한다.

3 인지 저하와 삼킴장애를 동반한 퇴행성질환의 삼킴장애 치료

치매, 파킨슨병 등 외에도 다양한 퇴행성 질환에서 인지 저하와 관련된 삼킴장애가 유발되며, 이러한 환자들에게서 흔히 보고되는 증상으로는 음식물이 입안에 고여 있음, 씹기 어려움, 음식이나 액체로 인한 기침과 질식 및 음식을 입에 넣고도 삼켜야 한다는 것을 잊어버린다는 것 등이 있다. 구강준비기 및 구강기와 관련된 원인으로는 시각적 인식 저하, 감각 저하 및 촉각 장애, 먹기와 삼킴에 대한 행위상실증, 구강 구조물의 기능 저하 등이 있다. 인두기에 발생하는 문제로는 삼킴 전, 삼킴 중, 삼킴 후에 나타나는 흡인 증상 및 삼킴 반사의 지연이 나타날 수 있다.

또한 인지 저하를 유발하는 질환과 더불어 노화로 인한 근육의 위축, 운동 조절 기능의 저하 및 신경 정보 전달 기능의 감소도 삼킴장애를 더욱 악화시키는 요인으로 작용한다. 뿐만 아니라 뇌신경 세포의 불가역적인 진행성 퇴행에 따라 인지기능의 저하가 발생하기 때문에 기존의 치료법들로 먹기와 삼킴기능을 향상시키기 어려운 경우가 많다. 따라서 인지 저하 환자들의 먹기와 삼킴기능을 향상시키기 위해서는 신경학적 손상과 노화로 인한 신체적 삼킴기능에 대한 접근과 인지적, 행동학적인 측면의 문제점을 고려하여 다각도로 접근해야 한다.

인지행동학적 측면에서 단계별로 살펴보면 경증의 인지장애가 있어 지시 따르기가 가능한 경우 우선 객관적인 삼킴검사를 통해 문제를 진단해야 한다. 이후 환자가 수용할 수 있는 범위에서 삼킴 전략, 자세 및 음식 변형 등 삼킴 전략들이 적용될 수 있다. 그러나 치료 기법을 적용하고자 할 때 인지장애가 진행된 환자들은 '힘껏 삼키기'와 같은 추상적인 지시나 여러 단계를 연속하여 수행해야 하는 삼킴 기법들을 수행하기 어려워한다. 또한 기억 문제로 인해 안전을 향상시키는 '턱 당기기' 등의 자세변형 같은 보상 전략을 일관되게 기억할 수도 없다. 따라서 운동이나 자세전략 없이 안전하게 삼키는 방법으로서 점도를 높인 음식이나 흡인의 위험을 낮추는 음식의 형태로 변형된 음식을 추천해 줄 수 있다. 하지만 인지적 문제를 보이는 다수의 환자들은 '자연스럽게 보이지 않는' 음식과 음료를 섭취하지 않으려 하기 때문에 식사변형 또한 최상의 해결책이라 할 수도 없다.

실제로 치매와 같은 인지 저하 노인들은 치매의 진행과 함께 식사 행동에 변화가 나타난다. 이들은 점차적으로 음식을 집어 입에 넣는 동작과 음식을 씹고 삼키는 데에 어려움을 보이며, 음식이 제공될 때 머리를 흔들거나 입을 벌리지 않고 뱉어내는 등의 행동을 보여 질환의 말기에는 수저질 마저 어렵게 된다. 위와 같은 식사 행동 변화로 퇴행성 질환과 인지 저하의 동반을 보이는 노인들은 식사수행에 어려움과 문제를 겪게 되는 것이 보편적인데, 이는 식사량의 감소와 섭취 실패, 체중감소를 야기하고, 체중감소는 이차적으로 근무력, 욕창, 부동증후군 등의 발생을 증가시키기도 한다. 이처럼 인지 저하로 인한 식사행동의 문제는 안정적 영양 공급과 밀접한 관련이 있어 인지능력이 손상되는 질환 초기부터 말기에 이르기까지 이들의 영양에 대한 관리 · 감독이 요구되며, 환자와 가장 가까운 위치에서 돌봄을 제공하는 돌봄제공자의 역할이 특히 중요해진다.

1) 인지 저하가 동반된 삼킴장애의 일반적 치료 원리

인지 저하와 삼킴장애가 동반된 환자들에 대한 일반적인 치료 접근법은 인지 저하로 인한 학습의 어려움 때문에 운동 및 촉진기법보다는 보상기법을 적용하는 것이 일반적이다. 인지 저하자들에게 나타나는 먹기와 삼킴의 문제는 매우 다양한 증상으로 발현되기 때문에 숙련된 치료사를 통해 문제를 파악하고 개별화된 접근법으로 적용되어야 한다. 또한 식사시간을 함께 하는 돌봄제공자에 대한 교육이 필수적으로 제공되어야 한다.

(1) 자세 변형

식사시 정중위 자세로 앉는 것은 음식물이 인두로 원활하게 이동하기 위한 기본적인 자세이지만 체위를 유지하는 것이 어려울 수 있다. 가능한 경사침대나 베개 등을 이용하여 앉아서 식사하는 습관을 유지하도록 한다. 또한 기도보호를 위해 턱 당기기(Chin-tuck) 또는 고개 돌리기 등 음식의 이동에 도움이 되는 자세를 권고할 수 있지만 자세 변화의 종류는 그들이 삼킬 때마다 지침을 따르는 것이 대부분 어렵기 때문에 치매 환자에게 적용하기 어려울 수 있다.

(2) 음식덩이의 변형

① 점도의 조절

삼킴반사가 지연되거나 입에서 물고 있는 증상이 있는 경우 구강에 액체를 담아두지 못하고 인두로 흘러버리는 미성숙 유출이 나타날 수 있다. 삼킴기능에 맞게 액체를 꿀농도에서 넥타주스의 점도로 변형하여 적용하는 것은 흡인이 있는 환자들에게 도움이 된다.

② 음식크기의 변형

너무 소량의 음식을 제공했을 경우 감각 및 인지 저하로 구강 내에 음식이 있음을 인식하지 못할 수 있다. 따라서 입 안에 한 번에 넣는 음식물의 양을 증대하여 제공하면 다음과 같은 이점을 가져올 수 있다. 단, 음식의 양을 증가시키는 것은 흡인의 양을 증가시킬 수 있음을 주지하고 있어야 한다.

- 구강인두 통과시간 단축
- 혀기저부 전방 움직임의 조기 시작
- 물렁입천장 올림 시간 연장
- 인두 반응 시간 지연 감소
- 후두상승 지속 시간 증가
- 상부식도조임근 수축의 강도와 지속 시간 증가
- 삼킴 무호흡 시간 증가
- 인두 수축 지속 시간 증가

③ 음식의 온도 변화

따뜻한 음식이나 찬음료를 제공하여 삼킴의 구심성 수용체를 자극할 수 있다. 식사 전에 삼킴을 촉진하기 위해 찬 얼음이 든 음료를 제공하기도 한다. 음식의 온도를 변화시키면 삼킴생리에 일시적 변화를 가져올 수 있지만 지속적인 영향을 미치지는 않는다.

④ 맛과 향의 변화

감각 입력을 극대화하기 위해 맵고, 달고, 신 음식을 제공하게 되면 구강인두의 신경 수용체를 자극하여 고립로핵과 의문핵이 있는 삼킴중추가 활성화된다. 또한 향이 강한 음식과 음료수도 뇌에 더 많은 자극을 제공하게 된다. 임상 연구에 따르면 다음과 같은 효과가 있지만 영구적인 변화를 가져오지는 않는다고 하였다.

- 삼킴 시작 시간 단축
- 삼킴근 수축 강도 증가
- 침습 및 흡인 발생률 감소
- 삼킴 횟수 증가

⑤ 재질의 변화

퓨레타입의 음식보다 씹을 수 있는 재질의 음식은 턱을 움직이는 동안 삼차신경을 자극하여 삼킴을 자동으로 수행하는데 도움을 줄 수 있다. 그러나 씹을 수 있는 음식을 제공할 때 땅콩과 견과류와 같은 작고 딱딱한 감촉의 음식이나 양배추나 삼겹살과 같은 힘줄이 많은 질감은 피한다. 우유와 시리얼, 국에 말은 밥처럼 액체와 고체가 섞여 있는 경우 흡인의 위험이 더 높아질 수 있기 때문에 액체와 고체의 혼합된 질감을 제공하지 않도록 한다.

(3) 식단의 변형

① 열량 부족시 고열량 간식 제공
② 시각적으로 대비되는 색깔의 음식 제공
③ 불필요한 물건들은 식사테이블 또는 트레이에서 제거

(4) 식사시간(Meal Time)의 중재

① 정해진 시간 보다는 주의력이 좋은 시간대에 식사 제공
② 식사량을 작게 하고 자주 제공
③ 충분한 식사시간 제공
④ 식사 속도 조절

환자 스스로 입에 음식을 계속 떠넣는 경우, 반드시 입안에 음식을 모두 삼키고 난 후 다음 음식을 입에 넣도록 하는 구두 지시가 필요하다. 반대로 먹는 속도가 너무 느릴 경우 실제로 음식을 제공하는 것처럼 빈 숟가락을 입에 넣어 혀를 눌러준다. 이러한 자극은 삼킴반사 및 구강움직임을 활성화시킬 수 있다.

(5) 식사방법의 중재

① 먹여주기 보다는 스스로 먹도록 하기
② 스스로 먹기 어려운 경우 손에 식기나 컵을 잡게 하고 손을 보조하여 먹이기(그림 5-3)
③ 다양한 제스처로 식사동작을 유도하도록 권고

(6) 보조도구를 이용한 중재

① 충동적 식사패턴을 보이는 경우 티스푼 등 작은 도구로 한 입으로 넣을 수 있는 양을 제한

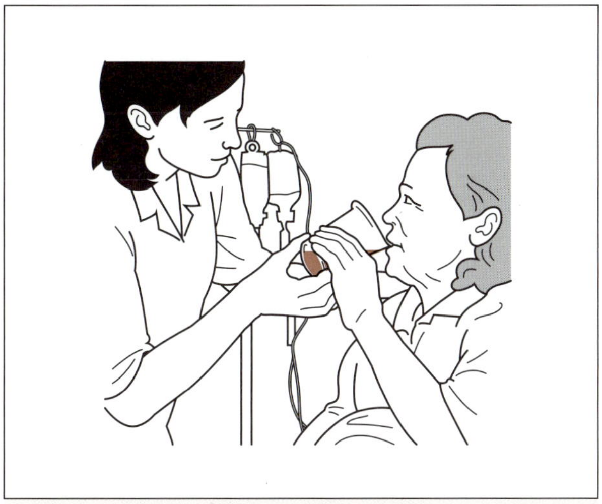

그림 5-3 핸드가이드

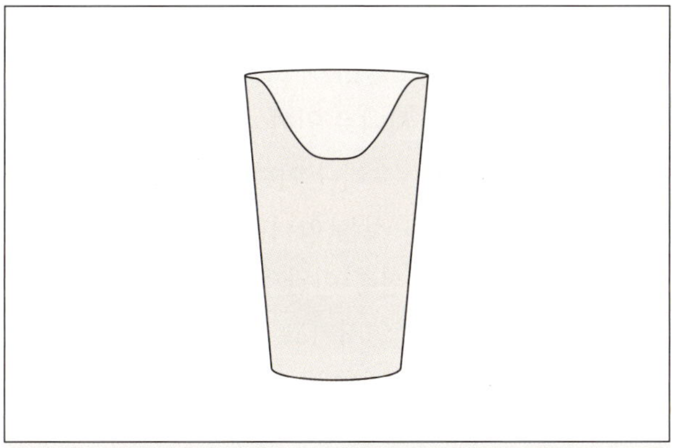

그림 5-4 노우즈 컷-아웃(nose cut-out)컵

② 머리를 뒤로 젖히거나 턱을 들지 않고도 마실 수 있는 코부분이 파여진 컵 이용(그림 5-4)
③ 금속으로 된 칼, 쉽게 깨지는 식기는 제한
④ 폴리카보네이트 재질의 가볍지만 내구성 있는 플라스틱 식기 권장

(7) 환경변형

① 가능한 한 조용하고 산만함이 없는 식사환경을 유지
② 익숙한 식사환경 : 일관된 환경과 정해진 자리 제공
③ 환자가 식사를 위해 식탁에 왔을 때 기다리게 하지 않기
④ 식사 중에 돌봄제공자도 식사에 같이 집중하기(전화 통화 금지)
⑤ 손으로 집을 수 있는 음식(핑거푸드) 허용
⑥ 음식 선택권 제공

(8) 돌봄제공자 교육

식사시 자세조정, 점도증진제의 사용, 음식변형, 식사변형, 식사시간, 식사방법, 보조도구 사용, 환경 조정 등에 대한 이해를 돕기 위해 돌봄제공자 교육은 필수적이다. 연구에 의하면 치매 환자 등과 같은 인지 저하 환자들의 흡인 예방을 위해 가장 효과적인 중재방법은 돌봄제공자 교육이라고 보고되고 있다. 따라서 요양시설에 입원하고 있는 경우에도 케어를 전담하는 요양보호사에 대한 교육은 매우 중요하며 필수적이다. 시설의 여건에 따라 정해진 시간에 일정한 양의 식사를 모두 환자에게 먹이도록 부담을 준다면 흡인성 폐렴이 발생될 수 있는 위험 요소가 된다.

(9) 구강 위생

인지 저하 환자에게 나타날 수 있는 구강 위생의 문제는 삼키지 않고 입에 물고만 있거나 부적절한 저작, 입안에 음식이 고여 있음, 구강감각 저하 등으로 생기는 구강 잔여물, 능동적인 구강위생을 수행할 수 없거나 액체의 섭취가 제한됨으로 입안을 깨끗이 헹궈낼 수 없는 문제, 약물로 인한 구강건조증 등이 있다. 또한 노령으로 인해 치아 결손, 틀니 등 다양한 형태의 치아 문제도 구강 위생 불량의 원인이 될 수 있다. 건강한 사람인 경우에도 양치 후 몇 시간 뒤에는 구강내 전체 세균수가 타액 1mL당 1억개로 증가한다. 금식 중에도 며칠 동안 양치를 하지 않으면 치태가 축적되고 혀에는 설태가 생긴다. 치태 1g 중에는 수백억이 넘는 세균이 있기 때문에 구강 위생이 불량해질 경우 이물질로 인한 감염과 폐렴의 위험이 증가될 수 있다. 따라서 식사 섭취 후 반드시 구강 위생을 시행하고 식사전 구강내 이물질이 있는지 확인하는 것이 중요하다.

적절한 구강 관리는 식욕촉진과 소화작용을 유도해 영양 섭취 수준을 높이고, 구강 질환의 예방 및 구강 내 통증을 감소시키는 역할을 한다. 또한 구강의 정상적인 기능과 감각을 유지시키며 감염 및 폐렴 등의 합병증을 예방하여 삶의 질을 향상시킨다. 체계적인 구강 관리와 구강 위생을 위하여 다음과 같은 표준화된 평가가 적용될 수 있다. 호주의 치과의사인 Chalmers에 의해 2004년 개발된 구강건강 평가지(OHAT)는 인지 기능이 저하된 환자에게도 적용가능하며, 총 8개의 항목으로 구성되어 1~5점일 경우 구강관리 필요, 6점 이상이거나 음영 처리한 항목이 1개 이상 포함될 경우 건강관리 주의 및 치과 의뢰를 권고하고 있다. 자세한 내용은 8장 기타 질환 및 증상으로 인한 삼킴장애에서 자세히 다루었다.

(10) 관영양법

진행된 치매 환자의 경우 구강식사만으로 영양공급이 되지 않는다면 충분한 수분과 영양을 공급하기 위해서 관영양법이 병행되거나 전환될 수 있다. 관영양법은 적절한 단백질을 공급함으로써 영양을 향상시키고 유지한다는 장점은 있지만 환자들에게 삼킴장애 증상이 나타난다고 해서 중재 과정 없이 영양관을 적용하는 것은 삼킴기능을 더욱 악화시키는 결과를 초래할 수 있고 정서적으로 좌절감을 주게 된다. 연구결과에 의하면 진행된 치매 환자들에게 영양관을 적용한다고 하여도 환자의 생존율이 개선되지 않고 흡인 위험도에 크게 영향을 미치지 않았다고 보고하였다. 따라서 객관적인 평가에 의해 치료계획을 세우고 적절한 중재를 적용하여 구강식사를 지속하면서 흡인성 폐렴을 예방하는 것이 환자들의 삶의 질 향상을 위해 매우 중요하다.

(11) 약물치료

전두측두형 치매 환자에게 선택적으로 세로토닌 재흡수 억제제를 사용하면 충동적인 식사와 같은 행동 증상이 개선되어 흡인의 위험을 줄일 수 있다. 레보도파(Levodopa)는 루이체 치매와 파킨슨병에 있어서 반응향상과 함께 삼킴곤란 증상을 개선할 수 있다. 마찬가지로 도파민 작용제와 안지오텐신 변환 효소(Angiotensin Converting Enzyme : ACE) 억제제도 알츠하이머 치매 및 혈관성 치매로 인한 삼킴장애를 개선하는데 역할을 할 수 있다. 그러나 이런 종류의 약물 관리에 대한 권고가 표준화된 것은 아니며 더 많은 연구가 필요한 상태이다. 또한 신경 이완제를 사용하게 되면 삼킴반사 유발 시간을 지연시키고 흡인성 폐렴의 위험을 증가시키는 것으로 나타났다. 따라서 필요하다고 판단될 경우, 짧은 기간 동안만 사용해야 한다. 또한 항정신병 약물을 투여하는 치매 환자에서는 삼킴곤란 증상이 나타나는지 모니터하여야 한다.

확인문제

1. 치매의 유형에 따른 삼킴장애 특성을 설명하세요.

2. 치매로 인한 이상행동에 따른 치료적 중재를 기술하세요.

3. 알츠하이머형 치매의 진행에 따른 식사 및 삼킴장애 양상을 설명하세요.

참고문헌

Alagiakrishnan, K., Bhanji, R. A., & Kurian, M. (2013). Evaluation and management of oropharyngeal dysphagia in different types of dementia: A systematic review. Arch Gerontol Geriatr, 56, 1-9.

Ang, E. T., Tai, Y. K., Lo, S. Q., Seet, R., & Soong, T. W. (2010). Neurodegenerative diseases: Exercising toward neurogenesis and neuroregeneration. Front. Aging Neurosci, 2, 1-8.

Dand, P., & Sakel, M. (2010). The management of drooling in motor neurone disease. IJPN, 16, 560-564.

Ekberg, O., Hamdy, S., Woisard, V., Wuttge-Hannig, A., & Ortega, P. (2002). Social and psychological burden of dysphagia: Its impact on diagnosis and treatment. Dysphagia, 17, 139-146.

Forster, A., Samaras, N., Gold, G., & Samaras, D. (2011). Oropharyngeal dysphagia in older adults. Eur Geriatr Med, 2, 356-362.

Golbe, L. (2013). Diagnosis and management of progressive supranuclear palsy. Neurodegener Dis Manag, 3, 81-90.

Hamakawa, S., Koda, C., Umeno, H., Yoshida, Y., Nakashima, T., Asaoka, K., & Shoji, H. (2004). Oropharyngeal dysphagia in a case of Huntington's disease. Auris Nasus Larynx, 31, 171-176.

Hammer, M. J., Murphy, C. A., & Abrams, T. M. (2013). Airway somatosensory deficits and dysphagia in Parkinson's disease. J Parkinsons Dis, 1, 39-44.

Hanson, L. C., Ersek, M., Lin, F. C., & Carey, T. S. (2013). Outcomes of feeding problems in advanced dementia in a nursing home population. J Am Geriatr Soc, 61, 1692-1697.

Hasegawa, J., Okumura, Y., Osumi, E., Tago, H., Katori, Y., & Kobayashi, T. (2011). Creutzfeldt-Jakob disease with paralysis of the unilateral vocal cord and soft palate. Tohoku J Exp Med, 225, 277-283.

Heemskerk, A., & Roos, R. A. (2011). Dysphagia in Huntington's disease. Dysphagia. 26, 62-66.

Heemskerk, A., & Roos, R. A. (2012). Aspiration pneumonia and death in Huntington's disease. PLOS Currents Huntington Disease. 1, 1-4.

Ikeda, M., Brown, J., Holland, A. J., Fukuhara, R., & Hodges, J. (2002). Changes in appetite, food preference, and eating habits in frontotemporal dementia and Alzheimer's disease. J Neurol Neurosurg Psychiatry, 73, 371-376.

Kalf, J. G., Smit, A. M., Bloem, B. R., Zwarts, M. J., & Munneke, M. (2007). Impact of drooling in Parkinson's disease. J Neurol, 254, 1227-1232.

Kalf, J. G., de Swart, B. J., Bloem, B. R., & Munneke, M. (2012). Prevalence of oropharyngeal dysphagia in Parkinson's disease: A meta-analysis. Parkinsonism Relat Disord, 18, 311-315.

Kim, K. W., Park, J. H., Kim, M. H., Kim, M. D., Kim, B. J., Kim, S. K., et al. (2011). A nationwide survey on the prevalence of dementia and mild cognitive impairment in South Korea. J Alzheimers Dis, 23, 281-291.

Langmore, S., Olney, R., Lomen-Hoerth, C., & Miller, B. (2007). Dysphagia in patients with frontotemporal lobar dementia. Arch Neurol, 64, 58-62.

Leopold, N. A., & Kagel, M. C. (1985). Dysphagia in Huntington's disease. Arch Neurol, 42, 57-60.

Leow, L. P., Beckert, L., Anderson, T., & Huckabee, M. L. (2012). Changes in chemosensitivity and mechanosensitivity in aging and Parkinson's disease. Dysphagia 2012; 27: 106-114.

Leow, L. P., Huckabee, M. L., Anderson, T., & Beckert, L. (2010). The impact of dysphagia on quality of life in ageing and Parkinson's disease as measured by the Swallowing Quality of Life (SWAL-QOL) questionnaire. Dysphagia, 25, 216-220.

Londos, E., Hanxsson, O., Hirsch, I., Janneskog, A., Bulow, M., & Palmqvist, S. (2013). Dysphagia in Lewy body dementia - a clinical observational study of swallowing function by videofluoroscopic examination. BMC Neurol, 13, 140.

Marandi, Y., Farahi, N., Sadeghi, A., Sadeghi-Hashjin, G. (2012). Review paper: Prion diseases - current theories and potential therapies. Folia Neuropathol, 50, 46-49.

Michou, E., & Hamdy, S. (2010). Dysphagia in Parkinson's disease: A therapeutic challenge? Expert Rev Neurother, 10, 875-878.

Miller, N., Allcock, L., Hildreth, A. J., Jones, D., Noble, E., & Burn, D. J. (2009). Swallowing problems in Parkinson disease: Frequency and clinical correlates. J Neurol Neurosurg Psychiatry, 80, 1047-1049.

Mittal, M., Hammond, N., Husmann, K., Lele, A., & Pasnoor, M. (2010). Creutzfeldt-Jakob disease presenting as bulbar palsy. Muscle Nerve, 42, 833-835.

O'Sullivan, S. S., Massey, L. A., Williams, D. R., Silveira-Moriyama, L., Kempster, P. A., Holton, J. L., et al. (2008). Clinical outcomes of progressive supranuclear palsy and multiple system atrophy. Brain, 131, 1362-1372.

Paris, G., Martinaud, O., Petit, A., Cuvelier, A., Hannequin, D., Roppeneck, P., & Verin, E. (2013). Oropharyngeal dysphagia in amyotrophic lateral sclerosis alters quality of life. J Oral Rehabil, 40, 199-204.

Prince, M., Bryce, R., Albanese, E., Wimo, A., Ribeiro, W., & Ferri, C. P. (2013). The global prevalence of dementia: A systematic review and meta analysis. Alzheimers Dement, 9, 63-75.

Regan, J., & Walshe, M. (2012). Neuromuscular conditions. In Newman R, Nightingale JM, eds. Videofluoroscopy: a multidisciplinary team approach. San Diego: Plural.

Robbins, J., Levine, R., Wood, J., Roecker, E. B., & Luschei, E. (2000). Age effects on the temporal evolution of isometric and swallowing pressure. J Gerontol A Biol Sci Med Sci, 55, M634-M640.

Rodrigues, B., Nobrega, A., Sampaio, M., Argolo, N., & Melo, A. (2011). Silent saliva aspiration in Parkinson's disease. Mov Disord, 26, 138-141.

Shinagawa, S., Adachi, H., Toyota, Y.. Mori, T., Matsumoto, I., Fukuhara, R., & Ikeda, M. (2009). Characteristics of eating and swallowing problems in patients who have dementia with Lewy bodies. Int Psychogeriatr, 21, 520-525.

Suh, M. K., Kim, H., & Na, D. L. (2009). Dysphagia in patients with dementia: Alzheimer versus vascular. Alzheimer Dis Assoc Disord, 23, 178-184.

Verdonschot, R. J., Baijens, L., Serroyen, J., Leue, C., & Kremer, B. (2013). Symptoms of anxiety and depression associated with the Hospital Anxiety and Depression scale in patients with oropharyngeal dysphagia. J Psychoso Res, 75, 451-455.

Vogel, A. P., Pointon, L., Maule, R., & Churchyard, A. J. (2011). Clinical features of dysphagia and swallowing deficits in Huntington's disease: A descriptive videofluorscopic study. Clinical Genetics, 80, 60.

3 제3장

신경근질환과 삼킴장애

1 운동신경원 질환 (Motor Neuron Disease)

1) 운동신경원 질환과 인한 삼킴장애

운동신경원 질환은 상위운동신경원과 하위운동신경원의 세포들이 손상되면서 진행성으로 기능장애가 발생하는 질환을 의미한다. 운동신경원 질환 환자들은 점진적인 근위축, 근육약화 및 근육섬유다발수축(fasciculation)이 나타나고, 경직(spasticity), 반사항진(hyperreflexia) 등의 징후를 동반하기도 한다.

운동신경원 질환과 관련된 삼킴장애는 매우 복잡한 양상을 보일 뿐만 아니라 삼킴의 모든 단계에 영향을 미치고, 삼킴의 안정성과 효율성을 저하시킨다. 운동신경원 질환의 80% 이상을 차지하는 대부분의 전형적인 형태는 근위축가쪽경화증(Amyotrophic Lateral Sclerosis; ALS)이며, 이는 상위운동신경원과 하위운동신경원이 초기부터 함께 침범당한다. 진행성 숨뇌마비(progressive bulbar palsy)도 운동신경원 질환의 한 형태인데, 이는 일차적으로 뇌줄기의 운동신경원이 파괴되어 뇌줄기의 신경지배를 받는 삼킴과 호흡에 관여하는 기능들이 초기부터 약화를 나타낸다. 세 번째로, 진행성 근위축증(progressive muscular atrophy)은 하위운동신경원만을 파괴하는 운동신경원 질환으로 특징지을 수 있다. 이러한 운동신경원 질환 환자들은 초기에는 명확한 분류가 가능하지만, 질환의 후기에는 발현되는 증상들이 크게 겹치는 경향이 많다. 각각의 질환에 따른 특징 및 삼킴기능에 대한 영향을 살펴보면 다음과 같다.

(1) 근위축가쪽경화증(Amyotrophic Lateral Sclerosis; ALS)

근위축가쪽경화증은 흔히 루게릭병(Lou Gehrig's disease)으로 알려져 있으며, 운동신경세포원 질환 중 가장 흔하고 가장 치명적이다. 원발성 가쪽경화증(primary lateral sclerosis)은 대뇌겉질운동신경원(겉질척수로)을 침범하여 점진적인 경직성 운동마비를 일으키는 상위운동신경원 질환이다. 전형적인 근위축가쪽경화증은 겉질척수로와 척수앞뿔세포가 혼합되어 침범된 형태라고 할 수 있다. 즉, 대뇌겉질에 있는 상위운동신경원과 뇌줄기에 있는 뇌신경들의 운동핵, 척수의 앞뿔세포의 변성과 상실이 특징이다. 운동신경원에 퇴행성 변화가 진행됨에 따라 지배하고 있는 근육들을 조절하지 못하게 된다. 근위축가쪽경화증은 상위운동신경원 및 하위운동신경원 모두에 영향을 미치기 때문에 발병하게 되면, 신체의 모든 근육들과 마찬가지로 삼킴과 관련된 근육들도 약화된다. 이로 인해 입술 및 혀의 조절과 음식덩이의 구강내 조작이 어려워지며, 혀의 근력 저하로 인하여 입천장인두폐쇄(velopharyngeal closure)의 불충분함으로 인한 코인두 역류를 보일 수 있다. 병의 진행에 따라 삼킴작용은 더욱 지연되고, 인두의 꿈틀운동이 감소하며 반지인두근육의 장애를 일으킨다. 또한 병의 후기로 갈수록 중증의 삼킴장애 증상이 나타나게 된다(표 5-7). 과도한 침을 분비하거나 혀와 입술 조절의 어려움으로 인해 마비말장애(dysarthria)가 있을 수 있다(표 5-8).

표 5-7 후기 ALS 환자들의 삼킴장애 증상 및 빈도

증상	발현 비율
음식덩이를 입안에 물고 있을 수 없음	100%
음식덩이를 형성할 수 없음	80%
침흘림	100%
저작의 어려움	80%
구강내 음식 잔여물	100%
삼킴반사의 지연	100%
코역류	80%
삼킴 전 기침	100%
삼킴 중 기침	100%
후두 상승 감소	100%
목 청결 감소	100%
삼킴 후 젖은 목소리	100%
음식덩이의 여러 번 삼킴	60%
기침 효율성 저하	100%

(Jani 등, 2016)

겉질숨뇌로에 주로 침범을 받은 환자는 삼킴장애가 종종 혀의 움직임의 감소로 시작되어 음식을 씹기 위해 측면으로 이동시키는 과정이 어렵게 되고 구강에서 음식물을 조절할 수 없게 된다. 이 경우 증가된 점도의 음식물을 섭취할 경우 필요로 하는 혀의 압력을 발생시킬 수 없게 된다. 따라서 음식의 농도가 짙어지면 환자들은 어려움을 호소하게 되고, 종종 점도가 높은 음식과 씹기 어려운 음식을 섭취하는 것을 자연적으로 꺼리기 시작한다. 입술 폐쇄가 감소되어 침이나 음식물이 입 밖으로 흘러나오는 경우도 흔하다. 물렁입천장 기능도 영향을 받게 되는데, 음식물을 씹거나 삼킬 때 입천장이 혀기저부와 만나는 압력이 약화되고 입천장의 상승이 감소된다.

또한 혀기저부의 뒤쪽 움직임과 인두의 수축이 감소되어 삼킴 후 인두에 음식 잔여물이 남는 경우가 흔하다. 이러한 잔여 음식물은 환자가 삼킴 후 숨을 들이쉴 때 기도로 흡인될 수밖에 없다. 보통 질환의 후반 부에는 후두상승이 감소되고 기도 입구를 완전히 폐쇄하는데 장애가 생겨, 삼키는 동안에는 음식물이 기도에 침습되고, 삼킴 후에는 침습된 음식물이 흡인된다.

(2) 진행성 숨뇌마비(Progressive Bulbar Palsy; PBP)

진행성 숨뇌마비는 뇌줄기에 존재하는 운동신경원(bulbar motor neuron)과 근육들이 일차적으로 손상된다. 임상 양상은 말소리가 느려지고 단조로워지며, 마비말장애와 씹고 삼키는 것을 어려워하는 삼킴장애가 특징적으로 나타난다. 혀 근육은 약화와 함께 위축되고, 근육섬유다발수축(fasciculation)으로 인하여 근육이 꿈틀대거나 떨리는 양상을 보인다. 이는 상위운동신경원과 하위운동신경원이 함께 손상되기 때문에 나타나는 특징이다. 이러한 양상은 증상이 진행될수록 사지로 퍼져나간다.

주로 겉질숨뇌로의 문제를 보이는 환자들은 구강내 근육들의 조절 문제에서부터 질환이 시작되고, 이후 호흡 및 팔다리의 신경근육 조절의 문제로 확대된다. 삼

표 5-8 근위축가쪽경화증의 특징

단계	범위	증상	기능
구강기	겉질숨뇌로 침범	혀와 입술의 운동 장애 혀 기능이 감소 입술 다물기가 어려움	음식덩이 형성이 어려움 인두기 시작 전에 기도로 음식이 유입(음식이 진할수록 더 많이 나타남) 구강기에 음식이 계속 입 밖으로 나옴
	겉질척수로 침범	삼킴과 관련된 근육들도 약화	입천장 운동 장애 마비말장애 입술 및 혀의 조절과 음식덩이의 구강내 조작이 어려움
인두기	겉질숨뇌로 침범	삼킴반사 지연 혀기저부 조절의 제한 후두가 잘 닫히지 않음 후두의 상승 작용이 감소	후두에 음식물이 고이고 사레가 걸림 후두개계곡에 음식물이 고임 인두기 동안에 사레가 잘 걸림 후두로 들어가는 음식물의 양이 증가하고, 사레가 걸리고, 조롱박오목에 음식이 고임 코인두역류, 인두 꿈틀운동의 감소, 상부식도조임근의 운동장애, 식도역류 인두 수축력 약화

킴의 신경근육 조절의 퇴화는 구강의 혀 조절, 혀의 기저부의 움직임과 인두 수축의 저하로 시작되고, 이후에 인두삼킴 유발의 지연을 나타낸다. 인두근육의 근력저하 때문에 침을 잘 삼키지 못하는 환자들은 침흘림을 호소하는 경우가 많은데 이는 침의 생성이 많아져서 생긴 것이 아니고 숨뇌마비로 인해 고인 침과 체액들이 흘러나오는 것이다. 몇몇 환자들은 반지인두근장애를 보이는데, 이는 보통 후두상승 움직임의 저하로 인한 것이다. 후두상승의 저하는 식도 입구의 열림을 공간적으로는 좁게, 시간적으로는 짧게 만들어 음식물이 원활히 식도의 입구를 통과하지 못하고 고이게 만든다. 상부식도조임근이 열린다 해도 상부소화관으로 음식물을 밀어 넘기기 위한 적절한 압력을 생성하는 힘이 약화되어 음식물이 인두로 역류하는 경우도 발생한다.

(3) 진행성 근위축증(Progressive Muscular Atrophy; PMA)

진행성 근위축증은 아래운동신경원 질환으로 일차적으로 사지근육을 지배하는 척수의 앞뿔세포가 침범된다. 특징적인 증상과 징후는 사지의 근위축, 근육약화 및 근육섬유다발 수축이다. 진행성 근위축증은 간혹 뇌줄기의 운동신경원에도 침범하여 혀 근육의 마비를 보이기도 하지만, 이는 매우 드물며 주로 팔, 다리에 영향을 미친다.

진행성 근위축증이 구강 및 얼굴부위에 나타날 경우, 얼굴과 목을 구성하는 근육에 전반적인 위약과 위축이 나타난다(표 5-9). 구강기에서 근육의 전반적인 약화로 인두기 전에 기도로 음식이 유입될 수 있다. 인두기에서는 인두 삼킴 운동의 감소, 상부식도조임근의 지속적인

표 5-9 진행성 근위축증의 삼킴장애 특징

시기	증 상	결 과
구강기	구강기에 관여하는 근육의 전반적인 약화	인두기 시작 전에 기도로 음식이 유입
인두기	인두 삼킴운동의 감소 식도 꿈틀운동의 감소 반지인두근 침범시 지속적인 수축으로 후두 상승이 되지 않고 상부식도가 개방되지 않음	인두에 음식이 다량 잔류하여 섭취 후 흡인이 나타남

수축과 이완의 감소, 식도 꿈틀운동의 감소로 인두에 음식이 다량 잔류하여 섭취 후 흡인이 나타날 수 있다.

2) 운동신경원 질환의 삼킴장애 치료

운동신경원 질환은 상위운동신경원과 아래운동신경원 모두를 침범하는 진행성 질환으로 겉질척수로나 겉질숨뇌로를 주로 침범한다. 근위축가쪽경화증이나 진행성 숨뇌마비의 경우 거의 모든 삼킴과정에서 장애가 동반될 수 있으며, 후두의 운동장애는 주로 질병 진행과정 후반부에 나타난다. 증상은 점차로 악화되며 후두 폐쇄 기능이 적절할 때까지는 구강 섭취를 시도할 수 있다. 치료시에 능동운동은 환자의 피로도를 가중시키므로 주로 보상적인 방법을 교육하는 것이 주가 된다.

일반적으로 삼킴장애는 운동신경원 질환의 첫 번째 징후일 수 있다. 이는 혀의 근육섬유다발수축(fasciculation)과 함께 나타날 수 있고 말소리의 변화를 수반할 수 있다. 삼킴장애로 인해 보통 혀기저부의 뒤쪽 당김과 인두 수축은 같은 시기에 영향을 받게 되어 인두삼킴의 유발이 지연된다. 이 시기에 종종 온도-촉각 자극이 효과적일 수도 있지만, 이러한 효과는 질환의 중기 이후에는 더 이상 효과적이지 않다. 신경계가 계속 퇴화되어 가기 때문에 어느 시점 이후 이 방법의 효율성이 감소되는 것이다. 기도를 보호할 수 있는 적절한 정도의 후두기능이 남아 있다면, 환자에게 점차적으로 식단의 점도를 묽게 하고, 으깨거나 갈은 음식으로 음식물의 형태와 농도를 변형해가며 최대한 구강식사를 유지시켜주는 것이 한시적이기는 하지만 삶의 질을 최대화 시켜주는 방편일 수 있다.

근위축가쪽경화증 환자들은 질환의 진행에 따라 증가되는 에너지 섭취량과 영양 요구에 초점을 맞추는 것이 중요하다. 씹기의 어려움, 삼킴반사의 지연, 구역반사의 소실, 흡인의 위험뿐만 아니라 손과 팔의 근력약화로 인한 식사 보조와 음식 구성의 변경 역시 주요 고려사항이 된다. 소량씩 자주 식사하는 것이 좋으며, 구강식사를 통해 충분한 영양이 공급되지 못할 경우 장관 및 비구강영양을 병행지원하여 필요한 에너지와 영양소를 공급해야 한다. 하지만 질환의 말기에 대부분의 환자들은 영양의 공급을 전적으로 비구강식이에 의존하게 된다. 이는 구강식사에 대한 영구적인 포기를 의미하므로 대상자의 삶의 질을 고려한 구강식사 포기 시점에 대한 포괄적 의료진의 판단이 중요하다.

2 중증근무력증 (Myasthenia Gravis, MG)

중증근무력증은 신경근 접합부의 신경전달 물질의 전달 장애로 발생하는 자가면역질환으로 수의근의 약화와 빠른 피로를 특징으로 하는 신경근질환이다. 전반적인 근육의 약화와 피로가 특징적으로 나타나고 증상의 호전과 악화가 반복되는데 근육을 많이 사용하면 쉽게 약해지고, 쉬면 호전된다. 환자들은 무력감, 복시, 발성장애, 삼킴장애 등의 문제를 가지며, 하루하루 증상이 심해진다고 호소한다. 또한 표정근의 약화, 턱 빠짐, 숨 막힘, 음식이나 분비물에 의한 목 메임, 마비말장애와 코안소리 등이 중증근무력증의 증상으로 발현된다. 중증근무력증은 전반적인 구강내 근육들의 약화로 인두기 시작 전 기도로 음식이 유입될 수 있으며, 인두기에서 꿈틀운동 감소와 식도단계의 지연으로 인두-식도역류가 나타날 수 있다(표 5-10).

중증근무력증의 영양관리에는 다음의 3가지 주요 목표가 대두된다: 첫째, 근육강도와 좋은 영양상태를 위해 최적의 에너지-영양 섭취량을 유지하는 것, 둘째, 관련된 식사 문제를 해결하는 것, 셋째, 오심, 구토 등의 약물 부작용 감소를 돕는 것. 이 외에도 식사 편의를 도모하기 위해 식사패턴을 조절해 줄 수 있다. 환자들은 주로 아침에 가장 컨디션이 좋으므로 아침에 가장 많은 양의 식사를 제공하고, 낮 동안에는 소량씩 자주 식사를 제공한다. 또한 식사 1시간 전에 약을 복용시킨다. 과다하게 음식물을 씹음으로써 유발되는 피로를 감소시키기 위해 음식의 질감을 조절하고 필요하다면 장

표 5-10 중증근무력증의 특징

시기	증 상	결 과
구강기	구강기에 관여하는 근육의 전반적인 약화	인두기 시작 전에 기도로 음식이 유입
인두기	인두 꿈틀운동의 감소 식도단계의 지연	인두-식도 역류

관급식을 병행할 수도 있다.

3 말이집탈락질환 (Demyelinated Disease)

1) 다발성경화증(Multiple Sclerosis, MS)

(1) 다발성경화의 삼킴장애

다발성경화증은 중추신경계의 말이집(수초, myelin sheath) 파괴가 특징이고, 다른 신경조직은 비교적 덜 침범하는 대표적인 중추신경계 말이집탈락질환(탈수초 질환, demyelinated disease)이다. 전형적인 다발성경화증은 증상의 재발과 완화(relapsing and remitting)를 되풀이하면서 점진적으로 악화된다. 삼킴장애는 다발성경화증의 흔한 증상이며 삼킴장애 역시 증상의 재발과 완화를 반복하며, 삼킴장애의 정도는 말이집이 탈락화된 정도에 따라 개인차가 심하게 나타난다.

다발성경화증 환자들은 보통 대뇌겉질에서부터 뇌줄기 그리고 소뇌에서 숨뇌척수로로 이어지는 신경 시스템에 말이집탈락 변화를 보이는 플라크(multiple plaque)가 생겨 다발성 병변을 보인다. 삼킴에서 보이는 장애는 대뇌겉질에서부터 뇌줄기 및 뇌신경이 분포하는 말초신경의 신경학적 손상과 관련 있다. 이러한 손상은 다발적으로 뇌신경에 영향을 미칠 수 있기 때문에 다발성경화증의 침범 부위에 따라 다양한 삼킴장애 유형을 나타낸다. 만약 혀밑신경이 손상되었다면, 음식덩이의 조절, 씹기 및 구강통과에 대한 환자의 혀 조절 기능이 감소될 것이다. 만일 미주신경이 손상되었다면, 환자는 혀기저부의 움직임, 인두벽 운동과 후두기능에 저하를 보일 것이다. 또한 혀인두신경이 손상되었다면 인두삼킴의 유발이 지연될 것이다. 만일 이 세 가지 모두 또는 다른 뇌신경이 추가적으로 손상되었다면 환자는 복합적인 삼킴장애를 보일 것이다. 종합해보면, 이 질환은 구강기에서 혀밑신경과 미주신경의 손상으로 저작시 혀 운동장애가 나타나고 혀기저부 운동이 제한된다. 인두기에서는 혀인두신경, 미주신경의 손상으로 삼킴반사 지연과 인두근의 운동, 후두폐쇄 기능장애가 나타날 수 있다(표 5-11).

(2) 다발성경화증의 삼킴장애 치료

다발성경화증 환자를 대상으로 한 연구에서 가장 흔하게 발생하는 삼킴장애의 문제는 인두삼킴 유발의 지연과 후두개계곡에 잔여물을 남기는 혀기저부의 뒤쪽 당김 저하 및 인두벽 수축의 약화이다. 드물지만 숨뇌 손상을 보이는 환자들은 혀 기능의 저하와 함께 후두폐쇄 또한 저하되는 경향이 있다.

다발성경화증의 치료는 손상부위에 따라 달라질 수밖에 없으며, 일차적으로 증상을 완화시키거나 재활시키는데 초점을 두고 있다. 삼킴재활치료를 통해 다발성경화증 자체의 진행 과정을 변화시킬 수는 없지만, 최대한 기능적인 삼킴기능을 유지하고 보상적 치료를 통해 흡인의 위험을 감소시키는 것이 주목적이 된다. 다발성경화증 환자들에게 약물 투여시 종종 삼킴기능이 향상되기도 하지만, 아직까지 약물의 효과를 체계적으로 조사한 연구는 없다. 일부 다발성경화증 환자에게는

표 5-11 다발성경화증의 특징

시기	증 상	결 과
구강기	혀밑신경 손상 미주신경 손상	저작 시기에 혀의 운동장애가 나타나고 구강기 지연 혀의 기저부 운동 제한
인두기	혀인두신경 손상 미주신경 손상	삼킴반사의 지연 인두근의 운동, 후두폐쇄 기능장애

인지기능장애와 치매가 동반될 수 있기 때문에 보상전략, 특히 자세변경과 감각강화 방법이 매우 중요하다. 따라서 인두삼킴의 유발을 향상시키기 위한 온도-촉각 자극 또는 음식덩이의 변형과 같은 감각입력을 높이도록 고안된 치료방법이 효과적일 수 있다.

다발성경화증 환자들을 위한 기본적 영양관리는 적절한 에너지와 영양소를 공급하여 최적의 영양상태를 만들어주는 것이다. 또한 관급에 대한 고려가 필요하다. 예를 들어 스테로이드 치료를 한다면, 식사 염분이 감소될 수 있으며 질환이 진행될수록 영양공급에 대한 지원을 제공하기 위해 코위영양관이 적용될 수 있다. 또한 저지방, 저칼로리, 저포화지방 식사가 질환과 관련된 증상을 관리하는 데 도움이 되는 것으로 알려져 있다.

2) 길랭-바레증후군(Guillain-Barre Syndrome)

(1) 길랭-바레증후군의 삼킴장애

길랭-바레증후군은 말초신경에 염증이 생겨 신경세포의 축삭을 둘러싸고 있는 '말이집'이라는 절연물질이 파괴되어 발생하는 급성 마비성 질환으로, 급성-염증성 말이집탈락 다발성신경병증(Acute Inflammatory Demyelinating Polyneuropathy; AIDP)으로도 불린다. 급속히 진행하는 대칭적 상행성 운동마비와 깊은 힘줄반사의 저하와 소실을 특징으로 하며, 주 증상은 운동신경계의 마비이지만 경미한 감각 이상을 동반하기도 한다. 마비증상은 다리에서부터 시작하여 위로 올라오게 되는데 심할 경우 호흡곤란 및 삼킴장애 증상을 보일 수도 있다. 초기에 이 증상들을 잘 치료하지 않으면 생명을 위태롭게 할 수 있다.

길랭-바레증후군은 발병 초기에 구강기와 인두기에 관여하는 근육의 전반적인 근력 약화가 나타날 수 있으며, 때로는 삼킴장애가 이 질병의 처음 증상일 수도 있다. 삼킴장애가 진단된 후 빠른 속도로 전신에 걸친 완전 마비가 나타날 수 있다. 전신적인 근력 감소는 빠르게 진행되는 반면에 회복은 수개월에 걸쳐서 서서히 진행되며, 호흡 기능의 장애가 같이 나타날 경우 삼킴장애에 대한 치료를 급성기에 시행하기 어렵고 치료의 효과 역시 예측하기 힘들다.

구강기의 문제로는 혀와 혀기저부의 움직임 감소로 삼킴 지연이 나타나고, 인두기에서는 호흡, 후두 움직임의 저하로 흡인의 위험이 증가하게 된다. 특히 호흡근의 마비가 심한 경우 배출 능력이 저하되어 인두 및 후두의 잔여물을 끌어올리지 못해 흡인의 위험이 높아진다(표 5-12).

(2) 길랭-바레증후군의 삼킴장애 치료

삼킴의 방사선촬영 검사에서 보통 구강과 인두삼킴의 전반적인 약화가 나타나며 이로 인해 구강의 혀, 혀기저부 및 후두의 운동범위가 감소한다. 마비의 진행이 빠름에도 불구하고 회복은 매우 느려서 몇 달이나 몇 년이 걸릴 수 있다. 심한 환자들은 종종 호흡이 한 동안 안정적이지 않을 수 있으며 기도폐쇄를 조절하는 삼킴기법은 피로를 극도로 유발할 수 있으므로 매우 주의해서 적용하거나 호흡조절이 안정될 때까지 시도하지 않아야 한다. 기관절개관이 있는 경우 가압대 수축을 조

표 5-12 길랭-바레증후군의 특징

시기	증 상	결 과
구강기	혀와 혀기저부 움직임 감소	삼킴의 지연
인두기	호흡 불안정 후두의 움직임 감소 기관절개관 사용할 수 있음	흡인 인두부에 음식물이 남아 있음

작하는 것 역시 문제가 될 수 있으며, 이는 담당의와 협의하여 시행해야 한다.

뇌신경 손상을 동반하는 경우 호흡 기능과 삼킴 기능의 저하가 나타나는 경우가 흔한데 이러한 환자들의 음식물 섭취에서 피로도를 훨씬 빨리 느끼게 된다. 이는 구강으로 들어오는 음식물의 양이 많아질수록 훨씬 많은 횟수의 삼킴을 시도하여 삼킴의 효율성과 안전성이 극도로 저하되는 양상으로 나타난다. 보다 안전한 삼킴을 위해서는 식사 중 자주 휴식을 취하고 소량을 음식물을 넣고 삼키도록 하는 것이 중요하다.

일반적으로 중재기법은 환자의 회복시기에 관절가동범위 운동과 수축을 증가시키기 위한 능동운동 또는 가벼운 저항운동으로 시작하여 기능의 증진을 확인해가며 환자가 견딜 수 있는 범위 내에서 참여를 증진시킨다. 호흡 조절이 증진되면 성문위 삼킴이나 멘델슨 수기 등이 유용할 수 있다.

길랭-바레증후군의 초기에는 에너지와 단백질 요구 증가를 반영한 비구강 영양이 필요하다. 이때 만약 대상자가 인공호흡기 등을 착용하고 있거나 호흡능력에 저하를 보일 경우 과다한 구강식사를 고집하지 않는 것이 중요하다. 이산화탄소 생성을 감소시키기 위해 많이 사용하는 고지방 식사는 위 비우기를 지연시킬 수 있고, 나아가 심각한 위장관 합병증을 초래할 수 있으므로 피한다. 음식 농도의 조절은 약화되어 있는 얼굴과 목 근육에 의한 저작과 삼킴 문제를 완화시키기 위해 초기 구강 급식 시기부터 고려할 필요가 있다. 회복기 동안 필요한 에너지와 영양에 대해 지속적인 관심을 갖는 것이 소실된 체중과 근육을 회복시키는 데 중요하다.

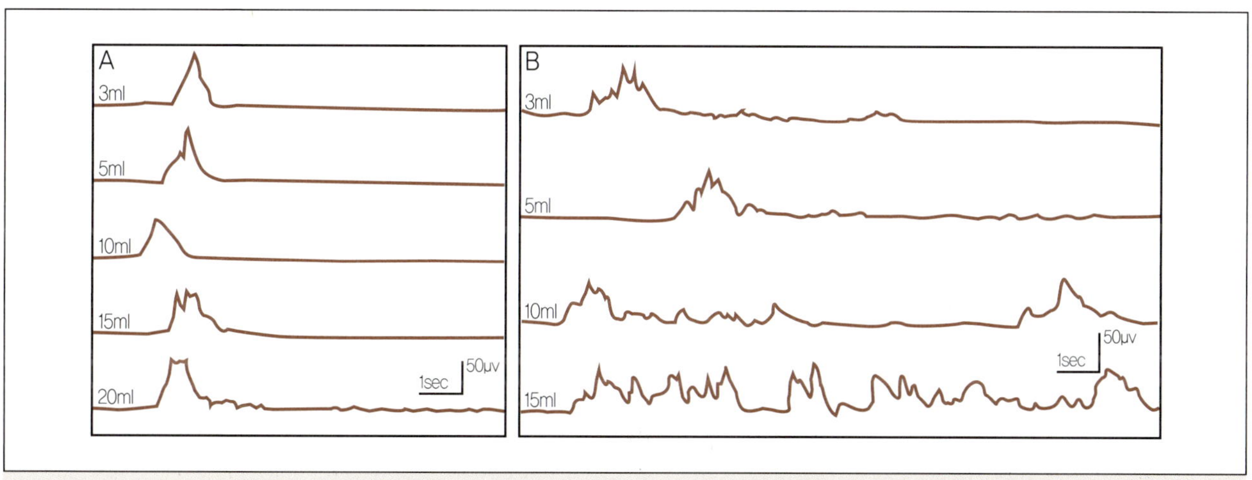

그림 5-5 대조군(A)과 뇌손상 침범 길랭-바레 환자(B)의 삼킴근육 CP-EMG 영상

제공되는 액체의 양이 많아 질수록 삼킴 시도 횟수가 많아질 뿐만 아니라 삼킴 효율성 저하가 관찰됨

확인문제

1. 근위축가쪽경화증의 삼킴장애 특성을 설명하세요.

2. 타 질환과 비교한 길랭–바레증후군의 치료적 접근의 차이를 설명하세요.

3. 삼킴장애를 유발할 수 있는 신경근 질환을 기술하세요.

참고문헌

Bass, N. H. (1990). Clinical signs, symptoms and treatment of dysphagia in the neurologically disabled. Journal of Neurologic Rehabilitation, 4, 227-235.

Cherney, L. R., & Cherney, L. R. (1994). Dysphagia in adults with neurologic disorders: An overview. in Clinical management of dysphagia in adults and children. ed Cherney LR. Gaithersburg (MD): Aspen.

Ciocon, J. O. (1990). Indications for tube feedings in elderly patients. Dysphagia, 5, 1-5.

Frost, F. S. (1994). Gastrointestinal dysfunction in spinal cord injury. In: Yarkony GM, editor. Spinal cord injury: medical management and rehabilitation. Gaithersburg (MD): Aspen.

Garon, B. R., Engle, M., & Orniston, C. (1996). Silent aspiration: Results of 1000 videofluoroscopic swallow evaluation. Journal of Neurologic Rehabilitation, 10, 121-126.

Gilroy, J.(1990). Basic Neurology. Elmsford, NY: Pergamon Press.

Herrera, W., Zeligman, B. E., Gruber, J., Jones, M. C., Pautler, R., Wriston, R., et al. (1990). Dysphagia in multiple sclerosis: Clinical and videofluoroscopic correlation. Journal of Neurologic Rehabilitation, 4, 1-8.

Horner, J. (1988). Aspiration following stroke: Clinical correlates and outcome. Neurology, 38, 1359-1362.

Horner, J., Massey, E. W., Riski, J. E., Lathrop, D. L., & Chase, K. N.(1988). Aspiration following stroke: Clinical correlates and outcome. Neurology, 38, 1359-1362.

Hughes, J. C., Enderby, P. M., & Langton Hewer, R. (1994). Dysphagia and multiple sclerosis: A study and discussion of its nature and impact. Clin Rehabil, 8, 18-26.

Jani, M. P., & Gore, G. B. (2016). Swallowing characteristics in amyotrophic lateral sclerosis. NeuroRehabilitation, 39(2), 273-276.

Logemann, J. A. (1983). Evaluation and Treatment of Swallowing Disorders. San Diego: College-Hill Press.

Marshalla, P. R. (1985). The role of reflexes in oral-motor learning: techniques for improved articulation. In: Logemann JA (ed.): Relationship Between Speech and Swallowing. Sem Sp Lang, 6, 317-335.

Martin, A. W. (1993). Dietary management of swallowing disorders. Dysphagia, 6, 129-135.

Martens, L., Cameron, T., & Simonsen, M. (1990). Effects of a multidisciplinar management program on neurologically impaired patients with dysphagia. Dysphagia, 5, 147-151.

Mengi, T., Seçil, Y., Incesu, T. K., Arici, S., Akkiraz, Z. Ö., Gürgör, N., ... & Ertekin, C. (2017). Guillain–Barré Syndrome and Swallowing Dysfunction. Journal of Clinical Neurophysiology, 34(5), 393-399.

Robbins, J. (1987). Swallowing in ALS and motor neuron disease. Neurol Clin, 5, 213-229.

Sitzmann, J. V., & Mueller, R. (1988). Enteral and parenteral feeding in the dysphagic patient. Dysphagia, 3, 38-45.

Willing, T. N, Paulus, J., Lecan Saint Guily, J., & Beon, C. (1994). Swallowing problems in neuromuscolar disorders. Arch Phys Med Rehabil, 75, 1175-1185.

4

제4장

SWALLOWING DISORDER

두경부암과 삼킴장애

두경부는 머리뼈의 바닥으로부터 흉곽 사이의 영역으로 두경부암은 눈, 뇌, 식도를 제외한 구강, 코, 부비동, 후두, 인두, 침샘 등에 발생한 모든 종류의 악성종양을 말한다. 발생 위치에 따라 구강암, 비부비동암, 후두암, 인두암, 침샘암 등으로 나눌 수 있다. 발생률로는 구강암, 인두암, 후두암 순으로 높고 최근 구강암과 인두암은 더 증가하는 추세이다. 두경부 각 부분의 세부 원발 병소 분류에 의하면 약 50여 곳의 다양한 원발병소에서 암이 발생한다. 이렇게 다양한 부위에 발생하는 종양을 두경부암이라는 한 종류의 종양처럼 취급하는 가장 중요한 이유는 두경부의 각 해부학적 부위는 각 부위들이 같이 작용하여야만 기능이 정상적으로 이루어지기 때문이다(그림 5-6).

두경부암은 2020년 기준 전 세계에서 6번째로 많이 발생하는 암으로 90% 이상이 편평세포암종(Head and Neck Squamous Cell Carcinoma, HNSCC)이며, 이 중 약 1/3만이 조기에 발견되고 나머지 2/3에서는 진행암으로 발견되는 경향으로 5년 생존율은 약 40% 정도이다.

두경부암으로 인한 구조적 변화와 이를 치료하기 위한 수술이나 방사선 치료 후에도 삼킴장애가 발생할 수 있다. 구강암과 인두암은 혀, 구강내 협부, 이틀(alveolar), 단단입천장, 인두벽 등에 발생하므로 구강단계와 인두단계에서 삼킴장애가 발생할 수 있다. 후두암은 인후두 구조물 및 거짓성대, 참성대 등에 발생하므로 인두단계와 식도단계에서 삼킴장애가 발생할 수 있다.

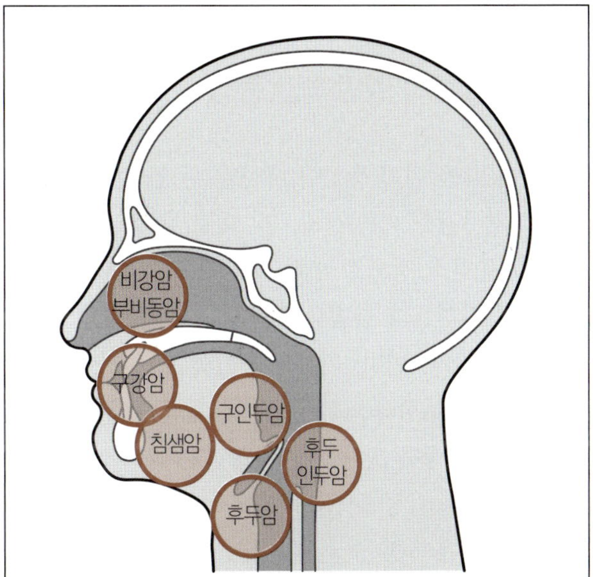

그림 5-6 두경부 암의 종류와 위치

두경부암 환자의 삼킴장애 치료는 우선 환자가 종양 및 관련된 치료로 인해 삼킴장애가 발생할 수 있다는 것을 스스로 인지하고 치료에 참가하는 것이 중요하다. 이에 본 장에서는 두경부암에 대한 전반적인 이해를 높이고 두경부암과 관련된 삼킴장애의 특성과 치료에 대해 알아보고자 한다.

1 두경부암의 일반적인 치료법

1) 두경부암의 원인

암은 세포 수준에서 발생하는 질환으로 세포증식 및 성장 조절 기전의 장애로 인해 일차적으로 세포의 과증식이 나타나게 된 된다. 암은 몸 안에서 다양한 장소로 이동하며 성장과 증식을 통해 정상 세포체를 대체할 수 있는 비정상 암 세포로 변화한다. 이를 전이라 하는 데, 전이는 혈류 또는 림프계를 통해 이동하여 발생할 수도 있다. 두경부암의 주요 위험인자로는 흡연과 음주, 인유두종 바이러스(Human Papilloma Virus, HPV)와 Epstein-Barr 바이러스(EBV) 감염, 유전자 변이 등으로 알려져 있다.

2) 두경부암의 일반적인 증상

부위에 따라 여러 증상이 나타날 수 있으며 전신 증상으로 체중감소, 영양실조, 열, 피로, 통증 등을 호소한다. 체중감소 등으로 인한 영양실조는 면역 기능을 저하시켜 감염률과 합병증의 발생을 증가시키고 식욕부진, 구역반사, 변비, 피로를 동반할 수 있다. 피로는 집중력 저하, 부정적 느낌, 일상생활활동 시 부주의, 동기 부여 저하 등을 발생시킨다. 통증은 암의 발생 혹은 암을 치유하는 과정에서도 유발될 수 있다.

암으로 인한 특정 증상 및 징후는 발생 위치, 종양의 크기, 주위 기관, 혈관과 신경에 대한 직접적 영향, 암의 전이 여부 등에 따라 달라진다. 입냄새, 쉰 목소리 혹은 목소리 변화, 출혈 또는 분비물, 얼굴부위의 통증, 림프절 전이로 인한 귀밑이나 목부분에 생기는 혹과 같은 증상들이 생길 수 있다.

3) 두경부암의 단계

암이 진단되면 암의 전이를 추가로 검사하게 되며 암의 확산도에 따라 치료 방법이 달라진다. 암이 자라기 시작한 부위를 묘사하는 데 사용되는 용어를 '원발성'이라고 하며, 폐, 간 또는 뼈와 같은 신체의 다른 부위로 퍼지는 경우 '이차성' 또는 '전이성'이라고 한다. 이와 같이 확산된 정도를 병기(staging)라고 하며 암에 대한 정확한 진단과 치료를 위해서 필요하다. 암의 단계를 통해 암이 얼마나 퍼져있는지, 합병증이 있는지 등을 추측하고 최선의 치료를 적용할 수 있으며 예후를 명확히 할 수 있다. 암의 병기 표기법은 다양하나 1987년 미국암공동위원회(American Joint Committe for Cancer, AJCC)와 국제암통제연합(Union for International Cancer Control, UICC)에 의해 암에 대한 통합 시스템이 개발되었다. 2017년 1월에 8번째 수정된 암 분류 매뉴얼 이후 2024년 TNM의 9번째 버전이 제시되었다. T(종양, tumor)는 원발 종양의 크기와 각 부위의 특성

		T1	T2	T3	T4
M0	N0	IA	IA	II	III
	N1	IB	IB	II	III
	N2	II	II	II	III
	N3	III	III	III	III
M1	M1a	IVA			
	M1b	IVB			

그림 5-7 코인두 종양에 대한 TNM-9의 병기 분류

표 5-13 한눈에 보는 TNM 병기분류

TNM 병기 T1		정의
T 원발 종양의 크기 (T 병기)	T0	종양세포의 형태가 악성종양의 모습을 보이나 발생한 점막 또는 상피에 국한돼 있고 아직 기저막을 침윤하지 않은 종양
	T1	원발된 장기에 제한된 병변, 종양이 가동성이 있으며 인접 및 주위조직에 침범이 없음
	T2	종양의 크기가 2~5cm 정도
	T3	종양의 크기가 T2보다 크나 장기 내에 국한됨
	T4	주변 조직과 유착 및 침윤한 상태
N 림프절의 전이 여부 (N 병기)	N0	림프절 병변의 증거가 없음
	N1	촉지되고 가동성이 있으며 첫 번째 위치에 제한되어 있는 림프절 (1~2 이상, 보통 3대까지의 크기) 하나에 침범
	N2	촉지되고 부분적으로 가동성이 있는 또는 단단하거나 딱딱한 림프절, 현미경적으로 침범의 증거가 있고 임상적으로 서로 엉켜있으며 반대측 또는 양측에서 나타남(3~5cm)
	N3	완전히 고정돼 있고 피막을 통과해 뼈나 큰 혈관, 피부, 신경 등에 완전히 고정되어 있으며 6cm 이상의 크기
M 원격전이 여부 (M병기)	M0	원격전이가 없음
	M1	원격전이가 있음

을 나타내고, N(결절, nodes)은 두경부암이 생긴 후 전이를 일으키는 림프결절의 갯수로 확산 여부를 나타내며, M(전이, metastasis)은 다른 기관으로의 전이 여부이다.

두경부암의 TNM병기는 [표 5-13]의 기준에 따라 IA, IB, II, III, IVA, IVB로 분류되고 [그림 5-7]에서 기준을 확인할 수 있다. 의사는 검사(코를 통한 내시경 검사 포함) 및 영상(초음파, 컴퓨터 단층 촬영[CT], 자기 공명 영상[MRI] 또는 양전자 방출 단층 촬영[PET] 스캔을 포함할 수 있음)을 기반으로 이 정보를 얻는다.

예를 들어 진단이 Tongue Ca 2'to neck meta (T4N2M1)라면 혀에 확장/침범이있는 종양이고 림프절에 침범이 6cm 이하로 편측 경부에 있고 원격전이가 있는 경우이다.

4) 두경부암의 치료법

두경부암은 숨 쉬고 먹고 마시는 등 생명 유지와 직결된 신체 기능에 직접적인 손상을 초래할 뿐만 아니라 외형 변화까지 동반되어 삶의 질이 크게 저하되기 때문에, 환자들의 육체적, 심리적 고통이 매우 큰 암종이다. 따라서, 암 발생 부위의 조직 기능 보전을 위한 근치적 접근법이 효과적으로 알려져 있다.

두경부암의 치료로는 수술과 방사선 치료 기반의 여러 근치적 치료법들이 있으며, 이러한 치료들은 TNM 병기와 원발부위 위치에 따라 달라진다. 두경부암의 조직학, 원발부위, 병기 및 동반 질환 등의 모든 조건을 고려한 증거 기반 치료법이 확실하게 확립되지 않았기 때문에, 종양, 환자, 치료 인자 등을 종합적으로 고려하여 환자 개인적 특성에 맞춰서 가장 효과적인 치료 방법을 선택하는 것이 중요하다. 조기암(I, II)기의 경우는 수술이나 방사선 단독치료를 하게 되고, 진행된 암(III, IV)기의 경우 화학요법 및 방사선치료나 수술 후 화학요법 및 방사선치료를 시행하게 된다. 각 치료는 잠재적인 부작용과 후유증이 있기 때문에 치료 후 환자의 기능과 삶의 질을 고려하여 치료를 선택해야 한다. 두경부암은 동반질환이 있는 고령 환자가 많으므로, 구강 식사, 말하기, 숨쉬기 등 기능적으로 중요한 해부학적 구조의 근접성으로 치료의 부작용을 예측하기 어렵다. 이런 이유로 두경부암의 치료는 여러 분야 전문가들의 의견이 모아져야 최적의 치료 결과를 얻을 수 있으며, 이런 목표를 이루는데 다학제 진료가 큰 역할을 한다.

(1) 수술(Surgery)

수술은 종양의 최초 발생 부위를 근본적으로 절제하여 제거하는 것으로 경부 림프절 전이를 예방하는 차원에서 시행하기도 한다. 두경부 영역의 수술 원칙은 두경부의 일차적 병변(primary lesion) 뿐만 아니라 경부까지(regional area) 한번에 제거함으로써 침범되기 전의 전이의 통로를 포함하여 제거하는 것을 기본개념으로 하고 있다. 절제하는 부위의 크기는 완치의 가능성과 기능, 미용, 재활 가능성 등을 고려해서 결정해야 한다. 종양의 위치에 따라 차이가 있는데 작은 종양일 경우 테두리만 조금 적출하는 부분 적출술을 시행하고, 큰 종양의 경우는 주위의 조직까지 적출하는 복합 적출술을 시행하게 된다.

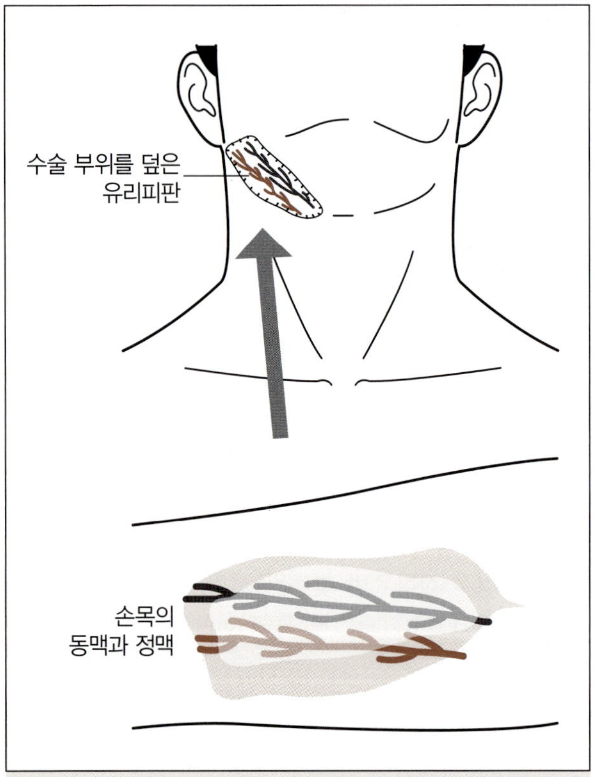

그림 5-8 손목의 유리피판을 이용하여 목 부위에 재건

절제술 후에는 외형 및 기능 보전을 위해 재건 수술을 함께 시행한다. 적출 부분이 적은 경우 남아 있는 부드러운 조직을 당겨 봉합하는 일차봉합을 한다. 국소부위를 광범위하게 절제하는 경우 수술 부위의 일차봉합만으로는 어렵기 때문에 이식을 해야한다. 관자뼈 절제(temporal bone resection), 머리-얼굴(두개 안면부 절제, craniofacial resection) 등의 수술 부위 결손의 일차봉합이 불가능한 경우에는 이식을 하게 되는데 표피와 진피의 일부를 포함하는 부분층 피부이식과 표피와 진피 전체를 포함하는 전층 피부이식이 있다. 적출부분을 덮는 피판에는 축성피판, 근피부피판, 혈관과 근육까지 이식하는 유리피판이 있다(그림 5-8). 거리에 따라 국소 피판과 원심 피판이 있으며 국소 피판은 결손부위의 옆에서 피판을 만들어 결손 부위로 돌려 덮는 방법이고, 원심 피판은 결손 부위와 떨어진 곳에서 피판을 떼어와 결손 부위로 옮기는 방법으로 주로 큰가슴근과 손목의 피부를 이용한다(그림 5-9).

또한 피판은 구성에 따라 피부 피판과 근육 피판으로 나뉘어 진다. 피부 피판은 피부조직으로 구성되고, 근육 피판은 근육과 위를 덮고 있는 피부로 구성된다. 수술로 인해 제거된 부위를 재건하기 위해 많은 양의 조직이 필요한 경우 근육 피판을 사용하는데 적출부위가 뼈나 연골 등이 노출될 만큼 깊은 결손이나 결손 부위

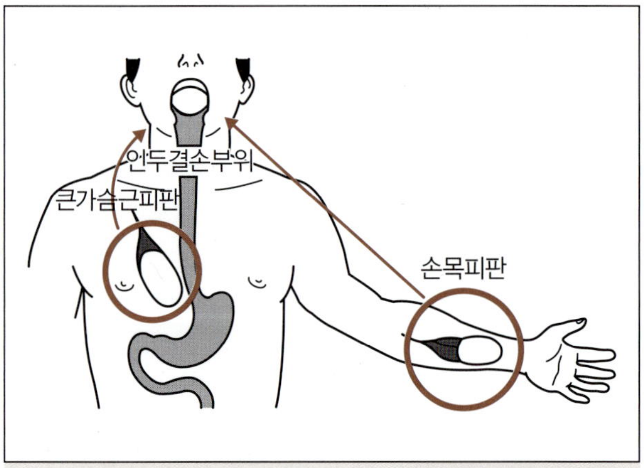

그림 5-9 인두암 수술 후 결손부위의 재건

바닥의 혈관 분포가 좋지 않은 경우 시행한다(표 5-14).

최근에는 레이저나 내시경을 이용해 초기암을 시술하는 침습적 절제 수술과 다빈치시스템을 이용한 로봇수술도 늘고 있는 추세이다. 이에 따라 정맥을 통한 수액공급, 혈액은행, 기관 삽관을 통한 전신 마취, 그리고 항생제가 다양하게 적용되면서 합병증이 눈에 띄게 감소하였다. 그러므로 악성 종양 제거와 환자의 재활에 대한 가능 범위가 넓어졌다.

(2) 방사선치료(Radiotherapy)

방사선치료는 정상 조직의 기능적 손상 없이 암 세포만 선택적으로 죽이는 것으로 생존율 향상뿐만 아니라 치료 후의 후유증을 최소화함으로써 환자의 삶의 질을 높이는 것을 목표로 하고 있다. 재발 위험도를 줄이고 생존기간을 연장하기 위해 수술 후 방사선요법 또는 화학방사선요법(chemoradiotherapy, CRT)을 시행한다. 방사선치료는 과거 2차원적인 치료시대를 거쳐 현재는 3차원 입체 조형 치료(3-dimensional conformal radiotherapy), 정위 방사선치료(stereotactic radiotherapeutic modalities), 세기조절 방사선치료(intensity modulated radiotherapy)가 널리 시행되고 있다. 3차원 입체 조형 치료는 종양의 국소 제어율을 높이고, 정상조직의 손상을 최소화하는 것을 장점으로 하고 있다. 두경부 환자에게 2차원적 치료를 시행할 경우 합병증으로 구강건조증의 발생률이 높았으나 3차원 입체 조형 치료를 적용하면서 빔의 시선(BEV:beam's eye view)을 이용하여 종양범위를 정확히 설정하고 차폐함으로써 구강건조증의 발생률이 낮아졌다. 정위 방사선치료는 정위 틀을 착용한 상태로 지내는 불편한 시간을 최소화하기 위해 정위 좌표계를 이용하여 한 번에 고에너지의 방사선을 병변에 집중 조사하는 방식으로 시행된다. 이 방법은 내부 장기들의 지속적인 움직임으로 정확한 표적화가 어려웠으나 1990년대부터 장기의 움직임을 최소화하는 특수 고정장치 및 정위 표적화가 가능해지면서 다양한 방법으로 정위 방사선치료가 가능해지고 있다. 세기조절 방사선치료는 방사선량을 부위별로 극대화할 수 있도록 세기를 조절하여 치료하는 방법이다. 이 방법은 주로 척수, 침샘 등의 정상 조직을 보호하기 위해 사용되는 방법이다(그림 5-10).

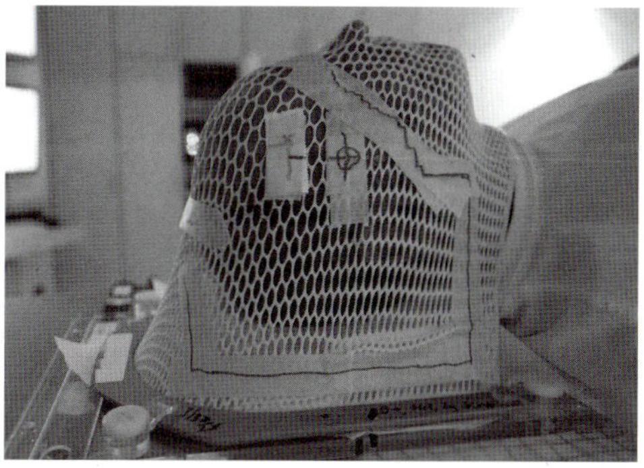

그림 5-10 두경부 암의 방사선 시행모습

표 5-14 종양과 이식부위의 상태에 따른 수술의 종류

구분		수술명(종양이나 이식 부위의 상태)	
적출수술		부분적출술(작은 종양)	복합적출술(큰 종양)
재건수술	재건 방법	일차봉합(좁음)	축성피판, 근피부피판, 유리피판(넓음)
	재건 부위와 범위	부분층 피부이식 (표피, 진피의 일부)	전층피부이식 (표피, 진피의 전부)
피판	피판 위치	국소피판(결손부위옆)	원심피판(결손부위와 떨어진 곳)
	피판의 범위	피부피판(피부)	근육피판(피부와 근육포함)

(3) 화학요법(Chemotherapy)

화학요법의 목적은 암 세포를 최대한 파괴시키거나 완전히 파괴함으로써 환자의 생명을 연장시키고 증상을 호전시키는 데 있다. 항암제의 작용기전은 암 세포의 대사경로에 개입하여 DNA에 직접 적용함으로써 DNA의 복제(replication), 전사(transcription), 번역(translation) 과정을 차단하거나 핵산 전구체의 합성을 방해하고, 세포분열을 저해하는 것이다. 화학요법은 투여량, 투약 계획, 대량간헐요법(intermittent high dose therapy), 복합화학요법(combination chemotherapy)에 따라 적용된다. 투여량은 부작용을 최소화하는 범위 내에서 최대 허용량을 적용한다. 대량간헐요법은 다량의 항암제를 단기간에 집중 투여하는 방법으로 항암제의 부작용과 회복 기간을 줄일 수 있고, 복합화학요법은 여러 약제를 동시에 사용하는 방법으로 항암효과가 증강되고, 암세포의 내성을 줄일 수 있다. 화학요법은 원발 병소의 부위, 암의 분화 정도, 환자의 전신적인 건강 및 영양상태, 이전에 치료받은 치료의 형태에 따라 예후가 좌우된다.

(4) 병합 치료(Concurrent Chemoradiation)

병합 치료는 방사선치료와 화학요법을 동시에 사용하는 것으로 방사선치료의 장점과 화학요법의 장점을 결합하여 치료하는 방법이다.

2 두경부암의 부위에 따른 임상증상과 치료

구강암은 암의 발생부위에 따라 입술암, 혀암, 구강바닥암, 볼점막암, 잇몸암, 단단입천정암으로 나뉘고 (표 5-15), 인두암은 코인두암, 구강인두암, 후두인두암으로, 후두암은 성대를 중심으로 성문암, 성문상부암, 성문하부암으로 나뉜다. [그림 5-11]은 두경부암의 발생률을 나타낸다.

표 5-15 구강암의 분류

대분류	소분류	발생 부위
구강암	입술암	입술
	혀암	혀
	구강바닥암	구강바닥
	볼점막암	볼 안의 치아와 접촉하는 부위
	잇몸암	잇몸
	단단입천장암	단단입천장

1) 구강암의 임상증상과 치료

구강암의 발병은 음주, 흡연, 식생활, 위생 상태 등과 연관이 있다. 구강암 발생의 3/4은 흡연과 음주가 기여하는 데, 특히 흡연의 경우 흡연자가 비흡연자에 비해 구강암의 발생률이 10~12배가량 더 높다. 흡연과 음주 등으로 인해 바이러스 혹은 화학적 발암물질의 침입을 받아 발생할 수 있고, 치아가 좋지 않은 경우, 맞지 않는 틀니 또는 날카로운 치아로 인해 만성적으로 물리적 자극을 받아 발생할 수 있다.

암이 생기면 입술, 잇몸, 혀 등 입안에 피가 나거나 해당 부위에 통증이 지속된다. 불편감을 느끼는 삼킴장애, 아프타성 구내염에 의한 궤양, 백태, 구취, 구강건조, 귀밑이나 목의 윗부분에 생긴 종양, 얼굴마비 또는 감각이상을 호소하며 언어장애를 동반하기도 한다.

① 수술 치료

구강암의 경우 다른 부위와 달리 일차적으로 수술적 치료가 먼저 고려된다. 수술은 종양과 종양 가장자리 주변의 건강한 조직을 제거하는 방법으로 일반적으로 악성 종양에서 정상조직 방향으로 최소한 1.5~2cm 더 나아가 주변을 절제한다. 구강바닥과 아래턱이 적출되었을 때 혀의 피판을 이용하면 국소 피판이라 하고, 등에서 옮겨오면 원심 피판이라 한다. 적출술로 공간이 많이 생길 경우는 근육원심 피판 수술법을 사용하는데, 큰가슴근, 넓은목근, 그리고 등세모근이 구강 재건술에서 근육 피판으로 자주 사용

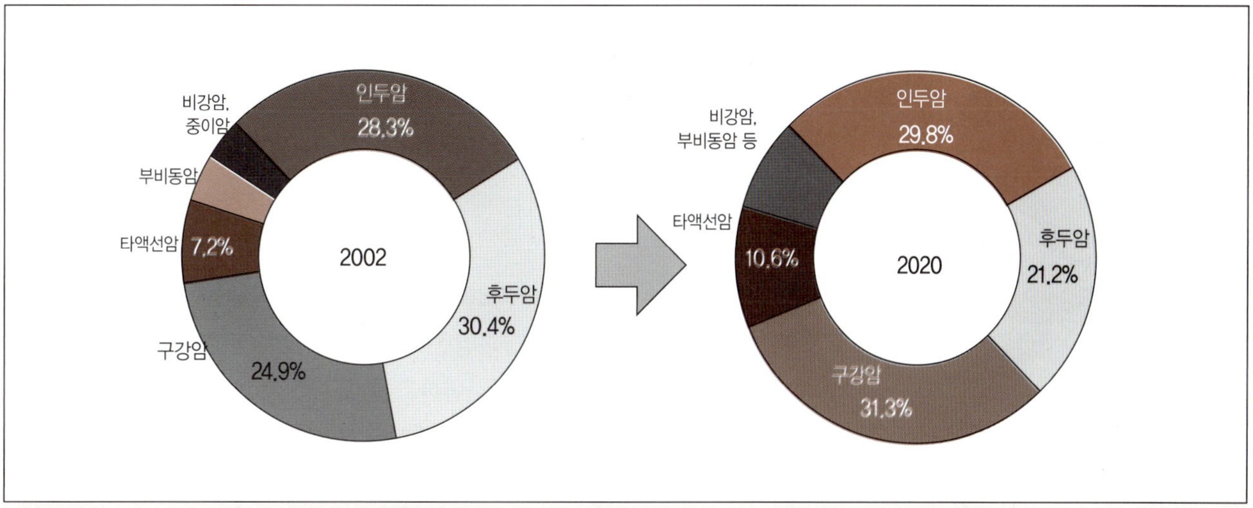

그림 5-11 국내 두경부암 부위별 발생현황(세계구강암학회 IAOO 2023)

된다. 미세수술기법은 원심 피판에서 주로 사용되는데, 정맥이나 동맥을 결합하여 조직의 생존력을 유지시킨다. 신경지배이식은 조직에 신경을 연결해 구강 내 감각을 살리는 역할을 한다.

수술적 재건이 불가능한 경우 인공 치아 및 보철 등을 이용해 수술에 의해 발생된 공간을 메우기도 한다. 암이 림프결절로 확장되었다면 림프결절도 제거해야 하는 데 이를 림프결절 절개 또는 경부 절개라 한다. 호흡이 불안정 하다면 기관절개술을 시행할 수도 있다.

② 방사선치료

적절한 치료로 판단이 되면 일반적으로 수술 후 방사선치료를 시행한다. 방사선치료는 조직을 비혈관 조직화시키기 때문에 수술 후 상처의 치유를 어렵게 만들 수 있어 수술 후 4~6주가 지난 다음 수술 상처가 치유되어 문제가 없을 것이라는 가정 하에 시작한다. 방사선 노출 영역은 림프절 부위 전체를 포함한다.

③ 화학요법

항암화학요법은 약을 사용하여 암 세포를 죽이는 방법이다. 항암제는 여러 부작용을 유발시키는 원인이 될 수 있는 강력한 약이다. 항암화학요법은 수술치료 또는 방사선치료의 보조로 적용되며 환자의 증상을 완화시키기 위해 적용되기도 한다.

(1) 입술암(Lip Cancer)의 임상증상과 치료

입술에 발생하는 암으로 편평상피암종이 많이 나타난다. 흡연, 자외선 노출 등이 원인이 된다. 윗입술과 아랫입술이 만나는 곳에서 잘 생기고, 윗입술보다 아랫입술에서 더 많이 발생한다. 림프절로 전이되는 경우는 드물다.

① 수술 치료

입술암은 수술 치료가 근간이 되며 작은 종양의 경우 V형 절제를 하고, 입술의 절반 이상을 절제해야 할 경우 건강한 입술 일부를 이식하여 입술을 재건한다.

② 방사선치료

2cm 이상의 병소를 지닌 경우 수술 후에는 재건술이 필요하기 때문에 기능적으로나 미용적으로 방사선치료를 권한다. 피부와 근육에만 침범하고 뼈에는 침범하지 않은 경우 방사선치료를 우선으로 하고, 뼈까지 침범한 경우 수술 후 방사선치료를 시행한다.

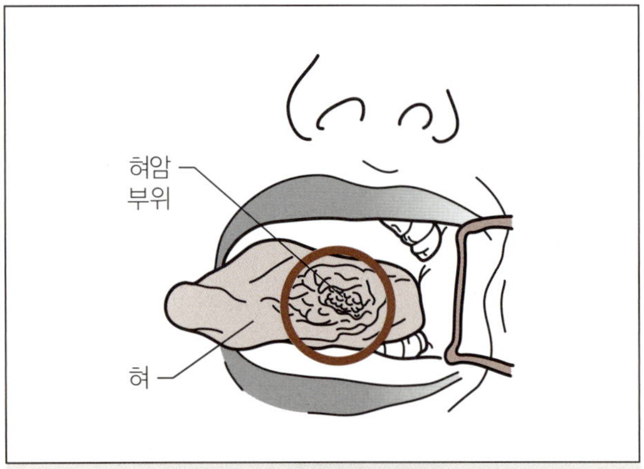

그림 5-12 혀 측면에 생긴 혀암

(2) 혀암(Tongue Cancer)의 임상증상과 치료

혀암은 구강암 중 가장 흔하게 발생하며 대부분 편평상피암종으로 혀의 양쪽 외측에 가장 많이 발생하며 그 다음으로는 혀의 하면에서 구강바닥에 걸쳐 발생하고, 혀의 앞쪽 끝 부분, 혀의 뒤쪽 끝 부분 순으로 발생한다. 암의 전구단계인 백반증 또는 홍반증을 거쳐 발병하기도 한다. 혀는 해부학적으로 암의 전파 경로가 되는 림프관이 풍부하고 움직임이 많아 목 부위와 턱 아래 부위의 림프절로 전이가 쉽게 일어난다. 외형상 표면침윤성, 심부궤양성과 외장성으로 나뉜다. 혀암은 초기에는 증상이 나타나지 않지만 점차 혀가 아프고 같은 쪽의 치통을 호소하게 된다. 더 진행되면 혀의 운동장애, 삼킴장애, 언어장애가 발생하고 불쾌한 입 냄새가 나며 경부전이에 의해 림프절이 촉진되기도 한다(그림 5-12).

① 수술 치료

종양의 크기에 따라 부분 적출술이나 또는 전체 적출술을 시행 한다. 만약 종양의 위치가 아래턱 치조돌기 또는 구강바닥과 가깝거나 근접조직을 수반하고 있으면 혀, 치조 돌기, 아래턱, 구강바닥을 포함한 복합 절제술이 요구된다. 또한 근치목적출술을 통해 아래턱 밑의 림프결절, 목의 림프결절, 목빗근과 어깨목뿔근을 제거한다.

② 방사선치료

혀 기능을 중시해야 하는 초기 환자에게 선택적으로 실시한다. 진행된 병기에는 수술 후 방사선치료를 병행하며 임상적인 림프절 전이가 없더라도 2기 이상에서는 예방적으로 림프절을 치료한다.

(3) 구강바닥암(Oral Floor Cancer)의 임상증상과 치료

편평상피암종이 대부분이며 진행되면 혀와 잇몸 및 하악골을 침범하고 반대 측으로 전이도 흔하다. 그래서 보통 구강의 기저부와 연결되어 있는 혀의 일부를 함께 절제하는 경우가 많다.

초기에는 증상이 없으나 점차 타액 분비가 많아지고 언어장애, 삼킴장애 등이 나타난다. 더 진행되면 혀밑신경을 침범하여 통증을 유발한다(그림 5-13).

① 수술 치료

구강바닥의 측면에 생긴 작은 종양은 부분적 확장적출술을 적용하지만 종양의 크기가 큰 경우 구강바닥과 근접한 아래턱 측면, 혀의 일부, 근치목적출술을 적용해야 한다.

② 방사선치료

림프절 전이의 빈도가 높기 때문에 2기 이상에서는 예방적으로 림프절을 치료한다. 진행된 병기에는 수술 이후에 방사선치료를 병행해야 한다.

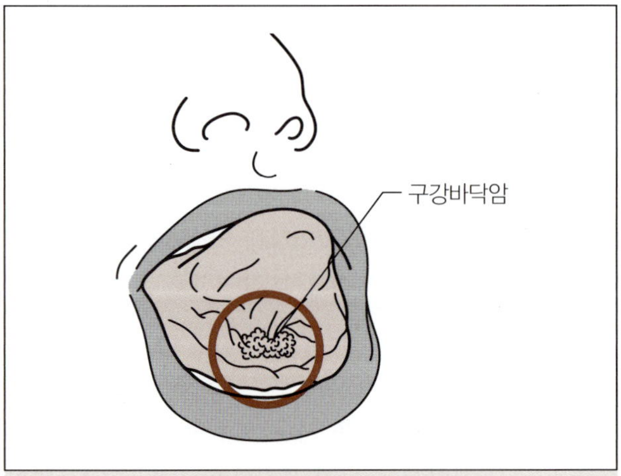

그림 5-13 구강바닥암

(4) 볼점막암(Buccal Mucosa Cancer)의 임상증상과 치료

볼 안에서 치아와 접촉하는 점막에 백반증이 발생하며 나타난다. 볼점막암은 구강암 중 발병률이 낮은 편이다. 60대 이후 노인에게서 발병률이 높으며 썩은 이에 의한 만성자극, 담배를 씹는 습관 등이 발병 요인이 된다. 외장성, 궤양성과 사마귀성으로 나뉜다. 외장성은 겉으로 자라며 비교적 예후가 좋고, 궤양성은 주위 조직으로 침윤이 심하여 예후가 좋지 않다. 사마귀성은 드물게 나타나며 구강 내 다른 곳보다 볼에 주로 많이 나타난다.

① 수술 치료

종양의 크기가 큰 경우 구강바닥, 아래턱과 혀의 일부분을 제거하고 종양이 있는 쪽의 근치목적출술(radical neck dissection)을 시행한다.

② 방사선치료

볼점막의 암은 병소가 작은 경우에는 절제가 가능하나 2cm 이상이면 방사선치료를 한다. 입술에 가까울수록 방사선치료가 선호되고 잇몸 또는 하악골에 침범하면 수술이 선호된다.

(5) 잇몸암(Gingiva Cancer)의 임상증상과 치료

잇몸암의 발생 부위는 잇몸 전반에서 나타나며, 50~60대 남자에게서 호발한다. 대개 치아가 없는 하악 대구치 부위에서 발생한다. 백반증에서 진행하는 경우가 많으며 잇몸염과 구별하기 어렵다. 틀니가 잘 맞지 않게 되며 초기부터 통증을 호소한다(그림 5-14).

① 수술 치료

발생부위에 따라 치아와 잇몸을 절제한다.

② 방사선치료

잇몸암이 치조돌기를 침범한 경우 방사선치료는 효과가 없으며 골침범 범위를 확인하기 위해 방사선 검사가 필수적이다.

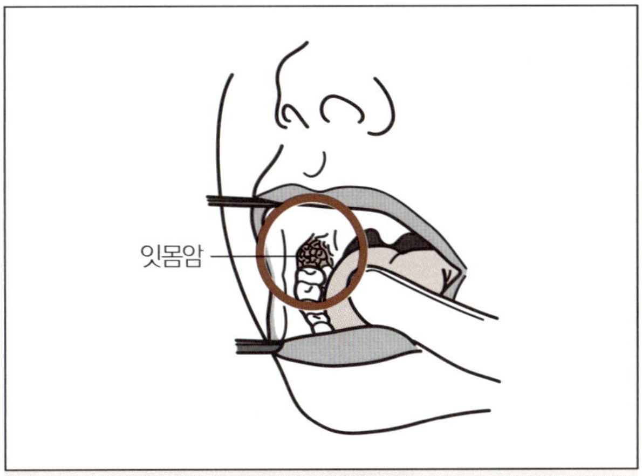

그림 5-14 잇몸암

(6) 단단입천장암(Hard Palate Cancer)의 임상증상과 치료

입천장의 딱딱한 부분인 단단입천장 전반에서 나타난다. 구강 내 생기는 암은 대부분 편평상피암종이지만 단단입천정암은 비편평상피암종이 2~4배 정도 더 발생하고, 주로 흡연에 의해 발생한다.

① 수술 치료

골막을 포함하여 절제하고 골막 침범이 의심스러운 경우 단단입천장골을 절제한다.

2) 인두암의 임상증상과 치료

인두암의 발병은 음주, 흡연, 바이러스 감염, 유전적 요인, 식생활 등과 연관이 있으며 특히 자극적인 음식은 인두암의 발생률을 높이는 역할을 한다. 두통, 혈성비루, 코 막힘, 후각장애, 삼킴 시 통증, 삼킴장애 등을 발생시킬 수 있다. 인두암은 위치에 따라 코인두, 입인두, 후두인두 세 부위로 구분하게 된다(그림 5-15).

(1) 코인두암(비인두암, Nasopharyngeal Cancer)의 임상증상과 치료

코인두암은 코안의 위쪽이나 외측에 발생하는 악성종양으로 물렁입천장보다 상부에 있는 인두에서 나타

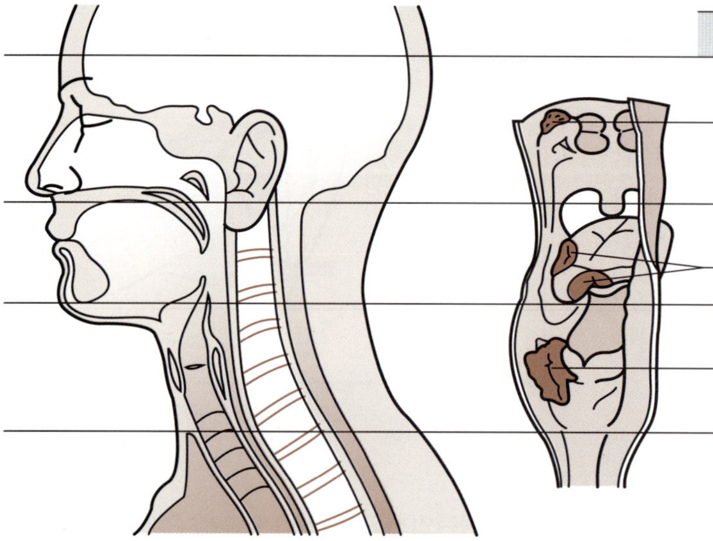

인두암분류	발생부위
코인두암	코안의 위쪽이나 물렁입천장 보다 상부에 있는 인두에 발생하는 암
입인두암	편도, 혀의 기저부, 물렁입천장, 목구멍 뒤쪽 벽에 발생하는 암
후두인두암	후두계곡을 포함하여 인두에서 식도와 연결되는 가장 아래 부분에 발생하는 암

그림 5-15 인두암의 위치와 발생부위

난다. 인두강의 여러 가지 조직으로부터 다양한 종양이 발생할 수 있는데, 일반적으로 선상피, 림프 조직을 제외한 코인두 상피세포에서 발생하는 악성 종양을 코인두암이라 한다. 코인두암은 두경부의 다른 상피암과 달리 비교적 젊은 나이에 발병하고 조기에 전이하여 원발부 미상의 전이암으로 진단받는 경우가 많다. 코인두암은 눈, 귀, 코, 목, 뇌신경과 근접해 있어 전이가 빨리 일어난다. 원인으로 바이러스 감염, 유전적 요인, 환경적 요인, 한약재나 소금에 절인 생선을 자주 섭취하는 식사 요인 등이 있다. 증상은 초기에 상경부 림프절이 커지는 것 이외에 증상이 없는 경우가 많고, 인후가 가려운 증상, 한쪽 코막힘 등의 증상이 발생할 수 있다. 특별한 원인 없이 삼출성중이염이 수개월 반복되는 경우도 있고, 혈성비루가 있을 수 있다.

① 수술 치료

코인두암은 해부학적 접근이 어렵고 두개 기저부에 위치하기 때문에 뇌신경 침범이 빈번하여 수술보다 방사선치료가 선호된다.

② 방사선치료

코인두암 치료는 방사선치료가 가장 중요한 치료이고 방사선치료 후 남아 있는 경부림프절은 수술로 제거할 수 있다. 림프절 전이 빈도가 높아 넓은 부위의 치료가 이루어져야 된다. 기본적으로 코인두, 두개 기저부, 쇄골상 림프절을 포함하는 양측 경부 림프절을 치료 조사 범위에 포함하고 치료를 진행하면서 병기에 따라 조사 범위를 축소해 나간다.

(2) 입인두암(구인두암, Oropharyngeal Carcinoma)의 임상증상과 치료

입인두암은 편도, 혀의 기저부, 물렁입천장 부위, 목구멍 뒤쪽 벽에서 발생하고, 90% 이상이 편평상피암이다. 부위별로 편도에 가장 흔하게 발생하고, 다음으로 물렁입천장, 목구멍 뒤쪽 벽에 발생한다. 증상은 궤양을 형성하는 경우 출혈과 통증이 있으며 연관통으로 귀의 통증을 호소하기도 한다. 종양이 가쪽날개근을 침범하면 입을 벌리기 힘들어지고, 진행되면 삼킴장애와 언어장애가 발생하게 된다. 최근 인유두종바이러스(HPV)

와 관련되어 젊은 층에서 발생률이 증가하고 있으나, 인유두종바이러스와 관련된 구인두암의 경우 치료에 대한 반응이 매우 좋아 예후가 좋은 것으로 알려져 있다. 따라서, 최근에는 기관보존을 위해 화학요법 및 방사선치료가 많은 부분에서 시행되고 있고, 특히 인유두종바이러스 양성 환자에서는 수술시 광범위한 절제보다는 가능한 미세 침습적 수술방법인 TORS(Transoral robotic surgery)가 시행되는 추세이다.

① 수술 치료

입인두암이 혀뿌리 등에 등 궤양성암으로 진행된 경우에는 수술 치료가 원칙이다. 수술 시에는 원발부위와 경부림프절을 통째로 제거하고 하악골 침범이 있으면 하악골의 일부도 제거한다. 결손부위는 피부 또는 유경편으로 재건하는 데, 큰가슴근 피판이나 아래팔 피판이 유용하게 이용되고 있다. 물렁입천장에 발생한 작은 종양은 물렁입천장의 부분 절제만으로 치료가 가능하지만 종양의 크기가 큰 경우 물렁입천장 전체를 적출해야 한다. 삼킴치료나 언어치료 시 부분적 적출로 물렁입천장이 늘어져 움직이지 않는 것보다는 오히려 전체 적출 후 보철기를 이용해 폐쇄를 하는 것이 더 유용하다. 편도나 혀의 기저부에 종양은 편도와 혀의 기저부를 포함한 아래턱 측면에 걸쳐 근치목적출술을 동반한 복합 적출술이 요구되며, 종양이 입천장활까지 나타나면 물렁입천장 일부와 인두벽도 적출되어야 한다.

② 방사선치료

입인두암의 경우 1–2기의 조기 병소에는 방사선치료를 원칙으로 한다. 종양이 초기 표재성 병변인 경우 방사선치료에 좋은 반응을 보이기 때문에 초기에 방사선치료를 적용하며 더 진행된 경우에는 수술과 화학요법을 병행하기도 한다.

③ 화학요법

일반적으로 방사선치료를 통한 국소 치료가 가능하나 전신 전이 가능성이 높은 림프종의 경우 화학요법을 적용한다.

(3) 후두인두암(하인두, Hypopharyngeal Carcinoma)의 임상증상과 치료

후두인두암은 후두계곡을 포함하여 인두에서 식도와 연결된 가장 아래 부분인 후두인두(하인두)에 발생하기 때문에, 환자의 발성, 식사섭취, 호흡 등의 기능이 매우 중요하게 다뤄지는 부분이다. 만성적이고 과도한 음주가 주 원인으로 대부분 편평상피암종이다. 후두인두는 림프관이 풍부하고 움직임이 많기 때문에 림프절 전이가 빠르게 나타난다. 주로 내경정맥 림프절로 전이되나 갑상선내 림프절 및 기관주위 림프절로 전이되기도 한다. 5~10%의 환자가 구강 또는 식도에 중복 암을 보일 수 있다. 종양은 점막하층을 따라 식도 쪽보다는 위쪽으로 주로 옮겨 자란다. 증상으로 목의 이물감, 삼킴장애, 삼킴 시 발생하는 통증 등이 있다. 진행하면 삼킴 시 기침을 심하게 하게 된다. 종양이 후두를 침범하면 목소리가 변하고, 후두개계곡 부위의 종양이 커지면 방패연골의 한쪽이 돌출되어 보인다(그림 5–16).

① 수술 치료

최근 미세 침습수술의 발전과 더불어 수술적 치료

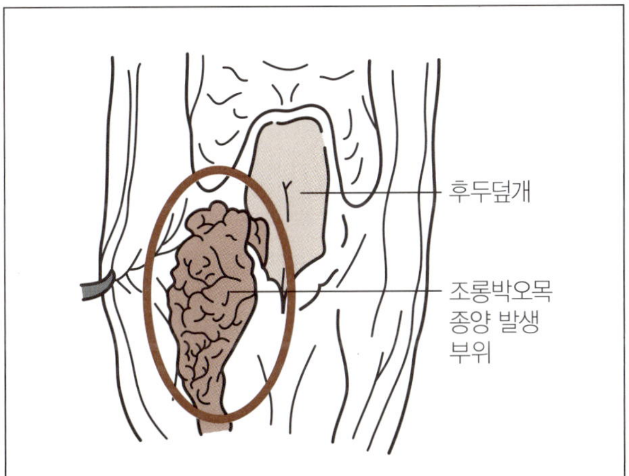

그림 5–16 조롱박오목에 발생한 후두인두암

가 화학요법 및 방사선치료와 비교하여, 장기간 삶의 질이나 치료 효과에 미치는 차이가 크지 않다는 보고들이 있다. 미세침습 수술은 경구강 레이저 절제술이 있고 주로 초기에 시행된다. 후두인두암이 진행된 상태에서 발견되는 경우 광범위한 수술이 요구된다. 수술은 원발부위와 경부림프절을 함께 절제함이 원칙이다. 병변의 크기에 따라 후두인두 부분 절제술, 후두를 보존하는 후두인두 식도 절제술, 후두인두 후두 부분 절제술, 후두인두 후두 전체 절제술이 있다. 후두인두 및 경부식도의 재건 시 일부 결손은 큰가슴근 피판으로 전체 결손은 유리 공장 피판 또는 유리 전박 피판으로 한다. 경부식도를 흉곽 입구부에 가깝게 잘라야 하는 경우 또는 식도의 병변이 의심스러운 경우에는 식도 전체 적출 후 위장을 상부로 끌어당겨 혀뿌리 및 후인두벽에 연결시킨다. 대개의 경우 예방적 경부청소술을 시행하며 반대쪽 림프절도 검사해 보는 것이 좋다. 경부절개는 후두인두 수술 시 병행하여 적용된다.

② 방사선치료

조롱박오목 또는 인두후벽의 T1 병변인 경우 방사선치료가 효과적이며 진행된 암에는 수술 치료가 효과적이다. 조기에 림프절을 침범하기 때문에 방사선 치료 시 빗장뼈상 림프절을 포함하여 양측 경부 림프절을 포함해 실시해야 한다. 최근에는 성대를 보존하기 위해 화학요법이 많이 실시되고 있다.

3) 후두암의 임상증상과 치료

후두암은 성대를 기준으로 성문상부암, 성문암, 성문하부암으로 구분한다(그림 5-17). 삼킴장애, 호흡곤란, 삼킴 시 통증, 쉰 목소리나 가래 낀 목소리 변화 등을 발생시킬 수 있다. 후두암의 발병은 구강암 및 인두암과 마찬가지로 흡연과 음주가 가장 큰 원인으로 고려된다. 흡연은 세포의 악성변화를 일으키기 때문에 암 발생률을 높인다. 음주는 횟수가 빈번하고 양이 증가할수록 암 발생률이 높아지는데, 과음을 하는 경우가 비음주자보다 후두암의 발생률이 11배 높다. 술을 마시며 담배를 피우게 되는 경우 음주와 흡연이 상승작용을 일으켜서 암의 발생률을 증가시킨다고 알려져 있다. 그 외에 바이러스 감염, 유전적 요인, 만성적 자극, 유해한 공기의 흡인, 위산 역류 등이 원인으로 보고되고 있다

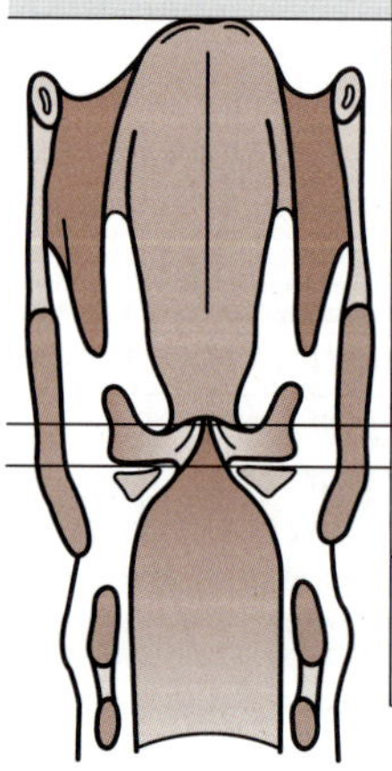

위 치	후두암 분류	발생빈도	증상	림프절전이	예후
	성문상부암	30~40%	이물감 통증	흔하다	보통
	성문암	60~65%	쉰목소리	드물다	좋다
	성문하부암	< 1%	호흡곤란	흔하다	나쁘다

그림 5-17 후두암의 종류와 특징

(그림 5-15).

① 수술 치료

후두의 림프 배출 시스템을 고려하여 악성 종양의 부위에 따라 정상 조직의 제거 여부를 결정한다. 암의 위치에 따라 세 부분으로 나뉠 수 있지만 부분절제술과 전체절제술은 위치보다는 암의 진행정도에 따라 시행여부를 결정하게 된다.

② 방사선치료

후두암의 방사선치료의 장점은 수술을 하지 않고 암을 치료할 수 있다는 것과 수술보다 음성의 보존이 양호하다는 점이다. 그래서 크기가 작은 종양이나 참성대에 위치할수록 방사선치료가 자주 사용된다. 그러나 방사선치료는 초기에는 효과적이지만 진행된 경우 큰 효과가 없다. 그렇기 때문에 성대돌기를 침범하지 않은 표재성 성대암이나 성대 밑으로 파급되지 않은 성대암 또는 후두덮개연골과 후두개를 침범하지 않은 초기 성대위암에 적용한다. 또한 직업적으로 목소리를 많이 내는 환자의 경우, 초기일 때는 우선적으로 방사선치료를 시행한다.

③ 화학요법

후두암의 화학요법은 수술 치료 또는 방사선치료의 보조로 적용되며 환자의 증상을 완화시키기 위해 적용되기도 한다.

(1) 성문상부암(Supraglottic Cancer)의 임상증상

성문상부암은 성대의 위쪽, 즉 후두실부터 후두계곡에 이르는 부위에 발생하는 종양을 말하며 후두암 중 30~40% 정도가 해당된다(그림 5-18). 성문상부암은 성문암과 달리 초기에 음성 변화가 나타나지 않고 암이 진행되어 성대를 침범해야 증상이 나타나므로 조기 진단이 잘 되지 않는 경우가 많다. 증상으로 목의 이물감과 통증을 호소할 수 있다. 이 부위에는 림프관이 풍부하게 분포되어 있어 초기에 경부 림프절 전이가 발생될 수 있다. 그러나 종양의 위치가 후두덮개의 기저부에 있지 않으면 성대위 후두에서 배출되는 림프 시스템의 방식 때문에 참성대, 성대밑으로 종양이 퍼지지 않는 경향이 있다.

(2) 성문암(Glottic Cancer)의 임상증상

성문암은 성대에 발생하는 암으로 후두암 중 발생률이 60~65%로 가장 많이 발생하는 종양이다(그림 5-19). 이 부위에 암이 생기면 초기에 쉰 목소리가 나는 등 음성이 변하므로 조기 발견이 잘 된다. 또한 성대에는 림프관이 거의 분포해 있지 않아서 초기 경부 림프절 전이가 없으므로 예후가 매우 양호한 편이다. 초

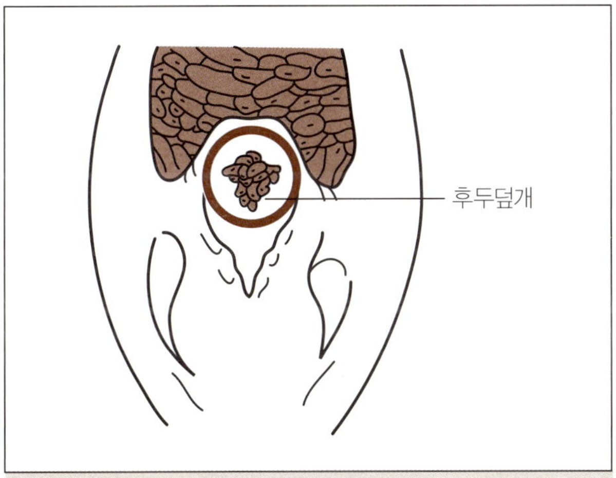

그림 5-18 성문상부암

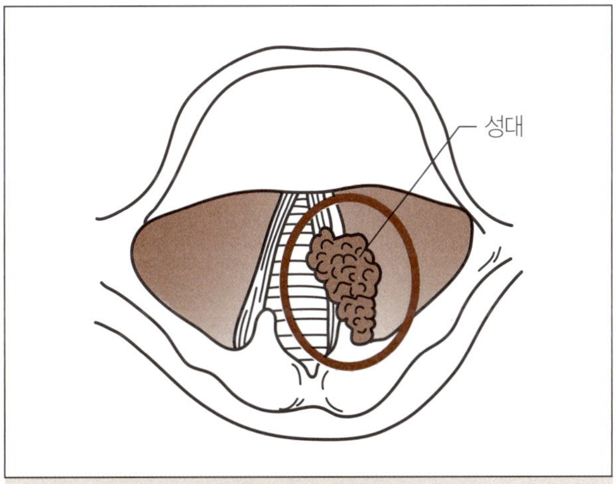

그림 5-19 성문암

기에 성대 한쪽 또는 양쪽에 발생하고, 진행됨에 따라 성대위와 아래로 전파되기도 하며 성대 마비가 발생하기도 한다.

(3) 성문하부암(Subglottic Cancer)의 임상증상

성문하부암은 성대 아래 부위에 발생하는 암으로 후두암 중 발생률이 1% 미만으로 매우 적은 빈도율을 가지고 있다. 주로 성문암이 침범해 오는 경우가 대부분이다. 증상으로는 호흡곤란 등이 발생할 수 있다. 성대 밑에서 발생한 암은 대개 진행된 경우에 발견되는 경우가 많고, 경부 림프절로 전이를 일으킬 수 있어 예후가 좋지 않다.

(4) 후두암의 수술 치료

후두암의 어떤 위치에서라도 조기에 발견되면 부분 절제가 가능하지만 진행된 이후 발견되면 전체절제술을 시행해야 한다. 성대위에 발생한 작은 종양은 부분 후두절제술로 수평후두절제술 혹은 성대상부후두절제술을 시행한다(그림 5-20의 a). 일반적인 성대상부후두절제술은 부분 혹은 전체 목뿔뼈, 후두덮개, 모뿔덮개주름, 거짓성대를 절제하며 호흡, 발성, 삼킴기능을 유지한다. 만약 종양이 거짓성대까지 확장되었을 경우 후두실의 위쪽 절반만 제거하고 정상 조직의 2cm 여백을 모두 떼어내지 않는다. 이는 후두의 림프 배출 시스템 때문으로 성대상부암은 아래쪽보다 옆쪽으로 퍼지는 경향이 있기 때문이다. 혀기저부, 모뿔연골, 참성대는 기도 방어 기제로 남겨둔다. 성대상부후두절제술 후 재건술은 기도를 보호하기 위해 후두를 위로 올려 혀기저부 아래와 꿰매는 방식이 적용되기도 한다. 종양이 후두덮개의 앞쪽 표면까지 침범하여 혀기저부 안으로 확장되었다면 성대상부후두절제술의 범위는 혀기저부의 위쪽과 안쪽으로 확장된다. 그로 인해 간혹 한쪽 상후두신경이 손상되기도 한다. 후두의 감각과 기침반사가 저하된 경우 흡인이 발생해도 이를 의식하지 못하고 인두삼킴 지연이 발생할 수 있다.

종양의 위치에 따라 한쪽 아래 성대부분, 한쪽 모뿔연골의 부분 또는 전체로 확장된 성대상부후두절제술을 시행하기도 한다. 종양이 한쪽 성대 모서리에 국소적으로 위치한 경우 수직후두절제술 또는 반후두절제술 또는 확장된 반후두절제술을 시행한다(그림 5-20의 b). 반후두절제술은 후두의 한쪽 위 아래 절반을 떼어내는 것으로 한쪽 거짓성대, 후두실, 진성대가 포함되며 일반적으로 모뿔연골과 방패연골, 목뿔뼈, 후두덮개는 보존된다. 종양이 한쪽 성대의 앞쪽에 위치해 있으면 후두의 앞쪽 일부 또는 전체를 절제하기 도 한다. 이 경우 확장된 반후두절제술은 후두 양쪽 앞부분의 약

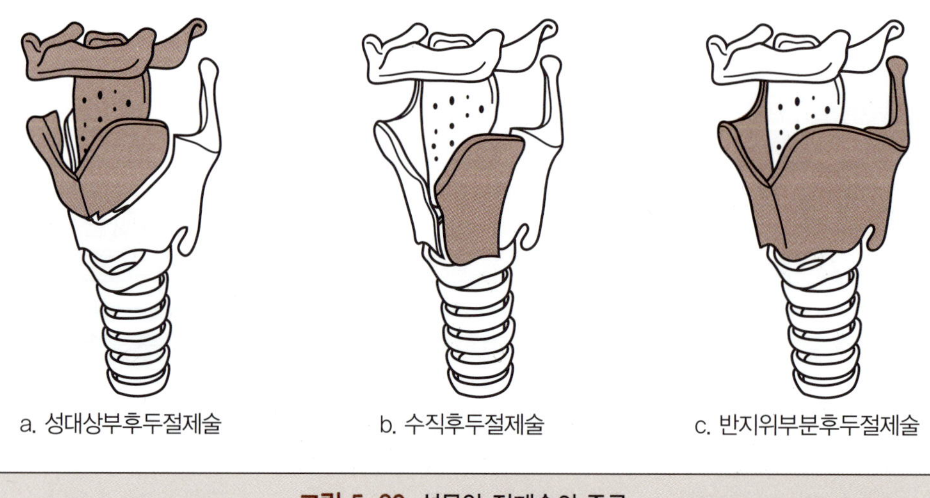

그림 5-20 성문암 절제술의 종류

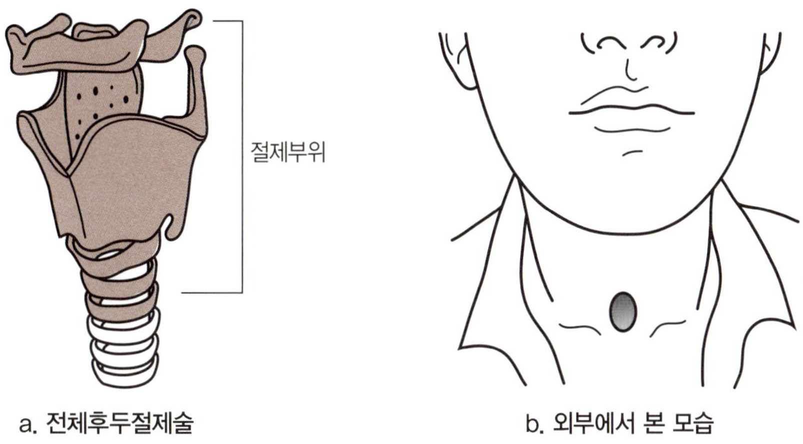

그림 5-21 전체후두절제술

1/3이 포함된 앞쪽 측면후두절제술이 시행된다. 이렇게 제거된 부분은 양쪽 참성대와 거짓성대가 접촉이 이루어질 수 있도록 재건된다. 후두덮개와 목뿔뼈가 유지되어 후두의 위치 유지나 상승 기능이 보존되고, 양쪽 모뿔연골이 유지되어 참성대 수준의 수축 기능도 보존된다. 종양이 더 앞쪽에 위치해 있는 경우 반대쪽 성대 안쪽과 앞쪽으로 확장된 반후두절제술을 시행한다. 이 경우 후두 양쪽 앞부분의 약 1/2이 포함되어 제거될 수 있다. 후두덮개와 목뿔뼈가 남아 있고, 수술 받은 쪽의 재건을 통해 흡인 방지를 위한 수축기능은 유지될 수 있다. 종양이 뒤쪽에서 발견되는 경우 모뿔연골을 포함한 확장된 반후두절제술을 시행할 수 있다.

성대암 또는 성대상부암의 병변이 반후두절제술로 완벽한 제거가 불가능한 경우 반지위부분후두절제술(supracricoid partial laryngectomy)을 시행한다(그림 5-20의 c). 반지위부분후두절제술은 후두의 하부를 이루는 연골인 반지연골의 위쪽에 있는 후두구조를 모두 절제하는 수술로 후두부분절제술 중 절제 범위가 가장 크다. 종양이 방패연골에 침범한 경우 효과적이고, 구강 호흡 및 발성이 가능하나 반후두절제술에 비해 수술 후 음성이 불량해질 수 있다.

종양의 크기가 T3~T4처럼 큰 경우, 한 군데 이상인 경우, 보존적 수술로 절제될 수 없거나 폐 기능 저하와 같이 환자의 상태가 보존적 수술에 적합하지 않은 경우, 보존적 수술이 실패한 경우 등에는 후두를 모두 절제하는 전체후두절제술을 시행한다(그림 5-21). 종양이 후두계곡 또는 하부인두로 확장된 경우에도 인두점막층을 포함하는 광범위한 전체후두절제술을 적용한다. 전체후두절제술은 인두절제술 또는 식도절제술과 함께 원심 피판, 위 올리기, 창자 이식과 같은 재건술을 시행하기도 한다.

3 삼킴장애의 평가와 치료

1) 삼킴장애 평가 시기

두경부암 환자들은 대부분 암 치료를 위한 의학적 치료 전에 기능적 삼킴에 어려움을 호소한다. 따라서 이 시기에 환자들의 삼킴기능을 평가하는 것은 치료 동안 또는 치료 후 환자의 상태에 대해 예측할 수 있는 근거 자료가 된다.

수술 시 담당 의사는 수술 부위의 부종이나 여러 상태에 따라 삼킴평가 시기를 결정한다. 수술 후 2~3일

이내에 상담을 통해 수술로 인한 기능적 영양, 삼킴의 변화 등에 대해 설명하고, 능동적인 치료가 가능할 만큼 치유가 되면 재평가하여 치료 시기를 결정한다.

방사선치료나 화학요법은 치료 중에도 삼킴에 부정적인 영향을 미칠 수 있으므로 환자의 상태를 고려하여 평가를 시행한다. 작은 문제를 보였던 환자나 치료 후 삼킴기능이 회복되었던 환자들도 암 치료 후 몇 달 혹은 몇 년 후에 삼킴장애가 발생할 수 있다. 후두암 환자들은 치료 후 음성과 삼킴에 변화가 발생할 수 있다. 그러므로 종양 치료전 삼킴장애가 나타나며 치료가 필요할 수 있다고 설명해야 한다. 암 치료 전 삼킴기능 평가는 치료 동안 또는 치료 후 환자의 상태에 대해 예측할 수 있는 근거자료가 된다. 치료 후, 환자의 음성 및 삼킴의 변화를 확인하기 위해 재검사를 시행하여 환자의 기능을 확인하고 최적의 치료계획을 결정한다. 객관적인 도구검사인 비디오투시삼킴검사, 내시경삼킴검사 등을 시행하고 임상평가 결과와 통합하여 삼킴장애와 관련하여 합병증이 있는지, 안전한 삼킴을 통해 적절한 영양섭취가 이루어지고 있는지 평가한다.

2) 삼킴장애 치료 시기

암 치료 후 삼킴장애 치료는 가능한 빨리 시작하는 것이 좋다고 하나 아직 최적의 치료 시기에 대한 일치된 의견은 없다. 암의 위치, 크기, 적용된 치료방법에 따라 삼킴장애 치료의 시기는 달라질 수 있다. 그러나 초기의 집중적인 삼킴장애 치료는 기능 회복에 매우 중요하다. 두경부암은 진단 시 60% 이상에서 진행된 상태로 발견되는 경우가 많으며, 이 병기에서는 치료로 인해 먹고 말하고 숨쉬는 기능에 심각한 장애가 발생할 수 있다. 따라서 두경부암의 치료에서는 질병의 관해와 함께 기능 보존을 위한 다학제적인 접근이 필요하다. 일반적으로 수술 후 10~14일이 지나면 봉합선이 충분히 아물어 삼킴의 압력을 견딜 수 있고 상처가 치유되어 적극적인 치료가 가능하다고 보고하고 있다.

방사선치료 또는 화학요법을 받은 환자들의 경우 치료 전부터 삼킴장애 치료를 적용하기도 하고, 방사선치료 또는 화학요법과 함께 삼킴장애 치료를 적용하기도 한다. 환자에게 수술 후 시행되는 방사선치료 동안 삼킴장애 치료를 규칙적으로 받도록 하고, 방사선치료가 끝난 후에도 움직임의 범위를 최대한 유지하기 위해 치료를 지속하는 것이 좋다. 합병증으로 인해 규칙적인 치료가 어렵다면 입술, 혀, 턱, 인두, 후두의 기능 범위와 유연성을 유지할 수 있는 몇 가지 운동을 지속할 수 있도록 가정운동프로그램을 교육한다.

3) 수술로 인한 삼킴장애와 치료

수술로 인한 삼킴장애는 원발 병소의 위치, 종양의 크기, 절제되는 범위, 재건술 등과 밀접한 관계가 있다. 요약하면 [표 5-16]과 같다.

(1) 혀암

씹기, 음식덩이 형성 및 유지, 음식덩이 이동의 제한이 발생할 수 있고, 음식덩이 조절 능력이 떨어져 미성숙 유출로 인해 기도로 흡인이 발생할 수 있다. 이러한 문제는 영구적일 수도 있고 일시적일 수도 있다. 구강암 환자에서 50% 미만의 구조물 절제는 지속적인 삼킴장애를 초래하지는 않는다고 하나 구강 봉합 시 남아 있는 혀가 삼킴기능에 영향을 주게 된다. 혀의 기능저하는 정상식사를 먹는 데 제한을 가져오고 퓨레 또는 액상식에 의존하게 된다. 또한 구강단계에서 혀의 조작 능력 결여로 환자는 중력을 이용해 음식을 이동시키는 보상전략 등을 사용해야 한다. 1/3~1/2 정도의 혀 절제는 심각한 삼킴장애를 동반하지는 않지만, 혀가 완전 절제되면 삼킬 때 후두를 지지하고 올려주는 턱목뿔근과 턱끝목뿔근과 같은 목뿔위 근육들의 절제가 동반되어 완전 절제된 환자의 10~ 37%는 흡인이 발생할 수 있다. 혀의 수술 부분이 50% 이상으로 크면, 혀의 잔존 부분이 적어 혀와 입천장 부위의 접촉이 제대로 이루어지지 않아 음식을 뒤로 이동시키는 데 문제가 발생된다. 일차봉합의 형태가 적출하지 않은 혀의 일부를 당겨 혀의 움직임이 줄어들 수 있고 이로 인해 구강 운동이 느려지게 된다. 약화된 혀의 움직임은 인두벽에 잔여물을 남기고, 이 잔여물로 인해 삼킴 후 호흡이 이루어질 때 흡인이 발생할 수 있다.

초기에는 부종으로 인해 인두삼킴 유발에 제한을 보일 수 있으므로 온도-촉각 자극을 제공하는 것이 삼킴반사 유발에 도움을 줄 수 있다. 또한 절제된 혀로 인해 혀의 움직임에 둔함을 느낄 수 있으므로 혀의 운동범위 훈련과 구강 내 음식덩이 조절 훈련을 하는 것이 추천된다. 특히, 혀밑신경이 모두 보존되어 정상적인 회복이 기대되는 경우 혀의 운동범위 훈련을 지속적으로 하는 것을 추천한다. 혀를 50% 이상 절제한 환자는 더 심한 삼킴장애를 호소한다. 입 안에서 음식을 혀로 밀어 넘기는 것, 음식을 조절하는 것에 심한 기능 저하를 보이고 혀와 입천장이 접촉하는 것이 제한되어 음식의 움직임을 조절할 수 없게 된다. 음식덩이를 뒤쪽으로 이동시키는 데 제한을 보이는 경우 주사기 등을 이용해 구강 안쪽에 음식을 제공하거나 고개 들기 또는 고개 기울이기와 같은 자세 변화를 통해 중력을 이용해 음식덩이를 이동시킬 수 있다. 이때 흡인을 방지하기 위해 성문위삼킴을 함께 적용하면 기도를 보호할 수 있다. 일반적으로 절제술이 혀에 국한되고 인두, 후두가 정상이라면 흡인의 위험성이 적어 머리를 뒤로 기울이는 자세를 적용할 수 있다. 그러나 기도를 보호하는 기능이 떨어지거나 인두-식도 분절의 열림에 문제를 가지고 있는 경우에는 이러한 자세는 적용이 제한된다. 식사 단계 조절은 건조하거나 질겨서 입 안에서 음식덩이 형성이 어려운 경우 음식 대신 액체나 부드러운 음식을 제공하여 음식덩이 조절에 도움을 줄 수 있다. 그러나 기도 보호 기능이 떨어지는 경우 묽은 액체는 흡인의 위험이 높기 때문에 주의해야 한다. 또한 혀, 입술, 턱의 수동적, 능동적 가동범위운동, 협응운동, 저항운동을 통해 운동성을 최대화하는 것도 필요하다. 혀의 근력을 강화시키기 위해 개발된 기구들을 사용하는 것도 운동에 도움이 된다. 이러한 운동은 흉터나 섬유화가 고착되기 전에 시행하는 것이 좋다. 혀기저부의 움직임이 저하되어 인두의 잔여물이 남는 경우 수동적, 능동적 가동범위운동, 저항운동, 노력삼킴, 멘델슨 수기를 통해 기능을 강화할 수 있다.

표 5-16 구강인두암 수술에 따른 삼킴장애 증상과 행동적 치료방법

부위	증상	치료
혀암	씹기, 음식덩이 형성과 이동에 제한 인두벽 잔여물 미성숙 유출로 인한 흡인	유동식이나 부드러운 음식 제공, 주사기를 이용하여 음식 제공, 자세변화(고개 들기, 고개 기울이기) 능동운동, 노력삼킴, 멘델슨 수기, 온도-촉각 자극
구강바닥암	혀 손상 동반시 음식덩이 조절어려움 상부식도조임근 이완장애 후두상승장애	유동식이 부드러운 음식제공, 자세조절, 성문위삼킴, 능동운동, 저항운동 멘델슨 수기, 거짓성대강화운동
단단입천장암	구강이동시간 증가 조절능력저하	보철 또는 보조기, 노력삼킴 유동식이나 부드러운 음식제공, 음식덩이 조절 훈련
코인두암	코안역류, 인두 삼킴반사 지연 음식덩이 이동저하	물렁입천장운동, 온도-촉각 자극, 보철 또는 보조기
입인두암	구강준비, 씹기, 음식덩이 이동 어려움 인두벽 수축제한, 후두개계곡 잔여물, 상부식도조임근 열림장애	수동적, 능동적 저항운동, 온도-촉각 자극, 성문위삼킴, 기침훈련, 노력삼킴, 멘델슨 수기
후두인두암	후두계곡 잔여물, 조롱박오목 잔여물	자세조절(고개 돌리기, 고개 기울이기), 구강식도관영양법, 풍선확장술, 반지인두근에 보톡스 주입, 반지인두근 절제술

(2) 구강바닥암

앞쪽 구강바닥을 적출하면 구강단계에서 음식덩이의 이동에 어려움이 있지만 인두이동은 정상적이다. 턱의 위쪽 외측과 구강바닥의 절제 후 혀가 아닌 다른 부위에서 피판을 한 경우 어느 정도 혀의 움직임이 가능하기 때문에 음식덩이의 이동과 조절이 가능하다. 그러나 혀를 이용해 접합시킨다면 혀의 움직임이 제한되어 음식덩이의 조절에 어려움이 발생한다. 특히 혀를 지지하는 턱목뿔근의 적출은 혀의 움직임과 씹기에 영향을 미쳐 삼킴에 어려움을 발생시킨다. 앞쪽 구강바닥 수술 후 재건술에 혀의 부위를 이용하지 않은 경우에는 정상적인 기능을 보이지만, 손상 부위 안쪽으로 혀를 봉합한 환자들은 기능이 매우 저하되어 액체 이외의 음식을 조절할 수 없게 된다. 구강바닥 근육이 절단되는 경우 목뿔근을 당겨 후두를 앞쪽 위로 올리는 기능에 제한이 생겨 상부식도조임근 열림에 문제가 발생할 수 있다.

아래턱 뼈의 절제 및 재건술은 목뿔-후두 복합체가 후두를 위로 올리는 기능에 제한을 줄 수 있다. 절제 범위가 혀의 앞쪽에 국한되어 있을 때는 삼킴의 인두단계에 영향을 주지 않으나 종양이 혀 뒤쪽으로 갈수록 측면 인두벽까지 절제가 이루어져 인두단계에도 영향을 줄 수 있다.

구강바닥의 앞쪽 부분을 절제한 경우 구강바닥의 근육이 절단되었거나 부분적으로 절제되지 않는 이상 인두 기능은 정상이다. 아래턱의 위쪽 가장자리와 구강바닥의 일부가 제거되고 혀 이외의 다른 부위로부터 피판을 이용해 재건한 환자의 경우 수술 초기에는 부종으로 인해 구강이동시간이 증가되고 액체나 부드러운 음식을 제공하거나 음식을 혀의 뒤쪽에 제공해야 잘 삼킬 수 있다. 치과 보철 혹은 아래 치아에 전체 의치가 필요할 수도 있다.

구강바닥의 앞쪽 부분을 절제한 후 혀를 꿰매는 방식으로 아래턱이나 구강바닥의 절제 부위를 봉합하여 턱목뿔근이 손상되면 혀로 음식덩이를 조절하고, 음식을 씹는데 어려움을 보일 수 있다. 환자는 씹기가 어렵고 혀의 움직임이 제한되어 치아가 있는 쪽으로 음식덩이를 움직일 수 없다. 토대가 되는 치조돌기가 없어 틀니 착용도 제한된다. 이럴 경우 액체나 부드러운 음식을 혀의 뒤쪽에 제공하고 고개를 들어 중력을 이용해 삼킴으로써 보상할 수 있다. 삼키는 동안 기도를 보호하기 위해 성문위삼킴을 적용하도록 한다. 입술, 혀, 턱의 수동적, 능동적 가동범위운동과 저항운동은 저하된 기능 향상에 도움이 될 수 있다.

구강바닥 근육이 절단된 경우 목뿔근을 앞쪽 위로 당겨 상부식도조임근을 열 수 없기 때문에 후두 움직임이 저하되고 음식이 후두계곡에 남아 인두삼킴 장애를 보일 수 있다. 따라서 후두의 움직임을 향상시키기 위해 거짓성대강화 운동과 멘델슨 수기를 적용해야 한다.

(3) 단단입천장

작은 종양은 단단입천장의 부분 절제만으로도 가능하지만 큰 종양의 경우는 단단입천장 전체를 적출해야 한다. 단단입천장 적출 시 혀와 단단입천장의 밀착으로 음식덩이를 조절하고 음식덩이를 뒤쪽으로 이동시키는 기능에 제한이 발생하여 구강이동시간이 증가하게 된다. 단단입천장 적출로 음식덩이를 조절하고 음식덩이를 뒤쪽으로 이동시키는 기능에 제한이 발생하여 구강이동시간이 증가된 경우 음식덩이 조절 훈련을 시행하고, 노력삼킴을 통해 안전한 삼킴이 이루어지도록 하며 단단입천장 보철기를 통해 기능을 보조하도록 한다.

(4) 코인두암

수술 후 발생되는 일반적인 삼킴장애는 코안으로 역류, 음식덩이의 이동 저하, 인두-식도 분절의 기능 장애이다.

물렁입천장에 발생한 작은 종양은 물렁입천장의 부분 절제만으로 치료가 가능하지만 종양의 크기가 큰 경우 물렁입천장 전체를 적출해야 한다. 물렁입천장 적출 시 코안 폐쇄가 잘 이루어지지 않아 음식덩이가 코안으로 역류하게 되고, 인두삼킴 반사가 지연되게 된다. 물렁입천장 절제로 음식덩이가 코안으로 역류하고, 인두삼킴반사가 지연된 경우 물렁입천장 운동, 온도-촉각

자극, 최대성문위삼킴, 노력삼킴을 통해 코안 폐쇄와 인두삼킴반사를 촉진시킬 수 있다. 물렁입천장의 부분적 적출로 물렁입천장이 늘어져 움직이지 않는 것보다 전체 적출 후 보철기를 이용해 폐쇄를 하는 것이 삼키는데 더 유용하기도 하다.

(5) 입인두암

편도, 혀의 기저부에 적출술을 받은 환자는 구강단계와 인두단계 모두에서 어려움이 나타날 수 있다. 구강준비와 씹기, 음식덩이를 혀로 밀어 넘기기에 어려움을 보인다. 혀인두근이 적출되는 경우 혀기저부의 뒤쪽 당김과 인두벽 수축이 제한되고 삼킴 후 후두계곡에 잔여물이 발생하게 된다. 또한 인두-식도 분절이 위로 당겨지는 것을 감소시켜 상부식도조임근 열림에 장애가 발생하게 된다. 혀와 입천장을 모두 절제한 경우, 인두에서 음식덩이 추진이 어렵고 음식덩이 조절 기능이 저하되며 코안 역류가 발생한다. 간헐적으로 후두 움직임이 저하되어 반지인두조임근의 이완에 어려움을 보이기도 한다. 광범위한 제거 수술과 재건술을 받은 환자의 경우 재건술에 사용된 피부판의 변화된 감각, 저하된 움직임으로 인해 삼킴장애가 발생할 수 있다.

이런 경우 구강과 혀기저부의 수동적, 능동적 가동범위운동과 저항운동, 온도-촉각 자극, 성문위삼킴, 기침 훈련과 노력삼킴 등의 치료들이 도움이 된다. 후두 움직임이 저하되어 반지인두조임근의 이완에 어려움을 보이는 경우 멘델슨 수기, 거짓성대강화운동을 적용할 수 있다.

(6) 후두인두암(하인두암)

후두계곡을 포함한 종양의 발생 위치와 근접한 구조물로의 빈번한 전이로 인해 수술을 시행한 후 심각한 삼킴장애가 발생할 수 있다. 또한 후두를 보존하는 수술을 시행한 후 음식물이 상부식도조임근을 통과하지 못하고 조롱박오목에 잔류된 뒤 흡인되어 삼킴 후 흡인이 발생하기도 한다.

후두인두암 수술 중 후두를 보존하는 수술을 시행하였을 때 음식물이 상부식도조임근을 통과하지 못하고 조롱박오목에 잔류된 뒤 삼킴 후 흡인이 발생할 수 있는데 이때는 고개를 병변측으로 돌리거나, 건측으로 기울이는 방법을 통해 음식물의 흐름을 정상측으로 유도하는 훈련으로 흡인을 예방할 수 있다. 또한 상부식도조임근의 통과를 호전시키기 위하여 의학적으로는 풍선확장술, 반지인두근에 보톡스 주입, 반지인두근 절제술이 시행되기도 한다.

삼킴장애 치료를 적용해도 구강을 통한 식사 섭취가 불가능한 경우 구강단계를 생략하고 인두단계에서 삼킴을 시작할 수 있는 구강식도관 영양법을 적용하기도 한다.

(7) 성대상부후두절제술

성대가 부분적 혹은 완전히 제거되면 후두의 위치 유지와 상승에 문제가 발생하여 후두 폐쇄 기능이 감소된다. 또한 혀기저부의 움직임 저하로 혀기저부와 뒤쪽 인두벽의 완전한 밀착이 이루어지지 않아 압력을 형성하는 데 문제가 발생하여 인두에 잔여물이 남을 수 있다.

종양이 확장되어 혀기저부의 위쪽과 안쪽까지 확장된 성대상부후두절제술을 받은 경우 혀의 움직임과 음식덩이를 조절하는 기능이 저하되기도 한다. 이런 경우 구강의 수동적, 능동적 가동범위운동과 저항운동, 음식덩이 조절 훈련으로 혀기저부 기능과 음식덩이 조절 기능을 향상시키는 것이 필요하다. 또한 한쪽 상후두신경이 손상되면 후두의 감각과 기침반사가 저하되어 흡인이 발생해도 이를 의식하지 못할 수 있고 인두삼킴 지연이 발생할 수 있다. 이런 경우 기침 훈련과 온도-촉각 자극을 적용하고 음식을 섭취할 때 보상적인 방법으로 노력삼킴, 최대성문위삼킴, 턱 당기기를 적용한다.

성대상부후두절제술로 인해 목뿔뼈가 부분적 또는 완전 절제되어 후두상승이 손상되면 최대성문위삼킴, 혀기저부 운동, 혀 유지 운동을 통해 후두의 움직임과 혀기저부와 뒤쪽 인두벽의 밀착을 향상시킬 수 있다.

(8) 반후두절제술

반후두절제술을 받은 환자는 수술 받은 쪽의 기도 폐쇄가 제대로 이루어지지 않은 반면 수술을 받지 않은 쪽의 기도 폐쇄는 정상적으로 이루어져 불균형으로 인해 삼킴에 어려움이 발생할 수 있고, 일시적으로 흡인이 발생할 수 있다.

후두의 앞쪽의 일부 또는 전체를 절제한 경우, 후두의 양쪽 앞부분의 약 1/3이 제거되는 확장된 반후두절제술을 받은 환자는 초기에 삼키는 동안 흡인이 발생할 수 있다. 종양이 더 앞쪽에 위치해 있는 경우 반대쪽 성대 안쪽과 앞쪽으로 수술 범위가 넓어져 후두의 양쪽 앞부분의 약 1/2이 제거되는 확장된 반후두절제술을 시행한다. 이 경우 역시 초기에 삼키는 동안 흡인이 발생할 수 있다. 그러나 후두덮개와 목뿔뼈, 모뿔연골이 존재하기 때문에 기도 보호 기능이 어느 정도 보존되어 빨리 회복될 수 있다. 초기에 흡인이 발생하면 고개를 앞으로 숙이는 자세를 통해 삼키는 동안 흡인이 발생하는 것을 방지할 수 있다.

종양의 위치에 따라 한쪽 아래 성대부분, 한쪽 모뿔연골의 부분 또는 전체로 확장된 성대상부후두절제술을 시행하고 기도 보호가 이루어지지 않아 만성적인 흡인이 발생하는 경우 삼킴장애 치료 기간이 길어지게 된다. 종양이 뒤쪽에서 발견되는 경우 모뿔연골을 포함한 확장된 반후두절제술을 시행할 수 있다. 모뿔연골이 절제된 경우 만성적 흡인이 발생할 수 있다.

성대상부후두절제술을 받은 환자가 1개월 정도면 액체와 고체를 포함한 정상 식단으로 구강 섭취를 할 수 있는 반면, 모뿔연골의 부분 또는 전체를 포함한 확장된 성대상부후두절제술을 한 경우 6~12개월 정도 소요되고, 몇몇 환자는 액체를 마실 때마다 흡인이 지속적으로 발생하여 기관절개술을 유지하기도 한다. 이와 같이 기도 입구가 완전히 닫히지 않는 경우 혀기저부 운동과 최대성문위삼킴을 통해 기도 보호 기능을 향상시킬 수 있다. 고개를 앞으로 숙이는 자세 또는 손상측으로 고개를 돌리는 자세에서 음식을 섭취하면 후두폐쇄가 향상되어 기도 보호 기능이 강화될 수 있다.

(9) 전체후두절제술

전체후두절제술을 한 경우, 생리학적으로 호흡기계와 소화기계가 분리되어 음식이 흡인될 위험성이 없다. 하지만 한 보고에 따르면 환자의 1/4에서 평소 식사 습관을 바꾸어 액상식이나 반고체식을 섭취한다고 한다. 또한 전체후두절제술 시 3cm 이상의 잔존 인두가 있으면 수술 후 삼킴기능에 영향을 주지 않지만 후두인두를 같이 제거하고 방사선치료를 함께 실시한 경우 삼킴장애가 발생할 수 있다. 수술 후 환자의 혀기저부에 발생하는 유사후두덮개라는 주름 조직으로 인해 삼킴장애가 발생할 수도 있다. 유사후두덮개는 음식물 섭취 시 혀기저부의 수직 움직임에 의해 봉합된 부분이 긴장되어 당겨졌다 이완되면서 봉합 부분 자체에 주름이 접혀 형성되거나 혀기저부의 봉합선이 혀 근육과 인두수축근육에 의해 서로 반대 방향으로 당겨졌다 이완되면서 형성된다. 유사후두덮개는 휴식 시에는 혀기저부에 가로로 놓여있어 작게 보이나 음식물을 삼키는 동안 인두수축근이 수축하면서 유사후두덮개가 뒤로 당겨져 혀기저부의 틈이 넓어지고 이곳에 음식물이 고일 수 있는 큰 주머니가 형성되게 된다. 유사후두덮개에 쌓인 음식물은 환자가 온 힘을 다해 삼키려 해도 유사후두덮개가 더 넓어지면서 삼키기가 더 어려워지고 음식이 역류될 수 있으므로 주의해야 한다. 또한 음압 형성이 이루어지지 않고, 후두 상승에 의한 인두-식도 분절의 열림이 이루어지지 않아 인두통과시간이 증가하고 통과 속도가 감소하게 된다. 인두점막층까지 포함한 확장된 전체후두절제술을 받은 경우, 수술 후 식도에 상처조직의 협착으로 인해 식도가 좁아지면서 큰 음식덩어리 또는 짙은 농도의 음식 섭취가 제한된다. 이러한 문제로 전체후두절제술을 한 경우, 액상식이나 반고체식을 섭취해야 한다.

전체후두절제술 후 유사후두덮개로 인해 삼킴장애를 보이는 환자의 치료는 주름을 수술로 제거함으로써 이루어진다. 광범위한 전체후두절제술로 식도가 좁아진 경우 확장술, 인두식도근육절개술을 시행한다. 확장술이나 절개술이 불가능한 경우 고개 돌리기와 같은 보상적 방법으로 식도의 좁아진 부위를 넓히고 여는 데 도움을 줄 수 있다.

전체후두절제술 후 음성을 위해 수술과 보철을 통한 음성 치료가 적용된다. 그러나 호흡의 흐름을 인두–식도로 연결하여 이루어지는 음성 치료로 인해 식도에서 기도 안으로 음식이 흡인되는 경우가 발생하기도 한다. 이런 경우 기도와 식도를 연결하는 구멍에 작고 유연한 보형물을 넣어 역류되는 것을 방지하는 기도식도 천공 방법이 적용된다.

(10) 발성장애의 관리

후두암의 치료 후 발생할 수 있는 가장 큰 기능적 문제는 발성과 삼킴에 관련된 문제이다. 후두를 부분 절제한 경우 성대의 구조가 남아 있어 정상적인 목소리는 아니지만 발성이 가능하다. 후두를 전체 절제한 경우 성대의 구조가 완전히 없어지게 되므로 정상적인 발성이 불가능하다. 발성을 하기 위해서는 수술로 제거된 성대를 대신해 진동이 발생할 부위가 필요한데 식도조임근 부위를 진동시키거나(esophagegal speech) 전기후두라고 하는 기계(eletrolarynx devices)를 이용하여 진동을 만들 수 있다. 또 다른 방법으로 기관식도발성법인데 말을 시작할 때 엄지로 기관누공을 막아서 소리를 낼 수도 있다. Provox라는 폐를 움직여 발성을 도와줄 수 있는 보조 기구의 발달로 좀 더 나은 발성이 가능하다(그림 5–22).

① 식도발성

식도발성은 위장에서의 공기를 식도를 통해 내뱉으면서 식도와 인두점막 부위의 진동을 발생시켜서 목소리를 내는 방법이다. 이 방법에 익숙해지면 다른 기구를 필요로 하지 않고, 영구기관공을 손으로 막지 않은 상태에서도 자유로이 발성할 수 있다. 따라서 간편하고 발성시 양손을 자유로이 사용할 수 있다는 장점이 있다. 또한 목소리의 질도 비교적 양호하고 높낮이나 세기도 비교적 용이하게 조절하는 것이 가능하다.

반면, 식도발성의 방법을 익히는 것은 다른 음성재활 방법에 비교하여 어려운 편이어서, 수술 후 수 주간의 발성법 학습이 필요하다.

② 전기후두

전기후두는 자력으로 식도와 인두점막의 진동을 발생시키기 어려운 경우에 사용한다. 진동이 발생하는 판을 턱 밑에 대면 발성하는 것과 같은 효과를 기대할 수 있다. 이러한 방법은 식도발성에 비하여 학습이 별

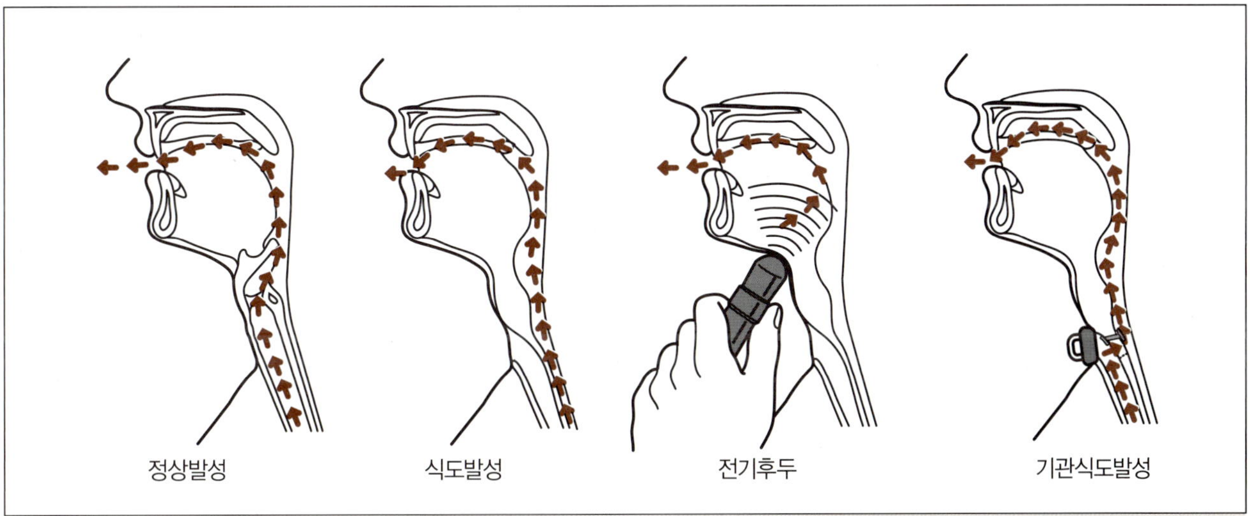

그림 5–22 정상발성과 전체후두절제술 시행 이후의 발성방법

표 5-17 전체후두절제술 이후 발성 방법의 장단점 비교

	장 점	단 점
식도발성	• 양손을 사용 가능 • 추가적 기구나 시술이 필요하지 않음	• 오랜 기간 훈련이 필요 • 성공률이 상대적으로 낮음 • 음성의 질이 기관식도 발성에 비해 저하
전기후두	• 쉽게 배울 수 있음 • 성공률이 매우 높음 • 조기에 소통 가능	• 단조로운 기계음으로 기관식도발성에 비해 음질이 나쁨 • 비용적으로 비쌈 • 한 손으로 잡고 사용해야 함
기관식도발성	• 음성의 질이 좋음 • 성공률이 비교적 좋음 • 인두, 식도 재건 수술에서도 적용 가능	• 추가적인 수술이나 인공발성관이 필요함 • 기관공을 막기 위해 한 손을 사용해야 함 • 비용적으로 비쌈

로 필요하지 않다. 그리고 수술 직후나 때에 따라 인두부위가 붓는 경우 일시적으로 식도발성이 어려울 수 있는데, 전기후두가 일시적으로 의사소통에 도움을 줄 수 있다. 사용법은 턱 밑에 대고 말을 할 때마다 버튼을 누르고, 누르는 동안 입 모양만 말하듯이 움직이는 것이다. 식도발성이 가능한 환자에서도 급하게 말할 때 보조적으로 사용될 수 있는 방법이다.

이 방법의 단점은 단조로운 기계음만 낼 수 있고 또한 기계이기 때문에 배터리를 갈아주어야 하고 항상 휴대하기는 어렵다.

③ 기관식도발성

발성에 필요한 공기의 흐름이 기도로부터 직접 도달하게 하는 방법이다. 이렇게 될 경우 효율적 발성에 충분한 발성기관 진동을 얻을 수 있다.

다만, 기도와 식도의 연결통로(누공)가 있어야 하고 이러한 통로는 숨쉬는 길과 먹는 길에 작은 구멍을 내어 이를 연결하는 작은 기구를 삽입하는 것이다. 이 기구는 음식물이 숨쉬는 길로 가지 못하게 하면서 말을 할 때는 날숨이 식도로 들어가서 식도조임근을 진동하게 하여 말소리를 만들게 한다. 말을 시작할 때 엄지로 기관누공을 막아야만 말소리가 유지된다는 점은 불편하지만 비교적 쉽게 발성을 익힐 수 있다. 다만 기구삽입 부위는 외부적인 상처이므로 이 부위에 염증, 누공 등의 문제가 발생할 수 있어서 삽입한 기구의 청소와 주변조직의 관리를 정기적으로 해야 이러한 문제의 빈도를 줄일 수 있다. 그리고 문제가 발생하면 기구를 제거하거나 교환을 해 주어야 하는 번거로움이 있을 수 있다(표 5-17).

4) 방사선치료로 인한 삼킴장애

방사선치료는 정상세포에도 적지 않은 영향을 끼칠 수 밖에 없으므로 불가피한 기능의 장애를 가져올 수 있다. 따라서 방사선치료는 단지 그 암종에 대한 작용뿐만 아니라, 정상 조직에 대한 부작용 또한 고려하여야 한다. 방사선치료로 인한 부작용은 방사선의 총량(total dose), 일정(schedule), 기간(duration), 범위(field extent)에 따라 그 정도가 결정되며 치료 중 또는 치료 후에 나타날 수도 있고 일시적일 수도 있고 영구적일 수도 있다. 또한 수술 단독으로 치료한 경우에 비하여 삼킴장애, 협착, 폐렴의 유병률이 높다(그림 5-23).

입인두암에서 방사선치료로 발생하는 부작용은 치료부위의 발적과 피부 염증, 구강건조증, 침의 흐름 파괴, 출혈, 통증, 구역과 구토, 피로감, 충치 발생, 식욕 저하, 미각 저하, 근육의 섬유화와 유착 등이 있다. 초기에는 구강건조증, 홍반 표피성 궤양화, 출혈, 통증, 점막염 등이 주로 나타나고, 후기에는 방사선 골괴사, 입

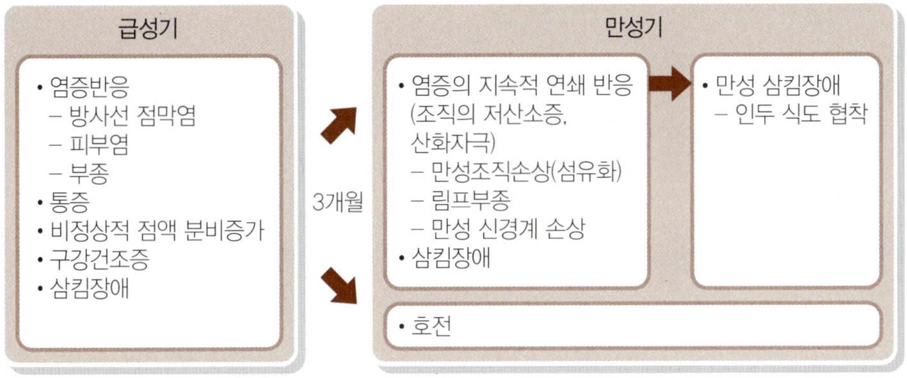

그림 5-23 방사선치료 후 경과에 따른 합병증

벌림장애, 모세혈관 흐름의 감소, 구강균 무리의 변이, 충치 발생, 미각의 변화 등이 주로 나타난다. 특히 점막염, 구강건조증, 통증은 삼킴의 빈도를 감소시키고, 잦은 흡인과 인후두의 잔여물은 반복적인 삼킴과 긴 식사 시간을 요구하게 된다. 근육의 섬유화와 유착으로 인해 턱, 혀의 움직임이 제한되고, 혀기저부의 수축이 저하되어 잔여물 증가, 후두상승 저하, 반지인두조임근의 이완 저하가 발생할 수 있다. 또한 삼킴반사 지연, 후두 기능 감소, 후두계곡과 조롱박오목의 잔여물 증가, 인두 수축 기능 저하, 구강인두 통과시간 지연 등이 발생할 수 있다. 감소하거나 변화된 미각과 후각은 먹는 것에 대한 즐거움을 감소시키고 음식을 회피하게 만들기도 한다. 이러한 감각 결핍과 학습된 음식에 대한 부정적 반응은 음식과 액체의 적절한 섭취를 감소시켜 영양 상태를 더욱 악화시킨다.

방사선치료로 인해 침 흐름이 감소되면 치과 질환의 발생률이 높아지고 우식이 빠르게 진행되기 때문에 충치가 있다면 방사선치료 전에 모두 제거해야 한다. 방사선치료가 끝난 후 치아를 뽑으면 방사선 괴사의 위험이 높다. 방사선치료에 의해 치아 상태가 악화되면 환자의 씹는 능력이 제한되어 고체 음식을 섭취할 때 어려움이 발생하게 되고, 입 벌림 장애로 인해 원활한 턱의 움직임에 문제가 발생하면 입으로 음식을 섭취하고 구강관리를 하는 데 제한을 받게 된다. 인두가 방사선치료 영역에 있으면 인두 근육의 섬유화로 인해 인두수축, 혀의 기저부 움직임, 후두상승이 저하되고 이로 인해 인두에 잔여물이 남아 삼킴 후 흡인의 원인이 된다.

후두암 환자에게 방사선치료 후 일시적으로 쉰소리, 거친 음성과 같은 음성변화가 발생할 수 있으나 방사선치료를 마친 후 1~2개월이 지나면 회복된다. 또한 침의 유량에 변화가 발생하기도 한다. 진행된 후두암 환자들의 경우 방사선치료와 화학요법을 함께 적용하는 데, 치료 후 종종 후두상승이 저하되거나 인두벽의 움직임이 감소되어 안전하고 효율적인 삼킴에 어려움이 발생할 수 있다. 방사선치료를 받은 부위의 모세혈관 손상으로 인해 섬유화가 발생하면 후두의 움직임이 제한될 수 있다. 삼킴 단계별 증상의 요약은 다음과 같다(표 5-18).

(1) 근육의 섬유화

방사선치료로 인해 근육 조직에 섬유화가 발생하면 구조물들의 움직임이 제한되게 된다. 근육의 섬유화가 발생하기 전에 스트레칭, 운동범위 훈련을 하는 것이 효과적이나 섬유화가 진행된 후에도 반복적인 스트레칭과 운동범위 훈련을 적용하여 연부조직의 움직임을 향상시킬 수 있다. 턱, 혀의 움직임 저하로 인해 음식덩이 형성과 이동이 제한된 경우 고개를 들어 중력을 이용해 음식

표 5-18 방사선치료로 인한 일반적인 삼킴장애

구강준비기, 구강기	입벌림장애(trismus) 침흘림(drooling) 혀 근력약화, 혀의 움직임 저하 후두계곡과 조롱박오목에 음식물 남음 구강 이동시간의 증가 감각 저하로 삼킴 시작 저하
인두기	후두덮개 부종으로 움직임 저하 혀의 뒤당김 저하 지연된 인두 반사 인두 수축 근육의 움직임 감소 후두상승 저하 후두의 앞쪽 움직임 저하 불완전한 기도폐쇄 기침반사 저하 흡인의 위험 증가 무증상흡인의 증가 상부식도조임근 이완의 저하

물을 이동시키거나 음식을 혀의 뒤쪽에 제공하는 보상적인 방법을 통해 도움을 줄 수 있고, 액체나 부드러운 음식을 제공하여 음식덩이 형성에 도움을 줄 수 있다.

인두수축, 혀기저부의 움직임이 저하되면 거짓성대강화운동, 최대성문위삼킴과 멘델슨 수기를 적용하는 것이 기도 폐쇄와 후두 움직임 향상, 상부식도조임근의 열림을 수의적으로 조절하는 데 효과적이다. 또한 안전한 삼킴을 위해서는 고개 숙이기 방법이 추천되고 농도가 진한 음식은 제한하는 것이 삼킴에 도움을 준다.

방사선치료의 경우 근육 섬유에 영양을 공급하는 모세혈관의 손상으로 후두 기능장애가 발생할 수 있다. 기능장애는 환자의 중증도에 따라 다양하게 나타난다. 환자의 후두 움직임을 향상시키기 위해 거짓성대강화운동, 멘델슨 수기, 기도 폐쇄 운동, 상부식도조임근의 열림을 수의적으로 조절하기 위한 훈련이 필요하다. 또한 농도가 진한 음식을 제한하면 안전한 구강 식사를 할 수 있다.

(2) 구강건조증

구강건조증은 방사선치료 또는 화학요법에 의해 유발될 수 있다. 방사선에 의해 발생한 구강건조증은 치료 후 오래 지속되거나 영구적일 수 있다. 구강건조증은 음식덩이 이동을 보조하는 타액의 감소로 삼킴에 어려움을 주고 침 흐름의 감소로 입 안과 치아건강에 악영향을 미친다. 구강건조증 완화를 위해 추천되는 것은 알콜성 음료 섭취와 가글 사용을 최대한 피하도록 하는 것이다. 가글에 포함되어 있는 알콜성분은 구강의 점막을 건조시키고 구강건조증을 심화시킨다. 무설탕 껌, 자이리톨 껌, 무설탕 캔디와 같은 침의 흐름을 촉진시켜주는 제품을 사용하도록 한다. 낮에 외출할 때는 물병이나 물 스프레이를 들고 다니도록 하며, 집에서는 구강 내의 수분 유지와 구강건조 증상 완화를 위해 얼음 조각을 입에 물고 있도록 하며 밤에는 가습기를 사용하도록 한다. 또한 입술의 촉촉함과 수분을 유지하기 위해 입술 보호제를 바르도록 한다.

구강건조증은 입 안의 윤활성이 떨어져 충치가 발생하기 쉽고 씹는 것을 어렵고 고통스럽게 만들 수 있다. 따라서 충치 예방과 위생적인 구강 관리가 중요하다. 침 대체물질을 사용하면 구강 내 수분 유지 기능이 향상되고 치아 손상에 대한 위험성을 감소시켜 준다. 가장 자주 사용하는 것은 물인데 물은 분화된 조직에 수분과 윤활성을 제공하고 감염의 위험성을 감소시켜 주어 침 대체물질로 적용된다. 인공 침은 효과가 몇 시간밖에 지속되지 않아 보통 기상 후 또는 이야기를 할 때 사용한다. 인공 침은 점막의 윤활성에 중요한 역할을 하고 박테리아나 파편으로부터 치아를 보호하는 역할을 한다. 이와 같은 침 대체물질은 침의 흐름이 손상된 환자의 생리적 기능을 유지시켜 주고 치아 손상에 대한 위험을 감소시켜 주지만 민감한 환자들의 경우 알러지 반응을 일으킬 수 있다. 또한 흡인의 위험으로 액체 섭취가 제한된 환자의 경우 적용이 제한된다(표 5-19).

음식의 재질과 형식의 변화는 구강건조증과 관련된 불편함을 감소시켜 줄 수 있다. 음식 조절의 목적은 적절한 영양상태를 유지하고, 식사와 관련된 불편함을

표 5-19 구강건조증 관리

구강건조증 관리
• 알콜성 음료 섭취와 가글 사용 최소화 • 무설탕 껌, 자이리톨 껌, 무설탕 캔디와 같은 침의 흐름을 촉진시켜주는 제품을 사용 • 낮에 다닐 때에는 물병이나 물 스프레이를 들고 다니기 • 구강 내의 수분 유지와 구강건조 증상 완화를 위해 얼음 조각을 입에 물고 있기 • 밤에 가습기 사용 • 입술의 촉촉함과 수분을 유지하기 위한 입술 보호제 바르기 • 충치 예방 • 위생적인 구강 관리 • 침 대체물질 사용

최소화시키며, 음식으로 인해 충치가 발생하는 것을 최소한으로 하기 위함이다. 차가운 음료를 섭취하면 구강의 건조함은 감소되나 윤활성이 증진되지는 않는다. 윤활성을 증진시키는 음식은 소스, 샐러드 드레싱, 고지방성 액체들이다. 구강건조증으로 씹기와 삼킴이 어려운 경우 식사 시 한 입 먹을 때마다 물을 조금씩 마시는 것이 씹기와 삼키기에 도움이 된다. 구강건조증이 일시적으로 나타나는 증상이라면 민트 또는 타르트 무설탕 사탕이나 껌이 침샘을 자극하는 데 도움을 줄 수 있다. 레몬이나 오렌지 주스, 청량 음료, 얼린 주스 막대기나 샤베트와 같이 구연산이 포함되어 있는 음식을 섭취하면 침의 양을 증가시킬 수 있다. 반면 건조한 과일, 사탕, 초콜릿, 꿀, 잼, 젤리와 같이 달고, 끈적거리는 음식, 우식성 식품, 구운 고기, 빵, 크레커, 바나나, 건조한 케익, 알콜, 뜨거운 음식은 피하는 것이 좋다(표 5-20).

5) 화학요법으로 인한 삼킴장애

화학요법으로 발생하는 부작용은 피로, 구역과 구토, 탈모, 구강건조증, 식욕저하, 미각저하, 입 안의 감염을 초래하는 입 안쪽 헐음 등이 있다. 식욕저하와 체중감소는 일반적으로 나타나는 증상이고 그 외에도 구역, 구토, 호중성 백혈구 감소, 피로 등이 나타날 수 있다. 점막염은 항암 치료를 받은 환자들의 40%에서 유병률을 보이는데, 점막염으로 인한 구강 통증은 체중 감소와 영양실조를 유발할 수 있다. 항암화학요법과 방사선 치료를 함께 시행받은 경우 삼킴장애와 폐렴의 위험이 높다.

(1) 구강점막염(Oral mucositis)

항암치료와 연관되어 발생하는 점막염은 위장관 전체에 발생할 수 있으며 대체로 단기간에 국한된 경과를 보이는 경우가 많고 구강궤양, 삼킴장애, 삼킴통증(odynophagia), 설사, 흡수장애 등의 증상을 나타내게 된다. 이 중 구강점막염은 항암치료를 받는 환자의 약 20-40% 정도에서 발생하는 것으로 알려져 있다.

항암치료나 방사선 치료는 DNA(데옥시리보핵산;

표 5-20 구강건조증 환자의 음식 조절

구강건조증 환자의 음식 조절	
피할 음식	알코올 크레커와 같이 부서지기 쉬운 음식 건조한 과일, 사탕, 초콜릿, 꿀, 잼, 젤리와 같은 달고, 끈적거리는 식품 뜨거운 음식
침 분비를 돕는 음식	차가운 음료 소스, 샐러드 드레싱, 다른 고지방성 액체 민트 또는 타르트 무설탕 사탕이나 껌 레몬 또는 오렌지 주스, 청량 음료, 얼린 주스 막대기나 샤베트와 같이 구연산이 포함되어 있는 음식

deoxyribonucleic acid) 손상을 일으키거나 활성산소(reactive oxygen species)를 통해 염증을 일으키게 되고 또한 점막세포의 재생을 방해하여 치유를 느리게 한다. 통상적으로 항암제 투여나 방사선 치료 후 5–7일에 발생하고 백혈구감소증이 없으면 보통 2–3주 사이에 치유된다. 항암제 중 cyclophosphamide, doxorubicin, vincristine, cisplatin, 5–fluorouracil (5–FU), methotrexate, cyclosporine 등이 점막염을 잘 일으키는 약제이며, 방사선치료와 함암치료가 동시에 시행되면 발생위험도가 증가한다.

항암치료를 받기 전에 종합적인 구강 검사를 시행하여 문제가 있는 경우 치료 전 해결을 하는 것이 권장된다. 항암치료 전 구강 위생관리로는 치근활택술과 치석제거(root planing and scaling), 치아우식 치료(caries treatment), 근관치료(endodontic therapy) 등이 있겠고, 심각한 치아 문제가 있는 경우에는 발치까지 고려한다. 5–FU가 포함된 항암치료를 받는 환자에게는 구강염 예방을 위해 구강냉요법(oral cryotherapy)이 추천된다. 얼음을 30분간 입안에 머금고 돌려가면서 구강 점막에 접촉시키도록 한다. 이미 구강점막염이 발생한 경우라면 증상을 조절하는 지지요법이 주된 치료이다. 식염수와 중탄산수를 이용하여 입안을 헹구는 구강 세정과 국소 혹은 전신 진통제 투여가 있다. 일반적인 구강관리법은 점막 손상을 최소화할 수 있는 부드러운 칫솔질을 식후 및 취침 전 하루 4회 시행하고, 구강 세정을 자주 시행하는 것이다. 구강 세정액은 4컵의 식염수에(0.95 L) 1티스푼의 중탄산수(baking soda)를 섞어서 만들면 되고, 매 4시간마다 시행한다. 음식은 많이 씹지 않아도 되는 부드러운 음식으로 먹고, 산성이거나 짠 음식, 마른 음식은 피한다. 또한 금연, 금주와 함께 구강건조를 유발할 수 있는 약제는(예: 항콜린성 약제) 피하는 것이 좋다.

통증 치료로는 국소마취제를(topical lidocaine solution) 사용해 볼 수 있고 통증이 심한 경우에는 경구 혹은 비경구 아편유사제를 사용하기도 한다. 심한 통증으로 경구 섭취가 불가능한 경우 경피적 위관삽입을 고려할 수 있다.

(2) 구강건조증(Xerostomia)

항암치료에 의한 구강건조증은 대개 약제 투여 후 7–10일째에 발생하고, 보통 가역적이고 치료가 완료된 후에는 저절로 호전되어 구강 건강에 중대한 영향을 미치는 경우는 흔치 않다. 반면 방사선 치료에 의한 침샘 기능장애는 수년간 지속되고 비가역적인 경우가 많다.

치료는 대증 치료이며 생리식염수로 입안을 자주 헹구거나 시중에 판매하는 타액대체제를 사용해 볼 수 있다. 구강건조증에 대한 자세한 내용은 5부의 8장을 참조할 수 있다.

(3) 구강감염

주로 진행된 암 환자에서 흔히 발생하며 암 자체에 의해서 혹은 면역 결핍을 유발하는 여러가지 약제에 의해서 유발된다. 박테리아, 바이러스, 진균 모두 원인이 될 수 있으며, 균을 배양하여 증명해야 진단할 수 있지만 대체로 경험적 치료를 많이 하게 된다.

가장 흔한 진균감염은 칸디다스 알바칸스(candida albicans)이며, 구강에 국한된 캔디다감염은 국소 항진균제인 니스타틴 구강현탁액 등을 7–14일 사용한다. 박테리아감염의 경우에는 전형적으로 잇몸염(gingivitis), 치주염(periodontitis), 치아농양(dental abscess) 등이 발생할 수 있고, 아목시실린(Amoxicillin) 등 항생제로 치료한다. 긁어냄이나(curettage) 발치 등의 추가적인 치료 필요성에 대해 치과와의 협진도 필요하다.

4 합병증의 관리

두경부 암에 대한 수술 또는 화학요법 및 방사선치료 이후에 환자의 외형적, 기능적 변화가 발생할 수 있다. 따라서 환자와 의료진은 치료계획을 수립함에 있어 사전에 치료방법과 재활에 대한 충분한 논의와 이해가 필요하다.

실제 두경부암 환자들은 진단 당시 및 치료 이후 시점에서 삼킴기능의 유지를 삶의 질 측면에서 최우선의 관심사로 고려한다. 치료 이후 발생하는 삼킴장애는 우울과 불안장애를 초래할 수 있다는 측면에서 삶의 질을 떨어뜨릴 수 있다. 치료 이후에 발생하는 후기 합병증은 두경부 암종을 극복한 환자 삶의 질을 저하시킬 수 있으며, 이러한 점은 젊은 환자에서 특히 중요하게 고려해야 하는 요소이다.

1) 통증의 관리

통증은 급성기 치료를 받고 있는 암환자의 60%가 경험하며, 진행된 암환자의 64% 이상이 경험하는 흔한 증상이다. 국소암과 전이암 모두 통증과 관련되는데, 진단 당시 전이가 없는 암환자는 15% 정도가 통증을 호소하지만 암이 진행됨에 따라 통증을 호소하는 환자가 급격히 증가한다.

잘 조절되지 않는 암성 통증을 경험하는 환자는 우울하거나 자살을 고려하거나 화학요법에 대한 순응도가 저하되기 때문에 통증을 정확하게 평가하여 효과적으로 관리하는 것이 필요하다. 우리나라는 2010년 의료기관 인증평가에서 통증관리를 필수항목으로 하여 의료기관으로 하여금 모든 환자가 호소하는 통증을 평가하고 관리하기 위한 체계를 갖추도록 하였다.

(1) NRS 숫자 통증 정도(Numeric Rating Scale)

'통증 없음'(0점)에서 '상상할 수 없을 정도의 심한 통증'(10점)까지 숫자로 표현하도록 되어 있으며, 경도(1~3점), 중등도(4~6점), 중증(7~10점)으로 분류한다. 두경부암 환자의 주관적인 통증강도는 다른 암환자들에 비해 높다. 대부분의 암환자는 퇴원 후 외래나 집에서 통증을 관리하므로 퇴원 후 통증의 양상, 강도, 새로운 통증에 대하여 정확하게 기록하여 치료계획에 반영할 수 있도록 교육하는 것이 필요하다. 통증은 제5의 활력증후로서 체계적인 통증관리를 위해서는 환자와 가족은 물론 의료인의 노력이 필요하며 병원 차원에서의 적극적인 지원이 필요하다. 수 시간 또는 수 일간 지속되는 심한 통증일 때는 약물적 중재와 온냉요법, 발이나 손 마사지, 음악요법, 웃음요법, 아로마요법 등의 비약물적 중재를 함께 사용하는 것이 효과적이라고 하였다.

2) 목과 어깨 근육 손상의 관리

목 절제술은 두경부암의 수술적 관리에 있어서 중요한 부분이나, 이로 인해 부신경의 손상을 일으킬 수 있어 많은 환자들이 목과 어깨의 통증과 기능장애를 보인다. 부신경 손상은 등세모근의 약화를 초래하고 이것은 어깨뼈의 내림, 벌림, 안쪽돌림되는 자세가 되며, 능동적인 어깨의 벌림과 굽힘의 감소를 가져오게 된다. 선택적인 목 절제술이 어깨 통증과 기능 장애율을 낮추지만 여전히 환자들의 29~39%가 어깨 기능 장애를 가진다는 보고가 있다. 목 절제술 후 견갑골 주변 근력 강화 운동과 어깨의 보조기 사용은 환자의 통증 감소와 기능 회복에 도움이 된다고 보고하였다. 또한 두경부암 환자에서 물리치료가 어깨의 문제를 감소시키는데 효과적이라는 사전 연구가 많이 있다. 두경부암 환자를 대상으로 목과 어깨 부위의 관절운동, 마사지, 점진적인 근력운동, 신장운동으로 구성된 프로그램을 1회 40분 주 3회, 8주간 진행하게 되면 삶의 질을 나타내는 전반적 건강상태와 기능적인 면에서의 신체적 기능이 향상된다는 보고가 있다.

3) 일상생활에서의 관리

(1) 영양가 있는 음식을 골고루 섭취

치료 중, 또는 치료가 끝나도 수 주일 동안 구강건조증, 구내염, 삼킴장애, 미각의 변화, 피로, 식욕감퇴 등의 부작용을 겪을 수 있다. 체중감소를 비롯한 영양불량은 암수술 후 상처회복 지연과 호흡기 감염합병증, 사망률 증가 등의 합병증을 증가시킨다. 가능한 정상체중을 유지하기 위해 고열량, 고단백 식사를 한다. 음식을 삼킬 때 통증이 심하거나 구내염이 생겼을 때는 자극성이 적고 부드러운 음식 위주로 소량씩 자주 섭취하는 것이 좋다. 유제품, 과일, 영양보충 음료 등의 간식을 2~3회 섭취하며, 입으로 음식을 거의 먹을 수 없을 때는 관급식 또는 정맥영양 공급을 통해 부족한 칼로리를 보충한다. 그러나 영양상태가 정상이거나 경증 영양불량(mild malnutrition)일 경우에는 정맥영양 공급이 오히려 합병증을 증가시키므로 주의가 필요하다.

일반적으로 화학요법과 방사선요법을 병행하는 동안에 몸무게가 감소하지 않도록 하는 것이 좋은 치료 결과를 위해 매우 중요하다.

(2) 규칙적인 운동과 적절한 활동 유지

암 치료 후 활동을 유지하는 것은 재발의 위험을 줄여주고 생존기간을 연장하는데 도움이 된다. 특히 규칙적인 운동은 암 치료로 인해 발생 가능한 여러 가지 증상을 완화시켜 주고 건강한 일상을 회복할 수 있게 한다.

(3) 금연 · 금주

흡연과 음주는 암이 재발하거나 다른 부위에 암이 생길 수 있는 기회를 증가시킨다.

5 두경부암 환자의 삼킴장애 사례

김○○(M/68)

Dysphagia 2' to Tongue Ca c neck meta (T4N1M1)

1. 주진단

Tongue Ca 2'to neck meta(T4N1M1)
Dysphagia

2. Initial Presentation

2024. 5. 27일 rt side tongue ca로 인한 hemiglossectomy 시행
L- tube feeding, Tracheostomy

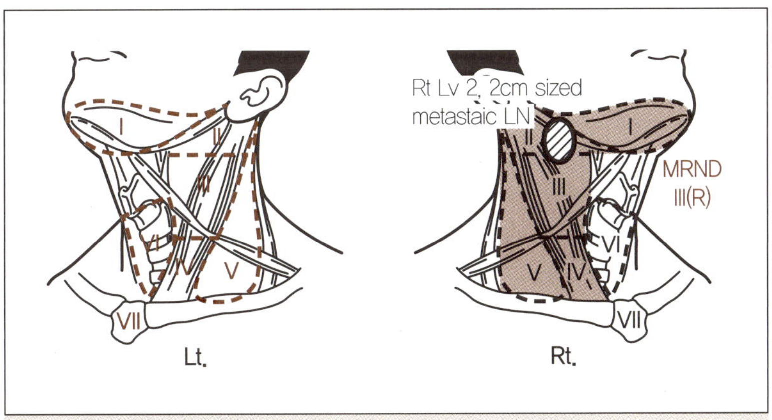

그림 5-24 수술부위(혀와 임파포함)

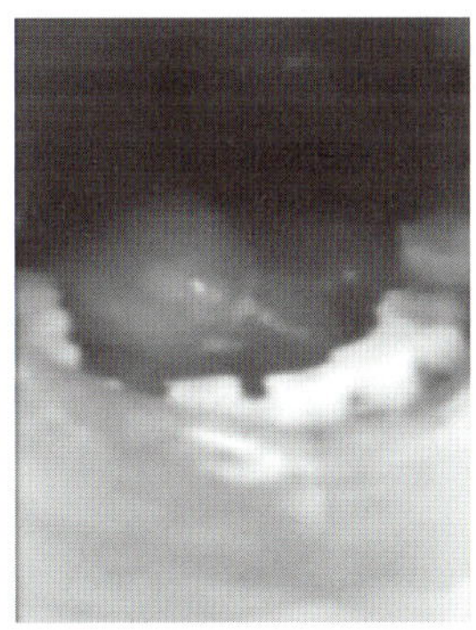

그림 5-25 수술후 혀의 상태

3. 주호소 C/C

식사하기가 어렵다. 사레들린다.

4. 전반적 기능, 활동 및 환경평가

	분류	기능상태
신체기능	정신기능	Mental : 명료함(alert) MMSE : 30점
	감각기능 (양측 상지 및 하지)	정상
	신경근골격계 기능 (양측 상지 및 하지)	근력 4단계(general G) / 관절가동범위 정상 / 근긴장도 정상
활동 및 참여	일상생활동작	먹기와 식사활동을 제외한 일상생활활동에서 독립적 수행 가능(코위영양법 적용시 간호사의 도움 요함) Community ambulation 가능
환경적 요인	개인적 요인	나이 : 68세 학력 : 중학교 졸업 직업 : 농사 의사소통 : 제한있음(발음 명료도 저하) 종교 : 무 돌봄제공자 : 아들 오른손잡이 거주지 : 지방(충청도)

5. Initial Bedside Swallowing Assessment

▣ 진단(Diagnosis)

Dysphagia 2' to Tongue Ca c neck meta (T4N1M1)

▣ 주소(Chief complain)

음식을 입에서 넘길 수 없다. 사레들린다.

▣ 교육 요구도(Education requirement)

- 교육 요구도 ☑ 상 ○ 중 ○ 하
- 교육 대상자 ☑ 환자 ☑ 보호자 ○ 간병인
- 교육 이해도 ☑ 상 ○ 중 ○ 하

▣ 내원 방법 ☐ Bed ☐ Wheelchair ☐ Car ☑ Ambulation (○ Crutches ○ Canes ○ Walkers ☑ No device)

▣ 의식 및 인지 기능

- Mental : alert
- MMSE : 30점

■ **처방력**

☑ 간접적 치료(Indirect Tx) ☐ 직접적 치료(Direct Tx)
☑ 촉진 및 운동기법 ☑ 보상기법 ☑ NMES(Neuromscular electrical stimulation)

■ **호흡 상태(Respiratory status)**

○ Normal (hold breath for _______sec.) ○ Shortness of breath ☐ O2 (L)
⊘ Tracheostomy (○ cuff / ⊘ uncuff) ○ 기타 ( )

■ **병실 식사 상태**

장관급식(Enteral Feeding) ☐ TPN ☑ L-tube ☐ PEG ☐ J-tube ☐ OE-tube ☐ NPO
고형식(Solid food) National Dysphagia Diet (NDD) ☐ D1 ☐ D2 ☐ D3 ☐ SD(Soft Diet) ☐ RD(Regular Diet)
유동식(Liquid food) ☐ Spoon thick ☐ Honey thick ☐ Nectar thick ☐ Thin fluid
식사 소요 시간 ○ 15분 이내 ○ 15~30분 ⊘ 30분 이상

■ **치아 상태(Dentition state)**

○ 정상치 ○ 무치아 ⊘ 부분치아결손 ○ 부분틀니 ○ 완전틀니

■ **구강 위생 상태(Oral hygiene state)**

○ 양호 ⊘ 불량(교육 필요도 : ○ 상 / ⊘ 중 / ○ 하)

■ **구강 구조(Oral structure)**

○ Normal
⊘ Abnormal ☑ Tongue ☐ Mandible ☐ Hard palate ☐ Gum ☐ Denture ☐ 기타( )
(rt side tongue hemiglossectomy)

■ **구강기능(Oral function)**

• 반사(Reflex) 깨물기반사(Bite reflex) ⊘ 무 ○ 유
• 구강 감각(Oral sensation)

만지기(Touch)	Right	Left
얼굴(Facial)	⊘ Intact ○ Impaired ○ N/A	⊘ Intact ○ Impaired ○ N/A
윗 입술(Upper Lip)	⊘ Intact ○ Impaired ○ N/A	⊘ Intact ○ Impaired ○ N/A
아랫 입술(Lower Lip)	⊘ Intact ○ Impaired ○ N/A	⊘ Intact ○ Impaired ○ N/A
혀 앞쪽 1/3(Tongue anterior 1/3)	○ Intact ○ Impaired ⊘ N/A	⊘ Intact ○ Impaired ○ N/A
혀 중간 1/3(Tongue middle 1/3)	○ Intact ○ Impaired ⊘ N/A	⊘ Intact ○ Impaired ○ N/A
혀 뒤쪽 1/3(Tongue posterior 1/3)	○ Intact ○ Impaired ⊘ N/A	○ Intact ⊘ Impaired ○ N/A
물렁입천장(Soft palate)	⊘ Intact ○ Impaired ○ N/A	⊘ Intact ○ Impaired ○ N/A
맛(Taste)	**Right**	**Left**
혀 앞쪽 2/3(Tongue anterior 2/3)	○ Intact ○ Impaired ⊘ N/A	○ Intact ⊘ Impaired ○ N/A
혀 뒤쪽 1/3(Tongue posterior 1/3)	○ Intact ○ Impaired ⊘ N/A	○ Intact ⊘ Impaired ○ N/A

• 가동범위(Tongue ROM Severity Rating Scale)

Protrusion		
정상(Normal)	혀가 윗입술보다 15mm 이상 나옴	○ 100
경도-중등도 손상(Mild-moderately impaired)	혀가 윗입술보다 1mm 초과하나 15mm 미만으로 나옴	○ 50
중증도 손상(Severely impaired)	약간의 혀 움직임이 보이나 윗입술보다 나오진 못함	✓ 25
완전 손상(Totally impaired)	혀의 움직임이 없음	○ 0
Right Lateralization		
정상(Normal)	혀가 입 안쪽 볼에 닿음	○ 100
경도-중등도 손상(Mild-moderately impaired)	혀가 입 안쪽 볼 방향으로 50프로 이상으로 움직임	○ 50
중증도 손상(Severely impaired)	혀가 입 안쪽 볼 방향으로 50프로 이하로 움직임	✓ 25
완전 손상(Totally impaired)	오른쪽으로 혀의 움직임이 나타나지 않음	○ 0
Left Lateralization		
정상(Normal)	혀가 입 안쪽 볼에 닿음	○ 100
경도-중등도 손상(Mild-moderately impaired)	혀가 입 안쪽 볼 방향으로 50프로 이상으로 움직임	○ 50
중증도 손상(Severely impaired)	혀가 입 안쪽 볼 방향으로 50프로 이하로 움직임	✓ 25
완전 손상(Totally impaired)	왼쪽으로 혀의 움직임이 나타나지 않음	○ 0
Elevation		
정상(Normal)	혀가 입 안쪽 볼에 닿음	○ 100
중등도 손상(Moderately impaired)	혀 끝이 위로 향하나 상부 alveolar ridge에 닿지 않음	✓ 50
완전 손상(Totally impaired)	Tongue tip elevation을 볼 수 없음	○ 0
Total tongue ROM score		(31.5) 점

• 근력(Strength) 및 움직임

턱(Jaw)			
열기(Open)	○ Intact	✓ Impaired	○ N/A
닫기(Close)	○ Intact	✓ Impaired	○ N/A
좌우로 움직이기(Lateralization)	○ Intact	✓ Impaired	○ N/A
빠르게 열고 닫기(Rapid open & close)	○ Intact	✓ Impaired	○ N/A
입술(Labial)			
입술 다물기(Lip closure at rest)	✓ Intact	○ Impaired	○ N/A
내밀기(Protrusion)	✓ Intact	○ Impaired	○ N/A
힘주기(Strength)	○ Intact	✓ Impaired	○ N/A
빠르게 내밀고 넣기(Rapid protrusion & retraction)	○ Intact	✓ Impaired	○ N/A

볼(Cheeks)	
대칭성(Symmetry)	○ Intact ⊘ Impaired ○ N/A
볼푸불리기(Cheekspuff)	○ Intact ⊘ Impaired ○ N/A
혀(Lingual)	
올리기(Elevation) – 내리기(Depression)	○ Intact ⊘ Impaired ○ N/A
앞으로 내밀기(Protrusion) – 뒷당기기(Retraction)	○ Intact ⊘ Impaired ○ N/A
빠르게 좌우로 움직이기(Rapid lateralization)	○ Intact ○ Impaired ⊘ N/A
저항에 대해 밀어내기(Strength)	○ Intact ○ Impaired ⊘ N/A

- 협응력(coordination)

턱–입술–혀–볼의 협응 ○ Intact ⊘ Ilmpaired ○ abscent

호흡–삼킴의 협응 ○ Intact ⊘ Ilmpaired ○ abscent

▣ 인두 / 후두(Pharynx/Larynx) 기능

- 물렁입천장(Soft palate) 기능

대칭성(Symmetry)–Deviation ⊘ Intact ○ Impaired ○ abscent

짧게 '아' 소리 내는 동안 올리기 ⊘ Intact ○ Impaired ○ abscent
(Ability to raise palate 'Ah')

'아' 소리를 연속적으로 내는 동안 올리기 ○ Intact ⊘ Impaired ○ abscent
(Ability to sequentially raise 'Ah')

- 반사(Reflex)

구역반사(Gag reflex) ○ Intact ⊘ Impaired ○ abscent

구개반사(Palate reflex) ○ Intact ⊘ Impaired ○ abscent

삼킴반사(Swallowing reflex) ○ Intact ⊘ Impaired ○ abscent

- 후두 기능

후두 삼킴 시작(Laryngeal prompting) ○ Intact ⊘ delayed(60초 이상 지연)

후두 움직임 범위(Laryngeal excursion) ○ Intact ⊘ Impaired ○ abscent

삼킴 협응력(Laryngeal coordination) ○ Intact ⊘ Impaired ○ abscent

성대(vocal cord) 기능 ○ Intact ⊘ Impaired ○ abscent

자발적 기침(Voluntary cough) ○ Intact ⊘ Impaired ○ abscent

목소리 가다듬기(throat clearing) ○ Intact ⊘ Impaired ○ abscent

목소리 질(voice quality) ○ Intact ⊘ Impaired

☐ aphonic
☐ hoarse voice
☐ wet voice

■ 먹기 및 마시기 수행 평가

• 구강전/구강기(Preoral/Oral phase)

구강 밖으로 음식물 흘림	☑ Intact	○ Impaired	○ abscent
구강 내 음식물 담고 유지하기	☑ Intact	○ Impaired	○ abscent
씹기(Mastication)	○ Intact	☑ Impaired	○ abscent
빨기(Sucking)	○ Intact	☑ Impaired	○ abscent
음식덩이 형성(Bolus formation)	○ Intact	☑ Impaired (심한 지연)	○ abscent
음식덩이 이동(Bolus transfer)	○ Intact	☑ Impaired (심한 지연)	○ abscent
구강내잔여물(Oral residue)	○ 무	☑ 유 (☑ Both / ○ Right / ○ Left)	
구강 이동 시간	○ Intact	☑ Impaired(60초 이상)	

• 인두기(Pharyngeal phase)

삼킴 후 이물감	○ 무	☑ 유	
인두 잔여물 제거	○ 가능	○ 부분적으로 가능	☑ 어려움
흡인(Aspiration Sign)	○ 무	☑ 유 ☐ Timing (☐ Pre / ☐ During / ☑ Post) ☐ Chocking ☑ Coughing ☑ Voice change ☐ Tracheostomy 유출	
삼킴후 목소리 변화 (voice change)	○ 무	☑ 유 ☑ Wet voice ☐ Gurgly voice	
삼킴후 잔여물 배출하기(expectoration)	○ Intact	☑ Impaired	○ abscent

■ Gugging Swallowing Screening(GUSS)

1. 예비조사 / 간접 삼킴검사

	YES	NO
각성상태(환자는 적어도 15분은 의식이 명료해야 한다)	1 ☑	0 ☐
기침(자발적 기침) 또는 목소리 가다듬기(throat clearing)) (환자는 기침이나 throat clearing을 두 번은 할 수 있다)	1 ☑	0 ☐
침 삼키기 • 성공적으로 삼킴	1 ☐	0 ☑
• 침흘림(Drooling)	0 ☐	1 ☑
• 목소리 변화(쉰목소리, 가래 낀 목소리, 가냘픈 목소리, 거글거리는 소리, 침삼킴 후 사레들림)	0 ☑	1 ☐
		(3)
침을 삼킬 수 없다 합계	1–4 = 심층 검사[1](VFS, FEES)	3점
	5 = part 2 검사 시행	

2. 직접 삼킴검사(재료 : 물, 납작한 찻수저, 점도증진제, 빵)

시행 순서	1 →	2 →	3 →
	반고체*	액체**	고체***
삼킴(deglutition) • 삼킴이 불가능 • 삼킴이 지연됨 (>2초) (고형식>10초) • 삼킴 잘함	0 □ 1 □ 2 □	0 □ 1 □ 2 □	0 □ 1 □ 2 □
기침(비자발적) (삼킴 전, 중간, 후 – 검사 후 3분까지) • 예 • 아니오	0 □ 1 □	진행 안함 0 □ 1 □	0 □ 1 □
침흘림 • 예 • 아니오	0 □ 1 □	0 □ 1 □	0 □ 1 □
목소리 변화 (삼킴 전과 후 환자의 "오" 소리를 들을 것) • 예 • 아니오	0 □ 1 □	0 □ 1 □	0 □ 1 □
합계	(5) 1–4 = 심층 검사[1](VFS) 5 = 액체검사 진행	(5) 1–4 = 심층 검사[1](VFS) 5 = 고체검사 진행	(5) 1–4 = 심층 검사[1](VFS) 5 = 정상
합계 : (간접 삼킴검사 + 직접 삼킴검사)			Score : 3 / 20

6. 비디오투시삼킴검사(Videofluoroscopic Swallow Test; VFSS) 결과

1) 구강기

bolus formation: 음식을 한 덩어리로 모으지 못함

transfer 지연없음 : 삼키고 난 후에도 다량 남아 있음(50% 이상 : mouth floor)

oral transit time : 30초 이상 지연

2) 인두기

tongue base contraction : 저하

post pharyngeal wall contraction : 수축 저하

swallow initiation : 지연

residue on valleculae : 다량(50% 정도)

residue on pyriform sinus : 소량

UES relaxation : 약간의 지연

pharyngeal transit time : 30초 이상의 지연

aspiration 양상 : 삼킴동안, 삼킴후 흡인(pre and post-swallow aspiration)
유동식/고형식에 따른 반응 :

	Level	Amount	Frequency	Astiraton Timing
thin liquid	subglottic (silent)	다량	매번	during
thick liquid	subglottic	소량	가끔	post
Dysphagia 1	subglottic	소량	매번	post
Dysphagia 2	subglottic	미량	가끔	post
Dysphagia 3	subglottic	소량	가끔	post

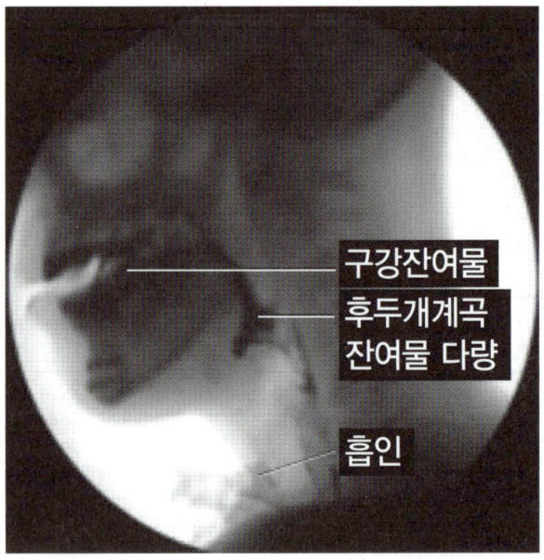

* 물에서 무증상흡인 있음

7. 주요 문제점

• Oral phase
- ☐ Drooling
- ☑ Delayed bolus formation
- ☑ Delayed bolus transfer
- ☑ Oral residue (pocketing)
- ☑ Chewing problem
- ☑ Oral hygine
- ☐ Dry mouth
- ☑ Sensory problem

• Pharyngeal phase
- ☑ Delayed swallow reflex
- ☑ Premature spillage
- ☑ Delayed bolus transfer
- ☑ Valleculae residue
- ☑ Pyriform sinus residue
- ☑ Epiglottis dysfunction
- ☑ Airway protection problem
- ☑ UES opening dysfunction
- ☐ Nasal regurgitation

• Others
- ☐ Conitive problem
- ☐ Apraxia (Oral, swallow)
- ☑ Respiratory problem
- ☑ Expectoration dysfunction

8. 목표설정

Functional goal	
Long-term goal	•변형된 음식을 보상기법을 이용하여 안전하게 삼킬 수 있다. •구강으로 충분한 양을 섭취하여 영양공급이 충분히 유지될 수 있다.
Short-term goal	•구강내 음식덩어리 이동시간을 10초 이내로 감소시킨다. •치료 프로그램 적용 후 후두계곡의 잔여물 양을 현재보다 30% 이내로 감소시킨다.

9. 문제증상에 따른 치료의 선택

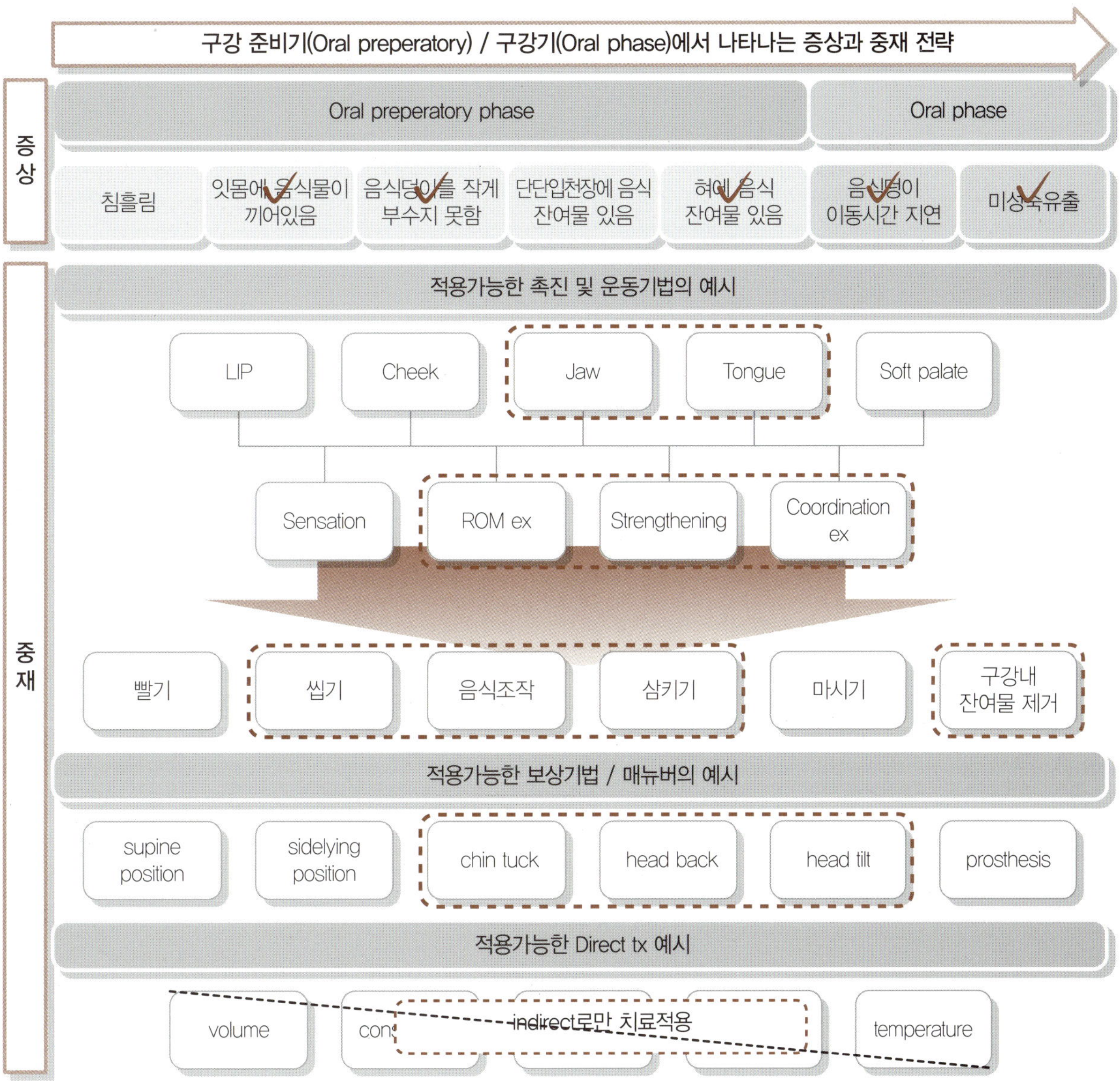

인두기(Pharyngeal phase)에서 나타나는 증상과 중재 전략

구분									
문제	Nasal regurgitation	Delayed initiation	Premature spillage	Valleculae residue	Epiglottis dysfunction	Stasis in pharynx	Pharyngeal coating	Aspiration Penetratoin	UES opening dydfunction
원인	Soft palate weakness	Delayed swallow reflex	Tongue back M weakness Delayed swallow reflex	Tongue base M weakness	Suprahyoid M weakness Laryngeal M weakness	Paryngeal M weakness Laryngeal M weakness	Paryngeal M weakness	Laryngeal M weakness Vocal cord palsy	Cricopharyn-geal relaxation dysfunction
중재: 적용가능한 촉진 및 운동기법의 예시	Blowing	TTS	혀 뒷부분 천정에 붙이기	혀 뒷부분 천정에 붙이기	Skaker ex	Masako Mvr	Effortful swallow	Skaker ex	Skaker ex
	gargling		혀를 뒤로 당기기	혀를 뒤로 당기기	Jaw opening	Mandelsohn Mvr	Masako Mvr	VC adduction ex	Jaw opening
	크~ 소리내기		IOPI	IOPI	CTC (resisitive ex)	Skaker ex		Falsetto ex	CTC (resisitive ex)
	혀 뒷부분 물렁입천장에 붙이기		TTS						
중재: 적용가능한 보상기법/ 매뉴버의 예시	코를 손으로 막기	Chin tuck	Chin tuck	Chin tuck	Chin tuck	Effortful swallow	Effortful swallow	Supraglottic Mvr	Head rotation
				Effortful swallow	Mandelsohn Mvr			Super Supraglottic Mvr	Mandelsohn Mvr
								Mandelsohn Mvr	
중재: 적용가능한 Direct tx 예시	코를 손으로 막기	Sour bolus	점도 조절	Effortful swallow		Effortful swallow	Effortful swallow	점도 조절	
		Ice chip		swallow		swallow			

Indirect therapy로만 적용(무증상흡인으로 인함)

10. 다학제적 접근에 따른 치료의 선택

1) 의학적 접근법

코위영양관 적용

방사선(radiotherapy) 치료 후 발생한 구강건조증(xerostomia)에 대한 약물 적용

2) 외과적 접근법

기관절개관의 제거

3) 행동적 접근법

문제 증상에 따른 다양한 촉진(운동)기법과 보상기법 적용

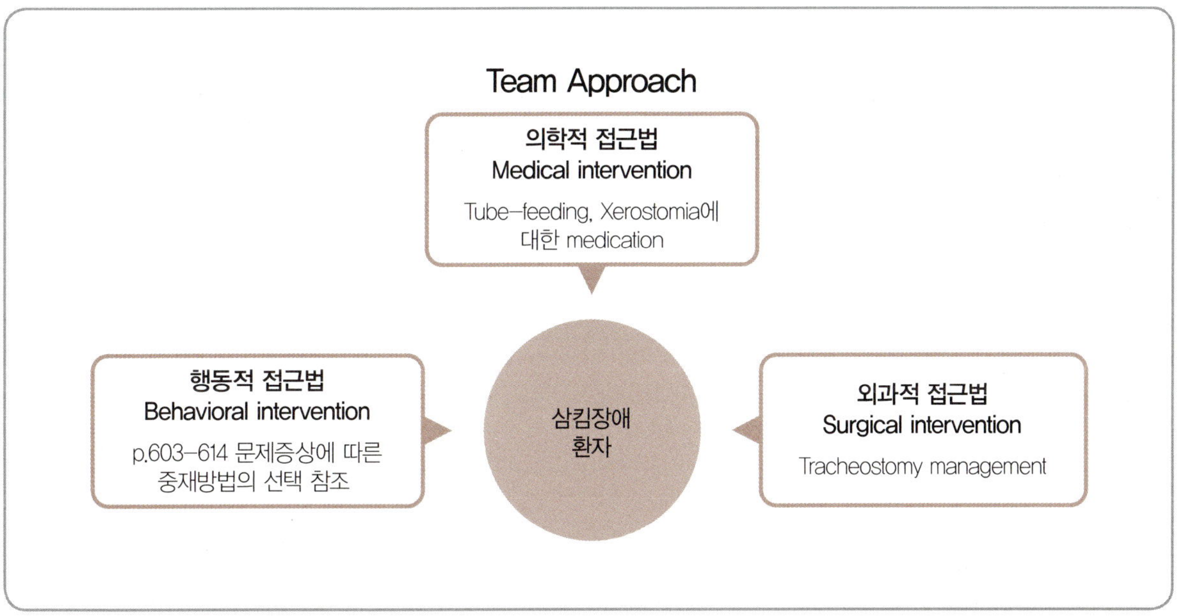

확인문제

1. 다음 구강인두암의 수술 후 부위별 손상 증상과 행동학적 치료방법을 기술하세요.

부위	증상	치료
혀암		
구강바닥암		
단단입천장암		
코인두암		
입인두암		
후두인두암		

2. 두경부암 환자의 방사선치료 후 삼킴 단계에서 나타날 수 있는 증상을 기술하세요.

구강준비기, 구강기	
인두기	

참고문헌

권민수. (2023). 약물 재배치를 활용한 두경부암 치료. 대한이비인후-두경부외과학회지, 66(8), 505-513.

김민식. (2008). 두경부 종양에서 종양외과 의사의 역할. Korean Journal of Clinical Oncology, 4(1), 33-36.

남승주. (2023). 항암치료를 받는 환자의 구강관리 및 치과 치료. Journal of digestive cancer research, 11(1), 41-44.

대한연하장애학회. (2017). 연하장애. 서울, 군자출판사, 1-438.

박민규, 송창면, 박혜진, 최윤영, 이영준, 명재경, ... & 태경. (2022). 두경부암 다학제 진료의 도입 양상 및 환자 만족도. 대한이비인후-두경부외과학회지, 65(12), 806-812.

박혜성, & 강진형. (2023). 두경부암에서 정밀의료. Korean Journal of Head & Neck Oncology, 39(1).

보건복지부, 한국중앙암등록본부. (2017). 한국중앙암등록사업 연례 보고서

천용일, 권현근, 신성찬, & 이병주. (2020). 후두전적출술 후 음성 재활. 임상이비인후과, 31(1), 29-36.

한명월. (2018). 두경부암의 수술적 치료. Clinical Lymphology and Lymphedema, 3(1), 1-4.

Allegra, E., & Trapasso, S. (2012). Cancer stem cells in head and neck cancer. OncoTargets and therapy, 5, 375.

Gillespie, M. B., Brodsky, M. B., Day, T. A., Lee, F. S., & Martin-Harris, B. (2004). Swallowing-Related Quality of Life After Head and Neck Cancer Treatment. The Laryngoscope, 114(8), 1362-1367.

Kim, S. Y., Ahn, Y. J., & Jang, Y. H. (2004). Subglottic Laryngeal Stenosis in Association with Congenital Tracheo-esophageal Fistula: A case report. Korean Journal of Anesthesiology, 46(5), 628-631.

Lin, P. H., Hsiao, T. Y., Chang, Y. C., Ting, L. L., Chen, W. S., Chen, S. C., & Wang, T. G. (2011). Effects of functional electrical stimulation on dysphagia caused by radiation therapy in patients with nasopharyngeal carcinoma. Supportive Care in Cancer, 19(1), 91-99.

Logemann, J. A. (2008). Treatment of oral and pharyngeal dysphagia. Physical medicine and rehabilitation clinics of North America, 19(4), 803-816.

Lovell, S. J., Wong, H. B., Loh, K. S., Ngo, R., & Wilson, J. A. (2005). Impact of dysphagia on quality-of-life in nasopharyngeal carcinoma. Head & neck, 27(10), 864-872.

Moeckelmann, N., Ebrahimi, A., Dirven, R., Liu, J., Low, T. H. H., Gupta, R., ... & Clark, J. R. (2018). Analysis and Comparison of the 8th Edition American Joint Committee on Cancer (AJCC) Nodal Staging System in Cutaneous and Oral Squamous Cell Cancer of the Head and Neck. Annals of Surgical Oncology, 1-7.

Murphy, B. A., & Gilbert, J. (2009). Dysphagia in head and neck cancer patients treated with radiation: assessment, sequelae, and rehabilitation. In Seminars in radiation oncology 19 (No. 1).

Nguyen, N. P., Frank, C., Moltz, C. C., Vos, P., Smith, H. J., Karlsson, U., ... & Sallah, S. (2005). Impact of dysphagia on quality of life after treatment of head-and-neck cancer. International Journal of Radiation Oncology* Biology* Physics, 61(3), 772-778.

Nguyen, N. P., Moltz, C. C., Frank, C., Vos, P., Smith, H. J., Karlsson, U., ... & Sallah, S. (2004). Dysphagia following chemoradiation for locally advanced head and neck cancer. Annals of Oncology, 15(3), 383-388.

Orringer, M. B., Forastiere, A. A., Perez-Tamayo, C., Urba, S., Takasugi, B. J., & Bromberg, J. (1990). Chemotherapy and radiation therapy before transhiatal esophagectomy for esophageal carcinoma. The Annals of thoracic surgery, 49(3), 348-355.

Pan, J. J., Mai, H. Q., Ng, W. T., Hu, C. S., Li, J. G., Chen, X. Z., ... & Lee, A. W. (2024). Ninth Version of the AJCC and UICC Nasopharyngeal Cancer TNM Staging Classification. JAMA oncology.

Park, J. O., Kim, D. H., Son, H. L., Joo, Y. H., Cho, J. H., Park, Y. H., ... & Sun, D. I. (2000). Rehabilitation Protocol for Postoperative Dysphagia in Head and Neck Cancer Patients. Korean Journal of Otorhinolaryngology-Head and Neck Surgery, 53(2), 94-98.

Park, R. H., Cho, O. H., & Yoo, Y. S. (2014). Analysis of Pain Records for Cancer Patients Complaining of Moderate or Severe Pain. Korean J Hosp Palliat Care Vol, 17(4), 270-277.

Pauloski, B. R. (2008). Rehabilitation of dysphagia following head and neck cancer. Physical medicine and rehabilitation clinics of North America, 19(4), 889-928.

Song YJ, Park EJ, Yoon IJ. (2012). Swallowing therapy and quality of life in head and neck cancer patients. Journal of the Korean Dysphagia Society, 53-61.

Stenson, K. M., MacCracken, E., List, M., Haraf, D. J., Brockstein, B., Weichselbaum, R., & Vokes, E. E. (2000). Swallowing function in patients with head and neck cancer prior to treatment. Archives of Otolaryngology-Head & Neck Surgery, 126(3), 371-377.

Ward, E. C., & van As-Brooks, C. J. (Eds.). (2014). Head and neck cancer: treatment, rehabilitation, and outcomes. Plural Publishing.

5
제5장

SWALLOWING DISORDER

식도질환과 삼킴장애

삼킴장애는 크게 구인두성 삼키기곤란증(oropharyngeal dysphasia)과 식도성 삼키기곤란증(oesophageal dysphagia) 의 두 가지 유형으로 분류할 수 있는데, 주의 깊게 병력을 조사하여 구별해야 한다. 식도질환은 크게 구조적 원인과 기능적 원인으로 분류하게 되는데 식도의 구조와 기능을 이해하는 것은 식도성 삼킴장애를 호소하는 환자의 평가와 치료에 중요한 자료가 되며, 환자의 증상을 이해하는 데 도움을 준다. 식도성 삼킴장애는 위식도역류와 기능적 삼킴장애가 흔하다. 본 장에서는 식도의 정상 기능, 다양한 식도질환, 식도성 삼킴장애의 특성에 대해 알아보고자 한다.

1 식도의 기능 (Function of Esophagus)

식도는 음식물을 입에서 위까지 전달해 주는 역할을 하는 장기로 내부는 피부와 같은 중층편평상피(stratified squamous epithelium)로 덮여 있다. 성인의 식도는 반지연골(윤상연골, cricoid cartilage) 부근 5-6번 목뼈 높이에서 시작되어 10번 가슴뼈 높이까지 길이 18-26cm 정도의 약간 납작한 근육질의 관으로 구성된다. 식도 상부의 5~33%는 가로무늬근, 하부의 33%는 민무늬근으로 이루어져 있다. 식도는 꿈틀운동을 통해 음식을 위로 이동시키는 역할을 한다. 상부식도조임근과 하부식도조임근에 의해 식도가 열리고 닫힌다. 상부식도조임근은 안정 시에 수축하고 있어서 들이마신 공기가 식도로 들어가지 않도록 하고, 하부식도조임근은 위산이 식도로 역류하는 것을 방지한다.

식도의 구조는 경부식도(cervical esophagus), 흉부식도(thoracic esophagua), 복부식도(abdominal esophagua)로 되어 있다. 경부식도는 미주신경에서 분지한 되돌이후두신경(recurrent laryngeal nerve)의 신경지배를 받는다. 흉부식도의 상부 또한 미주신경의 분지와 왼쪽 되돌이후두신경의 신경지배를 받는다. 하부식도는 좌우 미주신경이 교감신경과 서로 얽혀서 형성된 식도신경얼기(esophageal plexus)가 지배하고, 앞뒤 미주신경줄기(anterior and posterior vagal trunk)는 가로막 상부까지 연결된다(그림 5-26). 경부식도의 위쪽 1/3은 가로무늬근으로, 아래쪽 1/3은 민무늬근으

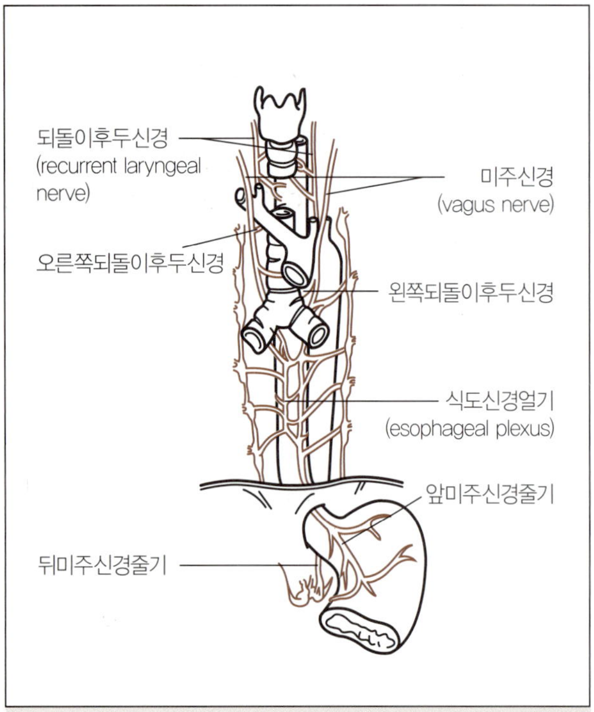

그림 5-26 식도의 신경분포

로, 중간 1/3은 두 근육 모두가 섞여 이루어져 있다. 근육의 배열은 두 층으로 되어 있는데, 하나는 식도에 대하여 근섬유가 세로로 주행하는 층이며 다른 하나는 근섬유가 식도를 둘러싸고 있는 층이다. 가로무늬근은 숨뇌의 의문핵에서 담당하며 홍분성 미주신경의 지배를 받는다. 복부식도의 민무늬근은 부교감신경과 교감신경의 지배를 받으며 등쪽핵(dorsal motor nucleus)에서 담당한다. 점막하층에서는 감각신경그물(neuronal sensory network)을 이루고 있는 점막하신경얼기(Meissner's plexus)가 식도 벽 내에서 구심성 자극을 담당하는 역할을 한다.

2 구인두 삼킴장애와 식도성 삼킴장애의 진단

신중한 병력과 신체 검사를 통해 임상의는 80~85%의 경우에서 구인두 삼킴장애와 식도성 삼킴장애를 감별할 수 있다. 구인두 삼킴장애의 유병률은 뇌혈관 질환, 파킨슨병과 같은 운동 장애, 치매를 포함한 신경계 질환으로 인해 나이가 들수록 증가한다. 복잡한 신경과 근육의 통합조절이 정상적인 구강 및 인두 삼킴 단계에 필수적이기 때문에 구인두 삼킴장애의 원인은 일반적으로 구조적이라기보다는 신경 근육의 손상에 기인한다. 구인두 삼킴장에는 목의 상부 또는 목구멍 뒤쪽에서의 증상을 호소하고 일반적으로 삼키려고 시도한 후 1초 이내에 반응이 나타나게 된다. 환자는 기침, 코 역류, 사래와 질식 등의 증상을 보이고 하부 뇌신경의 손상이 있는 경우는 코안소리(비음), 쉰 목소리, 침흘림 등의 증상이 주요 특징으로 나타날 수 있다. 이러한 삼

표 5-21 구인구 삼킴장애와 식도성 삼킴장애

	구인두 삼킴장애	식도성 삼킴장애
시간적 차이	삼킴시작의 1초 이내의 타이밍	목구멍으로 음식이 삼켜진 후
위치	높은 목 또는 목구멍	후방 복장뼈 부위 또는 복장패임
관련증상	기침, 흡인, 코 역류, 침흘림, 목소리 변화, 코안소리(비음)	가슴쓰림, 흉통, 음식물의 역류
일반적인 장애	뇌졸중, 파킨슨병, 근이영양증, 뇌줄기 질환	GERD, 양성 협착, 호산구성 식도염
혼동되는 증상과 진단	구강건조증, 글로버스, 음식 혐오	삼킴통증, 되새김, 글로버스, 음식 혐오
검사의 선택	비디오투시삼킴검사, 변형된 바륨 검사	상부내시경
이차적 검사	광섬유내시경삼킴검사, 머리와 목의 CT 스캔, 근염에 대한 혈액 검사, 근육통	비디오투시삼킴검사, 고해상도 압력 측정

킴곤란은 하부 호흡기 감염, 폐렴 또는 심지어 폐 농양으로 이어질 수 있다.

식도성 삼킴장애는 음식이 상부식도조임근을 통과한 후 식도관 내에서 이동이 안되는 삼킴장애를 말한다. 구조적 원인과 기능적 원인이 있는데 일반적으로 구조적 원인이 신경이나 근육 관련 장애보다 훨씬 더 빈번하다. 보통 구인두 삼킴장애는 신경근적 원인이 구조적 원인보다 더 흔하기 때문에 평가하기 위한 초기 검사로 비디오투시삼킴검사를 선택한다. 반면 식도성 삼킴장애는 음식물은 정상적으로 삼킬 수 있지만 목이나 가슴에 차는 느낌이 있을 수 있다. 식도성 삼킴장애의 위치는 삼킴장애를 유발하는 이상 부위에 따라 달라질 수 있다. 식도의 하단에 이상이 있더라도, 음식물이 달라붙는 느낌은 더 높게 가슴이나 목 부위에서 느껴질 수 있다. 그러므로 식도성 삼킴장애는 폐쇄 부위보다 낮게 위치하지 않는다는 점을 유의해서 생각해야 한다. 때때로 삼킨 음식이 역류되었을 때 방금 먹은 음식 맛이 난다면 상부식도에서 역류한 것이지만, 신맛과 쓴맛이 나는 경우 위 내용물이 역류된 것으로 구별되어야 한다. 구인두 삼킴장애와 식도성 삼킴장애의 차이는 [표 5-21]에 정리하였다.

식도성 삼킴장애를 진단할 때는 구조적 또는 점막의 원인이 대부분이기 때문에, 생검과 함께 내시경 검사를 시행하는 것이 초기 검사로 가장 비용 효율적이다. 내시경 및/또는 비디오투시삼킴검사에서 구조적 병인이 확인되지 않은 경우 고해상도 압력 측정 검사를 통해 운동 장애를 식별할 수 있다. 식도성 삼킴장애를 효율적으로 진단하기 위한 검사는 알고리즘화되어 사용되고 있다(그림 5-27).

구조적 장애가 있는 식도성 삼킴곤란은 처음에는 액체가 아닌 고형물에서 보고된다. 꼭 조여진 막힘이 있는 경우 일반적으로 고형식, 특히 건조한 음식과 알약

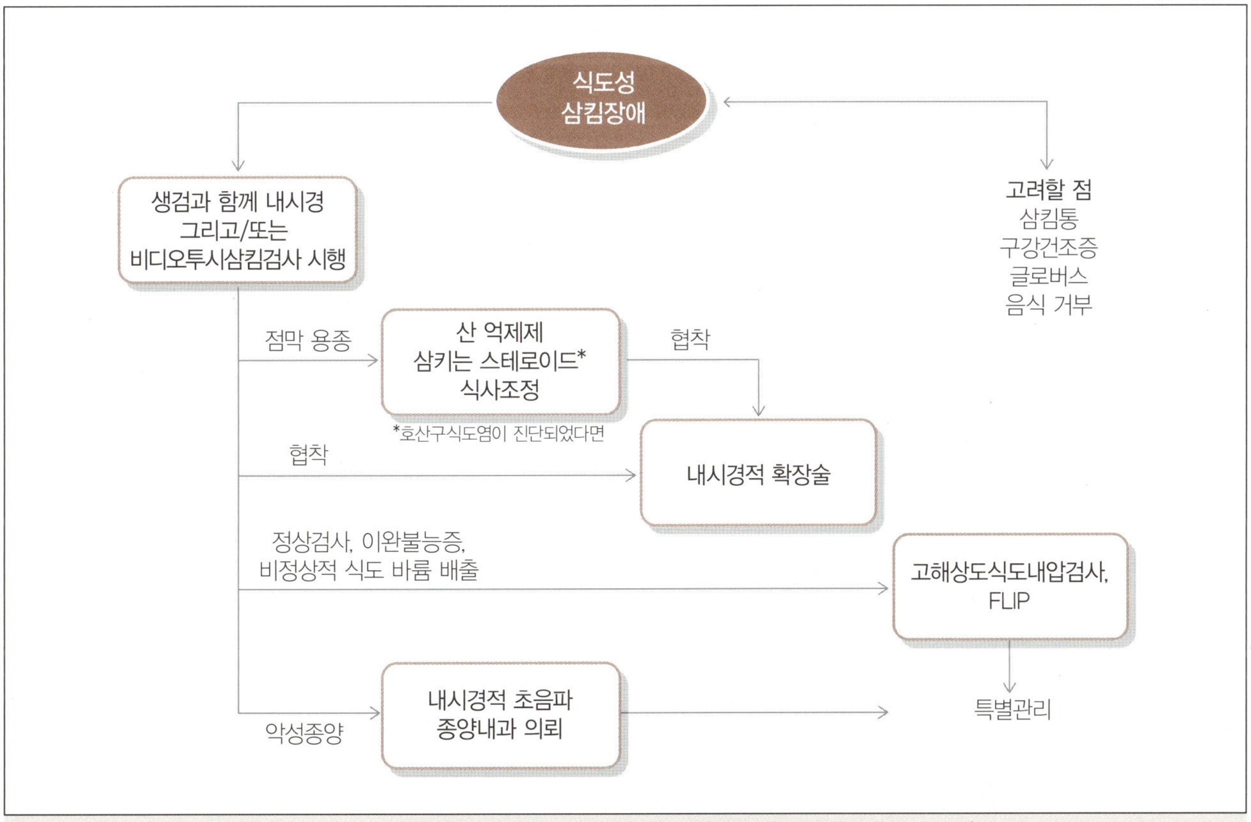

그림 5-27 식도성 삼킴장애 검사를 위한 알고리즘

의 경우 어려움을 호소하게 되고 점차 액체에 대한 어려움이 발생할 수 있다. 역류는 삼킴장애를 야기하는 식도 협착의 가장 흔한 원인이기 때문에 속쓰림과 같은 역류 질환의 증상이 공존할 수 있다. 드물게 음식덩어리가 식도의 내강을 차단할 수 있는데, 이를 음식물 박힘이라고 한다. 이는 치밀협착, 특히 호산구성 식도염에서 볼 수 있다. 음식물 박힘은 액체를 포함한 음식을 삼킬 수 없는 상태가 될수 있으며, 음식물 박힘 제거를 위해 긴급한 내시경 검사가 필요하다.

식도이완불능증 및 운동 장애와 같은 신경근육 기능 장애는 고형식과 액체 모두에 삼킴장애를 유발한다. 이러한 증상은 삼키는 동안 하부식도조임근의 이완이 불완전한 식도이완불능증으로 시간이 지남에 따라 서서히 발생한다. 따라서 초기에 진단하기는 어려울 수 있지만 체중 감소를 초래할 만큼 증상이 심해질 수 있다. 간혹 식도 위 접합부에 생긴 암에서 식도이완불능증과 유사한 증상이 단기간에 걸쳐 발생하고 체중이 크게 감소하는데 이를 '유사 식도이완불능증'라고 부른다. 식도의 신경 근육 장애, 특히 경련 장애와 일부 형태의 식도이완불능증은 비정형 흉통과도 관련이 있을 수 있으며, 이러한 경우에는 이 증상을 식도로 규정하기 전에 심장에 원인이 있는지 배제하는 것이 중요하다.

대부분의 경우 삼킴장애 치료는 원인에 따라 달라진다. 식도성 삼킴장애의 메커니즘으로 협착이 자주 발생하기 때문에 내시경 검사 시행시 풍선 확장기를 사용하거나 내시경 치료를 직접 시행한다. 또한 약물 치료 및 강력한 공압 또는 유압 확장, 복강 내 경로를 통한 하부식도조임근의 근절개술 또는 식도 경로를 통한 근절개술 등을 시행한다. 행동학적 접근법으로는 부드러운 식품이나 액체가 단단하고 건조한 고형식보다 좁아진 식도 내강을 더 잘 통과할 수 있으므로 식품의 농도를 변경하는 것이 종종 권장되는 몇 가지 일반적인 방법이다. 환자는 똑바로 선 자세로 식사하고 필요한 경우 액체 한 모금으로 고형식을 밀어낸다. 일어서서 팔을 머리 위로 올리면 식도가 곧게 펴지고 호흡과 함께 흉강 내 압력을 받아 식도를 압박하고 내용물을 위로 비울 수 있다. 영양이 불량할 경우 식도를 우회하여 공급 튜브를 통해 위나 소장으로 장 영양을 공급해야 할 수도 있다.

3 식도질환(Esophageal Disease)과 삼킴장애

식도질환은 기능적 이상과 구조적 이상으로 나뉜다(그림 5-28). 기능적 이상은 반지인두조임근 이상, 식도 이완불능증(achalasia) 등의 식도 운동성 질환이다. 해부학적 이상은 역류성 식도염, 식도 협착, 곁주머니, 식도암 등이 포함된다. 식도질환으로 삼킴장애가 동반될 수 있는데 증상은 삼킴 후 수초 이후에 목, 가슴 상부나 중부 근처에서 막히는 느낌, 통증, 위 식도 역류, 음식 이동 어려움 등이다. 음식은 식도질환을 유발할 수 있기 때문에 섭취 음식에 대한 과거력을 청취하는 것이 중요하다.

1) 기능적 식도질환

식도의 신경근육 기능 관련 질환은 흔하지 않다. 이러한 장애 중 가장 대표적인 질환은 식도 억제 신경 기능 이상으로 인해 삼키는 동안 하부식도조임근이 이완되지 않는 식도이완불능증이다. 또한 하부인두와 상부식도 사이의 반지인두조임근의 기능 이상이 있을 경우 음식이 식도로 유입되지 않아 인두에 채여 다시 뱉어내거나 기도로 흡인될 가능성이 높다.

(1) 반지인두 장애(Cricopharyngeal Dysfunction)

① 반지인두 장애의 임상증상

반지인두는 하부인두와 상부식도 사이에 존재하는 구조물로 인두신경얼기(인두신경총, pharyngeal plexus)와 되돌이후두신경(반회후두신경, recurrent laryngeal nerve)의 지배를 받는다. 수평근과 경사근으로 이루어져 있으며 일반 근육과는 달리 안정 시에

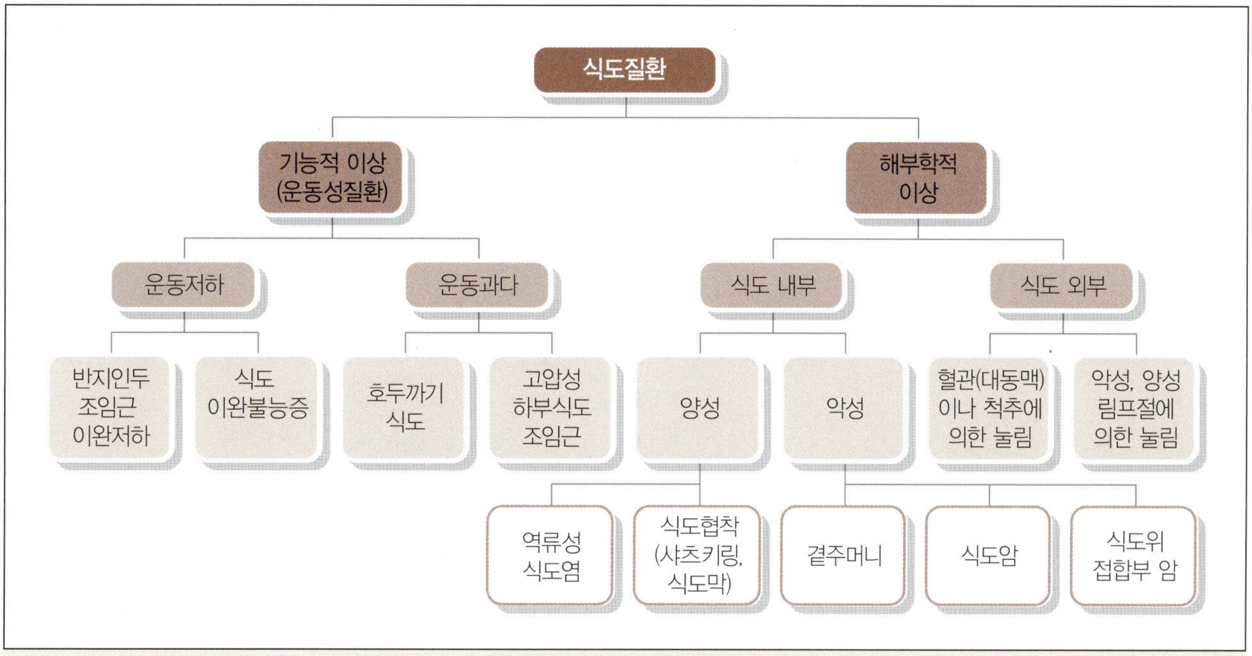

그림 5-28 식도질환의 분류

는 긴장도를 유지하여 수축되어 있고 삼킴 시에는 이완되어 식도 입구가 열리게 된다. 반지인두 장애는 반지인두근의 연축(spasm), 불완전한 이완, 인두식도 운동의 부조화, 상부식도조임근의 순응도 감소 등으로 발생하며 음식 삼킴에 어려움이 나타난다. 주요 원인은 신경학적 질환, 뇌졸중, 근위축가쪽경화증, 뇌간경색, 뇌상성 외손상, 두개저 수술, 두경부 수술 등이다. 반지인두 장애로 인한 가장 흔한 증상은 흡인이다. 반지인두가 열리지 않으면 음식덩이가 후두인두에 저장되는 경우가 많아 이후 호흡을 할 때 2차적인 흡인이 발생할 수 있다.

② 반지인두 장애로 인한 삼킴장애 치료

반지인두 장애로 나타나는 삼킴장애는 식사 조절, 자세 조절, 삼킴기법 등으로 치료를 제공한다. 삼킴기법은 약화된 구강인두 근육 강화, 음식덩이 이동성 향상, 흡인 위험 감소를 위해 효과적이고도 위험성이 적은 비침습적 방법이다. 목을 기울이거나 고개 돌리기, 샤케어 운동, 노력삼킴 등을 적용할 수 있다.

침습적 치료로 보툴리눔 독소 주입과 수술적 치료가 있다. 보톨리눔 독소는 강직성을 감소시켜 반지인두 경련 문제를 가진 환자의 삼킴장애를 감소시킬 수 있으나 효과가 일시적이고 이완이 과도하게 된 경우 상부식도역류가 생길 수 있다. 수술적 치료로는 풍선확장술, 반지인두근절제술, 인두신경절제술 등이 있다. 풍선확장술은 조임근의 이완에 효과는 있으나 여러번 시행을 해야 하는 단점이 있다.

(2) 이완불능증(Achalasia)

① 이완불능증의 임상증상

식도이완불능증은 식도 원위부 또는 하부식도조임근을 지배하는 식도신경얼기(myenteric plexus)의 억제성 신경세포 소실로 식도 꿈틀운동이 저하되는 증상을 말한다(그림 5-29). 일반적으로 식도에 근접한 식도 체부에 연동운동이 없거나 비정상적인 연동운동과 관련이 있다. 드물게 식도 민무늬근은 과장되거나 조기 수축을 보이는 경우가 있으며, 이를 식도 경

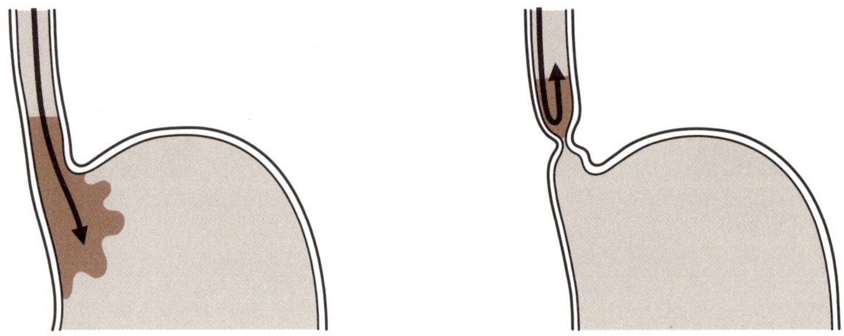

그림 5-29 정상 식도-위 움직임과 이완불능증

련 장애라고 한다. 식도이완불능증과 같은 진행성 운동 장애는 회복이 어려우며, 일반적으로 폐색을 완화하기 위해 하부식도조임근을 단열시키거나 수술적으로 절개하는 치료가 필요하다. 일부 형태의 식도 운동 장애는 아편유사제 사용의 결과일 수 있으며, 그 결과 발생하는 운동 패턴은 일부 형태의 식도이완불능증을 모방할 수 있다. 다른 운동 장애는 식도 체부 민무늬근과 하부식도조임근 모두 약화를 나타낸다. 극단적인 상황에서는 근육에 힘이 발생하지 않고 연동운동을 할 수 없다. 삼킴장애가 이러한 운동 저하 장애의 증상일 수 있지만, 막힘은 없으며, 식도는 환자가 똑바로 서서 먹는 한 중력의 도움으로 내용물을 제거할 수 있다. 역류가 삼킴에 더 영향을 미치고, 일반적으로 역류로 인한 합병증을 피하기 위한 자세 측정이 권장된다. 식도 삼킴장애의 구체적인 관리를 위해서는 소화기 전문의에게 의뢰해야 할 수 있다. 이로 인해 삼킴장애, 역류, 구토, 흉통, 숨 막힘, 기침 등이 나타나며 식도에 고였던 음식물이 야간에 역류되어 흡인성 폐렴, 천식 등과 같은 기관지 합병증이 발생하기도 한다. 내원 전 증상 기간은 평균 2년으로 수개월 또는 수년 이상의 만성적 경과를 보인다.

② 이완불능증의 치료

대부분 처음부터 고체 뿐만 아니라 액체에서도 삼킴장애가 발생하며 특징적으로 차가운 음식을 삼킬 때 증상이 악화되기도 한다. 만성적인 삼킴장애는 체중감소와 영양실조를 유발할 수 있다. 식도의 신경 및 근육 활동의 이상을 근본적으로 회복시킬 수 있는 치료법은 아직 없지만 증가된 하부식도조임근의 압력을 줄이기 위한 치료를 시행한다. 치료는 민무늬근 이완제, 보톨리눔 독소 주사, 풍선확장술 등의 다양한 방법이 있다.

하부식도조임근에 보톨리눔 독소 주입은 삼킴장애, 역류, 흉통 등의 증상을 호전시키며, 하부식도조임근의 압력을 낮추어 식도청소율(esophageal emptying)을 향상시키나 단기간만 효과가 있기 때문에 수 개월내에 재발하는 문제점이 있다. 수술적 치료에는 풍선확장술이 있다. 복강경을 통한 근절개술이 치료 효과면에서는 좋지만 비용 효과면에서 우수한 내시경 풍선확장술이 가장 보편적으로 시행되고 있다. 단계적 공기압 확장술(graded pneumatic dilation), 복강경 외과적 근절개술이 초기 치료에 추천된다.

(3) 호두까기 식도(Nutcracker Esophagus)

① 호두까기 식도의 임상증상 및 치료

호두까기 식도는 하부식도에서 정상 평균치의 2배 정도에 해당하는 강한 수축력을 특징으로 하며 흉통과 삼킴장애를 동반하는 과운동성 식도질환 중 가장 흔한 질환이다. 비심인성 흉통환자에서 호두까기 식도 유병률은 27~48%에 이른다. 호두까기 식도 환자에서는 수축 기간도 연장되어 나타날 수 있는데, 일반적으로 6초 이상일 경우 비정상으로 간주한다. 최근에 제안된 호두까기 식도의 진단 기준은 식도체부에서 정상 연동운동을 보이면서 하부식도 수축압이 180mmHg 이상이며, 진단에 필수조건은 아니지만 수축 기간이 6초 이상일 경우이다.

② 호두까기 식도로 인한 삼킴장애 치료

식도 꿈틀운동의 반복적 수축을 감소시키기 위해 약물 요법이 주로 적용된다. 식도의 수축력을 줄이기 위해 사용되는 약제로는 항콜린제제, 칼슘통로 차단제 등 민무늬근 이완제, 진정제, 항우울제 등이 있다.

2) 구조적 식도질환

식도의 내강 협착(협착), 역류성 질환 또는 기타 염증성 질환으로 인한 점막 염증, 식도 내 종양, 식도벽 내 또는 외인성 원인으로 인한 내강 압박, 드물게 식도 신생물이 식도성 삼킴장애를 일으킬 수 있다.

(1) 위식도역류(Gastroesophageal Reflux; GER)와 식도염(Esophagitis)

① 위식도역류와 식도염의 임상증상

위식도역류는 위 내용물이 식도 내부로 역류되어 가슴쓰림, 식도염 등이 동반되는 증상이다. 위와 식도가 움직이기 위해 지속적으로 압력이 변화하기 때문에 위 내용물의 생리학적 역류가 일상생활에서 나타날 수 있어 항상 병적인 것으로 볼 수는 없다. 특히 1세 미만 영아의 경우 90%에서 역류 현상이 나타날 수 있는데 수유 시 공기를 함께 흡입하는데 수유 후 트림을 통해 흡입한 공기가 빠지는 과정에서 역류가 발생할 수 있다. 아동이 성장해 가면서 식도 하부의 긴장도가 증가하고 위와 식도의 각도가 예각으로 줄어들면서 12~15개월이 되면 90% 이상 자연적으로 호전된다.

위식도역류의 원인은 하부식도조임근의 긴장도를 감소시키는 음주와 흡연, 복압을 증가시키는 비만, 위산 생성을 자극하는 산, 지방, 초콜릿, 커피, 차와 같은 음식 섭취, 열공성 탈장, 과식, 식사 후 바로 눕는 습관 등이 있다. 일반적인 경우 반지인두조임근의 압력이 높아 위의 음식물이나 액체가 역류되지 않으나 위와 식도의 연결 각도 이상, 위-식도조임근 장애 등이 있으면 역류가 발생할 수 있다. 열공성 탈장은 가로막이 비정상적으로 약해져서 흉곽으로 위장의 일부가 빠져나가는 것으로 이로 인해 하부식도조임근의 기능이 약화되어 음식물이 역류하기도 한다(그림 5-30).

위식도역류의 주요 증상은 가슴 쓰림, 역류성 식도염, 삼킴장애, 소화 지연 등이 있다. 가슴 쓰림은 가슴뼈 뒤쪽 가슴이 타는 듯한 증상을 말하며 환자들은 가슴이 쓰린다, 뜨겁다, 화끈거린다 등으로 표현한다. 작열감이 심할 때는 등, 목, 턱으로 통증이 방사

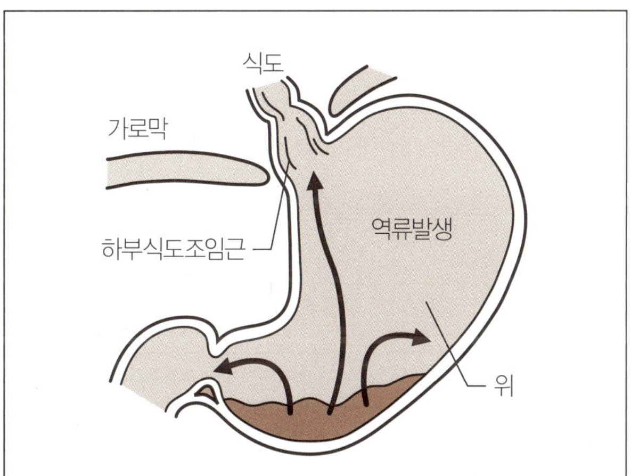

그림 5-30 하부식도조임근의 이완으로 역류되는 모습

되기도 한다. 2차적으로 위에서 역류한 음식이나 내용물이 바로 처리되지 않거나 인두에서 기도로 넘어가는 경우 흡인성 폐렴을 유발할 수 있다. 또한 만성 기침, 후두염, 부비동염, 중이염, 쉰목소리, 천식, 치아우식증 등이 동반되기도 한다. 산도가 높은 위액은 식도 점막을 자극하고 부식시켜 식도 내벽을 손상시키고, 식도 점막이 손상되면 역류된 내용물을 깨끗하게 하는 능력을 저하시킨다. 위산으로 인한 식도 장애로 불완전한 꿈틀운동이 나타날 수 있고 주로 하부식도에서 두드러진다.

식도염은 세균, 외상, 음식물, 역류, 흡연에 의한 자극 등으로 식도에 급성 혹은 만성적 감염이 발생한 것으로 중년층에서 가장 흔히 볼 수 있는 질환이다. 그중 역류성 식도염은 반복적인 상부식도역류로 인하여 생긴 염증으로 모든 연령대서 나타난다. 또한 위와 십이지장의 궤양, 식도나 위 수술, 장기간의 구토, 장기간의 위영양관 삽관으로 인한 복압 상승 등에 의해 역류성 식도염이 발생할 수 있다. 내시경 소견에 따른 심각도는 LA 분류법을 사용한다(표 5-22).

호산구성 식도염의 점막 침윤은 식도 내강에 점막 염증, 벽 경직 및 섬유화로 인해 손상되는 것이다. 호산구는 알레르기 반응, 천식, 기생충 감염에 대한 신체의 반응에서 중요한 역할을 하는 일종의 백혈구로 호산구성 식도염은 유전적 위험인자가 있는 사람들에서 특정 음식에 대한 알레르기 반응에 의해 유발될 수 있다. 알레르기 반응은 식도를 자극하는 염증을 유발하고 치료하지 않을 경우, 염증은 식도의 협착을 초래한다.

알약으로 인한 염증은 협착을 유발할 수도 있으며 가장 흔한 원인은 비스테로이드성 항염증제, 독시 사이클린, 알렌드로네이트, 퀴닌, 그리고 칼륨 보충제들이다. 알약 식도염은 다른 유형의 협착 또는 운동성 장애의 결과일 수도 있다.

표 5-22 내시경 소견에 따른 역류성 식도염의 Los Angeles 분류

Grade A	길이 0.5cm 미만의 하나 이상의 점막결손이 관찰됨
Grade B	길이 0.5cm 이상의 하나 이상의 점막결손이 관찰됨
Grade C	두개 이상의 점막결손이 연결되지만 내강을 에워싸지는 않음(75% 미만)
Grade D	75% 이상 내강을 에워싸는 점막결손이 관찰됨

② 위식도역류와 식도염의 치료

위식도역류의 치료 목적은 증상 감소, 항역류 장벽 강화, 식도에서 음식물 이동 시간 감소, 위 배출 시간 향상, 위 내용물 독성 감소이다. 증상이 심각하지 않은 경우에는 제산제를 투여하거나, 몸을 똑바로 세워 앉거나 서 있으면 증상이 호전된다. 하지만 만성적인 경우가 많아 치료를 중단하면 재발 가능성이 높아 지속적인 치료가 필요하다.

무분별한 식습관과 부적절한 자세는 역류의 근본적인 원인이 되므로 올바른 식습관과 적절한 자세 유지가 중요하다. 과식, 고지방식, 사탕, 초콜릿, 탄산음료, 주스, 커피, 김치, 고추, 된장, 양파 등은 역류성 식도염을 일으키는 음식이며 반응에는 개인차가 있다. 따라서 환자에게 식사 후 증상의 발현 유무를 기록하도록 하여 관련한 요인을 찾도록 한다. 알코올은 식도 점막을 직접적으로 손상시키며 하부식도조임근의 압력을 저하시켜 증상을 악화시킬 수 있다. 흡연 또한 하부식도조임근의 압력을 감소시키며 타액 분비를 억제하므로 금하도록 한다. 식후 3시간 전에는 눕지 않으며 잠자리 들기 전에는 식사를 하지 않는 것이 증상 완화에 도움이 된다. 침대나 베개를 15cm 이상 높여주거나 위가 몸의 정중선에서 왼쪽에 위치하므로 왼편으로 눕게끔 하는 것이 위산의 역류를 예방한다(그림 5-31). 또한 약물 요법을 통해 가슴 쓰림과 같은 증상을 완화시키고 위산 분비를 감소시킨다. 약물은 위산 분비 억제제(프로톤 펌프 억제제, proton pump inhibitor, PPI)가 가장 효과적이다. 약물 요법에도 반응이 없는 환자의 경우 수술 치료를 적용하기도 한다. 수술 치료에는 위 주변 일부나 식

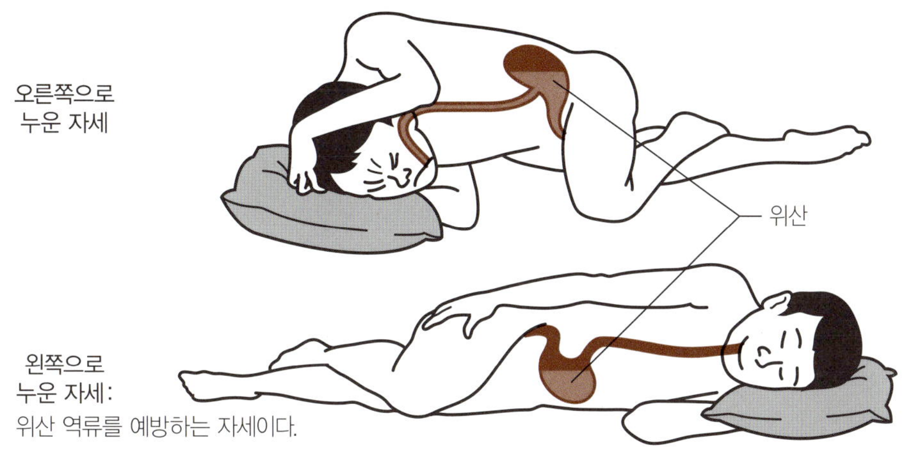

그림 5-31 누운 위치에 따른 위와 위산의 위치

도 하부 전체를 감싸는 방법과 하부식도조임근의 봉합과 고주파 절제를 통해 하부식도조임근 이완 빈도를 감소시키는 방법 등이 있다.

(2) 식도협착(Esophageal Stricture)

① 식도협착의 임상증상과 치료

식도협착은 식도강 안쪽이 좁아지면서 음식물이 식도를 통과하기 어려워지는 증상으로 전형적으로 고체 음식을 섭취할 때 이상을 보인다(그림 5-32). 식도협착은 상부식도의 앞쪽에서 가장 빈번하게 발생하며, 방사선 검사상 식도 벽에 움푹 들어간 모양을 하고 있다. 식도협착이 발생한 경우, 씹기 쉬운 부드러운 음식은 음식덩이 형성이 잘 되어 식도 통과가 쉬운 반면 질기거나 섬유질이 많은 음식, 점도가 높은 음식은 식도 통과가 어렵다. 식도협착은 구조적으로 점막성 고리, 양성협착, 식도암, 위식도역류 등에 의해 발생한다. 점막층과 점막 아래층에 생성된 조직의 띠가 식도와 위 접합부에 발생하여 협착이 발생하는 경우를 고리(ring), 식도-인두 분절에 발생하는 것을 식도막(esophageal web)이라 한다.

② 식도협착으로 인한 삼킴장애

진행성 염증과 부종 및 섬유화로 인해 식도가 좁아지는 양성협착(benign stricture)은 처음에는 고체 음식에서만 삼킴장애가 발생하다가 증상이 악화될수록 점도가 높은 액체를 섭취할 때도 심각한 삼킴장애를 호소하게 된다. 액체를 섭취할 때 삼킴장애가 발생하는 경우, 고체 음식은 거의 섭취가 불가능해지는 등 더 심한 삼킴장애로 발전한다. 양성협착은 미세한 염증, 점막 부종, 침식, 궤양, 협착 등과 같은 식도염을 유발하기도 한다. 양성협착 치료를 위해 염증 관리와 함께 확장술을 시행하며 식도에 지속적인 섬유화가 발생하면 주기적인 확장술이 필요하다. 음식을 부드럽게 하거나 작은 크기로 잘라서 섭취, 천천히 먹기, 가능한 경우 알약 자르기, 식사 후 바로 눕지 않기 등의 방법이 적용된다. 양성협착은 종종 발생하며, 위식도 역류와 가장 관련이 많다. 편평원주상피결합부의 샤츠키링과 같은 특발성 양성협착은 간헐적으로 고형 음식의 삼킴장애를 유발할 수 있다.

샤츠키링(Schatzki's ring)은 식도가 혀 조직처럼 변하는 질환으로 식도-위 접합부에 발생한다. 고체 음식을 섭취할 때 삼킴장애를 호소하지만 음식을 잘 씹거나 음식의 재질과 점성을 조절하여 섭취할 경우

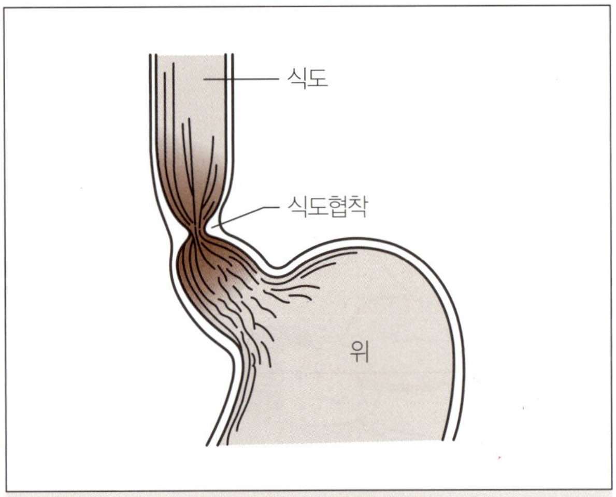

그림 5-32 식도협착

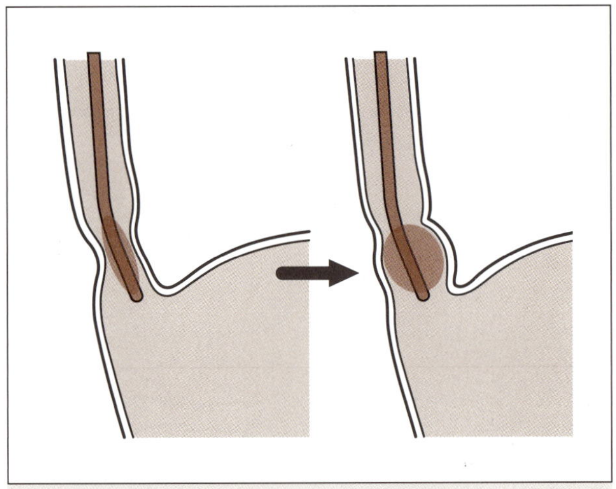

그림 5-33 식도의 풍선확장술

증상이 감소한다. 샤츠키링을 가진 환자의 경우 식도의 직경이 18~20mm 이상인 경우 증상이 나타나지 않으나 직경이 10~12mm 이하가 되면 음식 섭취에 문제가 나타난다. 치료로는 식도의 풍선확장술 및 고리 절제술이 적용된다(그림 5-33). 외과적 처치를 통해 영구적으로 증상을 완화시킬 수 있으나 간헐적으로 주기적 재확장술이 요구되기도 한다.

(3) 식도 곁주머니(식도게실, Esophageal Diverticulum)

① 식도 곁주머니의 임상증상

식도 곁주머니는 식도벽 점막 전층이나 일부가 비정상적인 주머니로 늘어나 1개 이상 돌출되는 증상을 말한다(그림 5-34). 식도 곁주머니는 내압성과 견인성으로 나뉜다. 내압성 곁주머니는 식도 내의 압력이 증가되어 약해진 식도 근육으로 인해 약해진 부분이 둥글게 팽창하면서 발생한다. 견인성 곁주머니는 주로 흉터 또는 기관 주위의 확대된 림프절로 인해 식도 벽이 밖으로 당겨지면서 발생하며 일반적이지는 않으나 식도 주위 염증이 식도 벽을 끌어당겨 발생할 수 있다. 대부분의 견인성 곁주머니는 식도의 중간부위에 발생한다. 곁주머니의 진단은 상부위장관 바륨 방사선 검사를 통해 이루어지고 곁주머니의 파열 위험 때문에 내시경 검사는 하지 않는다.

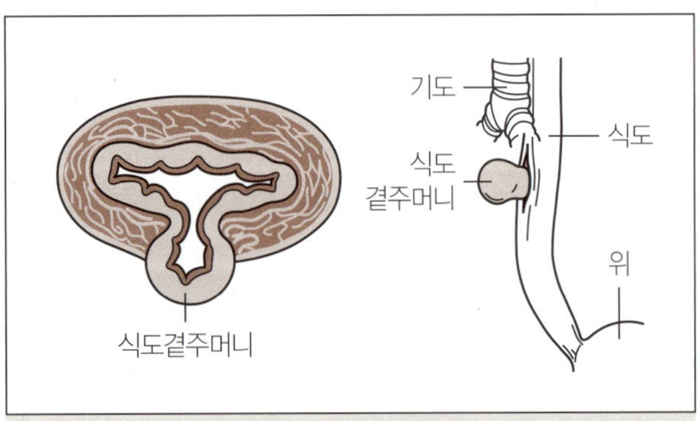

그림 5-34 곁주머니

젠커 곁주머니(Zenker's diverticulum)는 하부인두수축근과 반지인두조임근 사이의 인두-식도 접합부에서 식도 점막이 돌출된 것으로 주로 반지인두 영역이나 상부식도조임근 부근에 발생하나 식도벽을 따라 어디에서든지 발생할 수 있다. 젠커 곁주머니는 인두-식도 분절 사이를 지나는 음식덩이의 높은 압력으로 인한 저항력에 의해 조직이 탈장되어 주로 왼쪽 인두에 발생하며 남자의 유병률이 2-3배 더 높으며 60-70세에 호발한다. 젠커 곁주머니로 인해 음식물 흐름 감소, 반지인두근 이완 및 불충분한 닫힘, 역류가 나타날 수 있다. 곁주머니가 커지고 음식물이 고이게 되는 경우 목 안에 가득 찬 느낌, 입 냄새, 기관 자극, 기침, 트림 등의 증상과 함께 체중감소, 영양실조로 이어질 수 있다. 추가적인 합병증으로 흡인성 폐렴, 기관지 확장증, 폐농양 등이 있으며 심한 경우 흡인으로 인한 질식이 나타날 수 있다.

② 식도 곁주머니로 인한 삼킴장애

상부식도에 곁주머니가 생기는 경우, 상부식도조임근의 탄력성 저하로 삼킬 때 식도 열림 기능이 저하될 수 있다. 음식을 섭취할 때 적은 양을 자주 먹도록 하며, 식후에는 몇 시간 동안 똑바로 앉은 자세를 유지해 중력의 도움을 받아 삼킴을 촉진시키고 역류를 방지할 수 있도록 한다. 조미료가 많이 든 음식, 커피, 알코올은 점막을 자극하므로 피하는 것이 좋다. 과식을 하는 경우 오심과 구토가 동반되어 소량의 식사를 자주해야 하며, 증가된 내압 감소, 음식물 역류로 인한 염증 및 궤양 치료를 위한 약물 치료를 적용한다. 약물 치료가 실패할 경우 수술적 제거를 해야 하지만 내압의 원인을 제거하지 않으면 재발 가능성이 높다. 수술에는 반지인두조임근절개술(cricopharyngeal myotomy), 곁주머니 절제술(diverticulectomy)이 활용된다.

3) 식도암(Esophageal Cancer)

(1) 식도암의 임상증상

식도암은 삼킴장애를 일으키는 식도질환 중 가장 중요한 질환 중 하나로 보통 50~70대의 연령층에서 발생한다. 남자 대 여자의 비율이 3 : 1로 남자에게서 발병률이 높다. 식도암은 다른 암보다 발병률이 낮지만 조기 발견 및 치료가 어려울 뿐만 아니라 비교적 예후가 좋지 않은 악성 종양이 많이 발생한다(그림 5-35). 식도암의 원인은 과도한 음주 및 흡연, 외부 요인에 의한 점막 손상, 발암물질 섭취 및 노출, 뜨거운 차, 양잿물이나 농약 섭취, 절인 채소에 생긴 곰팡이, 독소, 유전적 요인, 방사선 조사에 의한 협착, 만성 식도 이완협착증, 만성 상부식도역류 등이 있다. 진단은 방사선 투시검사, 내시경검사, 세포검사, 컴퓨터 단층촬영술 등을 바탕으로 이루어진다. 진행성 식도암의 경우 절제 가능한 국소 부위에 화학요법과 방사선치료를 시행한 후 수술을 시행하는 것이 생존율을 높일 수 있다. 하지만 증상이 나타나고 식도암으로 진단이 내려졌을 때는 대부분 암의 진행 정도가 심하고 종양이 주변 장기와 림프절로 전이된 상태에서 발견되는 경우가 많아 식도암의 5년 생존율은 약 5%에 지나지 않는다.

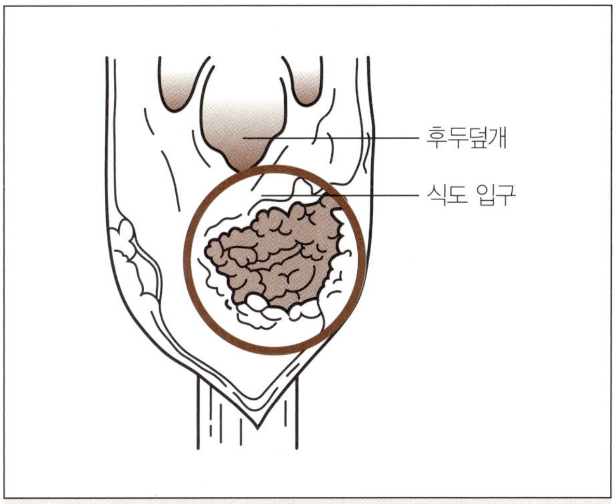

그림 5-35 식도의 궤양성 암종

조직학적으로 편평세포암종(squamous cell carcinoma)과 샘암종(선암종, adenocarcinoma)이 전체 식도암의 90%를 이룬다. 미국을 비롯한 서구에서는 바렛식도(Barrett's esophagus)의 유병률 증가 등으로 샘암종의 비중이 높지만 아시아에서는 편평세포암종의 비중이 더 높다. 편평세포암종은 식도 안쪽의 어느 곳에서나 발생할 수 있으나 식도 상부 1/3 또는 중간 이상 부위에서 흔히 발견되어 음식물의 이동을 방해한다. 식도는 위나 대장과 달리 장막에 쌓여 있지 않아 종양이 림프관을 타고 주위로 급속히 퍼져 나갈 수 있다. 식도암은 식도 이완불능증, 부식성 식도협착, 다른 두경부암 등이 있는 경우 발생할 위험이 증가한다.

샘암종은 대부분 만성적인 식도역류에 의한 바렛 식도의 합병증으로 나타나며 최근 발생률이 증가하고 있

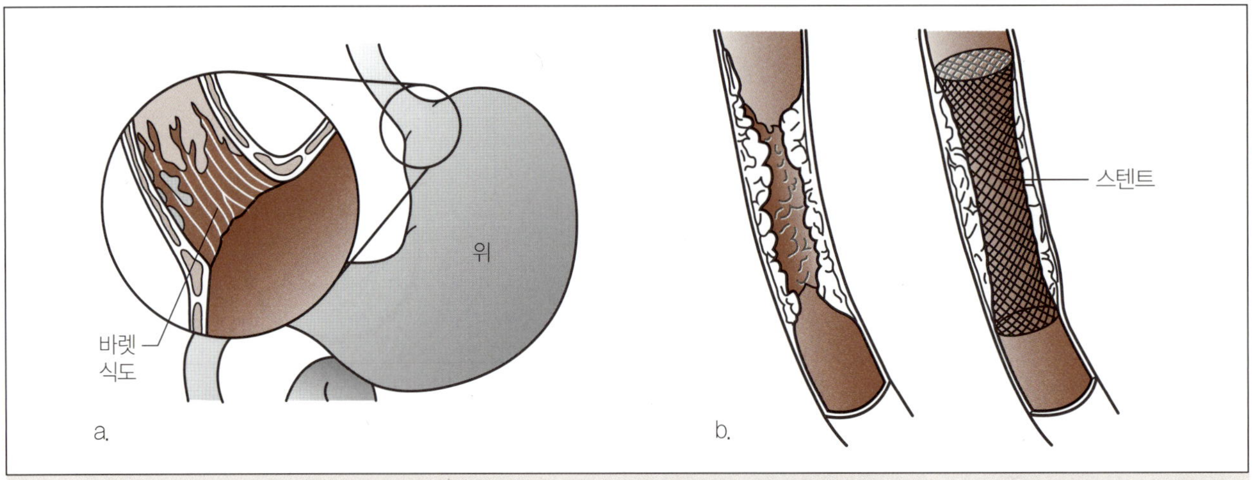

그림 5-36 바렛 식도 장애, 식도암의 스텐트 장착

다(그림 5-36a). 바렛 식도는 식도 점막이 위를 구성하는 세포인 원주상피세포로 변하는 질환을 말한다. 대부분의 샘암은 식도의 하부 1/3 지점에 주로 발생하여 음식물의 흐름을 방해한다. 샘암종의 발병 원인은 명확하지 않지만 과도한 음주와 흡연이 주요 요인이며 역류성 식도염, 열공성 탈장, 이완불능증, 식도협착, 식도 곁주머니 등에 의해서 발생되고 만성 위 역류를 가진 남성에게 흔하다.

치료는 식도암의 진행 정도에 따라 다르다. 초기 식도암에서 수술은 완치를 기대할 수 있고 편평세포암종의 생존율은 31~86%, 샘암종의 경우 58~91.4%로 알려져 있다. 그러나 식도암의 수술은 침습성과 이환율이 높아 수술과 관련한 사망률과 합병증 빈도도 잦아 환자의 연령과 심폐 기능을 포함한 전신 상태를 함께 고려해야 한다.

암종으로 식도가 협착되었을 때 스텐트를 삽입하여 식도를 확장하고 종양을 제거한다(그림 5-36b). 자가확장 금속 스텐트(Self-Expanding Metal Stents, SEMS)는 시술이 쉽고 합병증 발생이 낮아 주로 사용한다. 식도 확장술(esophageal dilation)도 활용되나 높은 천공 위험, 짧은 지속 시간 등으로 단독 사용보다는 항암과 방사선 치료와 병행할 수 있지만 스텐트에 비해 효과와 안정성이 떨어진다. 식도암이 발병한 부위의 식도 절제 수술이 시행되기도 한다. 수술 방법은 수술 개방 정도에 따라 식도 열공을 통한 식도 제거술(transhiatal esphagectomy)과 개흉을 통한 식도 제거술(transthoracic esphagectomy)로 나뉜다.

식도 주변에는 주요 장기가 많아 광범위하게 절제하기에는 부적절하고, 식도암이 처음 진단될 때 이미 주변으로 퍼졌거나 원격 전이를 한 경우가 흔하기 때문에 화학요법과 방사선치료가 중요하다. 이를 통해 수술 전 종양의 축소, 통증 경감, 증상 완화가 가능하며 수술이 불가능한 경우 위창냄술(위조루술, gastrostomy)을 이용하여 영양공급을 시행하기도 한다.

(2) 식도암에서의 삼킴장애

식도암은 초기에 대부분 증상이 없으나 병이 진행됨에 따라 구토, 쉰 목소리, 만성 기침, 철분 결핍성 빈혈, 삼킴장애, 역류, 흉통, 식욕부진, 체중감소 등이 나타나며 이중 삼킴장애가 가장 흔한 증상이다. 삼킴장애는 초기에는 고체 음식에서만 나타나지만 증상이 발생한 지 몇 달 이내 부드러운 음식과 액체를 섭취할 때도 삼킴에 어려움을 보이며 빠른 형태로 진행되기도 한다. 삼킴장애가 발생하면 이미 식도 내강의 2/3 이상이 암으로 인하여 좁아진 상태이기 때문에 증상이 있어서 발

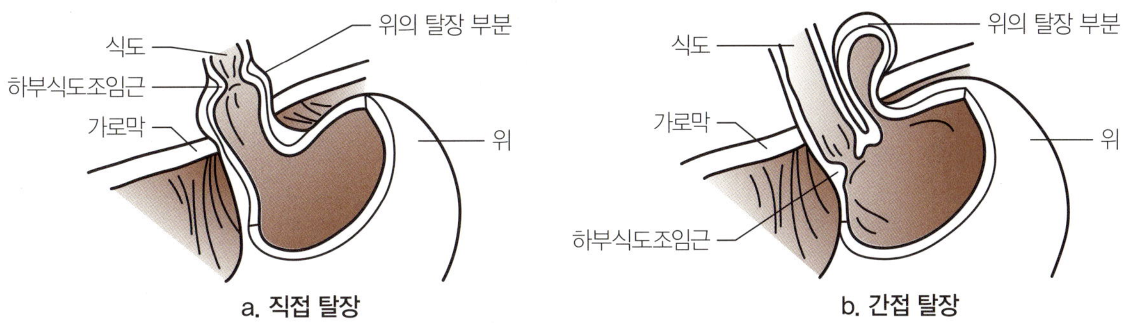

그림 5-37 열공성 탈장

견되는 식도암은 대부분 진행된 암이고 예후는 매우 좋지 않다. 삼킴장애로 인해 음식물 섭취가 제한되고 체중이 감소되며 권태감과 식욕부진까지 나타나게 된다.

4) 열공성 탈장(Hiatal Hernia)

(1) 열공성 탈장의 임상증상 및 치료

열공성 탈장은 가로막 내에 있는 식도 열공이 확장되어 위와 다른 복부 장기가 탈장된 상태로 가로막 탈장이라 하기도 한다(그림 5-37). 직접 탈장은 열공성 탈장 중 가장 흔한 유형으로, 위 상부와 식도 연결 부위가 흉곽 쪽으로 밀려 들어가게 된다. 대부분 무증상이나 위식도역류, 이완불능증과 유사 증상, 역류성 식도염, 식도 협착이 발생하기도 한다. 간접 탈장은 위-식도 분절은 그대로 있으나 위 상부 일부가 식도 쪽으로 탈장된 형태로 식사 후 포만감, 불편함, 호흡곤란, 흉통이 발생할 수 있다. 드물게 직접 탈장과 간접 탈장이 혼합된 형태로 나타나기도 한다. 60세 이후, 여성 노인에게서 발생 빈도가 높다. 열공성 탈장은 선천적 기형, 수술 등으로 인한 복압 상승으로 식도 지지 근육이 약해지면서 발생한다.

치료는 열공성 탈장으로 인해 발생하는 흉통, 위식도역류 증상 조절, 음식 조절, 자세 조절 등으로 이루어진다. 증상이 심할 경우 외과적 수술이 필요하기도 하다. 음식을 섭취할 때는 바로 앉은 자세에서 자극성 없는 음식을 소량씩 섭취하도록 한다. 몸 굽히기, 무거운 물건 들기, 힘 주기 등과 같이 내압을 상승시키는 자세는 피하도록 한다.

확인문제

1. 구인두 삼킴장애와 식도성 삼킴장애의 차이점을 설명하세요

	구인두 삼킴장애	식도성 삼킴장애
시간적 차이		
위치		
관련증상	기침, 흡인, 코역류, 침흘림, 목소리 변화, 코안소리(비음)	가슴쓰림, 흉통, 음식물의 역류
일반적인 장애	뇌졸중, 파킨슨병, 근이영양증, 뇌 줄기 질환	GERD, 양성 협착, 호산구성 식도염
혼동되는 증상과 진단		
검사의 선택		
이차적 검사	광섬유내시경삼킴검사, 머리와 목의 CT 스캔, 근염에 대한 혈액 검사, 근육통	바륨 삼킴 검사, 고해상도 압력 측정

2. 식도에서 발생하는 질환의 분류이다. 빈칸을 채우세요

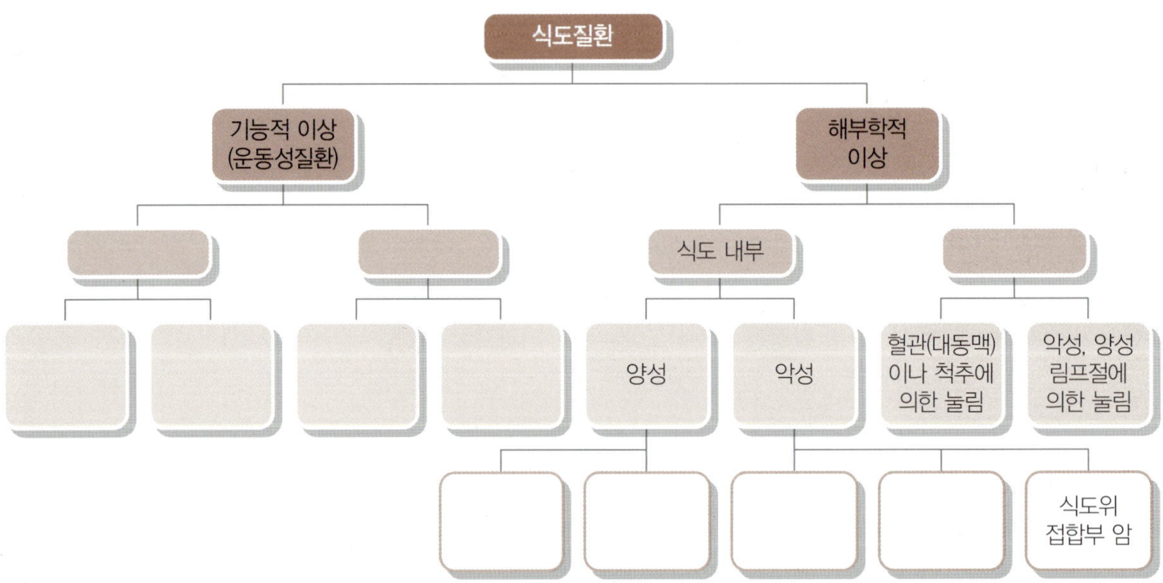

3. 식도 역류를 예방하기 위한 중재방법을 기술하세요.

참고문헌

류지곤. (2003). 종설: 소화기 질환에서 보툴리늄 독소의 적용 및 치료효과. Journal of Neurogastroenterology and Motility, 9(1), 1-5.

박원일, 이동현, 김태오, 이성훈, 최준림, 김광하, ... & 조몽. (2004). 증례: 횡격막 상부 식도게실과 동반된 연하곤란 1 예.

신철민. (2015). 위식도 역류질환의 최신지견. 대한연하장애학회지, 5(2), 39-48.

Andolfi, C., Wiesel, O., & Fisichella, P. M. (2016). Surgical Treatment of Epiphrenic Diverticulum: Technique and Controversies. Journal of Laparoendoscopic & Advanced Surgical Techniques, 26(11), 905-910.

Canena, J. M. T., Liberato, M. J. A., Rio-Tinto, R. A. N., Pinto-Marques, P. M., Romão, C. M. M., Coutinho, A. V. M. P., ... & Santos-Silva, M. F. C. N. (2012). A comparison of the temporary placement of 3 different self-expanding stents for the treatment of refractory benign esophageal strictures: a prospective multicentre study. BMC gastroenterology, 12(1), 70.

Chang, A. C., Ji, H., Birkmeyer, N. J., Orringer, M. B., & Birkmeyer, J. D. (2008). Outcomes after transhiatal and transthoracic esophagectomy for cancer. The Annals of thoracic surgery, 85(2), 424-429.

Chheda, N. N. (2022). Upper esophageal dysphagia. Surgical Clinics, 102(2), 199-207.

Evsyutina, Y. V., Trukhmanov, A. S., & Ivashkin, V. T. (2014). Family case of achalasia cardia: case report and review of literature. World Journal of Gastroenterology: WJG, 20(4), 1114.

Hegar, B., & Vandenplas, Y. (2013). Gastroesophageal reflux: natural evolution, diagnostic approach and treatment. The Turkish journal of pediatrics, 55(1), 1.

Hirota, S., Tsujino, K., Endo, M., Kotani, Y., Satouchi, M., Kado, T., ... & Abe, M. (2001). Dosimetric predictors of radiation esophagitis in patients treated for non-small-cell lung cancer with carboplatin/paclitaxel/radiotherapy. International Journal of Radiation Oncology Biology Physics, 51(2), 291-295.

Huberty, V., El Bacha, S., Blero, D., Le Moine, O., Hassid, S., & Devière, J. (2013). Endoscopic treatment for Zenker's diverticulum: long-term results (with video). Gastrointestinal endoscopy, 77(5), 701-707.

Hurtte E, Young J, Gyawali CP. Dysphagia. (2023). Prim Care. 50(3):325-338. doi: 10.1016/j.pop.2023.03.001. Epub 2023 May 22. PMID: 37516505.

Kim, H. B., & Park, Y. H. (2023). Update on Cricopharyngeal Dysphagia. Journal of the Korean Dysphagia Society, 13(2), 112-116.

Kruger, D. (2014). Assessing esophageal dysphagia. JAAPA, 27(5), 23-30.

Kumar, A. R., & Katz, P. O. (2013). Functional esophageal disorders: a review of diagnosis and management. Expert review of gastroenterology & hepatology.

Lawal, A., & Shaker, R. (2008). Esophageal dysphagia. Physical medicine and rehabilitation clinics of North America, 19(4), 729-745.

Liu, L., Hofstetter, W. L., Rashid, A., Swisher, S. G., Correa, A. M., Ajani, J. A., ... & Wu, T. T. (2005). Significance of the depth of tumor invasion and lymph node metastasis in superficially invasive (T1) esophageal adenocarcinoma. The American journal of surgical pathology, 29(8), 1079-1085.

Metzger, R., Bollschweiler, E., Vallböhmer, D., Maish, M., DeMeester, T. R., & Hölscher, A. H. (2004). High volume centers for esophagectomy: what is the number needed to achieve low postoperative mortality?. Diseases of the Esophagus, 17(4), 310-314.

Pietro, M., & Fitzgerald, R. C. (2013). Research advances in esophageal diseases: bench to bedside. F1000prime reports, 5.

Spechler, S. J., & Castell, D. O. (2001). Classification of oesophageal motility abnormalities. Gut, 49(1), 145-151.

Stein, H. J., Feith, M., Bruecher, B. L., Naehrig, J., Sarbia, M., & Siewert, J. R. (2005). Early esophageal cancer: pattern of lymphatic spread and prognostic factors for long-term survival after surgical resection. Annals of surgery, 242(4), 566.

Sue Eisenstadt, E. (2010). Dysphagia and aspiration pneumonia in older adults. Journal of the American Association of Nurse Practitioners, 22(1), 17-22.

Wilkinson, J. M., Codipilly, D. C., & Wilfahrt, R. P. (2021). Dysphagia: evaluation and collaborative management. American family physician, 103(2), 97-106.

6 제6장

호흡기 질환과 삼킴장애

호흡기는 공기를 들이마시고 내쉬는 기능을 담당하는 기관으로 일반적으로 사람의 호흡기 시스템은 코, 기관, 기관지, 폐 등으로 이루어져 산소를 흡수하고 이산화탄소를 배출하는 역할을한다. 폐렴, 만성폐쇄성폐질환, 천식 등과 같은 다양한 호흡기 질환이 있으면 폐에서 혈액으로 산소가 충분히 공급되지 못하고 혈액내 이산화탄소를 제대로 제거할 수도 없다. 삼킴과 폐에서 이루어지는 호흡 시스템의 협응은 폐로 음식이 유입되는 것을 막는 중요한 요소이다. 따라서 본 장에서는 호흡과 삼킴의 관련성을 알아보고 호흡기 질환에서 발생하는 삼킴장애의 특성을 알아보고자 한다.

1 호흡기의 기능(Function of Respiratory Apparatus)

들숨을 통해 피에 산소를 공급하고 날숨을 통해 피에서 이산화탄소를 제거함으로써 허파에 가스교환이 이루어지게 하는 모든 기관을 호흡기라고 한다. 호흡기는 코안, 입안, 후두, 후두덮개, 성대, 폐와 가로막이 포함이 된다. 콧구멍을 통해 들이쉰 공기는 코안을 통해 몸으로 들어오며 여과 및 가습의 기능을 한다. 입안은 주로 음식의 섭취를 위해 사용되지만 부분적인 코막힘 등에 대비하여 호흡 계통의 이차적인 입구로 사용된다. 인두는 코와 후두, 입안을 식도와 연결하는 근막으로 된 통로로 호흡과 음식물의 섭취, 발성 등을 가능하게 한다. 후두는 기관의 맨 윗부분에 있는 연골로 된 근육질의 관으로 성대가 들어 있어 발성과 호흡 기능을 한다. 후두 위의 후두덮개는 움직이는 연골판으로 음식물을 섭취하는 동안 후두를 닫음으로써 음식물이 기관으로 들어가지 못하게 한다. 후두안의 성대는 발성을 돕는 근육질의 주름으로 공기가 허파에서 나올 때 성대가 닫히고 진동하면서 소리를 낸다. 기관은 근육질의 연골로 이루어진 후두가 연장된 관으로 공기가 통과한다. 오른쪽 기관지와 왼쪽 기관지로 나누어지게 되고 이는 더 작은 기관지로 갈라져서 폐와 이어진다.

폐는 폐포라고 하는 작은 공기주머니로 이루어져 있으며 흉곽 안에서 500~600g 정도로 가벼운 구조를 가지고 있다. 심장을 사이에 두고 오른쪽과 왼쪽으로 나뉘어지며 폐동맥을 통해 심장에서 피를 받아 이곳에서

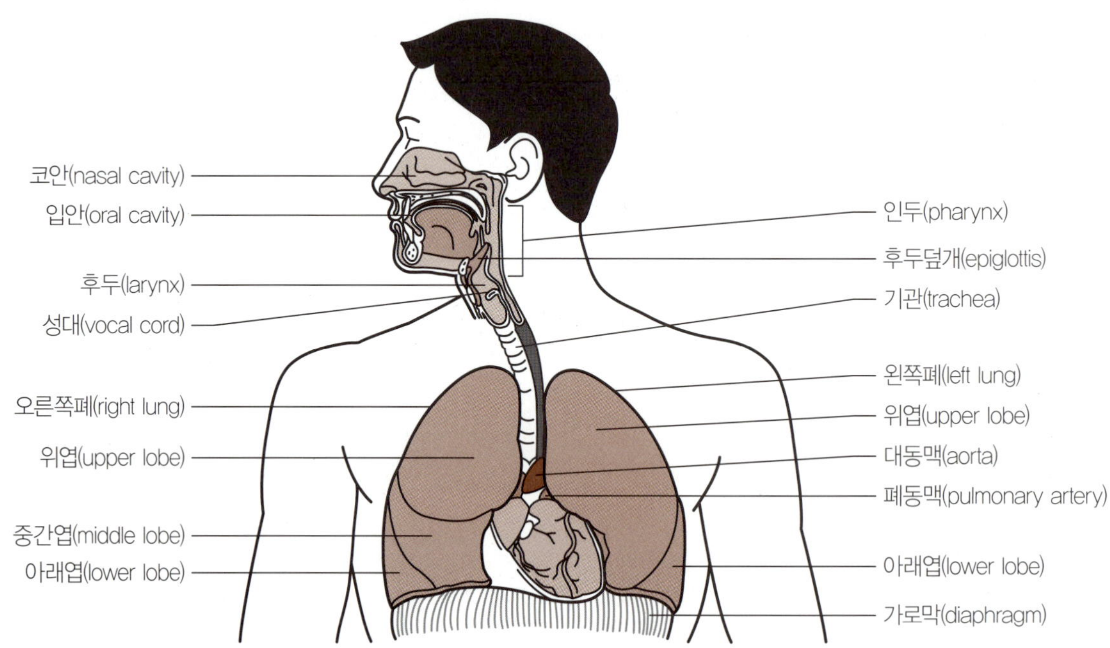

그림 5-38 호흡기의 구조

이산화탄소가 제거되고 산소가 풍부해진다. 오른쪽 폐는 2줄의 절흔에 의해 3엽으로 오른위엽, 오른중간엽, 오른아래엽으로 나뉘고, 왼쪽 폐는 1줄의 절흔에 의해 2엽으로 왼위엽, 왼아래엽으로 나뉜다(그림 5-38). 폐의 주된 기능은 호흡을 통한 가스교환으로 생명 유지의 기본 기능이다. 폐는 공기 중에서 산소를 혈액으로 받아들이고, 혈액 속의 노폐물인 이산화탄소를 공기 중으로 배출시키는 역할을 한다. 이를 호흡작용이라고 부르며 생명 유지의 기본 기능이다. 폐에는 산소와 이산화탄소의 교환이 잘 일어날 수 있도록 작은 혈관들이 폐포를 둘러싸고 있다. 이를 위하여 폐에는 오른쪽 심실로부터 나오는 폐동맥이 폐 전체에 걸쳐 분지되어 있으며 이후 모세혈관을 지나 가스교환을 하고 난 후 폐정맥을 통해 왼쪽 심방으로 들어간다. 폐의 구조는 폐포-혈관 방벽이 최대 면적으로 되어 있어 가스교환이 원활하게 이루어질 수 있도록 되어 있다.

가스 교환은 폐포에서 이루어 지며 되는 데 이를 환기라고 한다. 환기는 폐와 가슴 벽의 저항, 유연성, 관성에 의해 이루어지게 된다. 들숨은 바깥갈비사이근(외늑간근, external intercostals)에 의해 갈비뼈가 올라가고 가로막(횡격막, diaphragma)이 수축하여 복강 아래로 내려가 가슴안(흉강, thoracic cavity)이 넓어질 때를 말한다. 이때 폐포가 넓어지면서 기도를 통해 외부 공기가 폐포 내로 들어오게 된다. 날숨은 바깥갈비사이근과 가로막이 이완되어 가슴안이 축소될 때, 폐도 축소되어 폐포 내의 공기가 기도를 통해 밖으로 나가는 것이다. 이러한 들숨과 날숨의 협응을 통해 산소를 취하고 이산화탄소를 배출하는 가스교환이 이루어지게 된다(그림 5-39).

그 밖에도 폐는 산소를 적혈구로 전달하고 이산화탄소를 체외로 배출하는 순환 시스템을 조절하여 체액의 pH가 생리적 범위 내에서 유지되도록 함으로써 체내의 산-염기 평형을 조절하는 기능을 하며 호흡에 의해 열을 발산시킴으로써 체온조절을 한다.

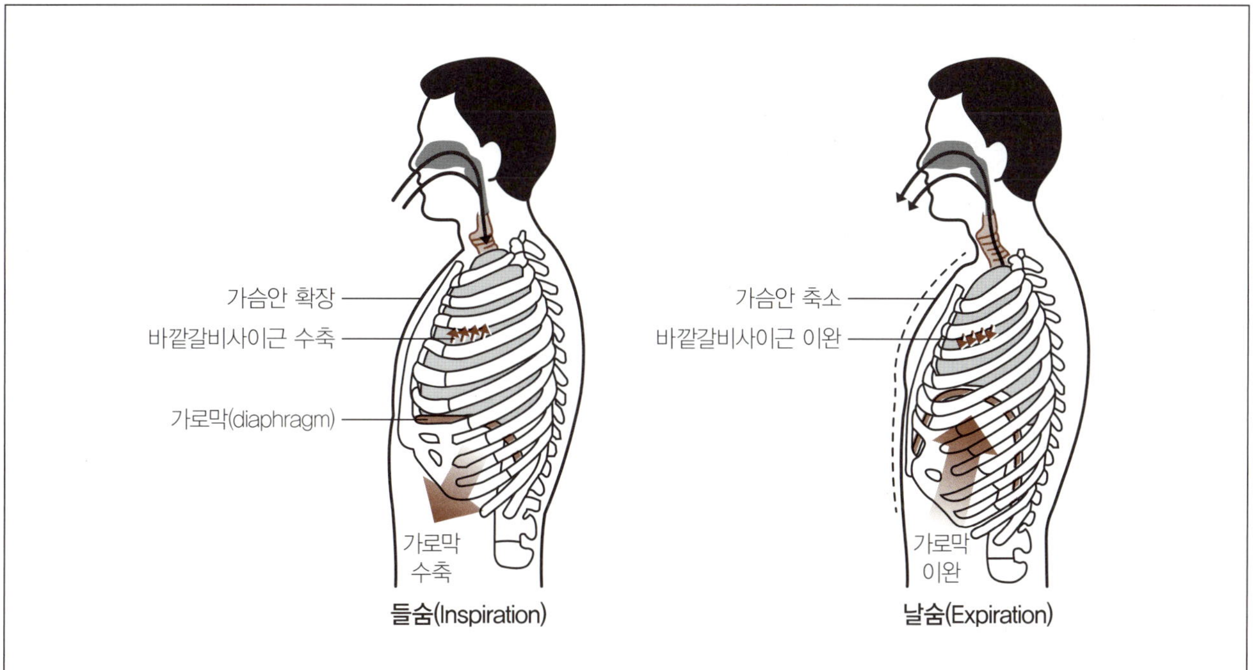

그림 5-39 들숨과 날숨에 의한 가스교환

2 호흡과 삼킴 (Breathing and Swallowing)

1) 호흡과 삼킴의 순차적 작용

호흡과 삼킴은 구강, 인두, 후두 등의 해부학적 구조를 공유하고 뇌줄기의 네트워크를 공유하면서 신경학적으로 연관되어 있다. 호흡은 삼킴에 의해 억제되는데 호흡과 삼킴의 시간적 조화는 폐로 음식이 흡인되는 것을 막는 중요한 요소이다. 음식물을 삼키는 동안 호흡은 0.3~1초간 정지된다(그림 5-40). 삼킴 중 무호흡은 날숨의 마지막 시기부터 시작되어 다음 호흡 주기 시작 직전까지 지속되며, 호흡정지 시간은 음식물의 덩어리가 클수록 길어진다. 삼킴 후에는 다음 호흡 주기인 날숨 단계부터 호흡은 다시 시작된다(그림 5-41). 만약 들숨이 먼저 시작된다면 성대가 열리면서 음식물과 침이 후두로 들어가는 것이 촉진되기 때문이다. 이러한 기도 보호 기전은 후두 흡인을 예방해준다. 기도 폐쇄를 통한 기도 보호 기전도 흡인 발생을 막는 역할을 한다. 후두 폐쇄는 후두가 목뿔뼈를 향해 앞쪽으로 상승하고, 진성대가 닫히고, 거짓성대가 닫히며, 후두덮개가 있는 쪽을 향해 모뿔연골이 앞쪽으로 움직이면서 이루어진다. 후두가 최대로 상승하는 폭의 약 50%에 도달했을 때 성대는 닫히게 된다. 호흡과 삼킴의 조화는 노화와 질병에 따라 변하기도 하는데, 호흡과 삼킴의 불균형으로 인해 삼킴장애가 나타나기도 한다.

2) 중심패턴발생기의 상호작용

삼키고 호흡하는 운동 행위는 모두 뇌간에 위치한 중심패턴발생기(CPG)의 제어를 받는다. 중심패턴발생기는 시간적 신호를 생성할 수 있는 중앙 네트워크이며 독립적인 리듬이 있는 운동 활동이다. 한번씩 삼키는 것이 가장 흔한 형태이나, 많은 양의 물을 마실 때와 같이 리드미컬한 방식으로 삼키는 경우도 있다. 이러한 경우 호흡과의 상호작용은 매우 중요하다.

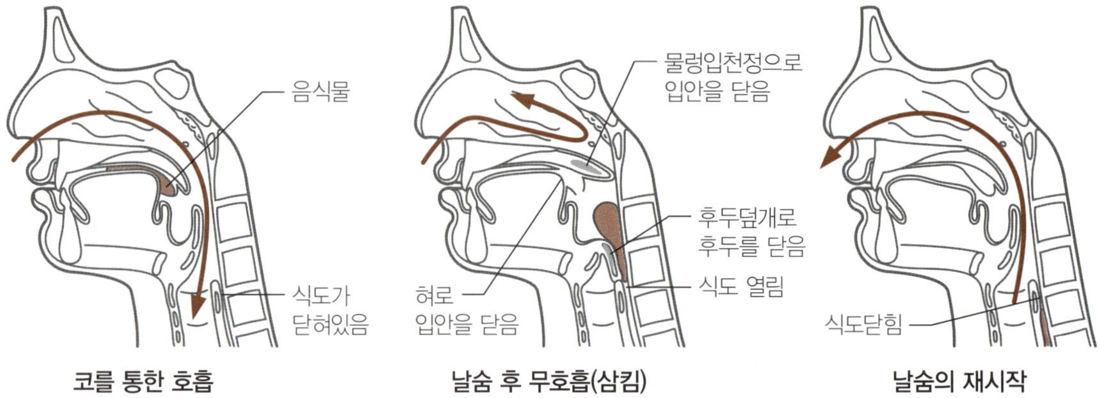

그림 5-40 호흡과 삼킴의 협응

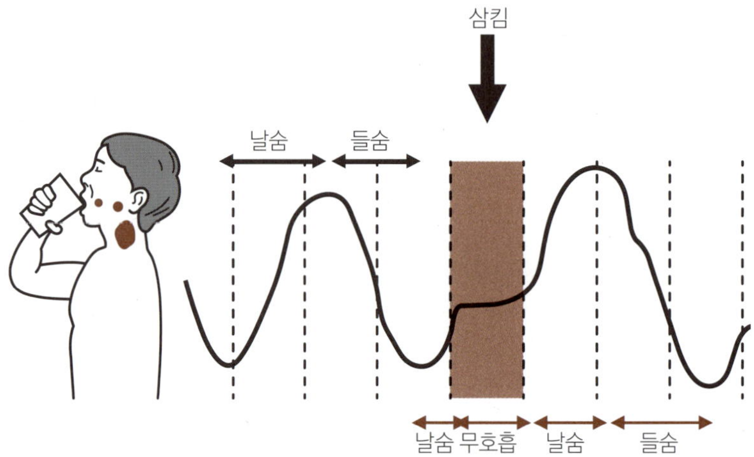

그림 5-41 삼킴과 호흡의 시퀀스

(1) 삼킴 중심패턴발생기

구강 단계에서는 주로 대뇌겉질 자극을 통해 구강에서의 수의적 운동, 즉 목적있는 활동을 조절하게 되고, 그 후 인두 단계에서는 뇌간에 있는 중심패턴발생기를 사용하여 삼킴 단계가 진행되는 것으로 알려져 있다. 인두 단계를 유도하는 데 필요한 최소한의 회로, 즉 삼킴 중심패턴발생기가 뇌간의 양측에 존재하고, 각각의 중심패턴발생기는 두 개의 주요 중간 뉴런 영역, 즉 등쪽(감각) 및 복부(운동) 삼키기 그룹으로 구성되어 뇌신경핵, 주변의 그물체(reticular formaion)와 뇌신경들에 연결되어 있다. 등쪽 삼킴 그룹(Dorsal Swallowing Group: DSG)의 감각신경세포는 구심성 감각정보를 받고 배쪽 삼킴 그룹(Ventral Swallowing Group: VSG)은 운동신경세포들로 원심성 운동정보를 통해 삼킴 관련 근육의 움직임을 이끌어 낸다(1부 4장의 3. 뇌줄기에서의 조절 단원을 참고하세요). 중심패턴발생기는 수

질의 양쪽에 긴밀하게 동기화된 형태로 위치하여 동측과 반대측, 즉 양측에 대한 삼킴활동 조절을 담당한다.

(2) 호흡 중심패턴발생기

호흡도 삼키기와 유사하게 수의적, 불수의적인 움직임으로 조절이 된다. 수의적 조절은 대뇌겉질 수준에서 호흡을 중단할 수도 있고, 말하기의 강약을 조절할 수도 있다. 불수의적 조절은 뇌간에 있는 호흡 중심패턴발생기가 호흡근육에 신호를 주면 원심성 자극이 가로막 신경과 늑간 신경을 통해 늑간근의 수축을 유발하고, 다른 신경은 보조 근육으로 전달되어 호흡의 단계와 동시에 수축시키게 된다.

(3) 호흡 주기의 특정 단계에서 삼키기 : 삼킴과 호흡 중심패턴발생기의 상호작용

이러한 삼킴과 호흡 중심패턴발생기는 서로 상호작용을 통해 작동되는데, 인두 삼킴 및 삼키기와 관련되어 호흡의 변화가 생성된다. 삼킴과 관련된 호흡의 변화에 대해 제안된 모델은 [그림 5-42]와 같다.

3) 안전한 삼킴을 위한 호흡과 삼킴의 조정

(1) 호흡 주기의 특정 단계에서 삼키기 시작

인간의 경우, 삼킴은 들숨/날숨 동안 그리고 기능적 잔류 용량 이상의 특정 폐용적 이상에서 우선적으로 시작된다. 다양한 질병에서 합병증으로 흡인이 발생할 수 있는데 이는 들숨 단계에서 삼킴이 시작되는 빈도의 증가와 관련이 있다.

(2) 삼키는 동안 호흡 기류의 정지 : 삼키기-무호흡증

삼키는 동안 정상적인 호흡 공기 흐름은 일시적으로 0(삼킴-무호흡)으로 떨어진다. 이는 두 가지 주요 요인, 즉 최소화된 가로막 수축과 폐로 들어가고 나오는 호흡 공기 흐름의 경로를 효과적으로 차단하는 강력한 후두 모으기(내전) 덕분이다.

성대 주름의 후두부 모음은 삼킴 중 흡인으로부터 하부 기도를 보호하는 주요 수단으로 여겨지고, 따라서 일부 연구자들은 후두가 모아진 상태를 유지하기 때문에 '흡입-무호흡' 대신 '삼킴 호흡-정지'라는 용어를 제안한다. 그래서 초기에는 성대의 모음으로 인해서 숨을 들이마시고자 하는 노력이 방해되어 공기 흐름이 중단된다는 가설이 있었다. 그러나 비디오투시삼킴검사 결과 인두가 수축하고, 후두가 내전하기 수백밀리 초 전에 이미 공기 흐름이 0으로 감소한다는 것이 밝혀졌다. 이에 대한 근거로 완전 후두절제술을 받거나, 마취된 삽관 환자(후두를 우회하도록 공기의 통로를 재경로화시키는 목적의 수술)에서도 삼킴-무호흡증은 여전히 존재하며, 더 길지는 않더라도 지속 시간이 비슷하다고 하였다. 이러한 발견은 삼킴-무호흡증이 후두부 모음으로부터 발생하는 것이 아니라는 가설을 뒷받침하고 있다.

정상적인 호흡 관련 가로막 수축은 삼키는 동안 일시적으로 중단되거나 최소화된다. 그러나 가로막의 근전도와 신경전도에서 작은 진폭의 방전이 관찰되었다. 이 활동(small-breath)의 기전이 아직 명확하지 않지만 일부 연구자들은 기능적인 호흡-정지 전에 기능적 잔류 용량 이상으로 폐에 공기를 저장해서 성문의 양압을 유지하기 때문이고, 성문 밸브가 다시 열렸을 때 수동적인 날숨 기류가 촉진될 수 있다고 하였다. 즉 이런한 기전으로 인해 삼킴중 호흡 정지와, 삼킴 후에 이어서 내쉬게 되는 것이다.

(3) 삼킴 후 이어지는 날숨과 호흡 구간 재설정

수많은 연구에서 삼킴 후 날숨으로 공기 흐름이 뒤따른다는 것을 증명하였고 인간의 경우, 성문이 다시 열리고 인두의 뒤쪽 벽에서 멀어지는 혀와 뒤쪽 물렁입천장의 움직임(삼킴의 비흡기 공기 흐름)이 있다. 삼킴 후 호흡의 타이밍을 적절히 지연시키는 중간 날숨은 잔류 이물질이 흡인되는 것을 추가적으로 보호해 주는 수단으로 유용하다.

삼키기에 적응하기 위해 정상적인 호흡 길이와 구간이 중단되게 되면, 호흡 리듬 구간은 재설정 된다. 즉,

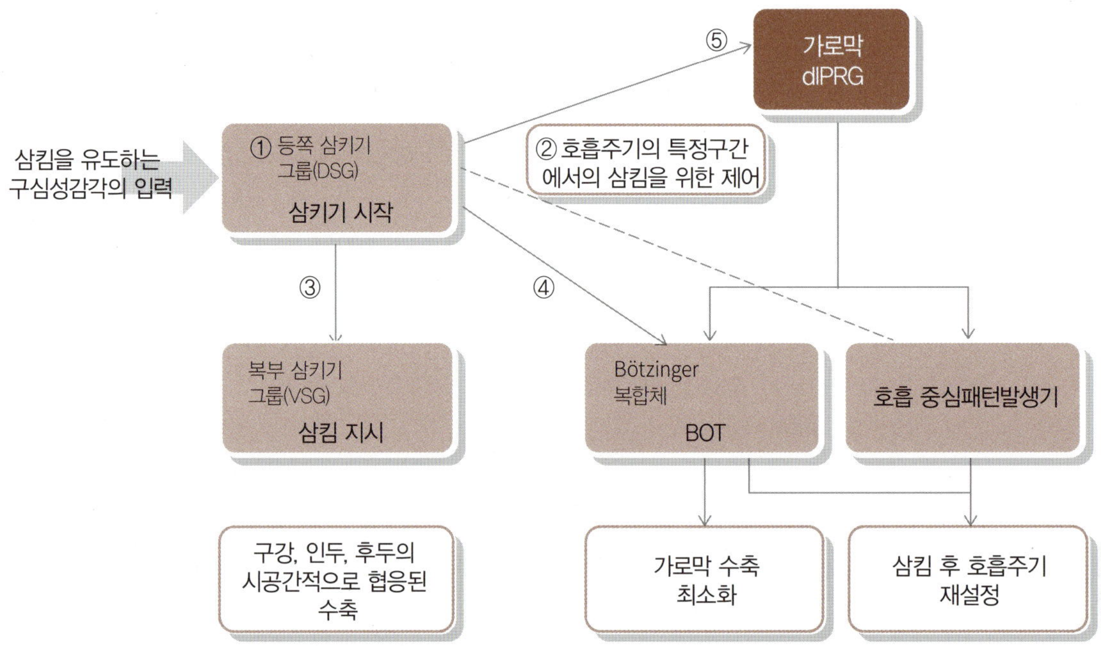

① 삼키기 시작은 등쪽 삼키기 그룹에서 발생한다.

② 호흡 주기의 특정 지점에서 우선적으로 삼키도록 호흡이 제어된다.

③ 삼키기 '명령'은 복부 삼키기 그룹(VSG)으로 보내지며, 복부 삼키기 그룹은 메시지를 혀, 인두 및 후두 근육에 전달하여 섭취된 물질을 식도로 추진하는 순차적 방식으로 수축/확장한다.

④ 복부 삼키기 그룹으로의 전달과 동시에 Bötzinger 복합체(BOT), 특히 BOT E-DEC 뉴런에 명령이 전송되어 가로막 전운동 뉴런을 억제하여 가로막 수축을 최소화한다.

⑤ 삼키기 명령은 가로막(dIPRG)으로도 전송되며, 이는 연수 후 날숨 시 호흡을 다시 시작하기 위해 호흡 중심패턴발생기와 연결된다.

이러한 삼킴-호흡 중심패턴발생기의 상호작용에 따라 호흡을 하다가 특정 단계에서 삼키기가 시작되고, 삼키는 동안 호흡 기류 정지: '삼키기-무호흡증'이 생기게 되며, 삼킴 후 날숨 및 단계 재설정으로 작동된다.

그림 5-42 안전한 삼킴을 위해 실행되는 뇌줄기에서의 삼킴과 호흡

삼킴은 후속 호흡의 타이밍에 영향을 미치게 되고, 새로운 호흡 리듬이 도입되어 호흡주기가 재설정된다. 만약 숨을 들이마시는 중간에 삼킴이 시작된다면, 호흡은 즉시 그 단계를 종료하고 그 다음에 짧은 날숨이 이어진다. 이어서 다음 숨이 이어지게 된다. 반대로, 삼킴이 들숨 후 전환기 또는 늦은 날숨에 시작된다면, 날숨 기간이 길어지게 된다. 염소, 쥐, 고양이 등에서도 삼킴과 관련된 날숨 연장이 유사하게 관찰되었는데 호흡 주기의 재설정은 삼킴에 따른 단일 호흡에만 국한되지 않고, 이후의 모든 호흡의 타이밍에 영향을 미친다.

소량의 액체 삼키기와 비교했을 때 많은 양의 액체를 삼킬 경우에는 자발적이고 연속적인 삼키기를 둘러싼 들숨 발생이 상당히 증가한다. 이러한 삼키기 사이에 후두 전정 개구부가 연속적으로 열리기 때문에 소량의 단일 삼킴에 비해 컵에서 액체를 연속적으로 삼키는 것은 삼킴장애 환자에서 흡인 위험을 더 높일 수 있음을 추론할 수 있다. 그러므로 흡인 위험을 예방하기 위해 호흡–삼키기 단계 패턴(즉, 날숨 중에 삼키기가 발생하고 삼킴 후 날숨)을 훈련하여 최적화할 수 있다. 몇몇 연구에서는 씹고 삼키는 동안의 호흡과의 행동의 통합을 조사했다. 대상자의 일부에서는 씹기가 호흡 리듬에 심각한 영향을 미쳐 장시간 무호흡을 유발하고, 식사 중에 호흡 패턴이 갑자기 변한다고 보고했다. 정상인의 경우 액체의 삼킴과는 다르게 호흡 패턴이 유지되면서도 씹는 동안 음식덩이가 후두계곡에 모여서 쌓여있다가 삼켜지는 것을 관찰할 수 있다. 이러한 현상은 고형식의 먹기처리모델로 설명되고 있으며(1부 정상삼킴의 단계 참조), 따라서 삼킴반사및 기도 폐쇄의 시작이 지연된 환자에게 씹어서 삼켜야 하는 음식보다는 음식덩이 형성에 시간이 오래걸리지 않는 음식으로 변형하는 중재가 기도 보호를 위해 적용된다.

인간이 다양한 음식을 먹고 마시는 작업 중에 호흡–삼키기 결합에 대한 중재는 신경 메커니즘에 대한 이해를 바탕으로 비정상적인 호흡–삼키기 패턴을 '정상화' 하거나 안정화하는 방향을 모색하여 적용되어야 할 것이다.

3 호흡기 질환에서의 삼킴장애

건강한 성인의 호흡과 구강인두 삼키기 사이에 매우 안정적이고 조화로운 관계가 있어, 정상적인 삼킴은 호흡 주기의 날숨 단계에서 정지하는 동안, 즉 조용한 호흡에서 중간 및 낮은 날숨의 폐용적 사이에서 가장 자주 발생한다, 씹기 형태 및 연속적인 삼킴일 경우 약간의 가변성이 있지만 두 가지 조정 기능을 통해 원활한 조합을 만든다. 첫째, 삼키는 것과 관련된 날숨 흐름은 기도 보호에 필수적일 수 있고, 둘째, 날숨 흐름은 후두 상승 및 폐쇄, 결과적으로 음식덩이 제거를 위한 인두 압력 생성 및 인두식도 부분(PES) 개방과 같은 삼킴에 유리한 기계적 기능을 촉진하게 된다. 삼키는 메커니즘이 손상되면 삼킴의 조절 및 실행의 복잡성에 더해, 호흡은 삼키기 시작과 밀접한 시간에 맞추기 어렵다. 따라서 두경부암, 만성 호흡기 질환자, 호흡기능 저하가 있는 신경 장애 환자, 기계적 환기장치를 가지고 있는 경우, 노인 등에서는 삼킴과 호흡의 조화가 크게 방해되어 호흡 주기의 들숨 단계를 중단하여 삼킴을 시작하는 경향을 보이거나, 짧은 호흡 주기 등으로 인해 폐로 음식이 흡인되는 것을 초래할 수 있다. 그에 따른 결과로 폐에 염증 또는 질병이 발생하게 되고 호흡 시스템과 순환 시스템에 장애가 발생할 수 있다. 따라서 심각한 합병증을 예방하기 위해 호흡기 문제가 있는 환자의 삼킴장애에 대한 체계적이고 보편적인 선별검사 및 평가가 이루어져야 한다. 또한 전통적인 삼킴 중재는 일반적으로 구강, 인두, 후두 구조의 강도와 운동 범위를 높이는 데 초점을 맞춘 단일 시스템 접근 방식을 사용하나 호흡기 장애 환자들에서는 날숨–들숨과 삼킴의 협응을 인지하도록 생체역학적 훈련이 필요하다.

1) 폐렴(Pneumonia)

(1) 임상증상

폐렴은 폐에 발생한 염증으로 다양한 병인적 요소에 따라 나타난다(그림 5–43).

폐렴은 지역사회 획득 폐렴(Community–Acquired Pneumonia, CAP), 병원성 폐렴, 흡인성 폐렴으로 분류한다. 지역사회 획득 폐렴 환자의 20%에서는 입원치료가 필요하며 모든 연령에서 발생하지만 2세 미만의 소아나 노인에게서 더 위험하다. 지역사회성 폐렴의 가장 흔한 원인균으로는 사슬알균(연쇄상구균; strepto–coccus)이라는 균으로 지역사회 균의 1/3을 차지한다. 미코플라스마(mycoplasma)균의 경우 청소년과 젊은 성인에게 영향을 미치며 노인의 경우 심한 폐렴을 유발하기도 한다. 병원성 폐렴(Hospitalacquired Pneumo–

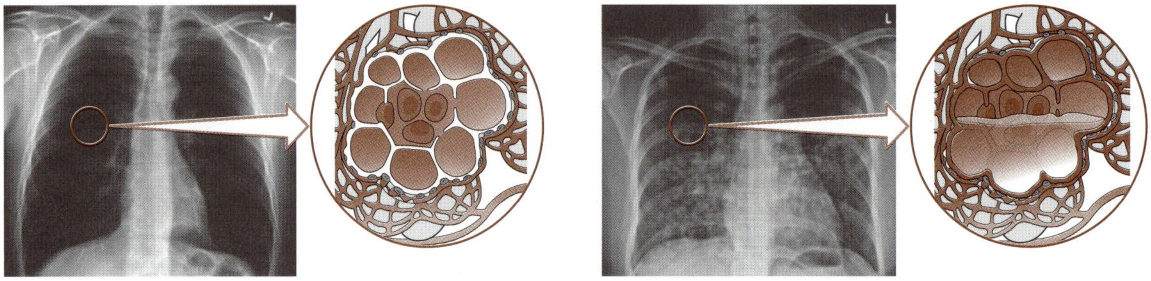

a. 정상 폐포의 모습

b. 감염으로 인해 폐포에 액체가 차 있는 모습

그림 5-43 정상 폐포와 감염된 폐포의 모습

nia, HAP)의 주된 원인은 포도상구균과 엔테로박터(enterobacter)이다. 병원성 폐렴은 삶 자체를 공격하는 위험한 질환으로, 대부분의 환자들이 인공호흡기를 착용하게 된다.

흡인성 폐렴(Aspiration Pneumonia, AP)은 기계적 또는 세포적 방어시스템의 손상, 분비물 흡인, 구강내 박테리아의 침투, 다양한 질환으로 인한 삼킴장애에 의해 발생할 수 있다. 폐렴에 민감한 사람들에게서 더 자주 발생하며 일반적으로 젊은 사람보다 노인들에게서 많이 나타나며 퇴행성 신경질환 환자의 주요한 사망원인 중의 하나이다. 폐가 흡인에 의해 손상되는 정도는 위에서 역류된 음식들의 산성 정도, 흡인되는 양에 영향을 받는다. 병원성 폐렴에 비해 사망률이 높고 예후가 나쁜 편이다. 흡인성 폐렴은 뇌졸중, 치매, 파킨슨병과 같은 신경학적 장애를 가지고 있는 경우 발병 확률이 더 높다. 특히 노인에게 있어 폐렴은 사망률을 증가시키는 위험한 질병이다. 정상인들도 잠을 자는 동안이나 의식의 명료도가 저하될 때 인두의 분비물이 미량씩 흡인이 되는 것을 경험하기도 한다. 식도의 구조적 장애와 상부식도역류 또한 흡인성 폐렴의 높은 발병 원인이 되기도 한다.

폐렴은 정상적인 폐 기능에 장애를 발생시킨다. 주 증상으로는 기침, 가래량 증가, 고열, 호흡곤란 등이 있다. 흉막까지 염증이 침범한 경우 숨을 쉴 때 통증이 발생할 수 있고 소화기의 증상으로 구역, 구토, 설사 등의 증상이 발생할 수 있으며 전반적인 지구력이 저하되면서 두통, 피로감, 근육통 등을 호소하게 된다. 호흡곤란이 심할 경우 환자는 외부에서 제공되는 산소로 호흡을 지원받을 수 있고, 스스로 가래를 뱉어내지 못할 경우 기관절개술을 받을 수 있다.

폐렴으로 인해 신체적 조건이 약화되면 혀 기능 저하와 저작 기능 저하로 인해 음식덩이 형성이 어렵게 되고, 호흡과 삼킴의 조화가 적절하게 이루어지지 않아 삼킴장애가 발생하기도 한다. 또한 인두 삼킴 반사에 지연을 보이며 구강통과시간과 인두통과시간이 지연되고 삼킴 후 인두의 잔여물이 증가하게 된다. 이러한 증상은 묽은 액체를 섭취할 때보다 쿠키와 페이스트 같이 농도가 짙은 액체나 고체를 섭취할 때 자주 발생되고, 기도보호 기능이 저하된 상태에서 묽은 액체를 잘못 섭취하게 되는 경우 흡인이 발생할 수 있으므로 주의해야 한다.

(2) 치료

흡인성 폐렴은 삼킴장애와 흡인을 동반한 위험한 질병으로 이를 예방하기 위한 약물치료, 식사 관리, 구강 관리 등이 중요하다. 일반적으로 항생제를 사용하여 치료하는 데, 감염을 발생시킨 원인균을 찾아 세균의 항생제 내성 정도와 특성에 따라 적절한 치료를 제공해야 한다. 대부분의 지역사회성 폐렴은 경험적 경구 항생제를 사용한다. 대부분의 경우 2주 정도의 기간 동안 항생제 치료를 하게 되고 완치되는 경우가 많다. 그러나 중증 폐렴과 노인, 만성 질환자 등 위험군에서는 입원이 필요한 경우도 있다. 독감과 같은 바이러스성 폐렴은 백신을 통해 예방하는 것이 효과적이다. 통상적으로 항생제를 7~10일 정도 투여하지만 원인이 되는 미생물, 환자 상태, 항생제의 종류, 치료에 대한 반응, 동반 질환, 합병증 유무 등에 따라 기간은 달라질 수 있다.

구강 청결도의 저하는 흡인성 폐렴의 위험을 증가시키기 때문에 구강 관리 또한 잘 이루어져야 한다. 구강 관리는 올바른 칫솔질, 불소 사용, 치석 제거 등을 통해 이루어진다. 이중 불소를 포함하고 있는 칫솔질은 가장 효과적인 방법이다. 칫솔질은 3분 정도를 권장하고, 매 식후와 취침 전에 하는 것이 이상적이나 시행이 어려울 경우 취침 전에 치태 호발 부위 위주로 꼼꼼하게 닦도록 한다. 의치는 1일 1회 이상 치약이 아닌 전용 세척제를 묻혀 세척하고, 주 1회 이상 의치 세정제로 소독해야 한다. 혀의 청결 관리를 위해서는 혀와 입천장 등의 청결에도 신경을 써야 한다. 의식 저하 등으로 인해 칫솔질이 불가능한 경우, 거즈가 감긴 설압자나 스폰지(그림 그림 5-44)를 이용하여 입 안을 닦도록 한다. 인지 저하 등으로 효과적인 칫솔질이 어려운 경우, 칫솔을 만져 보게 하고, 거울을 통해 자신의 치아를 보도록 하며 환자가 칫솔을 치아로 가져갈 수 있도록 도움을 준다. 인지기능의 저하가 있는 경우 손을 잡고 함께 칫솔질을 해 주고 칫솔질에 대한 거부감이 발생하지 않도록 한다. 흡인의 위험이 있는 환자의 경우 앉은 자세에서, 앉을 수 없을 때는 옆으로 누운 자세에서 칫솔질을 하게 하고 헹굼물은 소량만 사용하도록 한다. 헹굼물을 전혀 뱉지 못하거나 흡인의 위험이 높은 환자는 거즈를 감은 설압자에 구강 청결제를 묻혀 치아와 입 안을 닦아준다. 삼킴장애가 심할 경우 흡인 칫솔을 사용한다. [표 5-23]은 구강 관리를 하는 방법을 정리한 표이다.

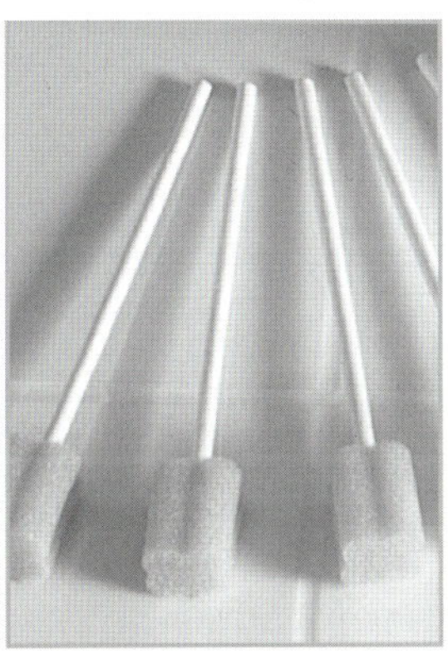

그림 5-44 구강위생을 위한 스폰지(Dentips)

폐렴으로 인해 삼킴장애를 보이는 경우 신체 기능과 호흡 기능 향상을 위한 유산소 운동도 중요하다. 앉기가 가능한 경우 바로 앉은 자세에서, 앉기가 어려운 경우 옆으로 누운 자세에서 음식을 섭취하도록 하며 일반적으로 흡인 예방을 위해 고개를 숙인 자세가 추천되나

표 5-23 구강 청결도 증진을 위한 구강 관리

환자 특성	구강 관리
일반 환자	3분 이상 칫솔질 매 식후와 취침 전에 칫솔질 1일 1회 이상 의치 세척 혀와 입천장 관리
의식 저하를 보이는 환자	설압자에 거즈를 감거나 스폰지를 이용하여 입 안을 닦음
인지 저하를 보이는 환자	칫솔을 만져 보게 함 거울을 통해 자신의 치아를 보게 함 칫솔을 치아로 가져갈 수 있도록 도움 제공 손을 잡고 함께 칫솔질을 해 줌 칫솔질에 대한 거부감이 발생하지 않도록 함
흡인의 위험이 있는 환자	앉거나 옆으로 누운 자세에서 칫솔질 시행 헹굼물은 소량만 사용 거즈를 감은 설압자에 구강 청결제나 거품 치약을 묻혀 치아와 입 안을 닦아줌 흡인 칫솔 사용
입을 벌리지 않는 환자	k-point를 자극하거나 또는 치아가 빠진 공간을 통해 거즈를 감싼 설압자를 끼워 넣어 공간을 확보한 상태에서 치아와 입 안을 닦아줌

환자가 동반하고 있는 질환에 따라 다양한 자세를 적용하게 된다. 혀 기능과 저작 기능이 저하되어 음식덩이 형성이 어려운 경우 부드러운 음식을 제공하도록 하고, 인두단계의 기능 저하로 묽은 액체 섭취 시 흡인의 위험이 높은 경우 점도증진제를 이용해 점도를 조절하여 액체를 제공하도록 한다. 음식을 섭취할 때는 노력삼킴, 성문위 삼킴 등의 삼킴 기법을 통해 보상하도록 한다. 턱, 볼, 혀의 운동과 혀기저부 운동, 마사코 기법, 노력삼킴 등의 운동을 통해 구강과 인두의 기능을 강화시키고, 온도-촉각 자극을 통해 저하된 삼킴반사를 촉진시킨다. 침습 및 흡인을 예방하기 위한 기도폐쇄 강화로 성대 모음 운동 및 기도 폐쇄 운동과 후두 상승 운동을 시행한다. 또한 가래와 흡인된 음식을 뱉어내기 위한 기침 훈련과 삼킴과 호흡의 조화 및 호흡 기능 향상을 위한 호흡 운동도 시행한다. 특히 식사 단계에서 삼킴과 호흡의 협응 기능을 주의깊게 관찰하여 날숨과 삼킴의 조화를 통한 음식 섭취가 이루어 질 수 있도록 조정하는 보상기법의 적용이 매우 중요하다.

2) 만성 폐쇄성 폐질환(Chronic Obstructive Pulmonary Disease)

(1) 임상증상

만성 폐쇄성 폐질환은 만성적인 호흡 기류의 제한을 일으키는 생리학적 이상을 일컫는 포괄적인 용어로, 만성 기관지염과 폐기종 등이 있으며 이로 인해 폐에서의 공기 흐름이 원활하게 이루어지지 않는 현상을 말한다(그림 5-45). 기관지 내에 호중구가 섞인 과도한 점액 생성으로 인해 1년에 적어도 3개월 이상 만성 기침이 지속된다. 만성 폐쇄성 폐질환으로 제한적인 공기흐름, 비정상적인 산소와 일산화탄소 교환, 폐의 과대 팽창으로 인한 원활치 않은 일산화탄소 배출 등과 같은 기능 손상이 나타날 수 있다. 또한 만성 폐쇄성 폐질환 환자의 20~30%는 울혈성 심부전을 동반한다. 만성 폐쇄성 폐질환은 대부분 40대 이후에 발병하여 서서히 진행되며 초기에는 가벼운 호흡곤란과 기침이 나타나지만 병이 진행됨에 따라 호흡곤란이 점차 심해진다. 가장 주요한 발병 원인은 흡연이다. 흡연자는 비흡연자에 비해 폐기능 이상이 더 잘 나타난다. 또한 간접 흡연, 고령, 근로 현장에서 발생하는 미세먼지와 대기오염과 같은 환경적 요인, 유년기 호흡기 감염 등에 의해 발생할 수 있다. 임신 중 흡연은 태아의 폐 성장과 발생에 영향을 미쳐 만성 폐쇄성 폐질환의 발생률을 높일 수 있다.

만성 폐쇄성 폐질환 환자들은 만성적 기침, 가래, 호흡곤란을 주로 호소하며 폐렴 등과 같은 호흡기 감염도 발생할 수 있다. 초기에는 호흡곤란 없이 잦은 근력 약화와 피로감을 호소할 수 있다. 주로 아침에만 기침과 가래가 발생하다 병이 진행되어 감에 따라 기침과 가래

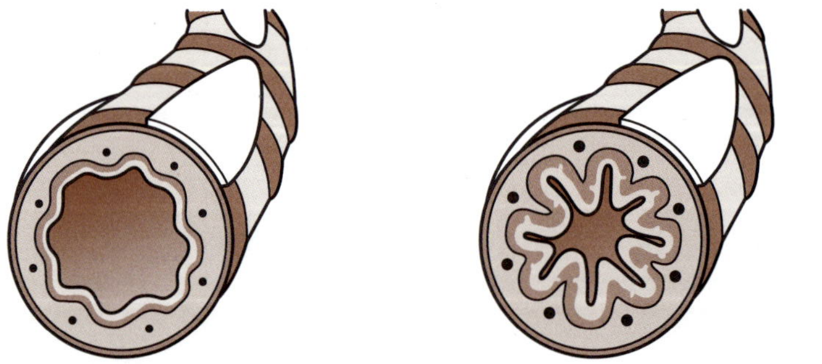

a. 정상 기관지　　b. 만성 폐쇄성 폐질환이 있는 기관지

그림 5-45 정상과 만성 폐쇄성 폐질환이 있는 기관지

표 5-24 만성 폐쇄성 폐질환의 증상

정도	증상
경미한 만성 폐쇄성 폐질환	힘들게 일하거나 걸을 때 조금 숨이 참, 기침을 할 때 가끔 가래가 같이 나오기도 함, 잦은 기침
중증 만성 폐쇄성 폐질환	힘들게 일하거나 빨리 걸을 때 숨이 참, 기침을 할 때 가래가 같이 나옴, 잦은 기침, 간단한 집안일을 하는 것이 힘듦
심각한 만성 폐쇄성 폐질환	잦은 기침, 계단 오르내리기 힘듦, 기침을 할 때 나오는 가래 증가, 감기, 폐렴 등이 회복되는 데 몇 주 이상 걸림, 호흡곤란, 직장, 집안일 등 일상생활활동이 어려움, 두통 심장 기능 저하

가 잦아지고, 쌕쌕거리는 천명음이 동반될 수 있다. 집안일, 직장생활 등을 할 때에도 호흡곤란과 피로감 등이 발생하여 일상생활이 제한되고, 산소 분압이 떨어져 이산화탄소 축적으로 인해 두통을 호소하게 되며, 심장 기능 저하로 인해 다리가 붓거나 복통을 호소하기도 한다(표 5-24).

음식을 삼키는 동안 기도흡인을 막기 위해 대략 0.3~1초간의 호흡정지(breathing pause)가 일어나는데 폐용적이 적은 만성 폐쇄성 폐질환 환자는 삼킴 중 무호흡 시간이 정상인에 비해 짧다. 이렇게 호흡과 삼킴의 협응 장애가 발생하고 폐의 공기 흐름을 통해 후두와 기도를 보호하는 능력이 저하되어 만성 폐쇄성 폐질환 환자들에서 기도흡인의 위험도가 증가한다.

식사를 할 때 혈중 산소 포화도가 떨어지면 이로 인해 환자는 흡인의 위험이 더 높아지게 된다. 불규칙적이고 짧아진 호흡 주기는 하부식도조임근 섬유와 가로막의 기능부전을 유발할 수 있고 이로 인해 상부식도역류가 발생할 수 있다. 또한 만성 폐쇄성 폐질환을 치료하기 위해 약물요법을 적용할 때 부작용으로 하부식도조임근의 압력이 이완되어 상부식도역류의 위험성을 높일 수 있다.

(2) 치료

금연은 만성 폐쇄성 폐질환의 예방과 진행을 감소시키는 가장 효과적인 방법이다. 기관지확장제, 스테로이드, 항생제와 같은 약물치료와 산소치료가 중심이 된다. 심한 만성 폐쇄성 폐질환 환자에게 저산소증이 나타날 경우 1일 15시간 이상 지속적으로 산소를 투여하는 산소치료가 도움이 된다.

약물요법을 통해 증상의 빈도와 정도를 감소시킬 수 있고, 인플루엔자 백신 접종을 통해 다양한 합병증의 발생률을 낮출 수 있다. 삼킴장애에 대한 재활치료를 적용할 때 지속적인 호흡 시스템의 사용이 요구되어 스트레스와 피로를 가중시킬 수 있다면 보상기법을 적용하는 것이 좋다. 구강 섭식을 하는 경우 삼킴이 호흡의 어느 구간에서 일어나는지 관찰하고 음식의 양, 연속적인 삼킴으로 인해 흡인의 빈도가 차이가 있는지 세심히 살피고 조정하는 보상기법의 적용이 매우 중요하다.

체중이 감소되면 폐기능이 감소되어 분당 환기량이 감소되며 저산소혈증에 대한 중추신경의 민감도가 감소되어 호흡곤란에 대한 인지력이 저하된다. 그리고 폐포 사이의 주된 간질성 물질인 콜라겐의 합성이 감소되어 폐기종을 초래한다. 장기간 체중감소가 지속되면 폐감염에 대한 저항력이 감소되어 폐렴과 같은 감염성 질환의 이환율이 증가할 수 있다. 적절한 영양의 공급은 건강상태를 최대한 증가시키고, 호흡근육의 기능을 증가시키며, 환자가 건강하다는 느낌을 갖게 하고 삶의 질과 수명을 향상시키는 것이다. 영양공급시에 나타나는 주요 문제와 해결방법은 [표 5-25]와 같다. 유산소 운동과 호흡 운동을 통해 전반적인 신체 기능과 식욕을 높일 수 있으며 호흡기능 회복용 기구 등을 이용하여 지구력을 강화시키고 폐의 기능을 향상시킬 수 있다(그림 5-46).

표 5-25 만성 폐쇄성 폐질환 환자의 식사문제와 해결방법

문제점	해결방법
치아관리	부드러운 고영양 식사 권유
식사 전 호흡곤란과 피로	휴식, 기관지 확장제 사용, 기침연습
식사 중 호흡곤란과 피로	천천히 식사하도록 하며 섭취 중 입술호흡
식사준비 시 호흡곤란과 피로	산소사용 고려 조리하기 간편한 음식을 한 번에 한 끼 이상을 준비 호흡곤란, 피로와 병의 악화를 대비하여 밀키트 준비
식사계획의 어려움	배달 서비스 이용 한끼 식사의 양을 쉽게 알 수 있도록 함
복부팽만감/ 공기삼킴증	소량의 식사를 자주섭취(5-6 번/1일) 잘 씹어 천천히 먹도록 함 가스를 많이 생성하는 음식을 피함(양배추, 양파, 브로컬리, 꽃양배추) 식사 중 음료수를 마시지 않도록 함
조기 포만감	식사 중 수분섭취를 줄이도록 함(식사 한 시간 전에 조금씩 수분섭취를 하는 것이 도움이 됨)
변비	섬유질이 많은 음식 섭취, 다량의 수분섭취, 적당량의 운동

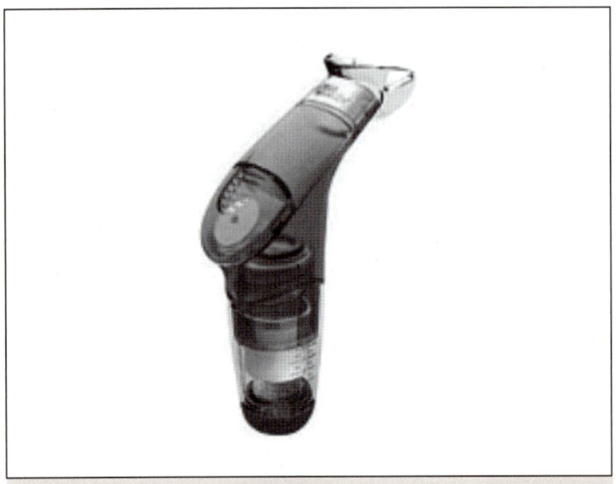

그림 5-46 호흡기능 회복용 기구(Powerbreathe Plus)

3) 폐암(Lung Cancer)

(1) 폐암의 임상증상

폐암은 65세 이상 남성에서 호발한 암종으로 5년 생존율이 58.2%이다. 폐에 생긴 악성 종양으로 암세포가 폐를 구성하는 조직에서 발생한 원발성 폐암과 기관에서 생겨 혈관이나 림프결절을 타고 폐로 이동하여 증식하는 전이성 폐암으로 나뉜다. 폐암은 보통 초기에는 증상이 드물게 나타나고 종양과 관련된 증상들을 무시하고 지나가기 때문에 대부분 후기에 발견되는 경우가 많다. 그러므로 치료 당시부터 동반 질환이 많거나 치료 이후에도 뇌경색, 심부전, 심근경색 등의 심뇌혈관 위험이 증가하고, 다른 암종에 비해 통증과 호흡곤란 등으로 삶의 질 저하가 심각하다. 폐암은 주로 짧은 호흡, 기침, 식욕부진과 같은 증상으로 나타나는데, 종양의 크기, 처음 발생된 시기, 발생 위치가 예후를 진단하는 데 사용된다. 폐암은 조직학적 모양에 따라 소세포 폐암, 비소세포 폐암, 상세 불명의 폐암으로 분류된다. 소세포 폐암은 폐암 환자의 15~25%에 해당하며 전반적으로 악성이 강해 발견 당시 다른 장기로 전이되어 있는 경우가 많다.

국소병기와 진행병기로 분류하며 수술적 절제가 어려울 정도로 진행된 상태에서 발견되는 경우가 많고 급

표 5-26 폐암 유형에 따른 특성

폐암 유형		특징
비소세포 폐암	편평세포암종	폐 중심부에서 주로 발생 큰 기관지에 발생하여 기관지 내강으로 자람 남성에게서 흔히 발생하고 흡연과 연관이 높음
	샘암종	작은 세기관지 상피에서 발생 여성이나 비흡연자에게도 발생 크기가 작아도 전이가 되기도 함
	대세포암종	폐 표면 근처에 주로 발생하고 절반 가량이 큰 기관지에 발생 세포의 크기가 큼 빠르게 증식, 전이되는 경향이 있음
소세포 폐암		급속히 성장 치료하지 않을 경우 환자의 평균 생존 기간이 짧음 뇌, 간, 전신, 뼈, 반대편 폐 등으로 전이

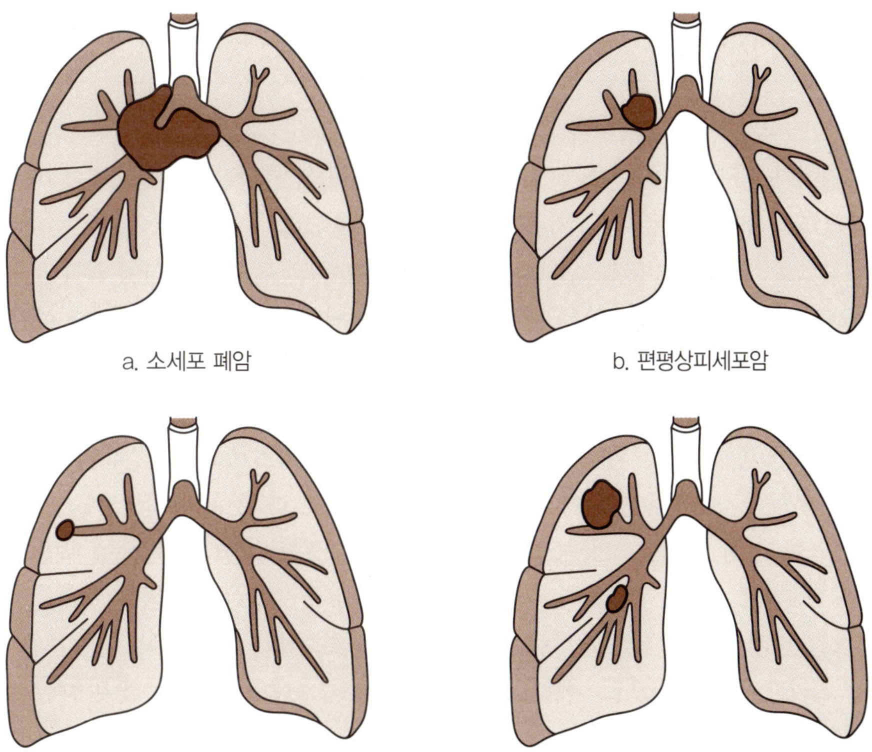

a. 소세포 폐암　b. 편평상피세포암　c. 샘암종　d. 대세포암종

그림 5-47 폐암의 종류

표 5-27 폐암의 단계

<table>
<tr><th>유형</th><th colspan="2">단계</th><th>정 의</th></tr>
<tr><td rowspan="8">비소세포 폐암</td><td rowspan="2">Ⅰ</td><td>a</td><td>종양의 크기가 3cm 이하이면서 림프절 전이가 없는 경우</td></tr>
<tr><td>b</td><td>종양 크기가 직경 3cm~5cm 이면서 림프절 전이가 없는 경우</td></tr>
<tr><td rowspan="2">Ⅱ</td><td>a</td><td>종양 크기가 직경 5cm 이하이며 림프절 전이가 있는 경우</td></tr>
<tr><td>b</td><td>종양 크기가 직경 5cm~7cm 이면서 림프절 전이가 없는 경우
T3(크기가 7cm 이상, 같은 폐엽에 또 다른 암이 있는 경우, 흉벽이나 종격동 침범이 있는 경우, 기관 분기부에 가깝게 침범한 경우) 이면서 림프절 전이가 없는 경우</td></tr>
<tr><td rowspan="2">Ⅲ</td><td>a</td><td>7cm 이하이며 림프절 전이가 있는 경우
T3 이면서 림프절 전이가 있는 경우
T4(주위 장기의 침범, 같은 쪽의 다른 폐엽에 또 다른 암이 있는 경우) 이면서 종격동 림프절 전이가 없는 경우</td></tr>
<tr><td>b</td><td>T4 이면서 종격동 림프절 전이가 있는 경우
반대편 종격동 림프절 전이가 있는 경우</td></tr>
<tr><td colspan="2">Ⅳ</td><td>악성 흉수, 반대편 폐에 또 다른 암이 있는 경우
다른 장기로 전이가 있는 경우</td></tr>
<tr><td colspan="2">제한성 병기</td><td>암이 종격동을 포함해서 폐의 한쪽에만 국한된 경우</td></tr>
<tr><td>소세포 폐암</td><td colspan="2">확장성 병기</td><td>암이 반대편 폐나 다른 장기로 전이된 경우</td></tr>
</table>

속히 성장하여 전신 전이가 흔하게 나타난다. 비소세포 폐암은 폐암 환자의 80%에 해당하며 주로 큰 기관지에 발생하여 기관지 내강으로 자라는 편평세포암종(편평상피세포암, squamous cell carcinoma), 작은 세기관지 상피에서 발생하는 샘암종(선암종, adenocarcino-ma)과 폐 표면 근처에 주로 발생하고 절반 가량이 큰 기관지에 발생하는 대세포암종으로 분류된다. 그 중 샘암종의 발생빈도가 가장 높다. 폐암 유형에 따른 특성은 [표 5-26]과 같다(그림 5-47). 암의 크기 림프절 및 타 장기 전이에 따라 1-4기로 분류할 수 있다. 조기에 진단 시 수술적 치료를 통해 완치를 기대할 수 있다. 종양의 성장 속도가 느리고 주변 조직으로 퍼진 후 나중에 전신으로 전이되기 때문에 생존율도 높다.

폐암은 TNM 체계인 원발 종양의 크기(T), 림프결절로의 확산 여부(N), 다른 기관으로의 전이의 여부(M)에 따라 분류된다. [표 5-27]은 폐암의 TNM 체계를 정리한 것이다. 폐암은 TNM 체계를 바탕으로 다시 단계가 나뉘게 된다.

폐암은 약 85%가 흡연에 의한 것으로 보고되고 있으며 흡연은 폐암 발생률을 13배 증가시키고, 장기간의 간접 흡연도 폐암 발생률을 1.5배 증가시킨다. 흡연 이외에도 간접흡연, 석면, 방사선에 노출된 경우, 공기 중 발암 물질에 노출된 경우, 유전적 요인 등이 있다. 폐암 환자의 5~15%는 무증상일 때 폐암으로 진단을 받으나 대부분 증상이 나타난 뒤에야 폐암으로 진단을 받는다. 폐암의 주 증상은 목 따끔거림으로 폐암 환자의 91%가 이를 호소한다. 그 외에도 열, 체중 저하, 피로, 기침, 피 섞인 가래 또는 객혈, 짧은 숨쉬기로 인한 호흡곤란, 흉통, 천명, 쉰 목소리, 삼킴장애, 어지러움증, 부종, 구토, 식은땀 등과 같은 증상이 나타난다. 종양의 크기가 클수록 열, 피로, 체중감소 증상이 더 심하게 나타난다. 국소적으로 종양이 커지면서 기침, 객혈, 호흡곤란, 흉통 등이 발생하게 되고, 후두신경을 침범한 경우 쉰 목소리, 식도를 침범한 경우 삼킴장애, 상대정맥 증후군이 발생할 수 있다. 종양의 전이에 따라 뇌 기능 장애, 두통, 구토, 뼈의 통증 등을 호소할 수 있고 암 세포에서 생성되는 물질에 의해 식욕부진, 열, 이상 호르몬 생성 등이 나타날 수 있다. 수술로 인한 흉요추의 교감신경절의 영향으로 과도한 발한을 경험하기도 한다.

폐암은 호흡기계의 증상이 우세하나 1~8% 정도에서 삼킴장애가 발생한다. 폐암으로 인한 삼킴장애는 서서히 점진적으로 나타나기 때문에 초기에는 고형식을 삼키는 데 어려움을 느끼다가 점차 침을 포함하여 액체를 삼키는 데도 어려움을 호소하게 된다. 삼킴장애의 발생 원인으로는 종격동 내에 있는 식도에 가해지는 외부적 압력, 목 주변 림프절에 의해 인두에 가해지는 외부적 압력, 방사선치료로 인한 연조직의 섬유화, 침 생성의 이상과 턱움직임의 제한, 위장관 전이, 림프절 전이 등이 있다. 폐암 환자의 15~20%가 림프절 전이를 보이는데, 림프절로 전이되면 종격동의 림프절이 식도를 압박하여 식도의 기능이 저하되고 삼킴반사가 지연되며 인두의 잔여물이 증가하는 등 삼킴장애가 발생한다. 또한 폐암 환자의 40% 이상이 방사선치료와 화학요법을 동시에 받는데, 이는 화학요법만 받거나 순차적으로 치료를 받은 경우보다 다양한 합병증을 발생시켜 삼킴장애를 더 유발한다. 특히 방사선치료로 인해 식도의 독성 증가, 식도의 섬유화, 유착이 발생하고 인두와 식도의 움직임이 저하되며 삼킴 후 인두의 잔여물이 증가하고 삼킴반사가 지연된다. 인두와 후두의 근육 약화와 비협응으로 인해 침습 또는 흡인이 발생할 수 있는 데, 반복되는 흡인은 폐렴을 발생시켜 질병을 악화시키고 기관에 부정적인 영향을 미쳐 사망에 이르게 할 수 있으므로 주의해야 한다.

(2) 치료

폐암의 치료는 병기에 따라 수술치료, 방사선치료, 화학요법 등을 적용한다. 폐암의 병기에 따라 치료방법이 다르며 환자의 건강상태, 치료에 대한 선호도 등에 따라 치료를 선택하게 된다. 비소세포 폐암은 비교적 서서히 진행하기 때문에 1-2기는 폐엽 절제술과 종격동 임파절제술과 같은 수술로 완치를 기대할 수 있다. 3기 이상 진행된 단계에서는 항암치료와 방사선치료를 근간으로 수술적 절제가 고려되나 4기 이상에서는 항암치료를 기본으로 하여 방사선치료가 국소치료나 증상 조절의 목적으로 고려된다. 일반적으로 Ⅰ, Ⅱ와 Ⅲa의 일부는 근치적 절제술, Ⅲa의 일부는 항암화학요법과 수술 치료, 항암화학요법과 방사선치료, Ⅲb의 일부는 화학요법과 방사선치료 병행, 화학요법과 방사선치료 병행 후 화학요법 추가시행, Ⅳ는 화학요법을 적용한다. 소세포 폐암은 매우 빨리 자라고 전신으로 퍼져나가는 암으로 수술이 불가능하고 수술이나 방사선치료를 통한 국소 치료 이후에도 재발과 전이가 많아 화학요법과 방사선치료가 주 치료 방침이다. 호흡기 혹은 심장의 기저 질환이 있는 폐암환자는 호흡곤란을 심각하게 겪는다. 이때 일반적으로 산소 치료를 처방하지만 증상 호전에는 큰 도움이 되지 않는다. 호흡곤란을 치료하기 위해서는 호흡재활, 보행보조기, 흉곽진동기와 같은 비약물성 치료와 진통제, 기관지 확장제, 이뇨제, 진정제와 같은 약물 치료를 사용한다. 방사선치료로 인한 삼킴장애를 완화하기 위해 인공침 사용, 턱과 혀의 움직임을 증가시키고, 삼킴 근육의 강화 운동을 한다.

진단시나 초기 치료 이후 영양결핍이나 저체중 상태일 수 있어서 급격한 체중 저하에 따른 근육량 감소를 회복하는 것이 필요하다. 삼킴장애 치료와 더불어 폐의 기능 회복을 위한 규칙적인 운동과 호흡 운동 등이 필요하다. 호흡주기가 정상화될 수 있도록 지구력을 향상시키며, 단일 삼킴 뿐 아니라 연속적인 씹기나 컵으로 마시기까지 날숨 상태에서 삼킴이 이루어지도록 훈련하는 것이 중요하다.

활발한 신체 활동을 하는 경우 피로감소, 호흡능력 향상과 삶의 질에도 도움이 되며 비소세포 폐암 환자의 생존기간 향상에도 도움이 된다. 환자 개인의 신체 상태를 고려하여 유산소, 유연성, 근력운동을 적절히 늘려나가는 것이 필요하다.

충분한 영양섭취와 감염 관리 등을 통해 치료 후 발생할 수 있는 부작용을 최소화해야 한다. 특히 치료부작용으로 식욕저하, 구강건조증, 음식 섭취에 대한 동기 부여 상실 등이 발생하여 적절한 영양섭취가 이루어지지 않으면 체중감소, 영양실조 등으로 인한 면역력 저하가 나타날 수 있고 다양한 합병증이 발생할 수 있으므로 영양섭취가 적절하게 이루어질 수 있도록 해야 한다.

4) 급성호흡기 증후군

급성 호흡기 증후군은 바이러스에서 유래된 감염병이다. 감염 경로는 아직 정확하게 밝혀지지는 않았으나 바이러스에 감염된 환자가 기침, 재채기, 말할 때 배출되는 호흡기 비말에 의해 감염된다고 알려져 있다. 또한 환자의 체액에 오염된 물건을 통해서도 전파될 수 있다. 메르스, 사스, 코로나 바이러스 등에 의한 감염으로 동물을 숙주로 하는 코로나 바이러스 변종에 의해 동물로부터 인간으로 감염이 이루어진 것으로 추정되며 다른 종류의 바이러스에 의해서도 유사한 중증 급성 호흡곤란의 임상 증상이 나타날 수 있다.

(1) 중증 급성 호흡기 증후군(SARS)

사스의 증상은 흔하게 보는 다른 호흡기 바이러스 감염과 비슷하지만 중증의 증상으로 발전하며 발열, 두통, 오한, 근육통에 이은 마른 기침과 때로는 호흡 곤란 등이 있다. 대부분의 사람들이 1~2주 내에 회복되지만 일부에서는 중증 호흡 곤란이 발생했으며 약 10%가 사망했다. 사스에 감염이 확진된 경우, 감염자는 공기 중에 미생물의 전파를 제한하는 환기 시스템이 갖춰진 방에 격리된다. 격리로 바이러스가 전파되는 것을 막고 없앨 수 있어 2004년 이후 사례가 보고되지 않고 있다.

경미한 증상들이 있는 사람들은 특별한 치료가 필요하지 않고, 중간 정도의 호흡곤란이 있는 경우 산소 공급이 필요할 수 있다. 심각한 호흡곤란이 있는 사람들은 호흡을 돕기 위한 기계적 환기장치를 사용하게 된다.

(2) COVID-19

COVID-19의 주요 임상증상은 호흡기 증상이지만 신경학적 합병증에 대한 보고가 점점 증가하고 있다. 신경학적 합병증은 중추 및 말초신경계에 대한 직접적인 영향으로, 코로나바이러스의 신경친화성(neurotropism)에 의한 손상을 통해 발생할 수 있고, 감염 후 면역 매개 효과 또는 치료에 따른 간접적인 영향에 의한 손상 등을 통해서도 발생할 수 있다.

발생 가능한 신경계통 문제로 뇌내출혈, 허혈성 뇌졸중, 뇌염, 뇌병증, 급성파종뇌척수염(acute disseminated encephalomyelitis), 길랑바레 증후군, 밀러-피셔 증후군, 기타 다발성신경병증 등이 있다. 이런 경우 삼킴기능과 연관이 있는 구인두 구조물의 운동과 감각에 대한 중추 및 말초 신경 연결망의 손상에 따라 삼킴장애가 발생할 수가 있다. 또한 COVID-19로 인하여 중환자실 입원이 길어지게 되면 이와 관련된 위중증의 다발성 신경병증/위중증의 근육병증(CIM/CIP)으로 인하여 구인두 구조물의 운동기능과 감각기능의 저하가 발생하게 되고, 이로 인하여 삼킴장애가 발생할 수 있다. COVID-19 이후 발생하는 근육통 및 크레아틴 키나제(CK) 상승은 근육 파괴가 나타날 수 있음을 시사한다. 다만 바이러스성 근염, 중환자실 관련 근육병 등 근육 파괴의 원인에 대하여 명확하게 규명된 연구는 없지만, 이런 근육의 손상이 구인두 구조물에서 동반된다면, 이로 인한 구인두 삼킴장애가 나타날 수 있다. 또한 침상에 누워만 있는 상태(bed ridden state)가 1주일 이상 지속될 경우 2형 근섬유의 위축이 일어나게 되어 중환자실 관련 위약(ICU-aquired weakness)이 발생할 수 있고, 이로 인한 구인두 근육의 위약은 삼킴장애를 야기할 수 있다.

또 다른 합병증으로 삽관 후 삼킴장애가 있을 수 있는데, 호흡부전으로 인하여 기계적 호흡을 장기간 시행한 환자의 67.5%에서 보고된다. COVID-19 자체의 병리기전과 별개로, 삽관 후 생길 수 있는 기계적 압박에 따른 후두의 손상과 고유감각(proprioception)의 감소는 삼킴장애를 일으킬 수 있는 분명한 원인이 된다. 후두의 손상은 성문위, 성문, 성문 아래 부위의 골절 혹은 탈골, 그리고 점막의 손상으로 정의할 수 있다. 이러한 기계적 손상으로 인한 인두와 후두의 운동기능 및 감각기능 손상과 화학 수용체(chemo-receptor) 및 기계 수용체(mechano-receptor)의 변화는 삼킴장애를 야기할 수 있다. 또한 삽관으로 인한 감각기능의 저하로 인하여 반응의 지연 또한 삼킴장애를 야기할 수 있다.

5) 중환자실 관련 삼킴장애(ICU-aquierd swallow disorder)

급성 폐 손상(ALI)이 있는 대부분의 환자는 호흡 지원을 위해서 침습적으로 기도 장치를 마련해주고 중환자실의 케어를 받는 경우가 대다수이다. 중환자실 환자의 삼킴장애에 대한 독립적 위험 요인에는 기저 신경질환, 응급 입원, 질병 심각도, 나이 ≥ 65세, APACHE II ≥15, 기계적 환기를 사용한 기관 삽관 기간 ≥72시간이 포함된다. 또한 수술 및 의학적 위험 요소에는 심부전, 패혈증, 고콜레스테롤 혈증, 수술 시간 증가 및 다중 삽관이 포함된다.

Macht (2013) 등은 중환자실 환자에서 삼킴장애가 발생할 수 있는 6가지 잠재적 메커니즘을 다음과 같이 정의하였다. (1) 기관 내 튜브와 기관 절개 튜브로 인한 직접적 외상, (2) 근육 약화를 초래하는 신경근병증, (3) 후두 감각 기능 감소, (4) 중추신경계 문제로 인한 감각 중추 손상, (5) 위식도 역류, (6) 호흡과 삼키기의 비동기화 등. 특히 기관삽관 및 기관절개관 삽입의 문제는 효과적인 삼킴을 가능하게 하고 흡인으로부터 보호 하는 정상적인 해부학적 구조에 직접적인 외상을 일으킬 수 있는데 삽입시 발생한 국소 궤양 및/또는 염증이 성대, 후두개, 모뿔연골 및/ 또는 혀의 기저부를 손상시켜 이러한 구조가 기도를 보호하는 능력을 저하시킬 수 있다. 또한 염증은 육아조직을 형성하거나 유착되어 성대에 흉터를 남길 수도 있다. 이러한 육아조직과 흉터는 삼킴곤란, 흡인, 음성 변화를 유발할 수 있으며, 드물지만 응급 수술 교정이 필요할 정도로 기도에 위협적일 수 있다. 또한 모뿔연골 탈구와 아탈구로 인해 삼키는 동안 성문 폐쇄가 손상될 수 있다. 되돌이후두신경이 압박되어(보통 기관내관 커프에 의해) 성대마비 및 손상을 초래할 수 있다. 이밖에 중환자실에서의 후두경 검사 또는 잘못된 위치의 후두 마스크 장치 후에 설신경 압박과 혀 감각 상실이 보고되기도 한다. 직경이 넓은 입위관, 경식도 심초음파 프로브 및 흡입 장치와 같이 경구로 삽입된 다른 이물질도 직접적인 구강, 인두, 후두 또는 식도 외상을 유발하여 삼킴기능을 손상시킬 수 있다.

(1) 기관내 삽관(Endotracheal Intubation)

① 기관내 삽관의 구조와 기능

기관내 삽관은 입이나 코를 통해 기관 내부로 공기를 호흡할 수 있는 튜브를 삽입하는 시술이다. 중환자실에서 기관내 삽관은 호흡부전에 의한 저산소증 또는 고탄산증, 쇼크상태 환자의 환기 보조를 위해 적용하거나 상기도 폐쇄, 기도의 흡인에 대한 반사소실, 심장마비 등의 응급상황에서 기도를 확보하고 호흡을 유지하기 위해 시행될 수 있다(그림 5-48). 환자의 자발 호흡만으로는 정상적인 가스교환을 기대할 수 없는 경우 기관삽관 후 '의학적 환기 삽관

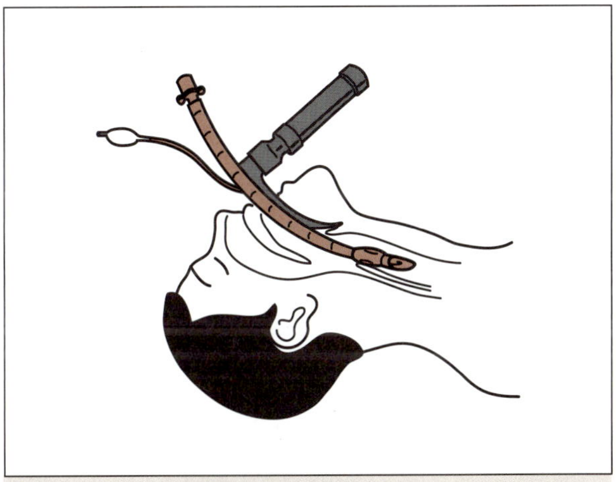

그림 5-48 기관내 삽관

(medical ventilation intubation)'을 할 수 있는데 호흡부전으로 환자의 생명이 위협받을 때 생명을 구하기 위하여 이용되는 아주 중요한 치료 보조 수단 중의 하나이다. 수술이나 사고로 인한 급성기에 기관절개보다 더욱 안정적으로 기도를 확보하기 위하여 적용된다. 기관절개관처럼 장기간 사용할 수는 없으며, 일시적으로 관을 입, 인두, 후두를 지나서 기관지 아래쪽까지 넣어 기도를 확보하는 용도로 사용된다. 삽관이 제거될 때까지 삼킴장애 치료는 어렵다. 2주 이상의 장기간 기관내 삽관이 필요한 경우 기관절개술로 전환이 필요하다.

② 기관내 삽관의 탈관 후 삼킴장애
(Post-Extubation Dysphagia)

기관 삽관의 잠재적인 위험 중 하나는 인두 및 후두의 해부학적 구조 및 생리학적 손상이다. 흡인은 최소 48시간 동안 기계 환기를 받은 환자의 14~56%에서 발생한다고 알려져 있다. 응급 ICU 입원 환자의 경우 기관 삽관을 탈관한 후 임상평가를 진행하였을 때 18%가 물 삼키기 검사에 실패했고, 41%에서는 객관적 평가를 통해 판단한 결과 탈관 후 삼킴장애(Post-Extubation Dysphagia)가 있다고 하였다. 또한 삼키는 동안 후두폐쇄에 영향을 줄 수 있는 후두조직의 발적, 부종, 마비 등을 발생시킬 수 있으므로 삽입시 주의해야 한다. 따라서 호흡상태가 안정되면 기관절개관으로 대체하기도 한다.

기관 삽관을 제거하게 되면 삼킴장애에 대한 선별검사를 조기에 실시한다. 만약 선별검사에서 실패한 경우 포괄적인 침상 삼킴검사를 실시하고, 가능하다면 24시간 이내에 내시경이나 비디오투시삼킴검사 등의 기구 평가를 실시하는 것이 추천된다. 삽관이 제거되고 나면 삼킴기능과 관련 있는 입술, 혀, 인두 등의 움직임이나 범위가 감소될 수 있으므로 가벼운 구강운동 훈련을 준비한다. 삼킴장애에 대한 치료는 환자의 특정 삼키기 장애, 참여 능력 및 의학적 필요에 따라 보상 기술과 재활적 개입을 시행할 수 있다. 구강으로의 식사전환이 가능해질 때까지는 변화하는 요구에 대한 지속적인 재평가를 통해 최대 기능 수준에 도달할 때까지 기능에 대한 추적검사가 요구된다.

(2) 기관절개관(Tracheostomy Tube)

① 기관절개관의 종류와 기능

기관절개관은 상부기도가 폐쇄된 경우나 구강, 인두 혹은 수술 후 부종으로 기도폐쇄 가능성이 있는 경우에 호흡관리를 위해서 2~3 또는 3~4번째 기관고리(tracheal ring) 사이를 절개하고 기관에 삽입한다(그림 5-49). 기관절개관은 외부삽입관, 내부삽입관과 밀폐기구로 구성된다(그림 5-50). 외부삽입관과 내부삽입관이 별도로 분리되지 않은 제품도 사용되며, 밀폐기구의 경우 기관절개관을 맨 처음 위치시킬 때 피부조직의 손상을 막기 위해 내부삽입관에 끼워 기관 안쪽으로 집어넣는다. 기관절개관에 의학적 환기 삽관(medical ventilation intubation)을 적용하는 경우는 수술이나 사고로 인한 급성기에 기관절개

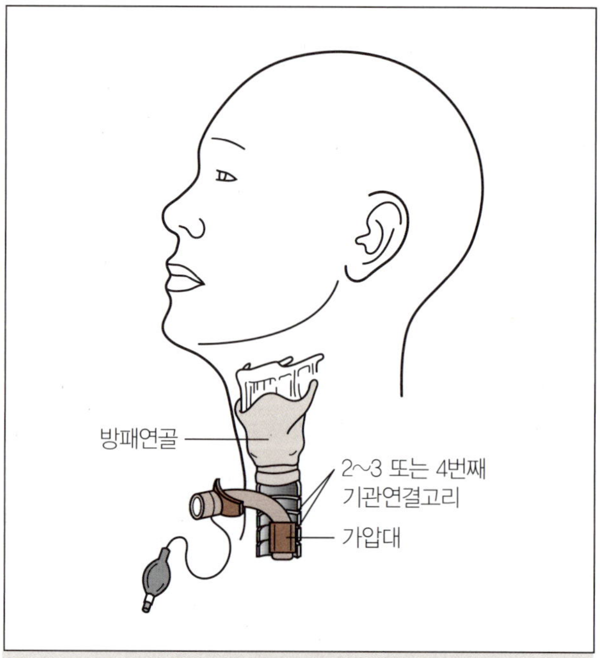

그림 5-49 기관절개관 삽입위치

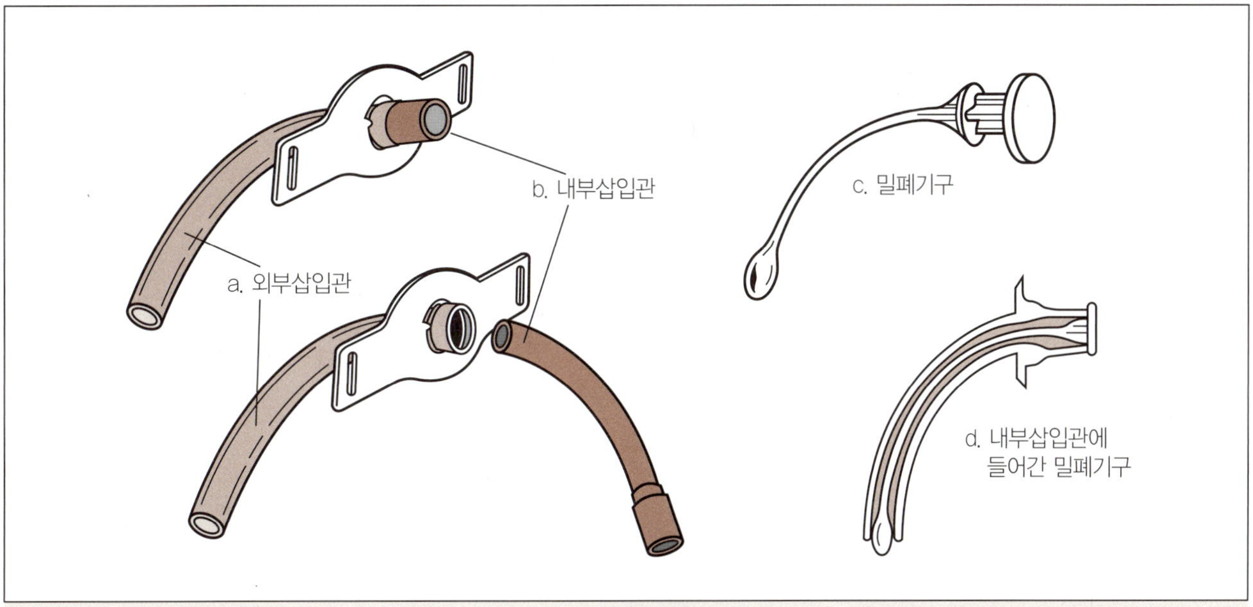

그림 5-50 기관절개관의 구성

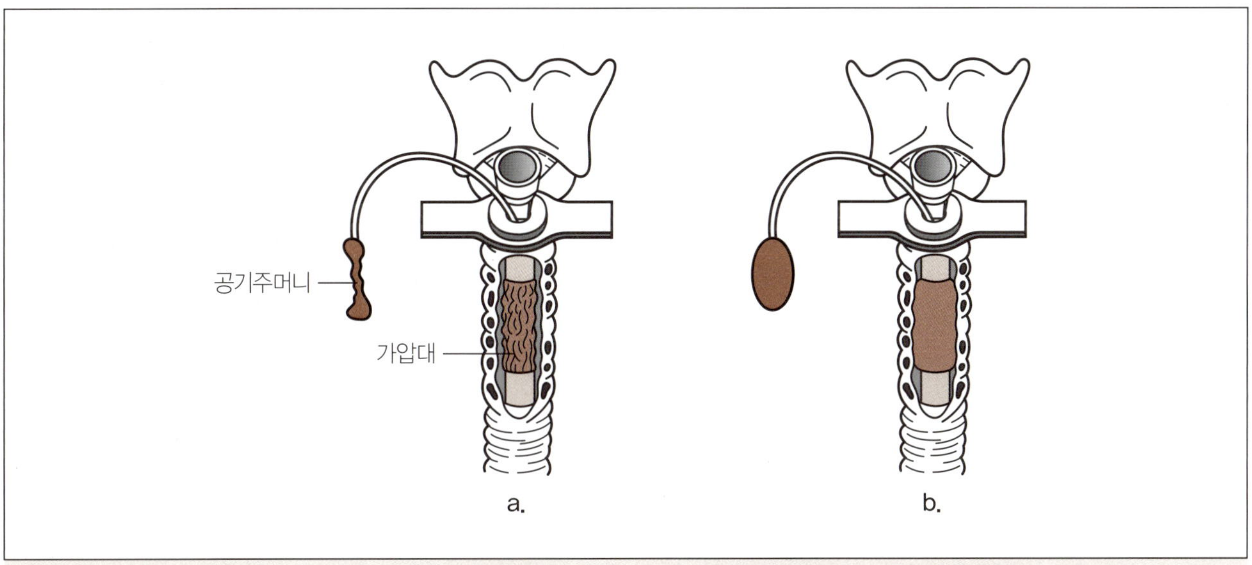

그림 5-51 가압대로 인한 공기의 흐름

a. 가압대에 공기를 빼면 공기 흐름이 원활하고 후두 움직임에 제한을 적게 준다.
b. 가압대에 공기를 채우면 방패연골의 움직임을 방해하여 후두상승 움직임에 제한을 준다.

보다 더욱 안정적으로 기도를 확보하기 위하여 적용된다.

기관절개관은 가압대가 있는 것과 가압대가 없는 관으로 나눌 수 있다. 가압대가 있는 기관절개관은 호흡치료를 할때나 이물질이 흡인될 가능성이 있을 때 장착한다. 가압대(air cuff)는 풍선처럼 기관절개관의 아래 부분을 둘러싸고 있다. 별도 연결된 길잡이 풍선(pilot ballon)에 바람이 빠져 있으면 가압대에도 공기

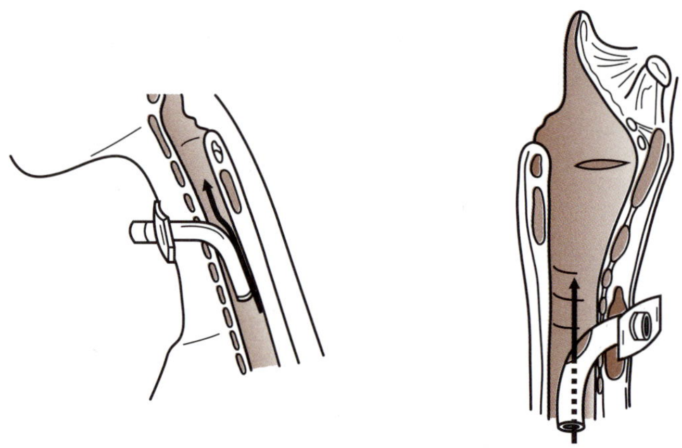

그림 5-52 무가압대 형식의 기관절개관

관과 기관지벽 사이의 공기의 흐름을 볼 수 있다.
a. 비개방형 무가압대 관 b. 개방형 무가압대 관

가 빠져 있다는 것을 의미한다. 가압대를 완전히 팽창시키면 기관벽에 닿아서 공기가 위로 올라 오는 것을 막고 위에서 분비물이 내려오지 못하도록 막아서 후두위의 분비물 등이 기관과 기관지로 통과하지 못하도록 하부기도를 폐쇄시킨다(그림 5-51). 대부분은 가압대의 공기를 약간 빼어서 공기가 통과할 수 있도록 하여 기관의 협착을 방지하지만, 침이 흡인되어 흡인성 폐렴이 발생할 정도로 삼킴장애가 심각한 경우에는 가압대를 최대로 팽창시킨다. 일반적으로 기관절개관이 있으면 음성을 내는 데 어려움이 있기 때문에 공기가 더 많이 통과할 수 있도록 관에 구멍(fenestraion)이 나 있는 기관절개관을 선택할 수도 있다. 적은 양의 공기흐름으로는 의사소통이 부족한 경우, 기관절개튜브를 곧 제거할 환자를 대상으로 [그림 5-52]와 같은 무가압대 형식의 기관절개관을 적용한다. 치료사는 기관절개관의 직경과 구멍 여부, 장착하고 있던 기간을 확인해야 한다. 6개월 이상 기관절개관을 삽입하고 있었다면 성대폐쇄와 관련된 공기흐름과 성문아래 감각수용기에 대한 자극이 감소되었을 것이므로 이러한 영향을 고려해야 한다.

기관절개관을 제거할 때는 기관절개 부분을 통한 호흡과 함께 입-코 호흡을 병행하기 위해 튜브를 점차적으로 작은 사이즈로 교체한다. 만일 작은 크기에도 잘 적응하면 완전히 제거하기 위해서 밀폐 기구로 입구를 막거나 뚜껑(cap)을 씌운다.

② 기관절개관과 삼킴장애

환기 장치 및 기관 절개관의 제거의 지연은 삼킴장애를 예측할 수 있는 주요 인자가 될 수 있다. 기관절개술을 받은 환자에서는 삼킴장애의 발생률이 높기 때문에 기관절개관 관리와 삼킴곤란 치료를 조화롭게 진행해야 한다. 임상삼킴검사를 시행하는 동안 가능하면 가압대의 바람을 빼 후두 상승을 방해받지 않도록 하는 것이 좋다. 비디오투시삼킴검사 등의 도구적 검사를 하는 동안에 기도폐쇄를 위해 관 끝을 살짝 막는 것이 삼키는 기능에 도움이 된다고 판단되면 고려해 볼 수 있다. 왜냐하면 가압대의 바람을 빼고 입구를 폐쇄하는 방법은 오랜 기간 동안 관 착용으로 발생할 수 있는 문제점을 개선하는데 도움이 될 수 있다. 즉 감각수용기를 자극하고 성대 폐쇄를 향상시킬 수 있다. 기관절개관을 막거나 스피치 밸브/단방향밸브(speech valve/One Way Valve)를 사용하면 성대폐쇄 향상, 흡인 감소, 후두상승이나 소리를 내는데 도움이 된다는 보고가 있다.

삼킴장애 치료에서 기관절개관은 잠재적인 위험요소이며 관리의 핵심 요소는 생리학적으로 상기도로의 공기 흐름을 확립하는 것이다. 이를 통해 기침 및 목구멍의 분비물 제거와 같은 자발적인 청소 기능이 가능해지고 흡인이 크게 감소된다. 따라서 가압대 확장을 제거하는 시간을 연장하면서 기관절개관을 폐쇄하는 훈련을 통해 자발적으로 훈련을 할지, 단계적 기관절개관 사이즈를 줄이면서 제거 프로그램이 진행될지가 선택된다. 인공 호흡 상태와 관계 없이 기관절개술을 받은 모든 환자는 가압대에 바람을 제거하거나, 가압대가 없는 기관절개술 튜브를 견딜 수 있게 되면 인라인 또는 단방향 밸브(OWV)를 위한 평가와 침상삼킴검사를 실시하도록 한다. 무증상흡인에 대한 신뢰도와 타당도 있는 침상삼킴검사가 아직까지는 확립되지 않았기 때문에 환자의 기능에 따라 도구적 검사를 실시하도록 한다.

(3) 중환자실 관련 삼킴장애(ICU-acquired swallowing disorder)의 관리

① 삼킴장애 관리 프로세스

Likar(2024) 등은 '중환자실에서의 삼킴장애의 관리에 대한 연구'에서 50편의 검토된 문헌과 유럽 3개국 11명으로 구성된 전문가 의견 및 경험을 종합하여 기관삽관 제거 및 기관절개술을 받은 중환자실 환자의 조기 관리를 위한 포괄적인 임상 알고리즘을 확립하여 발표하였다(그림 5-53, 5-54).

기관삽관을 제거한(Extubation) 환자의 임상관리 알고리즘에 따르면 환자 선별검사-삼킴 선별검사-임상삼킴검사-객관적 삼킴검사의 단계로 진행된다. 환자 선별검사는 환자의 각성수준이 있어야 하고, 호흡상태가 삼킴을 시도할 정도로 준비되어야 한다. 환자 상태가 안정된 것으로 확인되면 정형화된 선별도구를 통해 삼킴검사가 시행된다. 선별도구로는 물삼킴검사 또는 용량-점도 검사(Multi-consistency Screening)를 이용하게 된다. 선별검사에서 삼킴장애의 증후가 있다면 침상삼킴검사가 시행된다. 침상삼킴검사에는 의료기록 검토, 뇌신경 평가를 포함한 구강 기능 검사, 환자의 생리적 상태 및 생체 신호 평가 및 고려, 구강 관리 상태 및 분비물 관리 기술, 기침반사 검사(CRT)를 시행한다. 그리고 가능한 경우 객관적 삼킴 검사를 수행하기 전에 음식덩이를 삼키는 평가를 진행하게 된다. 침상삼킴검사에서 감지할 수 없는 안전성 및 효율성에 대한 우려 사항(예: 무증상흡인)이 있는 경우 추가 검사가 필요할 수 있다. 객관적 삼킴 검사는 광섬유내시경검사(FEES) 또는 비디오투시삼킴검사(VFSS) 등이 시행되는데, FEES와 VFSS는 모두 최적표준(gold standard)이지만, 중환자실의 환경상 유연한 내시경 검사가 중증 환자에게 더 접근 가능하고 실행 가능하기 때문에 선호된다. 침상에서 시행할 수 있으며 액체 및 고형식 검사 외에도 잠재적인 후두 손상, 분비물 관리및 감각에 대한 시각적 테스트가 가능하다. 침상삼킴 검사시에 삼킴장애에 대한 우려가 있거나 객관적 검사를 통해 삼킴장애가 확진된 경우, 삼킴 기능과 의학적 필요에 따라 포괄적인 치료 계획을 수립해야 한다. 특별히 고려해야 할 사항으로는 환자의 의학적/건강 상태, 각성 및 인지에 대한 면밀한 관찰이 포함되며, 진정, 섬망 및 흥분 수준이 치료에 참여하는 능력에 미치는 영향도 고려해야 한다. 이에 대한 자세한 알고리즘은 [그림 5-53]을 참고하여 적용할 수 있다.

기관절개관을 가진 환자에 대한 임상관리 알고리즘은 환자 선별검사후 삼킴 선별검사를 시행하지 않고 기관절개관의 가압대의 공기를 빼는 것에 견딜 수 있는 상태인지 확인한다. 만약 상태가 양호하다면 단방향 밸브 (one way valve)검사와 침상삼킴검사를 진행한다. 기관절개관 내부에 분비물을 흡인하여 제거했음에도 가압대 공기를 뺐을 때 가래나 분비물 등으로 기침이 나고 견딜 수 없는 상태라면 침상삼킴검사보다는 도구적 검사가 추천된다. 이에 대한 자세한 알고리즘은 [그림 5-54]를 참고하여 적용할 수 있다.

② 삼킴장애 치료

중환자실에서의 삼킴장애에 대한 치료는 침상삼킴검사 및 도구적 검사 결과를 종합하여 개별화되어 진행되며 보상 기술과 삼키기 생리학을 개선하는 표적화된 재활치료 등이 있다.

보상기법은 흡인에 대한 위험과 추가적인 합병증을 최소화하기 위한 것이지만 삼키기 생리학(예: 힘, 감각)을 개선하지는 못한다. 여기에는 침대 머리쪽을 높게 올리기, 구강 위생, 적절한 자세로 위치시키는 것이 포함된다. 구강 분비물을 줄이기 위해 약물을 고려할 수 있다. 식사변형, 자세 및 위치 변경 뿐 아니라 삼킴수기법(예: 성문위 삼킴) 등은 보상기법이면서도 어느 정도 치료적 이점을 제공할 수 있다. IDDSI(국제 삼킴장애 식단 표준화)에 근거한 변형된 음식 질감 및 걸쭉해진 액체 농도에 따라 표준화된 식사가 단계적으로 제공되는 것을 권장한다. 호전 정도를 보면서 식단 수준과 자세 변경 및 수기법의 필요성에 대한 결정을 안내하기 위해 지속적인 침상삼킴검사 및 도구적 평가를 고려할 수 있다.

중환자실에서 표적화된 재활치료로 시도되고 있는 방법에는 다양한 운동 및 삼킴수기법, 호흡근 강화훈련, 인두전기자극, 기관절개관의 탈관을 위한 단방향 밸브의 사용과 가압대 조절 등이 있다. 일반적으로 사용되는 근력, 협응력, 지구력 등의 운동치료와 수행도 향상을 위한 삼킴수기가 적용된다. 특히 중환자실 환자들은 기관삽관 및 기관절개관 시행이 많기 때문에 호흡근력훈련(RMST)이 삼킴장애에 대한 표적화된 치료로 사용되고 있으나 아직까지는 근거로서 수준이 높은 단계는 아니다. Dai 등(2024)은 총 193건의 표본 크기를 가진 6건의 무작위 대조 연구에서 삼킴장애 환자를 대상으로 시행한 호흡 훈련 효과에 대해 메타분석을 시행한 결과 호흡근 강화훈련은 전반적으로 삼키기 장애가 있는 환자의 삼키기 안전성과 잔류성을 개선하는데 효과적이라고 하였다. 또한 목뿔뼈 움직임이 증가함에 따라 삼키기 활동에 대한 호흡 훈련의 개선 효과를 관찰했지만 삶의 질에 대해서는 상당한 개선을 확인하지 못했다고 하였다. Zhang 등(2022)의 체계적 고찰에서도 뇌졸중 환자를 대상으로 한 호흡근 훈련이 호흡기 합병증(폐렴, 폐 감염)의 위험을 줄이는 데 효과적이며, 뇌졸중 후 액체를 삼키는 동안 침습이나 흡인을 줄임으로써 삼키기 어려움을 개선했다고 하였다. 또한 메타분석 결과에 따르면 4~5주 동안 주 5회 20~30분의 호흡근 훈련을 하면 삼키기 기능을 개선하고 뇌졸중 후 호흡기 합병증 위험을 줄일 수 있지만 기침 기능을 개선하는 데 있어 유의미한 효과는 관찰되지 않았다고 하였다. 이 연구 역시 호흡근력 강화운동에 대한 효과를 검증하고 뒷받침하기 위해서는 더 큰 환자 집단을 대상으로 추가적인 다기관 연구가 필요함을 제한점으로 제시하였다.

인두전기자극(PES)은 새로운 신경 자극 기술로 중추(예: 뇌졸중, 외상성 뇌 손상) 또는 말초(예: 장기간의 기계적 인공 호흡 후 탈감각)신경 손상으로 인해 삼킴기능 조정 및 제어의 문제가 있는 환자를 대상으로 회복시키기 위해 고안되었다. PES는 중환자실 환자 모집단에서 구체적으로 연구된 유일한 치료양식 중 하나이며, 결과적으로 인두전기자극은 신경학적 삼킴곤란 및 기관절개술 환자의 치료를 위한 여러 지침에 포함되었다. 중증의 기관절개술 환자의 경우 인두전기자극은 최소한의 환자 참여가 필요한 접근 방식을 고려할 때 적절한 조기 개입이 될 수 있다.

마지막으로 기관절개관이 있는 환자에 표적화된 재활치료로서 첫 번째 단계는 제거가 가능한지 여부가 고려되어야 한다. 기관절개관을 제거하고 입과 코로 숨을 쉬게 되면 감각 기능을 회복하고 흡인 위험을 줄이기 위해 상부 기도를 통해 공기 흐름과 기압을

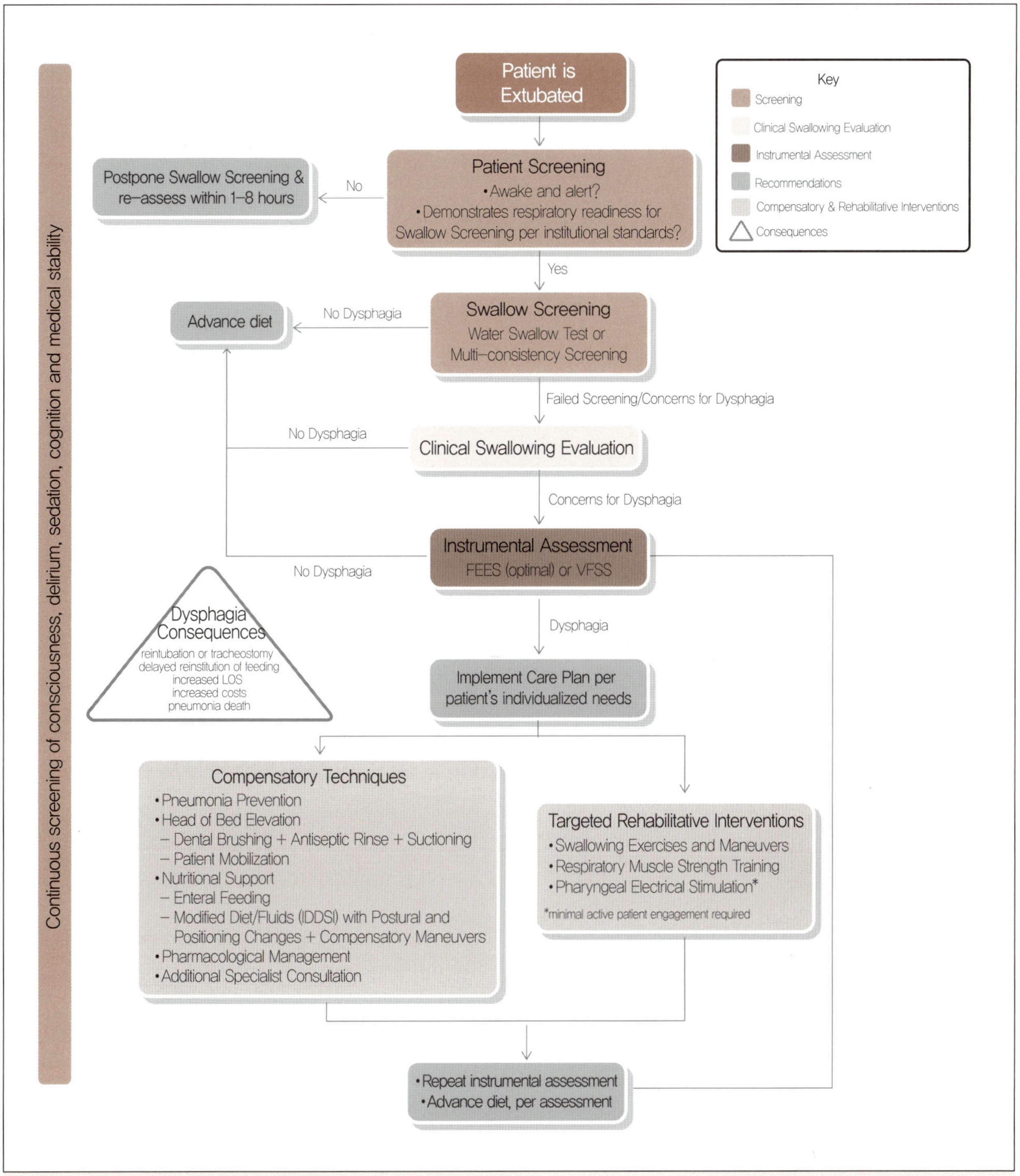

그림 5-53 중환자실에서 기관삽관을 탈관한 환자의 삼킴치료를 위한 임상 경로(Likar R 등, 2024)

ACV, above cuff vocalization; FEES, flexible endoscopic evaluation of swallowing; IDDSI, International Dysphagia Diet Standardization Initiative; LOS, length of stay; OWV, one way valve; VFSS, videofluoroscopic swallow study.

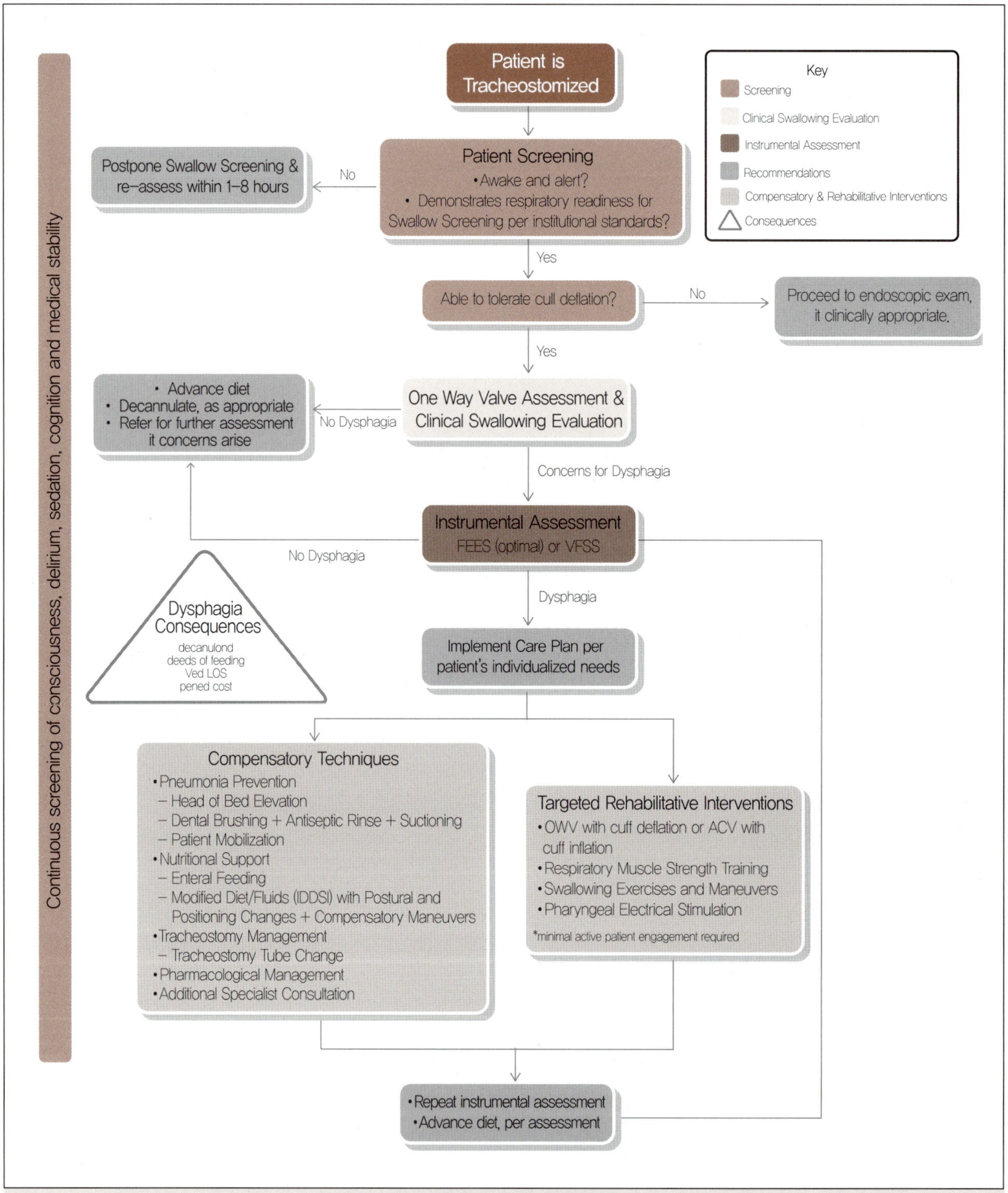

그림 5-54 중환자실에서 기관절개관을 시행한 환자의 삼킴치료를 위한 임상 경로(Likar R 등, 2024)

ACV, above cuff vocalization; FEES, flexible endoscopic evaluation of swallowing; IDDSI, International Dysphagia Diet Standardization Initiative; LOS, length of stay; OWV, one way valve; VFSS, videofluoroscopic swallow study.

재설정하게 된다. 구체적 방법으로는 단방향 밸브(One Way Valve)와 가압대 위 발성(Above Cuff vocalization) 방법이 있다. 단방향 밸브(One Way Valve)는 기관절개관 끝에 부착하는 밸브로 숨을 들이마실 때는 밸브가 열려 기관절개관으로 쉽게 들숨을 할 수 있고, 숨을 내쉬면 밸브가 닫히면서 상기도까지 공기가 이동할 수 있기 때문에 음성이 목, 입/코를 통해 정상적인 발성처럼 위로 올라가게 된다(그림 5-55). 안전하고 효과적인 단방향 밸브 사용을 위한 요건으로는 의료적 안정성, 커프 감압 허용성, 기관절개관 주변 및 상부 기도를 통한 호흡 능력, 밸브가 있는 동안 안정적인 산소포화도, 호흡수 및 심박수 등이 있다. 또한 의학적으로 적절한 경우 적시에 더 작은 기관 캐뉼라로 변경하는 것이 단방향 밸브에 빨리 적응하고 경구 섭취를 개선하는 것으로 나타났다. 단방향 밸브의 적용이 가능하다면 이는 다른 재활치료에 비해 최소한의 환자 노력이 필요한 방법이다. 간헐적인 자발 호흡 시험 또는 인라인 밸브를 사용하는 지속적인 기계적 인공 호흡을 받는 환자에게도 적용될 수 있다.

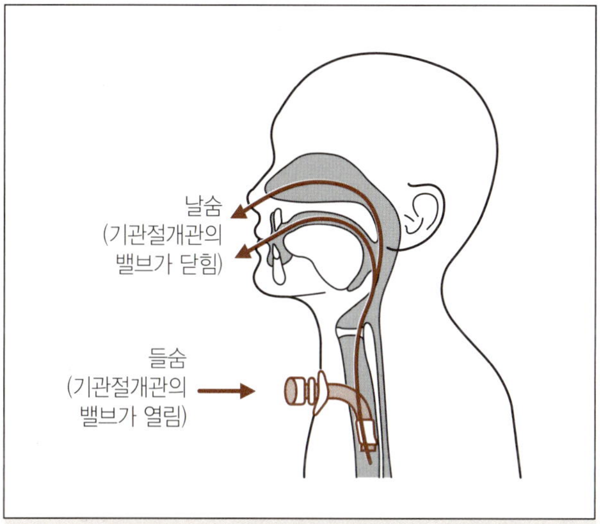

그림 5-55 단방향 밸브(One Way Valve)

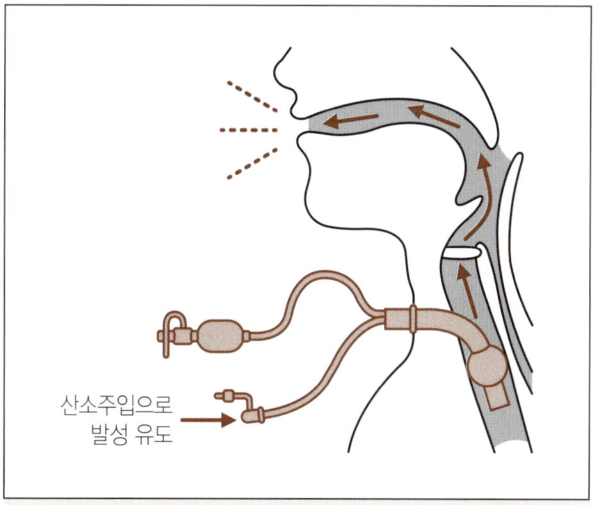

그림 5-56 가압대 위 발성(Above Cuff vocalization)

가압대 위 발성(ACV)은 가압대를 팽창한 상태에서 가압대 위로 산소를 주입하여 발성하게 하는 방법으로 환자의 적합성과 안전성을 확보하기 위한 상기도 평가 이후에만 시행해야 한다(그림 5-56). 가압대 위 발성(ACV)은 커프를 팽창시킨 상태에서 발성하기 때문에 목의 폐기종을 유발할 수 있으므로 기관절개술의 상처 치유 전에 적용해서는 안된다. 추가적인 금기사항에는 기관절개관이 최적의 위치에 있지 않거나 환자가 발성 연습에 협력하고 조정할 수 없는 경우이거나, 지속적인 성문아래 흡입으로 분비물 제거가 필요한 경우 라면 감염 또는 출혈이 생길 수 있다.

6) 기관식도루(Tracheoesophageal Fistulas)

기관식도루는 기관벽과 식도벽 사이에 누공이 형성되어 소화기계와 호흡기계가 서로 연결된 질환이다(그림 5-57). 기관식도루의 가장 흔한 유형은 기관식도루와 식도 폐색을 동반한 것이다. 기관식도루의 양상을 조사한 한 연구에서는 상부 기관식도루와 식도 폐색이 발생하는 경우는 0.9%, 하부 기관식도루와 식도 폐색

중환자실에서 적용 가능한 삼킴재활 중재

- **보상적 중재** : 삼킴장애 위험을 최소화하기 위해 고안됨
  - 침상의 머리부분 올리기
  - 구강위생, 살균성 소독제와 흡인기
  - 생체역학적으로 편안한 자세 유지
  - 코위관 등을 통한 장관 영양
  - IDDSI 단계를 이용한 고형식, 유동식의 조정
  - 구인두에서 음식덩이의 이동을 재조정하기 위해 고안된 자세와 위치조정
  - 삼킴 시 움직임과 타이밍을 변화시키는 삼킴수기
  - 분비물 감소를 위한 약물치료 (scopolamine, glycopyrroniumbromid, botulinum toxin)
- **표적화된 재활 중재** : 삼킴생리를 향상시키기 위해 고안됨
  - 가압대 감압과 함께 단방향밸브(OWV) 시도를 통한 기관절개관 제거*
  - 가압대 팽창과 함께 가압대 위 발성(ACV)
  - 호흡근 강화훈련
  - 삼킴운동 및 수기법
  - 인두전기자극(PES)*

* 환자의 자발적 노력을 최소화할 수 있는 치료

이 발생하는 경우는 53%, 상하부 기관식도루와 식도 폐색이 발생하는 경우는 2.1%, 식도 폐색이 발생하지 않고 기관식도루만 보이는 경우가 10% 정도 된다고 하였다. 또한 기관식도루 환자의 약 50%는 척추, 직장, 항문, 심장, 신장, 사지의 기형과 같은 타장기 기형들이 흔히 동반된다. 타장기 질환으로 드물게 성문하 후두 협착이 나타나기도 한다. 소화기계와 호흡기계가 연결되어 있기 때문에 식도로 들어간 음식이 다시 기관으로 거꾸로 흘러들어가 흡인이 자주 발생하고 그로 인해 흡인성 폐렴이 유발되기도 한다. 환자는 다른 이유로 인해 흡인을 보이는 환자와 비슷한 증상을 보이게 된다. 흡인이 의심되는 환자의 비디오투시삼킴검사 결과가 정상이라면 기관식도루를 의심하고 비디오투시삼킴검사를 할 때 식도를 주의 깊게 살펴봐야 한다.

원인으로는 수술, 외상, 장기간 기관 내 삽관, 이물에 의한 기계적 손상, 염증, 궤양, 종양, 식도곁주머니, 히스토플라스마증, 결핵, 방사선균증에 의한 감염 등에 의한 후천적 원인과 발생 이상으로 인한 선천적 원인이 있다. 소아의 경우 선천적 원인에 의해 주로 발생하고,

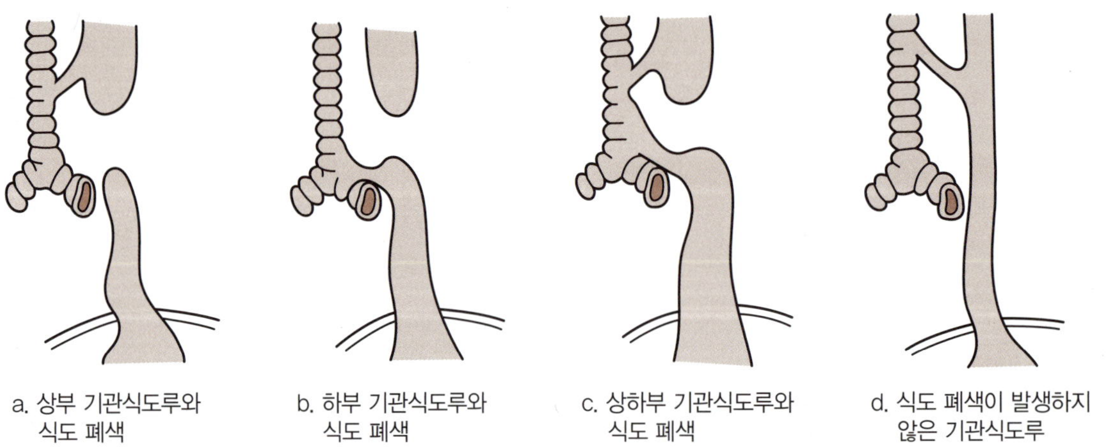

그림 5-57 기관식도루와 식도 폐색

성인의 경우 약 80%는 식도암에 의해 발생한다. 특히, 기관 내 삽관 시 관의 공기 주입은 인두의 내용물이 기도로 흡인되는 것을 막아주고 기도에 양압이 가해질 때 공기의 유출을 막아 기도 내 압력을 유지하는 역할을 한다. 그러나 이는 기도 내 점막에 과도한 압력을 제공하여 기도 손상을 발생시킬 수 있다.

기관식도루는 자연적으로 폐쇄되는 경우도 있지만 대부분 수술로 봉합해 주어야 한다. 식도 폐색을 하지 않으면 위장과 호흡기관의 합병증을 유발하고 식도의 운동 장애, 기관지 확장증이 발생하기도 한다. 가장 좋은 치료법은 수술로 직접 누공을 교정하는 것이다. 기관식도루와 식도 폐색이 동반된 경우 식도까지 문합시켜주는 수술을 하고, 성문아래 후두 협착과 같이 후두와 기관의 협착을 보이는 경우 기관절개술을 통해 기도를 확보하고 차후 수술적 치료를 하는 것이 바람직하다. 기관식도루 환자 중 치사율이 높은 군은 진단이 늦고, 호흡기 합병증이 진행된 상태로 환자의 전신 상태가 좋지 않은 것이 특징이다.

확인문제

1. 호흡과 삼킴의 시퀀스이다. 다음 빈칸에 알맞은 호흡의 상태를 기술하세요.

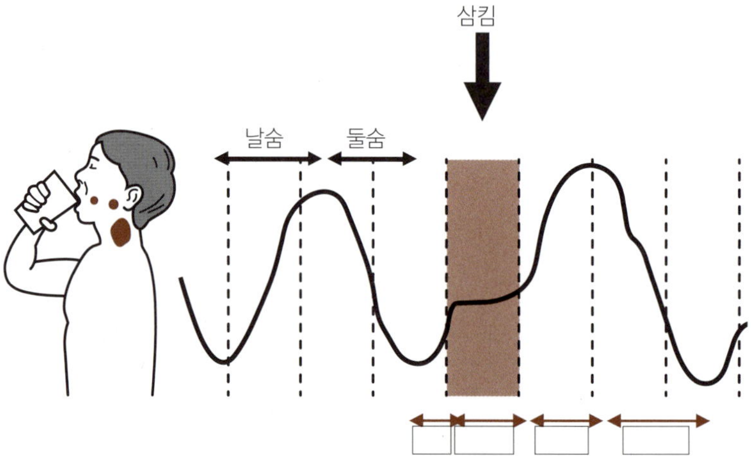

2. 중환자실에서 표적화된 재활치료로 시도되고 있는 방법을 기술하세요.

3. 경미한 만성 폐쇄성 폐질환과 중증 폐쇄성 폐질환의 증상의 차이를 설명하세요.

참고문헌

김병근, 이진국, 정지예, 강혜련, & 조상헌. (2016). 천식과 만성폐쇄성폐질환에서 마이크로바이옴 연구. Allergy asthma & respiratory disease, 4(5), 321-327.

송영진, 박은정, 윤인진, 최경효. (2013). 비소세포 폐암 환자에서의 연하장애의 특징. 대한연하장애학회, 3;78-85.

Awad, O. G., Fasano, M. B., Lee, J. H., & Graham, S. M. (2008). Asthma outcomes after endoscopic sinus surgery in aspirin-tolerant versus aspirin-induced asthmatic patients. American journal of rhinology, 22(2), 197-203.

Camidge, D. R. (2001). The causes of dysphagia in carcinoma of the lung. Journal of the Royal Society of Medicine, 94(11), 567-572.

Chen, X., Gorlov, I. P., Ying, J., Merriman, K. W., Kimmel, M., Lu, C., ... & Gorlova, O. Y. (2012). Initial medical attention on patients with early-stage non-small cell lung cancer. PloS one, 7(3), e32644.

Delaney, G., Jacob, S., Featherstone, C., & Barton, M. (2005). The role of radiotherapy in cancer treatment. Cancer, 104(6), 1129-1137.

Efficace, F., Bottomley, A., Smit, E. F., Lianes, P., Legrand, C., Debruyne, C., ... & Manegold, C. (2006). Is a patient's self-reported health-related quality of life a prognostic factor for survival in non-small-cell lung cancer patients? A multivariate analysis of prognostic factors of EORTC study 08975. Annals of oncology, 17(11), 1698-1704.

Groher, M. E., & Crary, M. A. (2015). Dysphagia: clinical management in adults and children. Elsevier Health Sciences.

Ing, A. J. (2001). Interstitial lung disease and gastroesophageal reflux. The American journal of medicine, 111(8), 41-44.

Kijima, M., Isono, S., & Nishino, T. (2000). Modulation of swallowing reflex by lung volume changes. American journal of respiratory and critical care medicine, 162(5), 1855-1858.

Ledl, C., Frank, U., & Ullrich, Y. Y. (2023). Tracheostomy managment and tube weaning within a framework of dysphagia intervention. Der Nervenarzt.

Lee, J. S., & Hong, W. K. (1992). Prognostic factors in lung cancer. 47-50.

Lee, S. H. (2013). Mechanism of allergic asthma pathogenesis by protease allergen. Hanyang Medical Reviews, 33(1), 39-44.

Likar R, Aroyo I, Bangert K, Degen B, Dziewas R, Galvan O, Grundschober MT, Köstenberger M, Muhle P, Schefold JC, Zuercher P. (2024). Management of swallowing disorders in ICU patients - A multinational expert opinion. J Crit Care. 79:154447. doi: 10.1016/j.jcrc.2023.154447. Epub 2023 Nov 2. PMID: 37924574.

Macht M, Wimbish T, Bodine C, Moss M. (2013). ICU-acquired swallowing disorders. Crit Care Med. 41(10):2396–405.

Martin-Harris B. (2008). Clinical implications of respiratory-swallowing interactions. Curr Opin Otolaryngol Head Neck Surg. 16(3):194-9. doi: 10.1097/MOO.0b013e3282febd4b. PMID: 18475070; PMCID: PMC3408079.

Peslin, R., & Fredberg, J. J. (2011). Oscillation mechanics of the respiratory system. Comprehensive Physiology.

Tyldesley, S., Boyd, C., Schulze, K., Walker, H., & Mackillop, W. J. (2001). Estimating the need for radiotherapy for lung cancer: an evidence-based, epidemiologic approach. International Journal of Radiation Oncology Biology Physics, 49(4), 973-985.

Verin E, Clavé P, Bonsignore MR, Marie JP, Bertolus C, Similowski T, Laveneziana P. (2017). Oropharyngeal dysphagia: when swallowing disorders meet respiratory diseases. Eur Respir J. 12;49(4):1602530. doi: 10.1183/13993003.02530-2016. PMID: 28404653.

Zhang W, Pan H, Zong Y, Wang J, Xie Q. (2022). Respiratory Muscle Training Reduces Respiratory Complications and Improves Swallowing Function After Stroke: A Systematic Review and Meta-Analysis. Arch Phys Med Rehabil. 103(6):1179-1191. doi: 10.1016/j.apmr.2021.10.020. Epub 2021 Nov 12. PMID: 34780729.

Zuercher P, Moret CS, Dziewas R, Schefold JC. (2019). Dysphagia in the intensive care unit: epidemiology, mechanisms, and clinical management. Crit Care. 28;23(1):103. doi: 10.1186/s13054-019-2400-2. PMID: 30922363; PMCID: PMC6438038.

제7장

7 노화와 삼킴장애

1 노화에 의한 삼킴장애

노화가 삼킴에 미치는 영향은 다양한 측면에서 은밀하게 진행되어 노화 과정의 자연스러운 부분으로 간주되는 경우가 많다. 노인들은 노화 과정에서 삼킴기능의 특징적인 변화를 점진적으로 겪게되는데 이러한 현상을 '노인성 삼킴장애(presbyphagia)'라고 한다. 노화가 삼킴기능에 미치는 영향에는 신경계, 근골격계, 호흡기계 등의 변화가 있을 수 있다.

신경계에서는 감각 처리 및 감각운동 통합, 운동 조절과 협응을 담당하는 뇌의 활성화 영역이 감소한다. 뇌로의 혈액공급도 감소하며 대뇌겉질의 고랑이 넓어지고 뇌실은 확장된다. 특정 핵의 크기가 감소하며 신경 정보를 처리하는 능력이 감소한다. 노화에 의해 말초신경계의 기능적, 전기생리적 특성이 영향을 받아 신경전도속도, 자율신경계 반응, 신경 내막의 혈류량, 감각 식별능력이 감소한다.

골격계에서는 후두덮개와 모뿔연골이 기도흡인의 예방에 있어 중요한 역할을 수행하는데 노화가 진행됨에 따라 이들 구조물의 형태가 변하고 탄력이 감소하여 기도 보호 능력이 저하된다. 65세 이상 노인의 75% 이상이 목 척추의 퇴행성 변화를 겪게 되는데 뼈곁돌기증(osteophytosis)은 다양한 기전을 통하여 삼킴기능에 영향을 미치며 기침과 사레걸림을 유발한다(그림 5-58).

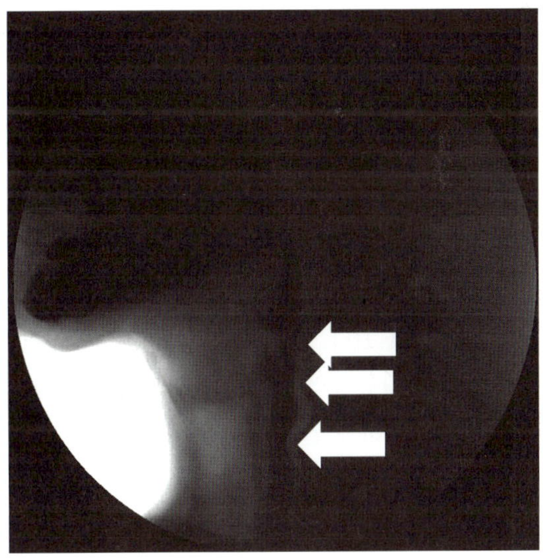

그림 5-58 목뼈 부위 골 증식증(화살표 부분) 동영상

표 5-28 노화로 인한 삼킴의 변화

단계	삼킴의 변화	전신적 변화
구강기	치아의 수 감소 구강 감각 저하 구강 및 인두 내 잔여물의 증가 혀 압력 감소 혀와 근육의 협응능력 감소 구강기에서 인두기로 이동하는 시간 증가	삼킴시간이 길어지면서 호흡이 멈추는 시간 증가 식사 후 날숨 대신 들숨시간이 더 길어짐 분당 삼킴 횟수의 감소 전신 근력 감소 근육과 조직의 유연성 감소 근육이 수축하는 시간과 자극에 반응하는 시간이 증가 동반질환, 전신쇠약
인두기	인두 감각 저하 목뿔뼈와 후두의 수직 상승 움직임 범위 감소 목뿔뼈와 후두의 수직 상승 속도의 감소 흡인의 빈도 증가	
식도기	상부식도조임근의 열림 직경 감소 연동운동의 폭과 속도의 감소	

근육계에서는 노인의 전체 근육량이 해마다 0.5-1.0%씩 감소하여 80세에는 젊은 성인과 비교시 30-50%가 감소한다. 삼킴에는 30개 이상의 많은 근육들이 동원되는데 노화에 따라 근수축의 강도가 감소한다. 근육과 뼈를 연결해주는 힘줄은 근섬유의 수축력을 뼈에 전달해주는데 노화 과정에서 힘줄 내 프로테오글리칸이라는 고분자 물질과 수분의 양이 감소하는 반면 석회와 지방의 양은 증가하여 힘줄의 인장 강도와 뻣뻣함의 정도가 감소하게 된다. 이로 인해 삼킴에 요구되는 유연성과 생리적 활동들의 조화가 손상되어 심각한 합병증의 위험이 증가하게 된다.

호흡기계에서는 노화에 따라 폐의 상피세포의 수가 점진적으로 감소하여 섬유모세포의 비율이 증가하고 표면활성제의 분비 기전이 손상되어 폐의 부피와 탄성이 감소한다. 척추 및 복장뼈의 커브 변화에 인해 발생하는 가슴우리의 형태 변화는 가슴벽의 순응도를 감소시킨다. 젊은 성인과 비교시 현저히 감소된 호흡기능과 가슴벽의 순응도는 노인이 호흡기 내의 잔여물을 제거하는 능력을 감소시키며 음식이 호흡기로 진입할 수 있는 위험을 증가시킨다.

그 외에도 노인들은 후각과 미각의 감소로 인하여 식욕과 음식의 선호도에 영향을 미침으로써 체중감소와 영양실조에 보다 민감하게 노출될 수 있다. 동시에 신체의 삼투압에 대한 생리적 민감도가 감소하여 갈증에 대한 자각 정도가 감소하게 되고 수분 조절에 결함을 유발함으로써 탈수 현상으로 이어질 수 있다. 탈수와 영양실조는 노인의 약화를 악화시킬 수 있으며 근육위축, 면역력 감소, 기능적 예비(functional reserve)의 감소를 유발할 수 있다. 약화는 결국 삼킴기능을 악화시키며 삼킴의 안전성을 감소시킴으로써 기도흡인의 위험성을 증가시키게 된다.

노화와 연관된 기능변화는 구강기, 인두기, 식도기에서 모두 나타나지만 주로 인두기와 식도기의 변화로 인해 삼킴장애가 발생하는 경우가 많다(표 5-28). 또한 노화에 따른 변화로 삼킴의 효율성이 감소하고 삼키는 시간이 오래 걸리게 되고 기도흡인의 위험이 높아지면서 폐렴의 발생 가능성도 높아질 수 있다. 폐렴은 노인 사망의 가장 중요한 원인이기 때문에 노화에 따른 삼킴기능의 변화를 이해해야 한다.

일반적으로 노화로 인한 근육과 신경 및 감각기관의 이상이 노인성 삼킴장애의 주요 원인이지만 노인들이 가지고 있는 다른 질환으로 인해 이차적으로 삼킴장애가 발생하는 경우도 많다. 이러한 경우 노화 자체로 인한 구조적인 변화와 질병으로 인한 변화를 구분하기는 쉽지 않지만 결국 두 가지 원인 모두가 근육의 퇴화를 유도하고 구조물들의 유연성을 감소시켜서 기능적인 문제를 유발할 수 있다. 다시 말해서 노인성 삼킴장애에 의한 미세한 기도흡인은 흡인성 폐렴을 야기시켜 노인 사망의 주요원인이 되기 때문에 따른 삼킴기능의 변화를 이해해야 한다. 삼킴의 각 단계별로 나타날 수 있는 문제들은 다음과 같다.

1) 구강기에서의 변화

노화와 함께 전체적인 뇌의 무게와 대뇌겉질의 표면적이 감소하여 전체 노인의 40%에서 인지기능의 감소 증상을 보인다. 대뇌반구의 전문화가 감소하여 삼킴과정에서 증가된 과제의 요구사항을 보상하기 위하여 보다 많은 뇌 영역들이 동원된다. 노인은 집중의 어려움, 낮은 반응 정도, 협응 저하, 음식 섭취의 속도를 조절하는데 있어서의 유연성 상실, 음식물이 구강에서 어떻게 처리될지 미리 판단하지 못하는 등의 징후를 보이게 된다.

노인은 성인과 비교시 구강단계에서 음식덩이를 '혀 밑에 담기(dipper position)'로 유지하려는 경향이 있다. 성인의 경우 구강기가 시작될 때 '혀 위에 담기(tipper position)'로 음식이 놓여지지만 60세 이상 노인의 경우 음식덩이를 입 안 바닥에 물고 있으므로 입안에 잔류물이 더 많이 남게 된다. 나이가 들수록 구강기 소요시간이 정상 성인에 비해 더 길지만 이것으로 인해 삼킴기능상 큰 차이가 발생하지는 않는다.

치아가 없거나 결손이 많은 경우 삼키고 섭취할 수 있는 음식에 제한이 있게 되며 노인에게서 흔히 발견되는 구강 건조까지 동반되면 고형식을 섭취하는데 어려움을 보이게 된다. 치아의 결손은 음식이 구강 내에 머무는 시간을 증가시키며 섭취할 음식의 선택에도 영향을 미치게 된다. 치아 내 신경 혈관 계통의 구조물이 손상된 경우 치아는 보다 민감해지고 통증을 동반하며 세균에 감염될 수도 있다. 이는 채소, 과일, 견과류 등의 섭취를 꺼리게 되어 노인의 영양상태에 영향을 미침으로써 체중감소와 영양실조에 보다 취약해지게 된다.

입둘레근의 수축력 감소는 건강한 노인의 20%에서 보고되고 있으며 이로 인해 삼키는 동안 입을 완전하게 다물지 못해 음식과 음료가 입 밖으로 새어나오게 된다. 혀의 근육량과 근력 감소는 근육의 작용에 영향을 주게 되어 구강내 음식물을 조절하기 어렵게 하거나 이를 보상하기 위해 반복적인 혀의 움직임이 요구된다. 또한 신경기능의 저하로 저작기능이 저하되면 입술, 혀, 볼, 아래턱의 운동을 조화롭게 조절하기 어렵다. 이로 인해 음식이 입안에 퍼지고 오래 머물게 된다. 따라서 노인에게서 보이는 삼킴의 특징 중 하나가 오랜 식사 시간이다. 물렁입천장은 결합조직과 근육으로 구성되어 있다. 노화에 의해 근섬유의 수와 길이, 단면적 모두가 감소하는 반면 물렁입천장 내 결합조직과 지방 침착량은 증가하여 유연성과 움직임 범위가 감소한다. 혀와 물렁입천장 사이의 닫힘이 부적절할 경우 음식은 삼킴 반사가 유발되기 전에 인두와 열려있는 기도 내로 떨어져 삼킴 전 기도흡인으로 이어질 수 있다.

노화에 따라 후각망울 내 수용기와 신경섬유의 수는 현저히 감소한다. 노화에 의해 후각기능이 점진적으로 감소하여 34.5% 이상의 노인들이 후각기능 손상을 보인다. 노인들은 구강 내 점막이 얇고 침의 분비기능이 약하며, 화학수용기의 수가 적고 맛에 대한 지각능력이 감소되어 있다. 구강 준비 과정에서 후각과 미각 정보는 뇌의 특정 신경들로 전달되는데 후각과 미각의 감소는 식욕의 감소로 이어질 수 있다. 젊은 성인들과 비교시 노인들은 음식 내에서 동일한 정도의 짠맛을 경험하기 위해 2–3배 높은 소금의 농도를 필요로 한다. 노인들은 미각의 감소로 인해 달고 짠 음식을 선호하는 경향이 있는데 이는 비만, 심혈관질환, 대사성 질환의 발병 위험을 증가시킨다.

침 분비의 감소는 65세 이상 노인의 30%가 경험하고 있으며 윤활작용이 감소하는 것 이외에도 침 분비로 인한 항균기능이 감소하여 충치를 유발한다. 노화에 의해 침을 분비하는 세포의 수가 감소하게 되며 이는 침의 총 분비량을 감소시키고 미각을 감지하는 세포 내의 민감도를 저하시켜 맛 지각에 영향을 미친다.

2) 인두기에서의 변화

건강한 노인들을 대상으로 비디오투시삼킴검사를 이용하여 삼킴기능을 확인한 결과 전체 대상자의 16%에서만 정상적인 삼킴기능을 갖고 있는 것으로 확인되었다. 가장 많이 확인된 이상 소견은 인두 내 잔여물이었는데 대부분의 경우 이들에게서 심각한 임상적 증상을 유발하진 않았다. 인두 내 잔여물의 증가는 일반적으로 혀의 추진력 및 인두 수축력의 감소와 관련이 있다. 건강한 노인의 경우 55%에서 삼킴 중 후두 전정으로의 침습이 일어나며 대략 15%에서 기도흡인이 발생하는 것으로 한 연구에서 보고되었다. 인두기에서 일어나는 추가적인 생리적 변화로는 삼킴반사 지연, 목뿔뼈 및 후두의 상승 거리와 시간의 변화, 후두 닫힘 지연, 상부식도조임근의 불완전한 열림 등이 있으며 이러한 변화들은 침습과 기도흡인의 발생률을 증가시킴으로써 삼킴의 안전성을 해치게 된다.

노인에서는 삼킴반사를 유발하는 해부학적 부위의 민감도가 감소하여 삼킴반사가 유발되기까지 소요되는 시간은 건강한 성인과 비교시 0.4초 정도 지연되는 것으로 확인되었다. 노화와 함께 말이집의 수가 감소하여 감각 입력의 양이 감소하게 되므로 노인들은 삼킴반사를 시작하기 위해 보다 큰 음식덩이를 필요로 한다. 삼킴반사가 손상된 노인들은 기침반사가 함께 손상된 경우가 대부분이다. 기도흡인이 있는 노인 환자들의 경우 기침 반사가 현저히 약화되어 있는데 이는 대뇌 겉질의 촉진성 경로와 숨뇌의 기침 반사경로가 노화에 의해 손상되었기 때문으로 보인다.

노화에 의해 목뿔뼈와 후두의 해부학적 위치에 변화가 생긴다. 이는 척추의 형태 변화와 근긴장도의 감소 때문이다. 건강한 성인과 비교시 노인의 후두는 아래쪽으로 이동하게 되는 반면 삼킴 중 도달해야 하는 목표 지점은 달라지지 않는다. 따라서 노인의 후두는 정상적인 삼킴을 수행하기 위하여 성인보다 더 많은 거리를 이동해야 하므로 보다 많은 시간이 소요된다. 노화는 목뿔뼈와 후두상승의 속도를 감소시키며 기능적 예비를 감소시킨다. 목뿔뼈와 후두의 해부학적 위치 변화는 기도 보호의 반사기전을 약화시키며 상부식도조임근의 열림 직경과 기간에 영향을 미치게 되어 음식덩이가 인두에서 식도로 부드럽게 이동하는 것을 방해한다.

기침반사를 유발하는데 요구되는 자극물질의 농도는 건강한 성인과 비교시 노인에서 6배 이상 높은 것으로 보고되고 있다. 무증상흡인의 발생은 운동기능 이상 뿐만 아니라 감각 손상의 영향도 크게 받는다. 후두인두의 감각 결손이 있는 환자의 경우 강렬한 자극에도 기도보호반사를 유발하는데 어려움을 보이며 침습과 기도흡인의 위험성이 유의하게 증가하는 것으로 확인되었다. 기도보호반사가 나오지 않는 환자의 경우 폐렴의 위험성이 6.8배 증가하는 것으로 보고되었다.

인두기에서 혀의 뒤당김은 음식덩이에 가해지는 주요한 추진력 중 하나이며 특히 음식덩이가 인두로 부드럽게 진입할 수 있도록 하는데 중요한 역할을 수행한다. 노화는 혀기저부의 뒤당김을 저하시키는데 이는 인두 내에서 음식물을 제거하는 능력을 약화시킴으로써 인두 내 잔여물의 양을 증가시키는 결과를 초래한다.

노화에 의해 상부식도조임근을 구성하는 근섬유의 수는 감소하며 상부식도조임근의 긴장도를 유지하는 흥분성 충동 또한 점진적으로 감소한다. 삼킴 중 상부식도조임근의 부절절한 압력 감소는 60-69세 노인의 15.4%에서, 70-83세 노인의 30.4%에서 관찰되었으며 39%에서는 부적절한 열림을 보였다. 노인에서 삼킴 중 상부식도조임근의 압력은 성인보다 느리게 감소하며 열림이 시작될 때까지 시간이 지연되는 것으로 확인되었다. 이는 노화가 근육 내 결합조직의 양을 증가시킴으로써 상부식도조임근의 탄력과 순응도를 저하시키기 때문인 것으로 보인다. 상부식도조임근의 열림 직경과 시간의 감소는 인두 내 잔여물과 기도흡인의 위험을 증가시킨다.

노인에서는 삼킴 중 인두 내 통과시간이 길어진다. 인두 감각은 현저히 감소하며 이로 인해 인두 내 잔여물을 확인하고 제거하는 능력이 감소한다. 인두 내 잔여물의 증가는 노화와 관련된 삼킴기능의 변화 중에서 가장 흔하게 확인할 수 있다. 따라서 노인에서는 삼킴 후 기도흡인의 비율이 높은데 이는 주로 인두 내의 잔여물에 의해 유발되는 경향이 있다.

삼킴과 호흡은 일부 해부학적 구조물을 공유하므로 두 시스템 사이에 긴밀한 조화가 필요하다. 그러나 노인에서는 삼킴과 호흡의 협응이 감소하는 것으로 보고되고 있다. 노인들은 삼킴 중 호흡을 더 오랜 시간동안 멈추는 경향이 있으며 호흡기능과 기도를 깨끗이 하는 능력이 함께 감소하는 것으로 알려져 있다.

3) 식도기에서의 변화

연령이 증가함에 따라 식도의 기능도 변화하기 시작한다. 노화에 의해 식도의 근육층에 있는 신경세포의 수는 점진적으로 감소하여 탈신경과 관련된 운동장애를 유발한다. 식도의 벽은 탄성을 잃어 뻣뻣해진다. 식도 통과시간은 길어지고 이에 따라 식도에 남아있는 음식의 양도 증가한다. 다시 말해 식도는 노화에 의해 움직임이 느려질 뿐만 아니라 기능의 효율성도 저하된다. 노화의 진행에 따라 점진적으로 근육의 예비력(muscle reserve)이 저하되며, 이는 추가적인 질병 발생시에 근육의 약화와 피로로 인하여 삼킴기능 저하를 보상할 수 있는 능력을 잃게한다. 따라서 건강한 상태에서 근육의 약화는 삼킴의 문제를 유발할 수 있는 위험 요인이 될 수 있다. 노인에게서는 역류가 쉽게 발생할 수 있기 때문에 식도 내부에 남아있는 음식물이 다시 역류할 경우 흡인의 위험성이 증가하게 된다. 또한 식도의 입구가 열리면서 음식이 식도로 넘어가게 되는데, 노화가 진행되면 식도의 열림 직경이 감소하고 적절하게 열리는 시기에도 변화가 나타나게 된다. 따라서 삼키기 힘들다고 하거나 목에 이물감을 호소하는 경우가 많다.

2 근육 감소성 삼킴장애 (Sarcopenic dysphagia)

근육감소증(sarcopenia)은 근육을 의미하는 그리스어인 'sarc'와 상실을 의미하는 'penia'를 결합한 용어로서 골격근의 부피 감소로 인해 유발되는 근력 감소에 의한 신체 기능의 저하를 의미한다. 근육 감소성 삼킴장애는 일반적인 골격근과 삼킴 관련 근육 모두에서의 근육감소증에 의해 발생하는 삼킴장애를 의미한다. 뇌졸중 등과 같이 삼킴장애의 명확한 원인이 되는 질환이 있는 경우엔 근육 감소성 삼킴장애로 분류하지 않는다.

근육감소증으로 인한 삼킴장애의 위험 요인으로는 전체 골격근의 근육량 소실, 영양실조, 일상생활에서의 낮은 활동성의 3가지가 보고되고 있다. 병원 내 입원으로 인해 삼킴장애가 발생하지 않도록 하기 위해선 재활과 영양학적인 관리를 통해 전신 골격근의 근육감소증 예방, 영양상태, 그리고 일상생활에서의 활동성을 향상시킴으로써 예방할 수 있을 것으로 보인다. 전신 골격근의 근육감소증은 심각한 손상이 없는 한 갑작스럽게 발생하지는 않으므로 사전에 이미 발생한 근육감소증이 삼킴장애의 위험 요인이 될 수 있을 것이다. 노인성 삼킴장애(presbyphagia)와 근육 감소성 삼킴장애(sarcopenic dysphagia)는 다르게 정의하고, 근육감소증이 있는 노인의 경우 자세유지에 필요한 골격근 감소로 삼킴에 적절한 자세를 유지하는데 어려움이 있을 수 있다. 또한 성대 아래의 공기압력을 조절함으로써가래나 흡인된 물질을 기침을 통하여 배출하는 능력을 유지하기 어려울 수도 있다. 따라서 삼킴장애를 치료하는데 있어 통합적인 관점에서의 접근이 요구된다.

근육감소증으로 인한 삼킴장애를 치료하는데는 적극적인 재활과 영양학적인 지지가 동시에 이루어져야 한다. 장기간 시설이나 병원에 입원하고 있는 환자의 경우 근육 감소성 삼킴장애를 예방하기 위해서는 입원 후 가능한 빠른 시간 내에 신체 전체와 삼킴기능에 대한 시기적절한 평가와 조기 재활치료의 시작, 조기 보행, 조기 구강 섭식 등이 진행될 수 있도록 해야 한다. 근육

감소증으로 인한 삼킴장애를 예방하기 위해서는 비사용증후군이나 침상안정에 의해 유발될 수 있는 병원-의원성 근육감소증을 예방하는 것이 가장 중요하다.

3 노인성 삼킴장애의 관리

1) 삼킴장애에 대한 선별검사

지역사회 노인의 삼킴장애 선별에 일반적으로 사용되는 평가도구 중 하나로 Eating Assessment Tool-10 (EAT-10)이 있다. EAT-10은 삼킴의 어려움에 대한 지각을 평가하는 10문항으로 구성되어 혼자서도 시행할 수 있으며 문항마다 0에서 4점이 배정되어 총점은 0점(삼킴장애 없음)에서 최대 40점(심각한 삼킴장애) 사이에 분포하게 된다. 총점 3점 이상은 삼킴장애가 있음을 의미한다(표 5-29).

2) 노인의 삼킴장애 예방을 위한 운동

노인성 삼킴장애 또는 근육 감소성 삼킴장애를 예방하기 위한 방법으로는 혀의 근력강화 운동, 저작근육의 근력강화 운동, 앞쪽 목 근육의 근력강화 운동, 날숨 근육 강화운동, 구강 운동, 정신 훈련(mental practice) 등의 방법을 적절히 조합하여 적용할 수 있다(4부의 6장 치료파트 참고).

3) 안전한 약 복용 방법

알약은 삼킴 과제 중에서도 난이도가 높은 편으로 삼키는데 어려움을 보이는 노인들이 많다. 알약을 삼키는 과정에서 문제가 발생할 경우 구역질이나 구토를 하기도 하고 목구멍에 들러붙어 호흡에 어려움을 초래하기도 한다. 따라서 정제로 복용해야 하는 약을 으깨거나 물에 타서 복용하기도 하며 복용을 기피하여 다양한 기

표 5-29 EAT-10 평가지

다음의 질문에 대하여 적합한 답에 표시해주세요
다음 10가지 상태는 어느 정도 문제가 되나요?

		문제없음(0)				심각한문제(4)
1	삼킴 문제 때문에 체중이 감소하였다.	0	1	2	3	4
2	삼킴 문제로 인해 외식하는 것이 꺼려진다.	0	1	2	3	4
3	액체류를 삼킬 때 더 많은 노력이 필요하다(예: 빨대 등 기구사용, 소량씩 섭취).	0	1	2	3	4
4	고형식(예: 밥, 과자, 씹는 음식)을 삼킬 때 더 힘이 든다.	0	1	2	3	4
5	알약을 삼킬 때 더 힘이 든다.	0	1	2	3	4
6	삼키는 것이 불편하고 힘들다.	0	1	2	3	4
7	삼킴 문제로 인해서 먹는 즐거움이 감소했다.	0	1	2	3	4
8	음식물을 삼킬 때 목에 걸리는 것 같다.	0	1	2	3	4
9	음식을 먹을 때 기침이 난다.	0	1	2	3	4
10	음식물을 삼킬 때 스트레스를 받는다.	0	1	2	3	4

(Belafsky 등, 2008)

저질환으로 인해 약을 복용하게 되는 노인의 특성상 의학적 상태를 악화시키는 경우가 흔하다.

알약은 크게 정제(타블렛) 형태와 작은 플라스틱 캡슐에 약제가 담긴 형태로 구분할 수 있다. 정제형 알약은 가루약을 단단히 압축한 형태로 일부 정제에는 위에서 분해되는 것을 방지하는 특수 코팅이 되어 있는 경우가 있어 작은창자 등 특정 소화기관 내에서만 분해 및 흡수가 이루어진다. 복용상의 어려움으로 인해 정제를 으깨거나 물에 타서 복용할 경우 목표 소화기관까지 도달하기 전에 약효를 일부 잃어버릴 위험성이 있다. 캡슐 형태의 알약 내부에는 가루나 액체약이 들어있어 소화관에 들어간 이후 분해되어 체내로 흡수된다. 플라스틱 캡슐 없이 내부의 약만을 복용할 경우에는 생산과정에서 계산된 흡수 속도 이상으로 빠르게 체내로 흡수될 수 있으므로 온전한 캡슐의 형태로 복용해야 한다. Schiele 등은 물을 삼키는데 특별한 문제가 없는 노인들이 건강한 정제와 캡슐 형태의 약을 복용하는데 도움이 될 수 있는 방법을 소개하였다(약복용에 관한 추가사항은 4부의 2장 참고).

확인문제

1. 노화에 따른 삼킴 단계별 변화를 설명하세요.

단계	삼킴 생리의 변화
구강기	
인두기	
식도기	

2. 노인성 삼킴장애와 근육 감소성 삼킴장애의 개념을 설명하세요.

3. 정제형과 캡슐형 알약을 삼키는데 도움이 되는 자세를 각각 설명하세요.

참고문헌

김보해 & 정은재. (2016). 노인에서의 구강인두 연하장애. 대한연하장애학회지, 6(2), 49-53.

김한결, 김자영, 김수민, 김가영, 조남빈, 남석인, ... & 김향희. (2021). 우리나라 지역사회 거주 정상 노년층에서 관찰되는 삼킴 곤란 주호소. Communication Sciences and Disorders, 26(2), 463-474.

노동경. (2021). 한국어판 Eating Assessment Tool (EAT-10) 의 타당도 및 신뢰도: 뇌졸중 환자의 흡인 위험 예측: Validity & Reliability of Korean-version of Eating Assessment Tool (EAT-10): Predicting the risk of aspiration in stroke patient.

엄윤정, 김정현 & 정세희. (2022). 노인 근감소증 환자의 연하장애 중재에 관한 체계적 고찰. 대한연하장애학회지, 12(2), 96-104.

Achem SR, Devault KR. (2005). Dysphagia in aging. J Clin Gastroenterol. 39:357-371.

Astor F, Hanft K, Ciocon J. (1999). Xerostomia: a prevalent condition in the elderly. Ear Nose Throat J. 78:476-479.

Azzolino, D., Damanti, S., Bertagnoli, L., Lucchi, T., & Cesari, M. (2019). Sarcopenia and swallowing disorders in older people. Aging clinical and experimental research, 31(6), 799–805.

Belafsky, P. C., Mouadeb, D. A., Rees, C. J., Pryor, J. C., Postma, G. N., Allen, J., & Leonard, R. J. (2008). Validity and reliability of the Eating Assessment Tool (EAT-10). The Annals of otology, rhinology, and laryngology, 117(12), 919–924.

Chouinard J, Lavigne E, Villeneuve C. (1998). Weight loss, dysphagia, and outcome in advanced dementia. Dysphagia. 13:151-155.

Daniels SK, Brailey K, Priestly DH, Herrington LR, Weisberg LA, Foundas AL. (1998). Aspiration in patients with acute stroke. Arch Phys Med Rehabil. 79:14-19.

Delmonico MJ, Harris TB, Lee JS, et al. (2007). Alternative definitions of sarcopenia, lower extremity performance, and functional impairment with aging in older men and women. J Am Geriatr Soc. 55:769-774.

Feng, H. Y., Zhang, P. P., & Wang, X. W. (2023). Presbyphagia: Dysphagia in the elderly. World journal of clinical cases, 11(11), 2363–2373.

Fujishima, I., Fujiu-Kurachi, M., Arai, H., Hyodo, M., Kagaya, H., Maeda, K., Mori, T., Nishioka, S., Oshima, F., Ogawa, S., Ueda, K., Umezaki, T., Wakabayashi, H., Yamawaki, M., & Yoshimura, Y. (2019). Sarcopenia and dysphagia: Position paper by four professional organizations. Geriatrics & gerontology international, 19(2), 91–97.

Jardine, M., Miles, A., & Allen, J. (2020). A Systematic Review of Physiological Changes in Swallowing in the Oldest Old. Dysphagia, 35(3), 509–532.

Kikutani T, Tamura F, Nishiwaki K, et al. (2009). Oral motor function and masticatory performance in the communitydwelling elderly. Odontology. 97:38-42.

Lau, E. T. L., Steadman, K. J., Cichero, J. A. Y., & Nissen, L. M. (2018). Dosage form modification and oral drug delivery in older people. Advanced drug delivery reviews, 135, 75–84.

Leopold NA, Kagel MC. (1997). Pharyngo-esophageal dysphagia in Parkinson's disease. Dysphagia. 12:11-18.

Leslie P, Drinnan MJ, Ford GA, Wilson JA. (2005). Swallow respiratory patterns and aging: presbyphagia or dysphagia? J gerontol A Biol Sci Med Sci. 60:391-395.

Lindgren S, Janzon L. (1991). Prevalence of swallowing complaints and clinical findings among 50-79-yearold men and women in an urban population. Dysphagia. 6:187-192.

Logemann JA. (1997). Evaluation and Treatment of Swallowing Disorders. 2nd ed. San Diege, CA:College-Hill Press.

Logemann JA, Pauloski BR, Rademaker AW, Colangelo LA, Kahrilas PJ, Smith CH. (2000). Temporal and biomechanical characteristics of oropharyngeal swallow in younger and older men. J Speech Lang Hear Res. 43:1264-1274.

Maeda K, Akagi J. (2015). Decreased tongue pressure is associated with sarcopenia and sarcopenic dysphagia in the elderly. Dysphagia. 30:80-87.

Mankekar G. (2015). Swallowing-Physiology, Disorders, Diagnosis and Therapy: Springer.

Matsuo K, Palmer JB. (2009). Coordination of Mastication, Swallowing and Breathing. The Japanese dental science review. 45:31-40.

Na-Yeon Tak, Hanna Gu, Hyoung-Joo Kim, Jun-Yeong Kwon,& Hee-Jung Lim. (2023). The Review of Interventions to Improve the Swallowing Function in the Elderly. 치위생과학회지, 23(2), 69-87.

Omari T, Kritas S, Cock C, et al. (2014). Swallowing dysfunction in healthy older people using pharyngeal pressure-flow analysis. Neurogastroenterol Motil. 26:59-68.

Paterson WG. (1996). Dysphagia in the elderly. Can Fam Physician. 42:925-932.

Prasse J KJ. (2004). An overview of dysphagia in the elderly. Adv Stud Med. 4:527-533.

Robbins J, Hamilton JW, Lof GL, Kempster GB. (1992). Oropharyngeal swallowing in normal adults of different ages. Gastroenterology. 103:823-829.

Rofes L, Arreola V, Almirall J, et al. (2011). Diagnosis and management of oropharyngeal Dysphagia and its nutritional and respiratory complications in the elderly. Gastroenterol Res Pract 2011.

Schiele, J. T., Schneider, H., Quinzler, R., Reich, G., & Haefeli, W. E. (2014). Two techniques to make swallowing pills easier. Annals of family medicine, 12(6), 550–552.

Schiffman SS. (1997). Taste and smell losses in normal aging and disease. JAMA. 278:1357-1362.

Schindler A, Ginocchio D, Ruoppolo G. (2007). What we don't know about dysphagia complications? Rev Laryngol Otol Rhinol. 129:75-78.

Schindler JS, Kelly JH. (2002). Swallowing disorders in the elderly. Laryngoscope. 112:589-602.

Shaker R, Li Q, Ren J, et al. (1992). Coordination of deglutition and phases of respiration: effect of aging, tachypnea, bolus volume, and chronic obstructive pulmonary disease. Am J Physiol. 263:G750-755.

Shaw DW, Cook IJ, Gabb M, et al. (1995). Influence of normal aging on oral-pharyngeal and upper esophageal sphincter function during swallowing. Am J Physiol. 268:G389-396.

Yoshikawa M, Yoshida M, Nagasaki T, Tanimoto K, Tsuga K, Akagawa Y. (2008). Effects of tooth loss and denture wear on tongue-tip motion in elderly dentulous and edentulous people. J Oral Rehabil. 35:882-888.

8 제8장

기타 질환 및 증상으로 인한 삼킴장애

1 척추질환에서의 삼킴장애

1) 경수손상(Cervical Spinal Cord Injury) 환자의 삼킴장애

(1) 경수손상으로 인한 삼킴장애 특징

척수손상 환자의 삼킴장애는 일반적으로 경추에 문제가 있거나 손상 레벨에 따라 다양하게 나타난다. 경수 손상 환자들은 사지마비와 함께 감각마비, 자율신경계의 기능 및 호흡근육의 마비에 따른 불충분한 호흡기능이 나타날 수 있다. 그러므로 경수손상 환자에게 삼킴장애가 나타나는 경우에는 불충분한 호흡이 삼킴에도 영향을 미칠 수밖에 없으며, 흡인으로 인해 폐렴으로 발전할 수 있다. 호흡이 너무 가쁘면 삼킴 시 시간과 에너지가 많이 들고, 기침을 하거나 기관지의 이물질을 제거하는 호흡기계의 기능이 약해져 흡인의 위험이 증가한다.

삼킴장애의 증상은 구강기의 장애보다는 주로 인두기의 문제가 많이 발생하게 되는데, 삼킴반사 유발 지연, 혀기저부 움직임 감소, 인두벽 수축 약화, 후두근 약화가 나타나게 된다. 신경의 손상으로 연부조직의 부종이 있을 수도 있고 상부식도조임근의 긴장도가 높아지거나, 식도가 과도하게 열리기도 한다. 경수손상 환자들은 삼킴에 관련된 신경학적 증상이 없음에도 삼킴장애가 나타날 수 있는데, 경수손상 환자의 20%에서 삼킴장애를 호소한다. 급성기 경수손상 환자의 39%에서 흡인이 나타나고, 54%는 후두 침습이 발생한다. 또한 66%에서는 인두기에 음식이 남는 현상이 발견되었다. 특히 상위레벨의 경수손상 환자들의 경우 호흡과 관련된 근기능이 좋지 않기 때문에 삼킴장애로 인해 흡인이 폐렴으로 발전할 가능성이 높고, 이로 인해 적절한 시기에 재활치료를 할 수 없을 뿐 아니라 위험한 상태를 초래할 수 있다. 그 외에 경수손상 환자들이 가진 증상으로는 기도가 좁아지는 성문아래 협착증(subglottic stenosis)과 편측성 성대 마비 등이 동반될 수 있다. 척수손상 환자에게서 나타나는 삼킴장애는 일시적인 저산소혈증, 폐확장부전(atelectasis), 화학적 폐렴(chemical pneumonitis), 기계적 폐색(mechanical obstruction), 기관지경련(bronchospasm), 폐렴(pneumonia)과 같은 합병증이 연속적으로 유발되기 때문에, 결국 급성관리 기간을 증가시켜 재활 과정을 지연시킨다.

척수손상 환자의 삼킴장애 원인으로는 명확히 밝혀진 것은 없으며 가능성 있는 유발 요인으로는 전방 고정술 등의 수술 후 합병증, 기관절제술, 기계 호흡과 경추보조기 착용에 의한 두경부에 미치는 물리적인 영향이 중요한 요인으로 생각되고 있다. 때때로 척수에 손상을 받을 때 뇌손상까지 동반되는 경우가 있어, 이 때 숨뇌 손상이 동반될 수 있으며 후두신경, 위후두신경, 혀밑신경 등의 말초신경 손상을 동반하기도 한다 경수손상 환자의 삼킴장애와 관련된 여러 유발요인들을 살펴보면 다음과 같다.

① 나이

만성적으로 인공호흡기를 사용하는 83명의 환자를 대상으로 비디오투시삼킴검사를 실시한 결과 약 50%에서 흡인이 관찰되었으며, 흡인이 있는 대상자군(평균 72.5세)이 흡인이 없는 대상자군(평균 64.8세) 보다 나이가 더 많았다고 보고하였다. 하지만 다른 연구에서는 나이와 관련된 변화만으로 흡인이 나타나는 것은 아니며 다른 요인들과 결합하여 흡인이 나타나는 것이라고 하였다.

② 기관절개술

기관절제술은 기도삽관을 기관 조직과 목 피부 사이의 봉합을 통해 고정한 것으로 후두의 움직임 제한, 보호 반사와 고유수용성 감각 소실, 후두폐쇄의 부조화 등으로 인한 성문 손상이 나타날 수 있다. 경수손상 환자 12명과 정상인 6명을 대상으로 비디오투시삼킴검사를 실시한 연구에서는 기관절제술을 실시한 환자 중 60%에서 침습 및 흡인이 발생하여 삼킴장애와 연관성이 있는 것으로 보고되었다.

기관절개술을 한 경수손상 환자의 37%가 흡인이 나타났고, 기관절개술과 기계적 호흡을 가장 가능성이 높은 삼킴장애 유발요인으로 제시하였다. 만성적으로 기계적 호흡기를 착용한 환자들을 대상으로 비디오투시삼킴검사를 실시한 연구에서는 42명의 환자 중 77%에서 무증상흡인이 나타났다고 보고하여 기관절개관이 삼킴장애와 관련성이 많은 것으로 나타났다.

③ 전방고정술

경추 손상에 대해 목뼈를 고정하기 위하여 전방 고정술이 행해질 수 있다. 이때 다양한 나사와 볼트가 있는 고정용 장치나 뼈 이식이 행해질 수 있고 이로 인한 영향이 삼킴장애를 유발할 수 있다. 수술 후 부종으로 인해 후두상승과 전방 움직임의 감소, 기도폐쇄 감소, 반지인두근의 열림 이상이 생길 수 있다. 일반적인 예후는 삼킴에 관련된 합병증이 없는 경우 수술 후 3개월 내에 많은 회복을 보인다.

전방 경추 수술(anterior cervical spine surgery)의 합병증으로 삼킴장애가 나타나는 것은 다양한 연구에서 보고되었으며, 최근 연구들에서는 수술 후 삼킴장애의 유병률은 5-45%로 다양하며 삼킴장애 증상은 대부분 일시적이지만, 약 1/3은 2개월 이상 지속된다고 하였다. 그러나 전방 척추 고정술은 어느 정도 삼킴장애의 가능성을 증가시키나 단독 유발요인으로 작용하기 보다는 다른 유발요인들과 동반되어 삼킴장애의 발생 위험도를 더 높인다고 보고되었고, 기관절제술과 전방고정술을 같이한 경수손상 환자의 경우 삼킴장애 발생 비율이 48%로 매우 높았다.

④ 경추보조기

경추보조기는 경부를 과도하게 신전 또는 굴곡시킨 상태로 고정하므로 정상적인 삼킴을 방해하여 장애를 일으키며, 4단계의 삼킴 과정 중 특히 인두기의 기능 이상을 초래하는 것으로 알려져 있다. 보조기 자체의 불편감과 아래턱 지지대가 경부에 가하는 압박으로 인해 경추보조기가 삼킴기능을 저하시키는 주원인으로 분석되었다. 특히 미네르바 보조기에 부착된 아래턱 지지대의 영향이 가장 큰 것으로 알려져 있고 이는 연성 경추 칼라나 필라델피아 보조기보다 목뿔뼈의 움직임을 방해하는 빈도가 월등히 높은 것으로 보여진다. 또한 경추보조기를 착용한 환자가 삼킴장애를 호소할 경우 보조기 착용 직후에는 음식의 섭취를 삼가고 일정시간 적응할 수 있는 시간을 주어야 하며 하악 지지대의 착탈이 가능한 SOMI(Sternal Occipital Mandibular Immobilizer) 보조기가 식사 시 유리할 수 있다.

(2) 삼킴장애의 치료

인공호흡기 또는 기관절개관을 하고 있는 환자가 삼킴을 시도하는 동안 임상가가 후두의 상승을 촉지하기는 매우 어렵다. 특히 높은 수준의 목뼈에 척수손상이 있는 삼킴장애 환자의 대다수가 삼킴의 인두기에 문제를 보이는 경우가 많다. 만일 경수손상 환자가 삼킴장애의 증상을 보이면 심도 깊은 임상 평가 및 객관적인 도구를 이용하여 검사를 시행해야 한다.

비디오투시삼킴검사 동안, 척수손상 환자는 완전히 수직 자세가 되도록 몸을 일으키지 못하거나 특정 유형의 목 고정기 또는 턱 고정기를 착용하고 있어야 하므로, 이를 고려하여 검사시에는 평상시 식사를 하는 자세로 검사를 시행해야 한다. 검사 동안 적절한 치료방법을 적용해 보는 것은 환자가 구강식사로 보다 빨리 전환될 수 있도록 돕는데 중요하다. 특정 형태의 보조기를 착용하여 머리나 목을 움직일 수 없는 경우에 일반적으로 자세 변경을 적용하는 것은 불가능하다. 대신 감각 강화 치료와 삼킴 수기법이 도움이 되는 경우가 많다. 두부손상을 동반하지 않은 경수손상 환자는 인지장애가 없기 때문에 일반적인 삼킴 수기법을 효과적으로 활용할 수 있다. 일반적으로 수술 후 3개월 안에 삼킴기능이 전반적으로 회복되는 경우가 많고, 회복 기간은 보통 합병증의 정도에 따라 달라지게 된다. 기관절개관이 없다면 멘델슨 수기와 성문위 삼킴 혹은 최대 성문위 삼킴 등의 전략 등을 적용해 볼 수도 있다.

경수손상 환자의 삼킴장애는 뇌졸중이나 뇌손상과 같은 신경학적 손상에 의한 삼킴장애보다 발생 빈도가 낮고 발병 양상과 원인이 다르다. 그러므로 척수손상 환자에게도 삼킴장애가 발생할 수 있음을 인식하고 삼킴장애 유발 요인들을 점검하여 흡인의 가능성을 차단하여야 한다. 또한 폐렴, 영양실조 등의 이차적인 문제가 생기지 않도록 체계적인 교육과 관리법을 구축해야 할 것이다.

2) 경추의 뼈돌기(Osteophyte)로 인한 삼킴장애

척추에 생성된 뼈돌기는 척추의 연령에 따른 퇴행성 변화를 나타낸다. 경추의 뼈돌기는 노인 인구의 약 20%~30%에서 발견된다. 그러나 일반적으로 무증상으로 특별한 통증이나 불편감을 느끼지 못하는 경우가 많다. 이 상태는 여성보다 남성에게 더 자주 발생하며, 일반적으로 60대에 발생률이 높다

(1) 경추뼈돌기로 인한 삼킴장애 특징

일반적으로 경추의 전방 가장자리에서 돌출된 뼈돌기가 인두나 식도를 압박하면 삼키기 곤란증, 호흡곤란 및 발성 장애를 일으킬 수 있다. 삼키기 곤란증은 경부뼈돌기가 있는 환자의 75%에서 발견되는 일반적인 증상이라고 보고하고 있다. 경추뼈돌기환자의 큰 뼈돌기에 의한 직접적인 압박, 국소 부종 및 염증에 의한 폐쇄, 인접한 반지인두 구조의 경련, 돌출된 덩어리 근처의 조직 반응으로 인한 섬유증 및 유착, 후두개 운동 방해 등이 삼킴 메커니즘을 저해하는 요인으로 설명되고 있다. 증상이 있는 부위의 뼈돌기에 대한 수술적 치료가 증상 완화에 효과적일 수 있지만, 뼈돌기 재발 및 합병증의 위험이 있다. 뼈돌기의 정도는 Kellgren-Lawrence(KL) 척도에 의해 진단될 수 있다. 정상은 0등급, 척추 입술의 약간의 전방 마모는 1등급, 전방 골극은 2등급, 전방 골극 및 디스크 공간 협착은 3등급, 전방 골극, 디스크 공간 협착 및 척추판 경화는 4등급, 특발성 골격 과다증(이하 DISH)으로 분류된다(그림 5-59). 그러나 어느 정도의 전방 경부 뼈돌기의 크기가 삼킴장애의 증상적 발병으로 이어질 수 있는지는 논란의 여지가 있다. Seidler 등은 전후 10mm 이상의 뼈돌기에서 증

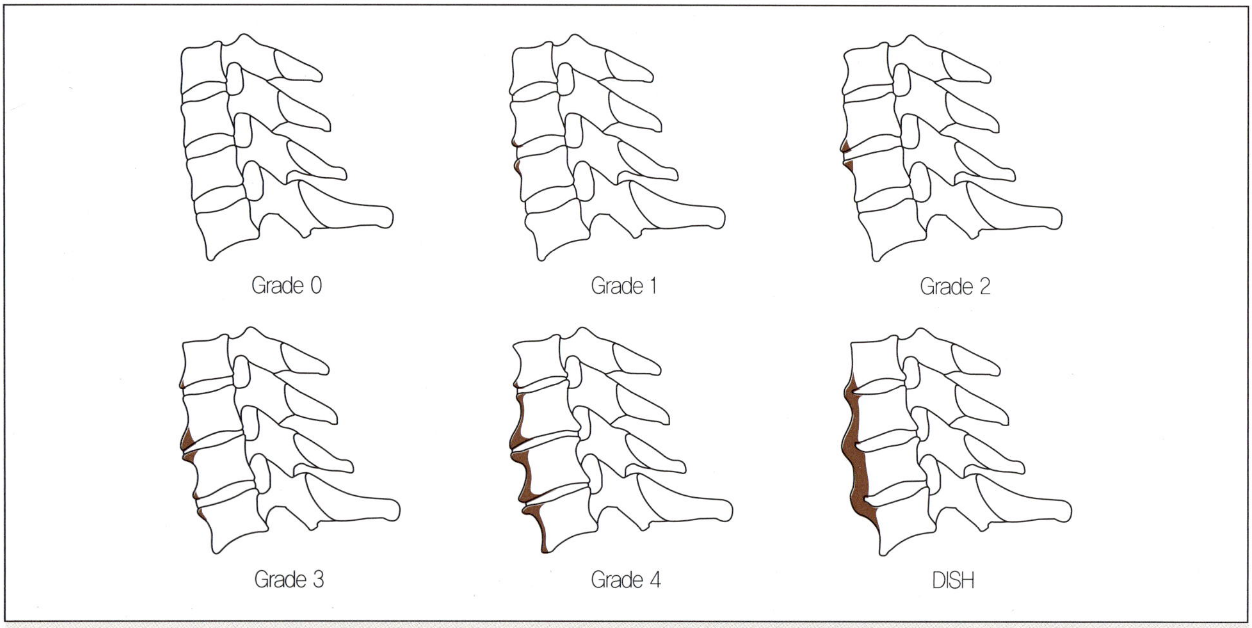

그림 5-59 KL 척도에 의한 경추 변성 및 전방 뼈돌기의 분류

상으로 이어질 수 있다고 하였고, Strasser 등은 뼈돌기 <10mm인 환자에서는 흡인이 드물다고 하였다. 그러나 뇌졸중, 목 수술, 방사선 치료 또는 중증 질환 등 삼키는 능력에 영향을 줄 수 있는 임상적 증상이 복합적으로 있는 경우 경부 뼈돌기가 작은 환자에서도 흡인 위험을 증가시킬 수 있다.

경부 뼈돌기의 위치에 따라 삼킴장애도 다양한 형태로 발생할 수 있다. 관련성이 높은 부위는 식도 위치가 반지연골에 비교적 고정되어 있는 하부 경추 수준(C5-6, C6-7)에 있으므로 뼈돌기로 인해 인두 잔여물이 발생하고 이로 인해 삼킴 후에 흡인(post-swallow aspiration) 가능성이 발견된다고 보고되고 있다. 반면, C3-4 및 C4-5 분절의 골극은 후두덮개 폐쇄를 제한하여 삼키는 동안 흡인(during aspiration)과 관련이 있는 것으로 알려져 있다.

(2) 삼킴장애의 치료

경부 뼈돌기로 인한 삼킴장애 유병률이 높음에도 불구하고, 아직 치료에 대한 명확한 가이드는 없는 상태이다.

경부 뼈돌기와 관련된 삼킴장애(그림 5-60)는 보통 전통적인 방법으로 보수적으로 관리하는 것이 일반적이다. 이전 연구에 따르면 삼킴장애의 1차 치료는 삼키는 동안 식이요법 수정 및 자세 변화, 근이완제 및 비스테로이드성 항염제로 제안되고 있다. 그러나 보수적 치료에도 불구하고 중증의 삼킴장애가 있을 경우 수술적 치료를 고려할 수 있다. 업데이트된 체계적 고찰에서 Harlianto 등은 경부 DISH로 인한 수술적 치료 후 삼킴장애 환자의 95.5%에서 개선이 있었으며 더 빠른 수술적 개입이 경부 DISH 환자에서 삼키기 곤란증의 완전한 해소와 관련이 있다고 하였다. 경부 뼈돌기 환자의 66%가 수술적 치료를 선택했으며, 전방외측 접근법이 가장 자주 사용되었다고 하였다.

그러나 삼킴장애를 관리하기 위한 수술적 치료는 여전히 논란의 여지가 있다. 첫째, 수술적 개입은 식도 손상, 성대 마비, 되돌이후두신경 손상, 호너 증후군, 경부 불안정성 및 감염을 포함한 합병증의 위험을 수반한다. 한 코호트 연구에서 전체 합병증 발생률이 42%라고 보고했고 최근 검토에 따르면 수술 후 총 합병증 발생률은 22.1%였으며 합병증의 12.7%가 수술 후 1개월 이내에 발생했다고 하였다. 또다른 연구에서는 경부 뼈돌기에 대한 초기 수술 후 10~11년 후에 뼈돌기가 재발

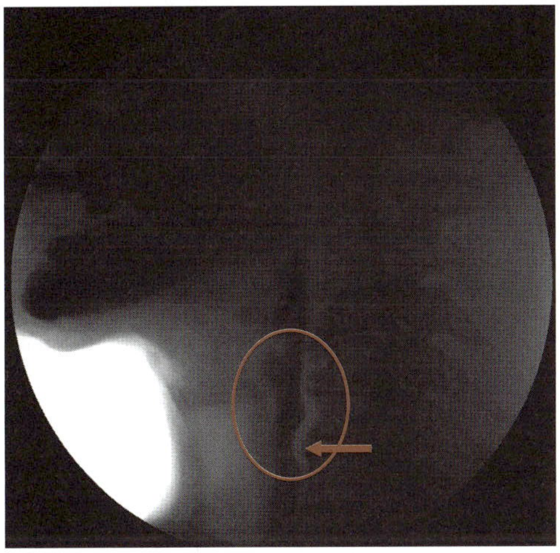

그림 5-60 경부의 전방뼈돌기로 인한 인두 잔여물

식도에 압박을 가하여 삼킴 후에도 인두 잔여물이 다량 남아 있다

하고 7명의 환자 중 2명에게 삼키기 곤란증이 발생했다고 보고하였다. 또한 수술적 치료의 적응증은 아직 완전히 확립되지 않은 상태이므로 유의하여 적용하는 것이 권장된다.

일반적으로 삼킴장애에 대한 재활치료는 객관적 검사를 통해 인두잔여물의 양과 위치 등을 확인하고, 흡인 유무에 따라 치료 전략을 결정한다. 보상적 전략으로 신체 또는 머리 자세 변화가 시도되고 있는데, 머리회전은 인두 잔여물이 감소하며 흡인 위험을 감소시킬 수 있어 삼키기 기능을 개선하는 데 효과적인 것으로 알려져 있다. 뼈돌기가 한쪽으로 비대칭적으로 기울어져 있는 경우 머리를 뼈돌기가 있는 쪽으로 돌리면 병변이 있는 쪽을 막고 인두 통로를 개선해서, 음식이 반대쪽을 통해서만 흐르도록 하여 잔여물을 줄이는 데 도움이 될 수 있다. 최근에는 비대칭적인 뼈돌기외에도 전방 경부 뼈돌기 환자의 경우에도 머리회전이 식도 열림을 개선한다는 연구결과가 있다. Yoon 등은 큰 전방 경추 뼈돌기의 전방 돌출부가 식도입구를 막고 있는 환자에서 턱을 아래로 향한 자세와 오른쪽으로 머리를 돌린 자세를 취하게 되면 이러한 방해를 더욱 증가시키고 후두덮개 기울기를 제한하는 반면에 왼쪽으로 머리를 돌린 자세는 경추 뼈돌기를 후두에서 멀리 이동시키고 인두 공간을 넓혀 인두 볼러스 전달을 개선하고 흡인을 줄인다고 하여 환자에 따라 다양한 자세 변화를 통해 인두삼킴을 개선할 수 있다고 하였다(그림 5-61)

일반적으로 고형식과 유동식의 식사단계를 조정해서 구강 식사를 가능하게 할 수 있다. 객관적 검사를 통해 IDDSI 단계에 따라 어떤 음식에서 안정성이 높은지 확인

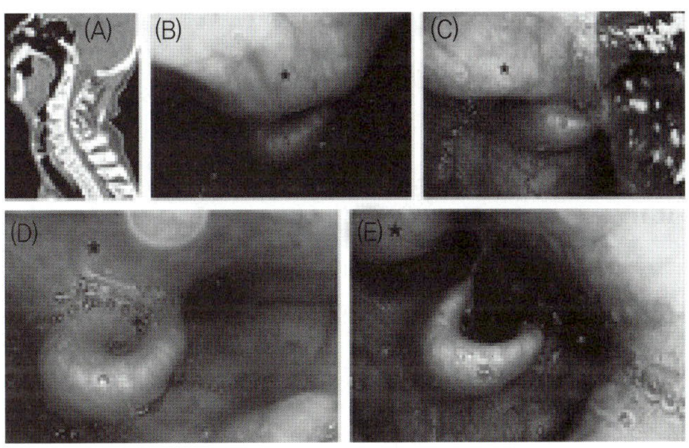

그림 5-61 전방 경추 뼈돌기 환자에서 다양한 자세에 따른 효과(Yoon 등, 2019)

CT상 전방 경추 뼈돌기(A), 내시경 검사상 전방 돌출부(B), 턱을 아래로 향한 자세(C), 오른쪽으로 머리를 돌린 자세(D), 왼쪽으로 머리를 돌린 자세(E)에서 경추 골세포를 후두에서 멀어지게 하고 인두 공간을 넓혀서 인두 볼루스 전이가 개선됨

하여 처방하고, 자세 변화나 여러 가지 삼킴기법(멘델슨 수기, 노력삼킴 등)을 함께 적용하게 된다. 액체보다 고형물을 섭취할 때 힘들어하고, 음식 잔여물이 인두부에 남는 경향으로 나타나게 되는데 흡인 증상이 없다면 고형식과 액체를 번갈아 가면서 먹게 하는 방법이 효과가 있다.

2 근육병증(Myopathy)

1) 근육병증에서의 삼킴장애

특발성 염증성 근육병증(idiopahtic inflammatory myopahties, IIMs)은 가로무늬 골격근의 염증이 근육통과 약화를 초래하는 이질적인 자가면역 질환 그룹이다. 임상적, 혈청학적, 조직학적 기준에 따라 정의되는 피부근염(Dermatomyositis), 봉입체 근염(Inclusion Body Myositis), 다발성 근염(Polymyositis)이 별개의 하위 그룹으로 분류된다. 피부근염에서는 근육과 피부 조직이 모두 영향을 받는다. 봉입체 근염이라는 이름은 근육 세포의 단백질 응집체에 대한 조직학적 발견에서 유래되었다. 다발성 근염에서는 피부 침범이 없으며 근육 생검에서 봉입체의 증거 없이 근육 조직의 염증이 발생한다. 이러한 주요 질환 그룹 외에도 또 다른 류마티스 질환의 증상이 근육 손상과 함께 나타나는 중복 증후군도 있다. 최근 몇 년 동안 연구와 진단 모두에서 자가항체의 역할이 점점 더 인식되고 있다. 특발성 염증성 근육병증은 50세 이상 인구에서 가장 흔히 발생하며 천천히 점진적으로 진행되는 골격근 약화가 특징이기 때문에 삼킴장애를 유발할 수 있다. 특발성 염증성 근육병증은 만성적으로 진행되는 질병이지만 때로는 재발–완화되는 경우도 있으며 삼킴장애의 증상은 초기 발병과 유사하다. 삼킴장애의 중증도는 봉입체 근염에서 생명을 위협하는 심각한 영향을 미칠수 있고, 다른 특발성 염증성 근육병증에 비해 봉입체 근염에서 흡인성 폐렴이 3배나 높은 비율로 발생할 가능성이 있어 조기 사망의 주요 원인으로 간주된다. 구인두 및 식도 근육계의 근육 생검에서의 특징은 사지 근육계에서 관찰된 것과 유사하며, 봉입체 근염의 근육 조직병리학적 특징과 삼킴곤란 중증도 사이에 강한 상관관계가 발견되었다. 그러나 봉입체 근염에서 삼킴곤란의 근본적인 병태생리학은 여전히 밝혀지지는 않았고, 현재까지 치료법은 없으며 환자의 반응이 어떤 치료에도 불응한다는 점을 고려하면, 삼킴곤란과 같은 증상의 관리는 증상 완화를 목표로 하는 경우가 많다. 그리고 삼킴장애는 다발성 근염에 비해 피부근염에서 더 높은 유병률이 보고되고 있다.

삼키는 근육에 염증이 생기면 구강, 인두 및 식도의 기능 장애로 이어져 흡인 위험이 높아진다. 생검을 통한 연구 및 사례 보고 결과에 따르면 영향을 받은 삼킴 근육에서 염증성 침범이 발생하는 것으로 나타났고, 말초 골격근에서 나타나는 염증 반응과 유사하였다. 흥미롭게도 이러한 변화는 식도의 민무늬근 조직에서도 발생하는 것으로 보인다. 근육 생검 외에도 구인두 부종과 같은 특징적인 MRI 소견을 통해 염증 징후를 확인할 수 있다. 병리학적으로 삼킴장애는 영향을 받는 근육 그룹에 따라 인두 수축성 감소, 반지인두 기능 장애, 후두 상승 감소, 식도 운동성 저하 등 네 가지 패턴으로 구별될 수 있다(그림 5–62)

(1) 인두 수축력 감소

인두부에서 음식덩이 제거가 불충분해질 수 있어 삼킴 후 인두 잔류물이 나타나는 경우가 많다. 이는 자주 보고되는 결과로 안전성에 영향을 미치고 궁극적으로 흡인을 유발할 수 있다. 감소된 인두 수축력을 나타내는 추가 소견에는 구인두 부전, 연동 운동 또는 볼루스 추진력이 없거나 부적절하며, 부적절한 인두 수축, 코 역류, 더 큰 덩어리를 삼킬 때 점진적인 감소, 인두 압력의 감소가 따른다.

(2) 반지인두 손상으로 인한 상부식도조임근의 기능 장애

과수축성, 상부식도조임근의 이완 결핍 및 저수축성 모두 나타날 수 있다. 이는 섬유증이 발생하는 만성기

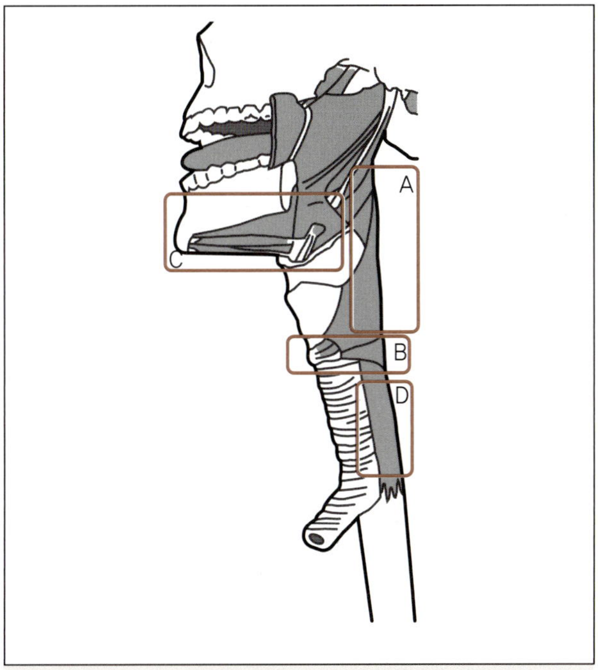

그림 5-62 근육염에서 영향을 받는 근육 그룹

A : 인두 수축력 감소; B : 반지인두 기능장애; C : 후두 상승 감소; D : 식도 운동성 저하

와 비교하여 급성 염증기 동안 근육 생리가 다른 방식으로 영향을 받는다. 이는 상부식도조임근의 개방 또는 이완 장애로 이어져 조롱박오목에 타액이 고이거나 잔류하게 된다.

(3) 후두 상승의 감소

목뿔위근육과 종인두근의 수축력 장애로 인해 발생한다. 후두 상승은 상부식도조임근이 열리는 전제조건이며 후두 상승이 감소하면 기능적으로 상부식도조임근 손상이 발생할 수 있다. 따라서 삼킴곤란 진단의 소견은 원발성 상부식도조임근 장애의 소견과 유사할 수 있다. 일부 연구에서는 전형적인 근염과 관련되는 조롱박오목의 잔류물 발견이 주로 반지인두근의 근육 자체의 실제 기능 장애보다는 목뿔위근육의 수축성 감소로 인해 발생할 수 있음을 시사하여 이러한 맥락에서 후두 상승 감소로 인한 가성 반지인두 기능 장애로 유추해 볼 수 있다고 하였다.

(4) 식도 운동성 저하

다양한 저자들이 비디오투시삼킴검사, 섬광조영술 등을 통해 하부식도조임근까지 확장되는 식도 운동성이 감소되거나 결여된다고 보고하였다.

특발성 염증성 근육병증 환자의 삼킴곤란은 삶의 질에 영향을 미칠 뿐만 아니라, 체중 감소, 흡인성 폐렴으로 건강의 악화를 초래할 수 있다. 삼킴곤란을 동반하는 환자의 코호트에서 폐렴/흡인성 폐렴의 비율은 6%에서 36% 사이로 보고되었으며, 유병률은 4배 높아 일부 연구에서는 흡인성 폐렴이 주요 사망원인이라고 보고하고 있다.

2) 삼킴장애의 치료

(1) 면역조절요법

임상검사 및/또는 도구적 삼킴검사를 시행한 후 결과에 따라 적용한 면역조절 약물에 대해 긍정적인 치료 효과가 보고되고 있다. 정맥 내 메틸프레드니솔론 펄스 요법, 메토트렉세이트, 장기 프레드니손/프레드니솔론, 아자티오프린, 정맥내 면역글로불린, 피하면역글로불린, 하이드록시클로로퀸, 타크로리무스, 시클로포스파미드, 미코페놀레이트 모페틸, 시클로스포린, 그리고 리툭시맙 등의 제재에 대한 연구들이 보고되고 있다. 삼킴곤란이 약물 치료에 반응하지 않는 경우 스테로이드에서 정맥 주사용 면역 글로불린(IVIG)으로 변경하는 등 다른 약물 그룹으로의 전환이 효과적이라는 보고도 있다.

(2) 비약물적 중재요법

반지인두근육에 적용한 보툴리눔 독소 A 주사, 반지인두 확장, 반지인두 근절개술에 대한 보고가 있으나 효과에 대한 근거는 미비하다.

(3) 행동적 접근법

근육염 환자에서는 식이요법 수정, 보상 기술, 운동 등 다양한 삼킴 행동 요법이 사용되나 이에 대한 효과를 조사한 연구가 많지 않다. 사례연구에서는 멘델슨법이 흡인성 폐렴이나 체중 감소 없이 구강 음식 섭취를 유지하는 데 도움이 되었다고 보고하였고 또 다른 사례 보고에 따르면 등척성 혀 강화운동이 혀 뒤쪽 압력의 유지에 기여했다고 하였다.

3 구강건조증(xerostomia)과 구강위생

건조증은 주관적인 구강 건조감으로 노인 환자에게 흔히 나타나는 문제이다. 실제로 건조증은 삼키기, 말하기, 구강 위생에 문제를 일으킬 수 있으며, 방치하면 삼킴장애, 마비말장애와 같은 증상으로 환자의 삶의 질을 저하시킬 수 있다. 타액선 기능 저하(Salivary Gland Hypofunction: SGH) 는 타액 분비 감소를 객관적으로 검사후 진단이 되며, 건조증과 공존할 수 있지만, 이 두 가지 상태가 반드시 관련이 있는 것은 아니다. 건조증은 합병증이 있는 다양한 환자에서 나타나기도 하는데 쇼그렌 증후군과 두경부 방사선 조사와 관련이 있다고 보고하고 있고, 노인인구에서는 노인 환자를 괴롭히는 질병과 이를 치료하는 데 사용되는 약물이 원인이 되기도 한다. 건조증의 실제 유병률과 발생률은 알려져 있지 않지만 삼킴장애 및 우울증으로 이어질 수도 있으며 환자의 삶의 의욕을 저하시킬 수도 있다. 이럼에도 불구하고 건조증을 주요 증상으로 보고하는 환자는 거의 없으며, 건조증 진단을 우선순위에서 낮추는 경향이 있다. 구강건조증이 원인이 되어 삼킴장애가 시작될 수 있으므로 이에 대한 징후와 증상 및 위험 요인에 대한 인식을 높여 적절한 진단과 이에 대한 중재가 필요하다.

1) 타액(Saliva)

타액은 정상적인 구강 건강을 유지하는 데 필수적인 성분으로 이하선, 악하선, 설하선의 침샘에서 분비된다. 타액은 저작, 삼킴 및 발성에 도움을 줄 뿐만 아니라 구강내 윤활, 항균 및 항진균 작용이 있으며 일반적으로 성인에 있어 하루 1~1.5ml 정도가 분비된다. 타액은 무조건적 반사로서 구강내 기계 수용체(mechanoreceptor)나 미뢰에 의해 자극이 되어 분비되며 소화를 돕는 등의 중요한 역할을 한다. 타액 분비는 교감신경과 부교감 신경에 의해 조절되는데, 뇌신경 5,7,9번을 통해 감각 정보가 삼차신경핵과 고립로핵을 통과하여 뇌줄기와 척수의 교감, 부교감 신경을 통해 타액선으로 전달된다. 주로 부교감 신경이 자극되면 흐름이 빠른 침이 생성되고, 교감신경이 자극되면 점액(mucin) 함량이 높은 느린 흐름의 침을 분비하게 한다. 스트레스 상황에서는 교감신경의 자극으로 구강건조가 발생할 수 있다.

타액 생성이 감소하면 말하기, 씹기, 삼키기 어려움, 미각 변화, 충치, 보철물 사용 장애, 재발성 감염, 구취, 연조직 악화, 삶의 질 저하 등의 문제가 발생하게 된다.

2) 구강건조증의 원인

구강건조증은 입이 마른다고 느끼는 주관적인 불편함으로 인구의 5.5~46%까지 발생된다는 보고가 있으며 특히, 65세 이상의 고령에서 흔하게 발생한다. 보통 타액선 세포는 나이가 들면서 위축되는 것으로 알려져 있지만, 건조증의 발병은 다인자적 과정이다. 보고된 연구에 따르면 대부분의 타액 손실은 크게 전신 질환과 연관된 것과 국소적 인자로 구분할 수 있다. 구강건조증을 유발하는 전신 질환은 자가면역, 내분비, 감염성 및 육아종성 질환 등이 포함되고 국소적 인자에는 약물, 두경부 영역의 방사선 치료, 타액선염이나 타석증과 같은 타액선 질환, 구강 및 인두의 염증, 생활 양식 요인 등이 포함된다(표 5-30).

특히 두경부암 환자에서 구강건조증은 얼굴과 목부위에 방사선 치료를 시행했을 때 초기에 10~16 Gy까지는 방사선 치료 이전에 비해 타액 분비량이 50~70% 감소하지만 방사선 치료를 중단하면 회복 가능성이 있다. 그러나 40~42 Gy의 방사선 조사 이후에는 타액 분비가 관찰되지 않으며, 50~60 Gy의 방사선 조사 이후에는 타액선의 변화가 비가역적으로 발생한다고 보고되고 있다.

또한 일반 노인들은 기저 질환에 따라 다제약제를 사용하는 경우가 많기 때문에 약물 치료 직후부터 구강건조증이 발생하거나, 장기간 약물 치료 이후에 점점 증상이 심해지는 경우가 있다. 연구에 따르면, 삼환계 항우울제(tricyclic antidepressants, oxybutynin, tramadol, clozapine, olanzapine, benzotropine), 고혈압 치료제 등에 의해 구강건조증이 발생할 수 있다고 보고되었다. 이러한 약들은 항콜린성 약물이 많으며 식도의 조임근을 약화시켜서 역류증상을 일으킨다. 항콜린성 효과 이외에도 이뇨제같이 탈수를 유발하는 약물도 구강건조를 일으킨다. 노인의 경우 전신질환으로 인해 다양한 약제를 복용하는 경우가 많아, 고혈압제제, 정신질환치료제, 근이완제, 항히스타민제 등의 복용으로 타액 분비 감소가 있을 수 있다. 65세 이상의 인구에서 30% 정도가 구강건조증을 가지고 있는 것으로 보고되었다.

3) 구강건조증의 진단

(1) 주관적 증상

환자의 타액분비 저하나 구강건조증의 증상을 호소할 경우 관심을 기울이고 확인하는 것이 필요하다. 구강건조증을 가진 환자들은 저작, 삼킴 및 발성에 어려움을 호소할 수 있으며 구강작열감, 구취, 미각 변화, 건조한 구강 점막, 설염, 입술 갈라짐, 구강 칸디다증 및 충치가 발생할 수 있다.

구강건조증이 소화기능에 미치는 영향을 살펴보면 삼킴기 과정에서 윤활작용을 하는 타액의 분비가 감소하면 구인두에 음식 잔여물이 증가하게 된다. 그리고 타액이 가지고 있는 탄산염기(bicarbonate)는 위산을 중화시켜서 식도와 후두인두를 산으로부터 보호하지만 타액의 감소로 위산으로부터 점막을 보호하기 어렵게 된다. 만성적인 구강건조증은 구강내부 뿐만 아니라 인두와 식도까지 영향을 주게 되어서 결국은 음식물이 넘어가는데 문제를 일으키게 되고 소화기능에 문제를 일으킬 수 있다.

그러나 환자의 증상이 반드시 진단 결과로 나타나는 것은 아니기 때문에 타액분비의 저하가 동반되는지 검사가 필요할 수 있으며, 환자의 병력과 복용하는 약물을 확인하는 것이 중요하다.

(2) 구강건조증 설문지

구강건조증이 노인의 건강에 상당한 영향을 미치는

표 5-30 구강건조증의 원인

전신 질환	국소적 인자
자가면역성 질환 쇼그렌 증후군, 류마티스 관절염, 전신홍반루프스, 전신경화증	약물 항콜린제, 항파킨슨제, 항우울제, 항히스타민제, 기관지확장제, 고혈압약, 이뇨제, 진정제, 항암제
내분비 질환 당뇨, 자가면역성 갑상선 질환	두경부 영역의 방사선 치료
감염성 질환 방선균증, 에이즈, C형 간염	국소 질환 타액선염, 타석증, 구강 및 인두 염증(수족구, 수두, 헤르페스)
육아종성 질환 결핵, 사르코이드증	생활 양식 인자 흡연, 음주, 카페인 음료, 탈수, 심한 코골이, 구강호흡, 상기도 감염
기타 전신 질환 말기 신장 질환, 혈색소증, 아밀로이드증, 파킨슨병, 노화	

점을 감안하여 평가는 모든 의료 전문가가 쉽게 수행할 수 있어야 한다. 따라서 주관적인 건조증을 평가하는 수많은 설문지가 건조증의 심각도를 식별하고 평가하기 위해 개발되었다. Xerostomia Inventory, Summated Xerostomia Inventory, 구강건조 증상 설문지(Dry Mouth Symptom Questionnaire, DMSQ), 구강건조증 시각상사척도(Visual Analogue Scale for Xerostomia) 등의 설문지가 대상자의 구강 건조감과 증상의 중증도를 평가하기 위해 개발되었다.

그중 Thomson 등(1999)에 의해 개발된 Xerostomia Inventory(XI)는 11개 항목(음식을 삼키는 데 도움이 되도록 액체를 홀짝 마신다; 식사할 때 입이 마를 때 느낀다; 밤에 일어나서 물을 마신다; 입이 마를 때 느낀다; 건조한 음식을 먹는 데 어려움이 있다; 건조한 입을 달래기 위해 사탕이나 목캔디 등을 빨아먹는다; 특정 음식을 삼키는 데 어려움이 있다; 얼굴 피부가 건조하다; 눈이 마를 때; 입술이 마를 때; 코 안쪽이 마를 때)으로 구성된 합산 평가 척도로, 응답자는 지난 4주 동안 다음 설문에 대한 5단계 응답 중 하나를 선택한다(전혀 없음: 1점, 거의 없음: 2점, 가끔: 3점, 꽤 자주: 4점, 매우 자주: 5점): 각 점수가 합산되어 XI 점수가 부여되고 점수가 높을수록 증상이 심각함을 나타낸다(최소 점수: 0점에서 최대 점수: 44점, 점수 해석은 0–9점: 구강건조증 증상이 거의 없음, 10–19점: 경미한 구강건조증, 20–29점: 중등도의 구강건조증, 30점 이상: 심한 구강건조증으로 진단한다). Thomson 등(2011)은 눈과 입술의 건조함 등 불필요한 몇 가지 항목을 제외하고 Summated XI(SXI)를 개정하였다. 이는 5개 항목으로 구성되어 있어 쉽고 간단하게 측정할 수 있다. Moon(2024) 등에 의해 한국어로 번안되어 노령 환자를 대상으로 타당도와 신뢰도가 확인되었다(표 5–31).

(3) 타액 분비율 검사

타액선 기능저하의 객관적인 진단을 위해 타액 분비량을 계산할 수 있다. 타액 분비량은 하룻밤 금식 또는 2시간 이상의 금식 후에 앉은 자세에서 최소 5분 이상 측정한다. 타액의 비중은 1이므로 무게는 부피로 바로 환산하여 타액의 분비량을 측정할 수 있다. 비자극성과 자극성 타액 분비율을 구분하여 측정할 수 있다.

① 비자극성 타액 분비율(unstimulated salivary flow rate)

측정타액을 채취하기 전 5분 동안 편안한 상태에서 말없이 휴식을 취하게 한다. 타액 체취법에는 타액량을 측정하는 방법과 무게를 측정하는 방법이 있다. 검사 직전에는 구강 내의 타액을 모두 삼키도록 한다. 타액량 측정은 아래 입술을 통해 흐르는 타액을 눈금 실린더에 15분간 모으는 spitting 법과 무게를 잰 솜을 구강 바닥에 넣어 타액을 모아서 3분 후 무게를 측정하는 방법이 있다. 총량을 측정하고 이를 분당 분비율(ml/min)로 환산하는데 보통은 0.3~0.4 mL의 타액이 분비되며, 분당 0.1~0.2 mL 미만일 경

표 5–31 한국판 Summated Xerostomia Inventory

분류	항목	점수
검사항목	• 음식을 먹을 때 입이 건조함을 느낍니다. • 내 입안이 건조함을 느낍니다. • 나는 마른 음식을 먹기가 힘듭니다. • 나는 어떤 음식들은 삼키기가 힘듭니다. • 내 입술이 건조함을 느낍니다	전혀 그렇지 않다(1), 거의 그렇지 않다(2), 가끔 그렇다(3), 자주 그렇다(4), 항상 그렇다(5)
Standard question scoring	얼마나 자주 입안이 건조합니까?	전혀 그렇지 않다(1), 가끔 그렇다(2), 자주 그렇다(3), 항상 그렇다(4)

(Moon 등, 2024)

우 타액선 기능저하로 정의한다.

② 자극성 타액 분비율(stimulated salivary flow rate)

자극원은 저작을 하게 하거나 비타민 C 등의 자극을 준 후에 타액의 분비량을 측정하게 되는데, 정상 성인에서 분당 1.5~2.0 mL가 분비되며, 분당 0.7 mL 미만이면 타액선 기능저하로 정의한다.

(4) 타액선 기능 검사

타액선 기능은 타액선 섬광조영술(salivary scintigraphy), 초음파(ultrasonography), 자기공명 영상(magnetic resonance imaging)이나 컴퓨터단층촬영(computer tomography)과 같은 영상학적 검사를 통해서도 타액선의 기능과 액선 실질의 이상을 확인할 수 있다.

타액선 조영술(sialography)로 액선 실질의 이상을 확인하거나, 자기공명 타액선 조영술(MR sialography)을 이용하여 삼차원(3-dimensional)으로 재건하여 타액선관의 형태학적인 구조를 평가할 수 있어 타석증, 타액선관의 협착 및 폐쇄에 대한 진단도 가능하다.

4) 구강건조증에 대한 약물치료와 관리

구강건조증 치료의 일차적인 목적은 환자의 증상을 완화시키고, 타액의 분비량을 늘리는 것이다. 증상이 심하지 않은 경우는 예방 조치와 생활 양식 교정이 핵심이며 충분한 수분공급으로 체내 수분을 유지하도록 교육해야 한다. 구강건조증이 진행된 경우 인공타액, 구강 윤활제, 여러 종류의 약제들이 증상을 완화하기 위해 사용되지만 이 역시 아직까지는 충분한 근거가 마련되지 않은 상태이다. 따라서 여러 가지의 치료법을 복합적으로 선택하여 단계적으로 치료하는 것이 필요하다. 구강건조증의 치료는 전신적으로 작용하는 타액 분비촉진제 및 국소 제제의 두 가지 범주로 나눌 수 있다.

(1) 전신약제

필로카르핀(pilocarpine)과 세비멜린(cevimeline)은 미국식품의약국(FDA)의 승인을 받은 타액분비 촉진제이다. 필로카르핀은 무스카린(muscarine)의 부교감신경을 자극하는 효과로 쇼그렌 증후군과 방사선 조사에 의한 구강건조증 치료제로 승인되었다. 세비멜린은 M3 무스카린 수용체와 강한 친화력을 보이는 타액선 자극제로 쇼그렌 증후군의 치료에 승인이 되었다. 그러나 무스카린 작용제는 콜린성 부작용으로 인해 거의 사용되지 않으며, 그 효과에 대한 근거가 아직까지는 확립되지 않았다. 또한 이러한 약물들은 기능을 하는 타액선의 잔여조직이 남아 있어야 효과적일 수 있다.

방사선 치료 초기 삼킴장애 환자는 부종과 발적으로 인한 점막염과 구강건조증으로 혀의 운동능력이 떨어지고 구강을 통한 음식물의 통과 시간이 길어지며 삼킴반사가 느리게 나타난다. 이러한 환자들은 구강 준비기에 필요한 저작운동과 음식덩이를 만들고 조절하는 능력이 감소하게 되어 결국 삼킴과정을 유기적으로 연결하지 못하게 된다. 침샘이 손상을 받으면 타액 분비량이 감소하고 점도가 높은 변질된 타액이 생산되어 구강건조증이 발생하여 환자가 음식물을 원활하게 삼키기 힘들게 되므로 방사선 치료를 받는 환자들을 가장 괴롭히는 합병증이다. 이 환자들을 위한 약리적 치료법에 리모넨, 요힘빈, 아미포스틴이 있으며, 이는 각각 방사선 치료 중에 타액 전구 세포를 보호하고, 말초 콜린성 활동을 증가시키고, 타액선을 자유 라디칼 손상으로부터 보호한다고 알려져 있다. 이러한 약제들은 어느 정도 효과가 있는 것으로 나타났지만, D-리모넨은 치료에 필요한 고용량을 투여하기 어렵고, 요힘빈은 타액분비 개선 효과에 대한 연구가 부족한 상태이며, 아미포스틴은 건조증 예방을 위해 미국 식품의약국에서 승인되었음에도 불구하고 약물 부작용 프로필로 인해 널리 사용되지 않고 있다. 현재까지 구강건조증의 치료 약물들은 건조증을 관리하는 데 완전히 효과적이지 않은 것으로 보여진다.

(2) 국소관리

국소적 관리에는 타액 대체제, 무설탕 껌과 사탕 등이 있다. 치약, 구강 세척제 및 젤을 포함한 타액분비 자극제 및 대체제는 침샘 기능을 향상시킬 수 있다. 타액 대체제는 충분한 양의 자연 타액을 생성할 수 없는 환자가 자주 사용하는데, 사람의 타액과 유사하며 타액 점도를 증가시킨다. 스프레이 제제도 구강건조증의 치료에 사용되는데 1% 말산(malic acid)으로 구성된 타액 분비 촉진제인 스프레이는 항고혈압제 및 항우울제 복용으로 유발된 구강건조증에 효과가 있지만 치아의 에나멜을 부식시킬 수 있어 주의해야 한다. 실제로 인공 타액은 환자의 최대 40%에서 건조증 증상을 일시적으로 개선한다는 연구도 있지만, 위약에 비해 효과적이지 않다는 연구도 있다. 타액 대체제를 사용할 경우 증상 완화에 필요한 양은 대체제의 구성에 따라 하루에 40mL에서 150mL 사이로 많은 양을 적용해야 하기도 하고 하루 종일 반복해서 사용해야 하기 때문에 밤에 수면을 방해할 수도 있다.

껌과 사탕은 타액 분비를 자극하고 구강 점막의 마찰을 줄일 수 있으나 치아우식증 예방을 위해 무설탕 세품이 추천된다.

(3) 건조증 유발 약물의 조정

환자에게 안전하고 필요한 경우 구강건조를 유발하는 약물 치료를 중단하거나 약물의 용량이나 복용 횟수를 감소시키고, 대체 약제로 전환하는 것이 추천된다. 방사선 치료 후 발생하는 구강건조증에 대한 예방 조치에는 보툴리눔 독소 주사 또는 전신 성장 인자(growth factor)의 투여, 이식 또는 유전자 요법을 통한 타액선 조직 재생, 방사선 보호 물질인 템폴(Tempol)의 사용이 포함되지만 추가 연구가 필요하다.

(4) 구강건조증의 합병증 치료

구강건조증의 합병증으로 구강의 곰팡이 감염이 생길수 있다. 합병증으로 다양한 항진균제로 만든 입안 헹굼제를 사용할 수 있다. 면역력이 떨어져 구강의 항진균 치료에 반응이 없는 환자는 전신적인 항진균 치료가 필요할 수 있다.

5) 구강건조증을 위한 침샘자극 및 운동치료

(1) 타액 분비 자극

규칙적인 자가 자극 타액 마사지가 타액 흐름, 구강 위생 및 삼키기 어려움을 개선하는 데 실용적이고 효과적이기 때문에 구강건조증이 있는 경우 타액선의 외부를 마사지하는 것이 증상을 완화시키는 장점이 있다.

귀밑샘, 혀밑샘, 턱밑샘을 가볍게 누르며 자극한다(그림 5-63).

(2) 구강체조

구강 체조에는 입을 벌리고 닫는 운동, 혀를 움직이는 운동, 입술 주위 근육의 탄력을 높이는 운동, 침샘 자극 운동이 포함돼 있다. 입 주변과 혀 근육을 강화하는 운동은 혀와 턱밑 침샘의 노화를 늦추고, 침샘 자극 운동은 귀밑에 있는 침샘을 자극해 침 분비를 유도하는 효과가 있다.

6) 자가관리

충분한 수분섭취를 하기 위해 가능한 물을 많이 마시는 것이 좋다. 건조한 환경에서 일한다면 특히 수분 섭취에 신경을 써야 한다. 하루 물 섭취량은 1.5~2 L 정도가 적당하며, 한번에 많이 마시는 것보다 조금씩 자주 입안을 적시는 게 좋다. 커피, 녹차 등 카페인이 든 음료는 오히려 입안을 마르게 할 수 있어 삼가야 한다. 마르고 딱딱한 산성 음식, 맵거나 신 자극적인 음식, 찬 음식, 알코올, 카페인이 함유된 음료를 제한하는 것이 좋으며, 흡연에 대한 영향도 제기되고 있다. 음식을 먹을 때는 오래 씹는 습관을 들이는 것이 좋은데, 침은 평상시 분당 0.25~0.35 mL 분비되지만, 음식을 오래 씹으면 분당 최대 4 mL까지 나오는 효과가 있다. 입안에서 혀를 굴리는 것도 침 분비량을 늘리는 효과가 있다.

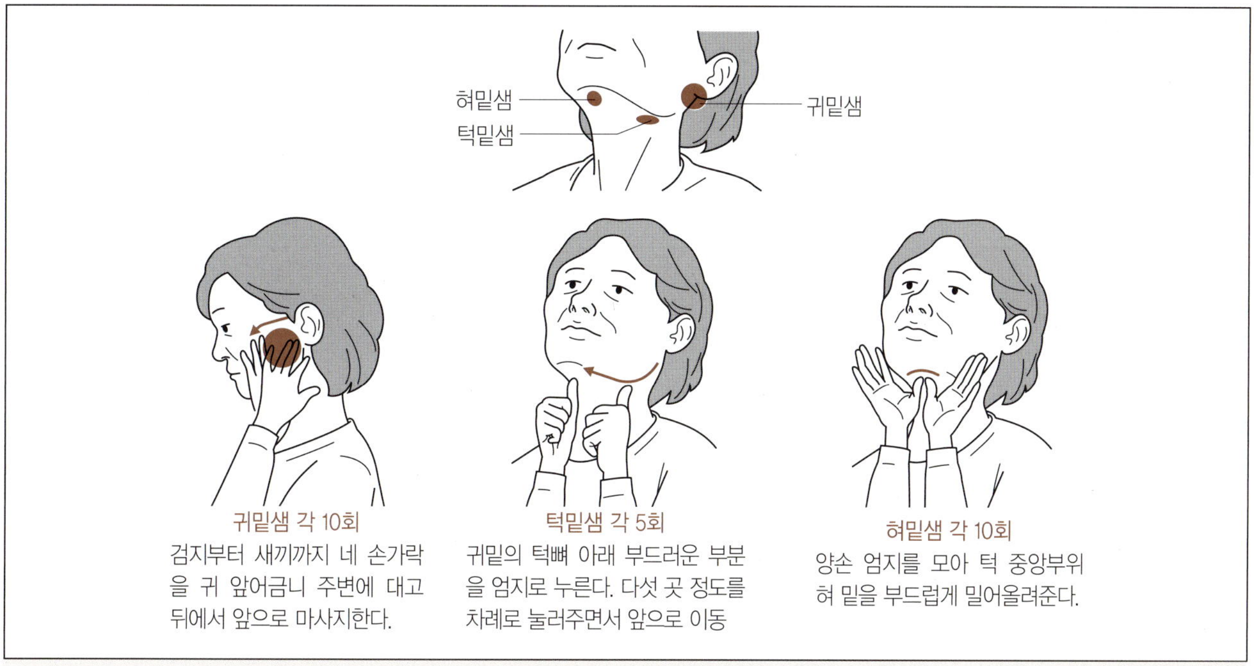

그림 5-63 타액분비 자극법

무설탕 껌을 씹거나 신맛 나는 과일을 먹어서 침샘을 자극하는 것도 좋은 방법이다. 충치를 예방하고 구강의 위생을 유지하기 위해 당이 적은 식사를 한다.

구강건조증의 치료로 생활습관을 변화시키고 예방하는 것도 중요하다. 실내에서는 가습기가(특히 밤에 잘 때) 습도를 높이는 데 효과적이지만 진드기 알레르기가 있는 환자에게는 금기이다. 타액 분비 저하로 충치 발생이 증가하기 때문에 이를 예방하는 가장 효과적인 수단으로 불소가 포함된 치약으로 양치를 하는 것이 권장된다. 틀니를 사용하는 환자는 곰팡이가 자라지 않도록 매일 틀니를 소독한다.

그러나 삼킴장애를 동반한 경우에는 수분섭취가 원활하지 않을 수 있기 때문에 관리하는데 어려움이 있을 수 있다. 구강으로의 섭취가 어려운 관영양 환자는 시간과 양을 정해서 관을 통해 주입하도록 한다. 만약 점도증진제를 사용하여 구강 섭취가 가능한 경우 처방받은 점도를 잘 유지하도록 하고 삼킴기법을 이용하여 섭취한다. 또한 입을 헹구거나 양치를 할 때 물이 삼켜지지 않도록 주의한다. 반복되는 기도흡인은 폐렴 등의 합병증을 유발할 수 있다.

구강건조증에 도움이 되는 관리 방법

- 최소 하루 3~4차례 양치질을 하고 입술은 보습제를 발라 촉촉하게 유지한다.
- 정기적으로 불소를 사용하는 것이 권장된다.
- 자주 물로 입을 헹군다. 알콜이 포함된 구강 청결제는 입을 더욱 건조하게 할 수 있다.
- 물을 조금씩 자주 섭취하거나 얼음 조각을 입안에 천천히 녹여 먹는다.
- 가능하면 촉촉하고 삼키기 쉬운 음식을 먹는다.
- 음식은 오래씹어서 먹도록 한다.
- 침샘을 자극하여 침 분비를 도와주는 신맛이 나는 음식, 비타민C, 무설탕 껌, 레몬, 사탕을 먹는다(충치에 대한 우려가 있으므로 무설탕 제품).
- 술, 담배, 카페인은 입안을 더욱 건조하게 할 수 있다.
- 6개월마다 정기적으로 치과 검진을 받는 것이 합병증 예방에 도움이 된다.
- 가습기 등을 이용하여 실내 공기가 건조하지 않도록 한다(특히 밤에 잘 때).

7) 구강위생

구강위생이 불량하면 삼키기와 섭식에 문제가 있고, 특히 구강건조증은 치은염(잇몸 질환), 충치, 칸디다증과 같은 구강 감염의 위험을 증가시킨다. 삼키기 곤란증 환자의 경우 구강 관리가 어려울 수밖에 없어 혀뿐 아니라 치아, 입천정에도 침과 가래 등의 분비물이 뭉쳐서 딱딱하게 붙어 제거가 어려운 상황이 있는 경우도 있다(그림 5-64). 이는 이 환자들이 병원이나 재활 시설 또는 주거 시설에 거주하고 있기 때문이기도 하나, 삼키지 못함으로 인해 양치를 하는데 어려움이 있기 때문이다. 또한 인지장애가 있는 환자는 의사소통 어려움이 있고 거부할 수 있기 때문에, 이에 따르는 반응으로 종종 돌봄제공자가 구강위생을 생략하거나 소홀히 할 수 있다. 따라서 삼킴장애 환자는 구강위생을 수행하기에 매우 힘든 상태에 노출될 가능성이 많기 때문에 구강 건강의 질을 향상시키기 위한 다학제적 접근 방식이 제안되었다. 구강위생이 불량할 경우 입냄새, 구강건조증, 구내염 또는 냉해, 측두하악장애, 충치 또는 발진 등이 발생할 수 있지만 전신적인 건강에도 영향을 미칠 수 있다.

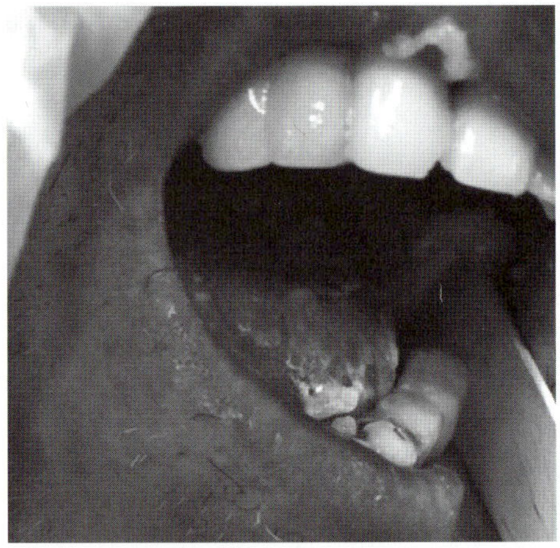

그림 5-64 구강위생 불량으로 구강내 이물질이 단단하게 접착된 모습

(1) 구강위생 불량이 구강 및 전신질환에 미치는 영향

구강 건강은 또한 전신 건강과 관련이 있다. 예를 들어, 입에 감염이 있는 경우 혈류는 박테리아를 신체의 다른 부위로 운반하여 심장병 및 뇌졸중과 같은 전신적인 건강 문제를 일으킬 수 있다.

① 당뇨병

구강위생 불량으로 구강내 치주염이나 만성 감염이 있는 사람은 구강위생 상태가 좋은 사람보다 향후 당뇨병이 발생할 위험이 증가한다고 보고되고 있다. 또한 치주염 자체가 당뇨병 발생을 증가시킬 수 있다는 논의도 시작되고 있다.

② 폐렴

특히 노인요양시설에서 구강위생 관리와 교육은 매우 중요하다. 흡인성 폐렴을 예방하려면 구강내 수분을 유지하고 혀와 입천장을 포함한 전반적인 구강세정이 필수적이다. 한 연구에서는 구강위생관리를 받지 않은 집단은 관리를 받은 집단에 비해 폐렴 발생률이 1.6배 높다고 하였고 수면 중 의치를 장착했을 경우 폐렴 위험성이 2배나 높아진다고 하였다.

③ 심혈관질환

치주질환과 심혈관질환의 위험 요소는 나이, 성별, 스트레스, 흡연 등으로 거의 동일하다. 따라서 많은 치주질환 환자들이 심혈관질환을 앓고 있으며, 심한 치주염을 앓고 있는 경우 심근경색의 발병률이 3.8배 증가한다는 보고도 있다.

④ 기타 전신질환

현재까지 구강위생불량으로 인한 치주질환과 관련이 있는 것으로 보고되고 있는 전신질환에는 류마티스관절염, 암, 치매 등이 있다

(2) 구강위생의 평가

신뢰할 수 있고 유효한 평가도구인 구강건강평가측정

표 5-32 구강건강 평가지 / ORAL HEALTH ASSESSMENT TOOL

항목	0 = 건강함	1 = 변화 있음	2 = 건강하지 않음	점수
입술	매끈하고 분홍색을 띠며 촉촉함	마르고 갈라지거나 입 꼬리가 붉음	입술이나 입 꼬리가 붓거나 출혈 또는 궤양이 있음	
혀	대칭적이고 분홍색을 띠며 촉촉함	백태가 끼거나 갈라지고 붉음	붉거나 하얀 궤양이 있고 부어오름	
잇몸 및 조직	충혈이 없고 분홍색을 띠며 촉촉하고 매끈함	1~6개의 치아 주변이 붓고 빛이 나거나 붉음 의치 밑에 1개의 궤양이나 아픈 부분이 있음	7개 이상의 치아 주변이 붓거나 출혈이 있음 치아가 흔들리거나 전반적으로 붉고 궤양 또는 압통이 있음	
침	촉촉하고 자연스럽게 흐름	약간 건조하고 끈적끈적함	침이 매우 적거나 없으며 몹시 건조하고 걸쭉함	
자연 치아 ☐ 있음 ☐ 없음	썩거나 깨진 치아나 뿌리 없음	썩거나 깨진 치아나 뿌리가 있음 (1~3개)	썩거나 깨진 치아/뿌리가 있음 (4개 이상) 매우 마모되거나 의치 없이 4개 미만의 치아를 가짐	
의치 ☐ 있음 ☐ 없음	깨지지 않고 의치가 입에서 맴돌지 않음 규칙적으로 작용함	깨진 부분이 한군데 있거나 입에서 맴돌음 매일 1~2시간 동안만 의치를 착용함	1개 이상의 깨진 부분이 있거나 의치가 잘 맞지 않아 빠지고 접착제를 사용해야 함 전혀 착용하지 않음	
구강 청결	치아나 의치에 음식잔여물이나 치석이 없고 청결함	치아나 의치의 1~2개 영역에 음식잔여물이나 치석이 있음 좋지 않은 냄새가 남	입이나 의치의 대부분의 영역에 음식잔여물이나 치석이 있음 심각한 구취가 있음	
치통	행동적, 언어적, 신체적으로 통증 징후가 없음	언어적이거나 행동적인 통증 징후를 보임(예: 입술을 씹거나 먹지 않으며 공격성 보임)	언어적이거나 행동적인 징후뿐만 아니라, 볼이나 잇몸의 붓기, 깨진 치아, 궤양, 치은 농양과 같은 신체적인 징후가 있음	
※ 각 항목에 포함된 해당 증상이 1개라도 있는 경우 상위 점수를 기록함			총점	

(Chalmers 등, 2005)

(OHAT)는 보건의료 전문가, 간호사, 돌봄 제공자와 같은 비치과 전문가가 사용하도록 개발된 선별도구이다. 이 선별검사는 구강 건강 상태의 선별을 통해 시기 적절하게 치과의사에게 진료를 의뢰하기 위한 목적으로 만들어졌다. Kayser-Jones(1999)는 장기요양시설의 알츠하이머병 환자를 대상으로 간호사들이 구강 건강 평가를 할 수 있도록 간략하게 구강 건강 상태 검사(BOHSE)를 개발하였고, 이후 인지장애 뿐 아니라 다양한 질환의 환자를 대상으로 평가가 가능하도록 구강건강측정도구(Oral health assessment tool, OHAT)를 개발하게 되었다. 더욱이 호주의 할톤 지역 보건부에 의해 수정된 OHAT는 타당성과 신뢰성이 입증되었고, 보건의료 전문가가 최소한의 훈련을 통해 사용할 수 있는 실행 가능한 도구이며 심리 측정 특성을 포함하고 있다.

① 구강건강측정도구(Oral health Assessment tool, OHAT)

OHAT는 8가지 범주(입술, 혀, 잇몸 및 조직, 타액, 치아, 의치, 구강 청결 및 치과 통증)로 구성되어 있으며 3단계 점수(0: 건강, 1: 약간의 변화 존재, 2: 건강에 해로운 상태)를 받을 수 있다. 각 범주의 점수는 명확한 정의와 함께 구조화된 관찰을 기반으로 한다.

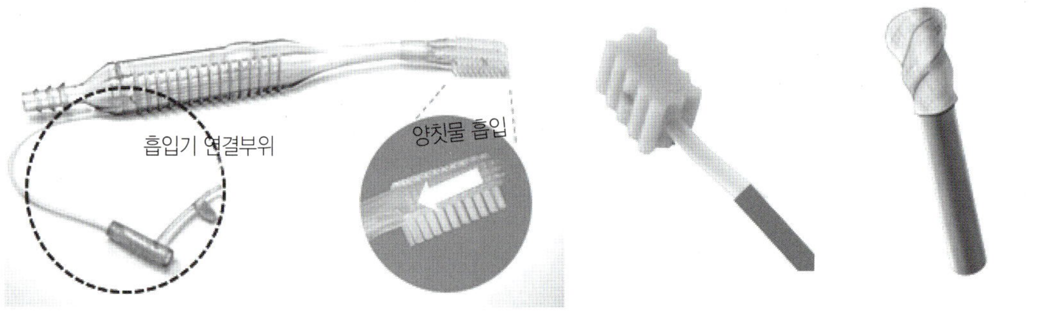

그림 5-65 삼킴장애 환자에게 사용하는 구강위생 도구

총점은 8가지 항목 점수의 합계이고, 선별 결과에 따라 구강 위생 관리를 계획하거나, 일상적인 구강 관리로 전환할 수 있는지 여부를 판단할 수 있다. 준비물은 위생 장갑과 설압자 정도이고 적절한 빛이 있는 방에서 시행한다(표 5-32).

(3) 삼킴장애 환자의 구강위생 방법

구강건조증으로 구강위생의 문제가 발생할 수 있지만, 구강위생불량으로 인해 구강건조증의 부작용이 더 심해질 수도 있다. 구강건조증 증상이 있는 삼킴장애 환자가 구강 위생을 할 경우에는 양치액이 가능한 삼켜지지 않도록 머리를 앞으로 기울이고 한쪽으로 기울인다. 부드럽고 작은 머리 칫솔이나 전동 칫솔이 효과적이다. 또한 삼킴에 대한 제한이 있으므로 거품이 적게 나는 불소 치약을 사용한다. 불소는 치아의 에나멜 결정 구조에 용해가 일어나는 임계 pH를 감소시켜 탈미네랄화에 대한 저항성이 증가한다. 또 다른 방법으로 구강 흡입기가 달린 흡입식 칫솔은 양치질할 때 물과 타액을 제거할 수 있는 기능이 있어 스스로 양치질을 할 수 없는 침상 환자와 노인, 그리고 구강 관리와 양치질을 도와주는 돌봄 제공자에게 상당한 도움을 준다. 흡입기에 부착된 작은 플라스틱 튜브를 입에 삽입하여 타액이나 점액을 제거하게 되는데 이는 삼키는 반사가 손상되거나, 혀나 입의 움직임이 손상되거나, 기침이 약해서 분비물을 스스로 제거할 수 없는 경우에 유용하게 사용된다. 그러나 고가의 제품으로 가정용으로 흡입 장치를 구입하기 어려울 경우 스펀지가 달린 구강 면봉을 이용할 수 있다(그림 5-65). 작은 양이라도 삼킬 수 없는 경우 또는 구강실행증등으로 양치물 뱉는 것이 어려워 삼켜버리는 경우에는 거즈에 클로르헥시딘 등의 소독약을 묻혀 구강위생을 시행한다. 가능한 앞으로 기울인 자세를 유지하도록 하고, 거즈로 입안을 닦을 때는 안쪽에서부터 바깥쪽을 향해 닦아 이물질이 입 바깥쪽으로 제거될 수 있도록 한

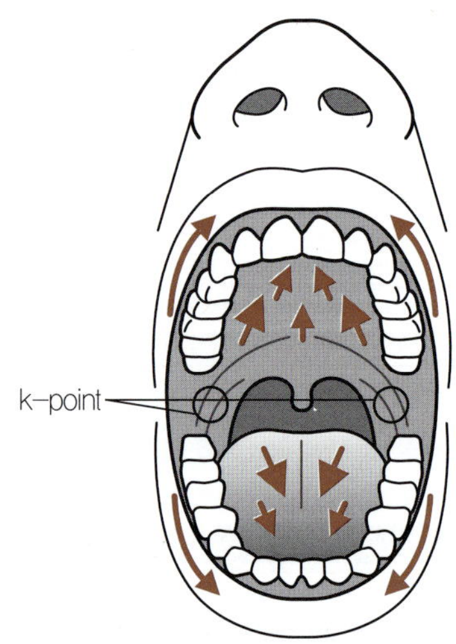

그림 5-66 삼킴장애 환자의 구강위생 방법

다(그림 5-66). 또한 인지기능 저하로 입을 벌리지 않는 경우, 잇몸 바깥쪽 어금니쪽의 k-point를 눌러주어 깨물기반사를 저하시킨 후 거즈를 감은 설압자나 칫솔을 이용해 구강위생을 시행한다. 치아가 빠진 공간이 있다면 여기에 거즈를 감은 설압자를 끼워서 공간을 확보한 후 구강위생을 시행한다. 구강위생이 개선되지 않을 경우에는 치과의사에게 의뢰한다. 삼킴장애 환자의 일반적인 구강위생 방법을 [표 5-33]에 자세히 기술하였다.

① 삼킴장애 중증도에 따른 구강위생의 방법

객관적인 검사를 통해 삼킴장애의 심각도가 진단되고 이에 따라 구강위생의 방법도 차이가 있을 수 있다. 경미한 상태, 심각한 정도의 삼킴장애에 따라 정상적인 구강위생 패턴으로 복귀해야 할지, 어떠한 치약을 사용해야 할지, 사용하는 도구들이 선별된다. 중증도에 따라 전동 칫솔이나 흡입식 칫솔을 이용하면 흡인성 폐렴을 감소시키는 효과가 있다고 보고되고 있다. 치실 사용이 어렵거나 묽은 액체에 대한 삼킴 능력에 대해 우려가 있는 경우에는 전동 기능이 없는 칫솔을 사용하고, 치간칫솔을 사용한다. 구강조절이 불량하거나, 자세 또는 위치 잡기에 어려움이 있는 경우, 배출 능력이 없는 경우는 거즈 또는 스펀지로 된 구강 면봉을 사용하여 구강을 헹구고 찌꺼기를 제거할 수 있다. 면봉은 모든 상부, 하부 치아의 뺨 안쪽 및 혀아래 측면뿐만 아니라 단단입천장 부분과 혀기저부 측면을 바깥쪽으로 닦아낸다. 흡인 위험이 증가함에 따라 더 자주 칫솔질을 하는 것이 선호되지만, 적절한 전략의 개별화가 필요할 것으로 보인

표 5-33 삼킴장애 환자를 위한 일반적인 구강위생 권장 사항

범주	방법
자세	• 침대에 누워 있거나 움직일 수 없는 환자의 경우 머리와 몸을 30~45도 높이거나 머리를 한쪽으로 기울여 준다. 구강위생을 완료할 때까지 옆면을 보도록 한다.
기계적 제거 방법	• 작은 머리의 칫솔이나 소아용 칫솔을 사용한다. • 가능한 경우 전기 또는 흡입 치약솔을 사용한다. • 칫솔을 사용할 수 없는 경우 설압자에 거즈 조각을 감아 대체 수단으로 사용한다.
구강 잔여물	• 세척시 구강내의 모든 표면(이빨, 혀, 단단입천장)을 포함해야 한다. • 치실 대신 치간 브러시를 사용하여 치아 사이의 이물질을 제거한다. • 기계적 세척은 식사 후 하루 3 회 이상 1 분 이상 완료하는 것이 이상적이다.
칫솔질	구강 건강 전문가가 평가한 구강 섭취량과 위험 상태에 따라 개별화되어야 한다. • 칫솔질 후 구강 면봉을 사용하여 입 속의 이물질을 제거한다. • 가능한 경우 흡입 장치를 사용하여 이물질을 제거할 수도 있다. • 의치는 기계적 세척을 위해 최소한 하루에 한 번 제거한다.
치약	• 불소가 첨가된 치약을 선택한다. • 기포제를 줄이거나 기포제를 전혀 첨가하지 않은 치약을 사용하는 것이 좋다. • 구강 건강 전문가는 위험 상태에 따라 불소 함량이 높은 치약을 권장할 수 있다. • 삼키는 것에 대한 우려로 인해 치약을 사용하지 않기로 결정하는 경우 구강 전문의와 상의해야 한다.
화학제	• 클로르헥시딘을 사용하는 경우 세척제 제형은 구강 면봉을 사용하여 바를 수 있다. • 점막이 더 건조해지는 것을 방지하기 위해 무알코올 제품을 사용해야 한다. • 젤 제형은 치간칫솔에 바르는 데에도 사용할 수 있다.
구강 후 관리	• 입술에는 보습 연고를 바르고, 바셀린(Vaseline/petroleum jelly)은 구강 점막을 더욱 건조하게 만들 수 있으므로 피한다.

표 5-34 삼킴장애 중증도와 삼킴 중재에 기초한 구강위생 권장 사항

삼킴장애 심각도	*삼킴장애 상태 및 중재	구강위생 권장 사항
경미한 삼킴장애	비디오투시삼킴검사에서 정상 삼키기와 약간 다름 환자는 삼키는 동안 감각의 변화를 보고함 식단 변화 없음	정상적인 구강위생 – 즉, 하루 두 번 불소치약으로 양치질
경증의 삼킴장애	특정 삼키기 기술을 통해 관리되는 삼킴장애 약간 변형된 식단	높은 불소함량 또는 낮은 거품이 발생하는 치약 사용 치간 세척 : 치실, 치간 브러시 빈도 : 최소 하루 두 번
약간 – 중간 삼킴장애	흡인의 가능성이 존재함 특정 삼키기 기술과 변형된 식단의 적용 식사시간이 증가됨 보충 영양이 필요할 수 있음	
중간 삼킴장애	흡인에 대한 상당한 잠재력 하나 이상의 점도에 대한 흡인 가능성 흡인을 최소화하기 위해 특정 중재 전략 적용 식사시간 동안의 감독 영양관을 통한 보충 영양 공급이 필요할 수 있음	칫솔질 : 높은 불소함량 또는 낮은 거품이 발생하는 치약 사용 빈도 : 식사 후마다 시행 만약 환자가 치약 거품을 삼킬 위험이 높은 경우는 다음 단계(심각한 삼킴장애)에 대한 조치를 따른다.
중간 정도로 심각함	삼키기 어려움 하나 이상의 농도에서 5~10%가 흡인됨 기침 반사가 없거나 보호적이지 않음 대체 영양공급이 필요하며 입으로 먹이는 것은 불가능함	수동적인 칫솔질을 시행 : 치약 없이 구강면봉을 이용하여 불소제품을 국소 도포하고 닦아낸다. 빈도 : 하루 1~2 회
심각한 삼킴장애	모든 음식에 대해 10% 이상 흡입되므로 입으로 먹는 것은 권장되지 않음	

(Waxman 등, 1990)

다. 식사 감독이 권장되는 환자에서는 구강 질환과 음식 잔여물로 인한 흡인 위험의 가능성을 줄이기 위해 식사 후 간단한 구강 관리를 제공하는 것이 좋다. 자세한 내용을 [표 5-34]에 정리하였다.

4 입벌림장애(Trismus)

일반적으로 '턱 잠금'으로 불리는 일벌림장애는 삼차신경을 매개로 하는 씹는 근육의 지속적인 파상성 경련, 근육 및/또는 신경이 손상으로 인해 턱의 정상적인 움직임이 감소하는 의학적 상태이다. 이로 인해 환자의 식사, 정상적인 말하기, 삼키기, 구강위생을 방해하고 어떤 경우에는 흡인 위험이 증가하게 된다. 입벌림장애의 경우 대부분 일시적(일반적으로 2주 후에 해소)인 증상이지만 영구적으로도 발생할 수 있다.

1) 입벌림장애의 원인

입이 벌어지지 않는 원인은 다양하여 턱관절의 기능적 문제, 통증이 있을 경우 제한이 발생하며, 구강주위의 감염으로 인해 저작근에 염증이 발생해도 입이 벌어지지 않게 된다. 특히 턱관절 이외의 연조직의 문제로 입이 안벌어질 경우 입벌림장애라고 한다. 관절내부에 문제가 생긴 경우와 관절외부의 원인으로 분류되며, 기간에 따라 급성기, 아급성기, 만성기로 분류할 수 있다.

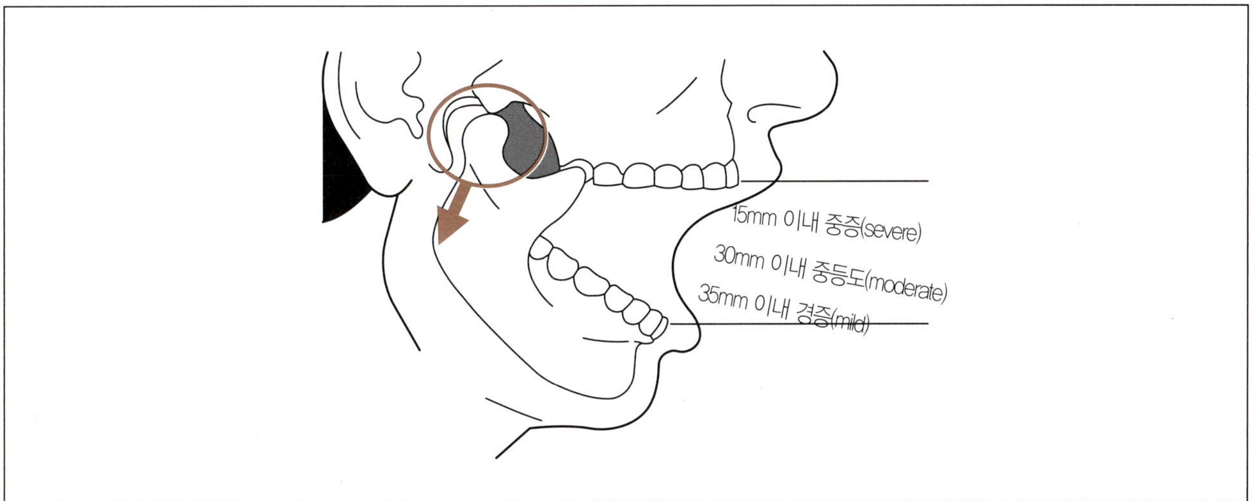

그림 5-67 입벌림장애 심각도 분류(Thomas et al, 1994)

급성기에서의 입벌림장애는 주로 감염, 외상, 수술후 상처, 약물(정신과적, 추체외로계), 악성 고열, 턱관절 질환 및 관련 통증이 원인이 된다. 아급성기에서는 근육이나 관절에 종양의 침윤, 턱관절 질환 및 관련 통증, 만성감염 등이 원인이 된다. 만성기 입벌림장애는 수술, 외상, 화상, 방사선 치료로 인해 턱관절과 연부조직의 상처형성 또는 점막의 섬유화, 피부경화증, 턱관절과 연부조직의 상처형성, 씹는 근육의 장애, 거짓숨뇌마비 등이 원인이 될 수 있다.

특히 두경부암 환자에서 입벌림장애는 5-38% 발생하는 것으로 알려져 있어 발음, 구강위생, 치과치료의 어려움, 암의 검진 등에 어려움이 있을 수 있다. 암 발생의 해부학적 위치, 방사선 및 항암 치료 후의 조직의 섬유화, 점막의 염증으로 인한 통증과 구강의 감염, 외과적 수술 후의 반흔 등으로 관절 제한의 정도가 달라진다. 특히 구강의 후방부에 암이 발생하거나 방사선 조사량이 많을수록 입벌림장애를 동반하는 경우가 많다.

2) 입벌림장애의 진단

정상적인 입 열림 범위는 개인마다 다르지만 일반적으로 40~60mm(일부 저자는 35mm)로 이 범위는 종종 2~3개 손가락 너비에 해당하고, 턱의 측면 이동은 8~12mm, 전후방 움직임은 10mm 정도이다. 남성은 여성에 비해 입 열림이 더 크다.

제일 먼저 구강 안면에 비대칭이 있는지 살펴보고, 턱관절 주변에 강직이나 통증이 있는지 촉지한다. 입벌림장애의 정도를 보기 위해 턱을 벌리도록 하는데 가장 많이 알려진 측정방법으로는 3-finger test가 있다. 보통 2번째 손가락 끝의 넓이는 17-19mm, 2,3번째 손가락은 40mm, 2,3,4번째 손가락 넓이는 54-57mm로 알려져 있다. 도구적 검사로 Jaw Dynasplint®나 thrabite를 이용해 정확하게 검사할 수 있다. 보통 성인에서 최대 입벌림이 35mm 미만이 되는 상태를 입벌림장애로 진단한다.

특히 두경부암으로 인해 수술 또는 방사선치료를 시행한 후 구강, 구인두, 씹는 근육, 측두하악에 주로 문제가 생겨 입벌림장애가 발생하는 경우가 많으며 입벌림 제한 정도에 따라 등급을 분류할 수 있다. Thomas 등에 따른 입벌림장애 중증도에 따르면 입벌림이 30-35mm인 경우 경증, 15초과 30mm 이하는 중등도, 15mm 이하는 중증으로 분류하였다(그림 5-67). x-검사, 파노라마 x-ray 검사, CT, MRI, 초음파 등이 정확한 관절 주변의 상태를 진단하기 위해 시행될 수 있다.

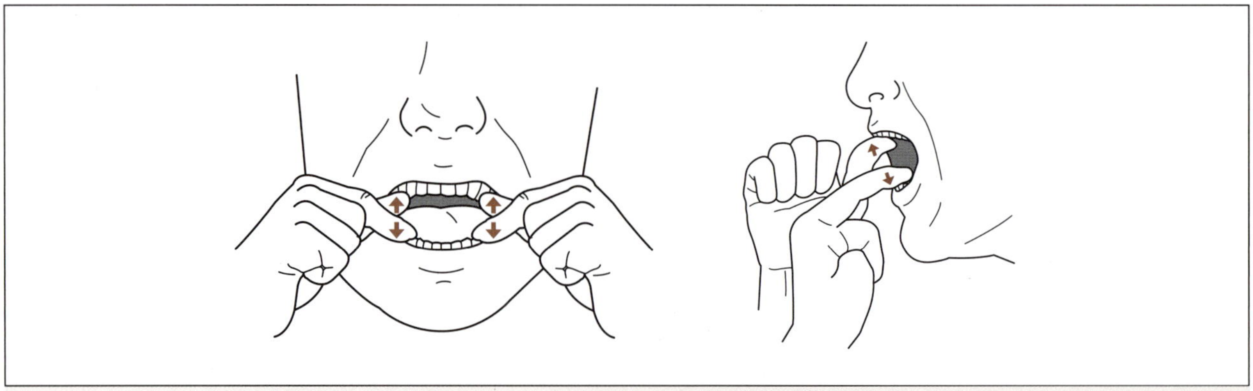

그림 5-68 손가락을 이용한 입벌리기 운동

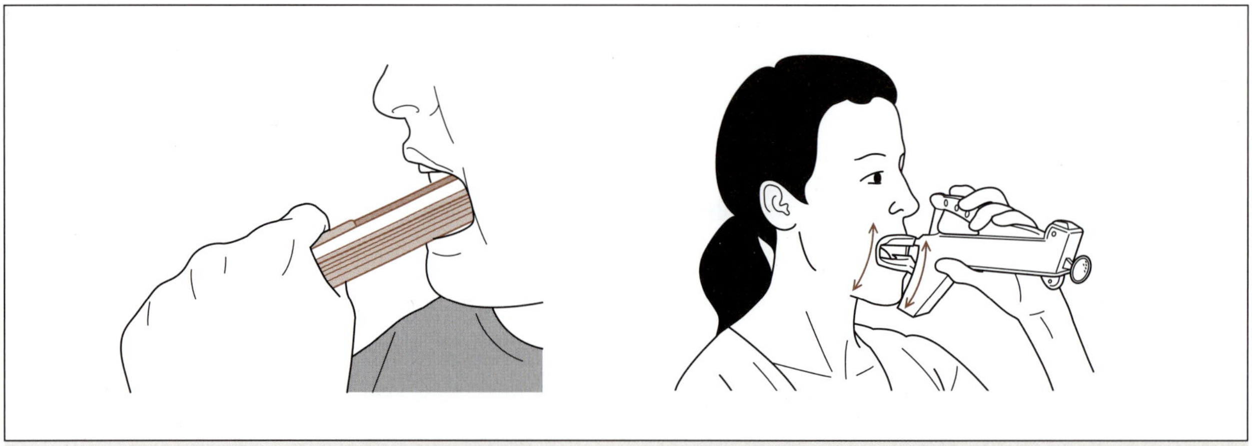

그림 5-69 도구를 이용한 턱벌리기 훈련, Therabite®를 이용한 입벌림 훈련

3) 입벌림장애의 치료

입벌림장애의 원인에 따라 치료법은 달라질 수 있다. 초기 약간의 통증과 경증의 장애가 있는 경우라면 온찜질, 진통제, 근육이완제 등을 처방하고 부드러운 치아 보조식으로 제공하게 된다. 온찜질은 콜라겐 조직을 확장시키고, 관절경직을 감소시키며, 근 경축과 통증을 감소시키는 효과가 있으며 혈류량을 증가시켜 염증성 침윤과 부종감소 효과가 있다. 따뜻한 온습포를 15-20분 정도 손상된 관절에 올려놓는다. 아스피린, 비마약성 진통제, 벤조디아제팜 등의 약물을 사용할 수 있는데 효과가 없는 경우 보톡스 주사를 놓기도 한다.

초기에는 입을 벌리고 닫는 등의 턱관절 운동을 하면 효과가 좋다. 일반적으로 손가락을 이용하는 방법이 사용된다. 7-7-7 운동법은 최대로 입벌리기 7회- 턱을 벌렸을 때 7초 유지 -하루 7번 시행하는 방법이다(그림 5-68). 손가락을 사용하는 방법이 효과적이지 않을 때는 설압자 및 입벌림용 특수도구를 이용하는 방법이 있다. 운동시 통증이 심할 때까지 벌리고 참지 않도록 하며, 턱관절이 최대로 신장됨을 느끼는 정도가 좋다. Therabite®는 입벌림에 대한 보조도구로 개발되었는데, 도구를 사용했을 때 손가락이나 설압자를 이용하는 것도다 입벌림이 유의하게 향상되었다는 보고가 있었다. 운동을 시행할 때는 입벌림의 상태가 개선되는지, 안정적인지, 악화되는지 파악하며 진행하도록 한다(그림 5-69). 턱관절 장애시 벌리는 운동 외에 관절의 이완과 유연성 운동을 시행하는 것도 도움이 된다(그림 5-70).

구조적인 문제가 있을 경우는 수술적 방법이 적용될 수 있는데 하악의 근돌기 절제술(coronoidectomy)을 시행하게 된다. 개인 차이가 있을 수 있으나 10mm 내외의 입벌림을 확보할 수 있어 환자와의 충분한 상의가 필요하다. 연조직의 반흔 등이 동반될 경우 하악근돌기 절제술(coronoidectomy), 유리피판(free flap)을 이용한 반흔부의 재건을 생각할 수 있다.

4) 입벌림장애의 예후

입벌림장애는 구강위생을 제한하는 다양한 질환의 합병증이며 영구적인 후유증을 초래할 수 있다. 이러한 환

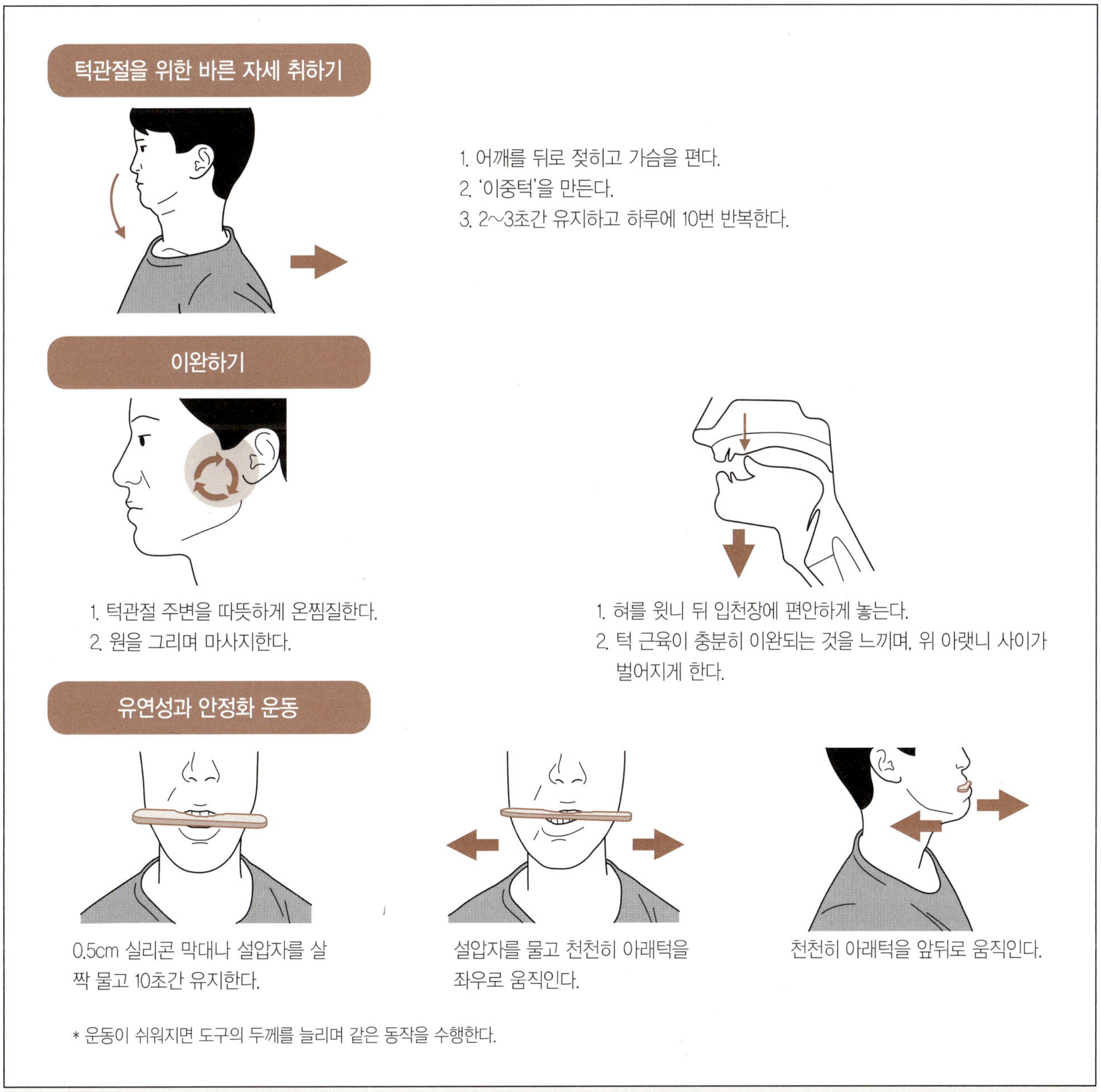

그림 5-70 턱 관절을 위한 운동치료

자의 발생률이 수년에 걸쳐 크게 증가했음을 고려할 때, 입 열림을 유지하고 치료의 복잡성을 줄이며 환자의 삶의 질에 미치는 부정적인 영향을 최소화하기 위해 조기 진단이 매우 중요하다. 증상은 시간이 지남에 따라 대부분 호전될 수 있지만 진행성이거나 영구적일 수도 있다. 중등도에서 중증의 입벌림장애는 씹기와 삼킴을 어렵게 하고, 영양 불량, 구강위생 및 치과 치료에 영향을 미쳐 환자의 건강과 삶의 질에 현저한 영향을 미칠 수 있다. 따라서 지역사회에서의 일상적인 삶을 유지하지 못하는 경우도 있으므로 조기 진단과 적절한 처치를 통해 만성기로 진행하지 않게 하는 것이 필요하겠다.

가동범위 운동

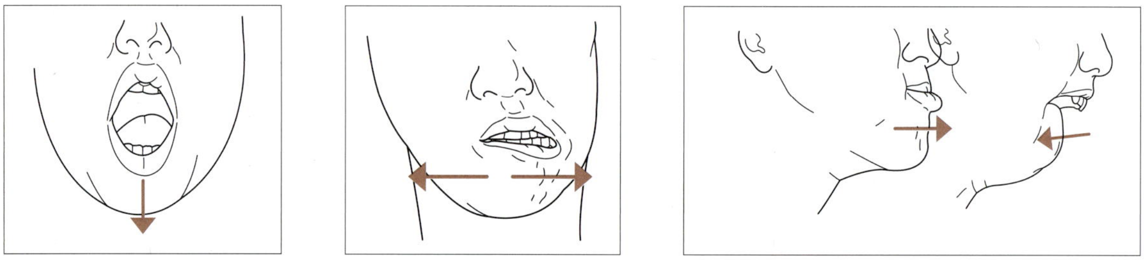

입을 최대한 벌려 턱을 내린다. | 턱을 좌우로 움직인다. | 턱을 앞뒤로 움직인다.

*** 입을 벌릴 때 통증이 있는 경우 (금붕어 운동)**

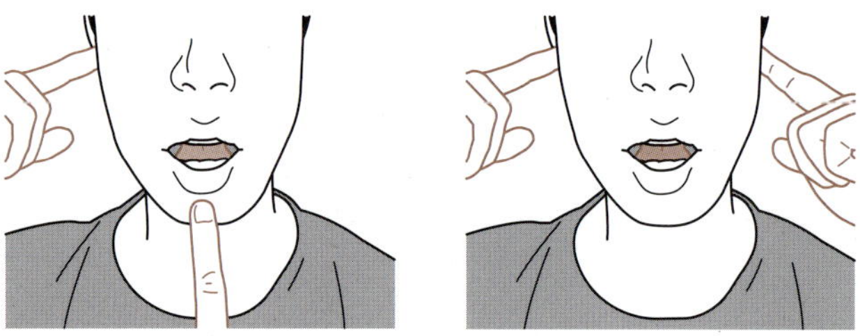

1. 입 천장에 혀를 댄다.
2. 턱관절과 입술 아래 검지를 대고 고정한다.
3. 통증이 있는 범위까지 턱을 벌렸다가 다문다.

• 변형된 방법
양쪽 턱관절 위치에 검지 손가락을 대고 가동범위를 넓혀가면서 턱을 벌렸다 다문다.

저항 운동

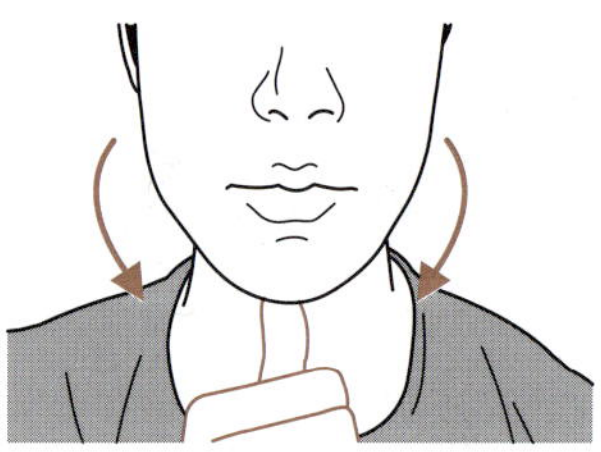

*** 저항을 동반한 입 벌리기**

1. 천천히 입을 벌리는 동안 엄지로 부드럽게 누르며 저항을 준다.
2. 3–6초 유지하고 입을 천천히 다문다.

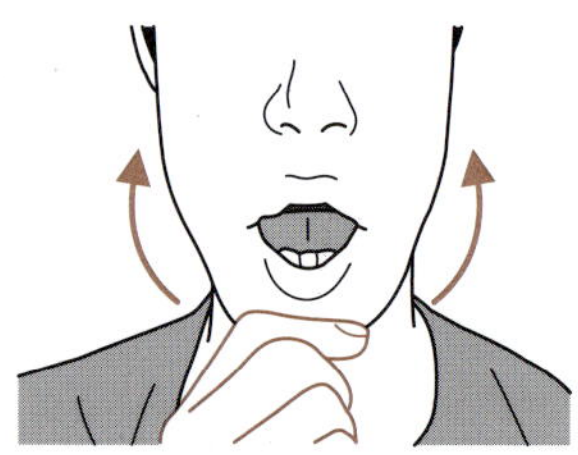

*** 저항을 동반한 입 다물기**

1. 엄지와 검지로 턱을 꽉 잡는다.
2. 턱에 부드럽게 압력을 가하면서 입을 다문다.

그림 5-70 턱 관절을 위한 운동치료(계속)

확인문제

1. 경수손상 환자의 삼킴장애와 관련된 여러 유발요인에 대해 기술하세요.

2. 삼킴장애 환자를 위한 일반적인 구강위생 권장 사항에 대해 기술하세요.

범주	방법
자세	
기계적 제거 방법	
구강 잔여물	
칫솔질	
치약	
화학제	
구강 후 관리	

3. Thomas 등 에 따른 입벌림장애 중증도에서 입벌림의 정도와 등급을 기술하세요.

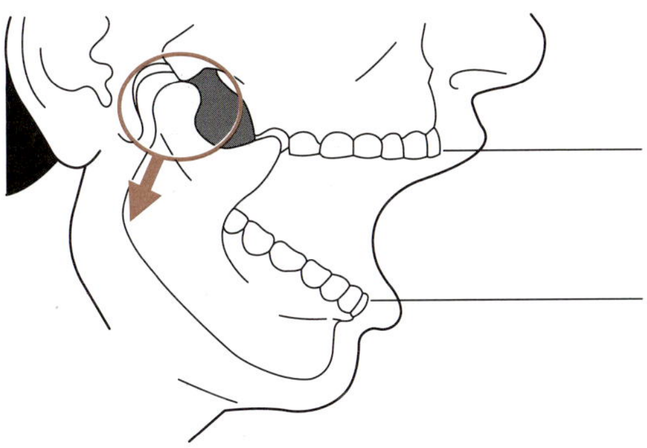

참고문헌

권현근, 이진춘, & 이병주. (2020). 구강건조증. 임상이비인후과, 31(1), 11-17.

오정규 · 김연중 · 고홍섭(2001). 구강건조증 환자의 임상적 특징에 관한 연구. 대한구강내과학회지 Vol. 26, No. 4, 2001

최정석, & 임재열. (2016). 구강건조증의 진단과 치료. 대한이비인후-두경부외과학회지, 59(6), 424-429.

Ab Malik N, Mohamad Yatim S, Lam OL, Jin L, Li LS, McGrath C. (2018). Oral health interventions using chlorhexidine-effects on the prevalence of oral opportunistic pathogens in stroke survivors: a randomized clinical trial. Journal of Evidence Based Dental Practice 18:99-109.

Ab Malik, N., Mohamad Yatim, S. A., Lam, O. L. T., Jin, L., & McGrath, C. P. J. (2017). Effectiveness of a web-based health education program to promote oral hygiene care among stroke survivors: randomized controlled trial. Journal of Medical Internet Research, 19(3), e87.

Chalmers, J. M., King, P. L., Spencer, A. J., Wright, F. A. C., & Carter, K. D. (2005). The oral health assessment tool—validity and reliability. Australian dental journal, 50(3), 191-199.

Charters, E., Dunn, M., Cheng, K., Aung, V., Mukherjee, P., Froggatt, C., ... & Clark, J. R. (2022). Trismus therapy devices: A systematic review. Oral Oncology, 126, 105728.

Choi, J. S., & Lim, J. Y. (2016). Diagnosis and treatment of xerostomia. Korean Journal of Otorhinolaryngology-Head and Neck Surgery, 59(6), 424-429.

Haketa, T., Kino, K., Sugisaki, M., Takaoka, M., & Ohta, T. (2010). Randomized clinical trial of treatment for TMJ disc displacement [Abstract]. Journal of Dental Research, 89(11), 1259-1263.

Harlianto, N. I., Kuperus, J. S., Hoesein, F. A. M., de Jong, P. A., de Ru, J. A., Öner, F. C., & Verlaan, J. J. (2022). Diffuse idiopathic skeletal hyperostosis of the cervical spine causing dysphagia and airway obstruction: an updated systematic review. The Spine Journal, 22(9), 1490-1503.

Jeamanukulkit S, Vichayanrat T, Samnieng P. (2023). Effects of the salivary gland massage program in older type 2 diabetes patients on the salivary flow rate, xerostomia, swallowing and oral hygiene: A randomized controlled trial. Geriatr Gerontol Int. 23(7):549-557. doi: 10.1111/ggi.14629. Epub 2023 Jun 20. PMID: 37337980.

Kim Y, Park GY, Seo YJ, Im S. (2015). Effect of anterior cervical osteophyte in poststroke dysphagia: a case-control study. Arch Phys Med Rehabil. 96(7):1269-76. doi: 10.1016/j.apmr.2015.02.026. Epub 2015 Mar 10. PMID: 25769673.

Kolz, J. M., Alvi, M. A., Bhatti, A. R., Tomov, M. N., Bydon, M., Sebastian, A. S., ... & Freedman, B. A. (2021). Anterior cervical osteophyte resection for treatment of dysphagia. Global Spine Journal, 11(4), 488-499.

Labeit, B., Pawlitzki, M., Ruck, T., Muhle, P., Claus, I., Suntrup-Krueger, S., ... & Dziewas, R. (2020). The impact of dysphagia in myositis: a systematic review and meta-analysis. Journal of clinical medicine, 9(7), 2150.

Lim, M. A. W. T. (2018). Basic oral care for patients with dysphagia. J. Clin. Pract. Speech Lang. Pathol, 20, 142-149.

Lin, C. Y., Jones, D. B., Godwin, K., Godwin, R. K., Knebl, J. A., & Niessen, L. (1999). Oral health assessment by nursing staff of Alzheimer's patients in a long - term - care facility. Special Care in Dentistry, 19(2), 64-71.

Marcott S, Dewan K, Kwan M, Baik F, Lee YJ, Sirjani D. (2020). Where Dysphagia Begins: Polypharmacy and Xerostomia. Fed Pract. 37(5):234-241. PMID: 32454578; PMCID: PMC7241606.

Moon S, Oh E, Chung D, Choi R, Hong GS. (2024). Validation of the Korean version of the Summated Xerostomia Inventory among older adults residing in nursing homes. BMC Public Health. 31;24(1):1466. doi: 10.1186/s12889-024-18875-2. PMID: 38822313; PMCID: PMC11143705.

Seo M, Park J-W. (2022). Head rotation as an effective compensatory technique for dysphagia caused by unilateral cervical osteophytes. Journal of International Medical Research. 50(8). doi:10.1177/03000605221116757

Simpelaere, I. S., Van Nuffelen, G., Vanderwegen, J., Wouters, K., & De Bodt, M. (2016). Oral health screening: feasibility and reliability of the oral health assessment tool as used by speech pathologists. International Dental Journal, 66(3), 178-189.

Thomas F, Ozanne F, Mamelle G, (1988). Wibault P, Eschwege F. Radiotherapy alone for oropharyngeal carcinomas: the role of fraction size (2 Gy vs.25 Gy) on local control and early and late complications. Int J Radiat Oncol Biol Phys. 15:1097-1102.

Thomson, W. M., van der Putten, G. J., de Baat, C., Ikebe, K., Matsuda, K. I., Enoki, K., ... & Ling, G. Y. (2011). Shortening the xerostomia inventory. Oral Surgery, Oral Medicine, Oral Pathology, Oral Radiology, and Endodontology, 112(3), 322-327.

https://www.mayoclinic.org/diseases-conditions/tmj/diagnosis-treatment/drc-20350945

https://www.nidcr.nih.gov/health-info/tmd#symptoms

SWALLOWING DISORDER

6 제6부

아동의 섭식 및 삼킴장애와 치료

제1장 아동의 섭식 및 삼킴
제2장 평가
제3장 치료
제4장 질환에 따른 섭식 및 삼킴장애
제5장 질환별 사례

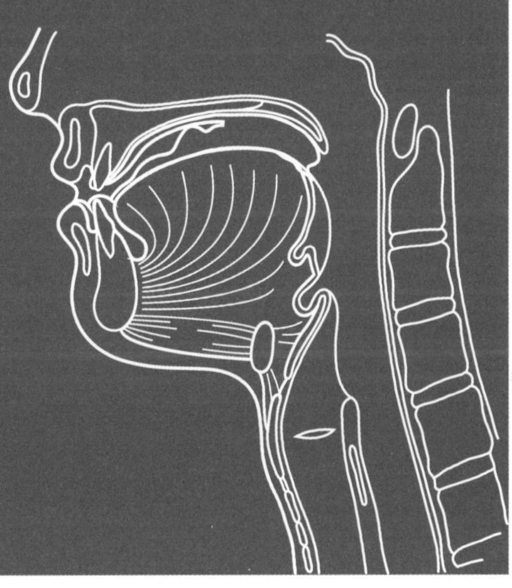

학습목표

1. 아동의 섭식 및 삼킴과 연관된 해부학적 구조와 발달 과정을 이해한다.
2. 아동의 섭식 및 삼킴과 관련된 임상적 평가와 다양한 평가도구들을 이해한다.
3. 아동의 섭식 및 삼킴장애 치료에 대해 이해한다.
4. 아동의 질환에 따른 섭식 및 삼킴장애를 이해한다.

SWALLOWING DISORDER

제1장

아동의 섭식 및 삼킴

아동의 정상 발달 과정 중 하나인 섭식활동은 감각-운동 통합, 눈과 손의 협응, 근육의 긴장도와 자세 유지 능력, 그리고 심리 사회적 발달과 밀접한 관련이 있다. 이러한 발달 과정은 아동의 기능적인 음식 섭취(먹기 기술) 및 삼킴 기능에 중추적인 역할을 한다. 따라서, 아동의 정상적인 먹기 기능을 이해하기 위해서는 다양한 발달적 측면을 종합적으로 고려해야 한다.

아동의 섭식 및 삼킴 기능 발달을 위한 고려 요소는 다음과 같다.

① 아동의 각성 상태

적절한 각성 상태는 아동이 섭식 활동에 집중할 수 있게 한다. 따라서 각성 상태가 너무 낮거나 높으면 섭식 활동에 영향을 미칠 수 있다. 섭식 활동 시에 치료사는 아동의 각성 상태를 적절히 조절하여야 한다.

② 근긴장도 및 자세 조절

자세는 골반과 몸통의 안정성 및 조절, 목, 얼굴, 아래턱의 안정성 및 움직임 조절 협응의 기초가 되며, 적절한 자세 조절은 목과 얼굴, 턱 주변 근육의 안정성을 유지하여 씹기와 삼킴에 필요한 근육 협응을 가능하게 한다. 따라서 섭식 활동을 위한 적절한 자세는 음식 섭취를 보다 효율적이고 안전하게 수행할 수 있게 한다.

적절한 자세와 마찬가지로 근긴장도 또한 아동의 섭식 및 삼킴 기능에 중요한 영향을 미친다. 적절한 근긴장도는 음식을 씹고 삼키는 동안 입술, 혀, 볼, 턱 등의 구강 구조물이 효율적으로 움직일 수 있도록 도와준다. 그러나 근긴장도가 너무 높거나 낮으면 씹기와 삼킴 과정에 어려움이 발생할 수도 있다. 따라서 섭식 활동 시에는 치료사가 아동의 근긴장도를 조절하여 아동이 편안하고 안정된 자세를 유지할 수 있도록 도와야 한다.

③ 구강 감각

구강 감각은 아동이 음식의 질감, 맛, 온도 등을 인식하고 적응하는 데 중요한 역할을 한다. 감각 정보는 아동의 섭식 행동을 조절하고, 음식의 질감과 맛에 대한 선호도를 형성하는 데 기여한다. 특히 구강 감각이 예민한 아동은 특정 음식에 대해 민감하게 반응할 수 있으며, 이는 음식 거부로 이어질 수 있다. 아동이 다양한 음식 질감과 온도에 익숙해질 수 있도록 적응시키는 것이 중요하다.

④ 구강 운동

구강운동기술은 아동의 섭식 및 삼킴 기능에 직접적으로 영향을 미치는 중요한 요소이다. 이러한 운동기술은 출생 후 이유식을 시작하면서 발달하기 시작하며, 성숙한 씹기와 삼킴 패턴을 형성하는 데 중요한 역할을 한다. 구강운동기술은 입술, 혀, 턱 등의 구강 구조물들이 협응하고 조화롭게 움직이는 것으로 이 과정을 통해 효과적인 음식 섭취와 삼킴이 가능하다. 아동의 구강운동기술 발달 수준은 아동의 발달 단계에 따라 다르게 나타나므로, 아동의 정상 발달 수준을 확인하는 것이 필요하다.

⑤ 식사 시간

아동의 식사 시간을 관찰하며 구강 기능, 반응, 먹는 방법 등을 확인하고, 보호자와의 상호작용을 고려하여 문제점을 파악한다. 아동의 선호하는 음식의 질감과 맛을 고려하며, 새로운 음식에 대한 반응과 섭식 관련 문제 행동을 관찰한다.

1 아동의 구강과 인두의 해부학적 구조

신생아(newborn)는 태어난 직후부터 약 4주간의 기간으로 정의되며, 이 기간 동안 아동은 외부 환경에 적응하고 신체적으로 성장하며 발달한다. 특히, 이 기간 동안 아동의 구강 및 인두 해부학적 구조는 삼킴 기능의 발달을 위해 변화하기 시작하며, 이러한 구조적 변화는 생후 2년 동안 광범위하게 진행되고 이후에도 성장하면서 서서히 변화한다.

신생아 시기의 구강과 인두의 해부학적 특징은 다음과 같다. 먼저, 아래턱은 머리에 비해 비교적 작으며, 아래턱 관절은 결합 조직과 관절 주머니 인대가 불완전하다. 혀(tongue)는 구강의 뒤쪽으로 살짝 당겨져 있으며, 구강 내부를 대부분 차지하고 있어서 움직임의 범위가 제한적이다. 또한 볼(cheeks)에는 지방조직(fat pads)이 있어 볼과 아래턱의 안정성을 제공한다. 이로 인해 턱의 작은 움직임에도 엄마의 젖이나 젖병의 젖꼭지를 물고 음압을 형성하여 효과적으로 젖을 빨 수 있다. 단단입천장은 짧고 넓으며 아치 모양을 하고 있고, 약 5~6개 정도의 주름이 있어 혀와 함께 구강 내부에 위치한 젖꼭지를 압박하고, 젖꼭지의 위치를 유지 시키는 역할을 한다. 액체를 삼킬 때 물렁입천장은 인두벽과 만나 코로 역류되지 않도록 막는 역할을 한다.

신생아의 물렁입천장은 상대적으로 매우 크며 많은 부분이 혀와 닿아 있고 후두덮개와 근접해 있으며, 목젖과 입천장활도 후두덮개와 근접하게 위치해 있다. 목뿔뼈와 후두는 성인보다 높게 위치해 있고 입천장과 목젖은 낮게 위치해 있어, 후두 상승 움직임이 성인보다 적게 나타나고, 삼키는 동안에 아래쪽 인두벽이 앞쪽으로 더 많이 움직이게 된다. 이러한 움직임을 통해 구강에서 식도까지 안전하게 음식 덩이를 이동시킬 수 있고, 구조물들이 서로 근접해 있어 후누개계곡에 음식이 쌓이는 것을 막을 수 있다. 이러한 해부학적 구조로 인하여 생애 초기에는 삼킴이 일어나는 동안 자동적으로 기도가 보호되며, 4개월 이전에는 바로 눕거나 비스듬한 자세에서도 안전하게 빨고 삼키기를 할 수 있다.

유아의 성장과 발달이 진행되면서, 구강과 인두의 해부학적 변화가 나타난다. 아래턱이 커지고, 치아가 자라며, 혀는 아래로 내려가면서 구강의 뒤쪽으로 이동하여 혀 끝이 치조능선(alveolar ridge) 뒤에 위치하게 된다. 그리고 볼의 지방조직이 감소하면서 근육 조절 능력이 증가되고 결합 조직이 단단해져 아래턱 관절의 움직임에 안정성을 제공하게 된다. 이러한 변화로 입술과 볼의 능동적 움직임도 더욱 증가한다. 동시에, 인두는 머리 뒤쪽 방향으로 신장되고 목뿔뼈, 후두덮개, 후두는 상대적으로 아래로 내려가며 물렁입천장과 후두덮개가 분리되어, 혀의 일부와 함께 인두 앞쪽 벽면을 형성한다. 이와 같은 성장으로 구조물 간의 상대적거리가 넓어지고 목뿔뼈와 후두의 움직임 범위도 최대화된다.

이러한 해부학적 변화는 구강 내에서 더 많은 공간을 제공하여 구강 구조물의 움직임을 증가시키며, 초기 반사적이고 미숙한 빨기(suckling) 패턴에서 빨기(sucking) 패턴으로의 전환을 돕는다. 이는 숟가락으로 먹기, 컵으로 마시기, 고형식을 씹기와 같은 복잡한 섭식 활동으로의 전환에도 중요한 역할을 한다. 12개월에 가까워질수록 목뿔뼈, 후두덮개, 후두가 하강하면서 후두덮개와 물렁입천장이 벌어지고 혀기저부 쪽에 구강인두 공간이 만들어지게 된다. 이러한 변화로 인해 기도 보호 기능이 감소하고, 흡인의 위험성은 증가된다. 그러나 운동 조절 능력의 증가와 후두 닫힘 메커니즘들의 성숙을 통해 기도 보호가 가능해진다.

유아에서 삼킴을 담당하는 기관들은 성장한 소아 및 성인과 몇 가지 차이점을 보인다. 예를 들어, 신생아의 인두는 보통 코인두(nasopharynx), 입인두(oropharynx), 후두인두(hypopharynx)로 구별되지만, 유아기에는 입인두가 명확히 구별되지 않는다. 이는 후두덮개, 물렁입천장, 혀가 거의 맞닿아 있기 때문이다. 또한, 코인두가 두개골 기저부와 이루는 각도가 신생아에서는 비교적 완만하지만, 성장에 따라 각도가 줄어들어 거의 90도에 이른다. 후두의 크기는 성인의 약 1/3 수준이며, 성문(vocal fold) 크기가 연골의 절반 정도로 성인에 비해 더 크고 수직으로 위치해 있다. 이러한 해부학적 특징들은 신생아에서 기도흡인에 대한 보호기전을 강화하며, 영아가 주로 코로 호흡하면서 빨기-삼킴-호흡의 과정을 효율적으로 수행할 수 있도록 돕는다.

결론적으로, 신생아 시기의 구강 및 인두 해부학적 특징과 성장에 따른 변화는 삼킴과 섭식 기능 발달에 중요한 영향을 미친다. 그러나 상부 기도의 구조적 또는 기능적 이상이 있을 경우, 이러한 발달 과정이 방해받아 섭식과 관련된 중대한 문제가 발생할 수 있다.

2 구강운동기술의 발달

구강운동기술(oral-motor skills)은 턱, 혀, 입술, 볼 등을 포함하는 구강 구조물들의 운동기술로, 감각 탐색, 음식 섭취, 발성 조절의 기초가 되는 기능이다. 구강운동기술은 최적화된 구강 내 감각 인식 및 적응, 적절한 근긴장도, 근력 등을 바탕으로 씹기, 삼키기, 말하기 등과 같은 기능적인 활동을 하기 위해 계획적이고 협응된 움직임을 수행한다.

구강운동기술의 발달은 태아기부터 시작되어 유년기까지 지속된다. 특히 아동의 생애 첫 1년 동안 구강 및 인두 구조에서 발생하는 해부학적 변화는 구강운동기술 및 삼킴 기능에 상당한 영향을 미친다. 이러한 변화는 구강운동기술의 기초를 형성하고, 아동이 다양한 섭식 및 삼킴 활동에 있어서 기능적인 활동을 수행할 수 있도록 돕는다.

구강운동기술은 태아기 34~37주 경에 빨기반사와 같은 초기의 구강 운동을 통해 발달하기 시작하며 출생 후, 구강 탐색을 통해 외부 정보를 받아들이면서 기본적인 감각 운동 활동으로 발전한다. 이유식을 시작하면서 혀의 움직임과 턱의 측면 움직임을 통해 음식을 으깨듯이 먹는 초기 씹기 패턴이 나타난다. 이후 턱의 대각선 회전 움직임과 혀의 측면 움직임을 통해 성숙한 씹기 패턴을 보이며, 다양한 질감의 음식을 씹을 수 있게 된다. 이 과정에서 구강운동기술은 입술, 혀, 볼, 턱 등의 구강 구조물들이 유기적으로 협응하여 음식을 씹고 삼키는 데 중요한 역할을 수행하도록 한다.

적절한 자세는 골반과 몸통, 목과 얼굴 및 아래턱의 안정성과 움직임의 협응 능력에 초석이 된다. 이러한 자세의 안정성을 바탕으로, 씹기를 위한 혀와 턱의 협응된 움직임, 삼킴을 위한 목뿔뼈와 혀 근육의 통합된 움직임, 침과 음식을 흘리지 않고 섭취하기 위한 입술과 볼, 혀의 통합적 움직임 등과 같은 조화로운 구강운동협응이 가능하게 된다. 또한 구강 구조물들의 미세하고 정밀한 움직임은 다양한 감각 자극을 통해 이루어지며, 이는 아동의 감각 인식과 적응 능력을 향상시킨다.

표 6-1 삼킴과 관련된 중요한 구강 운동 발달

구강 운동	관찰되는 평균 개월 수 ± 표준편차
숟가락이 입술 근처에 오거나 입술에 닿으면 입술을 벌릴 수 있다.	4.46±1.37
음식을 구강에 넣기 위해 혀를 부드럽게 앞뒤로 움직일 수 있다.	4.85±1.58
삼키기 위해 음식을 구강에서 뒤로 보낼 때 혀를 사용할 수 있다.	4.95±1.27
구강에 음식을 유지할 수 있다.	5.72±1.58
장난감의 형태와 질감을 탐색하기 위해 혀와 입술을 사용할 수 있다.	6.29±1.44
숟가락에 있는 음식을 먹기 위해 입술을 움직일 수 있다.	7.73±2.23
구역질 없이 작은 덩어리진 음식을 먹을 수 있다.	8.70±2.03
부드러운 음식을 씹을 수 있고 대부분 구강에 유지시킬 수 있다.	9.42±1.79
약간 단단한 음식을 씹을 수 있고 대부분 구강에 유지시킬 수 있다.	10.53±2.10
숨막힘 없이 약간 단단한 음식을 씹어 삼킬 수 있다.	12.17±2.28
음식을 씹어서 즙을 만들어낼 수 있다.	15.28±3.25

(Rogers and Arvedson, 2005)

아동은 이러한 구강운동기술을 통해 음식의 질감, 맛, 온도 등에 대한 감각 정보를 처리하며, 감각 통합 능력을 발달시킨다.

[표 6-1]은 삼킴과 밀접한 관련이 있는 중요한 구강 운동 발달을 시기별로 정리한 표이다.

1) 젖 꼭지 또는 젖병 빨기 기술의 발달

(1) 빨기(sucking)의 발달

빨기는 아동이 영양을 섭취하고 환경을 경험하는 최초의 방법으로 엄마의 젖이나 젖병의 젖꼭지를 통해 액체를 빨아 영양분을 섭취하는 과정이다. 아동은 빨기를 통해 구강 구조물들의 기능을 증진시키고 이는 성장 후 다양한 먹기 기술 발달에 영향을 미친다. 빨기는 태아기부터 나타나 6~9개월까지는 미숙한 빨기 패턴으로 나타나고 해부학적 변화를 통해 신생아 시기의 구조적 이점이 사라지면서 액체를 잘 다루기 위한 빨기 패턴이 발달하게 된다.

기능적인 빨기를 위해 입술은 혀와 함께 젖꼭지를 무는 역할을 하고, 젖꼭지가 구강에 안정적으로 위치할 수 있도록 도움을 준다. 또한 젖꼭지에 완전히 밀착하여(latch) 흡입 시 진공 상태를 유지하는 역할을 한다. 볼은 빠는 동안 안정성을 제공한다. 볼에 있는 지방조직은 안전성을 위한 가장 중요한 요소로 입 안의 공간을 줄여주어 쉽게 음압이 형성되도록 돕는다. 혀는 빨기에 있어 중요한 구조물로 앞쪽은 아랫입술과 젖꼭지 사이에 위치하고, 뒤쪽은 삼키는 동안 물렁입천장과 닿는다. 젖꼭지가 구강에 있는 동안 혀는 앞쪽으로 상승하여 젖꼭지를 압박해 액체를 짜낸다. 빠는 동안 혀의 뒤쪽은 하강하여 입 안의 공간을 넓힘으로써 젖꼭지와 구강 내의 압력 차로 액체가 젖꼭지에서 구강 안으로 유입되도록 하는 음압을 형성한다. 또한 중앙 홈을 형성하여 구강의 앞뒤를 연결함으로써 젖꼭지를 안정적으로 유지할 수 있게 하고 인두까지 액체가 흐를 수 있도록 돕는다.

(2) 빨기의 원리

빨기는 입술이나 혀로 젖꼭지에 압력을 가하여 젖꼭지에서 액체를 흘러나오게 하는 압박(양압 compression 또는 positive pressure)과 젖꼭지와 구강 내의 압력 차를 통해 액체를 흘러나오게 하는 흡입(음압 suction 또는 negative pressure)에 의해 일어난다(그림 6-1, 6-2).

(3) 빨기의 유형

빨기는 실질적으로 음식을 섭취하는 영양적 빨기와 영양 섭취 없이 일반적인 상태에서 빨고 싶은 욕구를 해소하고, 빨기를 경험하기 위한 비영양적 빨기로 나뉘게 된다.

① 영양적 빨기(Nutritive Sucking, NS)

영양적 빨기는 엄마의 젖이나 젖병의 젖꼭지를 통해 액체를 빨아 성장과 발달에 필요한 영양분을 섭취하는데 목적이 있다. 정상적인 영양적 빨기는 비영양적 빨기보다 느린 속도로 초당 1회 정도 관찰된다. 영양적 빨기의 패턴은 [그림 6-3]과 같다. 충분한 영양 섭취를 위해 소요되는 시간은 대략 20분 정도이며, 액체가 많이 나오는 경우에는 빨 때마다 삼킴이 발생하게 되고, 액체가 적게 나오는 경우에는 빨기 압력과 횟수가 증가하게 된다.

영양적 빨기는 아동의 발달 과정 동안 미숙한 빨기와 빨기, 두 가지 다른 패턴으로 나타난다. 미숙한 빨기는 생후부터 6~9개월까지 영양적 빨기에 사용되는 패턴으로 입술, 혀, 볼, 이틀돌기, 입천장으로 엄마의 젖이나 젖병의 젖꼭지를 감싼다. 이때 입술은 젖꼭지에 완전히 밀착되어 있지 않고, 빨기에 적극적으로 관여하지 않는다. 하지만 혀는 리듬 있는 앞-뒤 움직임을 통해 액체를 구강 내로 빨아들이는 역할을 한다. 빨기는 아동의 발달 과정 중 6~9개월 사이

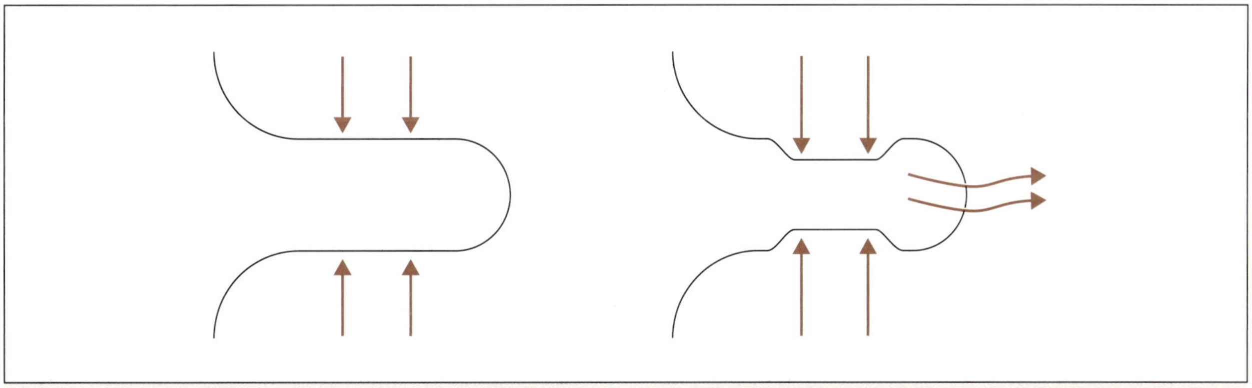

그림 6-1 압력을 가하여 젖꼭지에서 액체를 흘러나오게 하는 압박(양압 compression 또는 positive pressure)

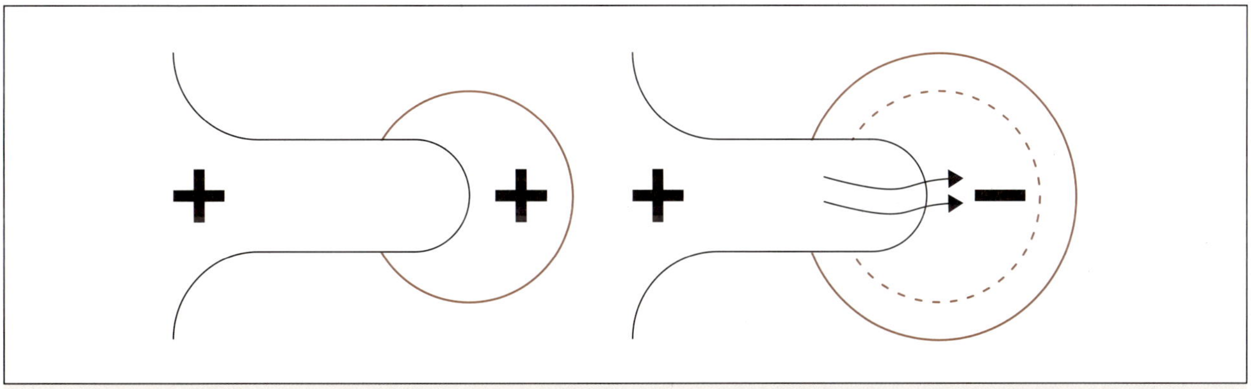

그림 6-2 젖꼭지와 구강 내의 압력 차를 통해 액체를 흘러나오게 하는 흡입(음압 suction 또는 negative pressure)

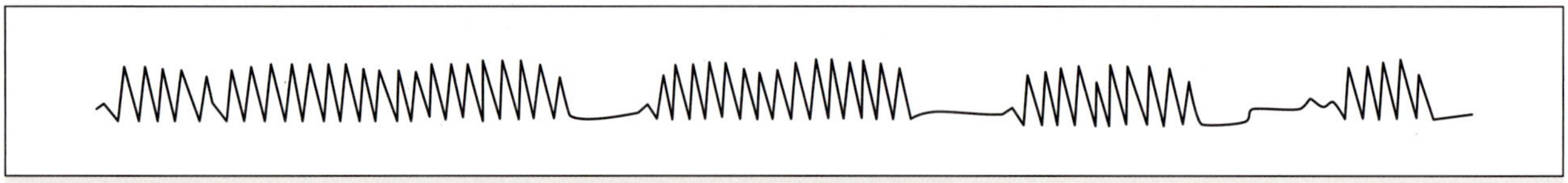

그림 6-3 영양적 빨기 패턴

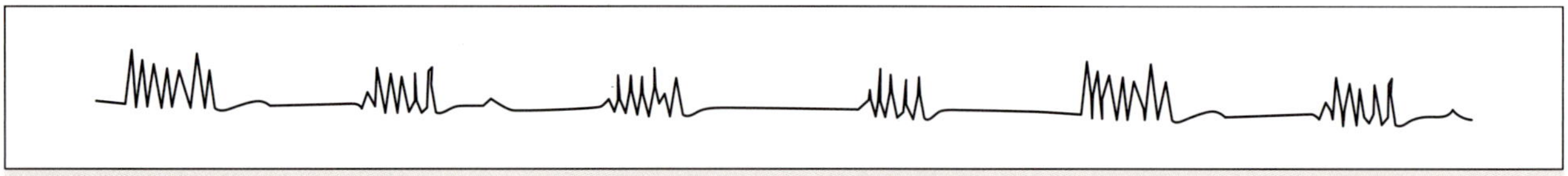

그림 6-4 비영양적 빨기 패턴

에 나타나는 영양적 빨기 패턴이다. 입술은 젖꼭지에 완전히 밀착하여 구강을 밀폐하고 혀는 젖꼭지를 고정하는 데 도움을 준다. 입술을 강하게 닫는 활동은 혀가 위-아래로 더 자유롭게 움직일 수 있도록 하는 데 중요한 역할을 하고, 발달적으로는 미숙한 빨기에서 빨기로의 전환을 촉진 시킨다.

② 비영양적 빨기(Non-Nutritive Sucking, NNS)

비영양적 빨기는 빨기와 넉기의 신경학적 통합을 위한 신경학적 준비로 중요한 역할을 한다. 비영양적 빨기는 손가락이나 공갈 젖꼭지 등을 아동의 입 안에 넣었을 때 나타난다. 특히 손가락 빨기는 아동에게 안정감을 주고 진정시키는 효과가 있다. 정상 속도는 초당 2회 정도 관찰된다. 비영양적 빨기의 패턴은 [그림 6-4]와 같다. 액체와 상관없이 오직 구강의 분비물에 의해 삼키기가 나타나고 빨기와 삼키기의 비율은 6:1 또는 8:1로 나타난다.

2) 빨기-삼키기-호흡하기의 발달

빨기-삼키기-호흡하기는 아동의 삼킴 기능 중 핵심적인 부분으로 이들은 구조적으로 서로 긴밀한 상호의존성을 갖추고 있다. 즉, 빨기-삼키기-호흡하기의 협응은 음식이 흡인되거나 공기를 삼키는 일을 예방하고, 영양분을 효과적으로 섭취하는 역할을 한다.

빨기와 삼키기 리듬은 임신 32주에 발달되어 40주까지 지속된다. 임신 32주에 나타나는 빨기는 진폭이 작고 빈도가 빠르며 삼킴과 연결되어 나타나지 않는다. 임신 33주에는 빨기가 불규칙하고 1초에 2~3회로 나타난다. 임신 34주에는 1초에 1회의 빨기가 나타나고 빨기와 삼키기가 1회씩 연결된다. 40주에 가까워지면서 빨기와 삼키기의 1:1 형태가 뚜렷해지고 출생 후에는 여러 번 빨고 한 번에 삼키는 2:1, 3:1의 형태로 발달하게 된나.

비영양적 빨기 동안에는 빨기와 삼키기의 비율이 6~8:1의 비율로 나타난다. 영양적 빨기의 초반에는 빨기와 삼키기의 비율이 1:1로 시작하였다가 먹기가 끝날 때쯤에는 2:1 또는 3:1로 여러 번 빨고 난 후 삼키게 된다. 구강 운동 기능이 발달할수록 빠는 횟수가 증가하고, 빨고 삼키는 사이에 적절한 호흡과의 협응을 필요로 하게 된다.

빨기를 지속적으로 수행하면 전체적인 호흡률이 감소하여 날숨 시간은 길어지고 들숨 시간은 짧아져 환기(ventilation)가 감소하게 된다. 영양적 빨기와 비영양적 빨기를 비교해 보면 영양적 빨기를 할 때는 환기가 감소하는 반면 비영양적 빨기를 할 때는 감소하지 않는다. 지속적인 빨기 동안 호흡 깊이가 감소하면 동맥의 산소포화도가 감소하고 빨기의 패턴이 지속적 패턴에서 간헐적 패턴으로 변하게 된다. 간헐적 빨기 패턴은 빠는 동안 멈추는 횟수를 증가시켜 호흡을 할 수 있는 시간을 더 많이 제공하게 된다. 호흡 시스템이 불안정한 경우, 지속적인 빨기 패턴은 호흡을 감소시키고 심한 호흡계 면역력 저하와 피로를 유발할 수 있기 때문에 지속적인 빨기 패턴 대신 짧고 강한 빨기 패턴을 보이게 된다. 이런 보상적인 빨기 패턴은 1분 동안 삼킴 횟수를 감소시키고 호흡할 수 있는 기회를 더 많이 제공하지만 먹기의 효율성은 감소하게 된다.

3) 구강 반사의 발달

구강 반사는 구강 내에 음식이나 자극이 들어갔을 때 발생하는 자동적인 운동 반응이다. 이러한 반응은 아동의 생존과 올바른 영양 섭취를 위해 중요한 역할을 한다. 인간은 출생 시에 정상적인 감각과 운동 발달이 완전히 이루어지지 않은 상태로 태어나며, 이로 인해 출생 후에도 삼킴 과정에서 모체 내에서 나타나던 원시적인 반사가 그대로 나타나게 된다. 이러한 원시 반사들은 시간이 지남에 따라 일부는 정상적인 운동 발달을 통해 통합되기도 하지만, 일부는 평생 동안 나타날 수 있다. 특히 삼킴과 관련된 원시적 반사는 충분한 영양 섭취를 위해 아동이 씹기 발달을 완성하기 전까지 삼킴 과정에 직접적인 영향을 미친다. 삼킴과 관련된 반사에는 구역반사, 기침반사, 삼킴반사, 위상성 깨물기반사, 횡행 혀 반사, 혀 내밀기 반사, 먹이찾기반사, 미숙한 빨기반사, 빨기반사가 있다. 구역반사, 기침반사, 삼킴반사는 태아기부터 평생 동안 나타나는 반사이고, 다른 반사들은 출생 후 성장하면서 통합된다.

(1) 구역반사(Gag Reflex)

구역반사는 혀의 후면이나 인두 부위에 촉각 자극이 가해질 때, 기침을 하면서 인두의 역전된 연동 운동이 발생할 때, 혀나 인두벽에 있는 촉각-압력 수용기(tactile-pressure receptor)가 자극을 받아 발생한다. 구역반사는 임신 26~27주 태아기부터 나타나기 시작한다. 만삭인 신생아의 경우에는 입 앞쪽을 자극만 해도 구역반사가 강하게 나타나지만, 이유식을 시작하면서 고형식 음식을 씹고 삼키는 시기인 생후 6개월부터 서서히 감소하여 일생동안 지속되는 보호 반사이다. 신경학적 손상이 있는 경우 종종 과도한 구역반사가 나타나기도 하며, 감각이 저하되어 있거나 운동실조증(ataxia)이 동반되는 경우에는 구역반사가 감소된 양상을 보이기도 한다.

(2) 기침반사(Cough Reflex)

기침반사는 두 가지 기전에 의해 일어난다. 첫 번째 기전은 상부 기도에서 발생하는 것으로 이물질이 후두속 수용기를 자극하면 이를 빼내기 위해 기침이 발생한다. 두 번째 기전은 과도한 분비물이 기관지 수용기를 자극하여 발생하는 기침으로 이때 일어나는 기침은 하부 기도에 있는 이물질을 빼내는 데 도움을 주고 점액이 가스 교환을 방해하지 못하도록 한다. 기침반사는 생존에 필요한 반사로 기도 보호를 위해 영구적으로 나타나게 된다.

(3) 삼킴반사(Swallowing Reflex)

삼킴반사는 생존에 필수적인 반사로, 구강 내 다양한 자극(예: 음식물이 혀 뒤쪽, 입천장 또는 인두 부위에 닿는 경우)에 의해 유발될 수 있다. 특히, 앞입천장활(구개편도 주변)의 감각 수용기가 자극을 받아 삼킴이 촉진되지만, 특정 부위에 국한되지 않고 여러 구조물의 자극이 복합적으로 작용하여 삼킴반사가 발생한다.

(4) 위상성 깨물기반사(Phasic Bite Reflex)

위상성 깨물기반사는 잇몸에 촉각자극이 가해지면 턱 관절이 리듬 있게 위아래로 움직이면서 턱을 벌리고 닫는 반사로 씹기의 전 단계로 볼 수 있다. 임신 28주부터 나타나 생후 9~12개월경 소실된다.

(5) 횡행 혀 반사(Lateral Tongue Reflex or Transverse Tongue Reflex)

횡행 혀 반사는 혀의 측면에 자극이 주어졌을 때 혀가 자극이 가해지는 쪽을 향해 움직이는 반사이다. 씹기를 할 때 혀의 측면 움직임이 나타나는데, 이러한 혀의 측면 움직임의 전 단계로 볼 수 있다. 임신 28주부터 나타나 생후 6~9개월경 소실된다.

(6) 혀 내밀기 반사(Tongue Protrusion Reflex)

혀 내밀기 반사는 혀의 앞쪽에 자극이 주어졌을 때 혀를 앞으로 내미는 반사이다. 임신 38~40주부터 나타나 이유식을 시작하면서 숟가락으로 먹기를 유도하는 시기인 생후 4~6개월경부터 감소하기 시작한다.

(7) 먹이찾기반사(Rooting Reflex)

먹이찾기반사는 음식을 찾는 데 도움을 주는 반사로 볼 또는 입 주변에 자극을 주었을 때 자극이 가해지는 쪽을 향해 머리를 돌리고 입을 벌려 빨려고 하는 반사이다. 임신 32주부터 나타나 일정 시기까지 점점 강해져 배고픔을 느낄 때 고개 돌리기를 막기 어려워지기도 한다. 생후 3~6개월경 소실되지만 모유 수유를 하는 경우는 더 오래 지속될 수 있다. 먹이찾기반사가 나타나지 않는다면, 촉각 감각이 저하되었거나 신경학적 통합이 미성숙하다는 것을 의미하고, 반대로 과도하게 나타난다면 촉각 감각이 과민하거나 억제가 부족한 것을 의미한다.

(8) 미숙한 빨기반사(Suckling Reflex)

젖꼭지가 구강으로 들어오거나 혀를 건드리면 초기 빨기 패턴인 미숙한 빨기반사가 나타나 혀가 앞뒤로 움직이면서 턱 관절은 위아래로 리듬 있게 움직이게 된다. 임신 18주부터 나타나 생후 6~9개월경 소실된다.

(9) 빨기반사(Sucking Reflex)

미숙한 빨기반사의 성숙된 형태로 젖꼭지가 구강으로 들어오거나 혀를 건드리면 턱 관절이 독립적으로 움직이고 혀가 위아래로 움직이면서 리듬 있게 빨기반사가 나타나게 된다. 생후 6~9개월경부터 나타나 생후 24개월 이후에 소실된다.

4) 깨물기 기술의 발달 (Development of biting skills)

출생 후 4~6개월 동안 유아는 주로 모유 또는 분유로 영양을 섭취하고, 생후 5~6개월이 되면 이유식을 시작하면서 새로운 음식을 경험하게 된다. 이 시기에는 주변 환경과 상호작용하여 자신의 신체를 조절하는 능력이 발달하고, 더불어 먹는 동작을 할 때도 자세를 유지할 수 있게 된다. 유아는 젖이나 젖병의 크기만큼 턱을 벌릴 수 있고, 음식이 구강으로 들어가는 동안에도 턱을 벌린 자세로 유지할 수 있다. 이렇듯 턱의 안정성이 증가함에 따라 혀와 입술의 움직임도 더욱 발달하게 된다. 특히 부드러운 쿠키와 같은 고형식을 먹을 때, 턱이 리듬 있게 위아래로 반복적으로 움직이면서 위상성 깨물기-이완 패턴이 나타난다. 하지만 위상성 깨물기-이완 패턴은 단순한 턱의 위아래 움직임으로 음식이 매우 부드러운 경우가 아니면 조각으로 부서트리지 못한다. 9개월이 되면 턱의 안정성이 지속적으로 향상되어 쿠키와 같은 고형식을 먹을 때 치아 사이에서 음식을 고정시킬 수 있고, 12개월이 되면 치아 사이에서 음식을 오랫동안 유지하여 부드럽고 쉽게 녹아내리는 쿠키를 물어 먹을 수 있다. 2세까지 깨물기의 강도가 지속적으로 증가하며, 3세 정도에 이르러 깨물기 기술이 완전히 성숙된다.

5) 숟가락으로 먹기 기술의 발달 (Development of spoon-feeding skills)

생후 4~6개월부터 숟가락을 사용한 이유식 먹기가 시작된다. 숟가락을 처음 사용할 때는 윗입술로 음식을 긁어내기 어렵기 때문에 치아가 나지 않은 윗잇몸으로 숟가락에 있는 음식을 긁듯이 섭취한다. 생후 5~6개월이 지나면 젖이나 젖꼭지 빨기에 대한 흥미가 다소 감소하여 숟가락을 이용한 먹기의 빈도가 늘어나게 된다.

6개월이 되면 입을 벌린 채로 숟가락을 사용하여 음식을 먹을 수 있고, 혀는 미숙한 빨기 패턴과 빨기 패턴을 조합하여 음식덩이를 구강 뒤쪽으로 이동시킬 수 있다. 6~9개월이 되면 입술 조절 능력이 향상되어 숟가락에 있는 음식을 긁어내는 능력이 향상된다. 이러한 발달로 입술을 다무는 강도가 증가되고 구강 내에서 음식이 움직일 때의 압력 조절이 향상되어 음식을 삼키는 과정이 원활해진다. 이 시기에는 구역반사로 인해 새로운 질감의 음식을 게워 낼 수도 있지만, 지속적으로 새로운 음식을 제공하면 구강 감각의 예민함이 점차 줄어들게 되어 음식을 수월하게 섭취할 수 있게 된다.

12개월까지 유아의 입술 조절 능력이 지속적으로 향상된다. 혀는 미숙한 빨기 패턴 보다 빨기 패턴을 더 자주 사용하여 음식덩이를 구강 뒤쪽으로 이동시킨다.

15~18개월경 유아는 주먹 쥔 자세로 숟가락을 잡아 아래팔의 엎침 자세에서 주로 어깨의 움직임을 사용해 그릇에서 입으로 숟가락을 가져갈 수 있다. 숟가락을 사용할 때 여전히 흘림이 있을 수 있지만, 요거트와 같은 점성이 있는 음식은 윗입술을 적극적으로 사용하여 숟가락에 있는 음식을 능숙하게 섭취할 수 있다.

24개월경에는 숟가락으로 먹기가 성숙한 패턴으로 나타난다. 윗입술과 아랫입술은 숟가락 있는 음식을 먹기 위해 적극적으로 움직이며, 음식을 거의 흘리지 않는다. 또한 혀의 움직임은 턱의 움직임과 별개로 독립적으로 이루어진다.

6) 컵으로 마시기 기술의 발달 (Development of cup drinking skills)

컵으로 마시기는 6개월 이후부터 발달하는 구강운동 기술이다. 처음 컵으로 마시기를 시도할 때는 약한 입술의 닫기 기능, 혀의 앞뒤 움직임, 턱의 위아래 움직임으로 인해 음식을 흘릴 가능성이 높다. 또한 생후 9개월까지 유아는 컵에 있는 많은 양의 액체를 빨기 패턴으로 먹으려고 하며, 턱이 컵의 테두리를 안정적으로 받쳐 주지 못하기 때문에 빨기-삼키기-호흡하기의 협응에 어려움이 발생하여 기침과 질식을 자주 경험하게 된다.

생후 12개월경에는 발성이 더 길어지고, 빨기 후 멈춤 없이 연속적으로 삼키는 능력이 발달한다. 컵으로 마시는 동안 액체의 흐름이 적절하게 유지되면 기침을 하지 않고 효율적으로 삼킬 수 있다. 컵의 테두리를 지지하는 턱의 안정성과 윗입술 조절 능력은 아직 불안정하지만, 혀를 컵 밑으로 약간 내밀거나 컵 테두리를 물거나 하는 행동으로 부가적인 안정성을 확보할 수 있다. 마시기보다 혀를 앞으로 내밀어 빨아먹듯 한 모습(sip)을 보이다가 점차 혀를 앞으로 내밀지 않고 컵으로 마시게 된다. 이러한 발달을 통해 이전보다 음식을 흘리는 빈도가 줄어들게 된다. 따라서 효율적인 컵으로 마시기 발달을 위해서는 턱의 안정성을 높이는 것이 필수적이다.

생후 15~18개월경에는 컵으로 마시기를 할 때 빨기-삼키기-호흡하기의 협응이 매우 잘 이루어지며, 한 번에 먹는 양도 점차 증가하게 된다. 이 시기에는 기침이나 사레 들림은 거의 나타나지 않는다. 턱의 안정성과 윗입술의 조절 능력이 이전 보다 증가하지만, 여전히 컵의 아래쪽을 물면서 턱의 안정성을 확보하려는 행동을 보인다.

생후 24개월이 되면, 아동은 턱과 입술을 사용하여 컵 테두리를 안정적으로 지지할 수 있고, 성숙된 빨기 패턴을 사용하여 컵으로 마시기를 수행할 수 있다.

7) 씹기 기술의 발달 (Development of chewing skills)

씹기는 음식을 작은 조각으로 분해하고 침과 혼합하여 만든 음식덩이를 삼키기 위해 구강 뒤쪽으로 이동시키는 복잡한 과정이다. 유아는 고체 음식을 처음 접할 때, 위상성 깨물기-이완 패턴을 사용하며, 혀는 미숙한 빨기 패턴과 빨기 패턴의 움직임을 조합하여 씹기를 시작한다. 그 후 턱의 안정성이 증가하면서 혀의 위아래 움직임과 함께 턱의 반복적이고 리듬 있는 위아래 움직임이 나타나는데, 이러한 움직임을 먼칭 패턴(munching pattern)이라고 한다. 이러한 먼칭 패턴은 퓨레나 부드러운 음식을 먹을 때 효율적으로 사용된다.

생후 6개월경에는 턱의 안정성이 증가하고, 혀의 움직임 조절 능력이 향상되며, 입술의 근력도 강화된다. 이러한 발달로 인해 유아는 어느 정도 씹기가 요구되는 음식을 씹고 소화시킬 수 있다. 반고형식 음식이 제공되면, 위상성 깨물기-이완 패턴 보다 먼칭 패턴을 주로 사용 하지만 리듬 있게 턱을 벌리고 다물어도 부드러운 음식을 부수기에는 제한적이다.

생후 7~8개월경에는 혀의 측면 움직임이 나타나면서 턱의 움직임이 단순히 위아래 방향에서 대각선 방향으로 확장된다. 이러한 발달은 퓨레나 부드러운 음식을 더욱 효율적으로 처리할 수 있게 된다. 이때 유아에게 다양한 질감의 음식을 제공하면 턱의 움직임 범위가 더욱 증가할 뿐만 아니라 구강 근육의 근력 및 움직임의 정확도도 점진적으로 향상될 수 있다.

생후 8~9개월경에는 유아의 턱 안정성이 보다 향상되며, 잇몸으로 쿠키와 같은 고체 음식을 물기 시작한다. 반복적인 움직임을 통해 턱의 움직임과 혀의 조절 능력이 향상되며, 씹기에 필요한 혀의 측면 움직임이 더욱 발달하여 음식을 어금니 쪽으로 옮길 수 있다. 이러한 움직임을 통해 고체 음식을 잘게 부수는 것이 가능해지고, 혀의 측면 움직임을 이용하여 음식을 구강의 중앙에서 가장자리로 옮길 수 있고 씹는 동안 음식을 측면에 유지시킬 수 있어 음식을 효율적으로 처리할 수 있게 된다.

생후 12개월경에는 턱의 안정성과 조절된 운동성이 발달하면서 회전하며 씹기(rotary chewing)가 가능해진다. 아동이 씹기를 위해 음식을 구강의 측면으로 이동시킬 때 입술과 볼의 움직임이 더욱 활발하게 나타난다. 씹는 동안 혀는 음식을 구강의 중앙에서 가장자리로 움직여 음식덩이를 형성하게 한다. 혀끝을 올리는 듯한 동작을 통해 입술에 묻은 음식을 핥아내기도 한다. 생후 18개월경에는 잘 조절된 회전하며 씹는 움직임이 나타난다. 이러한 움직임을 통해 부드러운 고기나 다양한 음식을 씹을 수 있고, 음식의 조각을 깨물고 유지할 수 있다. 혀의 움직임도 향상되어 구강 내에서 음식을 효율적으로 조절할 수 있다. 이처럼 씹기 발달은 12개월 정도에 완성되어 그 기능이 점차 향상되지만, 씹기의 효율성은 3세가 될 때까지 계속해서 성숙해 나가며, 더욱 향상된다.

씹기의 발달은 다른 운동기술과 마찬가지로, 해부학적 성장, 신경학적 성숙, 섭식 활동의 경험에 많은 영향을 받는다. 아동이 부드럽고 씹기 쉬운 음식만 섭취하면서 적절한 시기에 고형식 음식을 접하지 못하면, 씹기와 관련된 기술 및 경험이 충분히 형성되지 않을 수 있고, 음식 거부나 씹기의 어려움과 같은 섭식 문제를 경험할 수 있다. 따라서 아동의 씹기 능력을 발달시키기 위해 다양한 재질의 음식 섭취는 반드시 필요하다.

확인문제

1. 아동의 섭식 및 삼킴 기능 발달을 위한 고려 요소를 기술하세요.

① ______

② ______

③ ______

④ ______

⑤ ______

2. 유아의 해부학적 특징 중 잘못 기술된 내용은 무엇인지 고르세요.

① 아래턱이 머리에 비해 비교적 작다.

② 볼에 지방조직이 있어 볼과 아래턱의 안정성을 제공한다.

③ 혀가 구강 내부를 대부분 차지하고 있어서 움직임의 범위가 유동적이다.

④ 목뿔뼈와 후두는 성인보다 높게 위치해 있고 입천장과 목젖은 낮게 위치해 있다.

⑤ 물렁입천장은 상대적으로 매우 크며 많은 부분이 혀와 닿아 있고 후두덮개와 근접해 있다.

3. 빨기의 원리는 어떻게 나뉘는지 기술하세요.

① ______

② ______

4. 빨기의 유형은 어떻게 나뉘는지 기술하세요.

① ______

② ______

5. 젖꼭지가 구강으로 들어오거나 혀를 건드렸을 때 혀가 앞뒤로 움직이면서 턱 관절이 위아래로 리듬 있게 움직이는 반사로, 임신 18주부터 나타나 생후 6~9개월경 소실되는 반사가 무엇인지 고르세요.
   ① 구역반사
   ② 위상성 깨물기반사
   ③ 횡행 혀 반사
   ④ 미숙한 빨기반사
   ⑤ 빨기반사

6. 구강운동기술 발달 중 잘못 기술된 내용은 무엇인지 고르세요.
   ① 빨기는 태아기부터 나타나 6~9개월까지는 미숙한 빨기 패턴으로 나타나고 해부학적 변화를 통해 신생아 시기의 구조적 이점이 사라지면서 액체를 잘 다루기 위한 빨기 패턴이 발달하게 된다.
   ② 정상적인 위상성 깨물기-이완 패턴은 단순한 턱의 위아래 움직임으로 쿠키가 매우 부드러운 경우가 아니면 쿠키 조각을 부서트리지 못한다.
   ③ 숟가락을 처음 사용할 때는 윗입술로 음식을 긁어내기 어렵기 때문에 치아가 나지 않은 윗잇몸으로 숟가락에 있는 음식을 긁듯이 섭취한다.
   ④ 생후 15~18개월경에는 컵으로 마시기를 할 때 빨기-삼키기-호흡하기의 비협응으로 기침과 사레 들림이 빈번하게 발생한다.
   ⑤ 생후 12개월경에는 턱의 안정성과 조절된 운동성이 발달하면서 회전하며 씹기(rotary chewing)가 가능해진다.

참고문헌

대한연하장애학회. (2017). 연하장애 Swallowing disoders. 군자출판사.

Dharmaraj, R., Elmaoued, R., Alkhouri, R., Vohra, P., & Castillo, R. O. (2023). Evaluation and Management of Pediatric Feeding Disorder. Gastrointestinal Disorders, 5(1), 75-86.

Goday, P. S., Huh, S. Y., Silverman, A., Lukens, C. T., Dodrill, P., Cohen, S. S., ... & Kenney, B. D. (2019). Pediatric Feeding Disorder: Consensus Definition and Conceptual Framework. The Journal of Pediatric Gastroenterology and Nutrition, 68(1), 124-129.

Garcia, P. F., & Lee, S. H. (2023). Oral motor development and its impact on feeding skills in early childhood: A longitudinal study. Early Childhood Research Quarterly, 65, 123-132.

Jane Case-Smith, Jane Clifford O'Brien. (2014). Occupational Therapy for Children and Adolescents(7th). Mosby.

Katherine A. Benfer, Kelly A. Weir, Kristie L. Bell, Robert S. Ware, Peter S.W. Davies, & Roslyn N. Boyd. (2014). Oropharyngeal dysphagia in preschool children with cerebral palsy. Oral phase impairments & Research in Developmental Disabilities, 35, 3469-3481.

Kedar Kakodkar, James W. (2013). Schroeder Jr. Pediatric dysphagia. Pediatr Clin N Am. 60, 969-977.

Kelly VanDam. (2012). Pediatric Feeding Disorders. Framingham. Therapro.

Kumar, R., & Patel, D. S. (2023). Innovations in therapeutic interventions for pediatric feeding disorders: A focus on oral motor function. Developmental Medicine & Child Neurology, 65(7), 789-798.

Mahoney, A. S., O'Donnell, M., Coyle, J. L., Turner, R., White, K. E., & Skoretz, S. A. (2023). Non-Pharmacological and Non-Surgical Feeding Interventions for Hospitalized Infants with Pediatric Feeding Disorder: A Scoping Review. Dysphagia, 38(3), 818-836. doi:10.1007/s00455-022-10504-7

Malandraki, G. A., & Arkenberg, R. H. (2021). Advances in Swallowing Neurophysiology Across Pediatric Development: Current Evidence and Insights. Current Physical Medicine and Rehabilitation Reports, 9(4), 267-276. doi:10.1007/s40141-021-00334-3

Nguyen, T. T., & Chen, Y. W. (2023). The role of sensory integration in the development of swallowing and feeding behaviors in children. International Journal of Pediatric Otorhinolaryngology, 158, 110-118.

O'Connor, G., & Thompson, R. E. (2023). Early identification of swallowing difficulties in neonates: Clinical markers and assessment tools. Neonatology, 120(2), 215-224.

Rogers, B., & Arvedson, J. (2005). Assessment of infant oral sensorimotor and swallowing function. Mental retardation and developmental disabilities research reviews, 11(1), 74-82.

Redstone, F., & West, J. F. (2004). The importance of postural control for feeding. Pediatric nursing, 30(2), 97-100.

Rommel N, De Meyer AM, Feenstra L, Veereman-Wauters G. (2003). The complexityof feeding problems in 700 infants and young children presenting to a tertiary care institution. J Pediatr Gastroenterol Nutr. Jul;37(1):784.

Suzanne Evans Morris, & Marsha Dunn Klein. (2001). Pre-feeding Skills: A Comprehensive Resource for Feeding Development (2nd). Therapy Skill Builders.

Smith, J. A., & Brown, L. M. (2023). Advances in pediatric dysphagia: Understanding the development of swallowing in infants. Journal of Pediatric Gastroenterology and Nutrition, 76(4), 451-459.

Wang, L., & Wang, L. (2024). Relationships between Motor Skills and Academic Achievement in School-Aged Children and Adolescents: A Systematic Review. Children, 11(3), 336.

SWALLOWING DISORDER

2 제2장

평가

치료사는 아동이 음식을 먹고 삼키는 데 나타나는 어려움에 대한 정확한 평가를 통해 문제의 원인을 파악하고 평가 결과를 바탕으로 치료 목표를 세우고 치료 방법을 결정한다. 아동의 섭식 및 삼킴은 자세, 구강 감각, 구강 운동, 섭식 행동, 구강 구조물, 섭식 및 삼킴에 영향을 주는 질환, 심폐 기능, 소화 기능 등 다양한 요소에 대한 이해를 바탕으로 평가가 이루어져야 한다. 또한 침흘림 조절, 음식 거부, 섭취 음식 종류 제한, 보호자–아동 상호작용 등도 확인해야 할 문제이다. 따라서 임상 전문가는 아동 섭식 및 삼킴에 대한 광범위하고 전문적인 지식을 통해 평가를 진행해야 한다.

평가는 의무기록지 확인, 보호자 면담, 임상관찰, 식사 시간(mealtime) 관찰, 섭식 및 삼킴 평가, 기구적 검사 등 다양한 방법으로 이루어지며, 이러한 평가 결과를 종합하여 적절한 삼킴재활 치료 단계로 이어진다. 평가는 아동이 안전하고 효율적인 섭식 및 삼킴 능력을 확인하는 과정으로 구성된다. 삼킴장애 평가의 전체적인 흐름은 성인과 같으니 성인 평가(제3부, 성인 평가 파트)를 참고하기 바란다.

1 의무기록지 검토

의무기록지는 정보를 가장 처음으로 수집할 수 있는 방법이다. 의무기록지에는 섭식 발달 및 기능에 영향을 줄 수 있는 의학적 상태(조산 여부, 출생 후 식사 형태, 심폐 기능, 구강 구조, 소화기 기능 등), 각성 상태, 호흡 상태, 약물, 수면 패턴, 일반적인 운동 기능, 인지, 의사소통 발달 수준 등에 대한 정보가 제시된다.

섭식과 관련해서는 섭식 및 삼킴 경험, 섭식 방법(구강, 관영양법), 섭식 발달, 현재 섭취하는 음식 단계, 종류 및 질감, 섭취 칼로리, 과거 삼킴 평가 및 치료 경험, 이전 치료 효과 등에 대한 정보 확인이 가능하다. 또한 기구적 삼킴 검사인 비디오투시삼킴검사, 기타 섭식 및 삼킴 검사 결과를 확인할 수 있다.

2 보호자 면담

보호자는 아동의 섭식 상황에 대해 가장 잘 알고 있기 때문에 보호자 면담 과정을 통해 아동의 섭식과 관

표 6-2 보호자 질문지

이름		생년월일			
검사날짜		키		몸무게	

I. 식사 환경
음식을 먹는 장소는 어디인가요? ☐ 식탁 ☐ 거실 ☐ 방 ☐ 기타
음식을 주로 먹이는 사람은 누구인가요? ☐ 엄마 ☐ 아빠 ☐ 조부모 ☐ 기타
음식 같이 먹는 사람은? ☐ 혼자 ☐ 가족 모두 ☐ 음식을 먹이는 사람 ☐ 기타
음식을 먹을 때 자세는? ☐ 독립적으로 앉아서 ☐ 식탁의자 ☐ 보조의자 ☐ 피더시트 ☐ 보호자가 안아서 ☐ 기타
II. 식사
주로 먹는 음식 형태는 무엇인가요? ☐ 고체 ☐ 반고체 ☐ 액체
주로 먹는 식사 형태는 무엇인가요? ☐ 분유(모유) ☐ 초기 이유식 ☐ 중기 이유식 ☐ 후기 이유식 ☐ 진 밥 ☐ 일반 밥
음식 먹는 양 (ml, mg)
사용할 수 있는 섭식 도구는 무엇인가요? ☐ 젖병 ☐ 손가락 ☐ 숟가락 ☐ 포크 ☐ 컵 ☐ 빨대
좋아하는 음식은 무엇인가요? (질감, 맛, 온도 등)
밥 먹을 때 걸리는 시간은? ☐ 20분 미만 ☐ 20분 ☐ 30분 ☐ 30분 이상
식품 알레르기가 있나요?
식사 시간 간격은? ☐ 2시간 ☐ 3시간 ☐ 4시간 ☐ 4시간 이상
III. 보호자-아동 간 상호관계
☐ 긍정적 ☐ 부정적 ☐ 기타

련된 일반적인 정보, 일상적인 식사 환경에서 일어나는 전반적인 정보 획득이 가능하다. 보호자는 아동의 식사 환경, 장소, 시간, 도구, 음식, 먹는 양, 자세 등 기본적인 정보 및 현재 먹이고 있는 방법, 식사 시간 문제 행동, 문제 행동에 대처하는 방법, 아동의 선호 또는 비선호 음식에 대한 내용을 제공할 수 있다. 또한 삼킴재활치료에 참여하게 된 주요 문제 및 치료 목표, 보호자-아동 간 상호관계, 아동의 삼킴장애로 인한 양육 스트레스 등에 대한 정보 역시 획득이 가능하다. 자세한 질문으로는 음식을 먹이는 장소는 어디인지, 같이 식사를 하는 사람은 누구인지, 주로 먹여주는 사람은 누구인지, 어떤 자세로 먹는지, 보조 도구가 필요한지, 선호하는 음식(맛, 질감)이 있는지, 싫어하는 음식(맛, 질감)이 있는지, 섭식 행동 문제가 있는지, 이전에 받은 삼킴재활치료 과정 및 그 결과는 어떠한지 등이다. 또한 영양적인 측면에서 현재 키와 몸무게, 먹는 양에 대해서도 확인한다. 면담 과정에서 [표 6-2]와 같은 질문지를 보호자와 함께 작성할 수 있다.

3 임상 관찰

섭식 및 삼킴에 영향을 주는 자세, 구강 감각 처리, 구강 운동 기능, 삼킴 능력, 섭취 음식, 섭식 행동 등 다양한 요소에 대한 평가가 종합적으로 이루어져야 한다. 실제로 음식을 제공하여 처리하고 삼키게 하였을 때와 제공하지 않았을 때 나타나는 특징을 구분하여 관찰하는 과정이 필요하다. 대상 아동의 연령, 발달 및 기능 수준에 따라 관찰 및 평가에서 주요 관심 내용 역시 달라질 수 있다. 다른 영역의 발달과 마찬가지로 섭식 발달 역시 아동의 실제 연령과 섭식 발달 연령이 일치하지 않고 아동의 발달 및 기능 수준에 따라 달라지게 된다. 예로 발달적으로 이유식 섭취가 가능한 4~6개월 이후의 아동이라도 현재 젖병 수유 빨기가 주요 섭식 방법이라면 젖병 빨기와 관련된 기능 확인 및 평가 도구 활용이 필요하다.

평가 진행을 위한 각 발달 단계별 고려 사항은 다음과 같다(표 6-3).

임상 평가 시 다음 내용들을 고려하여 평가한다.

- 각성 상태 및 적응
- 자세 및 근긴장도 조절
- 구강 반사
- 구강 감각
- 구강 운동
- 인두 기능
- 식사 시간

1) 각성 상태 및 적응 평가

영아의 경우 환경 적응 및 각성 상태가 수유에 영향을 줄 수 있다. 영아의 각성 상태와 의식 수준은 행동양상을 통해 알 수 있으며 임상적으로 유용한 행동 양상에 따른 각성 상태를 6단계로 제시하였다(표 6-4). 아동이 치료실과 삼킴재활치료 상황에 긍정적으로 반

표 6-3 연령에 따른 삼킴 평가 고려 사항

발달 단계	고려 사항
조산	각성, 구강 섭식 여부(관영양법), 호흡, 산소 포화도
영아	각성, 목 가누기, 빨기(젖병, 모유), 빨기-삼키기-호흡하기 협응, 연령에 맞는 음식 질감 전환(예 : 4~6개월에 이유식으로 전환), 도구 사용(수저, 빨대 등), 구강 운동, 씹기
유아, 아동	연령에 맞는 음식 질감 전환 (음식 질감, 크기, 다양성), 도구 사용(수저, 빨대 등), 구강 운동, 씹기 아동기 이후는 발달과 기능에 따른 도구 사용 기술 학습, 정교화

표 6-4 행동 양상에 따른 각성 상태 단계

<table>
<tr><th>단계</th><th>각성 상태</th><th>행동 양상</th><th>먹을 수 있는 상태 가능 여부</th></tr>
<tr><td>1단계</td><td>깊은 잠
(deep sleep)</td><td>규칙적인 호흡패턴으로 자고 있음
눈은 감고 있으며 움직임이 없음
깜짝 놀라기는 하나 자발적인 움직임은 나타나지 않음
외부 자극에 지연된 반응을 보임</td><td>먹을 수
없는 상태</td></tr>
<tr><td>2단계</td><td>옅은 잠
(light sleep)</td><td>눈을 감고 있으나 빠른 눈 움직임이 나타남
가끔 눈을 뜸
낮은 신체적 활동
빠는 것이 관찰됨
호흡은 자주 불규칙해짐</td><td>먹기 시도를 해볼 수
있는 상태</td></tr>
<tr><td>3단계</td><td>졸림
(drowsy,
semi-dozing)</td><td>눈은 뜨고 있으나 눈꺼풀이 무거워 보임
멍하게 보거나 잘 보지 못함
활동이 가능함
자극에 따라 각성 상태가 자주 변함</td><td rowspan="3">먹기에
적절한 상태</td></tr>
<tr><td>4단계</td><td>깨어있음
(quiet alert)</td><td>시각, 청각적 자극에 의해 강한 집중을 보임
집중이 약하며 지연되기도 함
신체적 활동이 가능함</td></tr>
<tr><td>5단계</td><td>활동적으로 깨어 있음
(active alert)</td><td>팔 다리를 이용한 신체적 활동이 많이 일어남
자극 시에 더 많은 움직임이 나타남</td></tr>
<tr><td>6단계</td><td>울기
(crying)</td><td>심하게 움
어떠한 자극으로도 우는 것을 멈출 수 없음</td><td>먹을 수
없는 상태</td></tr>
</table>

응하고 적응하는지 관찰한다. 눈 맞춤 등 사회적 상호작용, 음식, 도구 및 섭식 활동에 긍정적인 반응, 구강 탐색을 보이는지 확인한다.

아동이 음식을 먹기 전, 중, 후에 나타나는 반응을 관찰한다.

- **각성 상태** : 먹기 전, 먹는 중, 먹고 난 후의 각성 상태는 어떠한가? 각성 상태가 기능적으로 먹기에 충분한가? 음식을 끝까지 먹을 수 있는 각성 상태인가? 음식을 먹는 중 각성 상태가 얼마나 유지되는가?
- **안정감** : 안정 상태가 얼마나 유지되는가? 어떻게 안정 상태로 만들 수 있는가? 언제 안정 상태가 흐트러지는가? 환경 변화에 얼마나 견딜 수 있는가? 불안정한 반응이 있는가(울먹이기, 울기, 얼굴 찌뿌리기, 눈동자 흔들리기, 인상 쓰기 등)? 울음을 멈추지 않는가? 스트레스 상황이 얼마나 자주, 언제 관찰되는가? 불안정한 상태를 스스로 조절할 수 있는가?

2) 자세 및 근긴장도 조절 평가

안전하고 효율적인 섭식을 위해서는 얼굴, 목, 구강 구조물(혀, 입술, 볼 등)의 협응 및 유기적인 조절이 필수적이다. 특히 몸통과 목의 자세 조절은 구강 움직임을 위한 안정성을 제공하고 이를 통해 적절한 구강 운동 기능이 가능하다. 특히 뇌성마비 아동의 경우 대동작 기능 분류 체계(Gross Motor Function Classification System, GMFCS)로 평가한 대동작 운동 기능 수준이 섭식 기능과 유의미한 상관이 있기 때문에 자세 조절이 포함된 운동 기능 확인이 필수적이다.

구강 운동 기능 저하, 섭식 자세 조절 문제는 비정상적인 신경근육 조절 능력이 주요 원인이다. 예를 들면 근긴장도가 낮은 저긴장의 경우, 몸통, 목, 머리를 앞으로 굽히고 있어 구강 운동 기능의 발달을 방해하고, 근긴장도가 높은 과긴장의 경우 원시 반사 존재, 예민한 감각의 영향으로 비정상적인 움직임 패턴을 보인다. 또한 목이 과도하게 뒤로 신전되는 경우 입 다물기가 어렵거나 인두 구조물 정렬 및 기능에 영향을 주어 안정적인 삼킴을 방해하고 흡인의 위험성을 높인다. 몸통, 어깨, 어깨뼈 등이 뒤로 신전되는 경우 얼굴을 포함한 혀, 턱, 볼, 입술도 함께 뒤로 당겨져 기능적인 움직임에 제한이 발생할 수 있다. 정상 발달 아동은 바로 눕거나 옆으로 누운 자세 등 다양한 자세에서도 먹을 수 있으나 삼킴에 문제를 가진 경우 안전하고 효율적인 섭식을 위한 최적의 상태를 위해 자세 변경이 필요할 수 있다. 몸통과 목의 자세 조절이 기초가 되며 목과 얼굴, 구강 구조물의 근긴장도가 역시 효율적인 삼킴 및 섭식에 영향을 끼친다.

자세 조절 평가는 몸통 및 목 가누기 능력, 독립적인 앉기 여부를 확인한다. 도움 없이 몸통, 목 가누기가 가능하여 독립적으로 앉아서 음식을 먹을 수 있는지, 도움을 받아서(자세 보조도구, 피더 시트, 몸 고정 띠 등) 앉기 유지가 가능한지, 목 조절을 위해 목 지지대가 필요한지 확인한다. 또한 평소에 젖병을 빨거나 음식을 먹을 때 주요 자세를 파악한다. 자세 조절은 아동의 연령과 발달 수준에 따라 다를 수 있으므로 현재 아동 발달 수준, 자발적인 움직임 가능 수준도 확인하도록 한다.

근긴장도 조절 평가는 몸통 및 목, 얼굴, 팔다리의 근긴장도 상태를 확인한다. 근긴장도는 정상 범위, 과긴장, 저긴장으로 나누어 평가할 수 있다. 환경에 따라서 평상 시 근긴장도 상태, 음식을 먹거나 먹기 위한 노력을 할 때 근긴장도 변화가 나타나는지 평가한다. 근긴장도는 목, 얼굴, 혀, 입술 등 구강 구조물의 전반적인 평가가 필요하다. 목 앞으로 굽히기, 뒤로 젖히기, 옆으로 기울이기, 돌리기 등이 목의 움직임 범위에서 충분히 움직이는지 근긴장도가 높은지, 거북목 자세 등 목 정렬 여부를 함께 확인한다. 얼굴 부위의 이마, 볼, 입술, 턱 주변 근육의 근긴장도를 확인하며 특히 신전 자세와 함께 나타날 수 있는 혀와 입술의 근긴장도 증가 여부를 관찰하기 위해 혀 좌우 움직임, 혀 끝 올림 움직임, 입술 앞, 옆으로 움직이기 등을 손가락이나 구강치료 도구를 사용하여 직접 확인한다.

3) 구강 반사 평가

구강 반사는 신생아와 영아 시기에 나타나므로 연령에 따라 시행하도록 한다. 근긴장도가 예민하거나 신경학적 성숙이 저하된 경우 영아 시기에 없어져야 할 구강 반사가 남아있는 경우가 있다. 구역반사와 기침반사는 평생 지속되는 반사이므로 모든 연령에서 확인한다.

(1) 먹이찾기반사

신생아와 영아의 입술 주변에 손가락, 젖꼭지 등으로 자극했을 때 입을 벌리면서 자극 쪽으로 머리를 돌려 음식을 찾으려고 하는지 평가한다. 먹이찾기반사가 나타나지 않는 것은 촉각 자극에 대한 감각 인식 저하, 둔한 감각 반응, 삼킴 관련 신경학적 통합 부족을 의미한다. 먹이찾기반사가 과도하게 나타나는 경우 감각이 과민하거나 음식을 빨고 먹는데 억제가 부족한 경우로 삼킴을 시작하는데 어려움을 보일 수 있다.

(2) 빨기반사

신생아와 영아를 대상으로 젖꼭지나 손가락으로 가볍게 입술이나 혀를 자극하거나 입 안에 물린 후 자동적으로 빠는 움직임이 반사적으로 나타나는지 관찰한다. 빠는 동안 젖꼭지를 치우면 젖꼭지를 찾기 위해 머리를 움직인다. 신경학적인 손상이 있는 경우, 빨기반사가 나타나지 않거나 약하게 나타나기도 한다.

(3) 삼킴반사

액체, 고체의 음식이 구강 뒤 쪽에 닿으면 음식을 삼키는 반사가 나타난다. 스스로 음식물을 처리하여 구강 뒤로 이동시킨 후 음식을 삼키는지, 젖병으로 우유를 짜주거나 음식물을 입 안쪽에 넣어줬을 때 음식물을 삼키는 반응을 보이는지 확인한다.

(4) 구역반사

입 안 특정 부위에 자극을 제공하였을 때 음식을 뱉어내는 것 같은 구역질을 하는지 확인한다. 구역반사가 일어나는 부위는 연령에 따라 다르게 나타날 수 있다. 신생아는 혀 중간 부위 자극 시 구역반사가 나타나다가 점차 성숙하면서 혀의 뒷부분, 인두벽에 자극이 있을 때 나타나게 된다. 신경학적 손상이 있는 경우, 출생 초기 관영양법을 통해 잦은 구강 내 처치나 구강 경험이 적은 경우 과도한 구역반사가 나타나기도 한다. 이러한 경우 구강 내 자극 전, 얼굴 주변 자극 시에도 구역반사가 나타나거나 자극 상황(치료 시작, 치료사, 음식물 제시 등)에서도 구역질을 하기도 한다. 손가락이나 구강 재활치료 도구를 사용하여 잇몸, 혀, 물렁입천장 등을 자극하여 구역반사가 일어나는지 관찰할 수 있으며 구역반사가 나타나는 위치 및 깊이를 확인한다.

(5) 기침반사

기침반사는 구역반사를 유도했을 때나 음식물이 기도를 통해 넘어가는 침습과 흡인 시 관찰할 수 있다. 평가 중 음식이나 아동의 침이 인두로 넘어갈 때 기침을 하는지 확인할 수 있으나 위험성이 있으니 주의해서 평가한다. 평가 중 관찰이 어려운 경우 보호자에게 평소 사레에 들릴 때 기침을 하여 음식을 뱉어낼 수 있는지 질문하여 확인할 수 있다.

4) 구강 감각 평가

아동이 치료 환경 및 자극에 감각적으로 적응할 수 있는지 확인한다. 새로운 환경에서의 소리, 빛 등의 시각적, 청각적 반응, 음식에 대한 시각, 촉각, 미각, 후각 반응, 치료사의 목소리나 직접적인 치료적 접근에 대한 촉각, 고유감각, 온도, 압력 등에 대한 반응을 관찰한다. 이를 통해 아동이 치료 환경에 적응하고 직접적인 치료 및 음식 제공에 대한 적응 및 반응을 확인할 수 있다.

얼굴과 구강의 감각을 평가하기 위해 손, 손가락, 자극 도구 등으로 얼굴과 구강을 가볍게 만지거나 두드려보며 반응을 관찰한다. 구강 내는 구강 밖 구조물(얼굴, 입술, 잇몸)부터 구강 안 구조물(혀 앞, 옆쪽, 구강전정(oral vestibule) 단단입천장), 구강 깊숙한 곳(혀의 뒤쪽, 물렁입천장)으로 천천히 자극을 제공한다. 자극을 잘 견디고 즐기며 간지럼 타는 반응을 보인다면 정상적인 반응이다. 아동이 자극에 민감한 경우 손으로 밀어내거나 불쾌해하고 두려워하며 얼굴을 찌푸리거나 입술의 뒷당김이 관찰되고, 몸을 뻗치며 울거나 심하게는 구역반사가 나타날 수 있다. 반대로 자극에 둔감한 경우 자극을 알아채지 못하거나 반응이 적고, 구역반사, 삼킴반사 등이 나타나지 않기도 한다.

입 안에는 다양한 재질의 도구, 음식을 활용하여 입 안 위치, 깊이, 재질에 따라서 나타나는 반응을 확인한다. 아동의 반응이 전형적인 것인지 낯선 환경(장소, 치료사 등) 때문에 나타나는 반응인지 보호자에게 확인할 필요가 있다. 작은 감각 자극(입 근처에 손 등 자극이 들어가거나, 아주 작은 조각의 음식)에도 회피 반응을 보이거나 구역질을 하기도 한다.

섭식에서의 감각은 얼굴 및 구강에 들어오는 자극에 대한 반응 뿐 아니라, 음식의 맛, 질감, 냄새 등에 대한 적응 등 중요하며 이는 음식을 입 안에 받아들이거나 발달에 맞는 음식 형태로의 전환, 수저, 빨대 등 새로운 도구 사용, 다양한 질감의 음식 먹기, 섭취하는 음식 종류 다양성 등에 영향을 미친다. 이후 감각 적응 문제로 음식 거부, 까다로운 음식 먹기(picky eating), 섭취 음식 다양성 저하 등의 문제를 일으킬 수 있다.

5) 구강 운동 평가

구강 운동 평가는 목과 얼굴의 움직임 및 근긴장도 확인을 시작으로 한다. 목이 충분히 앞으로 뒤로 굽혀지는지, 옆으로 돌아가는지 확인한다. 안정적인 목과 얼굴 근육의 근긴장도 상태 여부를 실제 촉진을 통해 확인한다. 구강 운동 기능 평가는 눈으로만 관찰하는 것보다는 장갑 낀 손을 구강에 넣어 구조물을 움직이도록 하여 혀, 턱, 입술, 볼과 물렁입천장의 움직임을 직접적으로 느끼는 것이 좋다. 영유아의 경우 손가락, 젖병, 공갈 젖꼭지를 사용하여 구강 운동 기능을 확인할 수 있다. 입술 움직임 및 흡착력, 혀의 움직임, 볼과 구강의 흡입력 등을 확인한다.

아동의 경우 치료사의 손, 구강 재활치료 도구, 치료용 솔 등을 사용하여 평가할 수 있으며 얼굴, 입술, 혀, 턱의 움직임 등을 확인한다. 구강 재활치료 도구를 사용하거나 다양한 질감의 음식을 사용하여 깨물고 씹는 움직임도 확인할 수 있다. 구강 구조물이 대칭적인지, 작은 턱, 혀 뒷당김, 입술, 입천장 갈림증 등 구조적 이상은 없는지 이러한 이상이 구강 운동 기능에 영향을 주는지 확인한다.

(1) 턱

턱은 씹기를 가능하게 하는 주요 구조물이면서 빨고 음식물을 옮기는 등의 과정에서 혀, 입술, 볼의 움직임을 위해 안정성을 제공하는 기능을 한다. 턱의 정상적 움직임에는 입 벌리고 다물기, 옆으로 움직이기, 대각선으로 움직이기가 있으며, 기능적인 씹기를 위해서는 음식을 어금니로 갈아서 음식덩이를 형성할 수 있도록 턱의 회전 움직임이 필요하다. 턱의 비정상적 움직임에는 조절되지 않은 입 벌리고 다물기, 과도한 입 벌리기, 신체의 근긴장과 함께 나타나는 턱의 앞당김 또는 뒷당김, 긴장성 깨물기 등이 있다.

턱의 움직임 평가는 움직임의 범위가 어떠한지, 부드럽게 조절하여 움직일 수 있는지, 음식이 제공되는 크기(음식 양, 젖꼭지 크기, 숟가락 크기 등)에 맞게 입을 벌릴 수 있는지 등을 확인하며, 음식을 제공할 경우 씹기를 위한 턱의 움직임 패턴을 관찰한다.

(2) 볼과 입술

볼과 입술은 서로 연결되어 있어 음식을 처리할 때 함께 움직이는 작용을 한다. 볼은 영유아 시기 적절한 근긴장도를 유지하면서 입술 다물기, 흡착하기(latch) 등의 동작을 함께 만든다. 또한 음식을 씹을 때는 어금니 위에 음식물을 유지할 수 있도록 조절하는 역할을 한다. 검사자는 입 안에 손을 넣어 볼을 직접 만져봄으로써 볼의 근긴장도, 근력 등을 확인한다.

입술의 움직임은 볼과 함께 벌리고 다물기, 오므리기, 뒤로 움직이기 등이 있으며, 비정상적인 움직임에는 신체의 근긴장도와 함께 나타나는 뒷당김, 앞쪽으로 내밈 등이 있다. 입술 평가는 윗 입술, 아랫 입술의 근긴장도, 움직임 범위, 입술 다물기, 다물고 유지하기, 입술의 움직임을 관찰하거나 손가락으로 확인한다. 또한 평소에 입술을 다물고 있는지 부정 교합 등으로 인해 입술 다물기가 어려운지 평가한다. 입술은 빨기를 할 때 흡착하여 젖꼭지를 고정하고 음압을 형성하기, 숟가락에서 음식을 긁어내기, 입술을 다물어 음식을 먹을 때나 평상 시에 입 안에 있는 음식이나 침 등이 입 밖으로 흘러나오지 않게 막기 등의 기능을 한다.

(3) 혀

혀는 구강에서 가장 운동성이 높은 구조물로 빨기, 음식덩이 옮기고 처리하기, 발음 등 다양한 기능을 한다. 유아기에서는 액체 음식덩이를 인두로 넘어가도록 움직이고, 혀 끝을 단단입천장으로 올려 구강 내 공간을 줄여 음압을 높이는 역할을 한다. 이유식을 먹을 때는 혀 끝을 올려 단단입천장에 으깨서 음식을 처리한다. 음식물을 씹을 수 있게 되면 입 안에 들어온 음식을 어금니로 옮기고 씹을 때 입 안으로 밀려나지 않도록 막는 기능을 하며 음식덩이를 혀 뒤 쪽으로 이동시킨다.

혀의 정상적인 움직임에는 앞으로 내밀기, 뒤로 움직이기, 혀끝 올리고 내리기, 옆으로 움직이기 등이 있다. 비정상적인 움직임에는 과도한 내밀기와 뒷당김, 무정위형 뇌성마비에게서 나타날 수 있는 불규칙적인 움직임 등이 있다. 또한 구조적으로 혀가 짧거나 뭉툭한 경우, 설소대가 짧아 혀 끝 올림이 어려운 경우, 혀 중앙 홈이 없이 평평하거나 비대칭적인 문제가 나타날 수 있다.

영아의 경우 편안한 자세를 유지한 상태에서 구강에 치료사의 손가락이나 젖꼭지를 넣어 관찰한다. 정상 기능의 혀는 부드럽고 얇으며, 평평하나 혀끝은 둥글게 되어 있고 앞에서 뒤로 중심구가 있다. 혀의 위치는 구강 바닥과 아랫잇몸 사이에 위치하여 입술 밖으로 나오지 않는다. 혀의 움직임은 약간씩 변동이 있기는 하지만 리듬을 가지고 있고, 빠는 동안 손가락을 압박하지만 리듬에 따라 압력이 달라지기도 한다. 자극에 따라서 혀가 위, 아래, 옆 쪽으로 움직이는지 확인할 수 있다.

지시 따르기가 가능한 아동의 경우 혀가 앞, 위, 아래, 옆으로 움직이는지 확인할 수 있다. 검사자의 움직임을 따라하거나 지시에 따라서 원하는 방향으로 혀가 움직이는지 평가한다. 근력이나 지구력이 부족한 아동은 혀 움직임이 많아질 경우 떨림이 나타날 수 있다.

(4) 입천장

단단입천장은 구강에서 젖꼭지를 위치시키고 고정하는 역할을 하고 이후에는 음식을 혀로 으깰 때 부드러운 혀에 대한 단단한 받침 역할을 한다. 또한 혀와 함께 구강에 압력을 형성하여 젖을 짜내는 역할을 한다. 물렁입천장은 혀와 함께 구강 내에 음식을 뒤로 보내는 역할을 하며 코안으로 음식이 들어가지 않도록 보호한다. 입천장이 좁은지, 높은지, 평평한지, 비정상적인지 등과 같이 입천장의 모양을 관찰한다. 아동이 울거나 높은 소리를 낼 때 물렁입천장의 움직임을 관찰할 수 있다.

스스로 입술이나 혀 등 구강 구조물을 움직일 수 있거나 움직임을 모방하고 따라 할 수 있는 아동은 검사자의 입 모양 등을 따라 하거나 검사자의 지시에 따라서 구강 움직임을 수행할 수 있다. 이러한 움직임에는 턱 벌리고 다물기, 입술 벌리고 다물기, 입술 내밀기, 볼 부풀리기, 혀 앞으로 내밀기, 혀 끝 올리기, 혀 옆으로 움직이기 등이 있다.

6) 인두 기능 평가

인두 단계에서는 음식물을 안전하게 삼키는 능력을 평가하는 것이 중요하다. 기도로 음식이 넘어가는지, 그럴 경우 구역질, 기침반사가 나타나는지, 음식을 삼킨 후 목소리에 변화가 생기는지 확인한다. 또한 기도로 음식물이 넘어가서 침습이나 흡인이 발생하는지, 이후 호흡곤란이나 폐렴이 나타나는지 확인하도록 한다. 또한 음식물을 한 번에 삼킬 수 있는지, 한 번에 삼킬 수 있는 음식을 삼킬 수 있는 양이 어느 정도인지 확인하는 것이 필요하다.

인두 기능은 아동의 삼킴 능력에 따라 자신의 침을 삼키거나 적은 양의 물 삼킴, 도구(젖병, 컵 등)를 활용한 액체를 삼키는 모습을 관찰하여 확인할 수 있다. 젖병을 빠는 경우 액체를 삼키는 연속적인 횟수, 전체 기간 등을 확인할 수 있으며, 적절한 시간에 삼킴반사가 일어나는지 평가한다.

인두 기능 평가 시 기관절개관 아동은 추가적인 유의가 필요하다. 가래나 음식물이 기관절개관으로 나오는지, 흡입(suction)이 필요한지, 필요하다면 얼마나 자주 필요한 지 등의 확인이 필요하다. 목 주변 자세나 근긴장도 평가 시에도 기관절개관으로 인한 불편감이나 위험을 줄이기 위해 최소한의 움직임으로 평가한다. 기관절개관 아동의 경우 기관절개관을 막을 경우 자가 호흡이 가능한지 기침반사가 나타나거나 스스로 기침을 할 수 있는지 등이 이후 구강식사 전환에 중요한 판단 기준이 되니 평가 시 확인하도록 한다.

7) 식사 시간(Mealtime) 평가

아동이 식사 시간에 음식을 먹는 것을 직접 관찰하여 먹을 때의 구강 기능, 반응, 먹는 방법, 행동 등을 확인한다. 식사는 아동이 보호자의 작업 수행 간의 상호적인 협동 작업이라고 할 수 있다. 따라서 어떻게 먹느냐를 중재할 때 보호자가 먹이고 아동의 행동에 반응하는 모습도 고려해야 한다. 아동은 새로운 평가 환경에서 평소 식사하는 시간이 아닌 시간에 평가가 이루어지기도 하기 때문에 평가실에서 아동이 먹는 모습이 일반적인 모습인지 확인하는 과정이 필요하다.

처음에는 보호자가 아동에게 익숙한 도구, 음식, 방법을 활용하여 음식을 먹여보도록 한다. 치료사는 보호자가 아동에게 음식을 먹이는 모습을 관찰함으로써 보호자와 아동의 친밀도, 먹이는 자세, 상호작용, 먹이는 방법, 속도 등을 확인하고 식사 시간에 나타나는 문제점을 보호자가 어떻게 알고 있는지를 확인하게 된다. 이 때 아동에게 제시하는 음식의 형태나 질감 선정이 중요하다. 아동이 평소에 잘 먹는 질감이나 맛, 형태의 음식을 제공하도록 한다.

보호자는 직관적이고 감정적으로 반응하고 먹는 과정을 명확하고 구체적으로 설명하기 어려울 수 있기 때문에 이후에 치료사가 직접 음식을 먹이면서 아동의 식사 시간을 관찰한다. 이전에 먹어 본 적이 없는 음식이라도 아동의 발달 수준, 과거력, 보호자 정보, 관찰을 통해 아동이 처리해서 먹을 수 있는 질감이라면 제시하여 기능과 반응을 확인할 수 있다. 아동의 경우 새로운 음식에 민감하게 반응하거나 좋아하지 않는 질감에 감각적으로 예민한 반응을 보일 수 있으며 이로 인해 음식을 거부하거나 얼굴을 돌리고 특정 음식만 먹으려 하는 등의 문제 행동을 보일 수 있다. 따라서 어떤 음식의 맛, 질감, 온도 등을 좋아하는지, 특정한 음식을 먹으려 하거나 편식, 음식 거부를 보이는지 평가한다. 또한 섭식 관련 문제 행동으로 입에 음식 넣기 거부, 얼굴 돌리기, 울고 떼쓰기, 삼키지 않기 등이 나타나는지 확인한다.

(1) 빨기 평가

빨기를 주요 섭식 방법으로 사용하는 조산, 영아를 대상으로 실시한다. 빨기 평가는 비영양적 빨기 평가와 영양적 빨기 평가로 나뉘어 진행한다.

① 비영양적 빨기

비영양적 빨기를 평가하기 위해서 평가자가 새끼 손가락에 장갑을 끼운 상태에서 혀 중간 부위에 손가락을 넣고 천천히 움직여 보면서 평가한다. 손가락을 물렁입천장보다 더 안쪽으로 넣으면 구역반사가 일어날 수 있으므로 깊이 넣지 않도록 주의한다. 평가 시 머리는 정중선에 두고 검사자의 새끼손가락을 구강에 1분 정도 넣고 빨기 시작, 초당 손가락을 빠는 횟수를 계산하는데 초당 2회 정도 빠는 것이 적당하다. 빨기 횟수와 함께 입술 꼭 다물기(latch), 빠는 강도, 호흡률, 호흡 주기, 호흡 패턴 등을 확인한다. 빠는 움직임이 관찰되지 않는다면 구강에 리드믹한 자극을 주어 반응을 확인한다.

② 영양적 빨기

영양적 빨기 평가는 모유 수유, 젖병 빨기 모두를 사용할 수 있으나 임상 환경을 고려하여 젖병 빨기를 통해 진행되는 경우가 많다. 관영양법을 통해 섭식을 하는 경우에도 구강으로 젖병 빨기 준비가 되었다고 판단되면 젖병을 이용한 평가를 진행할 수 있다. 자발적인 빨기 시작, 입술 꼭 다물기(latch), 빨기 패턴, 빨기-삼키기-호흡하기 협응 능력, 호흡률, 호흡 주기, 호흡 패턴, 우유 빠는 양, 먹는데 걸리는 시간, 우유 흘림 등을 종합적으로 평가한다. 호흡 패턴 유지 정도, 젖병 빨기를 완료하는 데 필요한 지구력, 각성 상태, 피로도를 확인할 수 있도록 충분한 시간(15~20분) 동안 관찰한다. 삼킴과 관련해서는 삼킴 후 반응 관찰을 통하여, 기침, 목소리 변화, 코역류, 위식도 역류 등을 확인할 수 있다. 정상 빨기 발달 패턴과 비교하여 기록한다.

③ 빨기-삼키기-호흡하기 협응

영양적 빨기 평가에서 가장 중요하게 관찰해야 할 요소는 빨기-삼키기-호흡하기 협응이다. 빨기-삼키기-호흡하기 협응은 빨기의 기초가 되면서 구강 운동 기능, 구강 구조물 협응, 삼키기 위한 인두 기능, 호흡 협응, 코 호흡 능력 등을 확인할 수 있고 이후 섭식 및 구강 운동 기능 발달에 기초가 되는 주요한 기능이기 때문이다. 빨기-삼키기-호흡하기 협응이 부드럽고 적절하게, 자동적으로 이뤄지는 것은 안전하고 효율적인 섭식을 위해 필수적이다. 인두는 삼킴과 호흡이 동시에 일어나는 해부학적 공간으로 동시에 삼킴과 호흡을 해야 하는 경우 대부분 생존을 위해 호흡을 선택한다. 빨기-삼키기-호흡하기는 서로 긴밀한 상호관계를 통해 이뤄지기 때문에 세 시스템 중 어느 하나에 기능 장애나 미성숙이 있으면 다른 두 개의 시스템에 큰 영향을 미치게 된다. 특히 호흡하기가 매우 중요하고 입으로 음식을 먹을 때 기도가 닫히고 식도로 음식이 들어가기 때문에 코로 숨쉬는 코 호흡 여부 확인이 매우 중요하다.

유아는 발달에 따라서 1회 빨기-1회 삼키기-1회 호흡하기 패턴에서 점차 빨기 횟수를 늘려 2~3회, 4~5회, 5회 이상의 연속적 빨기 후 충분한 양의 우유를 음식덩이를 형성한 후 삼킬 수 있게 된다. 이후에는 1회의 빨기-삼키기-호흡하기 협응을 연속적으로 진행하는 몰아서 빨기(burts) 후 호흡을 할 수 있는 능력이 생긴다.

빨기 능력이 저하된 영아의 경우 빨기 횟수가 너무 길어 적절한 간격으로 숨을 쉬지 못해 호흡에 어려움이 발생하는 연장된 빨기 패턴, 숨 쉬기 전 1~3회 빨기만 하여 충분한 우유를 빨지 못하는 짧은 빨기 패턴, 갑자기 빨거나 호흡을 멈추는 것이 불규칙한 불안정한 빨기 패턴, 근력 약화, 근육 및 지구력 문제로 강한 빨기가 어려운 약한 빨기 패턴이 나타날 수 있다. 따라서 평가자는 빠는 횟수, 안정적인 빨기 시간, 몰아서 빨기 모습, 호흡률, 호흡 시간 등을 종합적으로 관찰한다.

(2) 음식물과 도구 사용 평가

다양한 질감의 음식을 제공하여 평가하는 것과 더불어 아동의 발달 및 기능 수준에 따른 다양한 도구 사용하는 능력 확인 역시 이 때 이루어진다. 아동은 발달과 기능에 따라 젖병, 숟가락, 컵, 빨대 등을 사용할 수 있기 때문에 도구를 사용하여 음식을 먹는 모습을 관찰한다.

액체, 반고형식, 고체 음식을 제공했을 때 아동이 처리하고 삼키는 능력을 평가한다. 음식을 먹을 때 입술을 다무는지 입술 밖으로 흘리지 않는지, 어금니로 옮겨서 씹을 수 있는지, 씹는 횟수는 몇 번 인지, 음식을 힘있게 삼키는지, 여러번 나누어 삼키는지 등을 확인한다.

숟가락의 경우 제시되는 음식 양에 맞게 입을 벌릴 수 있는지, 입술을 사용하여 수저 위 음식을 긁어 입 안으로 옮길 수 있는지, 스스로 흘리지 않고 입으로 수저로 음식을 가져갈 수 있는지를 확인한다. 씹기는 음식을 앞니로 깨물어 잘라 낼 수 있는지(bite), 음식물을 어금니로 옮길 수 있는지, 음식물을 씹는 횟수는 몇 번인지, 발달 수준에 맞게 아래턱이 회전하면서 음식을 씹을 수 있는지 관찰한다. 컵, 빨대로 물을 마실 때는 입술로 컵이나 빨대를 고정해서 물 수 있는지, 물을 몇 번 빠는지, 코로 숨을 쉬면서 액체를 처리하는지, 입 안에 들어온 물을 사레에 들리거나 흘리지 않고 마실 수 있는지 등을 평가한다. 마지막으로 음식을 먹은 후 역류가 나타나는지 확인한다.

4 평가도구

아동의 삼킴장애나 섭식장애를 평가하기 위해 개발된 평가도구들이 몇 가지 있으나 평가 대상의 연령, 관찰 영역 등이 다르기 때문에 광범위하게 사용되고 있지는 않다. 또한 각 평가도구는 삼킴과 섭식을 관찰하여 평가하기 때문에 한 가지 표준화된 검사가 아동의 기능 전체를 대표할 수 없으므로 몇 가지 평가도구를 병행하여 사용할 필요가 있다.

1) 모유 또는 젖병 빨기 평가

(1) Neonatal Oral Motor Assessment Scale (NOMAS)

출생 후 약 8주 정도까지의 유아를 대상으로 모유나 젖병을 빨 때 턱과 혀의 움직임을 평가한다. 조산과 만삭 유아 모두를 대상으로 한다. 총 6개 영역 28개 항목으로 구성되어 있으며 영양적 빨기, 비영영양적 빨기 시 턱과 혀의 움직임을 관찰하여 구강 운동 행동의 질, 조절 능력을 평가한다. 젖병을 빨기 시작한 후 처음 2분 동안 영양적 빨기와 비영양적 빨기 관찰을 통해 빨기, 삼키기, 호흡하기 비율의 조화 여부, 턱과 혀 움직임을 정상(normal), 부조화(disorganized), 기능장애(dysfunciton)로 평가한다. 예를 들어 기능장애의 경우 턱과 혀의 리듬 있는 움직임이 떨어지고 부조화되며, 집중적인 빨기(sucking bursts) 사이에 6초 이상 정지를 보이게 된다. 본 검사는 3일 간의 자격 코스 이수 후 사용할 수 있다. 총 28개 항목으로 구성된다(표 6-5).

(2) Early Feeding Skills Assessment(EFS)

EFS는 조산에서 52주 영아의 모유 및 젖병 빨기 기능을 확인하기 위한 초기 섭식 발달 평가도구이다. 구강 섭식 준비, 구강 섭식 기술, 구강 섭식 상황에서 5가지 영역 총 36항목으로 구성되며 내용은 행동, 상태,

표 6-5 NOMAS 평가 내용

	정상	부조화	기능장애
턱	• 지속적이고 적절한 턱 움직임(depression, excursion) • 리듬적인 움직임 • 촉각 자극에 따른 자발적인 턱 움직임 • 적절한 비율의 턱 움직임 • 젖꼭지 주변에 충분한 다물기	• 지속적이지 않고, 적절하지 않은 턱 움직임 • 리듬적이지 않은 움직임 • 움직임 시작 어려움 • 젖꼭지 자극이 주어졌을 때 반응하지 않음 • 연령에 적합하지 않은 미성숙한 빨기 패턴	• 과도하게 벌어진 턱 • 턱을 거의 벌리지 못함 • 비대칭성 • 움직임 없음 • 비영양적 빨기(2/초)/영양적 빨기(1/초) 변화 비율 부족
혀	• 빨기 중 컵 모양으로 혀 유지 • 혀 앞으로 내밀기, 위로 올리기, 뒤로 당기기 움직임 • 리듬적인 움직임 • 1초에 1회 움직임 • 효율적으로 액체를 빰	• 혀를 과도하게 앞으로 내밈(protrusion) • 리듬적이지 않은 움직임 • 2초 동안 빨기 패턴 유지 어려움(습관화, 호흡, 피로 때문) • 빨기-삼키기-숨쉬기 협응 부조화	• 저긴장(flaccid) • 뒷 당김 • 비대칭성 • 움직임 없음

(Da Costa and Van Der Schans, 2008)

표 6-6 EFS 평가 내용

I. 구강 섭식 준비	자세 유지, 각성 상태, 섭식을 위한 에너지, 섭식에 대한 집중, 기본 산소 포화도(>93%) 등
II. 구강 섭식 기술	
섭식에 지속적인 참여	섭식 중 각성 상태, 근긴장도
구강 운동 기능 조절	적절하게 입벌리기, 혀로 젖꼭지 누르기, 조절되고 리듬감있는 부드러운 빨기, 빨기 압력, 연속 빨기(7-10회 빨기) 등
삼킴 협응	액체 흘림, 조용히 빨기, 삼킴 후 빠른 기도 열림, 빨기 횟수, 기침 또는 목메임 소리 등
생리적 안정성 유지	산소 포화도 유지, 호흡 유지, 호흡 소리, 심박동, 호흡 보조근 사용 등
III. 구강 섭식 유지 상황	섭식 15분 후 각성 상태, 근긴장도, 산소 포화도, 심박동

(Thoyre, Shaker and Pridham, 2005)

준비도, 근긴장도, 에너지 수준, 스트레스 사인, 삼킴, 생리적 상태, 구강운동 기술이다. 각 항목은 네-아니오 / 전혀-때때로-자주 / 대체로-가끔-전혀로 평가한다. 점수는 영아가 지속적인 섭식을 하는 기술 정도를 측정하며 이틀의 워크샵 참여 후 사용이 가능하다(표 6-6).

2) 섭식 및 삼킴 평가

(1) Dysphagia Disorders Survey(DDS)

Sheppard(2014) 등이 개발한 전반적 삼킴장애 평가도구이다. 3-13세의 발달 장애 아동을 대상으로 하며, 아동이 음식을 먹고 마시는 것을 직접 관찰하여 삼킴 능력과 섭식 기능을 평가한다. 항목은 총 15항목으로 구성되며 1부는 삼킴 관련 요인(BMI, 현재 식사, 자세 조절 능력 등), 2부는 삼킴 능력(구강 처리, 씹기, 삼킴, 인두, 식도 기능 등)을 평가하며 총점은 38점이다. 점수는 삼킴 관련 요인은 0~4점 내에서 평가하며, 섭식 및 삼킴은 안 씹어도 되는 음식, 씹을 수 있는 음식, 액체 등 질감에 따라서 3점으로 평가하며 점수가 높을수록 삼킴장애 증상이 심함을 나타낸다. 평가 실행을 위한 자격 과정이 요구된다(표 6-7).

(2) 먹기와 마시기 기능 분류 체계(Eating and Drinking Ability Classification System, EDACS)

EDACS는 뇌성마비 아동의 섭식 효율성과 안정성을 평가하기 위해 Seller 등(2014)이 개발한 섭식 기능 분류 체계이다. 대상은 3세 이상의 뇌성마비로 섭식의 효율성과 안정성을 5단계로, 독립적인 먹기 능력을 3단계로 평가한다. EDACS 단계가 높을수록 섭식 기능 저하를 의미한다(표 6-8, 6-9).

3) 구강 운동 기능 및 먹기와 삼킴 평가

(1) Schedule for Oral Motor Assessment(SOMA)

8~24개월 된 영유아를 대상으로 구강 운동 기능을 평가하는 검사도구이다. 1995년 Reilly, Skuse, Mathisen과 Wolke에 의해 개발되었다. 영유아가 다양한 종류의 음식을 먹는 모습을 동영상으로 촬영하여 평가하는 방법으로 20분 정도 소요된다. 음식은 고체로 퓨레, 반고형식, 고형식, 크래커, 건조된 과일을 숟가락 또는 스스로 먹는 방법을 통해 먹도록 하고, 액체로 주스와 우유를 젖병, 훈련용 컵, 일반 컵, 빨대를 이용해 먹도록 한다. 기능적 영역으로 먹는 동안 목과 몸통의 조절, 빨기와 삼키기 동안 입술, 혀, 턱의 움직임, 기능적 단위로 거부(음식을 먹을 때 거부하는 모습), 반응(음식을 먹을 때의 반응), 수용(음식을 받아들이는 시간), 시작(음식을 먹기 시작하는 시간), 음식 손실/흘림(음식을 흘리는 양), 순서/리듬(조화와 순서), 빨기/삼키기(먹는 동안 구강 운동 조절)를 평가한다. 각 항목별로 정상인지, 비정상인지를 판별하여 채점한다. 검사자간 신뢰도는 69%, 검사 재검사 신뢰도는 85%이다(표 6-10).

(2) 구강 운동 평가 척도(Oral Motor Assessment Scale, OMAS)

뇌성마비 등과 같이 신경학적 손상으로 인해 장애가 있는 아동의 구강 운동 기능을 평가하는 검사도구로 Ortega, Ciamponi, Mendes와 Santos에 의해 2009년에 개발되었다. 총 7항목으로 입 다물기, 먹기 도구 위로 입술 다물기, 삼키는 동안 입술 다물기, 삼키는 동안 음식(고체/액체) 조절하기, 씹기, 빨대 빨기, 섭식 중 액체 조절 항목으로 구성되어 있다. 검사자는 음식을 먹는 과정을 관찰하였다가 각 항목별로 점수를 매긴다.

표 6-7 DDS 평가 내용

관련 요인	BMI, 독립성, 자세 조절, 도구, 앉기 도움 등
섭식 및 삼킴 능력	입 벌리기, 음식 받아들이기, 구강 이동, 씹기, 인두 조절, 삼킴 등

(Sheppard, Hochman, and Baer, 2014)

표 6-8 EDACS 단계 척도

단계	내용
1단계	안전하고 효율적으로 먹고 마신다.
2단계	안전하게 먹고 마시지만, 효율에서 약간의 제한이 있다.
3단계	안전하게 먹고 마시는데 약간의 제한이 있으며, 효율에서 제한이 있을 수도 있다.
4단계	안전하게 먹고 마시는데 현저한 제한이 있다.
5단계	안전하게 먹거나 마실 수 없다. 영양 공급을 위해 튜브 영양법을 고려할 수도 있다.

(Sellers 등, 2014)

표 6-9 EDACS 도움 척도

단계	내용
독립 (Independent, Ind)	아무런 도움 없이 혼자 음식이나 음료를 본인의 입으로 가져갈 수 있음을 의미한다. 이는 안전한 그리고/또는 효율적인 먹고 마시기를 위하여 음식의 질감을 조정할 수 있음을 의미하는 것은 아니다. 또한, 독립적으로 앉아 있을 수 있는 것을 의미하지도 않는다.
도움 필요 (Requires Assistance, RA)	음식이나 음료를 입으로 가져가는 데에 도움이 필요하여, 다른 사람의 도움을 받아야 하거나 개조된 도구를 이용하는 경우를 의미한다. 숟가락으로 뜨기, 손에 음식을 쥐여주기, 손을 입으로 가져가는 동작을 안내해주기, 컵을 흔들리지 않게 들기, 가까이에서 감독하거나 구두지시로 유도를 하는 것 등의 도움이 필요할 수 있다.
완전 의존 (Totally Dependent, TD)	음식이나 음료를 입으로 가져가기 위해 다른 사람에게 완전히 의존하는 경우를 의미한다.

(Sellers 등, 2014)

각 항목별로 30초 정도씩 평가하도록 한다. 점수는 4점 척도로 기능적인 경우 3점, 부분적으로 기능적인 경우 2점, 하위기능을 수행할 수 있는 경우 1점, 수동적으로 도움을 줘야 하거나 수행할 수 없는 경우 0점으로 평가한다. 21점 이하인 경우 구강기능 이상으로 볼 수 있다.

4) 구강 감각 평가

(1) 단축형 감각 프로파일(Short Sensory Profile, SSP)

SSP는 감각 프로파일(Sensroy Profile, SP)의 축약 형태로 아동의 감각 처리 반응을 평가하기 위해 개발되었다(Dunn, 1999). SSP는 7개의 하위척도(촉각 민감성, 맛/냄새 민감성, 운동 감각, 저반응/감각추구, 청각 여과, 낮은 에너지/약함, 시각/청각 민감성), 38문항으로 구성되어 있다. 5점 리커트 척도로(1=거의 없음, 2=가끔, 3=절반 정도, 4=자주, 5=항상) 채점하며 점수가 높을수록 비전형적인 감각처리 반응을 나타낸다. 이전 연구들에서 자폐 스펙트럼 장애(ASD) 아동의 섭식 행동과 감각 처리 능력을 확인하는 데 사용되었다. 그 중 미각/후각 민감성 척도는 음식 회피(food avoiding)와 선택성에 초점을 둔 4항목으로 '나는 특정 맛이나 향을 피한다', '특정 음식만 먹는다', '특정 질감/온도에 제한적이다', '먹는데 까다롭다(picky eating)'가 있다.

(2) 감각 프로파일-2(Sensory Profile-2, SP-2)

SP의 두 번째 버전인 SP-2가 2014년 개발되었으며(Dunn, 2014), 국내에서는 한국판 아동 감각 프로파

표 6-10 SOMA 평가폼(퓨레)

SOMA OMC category : Puree

Name :	Examiner :
Date of birth :	Diagnosis :
Date of assessment :	
Age :	
Body positon :	
Support required :	Head position :

Puree				
Fromage frais	Mousse	Pureed fruit	Other	(Circle choice)

Non-rateable		Rateable	
Refused / Omitted / Not observed		Yes	No
React 1	Head orientation to spoon	Y	N (shaded)
Sequence 1	Smooth rhythmic sequence	Y	N (shaded)
Lip 1	Lower lip draws inwards around spoon	Y	N (shaded)
Lip 2	Upper lip removes food from soppn	Y	N (shaded)
Lip 3	Lower/upper lip assists in cleaning	Y	N (shaded)
Lip 11	Lower lip active during suck/munch/chew	Y	N (shaded)
Tongue 11	Consistent/considerable protrusion	Y (shaded)	N
Tongue 12	Protrusion beyond incisors	Y (shaded)	N
Jaw	Graded jaw opening	Y	N (shaded)
	Sum of shaded boxes		
Cutting score :	≥ 3 indicates oral motor dysfunction < 3 normal oral motor function		

(Ko 등, 2011)

일-2(Korean Child Sensory Profile-2, K-CSP-2)가 개발되었다(Kim et al., 2022).

SP-2는 6개의 감각 영역(청각, 시각, 움직임, 촉각, 신체 자세, 구강), 3개의 행동 영역(수행, 사회성 감정, 집중 능력)의 89개의 항목으로 구성되었다. SP-2에 새로 소개된 구강 감각 처리는 5점 척도로(1=거의 없음, 2=가끔, 3=절반 정도, 4=자주, 5=거의 항상) 점수가 높을수록 감각 처리 능력의 어려움이 많음을 나타낸다.

표 6-11 감각 프로파일-2 구강감각 처리 항목

연령	구강감각 처리 항목
	내 아기는...
영아	24. 모유 또는 분유를 먹을 때 입을 힘겹게 오므린다(예, 젖꼭지가 입에 밀착되지 않음). 25. 입을 움직이거나 소리를 만드는 것을 즐긴다.
유아	42. 대부분의 음식을 분명하게 싫어하고, 몇 가지 음식만 먹는다. 43. 침을 흘린다. 44. 한 가지 음식 질감을 선호한다(예, 부드러운 것, 바삭바삭한 것). 45. 스스로 안정을 찾으려고 물이나 음료를 마신다. 46. 음식이나 음료를 보고 메스꺼워 한다. 47. 음식을 삼키기 전에 입 안에 물고 있다. 48. 젖을 떼고 이유식을 시작하는 것이 어렵다.
아동	43. 특정한 음식 질감이나 식기를 입에 넣으면 쉽게 구역질을 한다. 44. 보통 아동들이 일반적으로 먹는 음식이지만, 특정한 맛이나 음식 냄새를 거부한다. 45. 특정한 맛의 음식만 먹는다(예, 단 맛, 짠 맛, 기타). 46. 특정한 음식 질감을 꺼린다. 47. 편식을 한다. 특히 음식 질감에 대해서 그렇다. 48. 먹을 수 없는 사물의 냄새를 맡는다. 49. 특정한 맛을 매우 선호한다. 50. 특정한 음식, 맛, 냄새를 매우 원한다. 51. 입에 무언가를 넣는다(예, 연필, 손). 52. 또래에 비해 혀나 입술을 더 많이 문다.
단축	11. 특정한 맛을 매우 선호한다.

(Dunn, 2014)

SP-2의 구강감각 처리 영역은 연령에 따라서 영아(2개), 유아(7개), 아동(10개), 단축(1개)으로 구성된다(표 6-11).

5) 섭식 행동 평가도구

(1) 간편 자폐 아동 식사 시간 평가(Brief Autism Behavior Inventory, BAMBI)

BAMBI는 자폐 스펙트럼 장애 아동의 식사 시 행동 문제를 확인하기 위해 개발되었다(Lukens & Linscheld, 2008). BAMBI는 3가지 영역(음식 거부, 자폐 특징, 제한적인 음식 다양성)에서 18개 문항으로 구성된다. 최근 6개월 동안의 식사 시간 동안 아동의 모습을 관찰하여 보호자가 보고한다. 점수는 5점 리커트 척도로(1=전혀, 5=거의 항상) 평가하며 점수가 높을수록 섭식 문제가 심각함을 의미한다(표 6-12).

(2) 아동 섭식 행동 평가척도(Behavioral Pediatircs Feeding Assessment Scale, BPFAS)

BPFAS는 아동의 섭식 행동 문제 뿐 아니라 보호자의 대응 전략 및 태도를 확인할 수 있는 평가도구이다. BPFAS는 4개의 하위 영역(구강 운동, 음식 유형 선택성, 음식 질감 선택성, 음식 거부), 35문항으로 구성된다. 25문항은 아동의 섭식 행동 관련된 문항이며, 10문항은 보호자의 태도 및 전략에 대한 질문이다. 점수는 5점 리커트 척도로(1=전혀, 3=때때로, 5=항상) 구성되

표 6-12 BAMBI 평가 항목

No.	Items
Food refusal	
1	My child cries or screams during mealtimes
2	My child turns the face or body away from food
4	My child expels food that he/she has eaten
7	My child is disruptive during mealtimes
8	My child closes mouth tightly when food is presented
Features of autism	
3	My child remains seated at the table until meal is finished
5	My child is aggressive during mealtimes
6	My child displays self-injurious behavior during mealtimes
9	My child is flexible in regard to meal routines
12	My child refuses to eat foods that require a lot of chewing
Limited variety	
10	My child is willing to try new foods
11	My child dislikes certain foods and won't eat them
13	My child prefers the same foods at each meal
14	My child prefers 'crunchy' foods
15	My child accepts or prefers variety foods
16	My child prefers to have food served in a particular way
17	My child prefers only sweet foods
18	My child prefers food prepared in a particular way

(Lukens and Linscheid, 2008)

며 점수가 높을수록 높은 섭식 행동 문제 수준을 나타낸다. BPFAS 평가 결과는 아동 행동 빈도, 보호자 행동 빈도, 아동 행동 문제, 보호자 행동 문제로 나누어 제공되며, 빈도 점수가 84점 이상이면 중재가 필요한 것으로 간주한다.

국내에서는 손초록 등(2020)이 한국판 아동 섭식 행동 평가척도(Korea-BPFAS, K-BPFAS)를 표준화하였다. 8개 하위척도(음식 거부, 식사 시간 거부, 예민한 구강반응, 긍정적인 식습관, 도전적인 식습관, 식사 시간 행동, 영양 섭취에 도움이 되는 식습관, 식사 시간에 방해가 되는 행동)의 아동 섭식 행동 25문항, 보호자의 태도 및 전략 10문항으로 구성되어 있다(표 6-13).

6) 침흘림 평가

침흘림(drooling)은 입 밖으로 의도하지 않게 침이나 다른 내용물이 흘러나오거나, 목 뒤로 침이 흘러들어가는 것을 조절하기 어려운 구강 이상 증상이다. 침흘림은 구강운동 조절 저하, 침 삼키는 능력 저하로 인해 침이 입 밖으로 흘러나오는 전방 침흘림(anterior drooling), 혀를 넘어 인두 뒤쪽과 목구멍으로 침이 흘러들어가는 후방 침흘림(posterior drooling)으로 나뉜다. 아동은 자세, 활동, 집중 여부에 따라 침흘림이 달라질 수 있으므로, 식사 후, 엎드린 자세, 집중하는 활동 등에 따라 침흘림 정도 및 빈도의 차이가 나타나는지 확인하는 것이 필요하다.

표 6-13 BPFAS 평가 항목

No	Items
MY CHILD	
1	eats fruits
2	has problems chewing food
3	enjoys eating
4	chokes or gags at mealtime
5	will try new foods
6	eats meat and/or fish
7	takes longer than 20 minutes to finish a meal
8	drinks milk
9	comes readily to mealtime
10	eats junky snack foods but will not eat at mealtime
11	vomits just before, at, or just after mealtime
12	eats only ground, strained or soft food
13	gets up from table during meal
14	lets food sit in his/her mouth and does not swallow it
15	whines or cries at feeding time
16	eats vegetables
17	tantrums at mealtimes
18	eats starches(for example, potato, noodles)
19	has a poor appetite
20	spits out food
21	delays eating by talking
22	would rather drink than eat
23	refuses to eat meals but requests food immediately
24	tries to negotiate what he/she will eat and what he/she will not eat
25	has required supplemental tube feeds to maintain proper nutritional status
PARENT	
26	I get frustrated and/or anxious when feeding my child
27	I coax my child to get him/her to take a bite
28	I use threats to get my child to eat
29	I fell confident my child gets enough to eat
30	I fell confident in my ability to manage my child's behaviour at mealtime
31	If my child does not like what is being served, I make something else
32	When my child has refused to eat, I have put the food in his/her mouth by force if necessary
33	I disagree with other adults(for example–my spouse, the child's grandparents) about how to feed my child
34	I feel that my child's eating pattern hurts his/her general health
35	I get so angry with my child at mealtimes that it takes me a while to calm down after the meal

(Lázaro, Caron and Pondé, 2018)

표 6-14 DSFS 평가 항목

Drooling severity	
1. Dry	Never drools
2. Mild	Only lips wet
3. Moderate	Wet on lips and chin
4. Severe	Drool extends to clothes wet
5. Profuse	Clothing, hands, tray and objects wet
Drooling frequency	
1. Never	
2. Occasionally (not every day)	
3. Frequently (part of every day)	
4. Constantly	

(Thomas-Stonell and Greenberg, 1984)

표 6-15 DIS 평가 항목

Over the past week:
1. How frequently did your child dribble?
2. When your child did dribble, how severe was the drooling?
3. How many times a day did you have to change bibs or clothing due to drooling?
4. How offensive was the smell of the saliva on your child?
5. How much skin irritation has your child had due to drooling?
6. How frequently did your child's mouth need wiping?
7. How embarrassed did your child seem to be about his/her dribbling?
8. How much do you have to wipe or clean saliva from household items, e.g. toys, furniture, computers, etc?
9. To what extent did your child's drooling affect his or her life?
10. To what extent did your child's dribbling affect you and your family's life?

(Reid, Johnson and Reddihough, 2010)

(1) 침흘림 정도 빈도 척도(Drooling Severity and Frequency Scale, DSFS)

DSFS는 침흘림 정도(severity)와 빈도(frequency)를 측정하기 위해 개발된 척도형 평가이다(Thomas-Storell, & Greenberg, 1988). 침흘림 정도는 1=마른 입술, 전혀 침을 흘리지 않음, 2=지속적으로 촉촉한 입술, 3=아래턱을 넘어서 입술이 젖음(moderate), 4=목 주변의 옷 까지 젖음(severe), 5=옷, 손, 물건까지 젖음(profuse)의 5단계로 측정한다. 빈도(frequency)는 1=전혀 침을 흘리지 않음, 2=때때로, 3=자주, 4=지속적으로의 4단계로 평가한다. 두 척도의 총합으로 2점에서 9점 사이 점수 합산이 가능하며, 2점 이상인 경우 침흘림 증상이 있다고 할 수 있다(표 6-14).

(2) 침흘림 영향 척도(Drooling Impact Scale, DIS)

DIS는 신경학적 장애가 있는 아동을 대상으로 지난 한 주 동안 참흘림과 관련된 상황들을 보호자가 적성한다. 총 10개 질문으로 구성되며 내용은 침흘림 빈도와 정도, 턱받이나 옷을 갈아주는 횟수, 냄새, 피부 질환, 창피함 등 심리적 요인, 대상아동과 가족의 삶에 미치는 영향 등이다. 총 100점이 만점으로 점수가 높을수록 침흘림의 부정적인 영향이 큰 것을 나타낸다(표 6-15).

5 기구를 이용한 영상평가

아동의 영상평가는 성인 평가 방법과 유사하게 시행된다(제3부 2장, 기구를 이용한 영상평가). 따라서 이 장에서는 아동 영상평가 시 유의할 사항에 대해서 소개한다. 영상평가는 인두단계에 초점을 둔 검사이기 때문에 구강단계의 감각 이상, 행동에 대한 평가가 제한적이며 자연스러운 환경에서의 섭식 행동이나 패턴에 대한 정보는 확인하기 어렵다는 제한점이 있다. 또한 아동은 익숙하지 않은 검사 환경, 도구, 절차 때문에 협조적이지 못하여 일상과 다른 반응을 보일 수 있기 때문에 임상 관찰 및 다른 영역의 평가를 종합적으로 시행하는 것이 추천되며 검사 참여 과정을 고려한 해석이 필요하다.

1) 비디오투시삼킴검사(Videofluorographic Swallowing Study, VFSS)

검사 시 아동은 적절한 각성 상태와 안정적인 생체활력징후를 유지하고 검사에 참여하여 음식을 먹는 모습을 촬영할 만큼 배가 고파야 원활한 평가 진행에 도움이 된다. 일반적으로 바로 앉은 상태에서 아동의 옆면을 촬영하기 때문에 자세 유지가 매우 중요하다. 특히 영유아의 경우 발달 지연으로 몸통과 목 가누기가 어려운 경우가 많으며 이러한 경우 자세 보조 도구를 사용하거나 보호자가 안은 상태에서 검사에 참여하기도 한다.

아동의 섭식 발달 또는 삼킴 기능 수준에 맞게 아동이 현재 먹을 수 있는 음식을 사용하거나 아동이 익숙한 음식을 가정에서 보호자가 준비할 수 있다. 아동이 주로 사용하고 있는 젖병, 숟가락, 빨대, 컵 등을 이용해 음식을 제공하여 음식을 처리하고 삼키는 과정을 평가한다. 아동에서의 비디오투시삼킴검사는 주의 깊은 사용과 해석이 요구된다. 특히 영아에게 방사선은 잠재적인 위험이 있기 때문에 성인에게 적용할 때 보다 신중하게 비디오투시삼킴검사를 고려해야 한다.

2) 광섬유내시경삼킴검사(Fiberoptic Endoscopic Evaluation of Swallowing, FEES)

영아의 경우 보호자 또는 치료사에게 안긴 자세에서 검사를 시행한다. 공갈 젖꼭지를 빨면서 아동이 진정하는 동안 코를 통해 코인두 내시경을 삽입한다. 내시경의 불편함을 감소시키기 위해 코 점막에 국소 마취를 할 수도 있다. 코인두 내시경이 검사 부위에 위치하면 음식을 섭취하게 하여 하부인두와 후두의 해부학적, 생리학적 평가를 시행한다.

확인문제

1. 아동 삼킴 평가에서 의무기록지 검토를 통해 알 수 있는 내용이 아닌 것을 고르세요.
   ① 호흡 상태
   ② 각성 상태
   ③ 섭식 및 삼킴 경험
   ④ 근긴장도 및 근력 수준
   ⑤ 의학적 상태(조산 여부, 출생 후 섭취 형태, 심폐 기능, 구강 구조, 소화기 기능 등)

2. 아동 삼킴 평가에서 임상 관찰에 포함되지 않는 영역은 무엇인지 고르세요.
   ① 구강 반사
   ② 구강 감각
   ③ 구강 운동
   ④ 약물 복용력
   ⑤ 자세 및 근긴장도 조절

3. 신생아와 영아의 입술 주변에 손가락, 젖꼭지 등으로 자극하여 입을 벌리면서 자극 쪽으로 머리를 돌려 음식을 찾으려고 하는지 평가하는 것은 어떤 반사를 평가하기 위함인지 기술하세요.

4. 식사 시간 평가 시 고려해야 하는 사항이 아닌 것을 고르세요.
   ① 먹을 때의 구강 기능, 반응, 먹는 방법, 행동 등을 확인한다.
   ② 보호자와 아동의 친밀도, 먹이는 자세, 상호작용, 먹이는 방법, 속도 등을 확인한다.
   ③ 치료사는 음식을 직접 먹이지 않고 보호자가 음식을 먹이는 모습만 관찰하여 평가하도록 한다.
   ④ 아동이 이전에 먹어 본 적이 없는 음식이라도 아동이 처리해서 먹을 수 있는 질감이라면 제시하여 반응을 확인한다.
   ⑤ 어떤 음식의 맛, 질감, 온도 등을 좋아하는지, 특정한 음식을 먹으려 하거나 편식, 음식 거부를 보이는지 확인한다.

5. 평가도구의 제목과 목적이 바르게 연결되지 않은 것을 고르세요.
   ① 섭식 및 삼킴 평가 – Dysphagia Disorders Survey (DDS)
   ② 모유 또는 젖병 빨기 평가 – Early Feeding Skills Assessment (EFS)
   ③ 모유 또는 젖병 빨기 평가 – Neonatal Oral Motor Assessment Scale (NOMAS)
   ④ 구강 운동 기능 및 먹기와 삼킴 평가 – Schedule for Oral Motor Assessment (SOMA)
   ⑤ 구강 감각 평가 – 아동 섭식 행동 평가척도 Behavioral Pediatircs Feeding Assessment Scale (BPFAS)

참고문헌

민경철, 김보경. (2024). 자폐 스펙트럼 장애 섭식장애 평가의 이해:문헌 고찰. 재활치료과학회지, 13(2), 9-25.

민경철, 신진용 & 김은혜. (2023). 자폐 스펙트럼 장애 아동의 섭식장애: 문헌 고찰. 대한감각통합치료학회지, 21(3), 79-102.

Da Costa, S. P., & Van Der Schans, C. P. (2008). The reliability of the Neonatal Oral - Motor Assessment Scale. Acta Paediatrica, 97(1), 21-26.

Dunn, W. (1999). Sensory Profile. Psicological Corporation.

Dunn, W. (2014). Sensory Profile 2: User's manual. Psych Corporation

Gosa, M., Suiter, D. M., Powers, L., Palmer, F., Temple, C., Petersen, M. (2007). Reliability of the penetreation-aspiration scale for use with infants and young children. Dysphagia, 22, 388.

Kedar Kakodkar, James W. (2013). Schroeder Jr. Pediatric dysphagia. Pediatr Clin N Am. 60, 969-977.

Kelly VanDam. (2012). Pediatric Feeding Disorders. Framingham. Therapro.

Ko, M. J., Kang, M. J., Ko, K. J., Ki, Y. O., Chang, H. J., & Kwon, J. Y. (2011). Clinical usefulness of Schedule for Oral-Motor Assessment (SOMA) in children with dysphagia. Annals of rehabilitation medicine, 35(4), 477-484.

Lázaro, C. P., Caron, J., & Pondé, M. P. (2018). Scales assessing eating behavior in autism spectrum disorder. Psicologia: Teoria e Prática, 20(3), 42-5

Lukens, C. T., & Linscheid, T. R. (2008). Development and validation of an inventory to assess mealtime behavior problems in children with autism. Journal of autism and developmental disorders, 38, 342-352.

Min, K. C., Seo, S. M., & Woo, H. S. (2021). Management and treatment of drooling: focus on non-invasive therapy for children. Journal of the Korean Dysphagia Society, 11(2), 111-120.

Min, K. C., Seo, S. M., & Woo, H. S. (2021). Oral-motor facilitation technique (OMFT): Part II-Conceptual Hierarchy and Key Point Technique. Therapeutic Science for Rehabilitation, 10(1), 53-61.

Min, K. C., Seo, S. M., & Woo, H. S. (2021). Oral-motor facilitation technique (OMFT): Part I-Theoretical Base and Basic Concept. Therapeutic Science for Rehabilitation, 10(1), 37-52.

Min, K. C., Seo, S. M., & Woo, H. S. (2022). Effect of oral motor facilitation technique on oral motor and feeding skills in children with cerebral palsy: a case study. BMC pediatrics, 22(1), 626.

Min, K. C., Seo, S. M., & Woo, H. S. (2022). Understanding the Drooling Evaluation. Journal of the Korean Dysphagia Society, 12(2), 85-95.

Ortega Ade O, Ciamponi AL, Mendes FM, Santos MT. (2009). Assessment scale of the oral motor performance of children and adolescents with neurological damages. J Oral Rehabil, 36, 653-659.

Reid, S. M., Johnson, H. M., & Reddihough, D. S. (2010). The Drooling Impact Scale: a measure of the impact of drooling in children with developmental disabilities. Developmental Medicine & Child Neurology, 52(2), e23-e28.

Sellers D, Mandy A, Pennington L, Hankins M, Morris C. (2014) Development and reliability of a system to classify the eating and drinking ability of people with cerebral palsy. Developmental Medicine and Child Neurology, 56(3): 245-51.

Sheppard, J. J., Hochman, R., & Baer, C. (2014). The dysphagia disorder survey: validation of an assessment for swallowing and feeding function in developmental disability. Research in developmental disabilities, 35(5), 929-942.

Son, C. R., Kim, K. M., Kam, K. Y., & Jung, H. (2020). Validating the Korean translation of the Behavioral Pediatric Feeding Assessment Scale. Journal of Korean Academy of Sensory Integration, 18(2), 29-41.

Thomas-Stonell N, Greenberg J. (1988). Three treatment approaches and clinical factors in the reduction of drooling. Dysphagia, 3:73-8.

Thoyre, S. M., Shaker, C. S., & Pridham, K. F. (2005). The early feeding skills assessment for preterm infants. Neonatal network: NN, 24(3), 7.

Uhm KE, Yi SH, Chang HJ, et al. (2013). Videofluoroscopic swallowing study findings in full-term and preterm infants with Dysphagia. Ann Rehabil Med. 37(2): 175-182.

van den Engel-Hoek, de Groot IJ, de Swart BJ, & Erasmus CE. (2015). Feeding and Swallowing Disorders in Pediatric Neuromuscular Diseases: An Overview. J Neuromuscul Dis. Nov 20;2(4):35369.

SWALLOWING DISORDER

제3장

3 치료

섭식 및 삼킴장애가 있는 아동의 치료는 충분한 영양 공급, 안정된 호흡 기능과 소화기계 기능, 적절하게 발달된 구강과 인후두의 기능, 섭식 기술에 기초한다. 아동의 삼킴장애 치료를 위해서는 의사, 간호사, 치료사, 영양사 등 다학제적인 접근이 필요하다. 작업치료사는 아동의 섭식 및 삼킴장애 치료를 위해 정확한 평가와 적합한 중재를 제공해야 한다.

임상에서 삼킴장애 치료를 적용할 때는 아동의 나이, 발달 및 성장 수준, 삼킴장애 증상 등에 따라 제4부 삼킴장애 치료와 본 장의 내용을 기반으로 적합한 삼킴 치료를 적용하는 것을 권한다.

1 준비

1) 외부 환경

아동은 빛, 소리, 온도, 주변 사람 등과 같은 외부 환경 자극에 영향을 받는다. 아동의 특성을 고려하여 삼킴 치료에 안정적으로 참여할 수 있는 환경을 조성해야 한다.

조명, 가림막, 좋아하는 장난감 또는 동영상 등과 같은 시각적 환경 조성을 통해 아동이 삼킴 치료에 집중할 수 있도록 한다. 밝은 조명은 각성 수준을 높이고, 어두운 조명은 진정시키는 효과가 있다. 장난감과 가구, 사람 등 주변 환경에 영향을 받는 경우, 가림막 또는 독립된 환경을 제공하여 치료에 집중할 수 있도록 한다. 치료에 흥미를 보이지 않는 경우, 좋아하는 장난감 또는 동영상 등과 같은 적절한 시각적 자극을 통해 동기를 부여하여 치료에 참여할 수 있도록 환경을 조성한다.

청각적 환경도 삼킴 치료에 주요한 영향을 끼친다. 집중을 방해하는 소음, 관심을 옮겨갈 수 있는 주변의 장난감 소리와 동요 및 동영상 등은 아동이 치료에 집중하는 데 방해 요소가 된다. 반면 소리를 일정하게 조절하여 들려주면 아동에게 안정성을 제공할 수 있다.

온도도 아동의 섭식에 영향을 미친다. 일반적으로 따뜻한 온도는 아동을 진정시키고 이완되게 만들고 시원한 온도는 아동의 의식을 명료하게 만들어 각성 수준을 높여 준다. 필요에 따라 창문 열기, 부채질, 담요나 옷을 이용해 온도를 조절할 수 있다.

2) 내부 환경

(1) 각성 수준 조절

얕은 잠에 빠졌거나 졸린 경우, 아동은 무표정해지고 움직임이 느려지며 무엇인가에 집중하고 있는 것처럼 보인다. 또한 자극에 대한 반응이 느려지거나 짜증을 내는 빈도가 증가하기도 한다. 이러한 상태를 보이는 경우, 앉히기, 안고 흔들어 주기와 같은 전정자극, 고음의 목소리, 경쾌한 음악, 짤깍거리는 소리, 손뼉치는 소리와 같은 청각자극, 가벼운 접촉(touch)과 같은 촉각자극, 선풍기, 에어컨 등을 이용한 시원한 온도자극을 통해 각성 수준을 높이도록 한다. 다양한 자극을 불규칙하게 적용하면 아동이 자극을 예측하지 못함으로써 높아진 각성 수준을 유지할 수 있다.

(2) 안정감 제공

불안정하여 쉽게 놀라고, 작은 자극에도 잘 우는 경우, 안정감을 제공하는 것이 필요하다. 담요나 수건을 이용해 감싸거나 덮는 것은 근긴장도를 이완시키고 자극의 정도를 통제하는 데 도움이 된다. 안정감을 제공하기 위해서는 한 번에 하나의 자극을 규칙적으로 제공하는 것이 중요하다. 리듬 있고 반복적인 청각자극, 일정하고 규칙적인 움직임을 통한 전정자극, 깊은 압박(deep pressure)을 이용한 촉각자극을 통해 안정감을 제공하도록 한다.

2 치료도구와 보조도구

아동의 특성을 고려하여 치료에 적용할 수 있는 적합한 치료도구와 보조도구를 준비한다. 치료도구에는 진동자극기(vibrator), 냉 설압자(ice stick), 설압자(stick), 거즈, 불기 도구, 씹기 도구, 면봉, 후두경(laryngeal mirror) 등이 있다. 보조도구에는 젖꼭지와 젖병, 자세 보조도구, 숟가락, 접시, 그릇, 컵, 빨대 등이 있으며 보상전략으로 적용이 된다. 치료도구와 보조도구를 선택할 때는 치료 계획, 내구력, 소독과 사용의 용이성, 발달 측면의 적절성 등을 고려해야 한다.

1) 젖꼭지와 젖병

조산아, 신생아, 영유아의 발달과 구조적 상태, 기능에 따라 적절한 젖꼭지와 젖병을 적용해야 한다.

젖꼭지는 재질(천연고무, 실리콘 등), 모양(둥근 모양, 납작한 모양 등), 크기(신생아용, 1~3개월용, 4~6개월용 등), 뚫린 구멍의 모양 또는 뚫린 구멍의 개수(신생아용, 1~3개월용, 4~6개월용 등) 등을 고려하여 적용해야 한다. 뚫린 구멍의 크기가 크고 구멍의 개수가 많으면 빨기는 쉽지만 많은 양의 액체가 흘러나오기 때문에 인두 기능에 제한이 있는 경우 흡인이 될 위험이 높아지게 된다. 젖꼭지 빨기가 제한적인 경우 숟가락 형태의 젖꼭지를 사용하여 영양을 공급할 수 있다. 숟가락 형태의 젖꼭지는 모유와 젖병을 병행할 때 유두 혼동을 방지하는 역할을 하고, 이유식으로 미음과 죽을 제공할 때도 적용할 수도 있다. 빨대형 젖꼭지를 통해 젖병에서 빨대 컵을 이용한 액체 섭취로 전환하는 단계에서 빨대 빨기를 연습할 수도 있다. 젖꼭지의 흡착과 함몰을 방지하기 위해 꽃잎 모양으로 넓게 디자인된 젖꼭지를 적용할 수 있고, 신생아와 영유아의 목 자세와 안정적인 유륜 물기를 증진시키기 위해 각진 형태의 젖꼭지를 적용할 수 있다.

입술 입천장 갈림증(cleft lip and cleft palate), 빠는 힘 저하 등으로 인해 음압 형성 능력이 부족하여 젖꼭지를 빠는 힘이 약한 경우 구강에 분유를 짜주는 형태의 젖병을 사용하거나 일반 젖꼭지의 끝을 조금 잘라 빨기 쉽게 해줘야 한다. 성대마비 등으로 인해 일반적인 수유 자세에서 흡인으로 인한 기침이 잦은 경우, 각진 젖병(angled bottle)을 이용해 몸과 목의 중립 자세를 유지해주면 흡인의 위험을 감소시킬 수 있다. 신생아의 경우, 배앓이를 예방하기 위해 통기 시스템이 적용된 젖병을 사용할 수 있다. 영유아가 젖병을 잡고 먹을 수 있도록 손잡이를 젖병에 끼워서 사용하거나 손잡

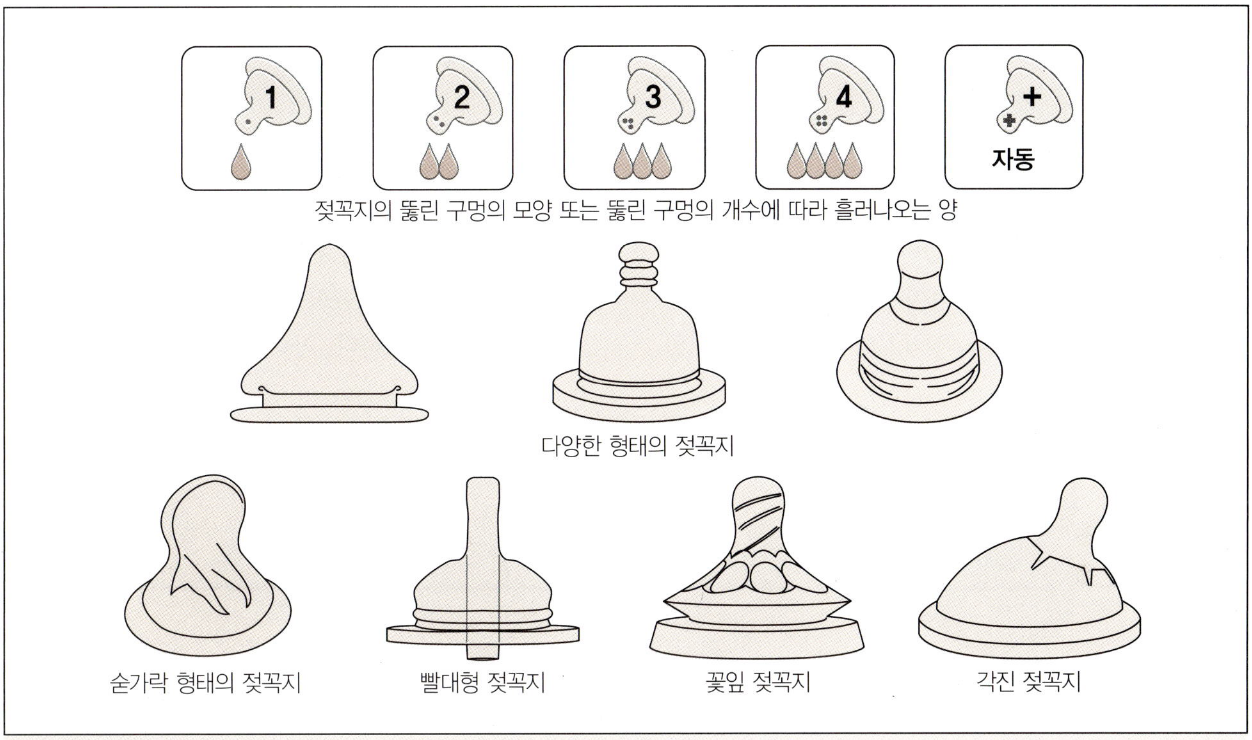

그림 6-5 다양한 젖꼭지

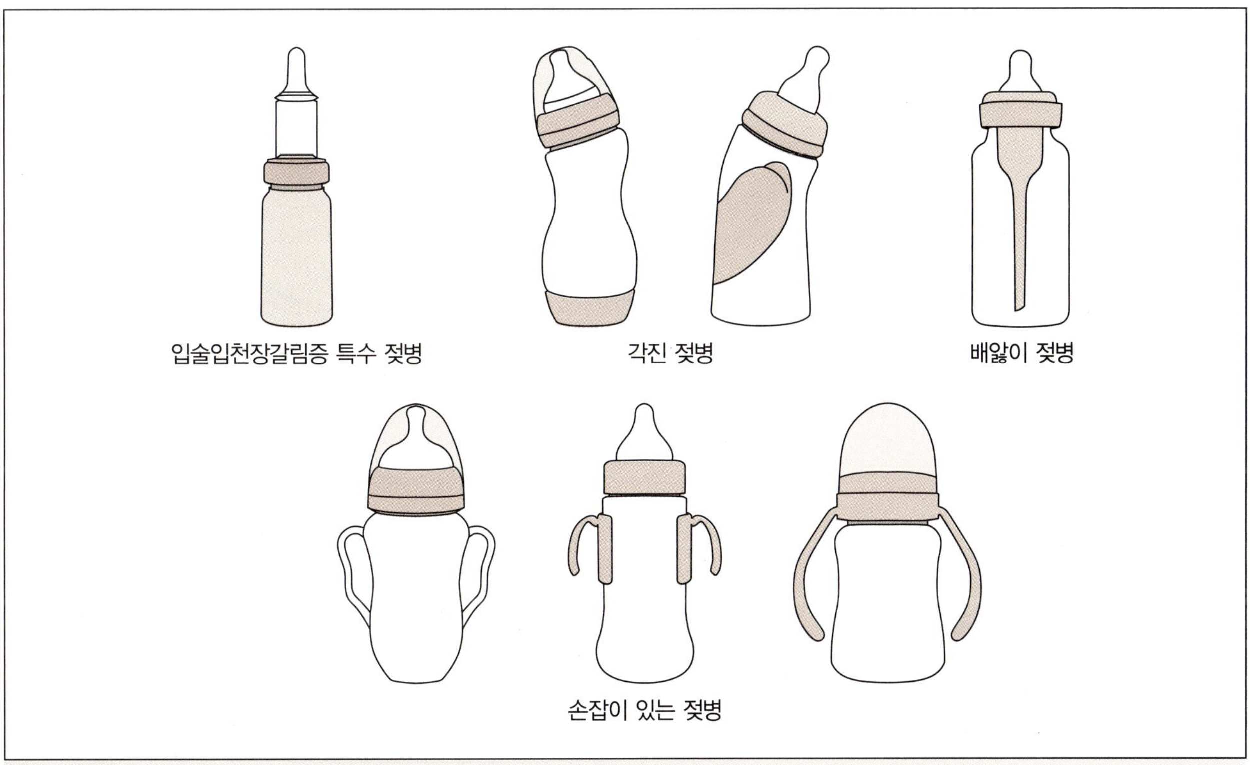

그림 6-6 다양한 젖병

이 형태의 젖병을 사용할 수도 있다.

2) 공갈젖꼭지

신생아와 영아의 경우 비영양적 빨기 훈련을 위해 공갈젖꼭지를 사용할 수 있다. 공갈젖꼭지는 비영양적 빨기 훈련 외에도 신생아와 영아에게 정서적 안정감을 제공하는 효과를 줄 수 있다. 젖꼭지와 마찬가지로 개월수와 성장 정도에 따라 적절한 단계의 공갈젖꼭지를 적용하도록 한다.

3) 숟가락

숟가락은 음식을 먹기 위한 가장 기본적인 도구이다. 입 안 다양한 위치에 음식을 제공하기 위해서는 작고 얇은 숟가락이 필요하다. 근력 저하나 관절가동범위에

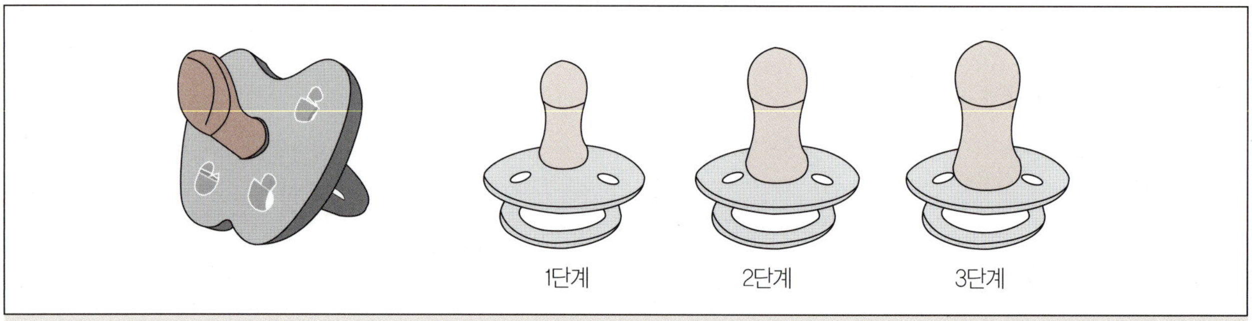

그림 6-7 공갈젖꼭지

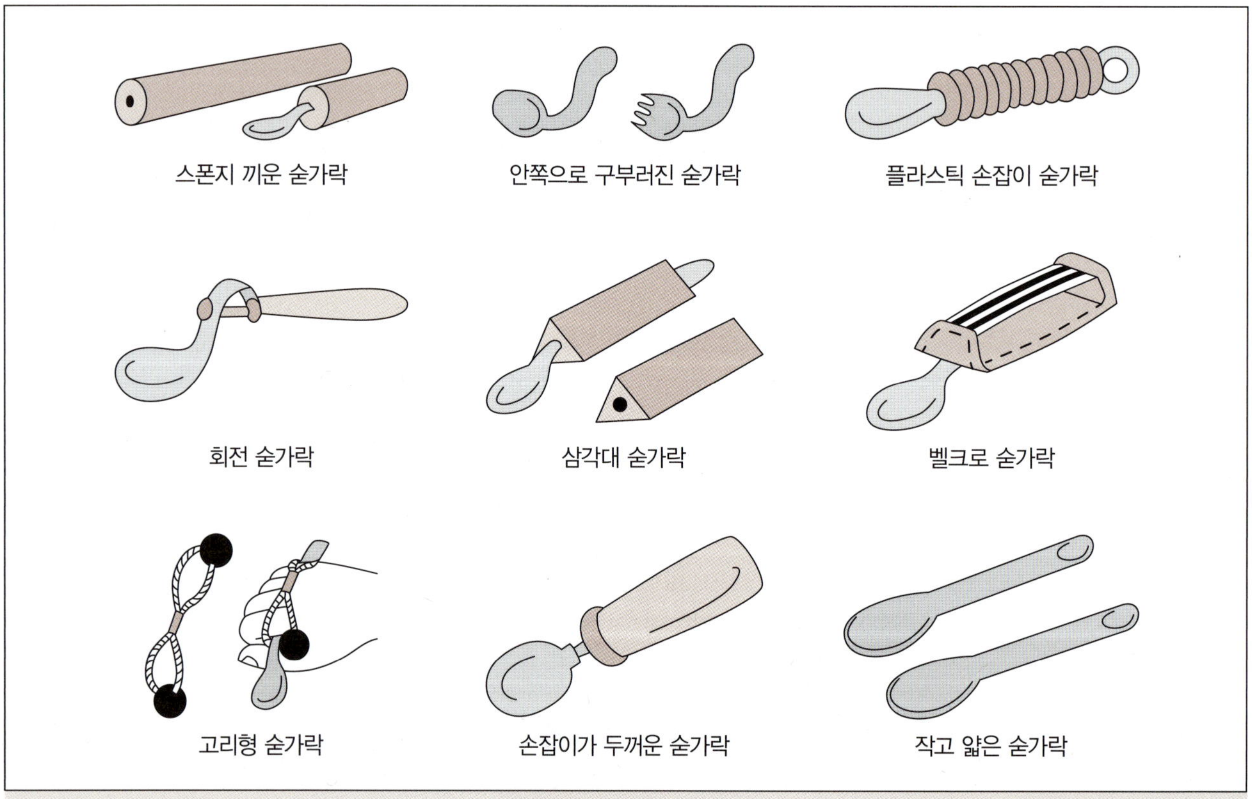

그림 6-8 다양한 숟가락

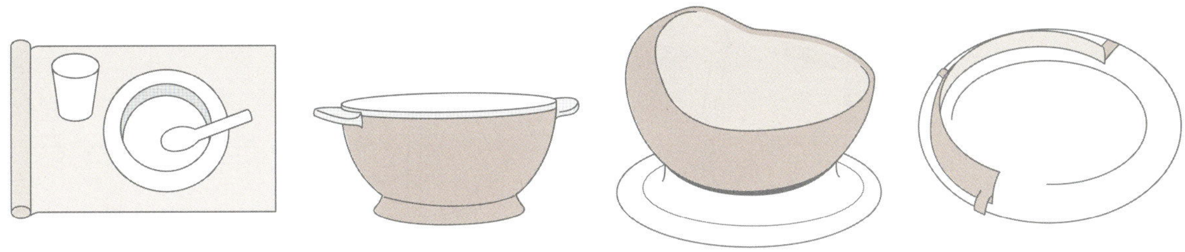

그림 6-9 다양한 그릇

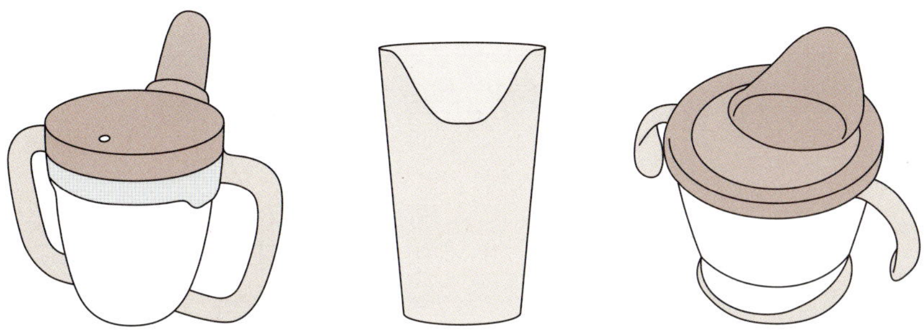

그림 6-10 다양한 컵

제한이 있는 경우 숟가락의 손잡이 부분이 크거나, 가벼운 숟가락을 사용할 수 있다. 손에 숟가락을 고정하기 위해 벨크로를 사용할 수 있으며 상지의 움직임에 제한이 있는 경우 안쪽으로 구부러진 숟가락을 사용하여 상지 움직임을 최소화할 수 있다.

4) 그릇

아동을 위한 다양한 그릇은 아래에 흡착판이 있는 경우가 많아 그릇을 잡지 않아도 미끄러지지 않게 먹을 수 있다. 흡착판이 없는 경우 미끄럼 방지판(non-slip mat)을 사용할 수 있다. 한쪽 모서리가 올라간 그릇(scooper plate), 음식 보호대는 숟가락으로 쉽게 음식을 뜰 수 있도록 도와준다.

5) 컵

주둥이가 있는 컵(spout cup), 코 부분을 오려낸 컵(nose cut out cup), 일반 컵 등 다양한 형태의 컵을 사용할 수 있다. 컵으로 마시기는 입술을 컵 주변에 고정시키는 기술과 코로 숨을 쉬는 기술이 중요하기 때문에 입술과 볼의 기능적 움직임, 호흡과 삼킴의 협응이 필요하다. 주둥이가 있는 컵이나 뚜껑이 달린 컵은 입과 입술 주변에 감각을 제공할 수 있어 도움이 되고 젖병처럼 빨 수 있어 쉽게 마시기를 시도할 수 있다. 코 부분을 오려낸 컵은 코가 닿는 부위를 자른 컵으로 목을 뒤로 젖히지 않더라도 컵을 기울여 액체를 마실 수 있다. 숟가락 형태의 컵은 아동이 처음 컵을 접할 때 거부감 없이 편하게 사용할 수 있다.

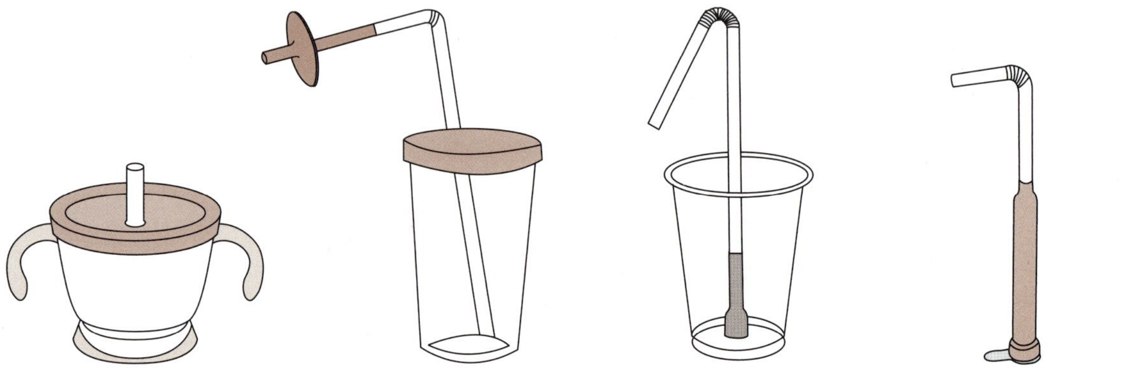

그림 6-11 다양한 빨대

6) 빨대

빨대를 사용할 때는 입술과 볼의 기능적 움직임, 빨기-삼키기-호흡하기의 협응이 필요하다. 처음 빨대를 접하거나 기능적으로 빨대를 빨기 어려운 경우, 누르면 액체가 나오는 빨대 컵을 이용하면 빨대를 통해 나오는 액체를 느끼며 마시기 연습을 할 수 있다. 팩 형태로 되어 있는 음료도 빨대를 통해 액체를 마시는 연습에 이용될 수 있다. 팩을 눌러 액체가 팩에서 빨대를 통해 입으로 이동하는 것을 경험하도록 한다. 적당한 길이만큼 입 안에 빨대를 조절하여 넣기 어려운 경우, 입 안으로 빨대가 깊숙이 들어가는 것을 예방하기 위해 입술 쪽 빨대 끝에 보조도구(sip-tip)를 끼워 사용할 수 있다. 빨대를 빠는 힘이 약한 경우 액체 쪽 빨대 끝에 보조도구(one way)를 끼워 빨대 안으로 액체가 들어왔을 때 연속해서 빨지 않아도 빨대 안에 액체가 남아있어 쉬었다가 다시 빨아서 섭취할 수 있도록 한다. 흡인의 위험으로 인해 액체의 양을 소량씩 조절하여 섭취해야 하는 경우 액체 쪽 빨대 끝에 보조도구(safe straw)를 끼워 한번에 빨대를 빨 때 소량의 액체만 빨리도록 할 수 있다. 빨대는 액체 섭취를 위한 보조도구로써의 역할뿐만 아니라 들숨과 날숨 훈련을 목적으로 치료도구로써의 역할도 할 수 있다. 기능 수준에 따라 다양한 굵기와 길이의 빨대를 적용할 수 있으며 흥미 유발을 위해 다양한 모양과 색깔이 있는 빨대를 사용할 수도 있다.

7) 자세 보조도구

몸 조절이 어렵거나 자세가 불안정한 경우 보조도구를 이용해 바른 자세를 지지해준다. 신생아와 영아의 경우, 수유시트, 수유쿠션을 이용하면 안정적이고 편안한 자세에서 수유를 하고, 배앓이와 역류를 예방할 수 있다. 영유아의 경우, 피더시트, 점보의자, 부스터 의자를 적용하여 안정적인 앉기 자세를 유도할 수 있다. 대칭적이고 안정적인 자세를 유지하기 위해 필요한 경우 몸 주변으로 소형 롤 또는 수건 등을 이용하여 자세를 지지하도록 한다. 고개와 몸을 조절하지 못하거나 지속적으로 돌아다니면서 착석을 하지 않는 유아와 아동의 경우, 피더시트, 코너체어, 킨더체어, 조절가능한 의자 등을 이용하여 안정적으로 고정된 앉은 자세를 유도할 수 있다.

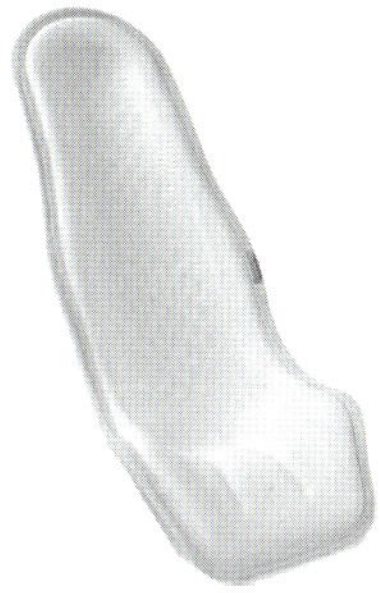

수유시트

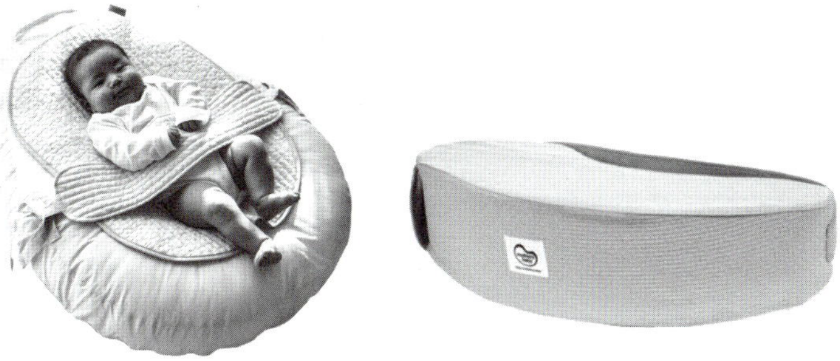

수유쿠션

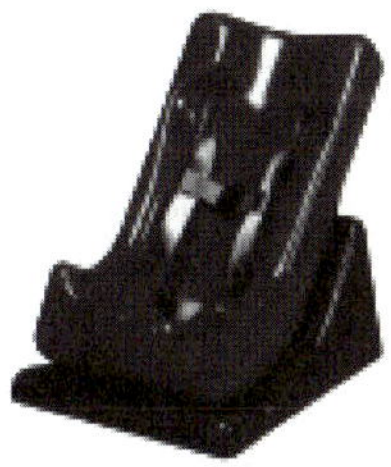

피더시트와 이동형 플로어시터

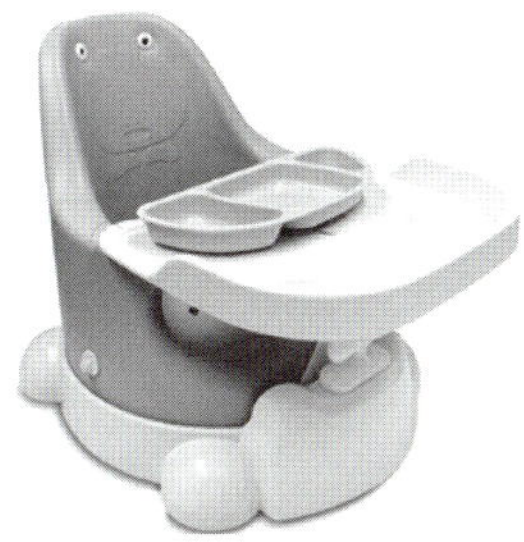

부스터 의자

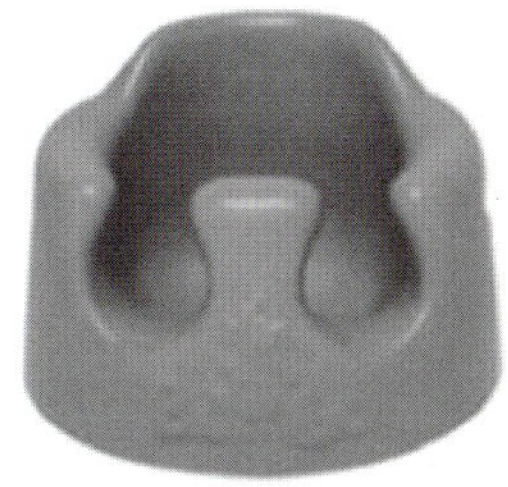

점보의자

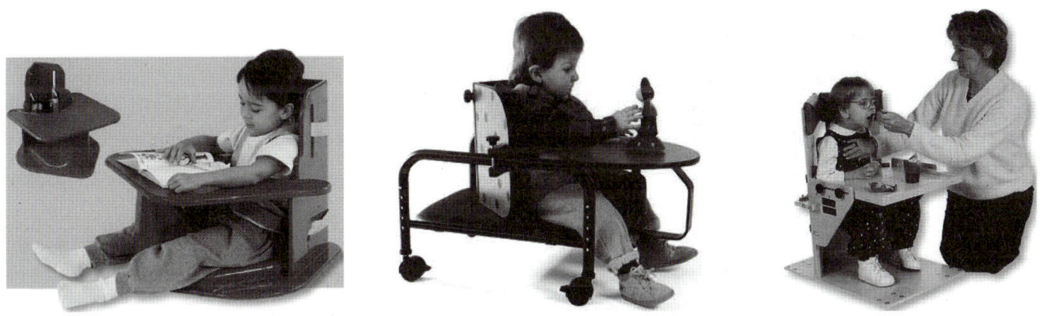

다양한 종류의 코너체어

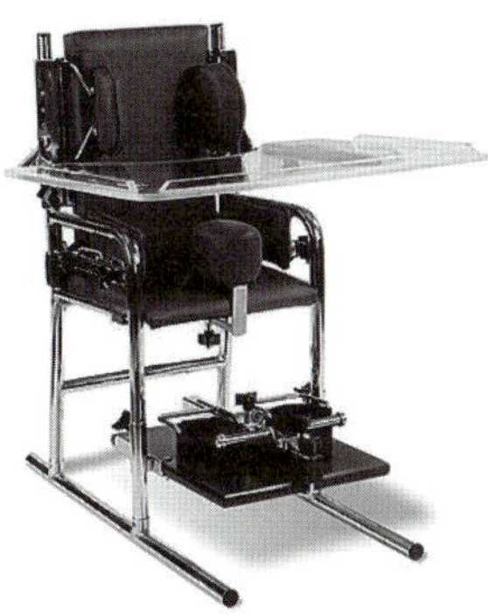

조절가능 의자

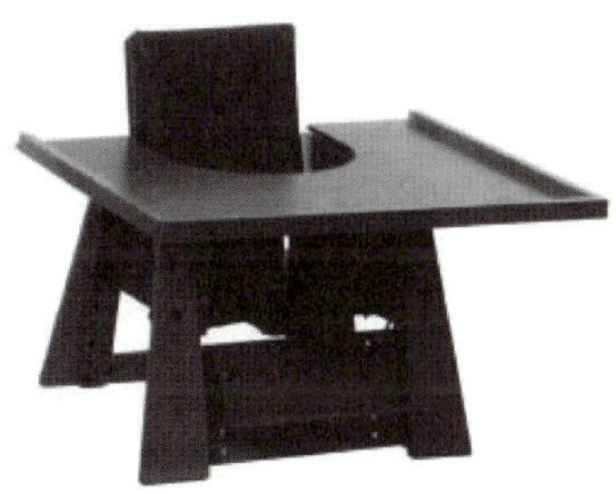

킨더 체어

그림 6-12 자세 보조도구들

8) 무침 주사기, 약병, 스포이드

젖병, 숟가락 등 섭식도구를 이용한 음식 섭취가 제한적인 경우, 구강의 기능 저하로 음식덩이 형성, 음식덩이 이동이 제한적인 경우, 일회용 무침 주사기, 약병, 스포이드 등을 사용하여 액체를 섭취하는 연습을 할 수 있다. 기능 수준과 목적에 따라 적당한 용량의 크기로 준비하여 적용한다.

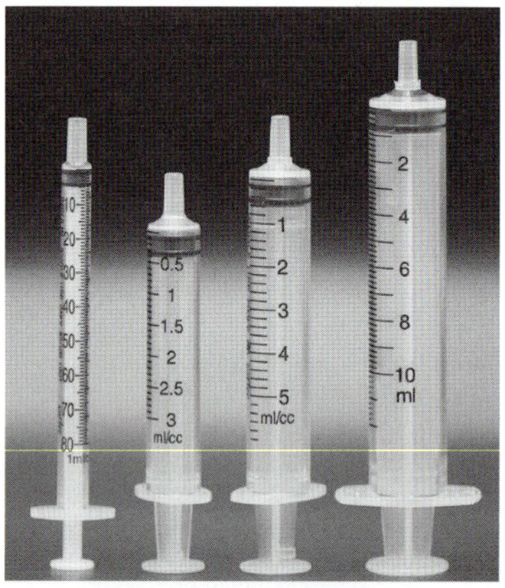

그림 6-13 용량별 무침 주사기

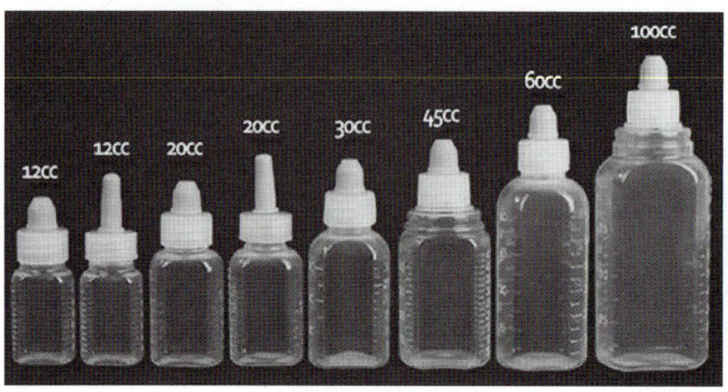

그림 6-14 용량별 약병

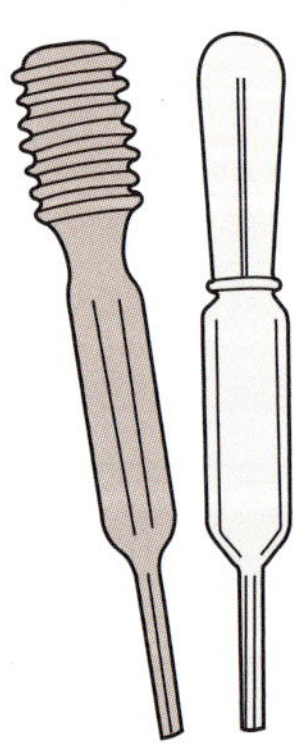

그림 6-15 다양한 종류의 스포이드

3 근긴장도 조절

근긴장도는 먹는 동안 구강 운동 조절과 신체 조절에 많은 영향을 미친다. 바른 자세 정렬과 안정성은 구강 운동 기능을 높이는 데 도움이 된다. 바른 머리, 목, 몸의 자세를 위해 몸을 펴고 어깨는 안정되게 아래로 눌러준다. 고개는 약간 아래쪽으로 숙여준다. 골반은 안정되게 대칭으로 위치시키고 엉덩관절과 무릎관절은 90도로 굽혀 준다. 발은 자연스럽게 발등굽힘이 되도록 하고 발바닥쪽 굽힘이 되지 않도록 주의한다.

1) 저긴장

저긴장은 입술, 볼, 턱, 혀의 비정상적 조절반응과 안정성의 저하를 나타낸다. 얼굴의 근긴장도가 낮기 때문에 입술이 벌어지고 침을 흘리게 되며 먹는 동안 입술 밖으로 많은 양의 음식이 나오게 된다. 젖꼭지 물기, 컵 테두리나 숟가락 물기의 제한으로 섭취 시 공기를 많이 먹게 된다. 볼의 긴장도가 낮으면 젖꼭지 흡입력이 약하고 혀 중앙으로 음식을 유지하기가 어렵다. 혀의 긴장도가 낮으면 혀가 구강 뒤쪽으로 뒷당김 되거나 입술의 벌어짐과 함께 아랫니 밖으로 혀 내밀기가 관찰될 수 있다. 또한 혀의 움직임이 적거나 반대로 과도한 범위로 움직여질 수 있다.

가볍게 접촉하기(light touch), 빠른 치기(quick stroking), 진동자극 주기(vibration), 차가운 자극 주기(icing), 깊은 압박 자극 주기(deep pressure), 빠른 스트레치(quick stretch), 두드리기(tapping)와 같은 감각 자극을 주면 입술, 볼, 혀의 긴장도를 증진시킬 수 있다. 또한 구강 자극 도구, 치발기, 설압자, 막대사탕 등을 이용하여 구강의 감각-운동을 정상화시킬 수 있다. 볼 운동, 턱 운동, 입술 운동, 혀 운동을 비롯한 다양한 능동적 운동도 저긴장으로 인한 근긴장도 조절에 도움이 된다.

2) 과긴장

과긴장으로 인해 긴장성 깨물기, 입 벌림, 혀 내밀기, 혀의 뒷당김과 같은 증상들이 나타날 수 있다. 진동자극, 깊은 압박 자극과 같은 감각 자극을 제공하고, 과신전된 자세를 제한하고 적절한 자세를 취해주면 긴장도를 정상화시킬 수 있다.

긴장성 깨물기는 잇몸이나 치아를 꽉 다무는 증상으로 턱을 한 번 다물면 계속 다문 상태로 있게 된다. 신전된 자세와 같이 부적절한 자세를 취했을 때, 과도한 촉각방어가 있을 때 더 많이 관찰된다. 긴장성 깨물기가 나타나면 자극을 최소화하고 아동이 진정될 때까지 기다려준다.

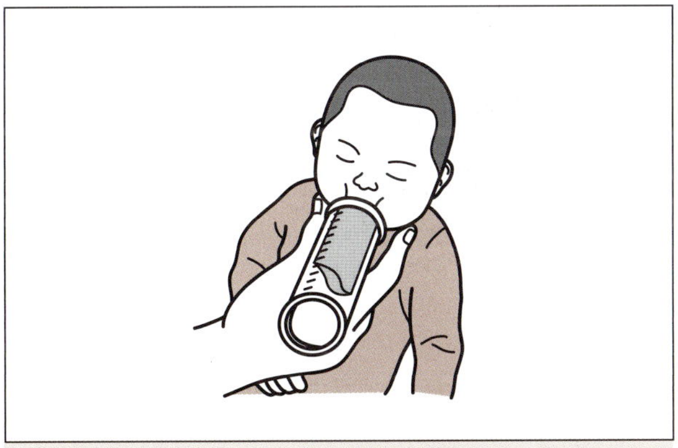

그림 6-16 엄지, 검지, 중지로 압력을 제공하는 방법

입 벌림이 원활하지 않은 신생아와 영아의 경우, 입 벌림을 위해 먹이찾기반사가 중요한 요소가 되므로 먹이찾기반사가 유발될 수 있도록 자극을 제공한다. 입 벌림에 도움을 주기 위하여 가볍게 턱을 아래방향으로 밀어준다.

입 다물기에 어려움이 있는 경우 젖병과 숟가락과 같은 도구를 통한 음식 섭취에 어려움이 발생할 수 있다. 입 다물기를 유도하기 위해 입술과 볼을 함께 정중선 방향으로 지그시 눌러주고, 입술을 다무는 방향으로 움직일 수 있도록 이끌어 준다. 엄지와 검지, 중지는 볼 위에 위치시키고 양쪽에서 입술을 오므리도록 압력을 준다(그림 6-16). 젖병과 숟가락을 통해 음식을 섭취할 수 있도록 외부적 지지를 제공한다(그림 6-17).

혀 내밀기는 입술 밖으로 혀를 내미는 증상으로 혀의 움직임이 강하게 뻗치는 형태로 유지된다. 몸과 목이 신전된 자세일 때 더 잘 나타난다. 설압자 또는 유아용 숟가락을 사용하여 혀를 뒤로 밀어주거나 혀의 중간 부분을 아래로 눌러주면 혀 내밀기를 감소시킬 수 있다.

혀의 뒷당김은 혀가 구강의 뒤쪽으로 당겨지는 증상이다. 목이 신전되고 머리와 몸 정렬이 적절하게 이루어지지 않았을 때 자주 일어난다. 거즈로 혀를 잡은 후 앞쪽 방향과 대각선 방향으로 신장시켜주면서 혀를 이

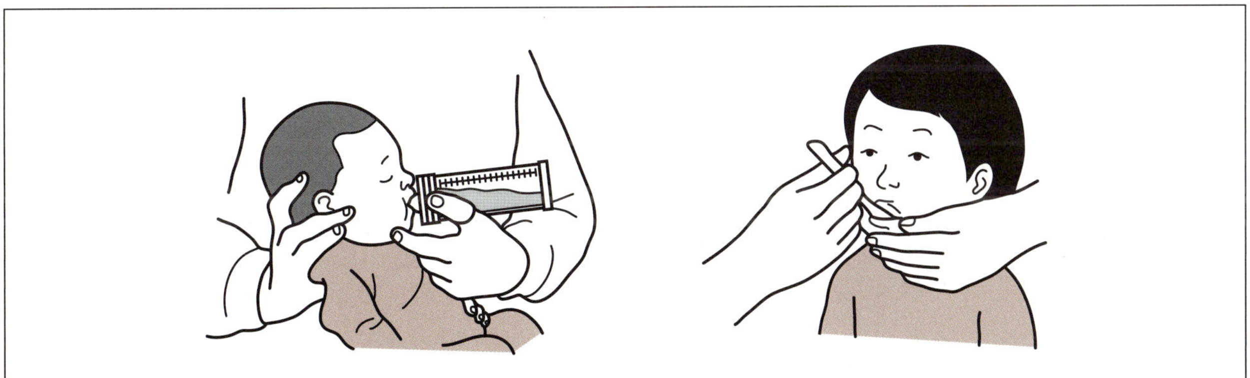

그림 6-17 외부적 지지 방법

완시키고 긴장을 감소시킨다.

4 자세 조절

자세 조절은 조절된 구강 움직임, 안정적인 삼킴, 침 흘림 조절에 중요한 영향을 미친다.

1) 수유 자세

신생아와 영아는 수유하는 동안 일반적으로 보호자에게 안겨 있게 된다. 수유하는 과정은 신생아와 영아에게 중요한 경험을 제공하기 때문에 신체적으로 가깝게 접촉하여 눈 맞춤이 잘 이루어지는 안전하고 편안한 자세를 만들어 주어야 한다(그림 6-18). 가장 적합한 자세는 머리와 목을 자연스럽게 굽히고 머리, 몸, 다리를 중심 쪽으로 정렬하는 것이다. 어깨는 대칭으로 만들고 팔은 자연스럽게 구부리도록 한다. 엉덩관절은 45~90도로 굽히고 무릎과 발목은 보호자의 다리 위에 자연스럽게 굽혀지도록 한다. 보호자는 팔로 신생아와 영아의 머리와 목을 받친다.

그러나 신생아와 영아의 머리, 목, 몸의 정렬을 고려하지 않고 과도하게 굽히거나 펴는 자세를 취하는 경우 오히려 섭식을 방해하고 삼키기에 부정적인 영향을 미

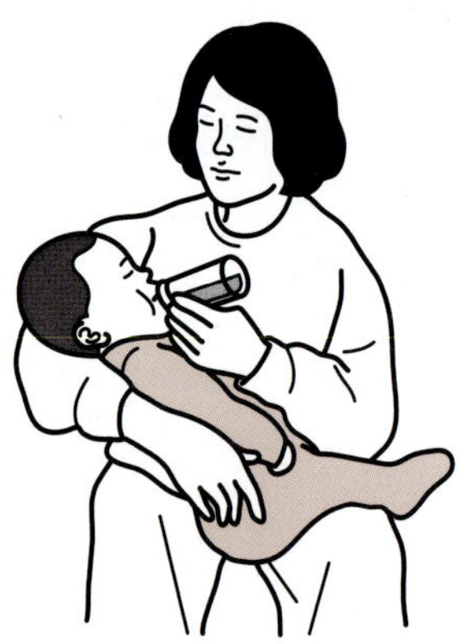

a. 안정된 자세 b. 목과 몸통을 지지한 자세

그림 6-18 안전하고 편안한 수유 자세

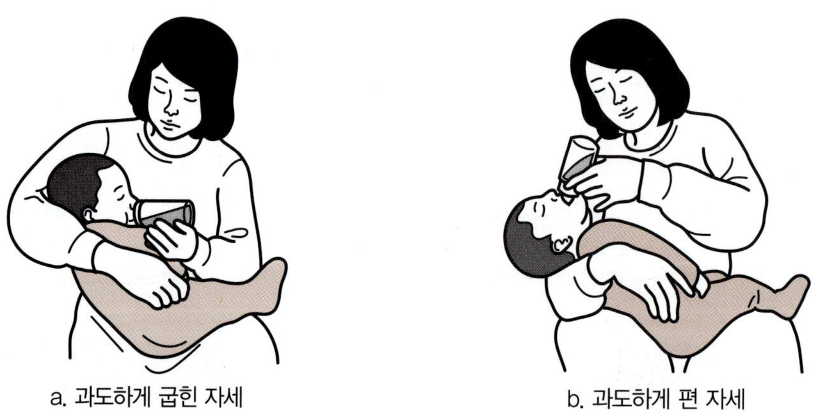

a. 과도하게 굽힌 자세 b. 과도하게 편 자세

그림 6-19 부적절한 수유 자세

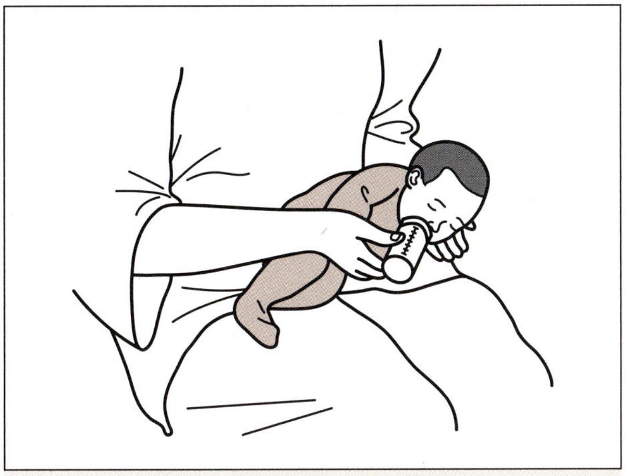

그림 6-20 옆으로 누운 자세

칠 수 있다(그림 6-19).

옆으로 눕혀 몸을 곧게 세우고, 고개를 살짝 굽혀준 자세에서도 수유를 할 수 있다(그림 6-20). 옆으로 누운 자세는 입술 다물기와 빨기를 촉진시키고 후두 폐쇄와 후두 움직임 향상을 통해 기도 보호 기능을 증진시킬 수 있다. 공기 삼킴으로 역류 증상을 보일 때는 왼쪽 옆으로 눕힌 자세를 취하면 역류를 최소화할 수 있다.

2) 머리와 턱의 자세지지

일반적으로 섭식에 가장 좋은 자세는 어깨와 머리가

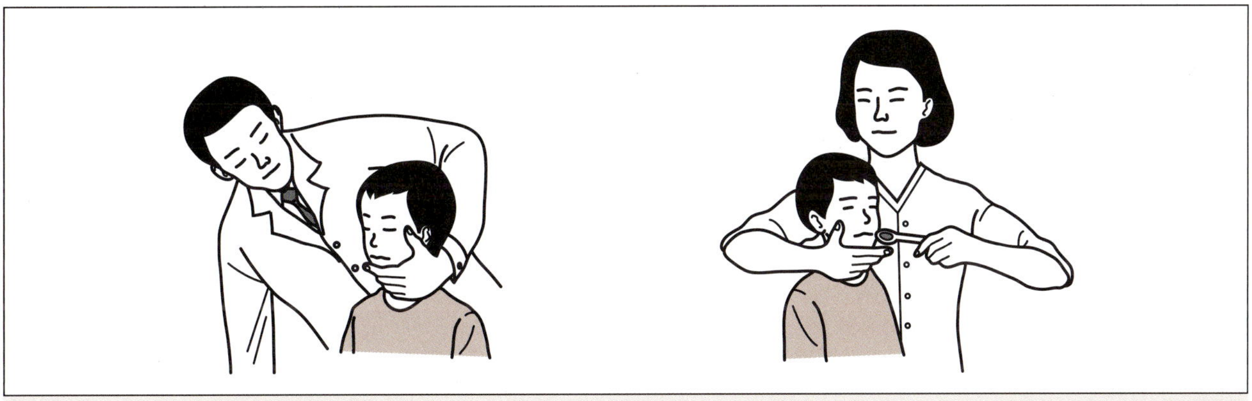

그림 6-21 머리와 턱의 자세지지

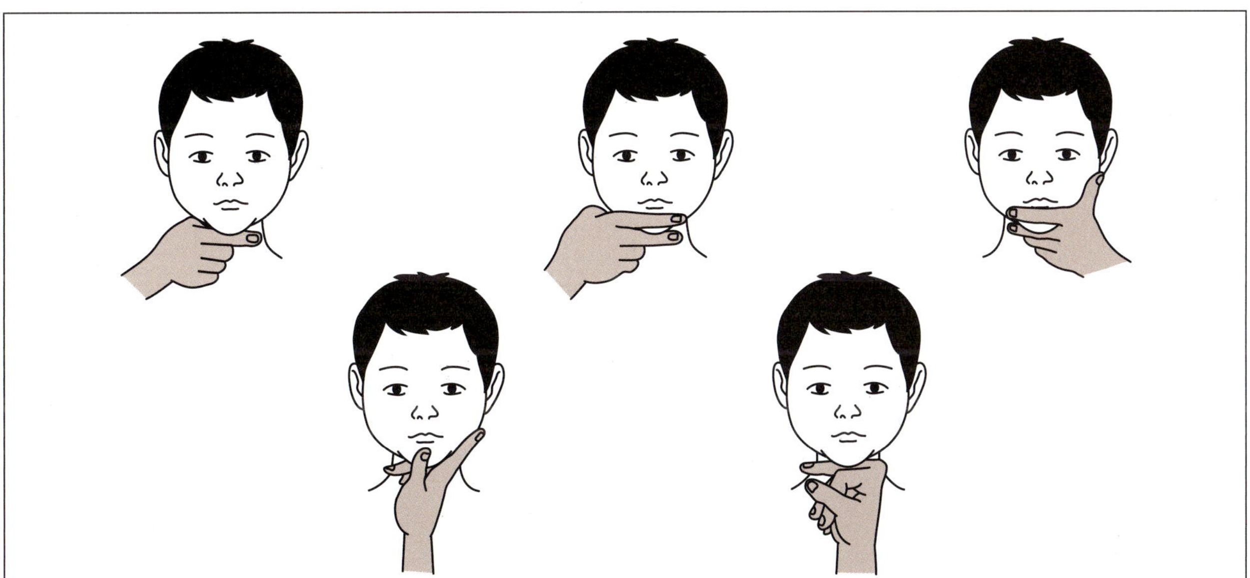

그림 6-22 다양한 턱의 안정성 제공 방법

바르게 정렬되어 있고 턱 끝을 안쪽으로 잡아당긴 자세이다. 치료사가 아동의 뒤에서 지지하는 것이 좋다(그림 6-21). 올바른 자세는 안전한 삼킴을 가능하게 하고 흡인의 가능성을 줄이는 데 도움을 준다.

먹고 마시는 동안 안정적인 구강 움직임을 유도하기 위해 턱의 안정성을 제공하는 것이 중요하다. 치료사는 아동의 앞, 옆, 뒤에 앉아 손가락을 이용해 아동의 턱이 잘 조절될 수 있도록 지지해 준다(그림 6-22).

5 반사 조절

1) 먹이찾기반사

먹이찾기반사가 생후 5~6개월까지 지속되면 정상적인 구강 운동 기능을 방해하게 된다. 비정상적인 먹이찾기반사가 관찰되면 입술과 볼에 자극이 덜 가도록 하여 갑자기 먹이찾기반사가 나타나는 것을 방지해야 한다.

2) 빨기반사

빨기반사가 저하된 경우, 단단입천장 또는 혀를 뒤쪽에서 앞쪽으로 쓰다듬으면 빨기반사를 유도할 수 있다.

3) 구역반사

저하된 구역반사는 흡인의 위험을 높일 수 있다. 혀기저부, 목젖, 입천장활 부위를 자극하여 저하된 구역반사를 촉진시킬 수 있다. 항진된 구역반사는 음식 섭취를 방해할 수 있다. 항진된 구역반사는 혀에 압박 자극을 제공하여 둔감화시킬 수 있다. 음식 섭취를 거부하면서 거부반응으로 관찰되는 구역반사의 경우 턱 다물기, 다른 장난감이나 동영상으로 관심을 분산시키기, 물과 함께 입 안에 있는 음식 삼키기를 통해 구역반사를 감소시킬 수 있다.

4) 삼킴반사

차가운 후두경으로 앞입천정활을 자극한 후 삼킴을 유도하면 삼킴반사가 촉진된다. 그러나 영유아에게 후두경을 적용하는 것은 제한적이다. 후두경의 대체 방법으로 영유아의 구강 크기를 고려하여 면봉, 구강 자극 도구 등을 냉장고에 미리 보관해 두었다가 차갑게 적용한다. 차가운 공갈젖꼭지를 이용한 비영양적 빨기, 차가운 음식 섭취를 통해 삼킴반사가 유발되는 속도를 증가시킬 수 있다. 턱 아래를 위쪽방향으로 쓰다듬어주거나 턱 밑과 후두 주변에 진동자극을 제공하는 것도 삼킴반사 촉진에 도움이 된다.

6 감각 자극

비구강 수유, 흡입 등으로 인해 적절한 시기에 구강을 통한 음식 섭취 경험이 적은 경우, 소화기계에 문제가 있는 경우, 감각 처리에 문제가 있는 경우, 감각적 문제를 유발시켜 아동의 섭식과 삼킴에 제한을 줄 수 있다. 구강 감각이 과민한 경우, 구강과 구강 주변의 감각 방어, 구강 탐색 저하, 항진된 구역반사, 다양한 음식 섭취 저하 등이 관찰된다. 구강 감각이 저하된 경우, 입 안에 음식 머금고 있기, 강한 감각적 특성을 가진 음식 선호, 미성숙한 씹기 기술 등이 관찰된다.

1) 감각 과민

(1) 감각 입력 양의 최소화

모든 감각 입력이 부정적이라고 생각할 수 있기 때문에 감각 입력의 양을 최소화해야 한다. 신생아, 영유아의 경우 젖병을 제공할 때 먹이찾기반사를 먼저 유도하여 다음에 제공될 감각 자극을 미리 예측할 수 있도록 한다. 젖병 제공 시, 젖병을 기울여서 빈 젖병을 먼저 빨게 한 후 점차 분유를 제공하면 과민 반응을 감소시킬 수 있다.

(2) 비영양적 자극

감각 문제로 과민한 아동의 경우, 자기 스스로 제공하는 비영양적 자극을 타인이 제공할 때 보다 잘 견디기 때문에 스스로 구강 치료 도구, 손가락 등을 이용하여 비영양적 자극을 통해 구강 탐색을 할 수 있도록 유도하면 긍정적인 구강 감각 경험을 제공할 수 있다. 구강 앞부분에서 제공되는 자극에 잘 견디게 되면 구강 안쪽으로 넣을 수 있는 긴 구강 치료 도구를 제공하여 혀의 뒤쪽에 닿는 감각도 견디는 연습을 하도록 한다. 진동 칫솔과 같은 진동 자극을 선호하기도 한다.

(3) 놀이

음식의 후각, 시각, 촉각적 특성을 이용한 놀이를 하며 음식을 섭취할 수 있는 경험을 쌓도록 한다.

(4) 음식의 단계적 제공

과민한 경우, 젖병보다 숟가락 또는 약병으로 제공되는 액체를 더 선호하기도 하고, 퓨레보다 액체를, 되직한 퓨레보다 묽은 퓨레를 더 선호하기도 한다. 소화기계에 문제가 있는 경우, 물은 잘 섭취하지만 다른 종류의 액체를 거부하기도 한다. 이러한 경우, 선호하는 방법과 음식으로 한번에 하나씩 제공하도록 한다. 선호하는 맛, 점도, 재질의 음식에 새로운 맛, 점도, 재질의 음식을 서서히 추가하여 단계적으로 다양한 음식을 경험해 볼 수 있도록 한다.

(5) 스스로 조절할 수 있는 기회 제공

과민한 아동의 경우, 구강 감각 입력의 시기와 양을 스스로 조절할 수 있을 때 보다 나은 반응을 보인다. 아동이 먹을 준비가 되지 않았거나 새로운 음식에 대해 거부감을 확실히 표현한다면 먹는 것을 강요하지 않도록 한다. 숟가락으로 음식을 제공할 때는 윗입술과 아랫입술 사이에 숟가락을 대고 유지하면서 아동이 스스로 입으로 음식을 받아들일 때까지 기다려준다. 음식을 입 안에 제공할 때, 혀의 위쪽에 제공하는 것보다 어금니 쪽에 제공하면 구역반사를 덜 유발시킬 수 있다. 어금니 쪽에 제공된 음식은 아동이 스스로 음식을 이동시켜 음식덩이를 만들 수 있는 기회를 제공하게 된다. 아동이 스스로 입 안으로 도구를 넣을 수 있다면 도구에 음식을 묻혀 자연스럽게 새로운 음식을 접할 수 있도록 할 수 있다. 음식을 입 안에 넣거나 삼키는 것에 대해 극도로 두려워하는 아동의 경우, 음식을 섭취하면서 강한 거부감이 느껴졌을 때 어떻게 해야 하는지 가르쳐주면서 뱉어내는 방법을 알려주도록 한다. 입 안에 있는 음식을 없앨 수 있다는 사실을 알게 되면 새로운 음식에 대한 두려움이 감소하고, 새로운 음식 먹기를 시도하면서 발생할 수 있는 위험을 받아들일 가능성이 더욱 높아지기 때문이다.

(6) 구역질 관리 및 보호자 교육

구역질은 아동에게 불편하고 두려운 경험이 될 수 있다. 아동이 과민한 반응으로 구역질을 할 때 보호자가 민감한 반응을 보인다면 아동의 두려움이 더 커질 수 있으므로 보호자가 침착함을 유지하며 아동을 안심시킬 수 있도록 한다. 구역질을 할 때마다 보호자가 식사를 중단하면 아동에게 식사를 중단하기 위한 방법으로 구역질이 학습될 수 있다. 만약 아동이 식사 시간 중 구역질을 한다면, 최소 한번 정도는 더 음식을 제공하여 구역질 때문에 식사가 끝난 것이 아님을 알 수 있도록 한다. 일반적으로 식사 시간 동안 장난감을 사용하는 것을 권하지 않지만 감각이 과민하고 구역질이 심한 아동의 경우, 장난감을 이용해 주의를 분산시키면 구강 내 감각 자극을 보다 견딜 수 있다.

2) 감각 저하

(1) 빨기반사 유도

감각 저하로 빨기반사가 저하된 경우 수유 전 또는 수유 중간에 각성 수준을 높이기 위해 똑바로 세우거나 시원하게 해주면서 졸음에서 깨어나 각성 수준이 올라갈 수 있도록 한다. 단단입천장을 뒤에서 앞으로 강하게 누르면서 쓰다듬어주는 방법, 혀를 약간 아래로 누르면서 뒤에서 앞으로 천천히 쓰다듬어주는 방법을 통해 비영양적 빨기를 유도할 수 있다. 영양적 빨기를 할 때도 영유아가 젖병을 빨지 않으면 부드러운 젖꼭지보다 단단한 젖꼭지로 단단입천장을 뒤에서 앞으로 쓰다듬어주면 빨기를 유도할 수 있다.

(2) 지속적인 영양적 빨기 유도

젖꼭지가 입 안에 들어가면 영양적 빨기가 지속적으로 관찰되어야 하지만 젖꼭지에 대한 감각 자극에 익숙해져서 젖꼭지에 대한 습관화(habituation)가 이루어지면 빨기를 중단할 수 있다. 젖꼭지를 입 안에서 뺐다가 다시 넣어주기, 젖병을 흔들거나 쳐주기를 통해 젖꼭지에 대한 인식을 높여 영양적 빨기가 지속될 수 있도록 한다. 수유 전, 수유 중간에 비영양적 빨기를 유도하거나 입 안의 감각 자극을 높이기 위해 부드러운 젖꼭지보다 단단한 젖꼭지를 사용하고, 점도가 증진된 분유를 제공하는 방법도 도움이 된다.

(3) 입 안의 음식에 대한 인식 증진

감각 저하로 입 안에 들어간 음식에 대한 인식이 저하된 경우, 시거나 차가운 음식, 바삭한 질감의 음식, 큰 덩어리의 음식, 강한 맛이 나는 음식을 제공하면 감각 입력을 증진시킬 수 있다.

7 운동 훈련

1) 구강 운동

공갈젖꼭지를 이용한 비영양적 빨기는 신생아와 영유아의 구강 운동 기능 향상에 도움이 된다. 아동의 경우, 혀의 옆면을 구강 치료 도구, 숟가락 등으로 지그시 눌러주거나 쓸어주면 혀의 측면 움직임을 유도할 수 있다. 혀의 옆면을 두드린 후 볼쪽으로 자극을 옮기면 혀가 자극이 있는 쪽으로 움직이며 혀의 측면 움직임을 유도할 수 있다. 구강 치료 도구, 막대 사탕, 건망고, 육포 등을 이용하여 혀의 중앙에서 옆면으로, 다시 혀를 가로질러 반대쪽 옆면으로 옮기는 연습도 혀의 측면 움직임을 증진시킬 수 있다. 씹기에 어려움을 보이는 경우, 구강 치료 도구를 이용해 어금니나 잇몸을 3~4회 정도 리듬감 있게 아래방향으로 눌러주는 자극을 통해 씹기를 자극할 수 있다. 처음에는 구강 치료 도구를 사용하여 씹는 연습을 하고, 다음에는 거즈에 음식을 싸서 제공하여 씹기 연습을 한 후 실제 음식으로 씹기 연습을 하며 점진적으로 접근한다. 음식을 입 앞쪽보다는 입 뒤쪽, 어금니 쪽에 바로 제시하면 씹기를 촉진시킬 수 있다. 씹기가 향상되고 다양한 음식의 질감을 잘 견디면 단계적으로 씹기 어려운 음식을 제공하여 턱의 대각선 움직임과 회전 움직임이 발달할 수 있도록 한다.

2) 인후두 운동

인후두 기능 향상을 위해 혀기저부 운동, 물렁입천장 운동, 샤케어 운동, 기도폐쇄운동, 성대강화훈련, 호흡 운동 등을 적용할 수 있다. 그러나 아동이 운동 방법에 대해 이해하고, 능동적으로 참여하도록 하기 위해서는 아동의 섭식 및 삼킴 기능 뿐만 아니라 인지 발달 수준도 고려하여 적용해야 한다.

8 보상전략

1) 자세 변화

몸을 바로 세우고 목을 자연스럽게 정렬시키거나 살짝 굽힌 자세는 음식이 아동의 구강 내에 머물도록 하여 음식덩이가 중력에 의해 인두로 이동하는 것을 막아주고 음식덩이를 잘 조절하여 이동할 수 있도록 도와준다.

목 굽힘 자세(neck flexion)는 혀 뿌리 부분이 인두벽에 더 가깝게 이동되어 혀 뿌리 부분의 수축을 증진시키는 데 도움이 된다. 또한 삼키는 동안 후두가 이동하는 데 필요한 거리를 감소시켜 후두 상승을 증가시킬 수 있고, 이를 통해 상부식도조임근의 열림을 도울 수 있다.

바로 세워 앉은 자세(upright position)는 중력에 의해 음식덩이를 인두에서 이동시키는 데 도움이 된다. 코인두 역류가 있는 경우, 바로 세워 앉은 자세를 취하면 역류를 감소시킬 수 있다.

머리와 목 굽힘 자세(head and neck flexion)는 후두개계곡을 넓히고 기도 입구를 좁게 하여 흡인의 위험을 감소시킨다. 또한 후두개계곡에 음식덩이를 많이 모을 수 있어 음식덩이를 이용한 감각 입력을 증가시킬 수 있다. 구강 운동 조절이 저하된 경우, 머리와 목을 굽히면 음식덩이가 삼키기 전에 인두로 먼저 들어갈 위험을 줄여줄 수 있다.

머리와 목 폄 자세(head and neck extension)는 중력을 이용해 입 안에서 음식덩이를 뒤쪽으로 이동시켜 삼킴을 유도할 수 있다. 입 안에서 음식덩이를 인두로 이동시키는데 어려움이 있는 경우 적용할 수 있다.

뒤로 기댄 자세(reclined position)에서도 중력의 도움을 받아 입 안에서 음식덩이를 인두로 이동시킬 수 있다.

고개 돌리기(head rotation)는 한쪽의 성대가 마비되었거나 약한 경우, 머리를 성대가 마비된 쪽이나 약한 쪽으로 돌리면 성대의 닫히는 기능과 기도를 폐쇄하는 기능에 도움이 될 수 있다. 또한 조롱박오목의 잔여물을 제거하는 데 도움이 될 수 있다.

2) 삼킴 수기

멘델슨 수기는 인두의 해부학적 위치가 목뼈 1번 높이에서 목뼈 5~6번 높이로 내려와야 적용이 가능하기 때문에 8세 이하의 아동에게 적용하기에는 적절하지 않다. 해부학적 발달 과정을 통해 인두의 위치가 서서히 아래쪽으로 이동함에 따라 멘델슨 수기를 적용하도록 한다.

성문위삼킴의 경우 '숨을 참고 동시에 삼킬 수 있겠니?'와 같은 질문을 통해 동기 부여와 도전 의식을 유도하여 게임을 하는 것처럼 적용할 수 있다.

노력삼킴은 지시가 간단하기 때문에 가장 쉽게 아동에게 적용할 수 있는 삼킴 수기이다.

삼키는 동안 압력이 불충분하면 음식덩이가 깨끗하게 인두를 통과하지 못해 잔여물이 남아 흡인의 원인이 되기도 한다. 음식 섭취 후 묽은 액체를 소량씩 제공하여 여러 번의 마른 삼킴을 유도하면 인두의 잔여물을 감소시킬 수 있다. 묽은 액체의 섭취가 불안정한 영유아의 경우, 공갈젖꼭지를 빨게 하여 마른 삼킴을 유도할 수 있다. 숟가락에 담긴 음식을 받아먹은 후 빈 숟가락을 제공하여 윗입술의 아랫부분을 부드럽게 자극하면 입다물기와 빨기 움직임을 촉진하여 구강 내 남아있는 잔여물을 삼키는 데 도움이 될 수 있다. 입술에 묻은 음식을 닦아주면서 입 주변을 닦아주면 입술 다물기가 촉진되어 음식덩이의 움직임과 삼킴을 유도할 수 있다.

3) 음식 조절

씹기가 발달되지 않았거나 음식을 씹지 않고 그대로 삼키는 경우, 씹어야 할 필요가 없는 입자가 작은 음식이나 퓨레와 같이 부드러운 음식을 제공해야 한다. 턱의 움직임이 대부분 수직적인 경우, 쉽게 분해되는 고형식이나 부드러운 고형식은 적절하게 씹어 음식덩이를 만들 수 있지만 딱딱하고 섬유질이 많은 고형식의 경우 섭취에 어려움이 있을 수 있다. 턱의 움직임이 수직과 대각선으로 발달한 경우, 껍질을 벗긴 사과 조각과 같이 보다 단단한 음식도 씹어 삼킬 수 있다. 음식덩이를 형성하고 이동시키는데 어려움이 있는 경우, 입 안의 음식이 인두로 조기 유출되는 경우, 푸딩이나 걸쭉한 요거트와 같이 점도가 높고 잘 뭉쳐서 느리게 움직이는 음식을 제공하는 것이 도움이 된다.

구강운동기술의 발달 저하로 식사 시간이 비효율적

이고 많은 에너지가 요구되는 경우, 아동이 성장에 필요한 충분한 영양과 열량을 섭취할 수 있도록 식사 초반에는 도전적인 질감의 음식을 제공하고, 이후 적은 노력으로 섭취할 수 있는 음식을 제공해주는 것이 좋다. 또는 식사 시간에는 노력이 덜 요구되는 음식을 제공하고, 간식 시간에 노력이 요구되는 음식을 제공하는 방법도 있다.

감각 인식 저하를 보이는 경우, 삼킴반사가 지연된 경우, 음식을 입 안에 머금고 있는 경우에는 짜거나 맵고 신 음식, 바삭한 질감의 음식을 통해 전반적인 각성 수준을 높이고, 입 안의 감각 입력을 증가시켜 삼킴반사를 유발시킬 수 있다.

9 행동치료(Behavioral Intervention)

행동치료의 목적은 문제 행동 감소, 먹는 동안 보호자와 아동의 상호작용 증진, 보호자의 스트레스 감소, 발달에 맞는 적절한 음식 섭취 등이다. 아동이 섭식을 거부하거나 음식을 삼키지 못하는 원인을 제대로 파악하여 다양한 행동치료 접근을 함께 적용해야 한다. 섭식 일정 및 환경 조절, 행동치료, 감각 자극, 보호자 교육을 동시에 활용하면 효과적이다.

1) 보호자 교육

(1) 기질 분석

아동의 기질 분석은 보호자가 아동의 기질을 이해하고 해석하는데 도움을 준다. 치료사는 보호자가 작성한 설문지와 치료사가 아동을 관찰한 내용을 바탕으로 보호자와 치료사의 관점이 어떻게 다른지 파악한다. 도전적 기질을 가진 아동의 경우, 사람이나 환경에 매우 잘 반응하고 호기심이 많으며 민감하고 경계심이 많다. 이러한 아동의 경우, 자신의 배고픔이나 배부름에 대한 감각은 무시하고 주변 환경과 상호작용하거나 놀이를 하는 데 더 관심을 갖게 된다. 보호자는 아동이 배고픔에 대한 감각을 인지할 수 있도록 먹는 동안 주변의 산만한 환경을 제한해야 한다. 또한 치료사는 발전적인 관점에서 보호자와 아동의 갈등 관계를 분석해야 한다. 그리고 보호자가 아동의 발달 과정에서 나타나는 자율성과 의존성 사이의 갈등에 대해 이해할 수 있도록 돕는다. 보호자는 아동이 먹는 동안 약간의 자율성을 주면서 섭식을 방해하는 행동은 제한하는 행동치료를 적용해야 한다.

(2) 환경 구조화

식사 장소, 식사 시간 등 규칙을 정하여 아동이 식사 상황을 인식하도록 한다. 일반적으로 텔레비전, 컴퓨터, 핸드폰 등 시각적, 청각적 방해물이 없는 독립적인 공간이 먹는데 집중할 수 있게 하고, 식사 중에는 장난감 등을 가지고 놀지 않도록 하는 것이 식사 상황에 집중하는데 도움을 준다. 식사 시간은 약 20~30분으로 정하고, 식사 시간이 길어지면 시계 등을 통해 시각적 단서를 제공한다.

보호자는 언제, 어디서, 무엇을 먹을지 결정하고, 아동은 배고픔과 배부름에 대한 감정에 따라 섭식을 조절하는 방법을 배울 수 있도록 얼마나 먹을지를 결정한다. 배고픔은 입맛에 영향을 주기 때문에 먹으려는 내적 욕구가 생기게 할 수 있다. 또한 배고플 때 음식을 먹으면 만족감이 높아지게 된다. 식사와 간식을 포함하여 3~4시간의 식사 간격은 물리적 불편함이나 과도한 배고픔 없이 음식을 긍정적으로 기대할 수 있는 시간이다. 정해진 일정 외에 간식과 음료를 제한하여 아동이 적당한 배고픔을 경험할 수 있도록 한다.

(3) 보호자 참여 및 가정에서의 행동치료 연계

보호자가 아동의 부적절한 부정 행동에 적절하게 반응하지 못하거나 더 강화시킬 수 있기 때문에 행동치료를 할 때 꼭 보호자의 참여와 교육이 필요하다. 보호자의 행동이 아동의 적절한 행동과 부적절한 행동에 어떠한 영향을 미치는지, 적절한 행동을 강화시키기 위해 어떻게 접근해야 하는지 등 보호자에게 기본적인 행동

치료의 개념에 대한 교육을 제공한다. 또한 가정에서도 치료실에서 접근하고 있는 행동치료가 연계되어 이루어질 수 있도록 한다.

2) 행동치료 기법

(1) 정적 강화(Positive Reinforcement)

정적 강화는 아동이 적절한 행동을 보였을 때 칭찬이나 즐거운 자극 등으로 적절한 행동에 대한 보상을 제공하는 방법이다. 보상에는 장난감, 책, 동영상, 언어적 칭찬 등이 사용될 수 있다. 보상은 새롭고 동기 부여를 할 수 있는 것이어야 한다. 초기에는 장난감, 책 등과 같은 물질적인 보상을 제공하다가 점차 스티커나 점수판 등과 같은 내적인 보상 방법을 통해 스스로 섭식에 참여할 수 있도록 한다. 보상을 제공하는 시기는 처음에는 적절한 행동을 보이는 즉시 제공하고 서서히 단계적으로 보상을 줄여 간헐적 또는 비정기적으로 제공하다가 최종적으로는 보상 없이 적절한 행동이 나타날 수 있도록 해야 한다.

(2) 소거(Extinction)

먹는 시간에 아동의 문제 행동을 무시하여 문제 행동을 감소시키는 방법이다. 아동과 눈 맞춤을 하지 않거나 쳐다보지 않고 말하지 않는 등 문제 행동 자체에 관심을 두지 않고 벌을 주거나 야단치는 등의 행동도 하지 않는다. 소거 치료 초기에는 아동이 더 크게 울거나, 더 자주 구역질을 하며 문제 행동이 더 많아질 수도 있으나 포기하지 않고 지속하도록 적용하도록 한다.

(3) 회피 소거(Escape Extinction)

회피 소거는 아동에게 먹는 상황을 피할 수 없다는 것을 인식시키는 방법이다. 주로 사용하는 방법은 숟가락 유지하기, 신체적 가이드, 음식 다시 먹이기가 있다. 숟가락 유지하기는 아동이 입을 벌려 음식을 받아들일 때까지 입술이나 입 주변에 숟가락을 제시하여 아동의 참여를 유발하는 방법이다. 신체적 가이드는 아동이 음식을 받아들이거나 삼키도록 신체적인 접촉이나 가이드를 제공하여 참여를 향상시키는 방법이다. 아동이 숟가락을 잡을 수 있도록 손을 같이 잡아주거나 입으로 숟가락을 가져갈 수 있도록 팔의 방향을 조절하는 것으로 도움을 줄 수 있다. 또한 아동의 입을 벌려 음식을 받아들일 수 있도록 한다. 아동이 음식을 받아들이고 삼키면 신체적 가이드를 제거한다. 먹는 것에 대한 신체적 가이드를 제공함으로써 아동은 음식 먹는 행동에 대해 직접적으로 배울 수 있다. 음식 다시 먹이기는 아동이 섭식을 거부하면서 입 밖으로 뱉은 음식을 다시 입 안에 넣는 방법이다. 이 방법은 아동에게 먹는 상황이 회피할 수 있는 상황이 아니고 참여해야 하는 상황임을 인식시킬 수 있고 음식 받아들이고 삼키는 능력을 증진시킬 수 있다.

(4) 차등 보상(Differential Reinforcement)

아동에게 바람직한 목표 행동을 가르쳐주고 이에 따른 보상을 제공하며 바람직하지 않는 문제 행동을 보일 때는 무시하는 방법이다. 섭식과 관련된 아동의 적응 행동이나 섭식에 도움을 줄 수 있는 아동의 행동은 칭찬해 주고 문제 행동이 나타나지 않을 수 있도록 한다. 문제 행동을 보이는 경우 무시하여 아동이 긍정적인 행동을 자주 할 수 있도록 유도한다.

(5) 감각 용암법(Stimulus Fading)

음식의 질감, 맛, 향, 종류 등을 단계적으로 증가시키는 방법이다. 아동이 쉽게 적응하여 먹고 있는 음식에 견딜 수 있는 자극을 서서히 추가하여 제공하도록 한다. 예를 들어 잘 먹는 음식에 새로운 음식을 10~20% 섞어서 제공하고, 아동이 잘 먹으면 점진적으로 새로운 음식의 비율을 높게 제공하여 아동이 먹을 수 있는 음식의 질감, 맛, 향, 종류 등을 늘리도록 한다.

(6) 시범 보이기(Modeling)

바람직한 행동을 시범으로 보여주고 아동이 모방으로 따라 하는 경우 칭찬과 같은 보상을 제공하여 섭식에 도움이 되는 행동을 하도록 유도하는 방법이다. 가정에서 가족들과 함께 식사를 할 때 아동에게 기본적이면서 긍정적인 행동을 보여주어 아동이 바람직한 식사 환경과 행동을 학습할 수 있도록 한다.

(7) 탈감각화(Desensitization)

아동을 먹는 환경으로 점차 노출시켜 아동의 두려움을 서서히 줄여가는 방법이다. 아동이 안전하게 섭식까지 몇 개월에서 몇 년이라는 오랜 시간이 걸리지만 보호자가 가장 안전하다고 생각하는 방법이다.

(8) 기타

익숙하지 않은 음식을 적용할 때는 반복적으로 그 음식을 제공하여 맛보고 탐색할 수 있는 기회를 준다. 적어도 7~10회 이상의 노출이 있어야 새로운 음식에 대한 선호도가 생긴다. 다양한 음식에 대한 경험은 아동이 선호하는 음식에 대한 선별 능력이 저하된 시기에 제공하는 것이 보다 효과적이다. 4~7개월 된 영아의 경우, 최소한의 경험으로 먹어본 음식뿐만 아니라 비슷한 다양한 음식도 받아들이지만 24개월 이상 된 유아의 경우, 10번 또는 그 이상 같은 음식을 먹어야 그 음식을 받아들이게 되기 때문이다. 먹는 시간을 긍정적인 시간으로 인식하고 음식에 대한 긍정적인 경험을 하기 위해 섭식과 관련된 긍정적인 표현을 사용하도록 한다. 음식을 먹여야 할 상황에서 많은 사람들이 돌아가면서 음식을 먹여주면 혼란을 줄 수 있으므로 먹이는 것을 교육 받은 1~2명이 꾸준히 먹이는 것이 효과적이다.

10 신경근 전기자극치료

신경근 전기자극치료는 성별, 나이에 상관없이 삼킴장애를 보이는 다양한 질환을 대상으로 목뿔뼈 위근육의 수축과 후두복합체의 상승을 목적으로 적용할 수 있다.

1) 전극을 부착할 때 고려해야 할 지표

전극을 부착할 때 고려해야 할 지표는 목뿔뼈, 방패연골, 반지연골로 각각의 위치를 확인하고 촉진한 후 전극을 부착한다. 영유아의 경우 목의 길이가 짧고 지표들의 위치가 근접해 있는 점을 고려하여 촉진한다.

2) 전극 부착 위치 및 효과

(1) 턱 밑 부위 부착

① 목뿔뼈 위쪽 턱 밑 부위에 수평 방향으로 부착

목뿔뼈 위쪽 턱 밑 부위에 수평 방향으로 부착하는 방법은 하나의 채널로 목뿔위근을 자극하는 방법이다.

(2) 목뿔뼈와 방패연골 주변에 부착

① 목뿔뼈 위쪽과 목뿔뼈와 방패연골 사이에 수평 방향으로 부착

목뿔뼈 위쪽과 목뿔뼈와 방패연골 사이에 수평 방향으로 부착하는 방법은 채널 1은 목뿔뼈 위쪽에 수평 방향으로 부착하고, 채널 2는 목뿔뼈와 방패연골 사이에 수평 방향으로 부착하는 방법이다.

② 목뿔뼈 위쪽과 방패연골에 수평 방향으로 부착

목뿔뼈 위쪽과 방패연골에 수평 방향으로 부착하는 방법은 채널 1을 목뿔뼈 위쪽에 수평 방향으로 부착하고, 채널 2를 방패연골에 수평 방향으로 부착하는 방법이다.

③ 목뿔뼈와 방패연골 사이에 수평 방향으로 부착

목뿔뼈와 방패연골 사이에 수평 방향으로 부착하는 방법은 하나의 채널로 자극하는 방법이다.

11 보호자 교육

섭식은 아동과 보호자의 역동적인 상호작용에 의해 이루어지는 과정으로 나이가 어릴수록 보호자와의 관계가 더욱 중요하다. 그렇기 때문에 아동의 섭식과 삼킴장애의 치료에 있어 보호자 교육은 중요한 중재 중 하나이다. 보호자에게 아동의 섭식과 삼킴장애에 대한 정확한 정보를 제공하고, 섭식과 삼킴을 촉진시킬 수 있는 방법들을 추천해야 한다. 보호자 교육을 통한 보호자의 직접적인 참여는 아동의 성장과 발달을 향상시키고, 아동과 보호자의 상호작용에도 긍정적인 영향을 미친다.

확인문제

1. 신생아와 영아가 비영양적 빨기 훈련을 위해 사용할 수 있는 도구를 고르세요.

   ① 빨대　② 숟가락　③ 주사기　④ 턱 받침대　⑤ 공갈젖꼭지

2. 근긴장도 조절을 위한 바른 자세가 아닌 것을 고르세요.

   ① 고개를 뒤로 젖힌 자세

   ② 양팔은 가슴 안쪽으로 모아준 자세

   ③ 발이 자연스럽게 발등굽힘이 된 자세

   ④ 엉덩관절과 무릎관절을 90도로 굽혀준 자세

   ⑤ 몸을 펴고 어깨는 안정되게 아래로 눌러준 자세

3. 다음의 자세가 적절한 수유 자세인지 부적절한 수유 자세인지 고르세요.

①

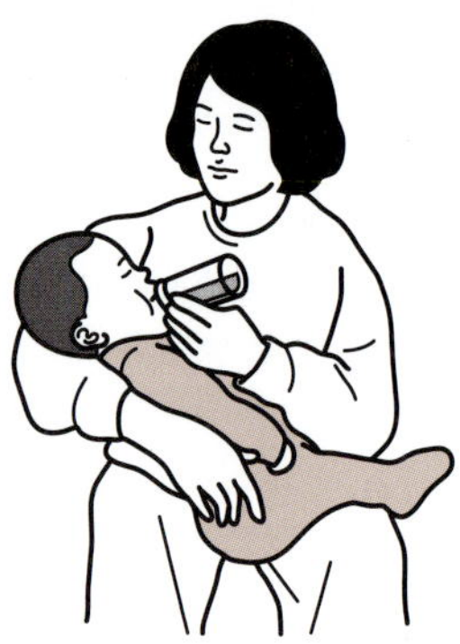

적절한 수유 자세( )
부적절한 수유 자세( )

②

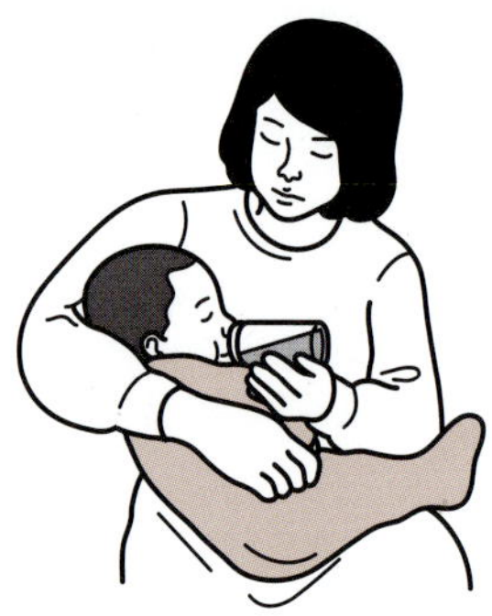

적절한 수유 자세( )
부적절한 수유 자세( )

③

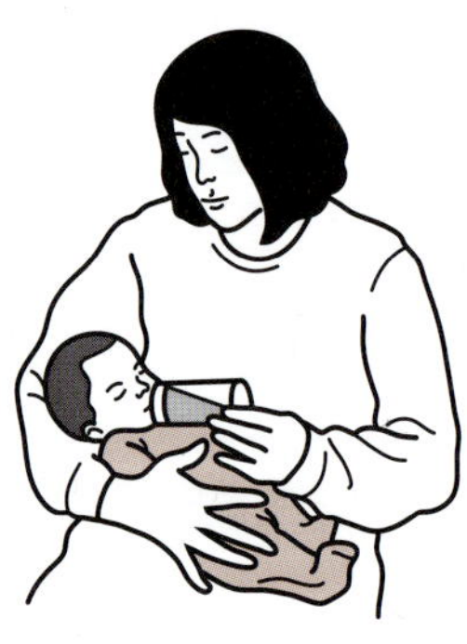

적절한 수유 자세( )
부적절한 수유 자세( )

④

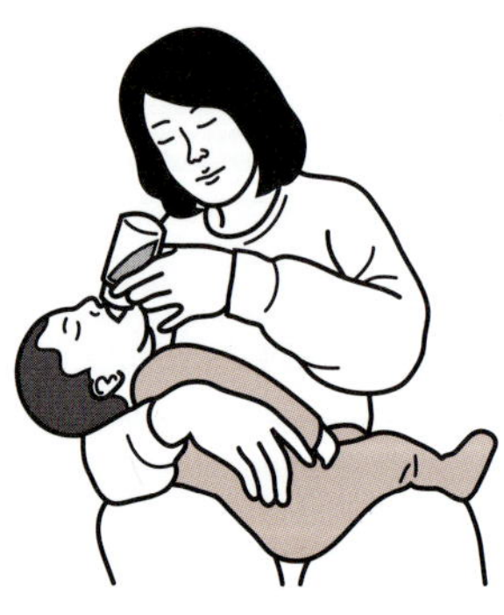

적절한 수유 자세( )
부적절한 수유 자세( )

4. 신생아와 영아의 입 주변을 손가락으로 가볍게 자극하였을 때 자극이 주어지는 방향으로 고개를 돌려 무언가 빨 수 있는 것을 탐색하는 반사가 무엇인지 고르세요.

① 구역반사 ② 빨기반사 ③ 삼킴반사
④ 먹이찾기반사 ⑤ 혀 밀어내기 반사

5. 다음 중 과민한 감각 반응을 보일 때 적용할 수 있는 치료적 접근 방법이 아닌 것을 고르세요.

① 놀이
② 음식의 단계적 제공
③ 감각 입력 양의 최소화
④ 입 안의 음식에 대한 인식 증진
⑤ 스스로 조절할 수 있는 기회 제공

6. 다음 중 적절한 씹기 운동인 것을 고르세요.

① 처음부터 음식을 제공하여 씹기 연습을 한다.
② 턱의 위아래 움직임이 강화되는 연습만 한다.
③ 잇몸에 10회 정도 가볍게 윗방향으로 쳐주는 자극을 한다.
④ 딱딱한 음식을 먼저 연습한 후 부드러운 음식으로 연습을 한다.
⑤ 어금니에 3~4회 정도 리듬감 있게 아래방향으로 눌러주는 자극을 한다.

7. 인두의 해부학적 위치가 목뼈 1번 높이에서 목뼈 5~6번 높이로 내려와야 적용이 가능하기 때문에 8세 이하의 아동에게 적용하기에는 적절하지 않은 삼킴 수기는 무엇인지 고르세요.

① 노력삼킴 ② 반복삼킴 ③ 성문위삼킴
④ 멘델슨 수기 ⑤ 최대성문위삼킴

8. 행동치료 기법이 아닌 것을 고르세요.

① 소거 ② 정적 강화 ③ 차등 보상
④ 시범 보이기 ⑤ 온도-촉각 자극

참고문헌

대한연하장애학회. (2017). 연하장애 Swallowing disoders. 군자출판사.

Alan H. Silverman. (2015). Behavioral Management of Feeding Disorders of Childhood. Ann Nutr Metab, 66(suppl 5): 33-42.

American Speech-Language-Hearing Association. (2008). Addressing Feeding Disorders in Children on the Autism Spectrum in School-Based Settings: Physiological and Behavioral Issues. 39, 261-272.

Ancel PY, Livinec F, Larroque B, et al. (2006). Cerebral palsy among very preterm children in relation to gestational age and neonatal ultrasound abnormalities: the EPIPAGE cohort study. Pediatrics, 117(3):828-835.

Arvedson, Joan C., Brodsky, Linda. (2002). Pediatric swallowing and feeding: Assessment and management(2nd). Singular Publishing Group.

Francesca Penagini, Chiara Mameli, Valentina Fabiano, Domenica Brunetti, Dario Dilillo and Gian Vincenzo Zuccotti. (2015). Dietary Intakes and Nutritional Issues in Neurologically Impaired Children, Nutrients, 7, 9400-9415.

Howe, T.H., & Wang, T.N. (2013). Systematic review of interventions used in or relevant to occupational therapy for children with feeding difficulties ages birth–5 years. American Journal of Occupational Therapy, 67, 405–412. http://dx.doi.org/10.5014/ajot.2013.004564

Irene Chatoor, & Jody Ganiban. (2003). Food Refusal by Infants and Young Children: Diagnosis and Treatment. Cognitive and Behavioral Practice, 10, 138-146.

Kedar Kakodkar, James W. (2013). Schroeder Jr. Pediatric dysphagia. Pediatr Clin N Am, 60, 969-977.

Keith E. Williams, Douglas G. Field, & Laura Seiverling. (2010). Food refusal in children: A review of the literature. Research in Developmental Disabilities, 31, 625–633.

Kelly VanDam. (2012). Pediatric Feeding Disorders. Framingham. Therapro.

Kyoung-chul Min, Sang-min Seo, Hee-soon Woo. (2021). Management and Treatment of Drooling: Focus on Non-Invasive Therapy for Children. Journal of the Korean Dysphagia Society, 11:111-120.

Logemann, Jeri A. (2000). Therapy for children with swallowing disorders in the educational setting. Language, speech, and hearing services in schools, 31:50-55.

Logemann, Jeri A. (2008). Treatment of oral and pharyngeal dysphagia. Phys Med Rehabil Clin N Am, 19, 803-816.

Michael A., Crary, Michael E., Groher. (2009). Dysphagia: Clinical management in adults and children. Mosby.

Nadine O'Sullivan. (1990). Dysphagia care. Team approach. Los Angeles, CA.

Rotschild A, Dison PJ, Chitayat D, et al. (1990). Mid-facial hypoplasia associated with long-term intubation for bronchopulmonary dysplasia. Am J Dis Child, 144: 1302-1306.

Sandra Fucile, Erika Gisel, & Chantal Lau. (2002). Oral stimulation accelerates the transition from tube to oral feeding in preterm infants. The journal of pediatrics, 41(2), 230-236.

Sherna Marcus, & Suzanne Breton. (2022). Infant and Child Feeding and Swallowing. Occuational therapy assessment and intervention. 2nd. AOTA Press.

Suzanne Evans Morris, & Marsha Dunn Klein. (2001). Pre-feeding Skills: A Comprehensive Resource for Feeding Development(2nd). Therapy Skill Builders.

Swigert N. (1998). Source for pediatric dysphagia. San Diego, CA: Singular.

4 제4장

질환에 따른 섭식 및 삼킴장애

아동의 섭식과 삼킴장애의 원인에는 조산, 신경학적 손상, 구조적 장애, 심폐기능 장애, 소화기계 장애, 행동적 장애, 유전적 질환 등이 보고되고 있다. 질환별 특성에 따라 섭식과 삼킴장애의 양상이 다양하게 나타날 수 있으므로 각각의 특징에 대해 알아두고 적절한 중재를 적용하는 것이 중요하다.

1 조산아(Prematurity)

임신 37주 미만에 출생한 신생아를 조산아라고 한다. 신생아와 영아에게 있어 리듬 있는 빨기-삼키기-호흡하기의 협응은 기능적으로 적절한 먹기 패턴을 형성하여 효율적으로 빨고 삼킬 수 있게 도와준다. 그러나 재태 기간 34주 미만에 출생하여 신경학적으로 미성숙한 경우 리듬 있는 빨기-삼키기-호흡하기에 문제를 보이게 된다. 또한 조산아는 중추신경계 기능, 근력, 조절능력 등이 완전히 발달하지 못하였기 때문에 약한 빨기 반사를 보인다. 빨기는 재태 기간이 증가될수록 성숙한 형태로 변하게 되는 데, 재태 기간 24~29주에 출생한 조산아의 경우 빠는 힘이 재태 기간 30~32주에 출생한 조산아보다도 더 약하기 때문에 금방 지치면서 피로감을 빨리 보이는 경향이 있다.

월경 후 연령 34~36주는 빨기-삼키기-호흡하기의 협응이 가능할 것으로 예상되는 시기로 구강 수유를 시작할 준비가 된 것으로 간주한다. 또한 체중이 1,250gm 이상 되었을 때도 구강 수유 시도가 가능하다. 조산아가 구강 수유를 시작할 준비가 되었는지 확인하기 위한 지표로 각성 상태에 도달하여 유지할 수 있는 능력, 충분한 산소포화도와 안정적인 심박수, 적절한 긴장도로 구부린 자세를 유지할 수 있는 능력, 위 수유를 견디는 정도, 공갈젖꼭지를 비영양적으로 빨 수 있는 능력 등이 있다.

조산아는 빨기 기술의 저하뿐만 아니라 목, 머리 조절 능력 저하, 혀의 조절된 움직임 저하, 입천장 움직임의 저하, 구역반사의 저하, 인후두의 감각 둔화와 같은 문제를 보이기도 한다. 기관내 삽관으로 물렁입천장의 기능 저하, 코역류, 빨기-삼키기-호흡하기의 부조화 등이 유발되어 삼킴장애의 원인이 되기도 한다. 또한 고통스러운 침습적인 시술, 흡입, 삽관, 테이프 제거 등으로 인해 구강 혐오감과 수유 거부 행동이 나타날 수도 있다.

조산아의 경우 신생아 중환자실에서부터 적절한 구강 감각 운동 자극과 비영양적 빨기 등을 통해 빨기 기능을 향상시키고, 빨기–삼키기–호흡하기의 조화로운 움직임을 유도해야 한다. 또한 출생 초기에는 삼킴 문제로 인해 경관영양공급으로 영향을 섭취할 수 있으므로 추후 구강 영양으로 전환하기 위한 치료가 필요하다. 치료로 적절한 자세 잡기, 비영양적 빨기, 영양적 빨기, 구강 운동, 감각 자극 등을 적용할 수 있다.

조산아에게 만들어준 적절한 자세는 생리적 안정성, 신경발달의 성숙과 조직화에 중요한 역할을 한다. 자궁 밖으로 일찍 나왔기 때문에 교정 연령 2개월이 될 때까지는 이불, 담요, 싸개 등을 이용하여 생리학적 굴곡 자세로 단단히 감싸주도록 한다. 이러한 자세는 조산아가 팔과 다리를 느끼고 인식할 수 있게 해준다. 또한 적절한 수면 주기를 위해 수면을 방해하는 빛, 소음과 같은 자극은 최소화해야 한다. 옆으로 눕힌 자세는 모유 수유를 할 때와 유사한 자세로 조산아가 생물학적으로 기대하는 자세일 수 있다. 옆으로 눕거나 옆으로 세워 눕힌 자세는 빨기–삼키기–호흡하기의 협응에 도움이 된다. 왼쪽으로 눕히는 자세는 역류를 최소화할 수 있다.

공갈젖꼭지를 이용해 비영양적 빨기를 유도하면 리듬 있는 빨기 패턴을 만들고 빨기를 강화하는 데 도움이 될 수 있다. 공갈젖꼭지는 스트레스를 받는 상황에서 조산아를 진정시키는 데 도움이 되고, 경관영양공급을 하는 동안 구강에 대한 긍정적인 자극을 제공할 수 있다.

영양적 빨기를 시도할 때는 조산아용 젖꼭지를 사용하고, 구역반사가 심한 경우 짧은 젖꼭지를 사용한다. 빠는 힘과 삼키는 정도 등에 따라 젖꼭지 모양, 부드러움 정도, 유출량 등을 고려하여 젖꼭지를 선택하도록 한다. 일반적으로 조산아가 치료사의 손가락을 빨 수 있다면 표준 규격의 젖꼭지 적용이 가능하다. 수유 전 조산아의 입, 볼, 혀를 두드리면서 구강 감각을 돕고 천천히 자주 트림을 시키면서 먹이도록 한다. 정상적인 빨기 속도는 초당 1회 정도이고 20~30회 폭발적으로 빤 후 숨을 쉬기 위해 잠시 멈추게 된다. 적절한 수유시간은 15~20분 정도로 수유시간이 30분을 넘지 않도록 한다. 조산아가 젖을 빠는 동안 간헐적으로 숨을 쉬지

표 6–15 먹기 전 구강 자극 프로그램(Prefeeding oral stimulation program)

볼(cheek)	윗입술(upper lip)
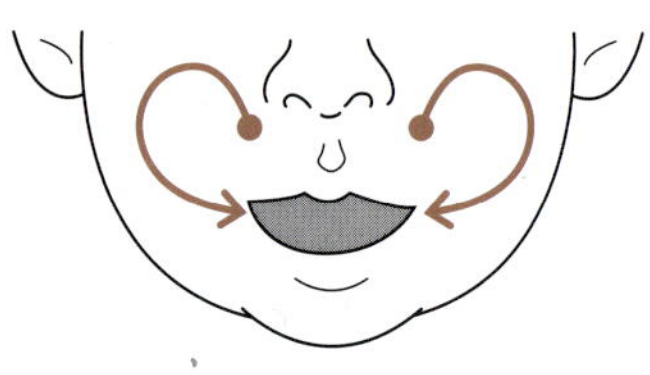 • 방법 : ① 검지를 코의 가장자리에 위치시킨다. ② 압박을 가하여 손가락을 귀쪽으로 이동시킨 뒤 입술 모서리를 향해 움직인다(C 모양). ③ 반대쪽도 시행한다. • 횟수 : 양쪽 볼 4회씩 • 시간 : 2분 • 목적 : 볼의 가동범위와 근력 증진, 입술 다물기 향상	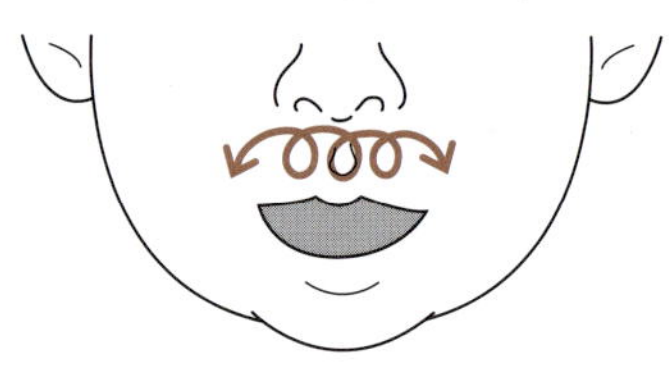 • 방법 : ① 검지를 한쪽 윗입술의 끝에 위치시킨다. ② 압박한다. ③ 회전하는 움직임을 주면서 손가락을 입술의 끝에서 중앙을 지나 반대쪽 끝으로 움직인다. ④ 반대 방향으로도 시행한다. • 횟수 : 4회 • 시간 : 1분 • 목적 : 입술의 가동범위와 입술 다물기 향상

아랫입술(lower lip)

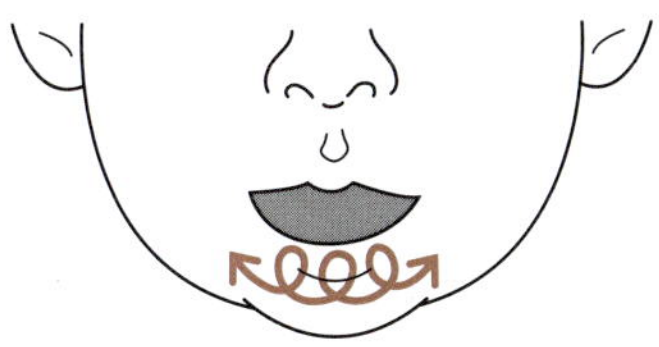

- 방법 :
  ① 검지를 한쪽 아랫입술의 끝에 위치시킨다.
  ② 압박한다.
  ③ 회전하는 움직임을 주면서 손가락을 입술의 끝에서 중앙을 지나 반대쪽 끝으로 움직인다.
  ④ 반대 방향으로도 시행한다.
- 횟수 : 4회
- 시간 : 1분
- 목적 : 입술의 가동범위와 입술 다물기 향상

위, 아래 입술 회전(upper and lower lip culr)

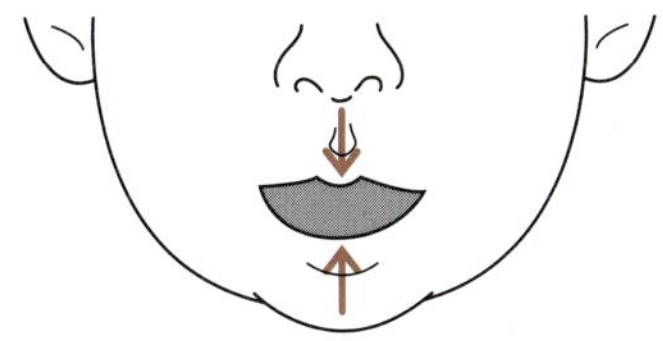

- 방법 :
  ① 검지를 윗입술의 중앙에 위치시킨다.
  ② 중심을 향해 아랫방향으로 스트레칭하면서 압박을 유지한다.
- 횟수 : 2회씩
- 시간 : 1분
- 목적 : 입술의 근력, 가동범위와 입술 다물기 향상

윗잇몸(upper gum)

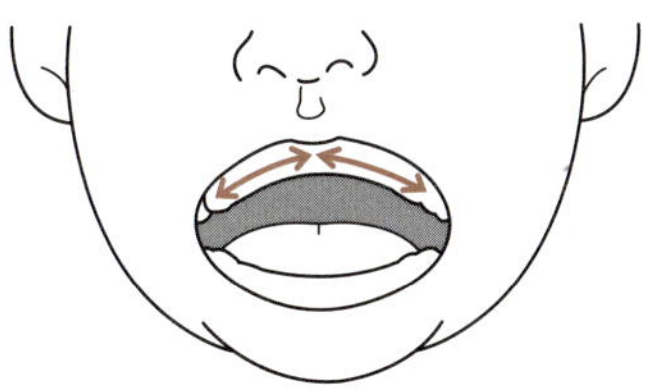

- 방법 :
  ① 윗잇몸의 중앙에 손가락을 놓고 견고한 압박을 유지하면서 천천히 뒤쪽으로 손가락을 움직인다.
  ② 다시 윗잇몸 중앙으로 손가락을 움직인다.
  ③ 반대쪽도 시행한다.
- 횟수 : 2회
- 시간 : 1분
- 목적 : 혀의 가동범위, 삼킴 자극, 빨기 향상

아랫잇몸(lower gum)

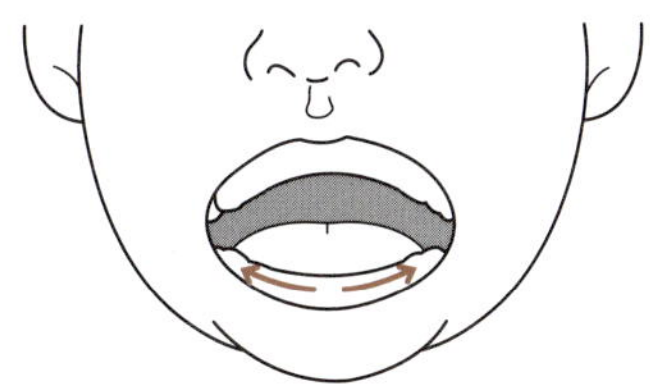

- 방법 :
  ① 아랫잇몸의 중앙에 손가락을 놓고 견고한 압박을 유지하면서 천천히 뒤쪽으로 손가락을 움직인다.
  ② 다시 아랫잇몸 중앙으로 손가락을 움직인다.
  ③ 반대쪽도 시행한다.
- 횟수 : 2회
- 시간 : 1분
- 목적 : 혀의 가동범위, 삼킴 자극, 빨기 향상

안쪽 볼(internal cheek)

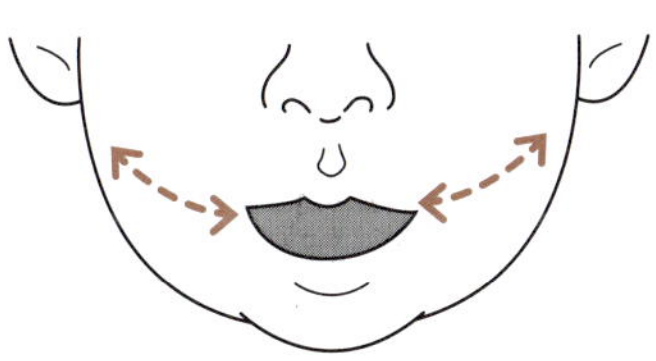

- 방법 :
  ① 볼 안쪽 입술 모서리 쪽에 손가락을 위치시킨다.
  ② 누르면서 손가락을 어금니 쪽으로 이동시킨 뒤, 다시 앞쪽으로 이동한다.
  ③ 반대쪽도 시행한다.
- 횟수 : 2회씩
- 시간 : 1분
- 목적 : 볼의 가동범위와 입술 다물기 향상

혀의 측면(lateral borders of the tongue)

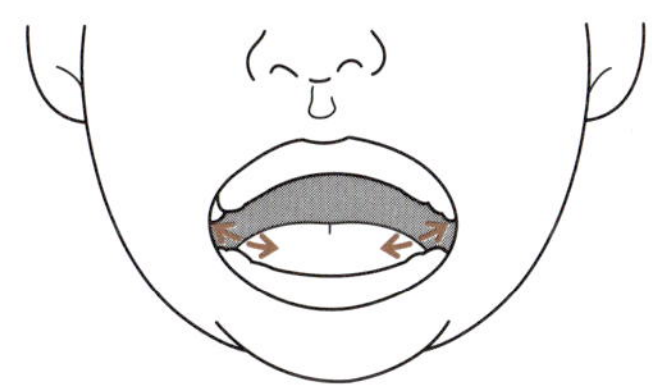

- 방법 :
  ① 손가락을 아랫잇몸과 혀 사이 어금니에 위치시킨다.
  ② 손가락을 중앙으로 이동시키면서 혀를 반대쪽 방향으로 민다.
  ③ 손가락을 안쪽 볼로 이동시켜 스트레칭시켜 준다.
- 횟수 : 2회씩
- 시간 : 1분
- 목적 : 혀의 가동범위와 근력 증진

혀의 중간(midblade of the tongue)	빨기 유도(elicit a suck)
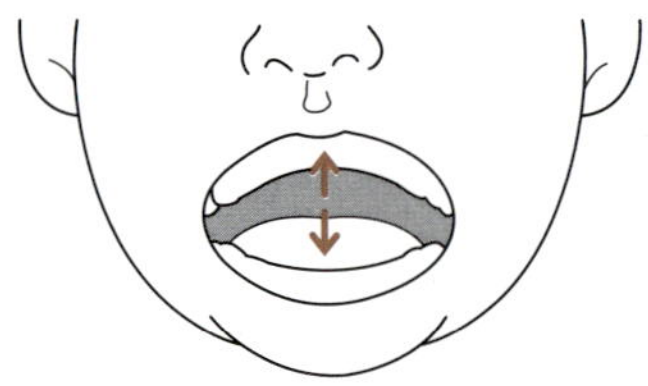 • 방법 : ① 검지를 입의 중앙에 위치시킨다. ② 3초 동안 단단입천장에 압박을 유지한다. ③ 혀의 중앙으로 손가락을 이동시킨다. ④ 견고한 압박으로 혀를 아랫방향으로 누른다. ⑤ 손가락을 다시 단단입천장 가운데로 이동한다. • 횟수 : 4회 • 시간 : 1분 • 목적 : 혀의 가동범위와 근력 증진, 삼킴 자극, 빨기 향상	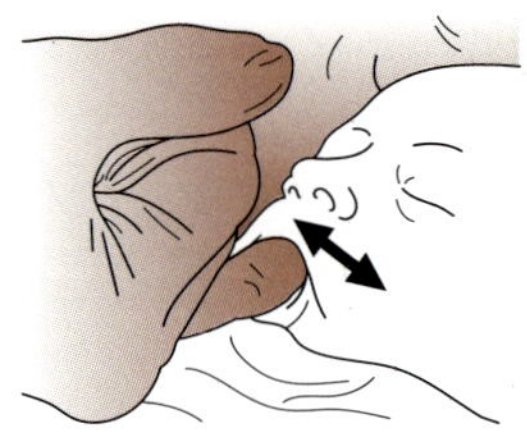 • 방법 : 손가락을 입천장의 가운데 놓고 부드럽게 긁어주며 빨기를 유도한다. • 횟수 : 없음 • 시간 : 1분 • 목적 : 빨기 향상, 물렁입천장 활성화
공갈젖꼭지를 이용한 빨기(pacifier)	
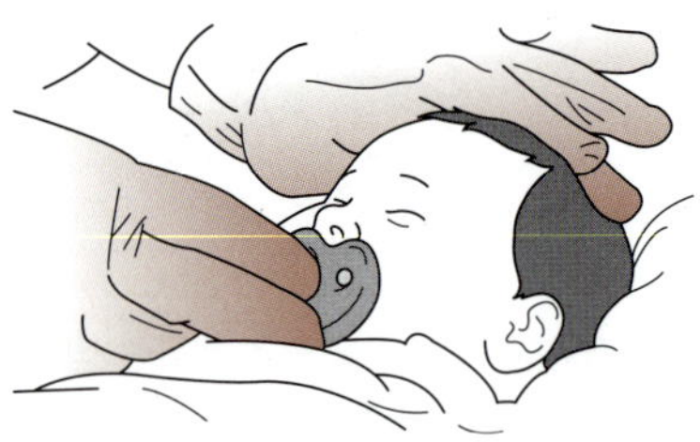 • 방법 : 공갈젖꼭지를 입 안에 넣는다. • 횟수 : 없음 • 시간 : 3분 • 목적 : 빨기 향상, 물렁입천장 활성화	

(Fucile, Gisel, and Lau, 2002)

않고 계속 빠는 증상을 보이는 경우, 호흡을 도와주기 위해 3~4회 빨게 한 후 젖꼭지를 입 밖으로 빼거나 젖병을 위쪽으로 기울여 빨기를 중단시키도록 한다.

조산아에게 적용하는 구강 운동으로 15분으로 구성되어 있는 먹기 전 구강 자극 프로그램(Prefeeding oral stimulation program)과 5분으로 구성되어 있는 조산아 구강 운동 중재(Premature infant oral motor intervention, PIOMI)가 있다. 먹기 전 구강 자극 프로그램은 처음 12분은 볼, 입술, 잇몸, 혀에 자극을 주고 마지막 2분 동안은 빨기를 유도한다. 경관영양공급을 시행하기 15~30분 전에 바른 자세로 누운 상태에서 시행한다. 먹기 전 구강 자극 프로그램은 젖병 수유를 시작하는 시기, 섭취하는 양, 빠는 속도, 중환자실의 재원 기간에 긍정적인 영향을 미친다.

조산아 구강 운동 중재는 5분 동안 입술, 볼, 턱, 혀에 약간의 압박을 주면서 운동 반응과 운동 조절을 유도하고, 볼, 입술, 잇몸, 혀, 입천장을 긁거나 쳐주면서 자극을 주는 방법으로 시행된다. 조산아 구강 운동

표 6-16 조산아 구강 운동 중재(Premature infant oral motor intervention, PIOMI)

<table>
<tr><th>볼 C 스트레칭(cheek C stretch)</th><th>입술 굴리기(lip roll)</th></tr>
<tr><td>
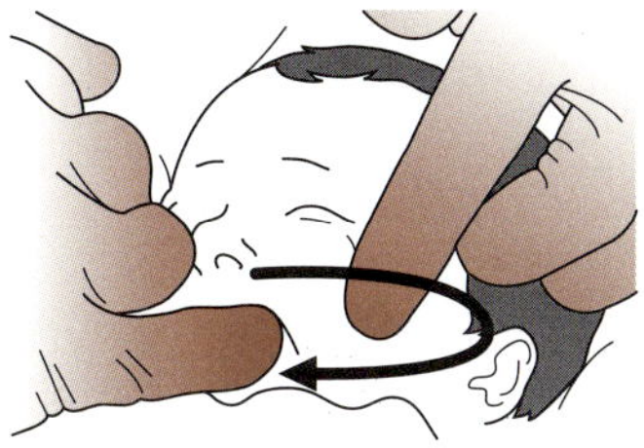

• 방법 :

① 손가락을 볼 안쪽에 위치시키고 다른 손가락은 볼 밖에 위치시킨다. 미끄러지듯 스트레칭하면서 귀 쪽으로 이동하였다가 앞쪽으로 움직인다(C 모양).

② 반대쪽도 시행한다.

• 횟수 : 양쪽 볼 2회씩

• 시간 : 30초
</td><td>
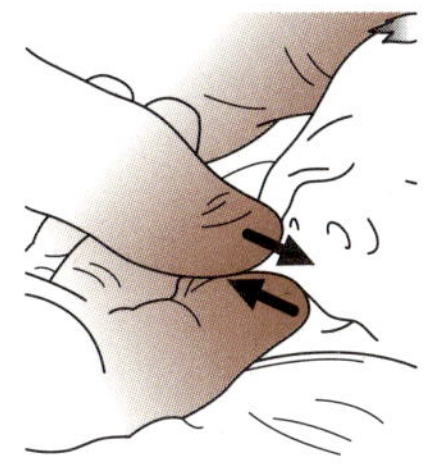

• 방법 :

① 한 손가락을 윗입술의 안쪽에, 엄지를 바깥쪽에 위치시킨다.

② 수평방향으로 손가락을 움직이는 동안 엄지는 반대쪽으로 움직인다(손가락 사이에서 입술을 굴린다).

③ 입술의 왼쪽 부위에 시행하고 오른쪽 부위에도 반복적으로 시행한다.

④ 아랫입술도 시행한다.

• 횟수 : 위, 아래 입술 1회씩

• 시간 : 30초
</td></tr>
<tr><th>입술 회전(lip curl or lip stretch)</th><th>잇몸 자극(gum massage)</th></tr>
<tr><td>
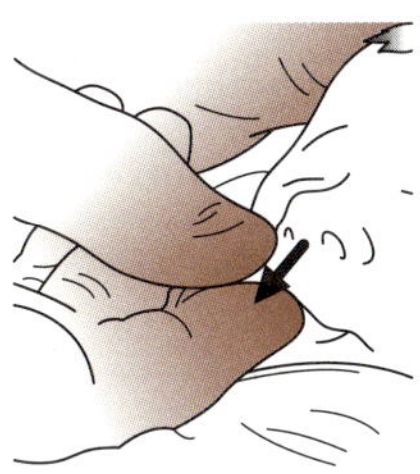

• 방법 :

① 한 손가락을 입술의 안쪽에 다른 손가락을 바깥쪽에 위치시킨다.

② 입술을 아랫방향으로 스트레칭하면서 부드럽게 압박하여 반대쪽 입술로 움직인다.

③ 아랫입술도 윗방향으로 스트레칭하면서 시행한다.

(대체방법 : 입술이 너무 작아서 잡기 어려운 경우에 시행)

① 윗입술을 따라 손가락을 위치시키고 살짝 압박을 가한다.

② 수평적으로 움직이면서 한쪽 방향으로 스트레칭하고 반대쪽 방향도 시행한다.

③ 아랫입술도 시행한다.

• 횟수 : 위, 아래 입술 1회씩

• 시간 : 30초
</td><td>
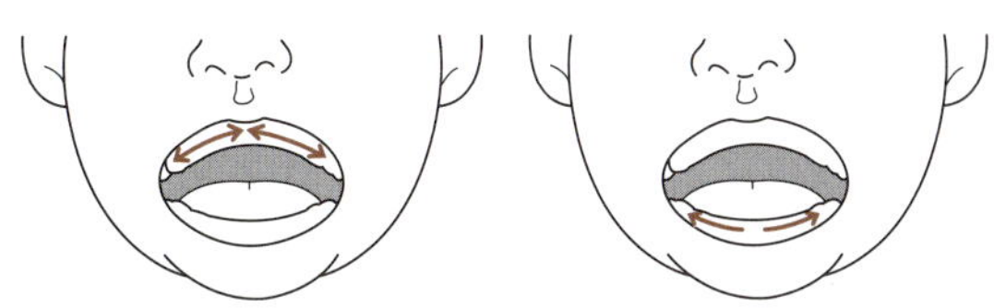

• 방법 :

① 윗잇몸의 왼쪽에 손가락을 놓고 약간의 압박을 가하며 잇몸을 따라 반대쪽으로 손가락을 움직인다.

② 아랫잇몸도 시행한다.

• 횟수 : 위, 아래 잇몸 2회씩

• 시간 : 30초

• 목적 : 혀의 가동범위, 삼킴 자극, 빨기 향상
</td></tr>
</table>

혀와 안쪽 볼 자극(lateral borders of tongue/cheek)	입천장과 혀 자극(midblade of tongue/palate)
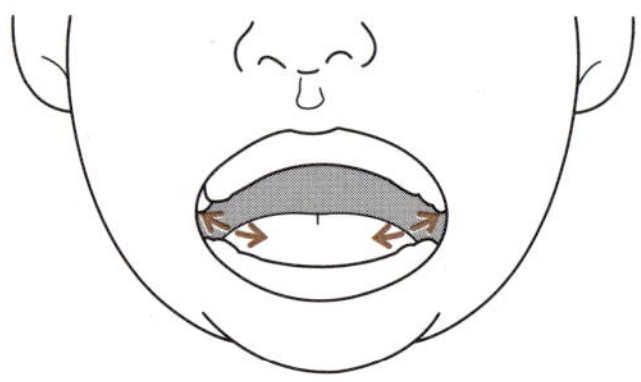	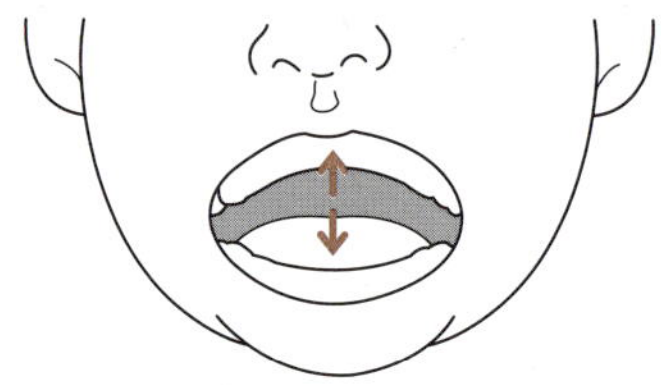
• 방법 : ① 손가락을 아랫잇몸과 혀 사이 어금니에 위치시킨다. ② 손가락을 중앙으로 이동시키면서 혀를 중앙으로 민다. ③ 손가락을 안쪽 볼로 이동시켜 스트레칭시켜 준다. • 횟수 : 양쪽 1회씩 • 시간 : 15초	• 방법 : ① 손가락을 단단입천장 가운데에 놓고 3초 동안 지그시 눌러준다. ② 혀의 중앙으로 손가락을 이동한다. ③ 견고한 압박을 가하면서 혀를 아랫방향으로 눌러준다. ④ 손가락을 다시 단단입천장으로 이동한다. • 횟수 : 2회 • 시간 : 30초
빨기 유도(elicit a suck)	**비영양적 빨기(support in non-nutiritive sucking)**
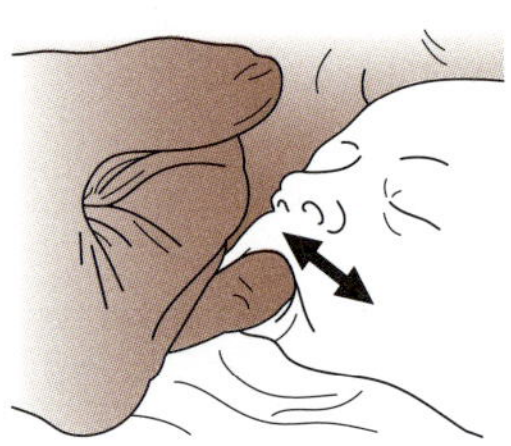	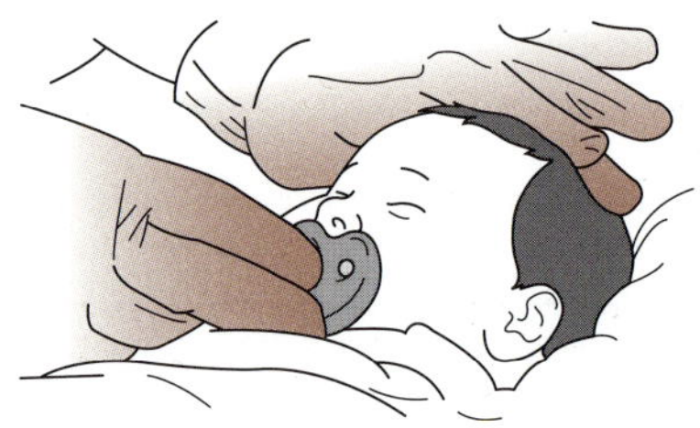
• 방법 : 손가락을 입천장의 가운데 놓고 부드럽게 긁어주며 빨기를 유도한다. • 횟수 : 없음 • 시간 : 15초	• 방법 : 손가락 또는 공갈젖꼭지를 이용하여 빨기를 유도한다. • 횟수 : 없음 • 시간 : 2분

(Lessen, 2011)

중재는 중환자실에 있는 조산아의 젖병 수유를 시작하는 시기, 중환자실의 재원 기간에 긍정적인 영향을 미친다.

2 뇌성마비(Cerebral Palsy)

뇌성마비는 출생 시 또는 출생 후에 미성숙한 뇌가 여러 가지 원인으로 인해 비진행성 병변이 발생하거나 손상을 받아 운동장애를 보이게 되는 임상군을 말한다.

뇌성마비의 섭식과 삼킴장애 증상으로 혀 내밀기, 과장되게 나타나는 깨물기반사, 감소되거나 증가된 구역반사, 재질에 대한 과민성, 침흘림, 사레들림 등이 관찰되며 구강 단계와 인두 단계 모두에서 장애가 관찰된다. 그로 인해 고형식 씹기, 음식덩이 인식, 음식덩이 형성하기, 음식덩이 이동시키기, 빨대 빨기, 컵으로 마시기, 숟가락으로 먹기 등에서 문제가 나타난다. 운동장애가 심할수록 먹기, 삼키기, 호흡하기 등에 더 어려움을 보이며 위식도역류, 성장 지연, 영양 불균형 등의 문제도 흔히 나타난다. 또한 일반적인 이학적 검사와 신경학적 검사, 영상 검사도 모두 이루어져야 한다.

치료로 근긴장도 조절, 자세 조절, 고개 조절, 호흡 조절, 반사 조절, 감각 자극, 운동 훈련, 신경근 전기자극치료, 보상 전략, 보호자 교육 등을 시행한다. 구강운동촉진기술(oral motor facilitation technique, OMFT)을 준비 단계, 핵심 단계, 응용 단계에 따라 적용할 수 있다. 준비 단계에는 목, 얼굴, 어깨 근긴장도 조절, 자세 조절 및 정렬, 코 호흡 촉진, 구강 내 촉각 및 고유수용성감각 자극을 적용한다. 핵심 단계에는 구강 구조물 촉진, 얼굴과 구강 구조물의 근긴장도 및 길이 조절, 근력 증진, 구강 구조물 움직임 촉진, 씹기 등 통합적인 움직임을 촉진한다. 응용 단계에는 아동의 섭식 단계에 따라 음식을 활용한 인식, 삼킴 기능 촉진 훈련을 적용한다.

3 구조적 문제 (Structural Abnormalities)

1) 입술 입천장 갈림증(Cleft lip and cleft palate)

입술 입천장 갈림증은 가장 흔한 구강 안면 진단이다. 재태 기간 5~12주 사이에 얼굴 형성 과정에서 입술과 입천장이 연합된 한 구조물을 이루지 못하면 입술 입천장 갈림증이 발생하게 된다. 대부분 입술 갈림증과 입천장 갈림증만 가지고 있지만 다른 의학적 진단과 함께 나타날 수도 있다.

입술 갈림증(cleft lip)은 위쪽 입술이 갈라진 부분이 있을 때 발생하며 갈라짐이 치조까지 나타날 수 있다. 입술 갈림증은 얼굴의 오른쪽 또는 왼쪽 중 한 방향에서 나타날 수 있고, 양방향에서 나타날 수 있다. 입천장 갈림증을 동반하거나 동반하지 않을 수 있다. 입술 갈림증은 생후 몇 개월 이내에 갈라진 입술을 하나로 이어주는 수술적 치료를 해야 한다. 입술 갈림증이 있는 경우 젖꼭지와 입의 밀폐된 공간을 만들기 위해 폭이 넓은 젖꼭지를 사용하거나 모유 수유 시 엄마 젖의 위치를 조절해 주어야 한다. 필요 시 분유와 모유를 입 안에 짜주면서 구강 섭취에 도움을 준다.

입천장 갈림증(cleft palate)은 입천장의 오른쪽 또는 왼쪽 중 한 방향에서 나타날 수 있고, 양방향에서 나타날 수 있다. 입천장 갈림증은 구강과 코를 분리하고 기능적인 물렁입천장을 만드는 수술적 치료를 해야 한다. 입천장 갈림증이 있는 경우 빨아들이는 흡입력이 약하기 때문에 젖병 또는 모유 수유에 어려움이 있을 수 있다. 필요 시 분유와 모유를 입 안에 짜주면서 구강 섭취에 도움을 줄 수 있다.

하버만(haberman), 피죤 입술 입천장 갈림용 특수 젖병 등 입술 입천장 갈림증용 특수 젖병을 사용하는 것을 추천한다. 대부분 다른 합병증들 없이 입술 입천

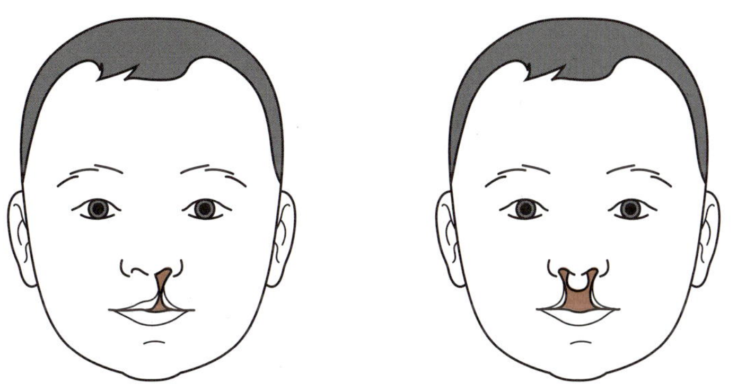

그림 6-23 입술 갈림증

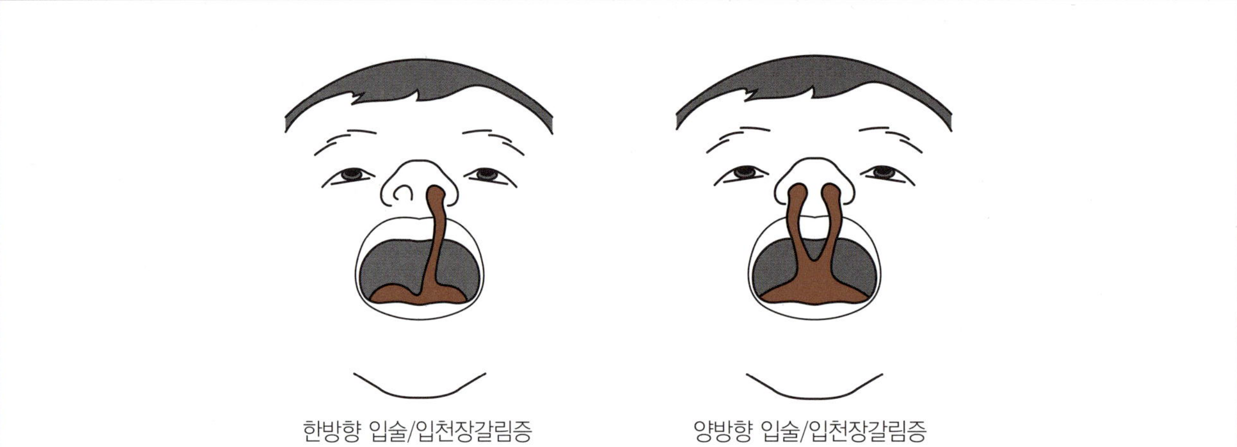

그림 6-24 입천장 갈림증과 동반된 입술 갈림증

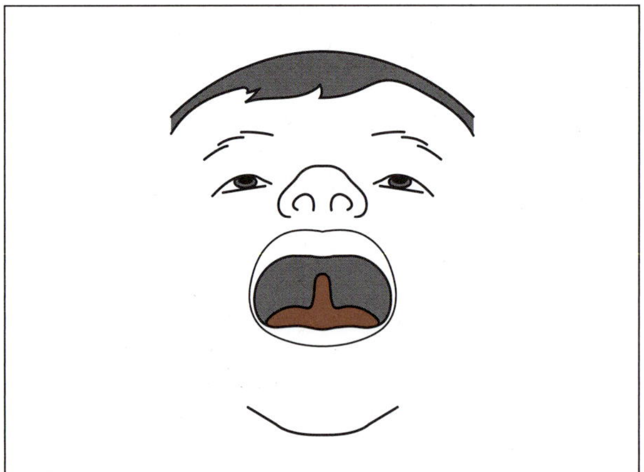

그림 6-25 입천장 갈림증

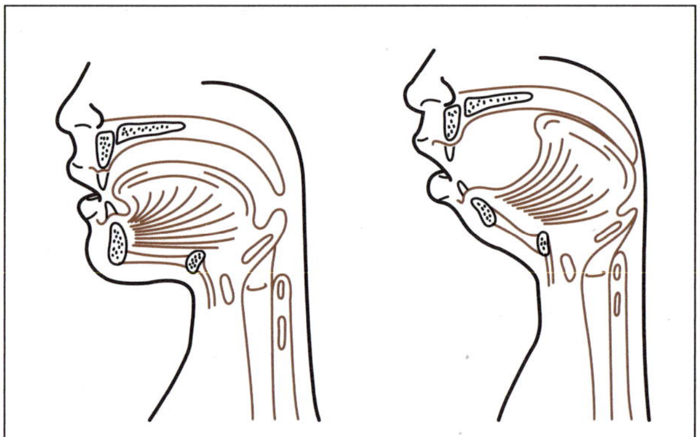

그림 6-26 정상과 작은턱증의 해부학적 구조 비교

장 갈림증을 보이는 경우, 적절한 수유 방법이 형성되고 수술적 치료가 이루어지면 적절한 영양 공급과 성장이 이루어질 수 있다.

2) 작은턱증(Micrognathia)

작은턱증은 작은 아래턱이 특징이다(그림 6-26). 입과 혀는 정상적인 크기이나 위턱과 기도에 비해 뒤에 위치해 있다. 작은턱증이 있는 경우 압력 형성이 어려워 젖이나 젖꼭지로부터 효율적으로 액체를 빨아들이는 데 어려움을 보이게 된다. 또한 작은턱증이 심한 경우에는 혀가 기도를 막아 호흡곤란이 발생할 수 있다. 호흡곤란이 발생할 경우, 기관절개술을 시행하기도 하고, 입을 통한 충분한 영양 섭취가 어려울 때는 경관영양공급을 적용하기도 한다.

3) 후두연화증(Laryngomalacia)

후두연화증은 가장 흔한 선천성 후두질환이다. 후두연골의 발육이 불완전하여 들숨 시 성문위의 구조물들이 무너지면서 숨을 들이마실 때 그렁거리는 소리가 나는 들숨 그렁거림(inspiratory stridor)을 보이게 된다.

들숨 그렁거림은 엎드린 자세, 고개 젖힌 자세에서는 완화되고 바로 누운 자세, 고개 숙인 자세, 심하게 울 때, 먹을 때, 운동량이 많을 때 강하게 나타난다. 증상의 정도에 따라 경도, 중증도, 중증으로 분류할 수 있으며 무호흡 발작, 성장 장애, 수유 제한으로 중증 후두연화증 증상을 보이는 경우 수술적 치료를 적용하기도 한다. 수유 시 후두연화증으로 인해 그렁거림이 증가하고, 호흡을 위한 빨기 중단과 비효율적인 빨기가 나타날 수 있으며 흡인의 위험도 높다. 수유 시 바로 누운 자세보다 옆으로 누운 자세가 더 안정적이다. 입 안에서 젖꼭지를 기울이거나 젖꼭지를 떼어내어 외부적으로 호흡을 하기 위한 충분한 시간을 제공하거나 점도를 조절하는 것도 도움이 될 수 있다.

4) 성대마비(Vocal cord palsy)

성대마비는 되돌이후두신경 손상, 신경계 기형, 심장 기형, 장기간의 삽관 등에 의해 발생할 수 있다. 양쪽 마비의 경우 호흡곤란이 심하게 동반되어 음식 섭취 자체가 어려울 수 있다. 한쪽 마비의 경우 음식 섭취 시 흡인으로 인해 기침이 발생할 수 있고 과도한 흡인으로 흡인성 폐렴이 유발될 수 있다. 대부분 자연회복 되지만 흡인이 심하거나 목소리의 질이 나쁘면 수술적 치료가 요구되기도 한다. 각진 젖병과 목과 몸통의 바른 정렬을 통해 안정적인 젖병 수유를 유도할 수 있다.

5) 식도폐색과 기관식도 누출관 (Esophageal atresia : EA, Tracheoesophageal fistula : TEF)

식도폐색은 식도가 위와 연결되지 못하고 조기에 닫히는 질환이고, 기관식도 누출관은 식도와 기관 사이에 발생한 비정상적인 연결로 식도폐색과 함께 발생한다. 수술을 통해 식도와 위를 연결하고, 식도와 기관 사이에 발생한 누출관을 막는다. 식도폐색이 있는 아동은 식도 운동 장애가 흔하게 동반된다. 수술 부위의 협착과 좁아짐이 자주 관찰되며 액체보다 퓨레나 고형식을 삼킬 때 문제가 더 두드러진다.

4 신경근육질환(Neuromuscular Diseases, NMDs)

근육 약화는 신경근육질환의 특징적인 증상이다. 적절한 삼킴에 필요한 근력의 저하로 인해 흡인, 씹기 제한으로 인해 먹는 시간 지연, 구강 운동 활동 저하, 사레 들림, 먹고 마시는 패턴 이상, 영양 섭취 저하 등과 같은 문제가 나타날 수 있다.

출생 후 약한 빨기로 인해 신생아 때부터 삼킴장애가 발생하기도 한다. 척수성근위축증(Spinal Muscular Atrophy, SMA)을 제외한 대부분의 신경근육질환은 연수 부분(bulbar region)은 정상인 편이기 때문에 빨기-삼키기-호흡하기의 협응 문제보다 근육의 근력 저하와 연관되어 삼킴장애가 발생하는 경우가 많다.

부정교합, 입 벌리기 제한, 윗입술 당김, 높은 입천장, 위축성 또는 비대한 혀, 홀쭉한 볼 등의 문제로 인해 구강 내 음식 처리를 위한 반복적인 삼킴, 음식덩이 형성 제한, 삼킴 후 구강 내 잔여물 등이 나타날 수 있다. 또한 인후두의 잔여물, 흡인, 삼킴반사 지연 등이 나타날 수 있으며 약한 기침으로 인해 기도 보호가 적절히 이루어지지 않아 흡인성 폐렴이나 흉부 감염이 생길 수 있다.

5 뇌손상(Head Injury)

아동의 뇌손상은 먹기와 삼킴 기능에서 성인과 유사한 신경학적인 장애를 보인다. 그러나 아동의 경우, 뇌손상 발생 전의 성장과 발달 수준, 회복에 따른 앞으로의 성장과 발달 가능성, 지속적 관리가 요구되는 질환적 특성 등을 고려하여야 한다. 아동 뇌손상의 원인으로는 뇌전증, 외상성 뇌손상, 뇌종양, 뇌혈관질환 등이 있다.

1) 뇌전증(Epilepsy)

뇌전증은 전해질 불균형, 산-염기 이상 등과 같은 원인으로 뇌전증 발작이 24시간 이상의 간격을 두고 2회 이상 반복적으로 발생해 만성화된 질환군 또는 뇌전증 발작이 1회만 발생하였어도 뇌 영상검사에서 뇌전증을 일으킬 수 있는 병리적 변화가 존재하는 경우를 말한다. 뇌전증은 삼킴장애, 흡인성 폐렴의 발생률이 높다.

2) 외상성 뇌손상(Traumatic Brain Injury)

2세 이하의 아동의 경우 해부학적으로 두개골의 두께가 얇아 외상에 의해 골절이 되기 쉽다. 또한 지주막 아래공간이 적고, 뇌신경의 수초화 현상이 미완성된 단계이기 때문에 외상에 의한 뇌손상이 쉽게 일어날 수 있다. 그러나 2세 이하까지는 천문이 열려있기 때문에 외부에 의한 충격 시 두개골 변경에 의해 뇌에 전달되는 힘이 감소하여 상대적으로 신경학적 손상이 크지 않을 수도 있다. 외상성 뇌손상의 원인으로 낙상, 계단에서 떨어지는 경우, 창문이나 건물 등에서 떨어지는 경우, 교통사고, 학대 등이 있다.

3) 뇌종양(Brain Tumor)

뇌종양은 나타나는 증상이 불규칙하여 정확하게 진단을 단정 짓기는 어려우나 주로 나타나는 증상으로는 구토, 현기증, 두통 등이 있다. 뇌신경이 손상된 경우 구강 감각-운동장애와 인두기능 장애도 동반되어 흡인의 위험이 높아진다.

4) 뇌혈관질환(Cerebrovascular Disease)

아동의 뇌혈관질환은 비교적 드물지만 심각한 신경학적 장애를 일으킬 수 있다. 아동에게 발생하는 뇌혈관질환으로 모야모야병(moyamoya disease), 혈관기형(cerebral vascular malformations), 동맥류성 뇌출혈 등이 있다. 모야모야병은 아동에게 발생하는 가장 흔한 뇌혈관질환이다. 주로 5~10세 아동에서 많이 발생하고, 심한 울음, 노래 부르기, 리코더 불기, 격렬한 운동과 같이 과호흡을 동반한 상황으로 인해 뇌손상이 유발될 수 있다. 혈관기형은 흔히 뇌동정맥기형(cerebral arteriovenous malformation), 해면상혈관종(cavernous angioma), 정맥혈종(venous angioma) 및 모세혈관확장증(capillary telangiectasia)으로 구분된다. 동맥류 파열에 의한 뇌출혈은 성인에서는 빈도가 높지만 아동에서는 매우 드물다.

6 선천적 심장 질환 (Congenital Heart Disease)

선천적 심장 질환은 구강 수유에 영향을 미치는 청색증, 호흡곤란, 심박수 변화, 빠른 호흡, 호흡량 증가 등이 나타날 수 있고, 신경 발달 장애, 위장 장애, 성대마비 등이 동반될 수 있다. 선천적 심장 질환을 가진 경우 지구력 저하로 쉽게 피로감을 느끼며 입으로 충분한 양을 섭취하기 전에 지치게 된다. 먹기 시 요구되는 에너지가 심박동수를 증가시켜 맥박이 빨라지게 되고 위 운동의 저하로 식욕 저하가 나타난다. 위식도역류가 동반되는 경우, 먹는 것에 대한 불편함과 부정적인 피드백으로 인해 먹기를 거부하거나 구토를 하기도 한다.

구강 감각 운동 자극을 통해 빨기 근력과 지구력을 증진시킬 수 있고, 젖병을 빠는 동안 턱과 볼을 지지하여 먹는 동안 발생하는 에너지 소모를 감소시킬 수 있다. 먹기 중간에 5~10초 정도 쉬는 시간을 주고, 3~4시간 간격으로 먹기 시간을 조절하도록 한다. 구멍이 큰 젖꼭지나 쉽게 빨리는 젖꼭지, 점도 조절, 자세 조절 등을 통해 안전한 구강 수유가 이루어질 수 있도록 할 수 있다.

7 위식도역류 (Gastroesophageal Reflux, GER)

위식도역류는 하부식도조임근의 기능 저하로 위의 내용물이 식도로 역류하는 것을 말한다. 신생아, 영유아의 70~85%에서 관찰되는 정상적인 현상으로 일반적으로 생후 12~18개월에 사라지는 생리학적인 현상이다.

그러나 위식도역류 증상이 자주 발생하는 경우 체중 감소와 자극 과민성이 나타날 수 있고, 식도염이 동반되었을 경우, 흉통, 복통, 섭취 거부, 토혈, 빈혈 등이 발생할 수 있다. 식도염은 식도의 운동성을 감소시켜 삼킴장애를 심화시키기도 하고 식도 협착을 유발할 수 있다. 역류된 음식이 흡인되어 폐렴이 발생할 수 있고, 이때 쌔근거리는 호흡, 협착음, 무호흡 등이 유발될 수 있다. 또한 후두염이 유발되어 쉰 목소리가 나기도 하고, 중이염이나 부비동염도 유발될 수 있다.

구강 자극 프로그램을 통해 경관영양공급을 할 때도 구강-운동 기술을 유지하거나 향상시키고, 구강 내 감각 자극에 대한 내성을 유지하거나 증가시키면 소화기계 문제가 호전된 후 구강을 통한 음식 섭취를 진행할 때 도움이 될 수 있다. 공갈젖꼭지, 손가락, 치발기 등을 입에 넣도록 격려하면서 구강 감각 경험을 제공하는 것도 도움이 된다. 구강 자극 시 구역반사가 유발되지 않도록 주의하여 적용하도록 하며, 구역반사의 원인이 소화기계의 문제로 인한 것인지, 감각 문제로 인한 것인지를 파악하도록 한다. 소화기계의 문제로 구역반사가 나타난다면 음식을 섭취하는 동안 불쾌감을 느끼지 않도록 음식의 섭취량, 열량 등을 확인하도록 한다. 감각 문제로 인해 구역반사가 나타나는 경우, 공갈젖꼭지, 손가락, 치발기 등을 이용하여 자기 주도적인 구강 자극을 통해 민감도를 줄이도록 한다. 또한 입과 인두에서 음식을 먹고 삼키는 것에 대해 긍정적인 경험을 할 수 있도록 한다.

8 음식 거부(Food Refusal)

음식 거부는 다양한 장애에서 종종 나타나는 증상으로 영아시기부터 성인에 이르기까지 다양한 시기에 발생할 수 있다. 의학적 문제와 발달적 문제가 없어도 먹거나 먹는 것에 대한 무관심, 음식의 냄새, 맛, 재질, 형태 등에 대한 거부감, 부적절한 식습관 등으로 인해 고개 돌리기, 입 막기, 뱉기, 우물거리기, 구역질하기, 구토하기 등과 같은 행동이 나타나 먹기가 적절하게 이루어질 수 없게 된다. 또한 이로 인해 필요한 영양이 충분히 충족되지 못하여 체중 감소, 체중 미달이 나타나게 되고 정상적인 발달을 따라갈 수 없게 되어 경관영양공급이나 영양보충제가 필요하기도 하다.

불안 장애, 자폐 스펙트럼 장애, 주의력 결핍 과잉행동장애, 위식도역류, 만성 폐질환, 선천선 횡격막 탈장, 식도폐색 등은 음식 거부의 발생 빈도가 높은 질환들이지만, 정상 발달을 하는 아동의 경우에도 가정의 불안과 같은 환경적 요소로 인해 음식 거부가 나타나기도 한다.

치료로 음식 거부를 예방하기 위해 긍정적인 비영양적 구강 자극의 기회를 제공하고, 구강을 통한 긍정적인 음식 섭취를 경험하도록 한다. 부정적 음식 섭취 경험을 최소화하도록 한다. 역류 및 복강 내압이 증가하는 자세를 피하면서 적절한 자세를 취해주고, 적절한 식사 환경과 보조도구를 제공하도록 한다. 음식을 섭취하는 자세, 보조도구, 음식의 맛 또는 질감 등을 확인하여 선호하는 것을 확인하여 점차적으로 변화를 주도록 한다.

9 자폐 스펙트럼 장애 (Autism Spectrum Disorder)

자폐 스펙트럼 장애는 자폐 장애를 포함하여 아스퍼거 증후군, 아동기 붕괴성 장애 등 특징이 비슷한 여러 증후군을 모은 개념이다. 자폐 스펙트럼 장애는 사회적 상호작용 저하, 의사소통의 어려움, 반복 행동, 자기 자극 행동, 변화에 대한 저항, 제한된 관심 분야 등과 같은 증상을 보인다. 자폐 스펙트럼 장애의 섭식과 삼킴장애 증상으로 음식 골라먹기(색, 질감, 향 등), 음식 거부, 새로운 음식에 대한 감정적인 반응, 틀에 박힌 먹기 상황(동일한 음식 준비, 같은 색을 맞추거나 항상 같은 음식 먹기, 동일한 음식 제시 순서 등), 음식덩이 형성의 어려움, 입 안에 음식 물고 있기, 구역질, 침흘림 등이 있다. 이러한 자폐 스펙트럼 장애 아동의 섭식 및 삼킴장애는 가족들의 식사 시간을 방해한다.

식사 전에 음식 준비에 참여하기, 식탁 차리기, 음식과 관련된 책 읽기 등을 통해 음식과 친숙해질 수 있도록 한다. 아동과 함께 식단을 계획하고 목표를 설정하는 것도 도움이 될 수 있다. 감각 자극으로 식사 시간 전에, 마사지, 제자리 점프하기와 같은 신체 활동 놀이, 공 또는 흔들의자를 이용한 전정 및 고유수용성 감각 자극을 제공하여 아동의 전반적인 감각 조절이 이루어질 수 있도록 한다. 음식을 먹기 전에는 손으로 만지기, 입술에 대보기, 냄새 맡아보기, 맛보기 등을 통해 음식을 탐색하고 익숙해질 수 있도록 한다. 음식에 변화를 줄 때는 질감, 맛, 냄새 등의 요소 중 한 가지씩 변화를 주도록 한다. 음식 또는 움직임에 대한 인식 저하를 보이는 경우 거울을 앞에 놓고 시각적 자극을 제공하며 식사를 하도록 한다. 식사 시간 동안 적절한 각성 수준을 유지하기 어려운 경우, 다양한 질감이나 맛의 음식을 섞거나 번갈아가면서 제공하여 각성 수준을 유지할 수 있도록 한다.

10 지적 장애(Intellectual Disability)

지적 장애는 지능, 사회성, 일상생활활동에 심각한 어려움을 보이는 장애를 말한다. 지적 장애가 있는 경우 언어 지연, 인지 저하, 학습 저하, 행동 및 감정 조절 저하 등을 보이게 된다. 자폐 스펙트럼 장애, 다운증후군 등과 동반되어 나타나기도 한다. 심리적 구토, 음식 거부, 음식 입 안에 물고 있기, 흡인 등과 같은 섭식과 삼킴에도 어려움이 있어 식사 시간이 오래 걸리거나 다른 사람의 도움이 필요하다. 섭식과 삼킴장애 증상이 감각 문제로 인한 것인지, 음식 거부로 인한 것인지, 구조물들의 운동 기능 저하로 인한 것인지를 파악하여 치료를 적용하도록 한다.

11 증후군

삼킴장애를 동반하는 여러 증후군이 있으나 본 장에서는 임상에서 섭식과 삼킴장애로 자주 접하게 되는 증후군들을 정리하였다.

1) 다운증후군(Down's Syndrome)

다운증후군은 2개의 쌍으로 이루어져야 하는 21번 염색체가 3개 존재하여 염색체 이상으로 발생하는 질환이다. 납작한 얼굴, 올라간 눈 꼬리, 눈가의 덧살, 작은 귀, 코, 입, 작은 키, 짧은 손가락과 발가락 등과 같은 특징적 외모와 지적 장애가 나타난다. 대설증(macroglossia), 작은 구강 메카니즘, 혀 내밀기 등과 같은 구조적 문제, 구강의 감각-운동 기술 저하, 발달 지연, 근긴장도 저하 등으로 인해 먹기와 삼키기에 장애가 발생하기도 한다.

2) 바테르증후군(VACTERL Syndrome)

바테르증후군은 선천성 기형으로 V는 척추 기형(vebral anomalies), A는 항문 폐쇄(anorectal mal-for-mations), C는 심장 기형(cardiovascular anomalies), T는 기관식도 누출관(tracheoesophageal fistula), E는 식도 폐색(esophageal atresia), R은 요골 기형(radial anomalies) 또는 신장 기형(renal anomalies), L은 사지 손상(limb defects)을 의미하는 데, 이러한 문제가 동시에 2~3개 이상 복합적으로 나타나는

질환이다. 그 밖에 성장지연, 후두 이상, 귀 이상, 하지의 기형, 갈비뼈 이상, 생식기 이상, 척추 및 신경 이상, 장 폐쇄 등이 발생할 수 있다.

심장 기형으로 먹는 동안 피로감이 유발되어 삼킴장애가 발생할 수 있다. 또한 심장 수술로 인해 되돌이후두신경이 손상되어 성대마비가 발생하면 흡인의 위험이 더 높아진다. 장기간 기관내 삽관으로 입으로 먹는 것에 대한 거부감이 발생하기도 한다. 기관식도 누출관이 있는 경우 기침, 위식도역류, 식도의 운동성 저하, 호흡곤란 등이 발생할 수 있다.

3) 차지증후군(CHARGE Syndrome)

차지증후군은 태아 발달단계에서 발생한 기형이 여러 장기에 나타나는 희귀질환이다. C는 안조직결손과 뇌신경 이상-안구 결함(coloboma and cranial nerve abnormalities-defects of the eyeball), H는 심장 결함(heart defects), A는 뒤콧구멍폐쇄(atresia of the choanae), R은 성장 및 발달 지연(retardation of growth and development), G는 비뇨생식기 이상(genital and urinary abnormalities), E는 귀 이상과 난청(ear abnormalities and hearing loss)을 의미한다.

차지증후군에게 있어 먹기와 삼킴장애는 흔하게 발생하는 문제이다. 증상의 정도에 따라 입으로 전혀 음식을 먹지 못하는 경우, 특정 재질과 점도의 음식만 섭취할 수 있는 경우, 삼킴 메커니즘은 정상이지만 턱, 입술, 혀의 근력과 운동 조절 저하로 음식덩이 형성에 어려움을 보이는 경우 등이 있다. 입으로 전혀 음식을 먹지 못하는 경우 음식을 섭취할 때 기침, 구역질, 흡인 문제가 있다면 의학적으로 이상이 없음을 확인하고 섭식을 시도해야 한다. 특정 재질과 점도의 음식만 섭취할 수 있는 경우 삼킴 검사를 통해 삼킴 메커니즘을 확인하고 안전한 음식을 확인해야 한다. 감각 장애로 인해 구강 감각이 과하게 둔하거나 민감한 경우도 있고, 촉각에 대한 방어로 특정 재질이 구강에 들어오는 것에 대한 두려움을 보이기도 한다.

4) 레트증후군(Rett's Syndrome)

레트증후군은 X 염색체 우성으로 유전되는 질환으로 X 염색체의 변이로 인해 생후 6~12개월까지 정상 발달을 하던 여자 아동이 후에 인지, 의사소통, 운동 발달의 지연, 손의 상동행동 등을 보이며 기능의 퇴화를 보이는 신경발달 장애이다. 레트증후군은 두뇌의 성장이 감소하는 진행성 신경학적 장애로 사회성이 떨어지게 되고 심한 언어장애를 동반하며 먹기 기술도 점점 퇴화되기 때문에 지속적인 관리가 요구된다.

국제 레트증후군 협회(International Rett Syndrome Association)에서는 레트증후군의 발달 단계를 4단계로 나누어 보고하고 있다. 레트증후군은 발생하는 나이, 속도, 증상의 심각성은 아동마다 다르지만 예정된 발달 단계에 따라 진행하게 된다. 1단계는 침체기로 발달이 지체되고 놀이에 대한 흥미가 사라지면서 성격이 변하게 된다. 눈 맞춤을 잘 하지 않게 되고 주의집중이 떨어지며 구체적인 손 사용이 없어질 수 있다. 2단계는 쇠퇴기로 손의 상동행동, 호흡과잉, 운동행위상실증, 간질, 언어장애 등이 나타난다. 3단계는 지속기로 퇴행이 끝나고 안정기에 들어가면서 운동신경 장애, 운동성 장애, 척추측만증과 발작은 더욱 심해지지만 과민성과 우는 증상이 감소하면서 눈 맞춤, 민첩성, 주의집중, 의사소통이 개선된다. 마지막 단계인 4단계는 운동 쇠퇴기로 보통 10세 이후에 나타나고 한때 걷는 것이 가능했다가 멈춘 A단계와 한 번도 걸을 수 없었던 B단계로 나뉘게 된다. 근육 약화, 경직, 경련성 마비, 발의 부종 등이 발생한다. 극심한 과긴장성으로 복근 전체가 퇴화하고 갈비뼈의 움직임이 억제되고 확장이 제한되면서 호흡이 더 어려워진다. 이 시기에는 고형식을 먹기에는 씹기와 혀 조절 능력이 떨어지기 때문에 퓨레 또는 부드러운 음식을 제공해야 한다.

5) 피에르로뱅증후군(Pierrerobin Syndrome)

피에르로뱅증후군은 선천적으로 얼굴 기형이 발생하는 질환으로 정상보다 턱이 극히 작고 혀가 뒤쪽 아래로 말려있어 기도를 막기도 한다. 이로 인해 삼킴장애, 상부 기도 폐색, 호흡곤란, 위식도역류가 발생할 수 있다. 또한 혀, 인두, 식도의 운동성 저하, 빨기-삼키기-호흡하기 협응 저하를 보이기도 한다.

6) 베크위트-위드만증후군(Beckwith-Wiedemann Syndrome)

베크위트-위드만증후군은 과다발육장애로 신생아 때 저혈당, 대설증, 대체구, 제대탈장, 거대내장증, 특이한 귀의 모양 등이 특징이다. 임상 증상이 경한 경우에서 심한 경우까지 다양하며 경한 경우에는 진단되지 않는 경우도 있다. 보편적으로 신장이 정상 아동보다 상한치에 있게 되고 7~8세경부터는 성장 속도가 둔화된다. 주로 8세경에 간아세포종, 신경아세포증, 부신겉질암, 횡문근육종 등과 같이 다양한 종양이 발생할 수 있고, 이러한 종양으로 인해 사망률이 증가하게 된다. 대설증으로 인해 빨기, 음식덩이 이동, 씹기 등에 어려움을 보이게 되고 구역질, 숨 막힘 등이 발생할 수 있다. 기능적으로 침흘림, 입술과 혀와 입천장의 움직임 저하가 나타날 수 있고, 얼굴과 구강의 감각 장애로 민감하거나 둔한 감각 반응을 보이게 된다.

7) 트리처콜린스증후군(Treacher-Collins Syndrome)

트리처콜린스증후군은 상염색체 우성 선천성 장애의 하나로 귀, 눈, 광대뼈, 턱뼈를 포함하여 물고기 모양의 머리 얼굴의 기형을 특징으로 한다. 코안 형성 부전, 부정 교합, 입술 입천장 갈림증, 인후부 협착 등으로 인해 섭식과 삼킴장애가 동반될 수 있다.

12 침흘림(Drooling)

침흘림은 아동의 정상 발달과정에서 구강 운동 기능의 미성숙으로 나타나는 자연스러운 현상으로 생후 15~24개월까지 관찰된다. 그러나 씹고 삼키는 기능의 미성숙으로 인해 침이 과하게 입 안에 머물면서 침흘림이 지속되는 경우가 있다. 침흘림은 불쾌한 냄새, 옷과 가구의 오염, 지속적인 침 자극으로 인한 피부손상 등과 같은 위생상 문제를 초래하고, 대인관계 및 사회적 활동에도 불편함을 가져온다.

침흘림은 전방침흘림(anterior drooling)과 후방침흘림(posterior drooling)으로 분류된다. 전방침흘림은 구강 운동 조절 저하로 입 밖으로 침이 흐르고, 후방침흘림은 침이 혀를 넘어 인두 뒤쪽, 목구멍으로 흘러 기침, 구역질, 구토, 흡인, 폐렴 등을 초래할 위험이 높다. 침흘림은 구강 운동 조절의 어려움, 불안정한 자세, 감각 저하, 인지 저하, 문제 행동 등과 같은 여러 요소에 의해 발생할 수 있고, 뇌성마비, 다운증후군, 신경근육질환, 뇌손상 등 다양한 질환에서 흔하게 동반된다.

자세 조절, 근긴장도 정상화, 기능적인 침 삼킴 증진, 턱과 입술의 다물기 능력 향상, 입술, 턱, 혀, 물렁입천장, 후두, 호흡 근육의 움직임 유도를 통한 구강인두 구조의 기능 증진, 구강 내 촉각, 체성감각 자극을 통한 감각 인식과 적응 증진, 얼굴, 입술, 혀 등 구강 구조물에 가벼운 접촉, 심부 압박 자극 등을 통한 감각 인식 증진, 진동과 냉각 등 감각 자극을 통한 구강 인식 증진 등을 적용할 수 있다. 의학적 방법으로 약물, 주사, 수술 등을 적용할 수 있다.

확인문제

1. 조산아가 젖을 빠는 동안 간헐적으로 숨을 쉬지 않고 계속 빠는 증상을 보이는 경우, 호흡을 도와주기 위해 어떤 방법을 적용해야 하는지 기술하세요.

2. 뇌성마비 아동에게 적용하는 치료가 아닌 것을 고르세요.
   ① 흉식 호흡 촉진
   ② 자세 조절 및 정렬
   ③ 신경근 전기자극치료
   ④ 목, 얼굴, 어깨 근긴장도 조절
   ⑤ 구강 내 촉각 및 고유수용성 감각 자극

3. 특수젖병을 이용해서 분유를 입 안에 짜주면 도움이 되는 질환이 무엇인지 기술하세요.

4. 수술 부위의 협착과 좁아짐이 자주 관찰되어 액체보다 퓨레나 고형식을 삼킬 때 문제가 더 두드러지는 질환이 무엇인지 기술하세요.

5. 위식도역류에 대한 치료가 아닌 것을 고르세요.
   ① 경관영양공급을 할 때는 구강 자극 프로그램을 중단한다.
   ② 구강 자극 시 구역반사가 유발되지 않도록 주의하여 적용한다.
   ③ 공갈젖꼭지, 손가락, 치발기 등을 입에 넣도록 격려하면서 구강 감각 경험을 제공한다.
   ④ 소화기계의 문제로 구역반사가 나타난다면 음식을 섭취하는 동안 불쾌감을 느끼지 않도록 음식의 섭취량, 열량 등을 확인한다.
   ⑤ 감각 문제로 인해 구역반사가 나타나는 경우, 공갈젖꼭지, 손가락, 치발기 등을 이용하여 자기 주도적인 구강 자극을 통해 민감도를 줄인다.

6. 침흘림에 대한 치료로 잘못된 것을 고르세요.
   ① 자연스러운 침흘림 유도
   ② 구강인두 구조의 기능 증진
   ③ 진동과 냉각 등 감각 자극을 통한 구강 인식 증진
   ④ 구강 내 촉각, 체성감각 자극을 통한 감각 인식과 적응 증진
   ⑤ 얼굴, 입술, 혀 등 구강 구조물에 가벼운 접촉, 심부 압박 자극 등을 통한 감각 인식 증진

참고문헌

Ashby, Justine M. (2011). Feeding Therapy and Techniques for Children with Cleft Lip/Palate. Southern Illinois University Carbondale, Research Papers, 45.

Brenda S. Lessen. (2011). Effect of the premature infant oral motor intervention of feeding progression and length of stay in preterm infants. Advances in Neonatal Care, 11-, 129-139.

Christiaanse ME, Mabe B, Russell G, Simeone TL, Fortunato J, Rubin B. (2011). Neuromuscular electrical stimulation is no more effective than usual care for the treatment of primary dysphagia in children. Pediatric Pulmonology, 46: 559-565.

Katherine A. Benfer, Kelly A. Weir, Kristie L. Bell, Robert S. Ware, Peter S.W. Davies, & Roslyn N. Boyd. (2014). Oropharyngeal dysphagia in preschool children with cerebral palsy. Oral phase impairments & Research in Developmental Disabilities, 35, 3469-3481.

Keith E. Williams, Douglas G. Field, & Laura Seiverling. (2010). Food refusal in children: A review of the literature. Research in Developmental Disabilities, 31, 625–633.

Kedar Kakodkar, James W. (2013). Schroeder Jr. Pediatric dysphagia. Pediatr Clin N Am, 60, 969-977.

Min, K. C., Seo, S. M., & Woo, H. S. (2021). Management and treatment of drooling: focus on non-invasive therapy for children. Journal of the Korean Dysphagia Society, 11(2), 111-120.

Reid, J. (2014). A review of feeding interventions for infants with cleft palate. Cleft Palate-Craniofacial Journal, 41-, 268-278.

Sharp WG, Berry RC, McCracken C, Nuhu NN, Marvel E, Saulnier CA, Klin A, Jones W, & Jaquess DL. (2013). Feeding Problems and Nutrient Intake in Children with Autism Spectrum Disorders: A Meta-analysis and Comprehensive Review of the Literature. J Autism Dev Disord, Sep;43(9):2159-73. doi: 10.1007/s10803-013-1771-5.

Sherna Marcus, & Suzanne Breton. (2022). Infant and Child Feeding and Swallowing. Occuational therapy assessment and intervention. 2nd. AOTA Press.

Son, Y. S., Min, K. C., & Woo, H. S. (2022). Effect of Oral Motor Facilitation Technique (OMFT) and Neuromuscular Electrical Stimulation (NMES) Applied to a Patient With Wallenberg's Syndrome: A Case Study. Therapeutic Science for Rehabilitation, 11(4), 69-83.

Stein LI, Polido JC, & Cermak SA. (2012). Oral Care and Sensory Concerns in Autism. Am J Occup Ther, Sep-Oct;66-: e73-6. doi: 10.5014/ajot.2012.004085.

Stein, LI, Polido, JC, & Cermak, SA. (2012). Brief Report-Oral care and sensory concerns in autism. American Journal of Occupational Therapy, 66, e73-e76. http://dx.doi.org/10.5014/ajot.2012.004085.

Venkata S.P.B. Durvasula, Ashely C. O'Neill, Gresham T. Richter. (2014). Oropharyngeal dysphagia in children: Mechanism, source, and management. Otolaryngol Clini N Am, 47, 691-720.

SWALLOWING DISORDER

5 제5장

질환별 사례

사례 1 선천적 심장 질환

1. 의무기록지 검토

① 재태기간 : 38주
② 출생당시 몸무게 : 3340g
③ 성별 : 여
④ 진단명 : 선천성 대동맥 협착
⑤ 식사 형태 : 코위영양관
⑥ 기관절개관: 없음
⑦ 산소 : 적용 중
⑧ 환경 : 소아중환자실
⑨ 첫 평가 시 생활 연령 : 7개월
⑩ 수술력 : 대동맥 협착 완화를 위한 수술

2. 임상관찰

① 각성 상태 및 적응

- 행동 양상에 따른 각성 상태 4단계로 시각, 청각 자극에 집중하는 모습 보이며 지속적으로 관심을 유도하면 장난감을 향한 뻗기 반응도 관찰됨
- 울 때 공갈젖꼭지를 주거나 노래가 나는 장난감을 보여주면 안정되는 모습 보임

② 자세 및 근긴장도 조절

- 수동적으로 앉은 자세를 취해주면 고개를 들기도 하지만 유지하기 어려움
- 몸통 조절 어려움
- 정상적인 근긴장도 관찰됨
- 바로 누운 자세에서 팔과 다리의 자발적인 움직임 관찰됨

③ 구강 반사

- 삼킴반사 : 있음
- 구역반사 : 있음
- 기침반사 : 있음

④ 구강 감각

- 볼, 입술, 잇몸, 단단입천장, 혀 자극 시 안정적인 모습 보임

⑤ 구강 운동
- 구강 자극 시 자발적 빨기 관찰됨
- 잇몸 자극 시 씹기 관찰됨
- 자극 지점을 향한 혀의 움직임 관찰됨

⑥ 인두 기능
- 사레 들림 없이 공갈젖꼭지를 이용한 침 삼킴 관찰됨

⑦ 식사 시간 평가
- 비영양적 빨기
  - 과도하게 턱을 벌리는 경향 없음
  - 잇몸 자극 시 씹는 반응 관찰됨
  - 자극 시 입을 적절히 벌려 빨기를 시작할 수 있음
  - 손가락, 공갈젖꼭지를 찾아 밀착하여 1초당 2번 정도의 움직임으로 리듬 있게 빨 수 있음
  - 입술 밖으로 혀를 과도하게 내밀거나 혀가 뒤로 당겨져 있지 않음
- 영양적 빨기
  - 신체적 상태 변화 없이 7~10번 정도 빨 수 있음
  - 1초당 2번 정도의 리듬 있는 움직임 관찰되나 지구력 저하로 5cc 이상 섭취하지 않으려고 하며 우는 모습 보임
  - 먹는 동안 산소포화도 적절하게 유지됨
  - 먹는 동안 숨쉬는 소리의 변화 없음

3. 비디오투시삼킴검사

① 구강 단계 : 빠는 힘 저하되어 있음
② 인두 단계 : 묽은 액체 제공 시 몇 차례 삼킴 관찰되었으며 이때 흡인이나 침습 없음
③ 식도 단계 : 이상 없음
④ 침습-흡인 척도: 1단계

4. 주요 문제점

① 빠는 힘 저하
② 5cc 넘게 더 섭취하지 않으려고 함

5. 목표 설정

① 장기 목표
- 젖병을 이용하여 20분 이내에 몸무게에 따라 섭취해야 하는 양 섭취

② 단기 목표
- 젖병을 이용하여 20분 이내에 15cc 섭취

③ 치료 계획
- 빠는 힘 증진을 위한 빨기 훈련
- 구강 기능 향상을 위한 구강 운동 훈련
- 젖병을 섭취하는 동안 머리, 턱, 볼 지지를 통한 안정성 제공

사례 2 식도폐색과 기관식도 누출관

1. 의무기록지 검토

① 재태기간 : 28+6주
② 출생당시 몸무게 : 750g
③ 성별 : 여
④ 진단명 : 식도폐색을 동반한 기도식도 누출관
⑤ 식사 형태 : 위영양관
⑥ 기관절개관 : 없음
⑦ 산소 : 적용 중
⑧ 흡입관 : 혀기저부 분비물 흡입용, 식도 위쪽 분비물 흡입용으로 2개 흡입관 삽관
⑨ 환경 : 신생아중환자실
⑩ 첫 평가 시 생활 연령 : 2개월

⑪ 첫 평가 시 월경 후 연령 : 39주

2. 임상관찰

① 각성 상태 및 적응

- 행동 양상에 따른 각성 상태 2단계로 가끔 눈을 뜨며 빠는 것이 관찰됨
- 울 때 토닥여 주면 진정하는 모습 보임

② 자세 및 근긴장도 조절

- 고개 돌리기에 제한 보임
- 정상적인 근긴장도 관찰됨
- 바로 누운 자세에서 팔과 다리의 자발적인 움직임 관찰됨

③ 구강 반사

- 먹이찾기반사 : 있음
- 빨기반사 : 있음
- 위상성 깨물기반사 : 있음
- 횡행 혀 반사 : 있음
- 삼킴반사 : 있음
- 구역반사 : 있음
- 기침반사 : 기도로 유입되지 않도록 흡입관 삽관 중으로 평가 불가능

④ 구강 감각

- 볼, 입술, 잇몸, 단단입천장, 혀 자극 시 안정적인 모습 보임

⑤ 구강 운동

- 구강 자극 시 빨기반사, 위상성 깨물기반사, 횡행 혀 반사로 인한 움직임 관찰됨

⑥ 인두 기능

- 구강 자극 시 빨기 관찰되면서 침 삼킴 보이지만 기도로 유입되지 않도록 흡입관을 삽관하고 있어 정확한 평가 제한적임

⑦ 식사 시간 평가

- 비영양적 빨기
  - 과도하게 턱을 벌리는 경향 없음
  - 잇몸 자극 시 씹는 반응 관찰됨
  - 자극 시 느리지만 입을 벌려 빨기를 시작할 수 있음
  - 손가락, 공갈젖꼭지를 찾아 밀착하여 1초당 2번 정도의 움직임으로 리듬 있게 빨 수 있으나 분비물이 늘면서 지속하기 어려움
  - 입술 밖으로 혀를 과도하게 내밀거나 혀가 뒤로 당겨져 있지 않음
- 영양적 빨기 : 구강을 통한 영양 섭취를 전혀 하지 않아 평가 불가

3. 주요 문제점

① 손가락, 공갈젖꼭지를 찾아 밀착하여 1초당 2번 정도의 움직임으로 리듬 있게 빨 수 있으나 분비물이 늘면서 지속하기 어려움

② 구강 자극 시 빨기 관찰되면서 침 삼킴 보이지만 기도로 유입되지 않도록 흡입관을 삽관하고 있어 구강을 통한 분유 섭취를 경험하지 못함

③ 식도폐색 및 기도식도 누출관으로 구강을 통한 분유 섭취를 경험하지 못함

4. 목표 설정

① 장기 목표

- 식도폐색 및 기도식도 누출관 수술 후 구강을 통한 음식물 섭취

② 단기 목표

- 구강 감각 및 운동에 대한 긍정적인 경험하기

③ 치료 계획
- 구강운동기술 유지를 위한 비영양적 빨기 훈련
- 구강 내 감각 자극에 대한 내성 유지 훈련

사례 3 뇌종양

1. 의무기록지 검토

① 발병 전 발달 : 정상 발달
② 발병시기 : 7개월 전부터 보행장애와 두통 발생, 5개월 전에 방사선치료 시작, 3개월 전부터 오른쪽 안면 마비, 오른쪽 다리 통증 호소
③ 수술력 : 없음
④ 방사선치료 : 5개월 전 시행
⑤ 항암치료 : 받지 않음
⑥ 성별 : 남
⑦ 진단명 : 뇌교 신경교종으로 인한 오른쪽 편마비
⑧ 식사 형태 : 일반밥, 먹기 편하게 자른 반찬, 빨대 또는 컵을 이용한 액체 섭취
⑨ 기관절개관 : 없음
⑩ 산소 : 없음
⑪ 환경 : 입원치료
⑫ 첫 평가 시 생활 연령 : 8세

2. 보호자 면담

① 고기, 채소 등 질긴 음식을 섭취하는 데 어려움이 있어 반찬을 잘게 잘라서 주어야 함
② 음식물을 먹으면서 오른쪽으로 흘림
③ 컵으로 물을 마시거나 물기가 있는 과일을 먹을 때 자주 사레가 들림

3. 임상관찰

① 각성 상태 및 적응
- 행동 양상에 따른 각성 상태 5단계로 오른쪽 편마비로 움직임에 어둔함 보이지만 팔, 다리를 이용한 신체적 활동에 참여함

② 자세 및 근긴장도 조절
- 목 및 몸통 조절 가능
- 정상적인 근긴장도 관찰됨

③ 구강 반사
- 삼킴반사 : 있음
- 구역반사 : 있음
- 기침반사 : 약함

④ 구강 감각
- 볼, 입술, 잇몸, 단단입천장, 혀 자극 시 안정적인 모습 보임

⑤ 구강 운동
- 오른쪽 입술 다물기 제한으로 침흘림 관찰됨
- 혀의 앞-뒤, 위-아래, 오른쪽-왼쪽 움직임 양호
- 설압자 제공 시 씹어서 입 안에서 오른쪽과 왼쪽으로 움직이기 가능

⑥ 인두 기능
- 물 마실 때, 물기가 있는 과일 섭취 시 5회 중 3회는 사레 들림으로 기침을 함
- 코로 역류되는 양 없음
- 자발적 기침 유도 시, 약한 모습 보임

⑦ 식사 시간 평가
- 질긴 음식 제공 시 씹어서 삼키기 어려움
- 액체 섭취 시 5회 중 3회는 사레 들림으로 기침을 함

4. 비디오투시삼킴검사

① 구강 단계 : 혀 조절, 씹기 기능 정상
② 인두 단계 : 묽은 액체 제공 시 몇 차례 삼킴 관찰

되었으며 이때 흡인이나 침습 없음
③ 식도 단계 : 이상 없음
④ 침습-흡인 척도 : 1단계

5. 주요 문제점

① 입술 움직임 저하
② 질긴 음식 섭취 시 씹어서 삼키기 어려움
③ 액체 섭취 시 사레 들림 발생

6. 목표 설정

① 장기 목표
- 다양한 종류의 음식물 섭취

② 단기 목표
- 사레 들림 없이 물 50cc 섭취하기
- 자르지 않은 콩나물과 시금치 섭취하기

③ 치료 계획
- 구강 기능 향상을 위한 구강 운동 훈련
- 인두 기능 강화를 위한 성대 강화 운동, 샤케어 운동, 저항성 턱 당기기 운동
- 안전한 음식물 섭취를 위한 고개 숙이기와 노력 삼킴 적용

사례 4 차지증후군

1. 의무기록지 검토

① 재태기간 : 40주
② 출생당시 몸무게 : 3400g
③ 성별 : 여
④ 진단명 : 차지증후군
⑤ 식사 형태 : 코위영양관
⑥ 과거 식사 형태 : 구강을 통한 음식물 섭취 경험 없음
⑦ 기관절개관 : 있음
⑧ 흡입 : 시행
⑨ 산소 : 없음
⑩ 환경 : 외래
⑪ 첫 평가 시 생활 연령 : 7개월

2. 보호자 면담

① 입술, 혀의 움직임은 관찰됨
② 침을 삼키고 나면 사레 들리면서 기침을 하고 흡입을 자주 시행해야 함
③ 구강을 통한 음식물 섭취 경험이 전혀 없음

3. 임상관찰

① 각성 상태 및 적응
- 행동 양상에 따른 각성 상태 5단계로 주변 환경에 관심 보이면서 팔, 다리를 이용한 신체적 활동에 참여함

② 자세 및 근긴장도 조절
- 목 및 몸통 조절 가능
- 정상적인 근긴장도 관찰됨

③ 구강 반사
- 삼킴반사 : 지연됨
- 구역반사 : 있음

④ 구강 감각
- 볼, 입술, 잇몸, 단단입천장, 혀 자극 시 안정적인 모습 보임

⑤ 구강 운동
- 입술 다물기 가능
- 혀의 앞-뒤, 위-아래, 오른쪽-왼쪽 움직임 양호
- 설압자 제공 시 입 안에서 오른쪽과 왼쪽으로 움직이기 가능

⑥ 인두 기능

- 침 삼킴 후 사레 들려 기침하는 모습 보임

4. 비디오투시삼킴검사

① 구강 단계 : 혀 조절, 씹기 기능 정상

② 인두 단계 : 숟가락으로 묽은 액체 조영제 제공 시, 침묵성 성문아래 흡인 보임

③ 식도 단계 : 이상 없음

④ 침습-흡인 척도 : 8단계

5. 주요 문제점

① 삼킴반사 지연

② 인두 기능 저하

6. 목표 설정

① 장기 목표

- 구강을 통한 음식물 섭취 시도

② 단기 목표

- 안전한 침 삼킴 증진

③ 치료 계획

- 삼킴반사 유발을 위한 차가운 자극
- 인두의 근력 강화를 위한 저항 운동
- 인두 수축 강화를 위한 신경근 전기자극치료

SWALLOWING DISORDER

7 제7부

치료의 적용

제1장 증상에 따른 행동학적 중재

제2장 삼킴장애 환자를 위한 치료도구와 보조도구

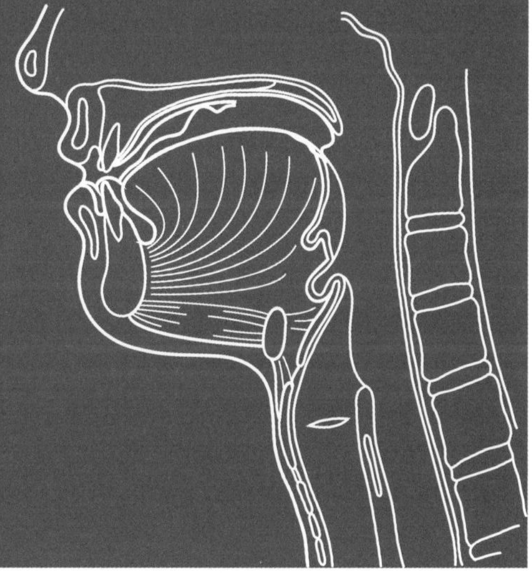

학습목표

1. 구강준비단계 / 구강단계 / 인두단계에서 나타나는 삼킴장애의 증상을 파악하고 적절한 치료 기법을 적용한다.
2. 삼킴장애 환자를 위한 치료도구와 보조도구를 알고 대상 환자에게 적절하게 적용한다.

1 제1장

증상에 따른 행동학적 중재

삼킴단계에서 나타날 수 있는 증상

■ 구강준비 / 구강단계

(1) 침이나 음식이 입 밖으로 흘러나옴 Drooling
(2) 입안에 음식을 물고 있음 Oral apraxia
(3) 음식을 씹는데 어려움이 있는 경우 Poor jaw control, incoordination
(4) 음식덩이를 모으거나 형성하지 못하는 경우 Bolus formation dysfunction
(5) 음식을 구강 뒤로 이동시키지 못하는 경우 Bolus transfer dysfunction
(6) 음식이 앞 / 옆 고랑에 끼거나 구강 바닥에 고이는 경우 Oral pocketing (anterior sulcus / lateral sulcus)
(7) 삼킨 후 혀에 음식이 남는 경우 Oral residue
(8) 음식을 구강 밖으로 밀어내는 경우 Tongue thrust
(9) 기능을 보상하려는 의도로 음식을 찔끔찔금 나눠서 삼키는 경우 Piecemeal swallow
(10) 나쁜 경험으로 인한 두려움으로 삼키지 못하고 구역질 하거나 안 삼키려함 Phagophobia

■ 인두 / 식도단계

(1) 삼킴 시작에 심한 지연을 보이는 경우 Delayed swallowing reflex
(2) 코로 역류되는 경우 Nasal regurgitation
(3) 인두에 잔여물이 코팅되고 남아 있는 경우 Pharyngeal coating and residue
(4) 후두개계곡에 잔여물이 남아 있는 경우 Epiglottic vallecula residue
(5) 조롱박오목에 잔여물이 남아 있는 경우 Pyriform sinus residue
(6) 거글거리는 목소리로 변하거나 목에서 이물감이 느껴지는 경우 Voice change, foreign sense

(7) 음식을 삼키려하기 전 흡인이 발생(영상검사를 통해 미성숙 유출 발견) Pre–swallow aspiration
(8) 삼키는 도중에 기침을 하는 경우 During swallowing aspiration
(9) 삼킴 후 기침을 하는 경우 Post–swallow aspiration

1) 구강준비단계 / 구강단계의 증상별 치료 기법

(1) 침이나 음식이 입 밖으로 흘러나옴 / 침흘림 Drooling

원인 1. 입술과 얼굴의 감각 저하	
촉진기법	• 감각자극 – 손가락으로 양쪽 볼을 눌러주거나 두드리기 / 볼 위로 올려주기 / 차가운 숟가락, 얼음막대, 전동칫솔로 자극하기 – 입술 주위 압박하기 / 입술 선 따라 손, 얼음 막대, 전동칫솔로 자극하기

원인 2. 입술과 볼의 근력 저하	
운동치료	• 수동 운동 – 근육의 움직임에 따라 가벼운 압박으로 입술 오므리기 / 입술 귓가로 올려주기 – 설압자, 숟가락 등을 구강 안쪽으로 넣어서 바깥쪽으로 볼을 늘이기 • 능동 운동 – 입술 다물기 / 입 크게 벌리기 / 입술 오므리기 / 입술 앞으로 내밀기 – 한쪽이나 양쪽 입술 귓가로 올리기 / 투레질하기 / 입술 감추기 – 입술 다물고 볼 부풀리기 – 양쪽 볼 빨아들이기 / 양쪽, 한쪽 볼 부풀리기 / 입술 위와 아래 부풀리기 • 저항 운동 – 입술 내밀기 / 설압자를 입술로 물고 있기 – 볼 빨아들이기 / 부풀린 볼 유지하기 – 입둘레근 훈련기, 혀압력계 등을 이용한 운동

(2) 입안에 음식을 물고 있음 / 행위상실증 Apraxia

원인 1. 구강 행위상실증, 삼킴 행위상실증으로 인해 삼키는 동작을 수행하지 못함	
보상기법	• 음식덩이 변형 – 씹을 수 있는 음식덩이 제공 – 곱게 갈은 형태보다는 재질이 있는 음식을 주어 구강감각을 자극할 수 있는 음식덩이 제공
촉진기법	• 고유수용성 감각촉진 – 씹는 동작과 함께 가능한 환자에게 혼자 먹도록 하여 구강 활동 촉진 – 가능한 구두지시를 최소화하고 hand–guide를 통해 식사동작을 스스로 하게 할 때 중심패턴발생기(CPG pattern)의 작용으로 인한 자동적인 삼킴을 유도 – 예기기에서의 감각자극(향기, 색깔, 모양 및 식사도구로 촉각 자극)을 통한 삼킴반사 촉진

원인 2. 구강감각 및 감각인식이 저하된 경우	
촉진기법	• 음식 변형을 이용한 감각인식 향상 – 모양과 재질이 다양한 음식 제공 – 맛과 향이 강한 음식을 통한 인식 향상
	• 촉각 및 온도자극 – 손가락으로 양쪽 볼을 눌러주거나 두드리기 / 볼 위로 올려주기 – 차가운 숟가락, 얼음 막대, 전동칫솔로 자극하기 – 입술 주위 압박하기 / 입술 선 따라 손, 얼음 막대, 전동칫솔로 자극하기 – 거즈, 얼음 막대, 설압자, 전동칫솔로 자극하기 / 숟가락으로 누르기, 다양한 맛과 향으로 자극

(3) 음식을 씹는데 어려움이 있는 경우 Poor jaw control, incoordination

원인 1. 가동범위의 제한/입벌림장애(Trismus)	
운동치료	• 수동 / 능동운동 – 턱 주위 이완 맛사지, 내밀기 / 넣기 / 벌리기 / 좌우로 움직이기 / 돌리기 – 기구나 설압자를 이용하여 턱을 일정시간 벌려놓기 – 7–7–7 운동(7초간 벌리기 7회, 하루 7번 시행)

원인 2. 아래턱을 적절히 움직이기 위한 근력과 협응력 저하	
운동치료	• 능동 운동 – 턱을 내밀기 / 당기기 / 벌리기 / 다물기 / 좌우로 움직이기, 껌을 씹는 듯한 동작 반복 – 설압자 물고 있기 • 저항 운동 – 내밀기 / 당기기 / 벌리기 / 좌우로 움직일 때 손으로 저항 제공

(4) 음식덩이를 모으거나 형성하지 못하는 경우 Bolus formation dysfunction

원인 1. 혀의 운동범위와 근력이 저하	
운동치료	• 수동 / 능동 / 저항운동 – 혀 내밀기 / 넣기 / 좌우로 움직이기 – 입술을 다문 상태에서 내밀기 / 위로 올리기 / 아래로 내리기 / 좌우로 움직이기 – 잇몸 사이로 혀넣기 / 입천장을 따라 말아 올리기 – 볼에 사탕을 문 모양 만들기 / 설압자나 도구에 저항하여 혀를 앞으로 내밀기 – 혀끝 위로 올리기 / 끝 아래로 내리기 / 좌우로 움직이기 / 뒤로 당기기 – 혀압력계를 이용한 운동

원인 2. 혀의 조절 능력, 턱 / 입술 / 혀의 협응능력이 저하된 경우	
보상기법	• 음식덩이 위치 조절 – 음식을 삼키기 좋은 위치에 제공하고 안전하게 입안에 유지하고 있다가 즉시 삼킴 – 손상되지 않은 쪽으로 음식물을 넣어 삼킴
촉진기법	• 감각자극 – 거즈, 얼음 막대, 설압자, 전동칫솔로 자극하기
운동치료	• 수동 / 능동 / 저항운동 – 혀 내밀기 / 넣기 / 좌우로 움직이기 – 입술을 다문 상태에서 내밀기 / 위로 올리기 / 아래로 내리기 / 좌우로 움직이기 – 잇몸 사이로 넣기 / 입천장을 따라 말아 올리기 – 볼에 사탕을 문 모양 만들기 / 앞으로 내밀기 / 끝 위로 올리기 / 끝 아래로 내리기 / 좌우로 움직이기 / 뒤로 당기기
	• 음식을 이용하여 조작하기 / 직접치료(direct tx) – 다양한 크기와 점도의 음식을 이용하여 연습 – 거즈 / 막대사탕 / 소량의 오렌지 주스를 붙인 묻힌 거즈를 이용 – 막대사탕을 잡고 한쪽에서 다른쪽으로 움직이기 / 앞뒤로 움직이기 – 조절능력이 향상되면 껌을 이용하여 반복 – 음식덩이를 모아서 흐트러뜨리지 말고 입 안에서 움직이기 – 음식덩이를 모아서 뱉어내기

(5) 음식을 구강 뒤로 이동시키지 못하는 경우 Bolus transfer dysfunction

원인 1. 혀의 조절 능력, 턱 / 입술 / 혀의 협응능력이 저하된 경우	
촉진기법	• 감각자극 – 입술을 다물고 혀를 뒷당김하기 / 입술을 벌리고 혀를 뒷당김하기 – 혀 뒷부분(tongue back)을 물렁입천장쪽으로 올리기

원인 2. 혀의 운동범위와 근력이 저하된 경우	
보상기법	• 음식덩이 위치 조절 – 음식을 구강 뒤쪽에 넣어 혀의 움직임이 적어도 이동할 수 있도록 함 • 식사변형 – 삼키기 쉬운 액체나 연식으로 변형함 • 자세변화 – 고개 뒤로 기울이기 – 고개를 들어 중력을 이용하여 구강에서 인두로 음식이 넘어가는 것을 돕고, 성문위삼킴을 같이 적용하여 기도 보호 • 반복삼킴
삼킴수기	• 노력삼킴 – 침으로 시도해본 후, 수행력을 보고 음식을 적용할지 판단
운동치료	• 수동 / 능동 / 저항운동 – 내밀기 / 넣기 / 좌우로 움직이기 – 입술을 다문 상태에서 내밀기 / 올리기 / 내리기 / 좌우로 움직이기 – 잇몸으로 올리고 내리기 / 입천장을 따라 말아 올리기 – 볼 사탕 만들기 / 내밀기 / 올리기 / 내리기 / 좌우로 움직이기 / 뒤로 당기기 – 혀압력계를 이용한 운동(혀의 앞, 중간, 뒷부분)

(6) 음식이 앞 / 옆 고랑에 끼거나 구강 바닥에 고이는 경우 Oral pocketing (anterior sulcus, lateral sulcus)

원인 1. 입술 볼의 감각, 근긴장도, 근력이 저하되어 고랑에 음식물이 끼이는 경우	
보상기법	• 외부적 지지 – 음식을 먹을 때 한 손을 가볍게 손상된 쪽 입술이나 볼에 대어 충분한 압력을 만들어 줌 • 식사변형 – 액체나 연식으로 변형함 • 음식덩이 위치 조절 – 손상되지 않은 쪽에 음식을 넣음 • 자세변화 – 손상되지 않은 쪽으로 고개 기울이기
촉진기법	• 감각자극 – 볼, 입술과 잇몸에 다양한 자극을 주고 감각인식 시키기
운동치료	• 수동 / 능동 / 저항운동 – 입술 크게 벌리기 / 오므리기 / 앞으로 내밀기 / 한쪽, 양쪽 귓가로 올리기 / 모았다가 벌리기 / 투레질하기 / 윗입술로 아랫입술 물기 / 아랫입술로 윗입술 물기 / 감추기 – 볼 부풀리기, 볼 늘리기 / 압박하기 / 양쪽, 한쪽 빨아들이기 / 양쪽, 한쪽 부풀리기 / 위와 아래 부풀리기

원인 2. 혀의 움직임이 부족하여 고랑에 끼인 음식물을 뺄 수 없는 경우	
보상기법	• 자세 변화 – 손상되지 않은 쪽으로 머리를 기울임
촉진기법	거즈 / 얼음 막대 / 설압자 / 전동칫솔로 혀 자극하기
운동치료	• 수동 / 능동 / 저항운동 – 혀내밀기 / 넣기 / 좌우로 움직이기 – 입술을 다문 상태에서 혀 내밀기 / 위로 올리기 / 아래로 내리기 / 좌우로 움직이기 – 잇몸 사이로 혀 넣기 – 입천장을 따라 말아 올리기 – 볼에 사탕 만들기 – 앞으로 내밀기 / 끝 위로 올리기 / 끝 아래로 내리기 / 좌우로 움직이기, 뒤로 당기기 – 혀압력계를 이용한 운동(혀의 앞, 중간, 뒷부분) • 음식을 이용하여 조작하기 / 직접치료(direct tx) – 거즈 / 막대사탕 / 소량의 오렌지 주스를 묻힌 거즈를 이용 – 한쪽에서 다른쪽으로 움직이기 / 앞뒤로 밀기 – 조절능력이 향상되면 껌을 이용하여 반복 – 음식덩이 입 안에서 움직이기 – 음식덩이를 모아서 뱉어내기 – 다양한 크기의 음식덩이를 사용한 후 액체 사용하여 연습

(7) 삼킨 후 혀에 음식이 남는 경우 Oral residue

<table>
<tr><td colspan="2">원인 1. 두경부암 환자의 경우 구강암 수술로 인해 혀 모양이 변형된 경우(Scarred tongue contour)
– 흉터조직이 있는 부위는 굳어 있고 비교적 잘 움직이지 않기 때문에 정상적인 부위와 경계면에 함몰 부위가 생기게 되고, 환자가 삼키려고 할수록 음식이 더 들어가게 됨
원인 2. 신경학적 마비로 인한 혀의 근력 약화는 (5)번 운동을 참조</td></tr>
<tr><td>보상기법</td><td>• 음식덩이 위치
– 흉터가 없는 쪽에 음식을 두어 환자가 입 안에 든 음식의 위치를 알고 조절하기 쉽게 함
• 자세변화
– 고개 뒤로 기울이기</td></tr>
<tr><td>삼킴수기</td><td>• 노력삼킴
– 입안에 음식을 넣은 후 힘껏 삼킴</td></tr>
<tr><td rowspan="2">운동치료</td><td>• 능동 / 저항운동
– 내밀기 / 넣기 / 좌우로 움직이기
– 입술을 다문 상태에서 내밀기 / 위로 올리기 / 아래로 내리기
– 좌우로 움직이기 / 잇몸 사이로 넣기 / 입천장을 따라 말아 올리기
– 볼에 사탕 만들기 / 앞으로 내밀기 / 끝 위로 올리기
– 끝 아래로 내리기 / 좌우로 움직이기 / 뒤로 당기기</td></tr>
<tr><td>• 음식을 이용하여 조작하기 / 직접치료(direct tx)
– 거즈 / 막대사탕 / 소량의 오렌지 주스를 묻힌 거즈를 이용
– 한쪽에서 다른쪽으로 움직이기 / 앞뒤로 밀기
– 조절능력이 향상되면 껌을 이용하여 반복
– 음식덩이 입 안에서 움직이기
– 음식덩이를 뱉어낸 후, 잔여물 확인
– 다양한 크기와 점도의 음식덩이를 이용하여 식괴 형성과 이동 훈련</td></tr>
</table>

(8) 음식을 구강 밖으로 밀어내는 경우 / 혀 내밀기 반사 Tongue thrust

<table>
<tr><td colspan="2">원인 1. 신경학적인 장애로 인하여 혀 밀어내기 반사가 너무 강할 경우 나타남</td></tr>
<tr><td>보상기법</td><td>• 자세변화
– 목을 약간 숙여 머리를 안정되게 지지해 주고, 몸통의 폄 긴장도를 감소시킴
– 휠체어를 타고 있으면 몸을 약간 뒤로 기울여 식사를 제공함
• 기도보호에 이상이 없는 환자에게 고개 뒤로 기울이기
• 음식을 혀의 뒤쪽에 놓기</td></tr>
<tr><td>촉진기법</td><td>• 촉진기법
– 혀에 압력을 주어 적절한 움직임을 촉진하기
– 밀어내기 패턴에 대한 자각력을 높이기
– 혀를 이틀돌기에 대고, 가능해지면 입천정을 따라 뒤로 이동하기</td></tr>
<tr><td>운동치료</td><td>• 음식을 이용하여 조작하기 / 직접치료(direct tx)
– 단단한 음식덩이를 이용하여 시간을 늘려가며 입에 물고 있기
– 혀의 중앙과 뒷부분을 아래로 눌러 주기</td></tr>
</table>

(9) 음식덩이를 조금씩 여러 번 나누어 삼키는 경우 / 찔끔찔끔 삼킴 Multiple swallow per bolus, piecemeal swallow

원인 1. 기능을 보상하려는 의도로 음식을 찔끔찔끔 나눠서 삼킴는 경우 Piecemeal swallow 원인 2. 나쁜 경험으로 인한 두려움으로 삼키지 못하고 구역질하거나 안 삼키려함 Phagophobia	
보상기법	• 음식물의 일부를 입에 물고 있는 상태에서 조금씩 삼킬 때 생길 수 있는 흡인의 위험을 환자에게 교육 • 초기에는 소량씩 제공하면서 점차 한 번에 먹을 수 있는 양을 늘려나감 • 삼키는 데 두려움을 갖는 환자의 경우 객관적 검사 결과를 공유하여 기능 상태를 알려주고 가능한 음식물에 대한 정보를 줌. 가능한 양을 자신감 있게 단번에 삼키도록 훈련
삼킴수기	• 노력삼킴 – 음식덩이를 모아 단번에 삼킬 수 있도록 함

2) 인두 / 식도단계

(1) 삼킴을 시작하는 데 심한 지연을 보이는 경우 / 삼킴반사 지연 Delayed swallowing reflex

원인. 삼킴반사가 저하된 경우	
보상기법	• 음식덩이 변형 – 독특한 맛, 온도 혹은 재질을 갖고 있는 음식을 제공 • 식사변형 – 유동식 보다는 질감이 있는 음식물에서 삼킴반사가 증가
촉진기법	• 온도-촉각 자극 • 후각 자극

(2) 코로 음식이 역류되는 경우 / 코역류 Nasal regurgitation

원인. 음식덩이가 인두로 통과할 때 물렁입천장, 혀의 기저부 근력 약화로 코안쪽을 단단하게 닫지 못하거나 코인두 부분의 잔여물이 생긴 경우	
보상기법	• 삼킴 시 코를 막아 코안쪽의 압력을 증가시킴
촉진기법	• 감각 자극 – 스틱이나 손가락으로 자극하기
운동치료	• 능동 운동 – 하품하기 / 위로 당기기 – 물렁입천장 – 불기

(3) 인두에 잔여물이 코팅되고 남아 있는 경우 Pharyngeal coating and residue

원인 1. 혀기저부의 뒤쪽 운동이 저하되어 있기 때문	
보상기법	• 반복삼킴
삼킴수기	• 노력삼킴

촉진기법	• 감각 자극 – 거즈 / 얼음 막대 / 설압자 / 전동칫솔로 자극하기
운동치료	• 능동 운동 혀 당기기 / 혀 뒷부분 천장에 닿기 / 혀끝 물렁입천장에 닿기 / 가글하기 / '크','그' 소리내기 • 마사코 수기

원인 2. 인두의 수축 운동과 인두벽 운동이 저하	
보상기법	• 음식덩이 변형 • 액체와 고체 교대로 삼키기 • 식사변형 • 반복삼킴
삼킴수기	• 노력삼킴

(4) 후두개계곡에 잔여물이 남아 있는 경우 Epiglottic vallecular residue

원인. 혀기저부의 근력 약하로 인해 음식물이 인두로 충분하게 이동하지 못함	
보상기법	• 자세변화 – 턱 당기기 • 반복삼킴
삼킴수기	• 노력삼킴
촉진기법	• 감각 자극 – 혀, 기저부를 거즈, 얼음 막대, 설압자, 전동칫솔로 자극하기
운동치료	• 능동 / 저항운동 – 혀기저부 수축력 강화 – 혀당기기 / 혀 뒷부분을 물렁입천장에 대기 / 혀끝 물렁입천장에 닿기 – 가글하기 / '크', '그' 소리내기 • 마사코수기

(5) 조롱박오목에 잔여물이 남아 있는 경우 Pyriform sinus residue

원인 1. 혀기저부와 후인두벽의 근력 약화로 인해 음식물을 식도를 이동시키지 못함	
보상기법	• 자세변화 – 턱 당기기 • 음식덩이 변형 • 식사변형 • 반복삼킴
삼킴수기	• 노력삼킴
촉진기법	• 감각 자극 – 거즈 / 얼음 막대 / 설압자 / 전동칫솔로 자극하기

운동치료	• 능동 / 저항운동 – 혀 뒷당김 하기 / 혀 뒷부분 천장에 닿기 / 혀끝 물렁입천장에 닿기 – 가글하기 / '크', '그' 소리내기 • 마사코 수기

원인 2. 반지인두근의 기능장애나 방패연골의 움직임 저하로 식도 열림이 감소된 경우	
보상전략	• 자세변화 – 고개 돌리기 • 반복삼킴
삼킴수기	• 멘델슨 수기 • 노력삼킴
운동치료	• 후두 가동화 • 턱벌리기 운동 • 샤케어 운동

(6) 거글 거리는 목소리로 변하거나 목에서 이물감이 느껴지는 경우 Voice change, foreign sense

원인 1. 인두의 수축과 인두벽 운동이 저하로 잔여물이 남는 경우 원인 2. 반지인두근의 기능장애나 방패연골의 움직임 감소로 식도 열림이 감소된 경우 원인 3. 후두덮개 기능의 저하	
보상기법	• 자세변형 – 턱 당기기 / 고개 돌리기 / 고개 기울이기 • 음식덩이 변형 • 식사변형 • 반복삼킴
삼킴수기	• 멘델슨 수기 • 노력삼킴
운동치료	• 능동 / 저항운동 – 혀 뒷당김 하기 / 혀 뒷부분 천장에 닿기 / 혀끝 물렁입천장에 닿기 – 가글하기 / '크', '그' 소리내기 • 마사코 수기 • 샤케어 운동

<table>
<tr><th colspan="2">원인 4. 적절한 기도폐쇄가 안되는 경우
* 환자의 목소리 변화로는 정확한 원인을 알 수 없으므로 영상학적 평가결과에 의해 치료하는 것을 추천</th></tr>
<tr><td>보상기법</td><td>• 자세변형
– 턱 당기기 / 고개 돌리기 / 고개 기울이기
• 음식덩이 변형
• 식사변형</td></tr>
<tr><td>삼킴수기</td><td>• 성문위삼킴
• 최대성문위삼킴
• 멘델슨 수기
• 노력삼킴</td></tr>
<tr><td>운동치료</td><td>• 후두 가동화
• 기도폐쇄운동
• 거짓성대강화운동
• 성대모음운동
• 샤케어 운동</td></tr>
</table>

(7) 음식을 삼키려하기 전 흡인이 발생(영상검사를 통해 미성숙 음식덩이 유출)

Pre – swallow aspiration, Premature spillage, Premature bolus loss

<table>
<tr><th colspan="2">원인. 물렁입천장과 혀의 뒷부분에 근력이 약해 구강기 동안 음식물의 이동을 막아주지 못하고 삼킴반사가 일어나기 전 음식이 인두로 진행하는 경우</th></tr>
<tr><td>보상기법</td><td>• 자세변화
– 턱 당기기
– 구강 준비기 동안 음식물이 뒤로 이동하지 않도록 함
• 음식덩이 변형
– 음식의 양을 줄여 조절하기 쉽도록 변형
• 음식덩이 위치 조절
– 음식이 바로 이동되지 않도록 혀 밑에 넣어주어 음식덩이를 혀위로 올리는 동안 삼킴을 준비할 수 있는 시간을 갖도록 함
• 식사변형
– 고체는 씹는 동안 미성숙 유출이 진행될 수 있기 때문에 점도가 있는 유동식을 이용</td></tr>
<tr><td>촉진기법</td><td>• 반사조절
– 거즈, 얼음 막대, 설압자, 전동칫솔로 혀기저부 자극하기
– 스틱이나 손가락으로 물렁입천장 자극하기
– 온도 – 촉각 자극</td></tr>
<tr><td>운동치료</td><td>• 능동 / 저항운동
– 혀 뒷부분 천장에 닿기 / 혀끝 물렁입천장에 닿기
– 가글하기 / 혀 당기기 / ‘크’, ‘커’ 소리내기
– 하품하기 / 위로 당기기
– 빨대 이용하여 컵에 담긴 물을 불기</td></tr>
</table>

	• 음식을 이용하여 조작하기 / 직접치료(direct tx) – 거즈 / 막대사탕 / 소량의 오렌지 주스를 붙인 거즈를 이용 – 한쪽에서 다른쪽으로 움직이기 / 앞뒤로 밀기 – 조절능력이 향상되면 껌을 이용하여 반복 – 으깬 음식덩이 흐트러뜨리지 말고 입 안에서 움직이기 – 음식덩이를 삼키지 말고 뱉어낸 후, 잔여물 확인 – 다양한 크기의 음식덩이를 사용한 후 액체 사용하여 연습

(8) 삼키는 도중에 기침을 하는 경우 During swallowing aspiration

원인. 삼키는 도중 적절한 기도폐쇄가 안되는 경우	
보상기법	• 자세변형 – 턱 당기기 / 고개 돌리기 / 고개 기울이기 • 음식덩이 변형 • 식사변형
삼킴수기	• 성문위삼킴 • 최대성문위삼킴 • 멘델슨 수기
운동치료	• 후두 가동화 • 기도폐쇄운동 • 거짓성대강화운동 • 성대모음운동 • 호흡 및 발성 연습 • 리실버만목소리치료 • 샤케어 운동

(9) 삼키고 난 후 기침이 나는 경우 Post-swallow aspiration

원인. 혀기저부와 후인두벽의 수축력이 저하 후두덮개 기능의 저하 성대기능의 저하 * 삼키고 남은 잔여물에 의한 흡인 의심 * 환자의 목소리 변화로는 정확한 원인을 알 수 없으므로 기구적 평가결과에 의해 치료하는 것을 추천한다.	
보상기법	• 자세변형 – 턱 당기기 / 고개 돌리기 / 고개 기울이기 • 음식덩이 변형 • 식사변형 • 반복삼킴
삼킴수기	• 노력삼킴 • 멘델슨 수기

촉진기법	• 감각 자극 – 거즈 / 얼음 막대 / 설압자 / 전동칫솔로 자극하기
운동치료	• 능동 / 저항 운동 혀기저부 당기기 / 혀 뒷부분 천장에 닿기 / 혀끝 물렁입천장에 닿기 / 가글하기 / '크', '그' 소리내기 • 혀압력계를 이용한 강화 훈련 • 마사코 수기 • 샤케어 운동 • 성대강화운동, 거짓성대강화운동, 기도폐쇄법

SWALLOWING DISORDER

제2장

2 삼킴장애 환자를 위한 치료도구와 보조도구

이 장에서는 삼킴장애 치료시 사용되는 다양한 치료도구들과 보조도구들을 제시하여 도구의 명칭과 사용방법 등을 쉽게 이해할 수 있도록 소개하였다. 치료도구들은 치료사에 의해 사용이 되지만 돌봄제공자 교육을 통해 사용이 되기도 한다. 다양한 보조도구들은 자가 식사관리에 필요한 매우 중요한 것들이다. 삼킴장애 환자가 다른 사람의 도움을 받아 식사를 하는 경우 기도로 흡인이 될 가능성이 더욱 높아지기 때문이다. 치료사는 다양한 치료도구 및 보조도구들을 삼킴장애 환자의 증상과 유형에 맞게 적용시키고, 환자에게 안내할 수 있어야 한다.

1 치료도구

구분	도구사진	도구명과 도구설명
감각자극	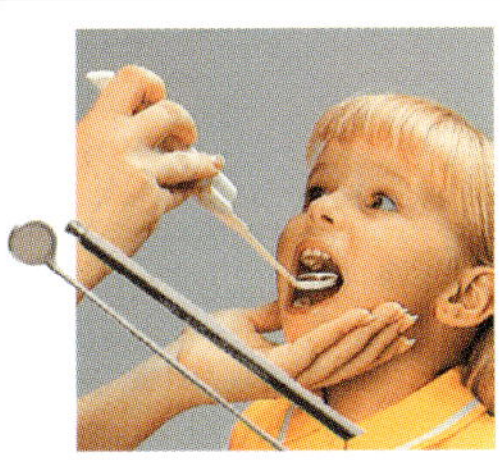	후두경(Laryngeal Mirror) 온도-촉각 자극을 시행할 때 주로 사용한다. 거울의 크기에 따라 사이즈가 표시되어 있다. 깨물기반사와 같은 비정상적인 반사가 나타나는 환자에게는 사용을 금지한다.
감각자극	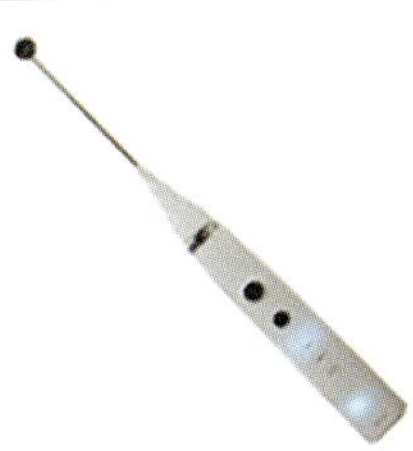	삼킴반사촉진기(Swallowing Reflex Facilitator; SRF100) 후두경을 보완한 제품으로 온도, 촉각, 진동 감각을 제공할 수 있다.

구분	도구사진	도구명과 도구설명
감각자극	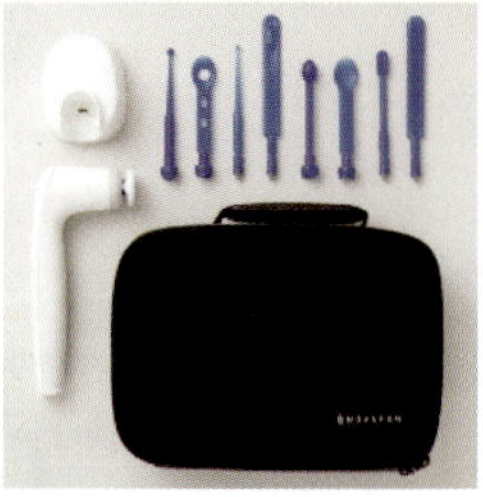	연하재활용 국소 부위 진동 자극기(Novafon) 부드러운 진동으로 심부 조직을 자극하는 진동자극기이다. 진동자극으로 기능의 유지, 재교육 및 움직임을 촉진하는 목적이 있다. 다양한 돌기 형태의 자극기들을 교체하여 사용이 가능하다.
감각자극	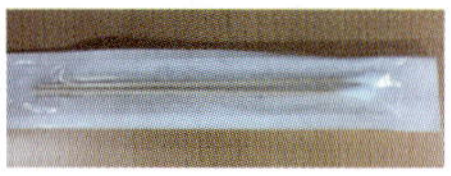	면봉(Swab) 많은 양의 액체를 삼키기 어려운 사람의 경우 면봉에 물이나 주스를 약간 묻혀 입 안 가쪽이나 앞쪽에 떨어뜨림으로써 적은 양의 액체를 섭취하는 훈련을 하기도 한다. 후두경을 사용하기 어려운 경우 면봉을 이용하여 감각-촉각 자극을 시행할 수 있다.
감각자극 구강위생	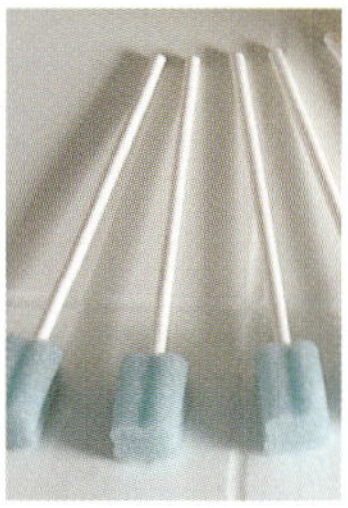	스펀지가 달린 막대(Dentips™) 10cm 길이의 플라스틱 막대에 다양한 맛과 향의 치약이 묻어 있는 스펀지가 달려 있는 구조이다. 구강섭취를 하고난 후 입 안에 남은 음식 찌꺼기를 제거할 수 있으며 구강식사 전에 입 안을 자극하기 위해 사용되기도 한다. 제품에 따라 치약의 유무 및 강도가 다르다.
감각자극 구강운동	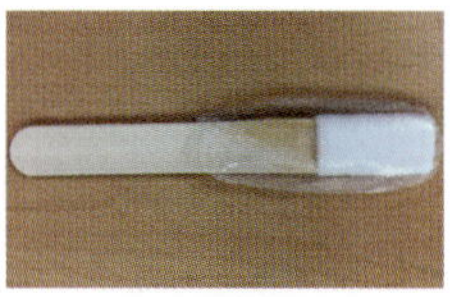	냉 설압자(Ice Stick) 설압자에 거즈를 감은 형태로 구강 삼킴을 촉진시키기 위해 사용한다. 물을 사용하여 거즈를 설압자에 고정시킬 수 있으며 사용 용도에 따라 여러 가지 신맛이 나는 액체를 묻혀 사용할 수 있다. 냉동고에 얼리기 전에 거즈의 면을 고르게 하고 액체의 양을 충분히 제거해 주어야 구강 손상과 흡인을 막을 수 있다.
구강운동	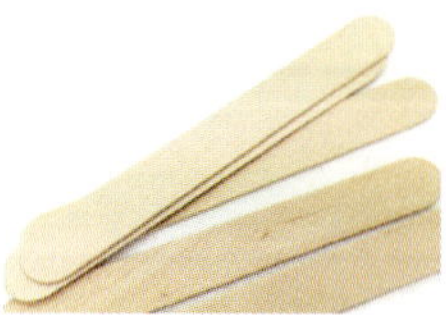	설압자(Tongue Depressors) 나무로 만들어진 설압자는 구강과 인두 평가, 입술과 혀 근력 운동, 씹기 훈련에 사용된다. 또한 숟가락 대용으로 사용되기도 한다. 그러나 강한 깨물기반사가 나타나는 사람에게는 사용하지 않는다.
구강운동 구강위생	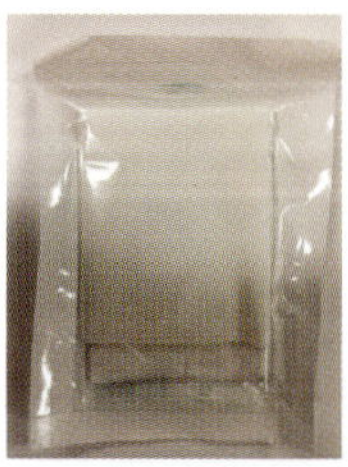	거즈(Gauze) 썰은 과일이나 음식 조각을 싸서 씹기 연습을 할 때 사용한다. 거즈의 끝을 입 밖으로 빼서 잡은 후 치료사가 씹는 부위에 따라 거즈의 위치를 조절하고 유지할 수 있다. 또한 음식이 거즈에 쌓여 있기 때문에 음식 조각으로 인한 사레 위험성도 감소시킬 수 있다. 구강위생이 불량하거나 심각한 입안건조증이 있는 경우 물에 적신 거즈를 이용하여 이물질을 제거해 흡인의 위험을 예방한다.
구강운동	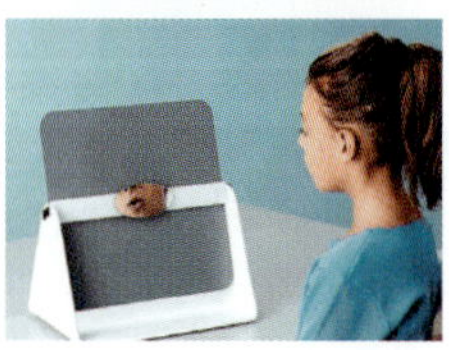	치료용 양면 거울 두가지 크기의 거울이 양면에 부착되어 있다. 큰 거울은 얼굴 전체 모양을 관찰하고, 작은 거울은 입술만 집중적으로 관찰할 때 사용할 수 있으며 원하는 각도에 거울을 고정시킬 수 있다.

구분	도구사진	도구명과 도구설명
구강운동	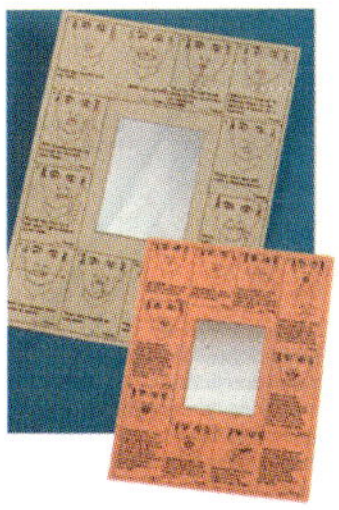	**거울이 부착된 구강 운동과 삼킴 운동 이미지카드** 입술다물기, 혀움직이기, 구강 안쪽 자극 등 여러 가지 구강 운동을 쉽게 따라 할 수 있는 그림으로 되어 있다. 중앙에 부착된 거울을 보고 환자 스스로 입 모양 등을 교정할 수 있다.
구강운동	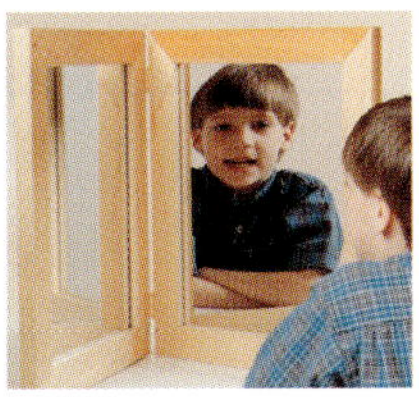	**2면 접이식 거울(Two-Panel Folding Mirror)** 중간에 접이식으로 되어 있는 2면의 거울을 통해 운동시 환자 스스로 입 모양 등을 교정할 수 있다.
구강운동	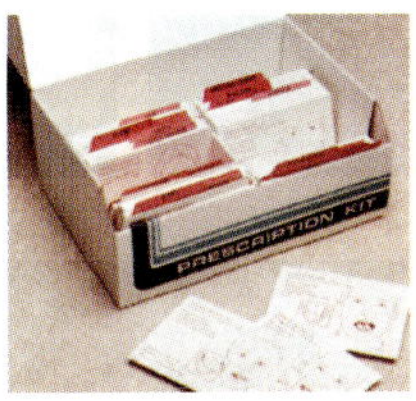	**구강근 활용력 카드** 구강 근력, 가동범위, 협응 능력 향상 활동을 위한 그림 카드로 구성되어 있다. 각 카드에 설명과 그림 예시가 되어 있다.
구강운동	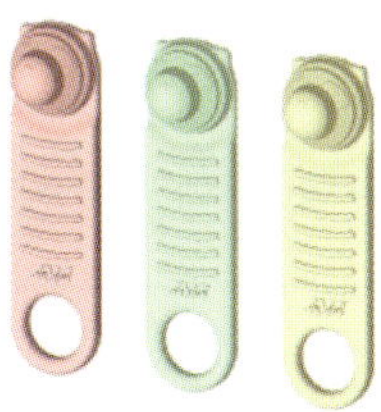	**페코판다(Peko Panda)** 색상별로 단계별 강도 설정을 할 수 있다(분홍; 10kPa, 초록; 20kPa, 노랑; 30kPa). 입안에 넣고 재활 부분을 혀로 누르는 운동 5~10회가 1세트이며 3세트를 1일 3회 실시하도록 한다. 사용 후에는 물로 세척한다.
구강운동	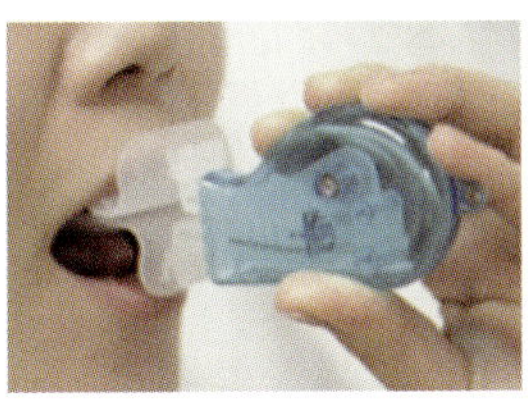	**아게로 메디칼(Agero Medical)** 마우스피스를 혀 위로 들어올려 운동하는 기구로 혀의 위치를 결정하는 혀 근육 및 입둘레근을 단련할 수 있다.
구강운동	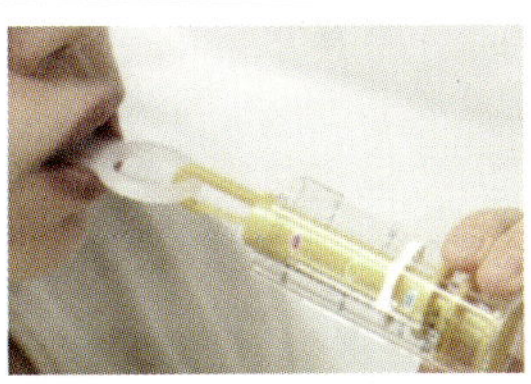	**리토레미터(Littoremeter Medical)** 마우스피스를 사용하여 입술을 다물고 당기면서 운동하는 기구이다. 약 80여개의 얼굴 근육과 연결되어 있어 입 둘레근 훈련과 동시에 얼굴 근육을 자극한다.
구강운동	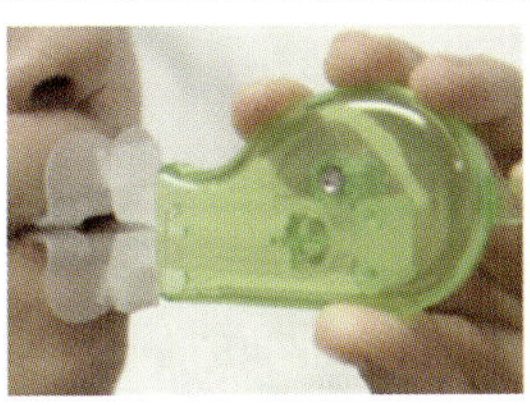	**토지로 메디칼(Tojiro Medical)** 마우피스를 입술 사이에 두고 위 아래로 반복적으로 운동하는 도구이다. 입둘레근 강화를 반복 훈련하여 입술 다무는 힘을 효과적으로 단련하여 구강 호흡을 방지한다.

구분	도구사진	도구명과 도구설명
구강운동 호흡운동	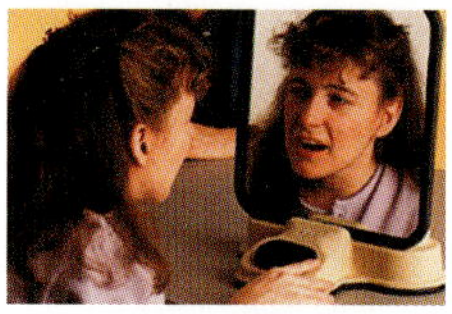	말하는 거울 아크릴 거울에 녹음 및 재생이 가능한 장치가 붙어 있다. 환자가 본인의 목소리를 듣는 동시에 거울을 보면서 정확하게 발음하는 훈련을 할 수 있다.
감각자극 턱강화운동	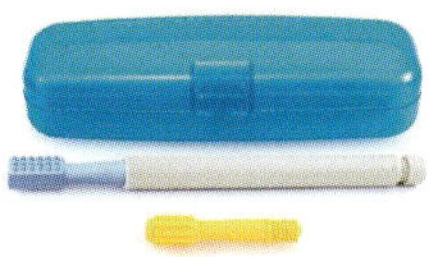	지 바이브(Z-VIBE®) 구강내가 과민하거나 감각 둔화를 보이는 환자에게 촉각 및 부드러운 진동 자극을 할 수 있으며 가쪽 치아나 혀에 자극을 제공하면 혀의 좌-우 움직임을 촉진시킬 수 있다. 자극하는 부분은 용도에 따라 교체할 수 있다.
턱강화운동	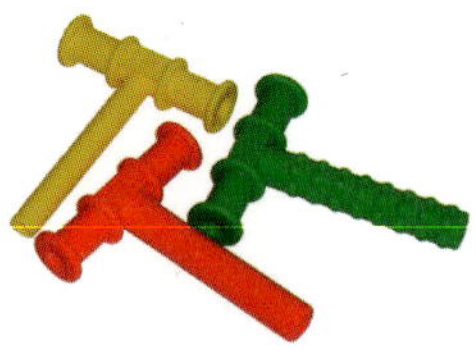	씹기관 콤보팩(Chewy Tubes Combo Packs) 소아 환자를 대상으로 주로 사용되었으나 성인에도 적용이 가능하다. T자 모양의 아래 부분을 손으로 잡고 윗부분을 어금니 사이에 끼워 넣어 도구를 씹도록 하여 턱 근육의 강화를 돕는다.
턱강화운동	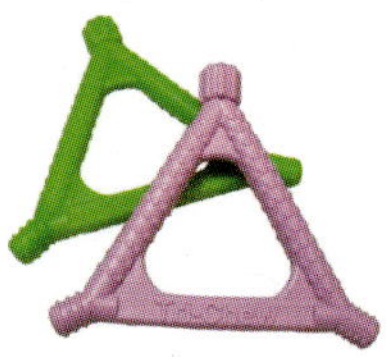	트라이 츄스(Tri-Chews) 신생아~2세까지 적용하며 입안이 막히지 않을 정도의 크기로 제작되었다. 면과 각에 돌기가 있어 입술, 잇몸 및 혀에 다양한 질감을 제공한다.
턱강화운동	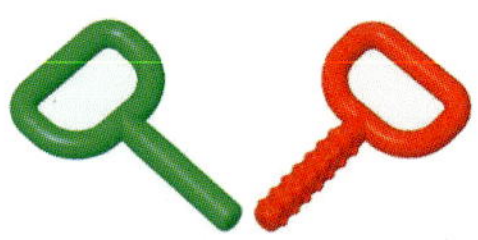	수퍼 츄스(Super Chews) 단단한 막대 부분과 손잡이로 구성이 되어 있다. 빨간색에 비해 녹색이 더 유연하다.
턱강화운동	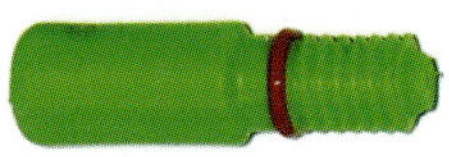	바이트 앤 츄팁(Bite n' Chew Tips) 지바이브 제품을 대신하기 위해 개발이 되었다. 씹는 자극은 턱 근력강화와 안정성에 도움이 된다. 부드럽고 둥근 끝 부분은 볼과 입술의 표면에 적용하여 감각자극을 제공한다.
인후두강화	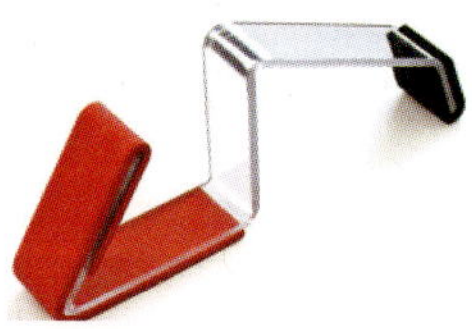	ISO 연하운동장치 (ISO swallowing exercise device) 샤케어 운동이 필요한 사람들이 사용할 수 있는 도구로 목 저항운동을 통해 턱밑근육을 강화시킨다.
호흡강화	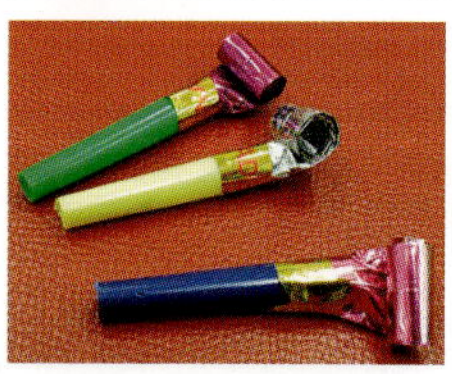	불기 도구 불기 도구를 통하여 입술 운동과 호흡 조절을 즐겁게 훈련할 수 있다. 강도가 강한 것부터 약한 것까지 광범위하게 있다.
호흡강화	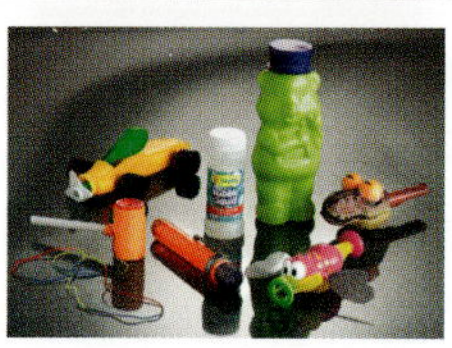	부는 장난감 세트(Blow Toys) 다양한 불기 도구는 비눗방울과 같은 시각적 피드백을 이용하여 아동의 호흡 능력을 향상시킬 수 있다.

구분	도구사진	도구명과 도구설명
호흡강화	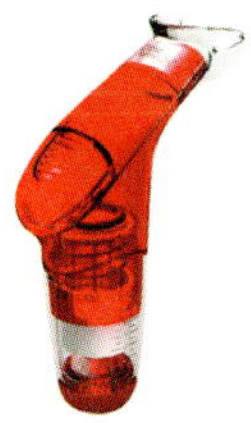	**수동식 호흡기능 회복용 기구(Powerbreathe Plus)** 아래 부분을 조절하여 공기량을 조절할 수 있으며 3가지 색상으로 되어 있다. 호흡량이 저하된 사람에게는 일반적으로 빨간색이 추천된다. 제품에 따라 날숨 및 들숨훈련이 가능하다.
호흡강화	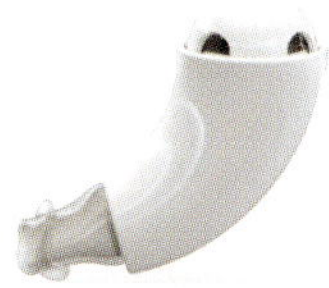	**수동식 흉벽진동기(Shaker Deluxe)** 폐에 진동 자극을 제공하여 흉벽에 붙은 분비물을 제거하도록 한다.
호흡강화	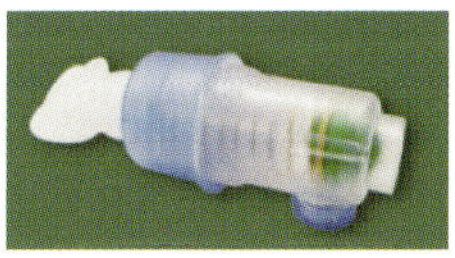	**GaleMed Dofin™** 공기 흐름과 관련된 역학이 고려된 인체공학적 디자인으로 폐의 동적 과팽창을 방지한다. 날숨과 들숨 근력 운동을 위하여 10단계 강도 조절이 가능한 트레이닝 레버가 있다.
입술운동 호흡강화	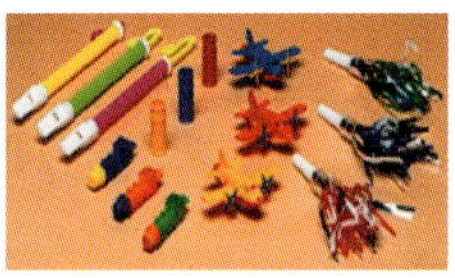	**입술 내밀기 훈련용 호각 키트** 다양한 종류의 호각을 입에 물고 부는 훈련을 통해 입술 내밀기, 입술 오므리기, 호흡 조절 등을 훈련할 수 있다. 시각적 청각적 피드백을 받을 수 있다.
입술운동 호흡강화	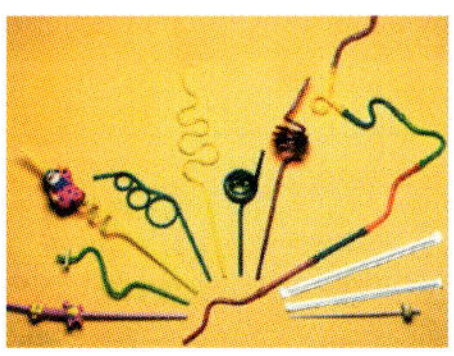	**불기용 빨대세트** 다양한 종류의 빨대를 이용하여 턱-입술-혀의 협응을 향상시킬 수 있다. 입술 오므리기를 강화시킨다.
입술운동 호흡강화	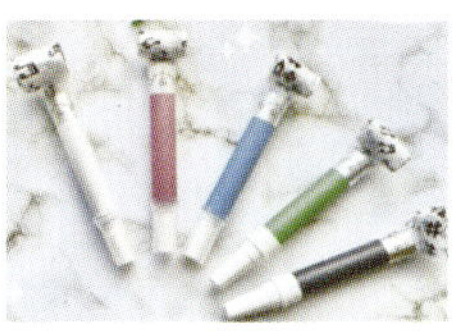	**코끼리 피리 트레이너** 5단계의 길이와 강도로 구성이 되어 있다. 무의식적인 구강호흡이나 입 주변 근육의 약화를 방지하기 위해 사용한다. 입둘레근의 강화와 호흡 훈련을 통해 입술 다물기 힘을 키운다.

2 바이오 피드백 치료도구

구분	도구사진	도구명과 도구설명
구강, 인두, 후두강화	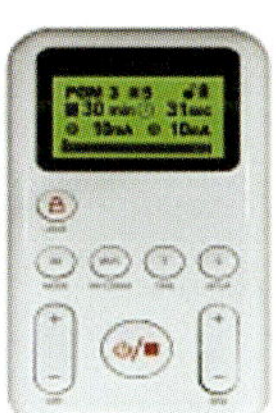	**신경근 전기자극기(STIMPLUS)** 환자의 턱밑과 후두 부분에 전극을 부착시켜 저주파 전류를 흐르게 하여 부착 위치에 따라 목뿔위근육과 목뿔아래 근육을 자극한다. 강도에 감각자극과 근력 강화를 할 수 있다.

구분	도구사진	도구명과 도구설명
구강, 인두, 후두강화	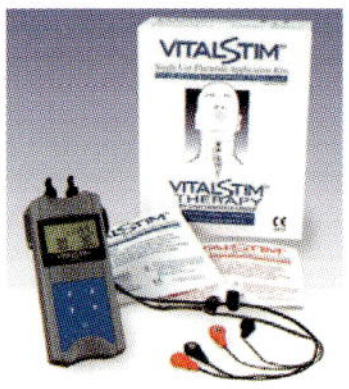	신경근 전기자극기(VitalStim) 환자의 턱밑과 후두 부분에 전극을 부착시켜 저주파 전류를 흐르게 하여 부착 위치에 따라 목뿔뼈위근과 목뿔뼈아래 근육을 자극한다. 강도에 따라 감각자극과 근력 강화를 할 수 있다.
구강, 인두, 후두강화	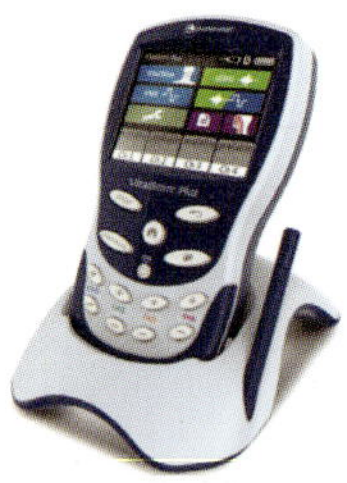	신경근 전기자극기(VitalStim Plus) 전극을 통하여 환부에 전류를 가하여 사용하는 기구이다. 4 채널로 2인~4인 동시 사용이 가능하다. 자발적 근육 수축 및 이완 사이클 중에 생성되는 전기 충격을 감지하여 근육 또는 근육군의 sEMG 바이오피드백 활동을 판독하고 기록할 수 있다.
구강, 인두, 후두강화	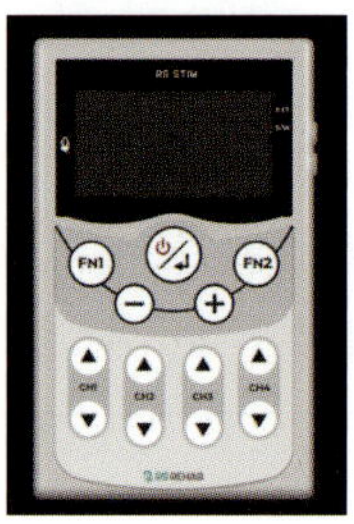	신경근 전기자극기(RS-STIM) 4개의 채널 (C1, C2, C3, C4)을 통해 순차적으로 패턴화된 전기 자극을 시행할 수 있다. 환자의 삼킴 근육을 실제 음식을 삼킬 때의 움직임과 동일하게 동작하게 하여 즉시 음식을 삼킬 수 있도록 도와준다.
구강강화, 평가	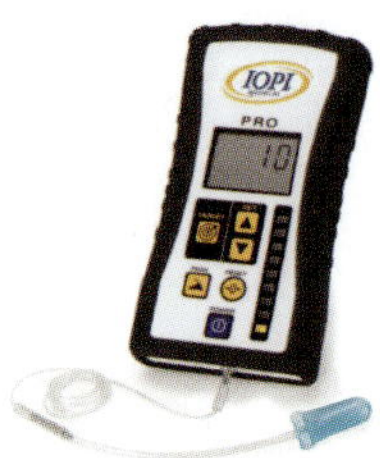	혀 근력 측정 및 강화 훈련기/아이오와 구강수행기구(IOPI Pro Standard) 벌브를 입안에 두어 혀, 볼, 입술의 근력을 측정하거나 최대 수축운동, 지구력 운동을 시행할 수 있다. 기준이 되는 숫자를 세팅하여 우측의 파란색 점등이 설정한 기준 압력 위로 가게끔 훈련할 수 있다.
구강강화, 평가	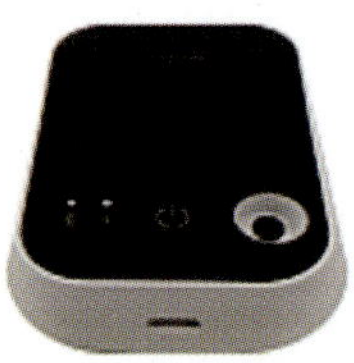	혀 움직임 분석 훈련기(Tongue Movement Analysis & Strengthening Trainer; TPS100) 벌브를 입안에 두어 혀, 볼, 입술의 근력을 측정하거나 최대 수축운동, 지구력 운동을 시행할 수 있다. 컴퓨터 모니터와 연결되어 움직이는 양을 모니터할 수 있다.
구강강화, 평가	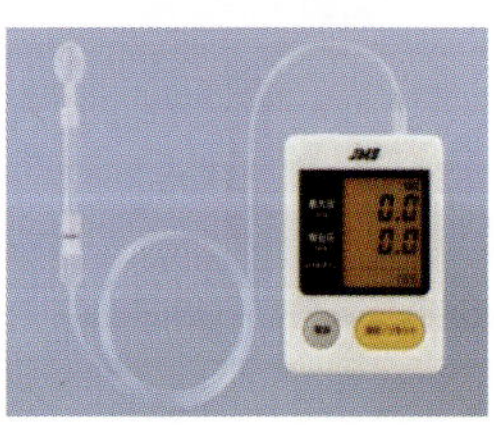	JMS 혀압력계(TMS-02) 혀의 운동기능을 최대 압력을 이용하여 측정한다. 측정된 값으로 삼킴기능이나 구음기능에 관한 선별검사로 지표로 사용할 수 있다. 혀압력 프로브가 있어 앞니로 고정한 후 측정할 수 있다.

구분	도구사진	도구명과 도구설명
구강강화, 평가	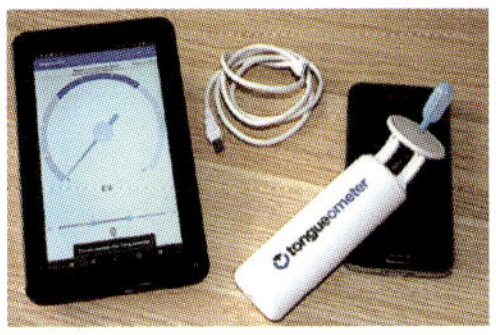	Tongueometer 최대 혀 강도와 혀 지구력을 측정할 수 있다. 평가 후 운동에 적합한 설정을 결정하는 데 도움이 된다. 최대 혀 강도와 혀 지구력을 증가시킬 수 있는 혀 강화 운동을 제공한다. 운동 과학의 원리를 사용하여 사용자는 최적의 운동을 위한 목표 압력 범위를 설정한다. 사용자는 강도 또는 지구력 운동 유형 중에서 선택할 수 있고, 앱을 통하여 목표 범위내에 성공적인 반복 횟수, 압력값을 표시하여 운동을 하는 동안 바이오피드백을 제공한다.
목뿔위근 강화	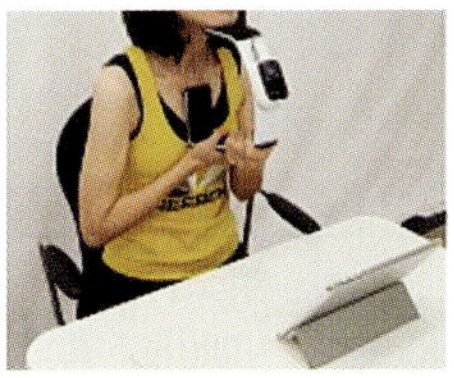	후두올림훈련기(Laryngeal elevation trainer; LES 100) 목뿔위 근육을 훈련하기 위한 장치로 판을 가슴과 턱 아래에 고정한 후 턱을 내리거나 입을 벌리도록 하여 근력을 강화시키거나 상부식도조임근의 이완을 돕는다.

3 흡인 관련 도구

구분	도구사진	도구명과 도구설명
분비물과 가래제거	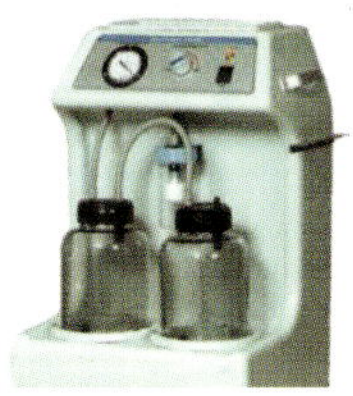	석션기(Suction Machine) 직접적인 치료 전략 시 생길 수 있는 흡인의 위험에 대비하여 연하재활치료실에는 흡입기를 배치하는 것이 추천된다. 흡입기는 이동식과 고정식이 있다. 치료사가 흡입하는 방법을 숙지해야 하며 흡입의 적정 압력인 100~120mmHg를 유지하도록 초기에 세팅해 두어야 한다.
분비물과 가래제거	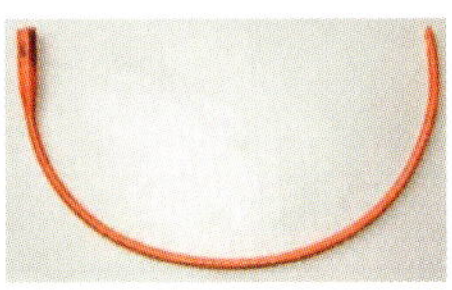	석션 카테타(suction catheter) 성인은 주로 #7, 소아는 #5의 흡입관을 사용한다. 구강흡인과 기관지흡인을 위한 흡입관을 따로 사용하여 이차적으로 발생 가능한 감염을 예방한다. 또한 흡입시 필요한 생리식염수도 구강용과 기관지용을 분리하여 준비한다. 기관지흡입시 깨끗한 비닐장갑을 사용하기도 하지만 좀더 청결을 위하여 핀셋을 이용한다.
기관절개관의 가압등	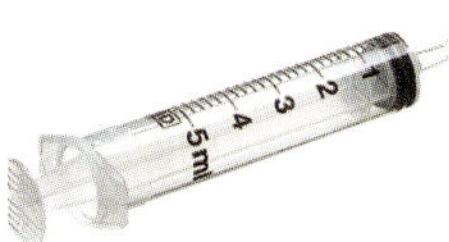	주사기(Syringe) 여러 가지 용도로 사용 가능하며 12mℓ나 10mℓ 주사기는 기관 삽입술을 한 환자의 관에 들어간 공기를 조절할 때 쓰인다. 주사기의 바늘을 제거하고 환자의 상태에 맞게 정해진 공기량을 조절한다. 또한 한 번에 제공되는 음식의 양을 기록하거나 조절하기 위해 사용되고 액체나 미음 등의 음식을 환자에게 적당량 제공할 수 있다. 50mℓ 주사기는 구강-식도 영양법을 시도할 때 사용한다.

4 섭취변형을 위한 보조제

구분	도구사진	도구명과 도구설명
음식변형	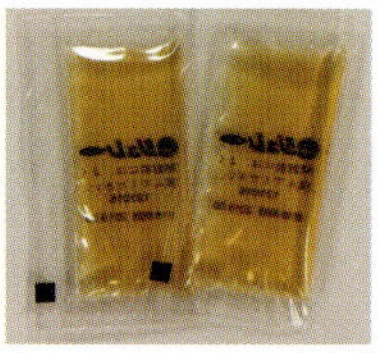	일회용 점도조절된 액상제 젤라틴화 된 액체로 알약을 먹을 때 사용할 수 있다.
음식변형	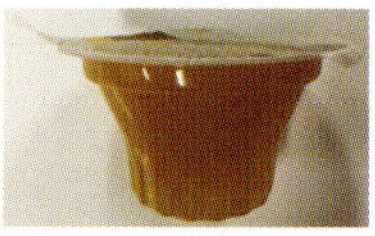	점도조절된 푸딩 식사 3단계 환자가 부드럽게 씹어서 삼킬 수 있는 단백질이 포함된 푸딩으로 별도의 조제 없이 바로 섭취할 수 있도록 되어 있다.
음식변형	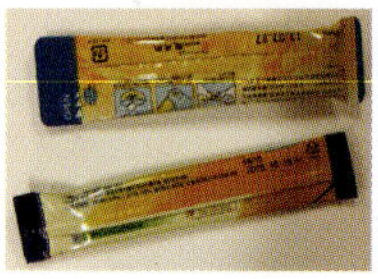	일회용 점도조절제 액체의 점도를 조절하기 위해 사용하며 연하이지, 티크앤이지, 토로미업 A와 같은 제품이 유통된다. 각 제품에 따라 액체에 녹는 속도나 점도 유지기간, 사용 방법이 약간씩 다르므로 종류에 따라 적절한 방법을 선택한다. 치료용으로 사용하고 환자의 수분 공급용으로도 사용한다.
약삼킴	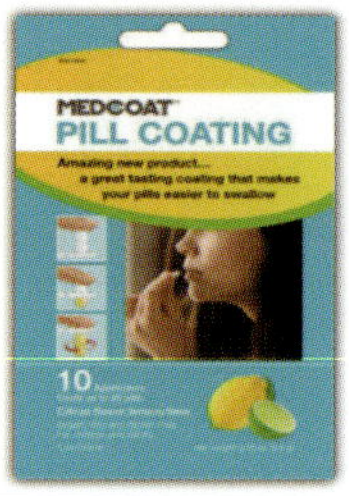	MEDCOAT® 알약에 코팅을 입혀 삼키기 쉽고 맛이 더 좋아지도록 하는 데 사용된다. 각 코팅 장치는 크기에 따라 최대 두 개의 알약을 코팅하는 데 사용할 수 있다. 한 번에 한 알만 복용해야 하는 경우 알약에 하나당 하나의 캡슐을 사용하도록 한다. 알약을 코팅한 후 권장량의 물과 함께 코팅된 알약을 삼키게 된다. 코팅은 섭취 후 빠르게 녹으며 상온 보관한다.

4 식사 시 사용되는 보조도구

1) 지지대

구분	도구사진	도구명과 도구설명
자세 지지	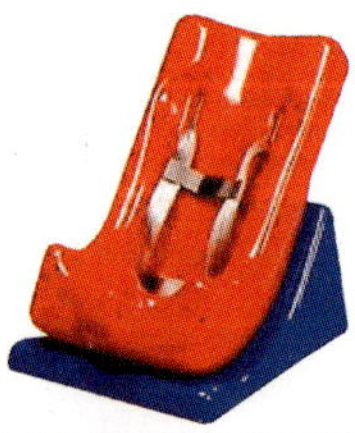	피더 시트(Feeder Sheet) 앉아서 있는 자세를 도와주는 소아용 의자이다.
자세 지지 및 팔의 안정성	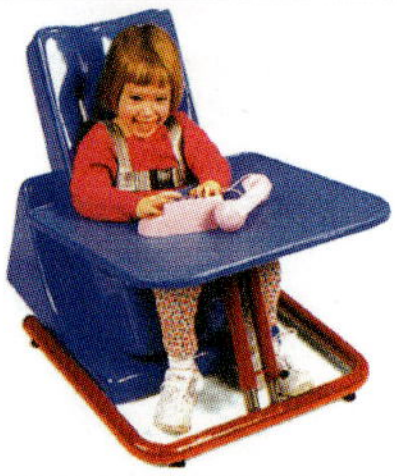	피더 시트 시스템용 트레이(Feeder Sheet Tray) 피더 시트를 사용할 때 책상으로 사용할 수 있다.

구분	도구사진	도구명과 도구설명
자세 지지 및 팔의 안정성	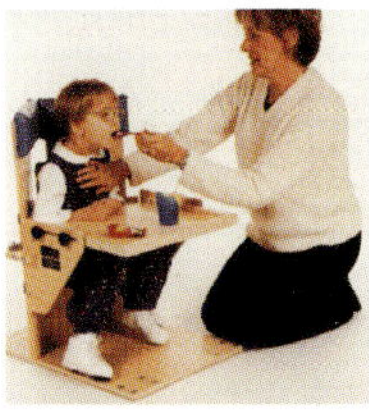	코너 의자(Corner Chair) 아동의 앉은 자세를 교정하기 위한 코너 타입의 의자로 높이 및 책상의 깊이 조절이 가능하다.
목 자세유지	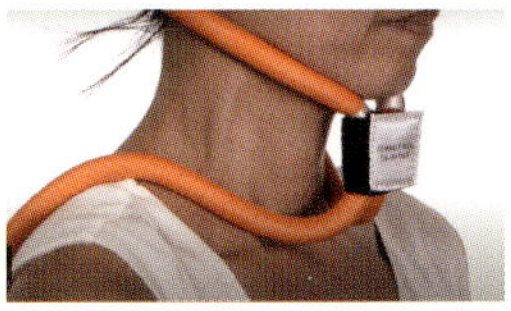	두경부 포지셔너(Correct Well) 부드러운 와이어 재질로 목의 자세를 지지하여 안정성을 높여 삼킴장애를 개선한다.

2) 상지 보조도구

구분	도구사진	도구명과 도구설명
식사 보조기기	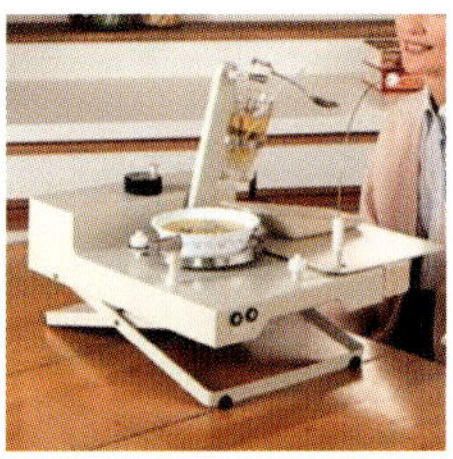	자동 식사 보조기 손을 사용하지 않고 자동으로 식사를 할 수 있도록 도와주는 기계로 자신의 팔을 사용하지 않고 대상자가 원하는 속도로 접시나 그릇에서 스스로 먹을 수 있게 한다. 턱으로 스위치를 조절하며 약간의 두드림 동작으로 숟가락을 채우거나 입으로 음식물이 이동하도록 한다.
식사 보조기기	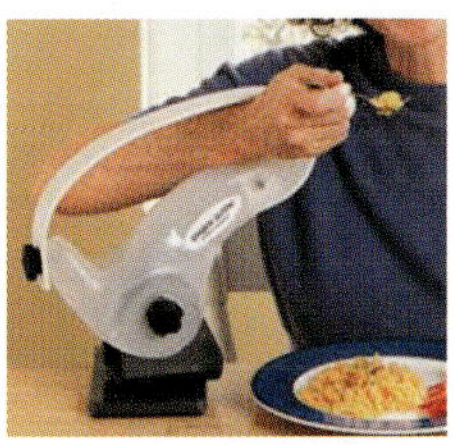	안정된 식사용 팔지지대 음식을 숟가락으로 뜰 때나 입에 넣을 때 안정된 자세를 유지할 수 있도록 도와준다. 그릇에서 입으로 음식물을 뜨는 동안 팔을 부드럽게 움직일 수 있도록 한다.
식사 보조기기	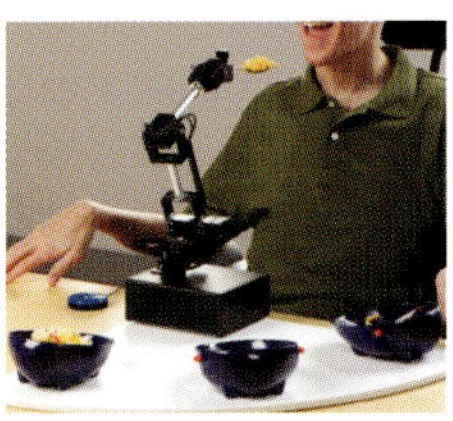	밀 버디(The Meal Buddy) 로봇팔, 받침대, 세 개의 그릇, 숟가락과 버튼 스위치로 구성되어 있다. 전자설계로 음식물을 뜨는 속도, 스푼의 위치, 그릇의 선택 등을 사용자가 설정할 수 있다. 숟가락에서 음식물이 떨어지지 않도록 설계되어 있으며 돌봄제공자의 보조를 줄여준다.
상지 보조도구	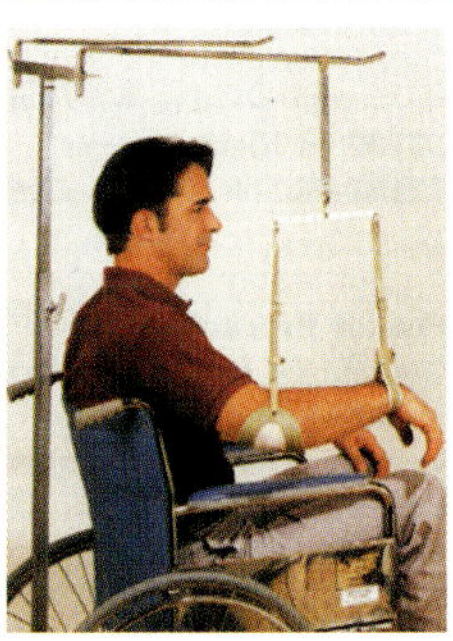	암슬링과 프레임(Arm sling and frame) 휠체어나 의자에 팔의 위치를 고정시켜 중력의 영향을 줄인 독립적으로 자유롭게 식사할 수 있도록 도와주는 장치이다.

상지 보조도구	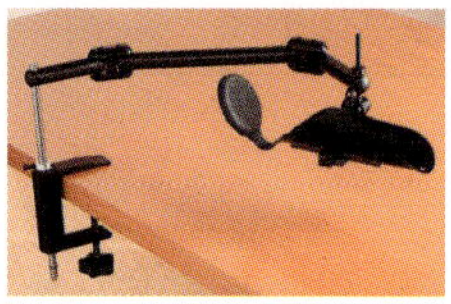	**테이블 고정식 동적 상지 지지 장치(Forearm support with swivel slid)** 상지의 사용제한을 겪는 아동에서 성인까지 좌 · 우 구분없이 모두 사용 가능하다. 휠체어나 책상에 위치를 고정시켜 중력의 영향을 줄인 상태로 식사 동작을 할 수 있게 도와주는 장치이다.

3) 마시기 보조도구

구분	도구사진	도구명과 도구설명
빨대	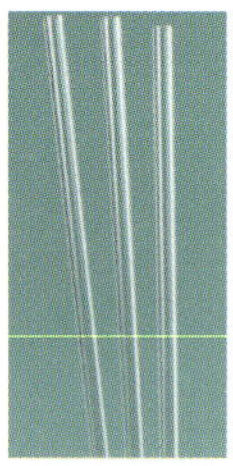	**리지드 투명 플라스틱 빨대(Rigid Clear Plastic Straws)** 수프, 밀크 셰이크 및 기타 약간의 점도가 있는 액체를 마실 때 유용하다.
빨대	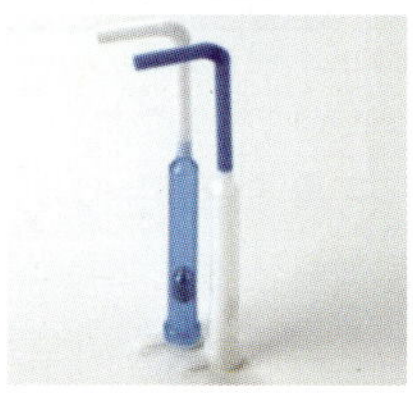	**안전빨대(SafeStraw™)** 1회 삼킴 용량을 조절해 주는 빨대로 사레 들림을 예방하기 위해 사용한다. 컵이나 병과 같은 다양한 용기의 음료를 흘림없이 안전하게 삼킬 수 있게 하고 반복해서 사용 가능하다.
빨대	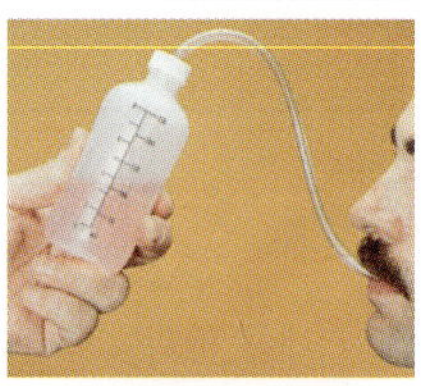	**관이 연결된 식사용 병(Feeding Bottle with Flexible Tube)** 씹거나, 빨거나 삼키는 데 어려움 있는 대상자에게 유용하다. 병은 액체의 양을 측정하는데 도움이 되도록 눈금이 있다. 긴 실리콘 관이 병 바닥에까지 있어 흡입 및 위치 조절을 돕고 입술 폐쇄를 도와준다.
빨대	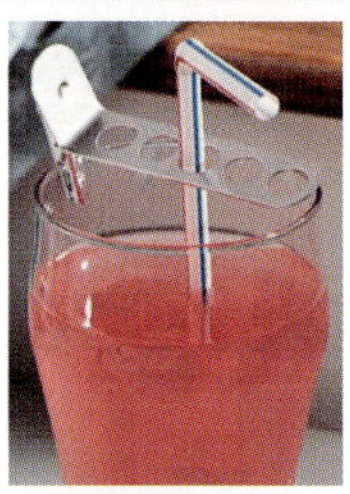	**빨대 홀더(Drinking Straw Holder)** 컵에 부착하는 스프링 클램프가 있어 빨대를 한자리에 고정을 시킬 수 있다.
빨대	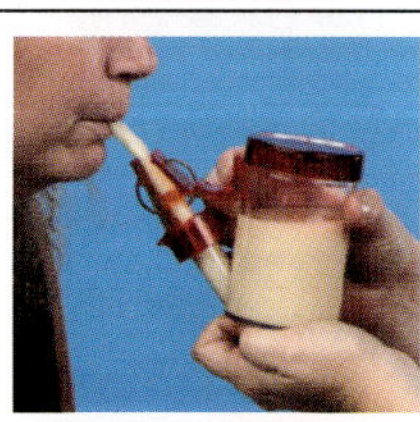	**마닥 드링킹 보조도구(Maddak Drinking Aid with Flow Regulator)** 스스로 마시기 어려운 대상자에게 이상적이다. 부드러운 실리콘 노즐을 통해 액체를 입으로 마실 수 있다. 돌봄제공자는 빨간색 조절기를 눌러서 액체의 양을 조절할 수 있다.
컵	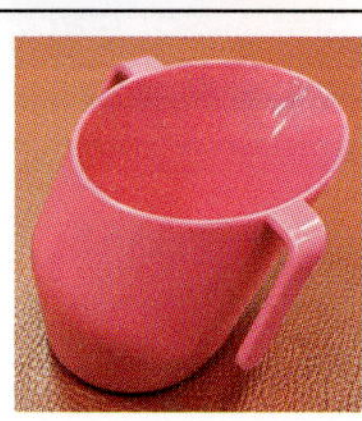	**기울어진 컵** 손잡이가 기울어져 달려 있어 바로 앉은 자세를 유지하면서 마시는 연습을 할 수 있다. 목의 조절능력이 떨어지는 아동들이 목을 기울이지 않고 마실 수 있다.

구분	도구사진	도구명과 도구설명
컵	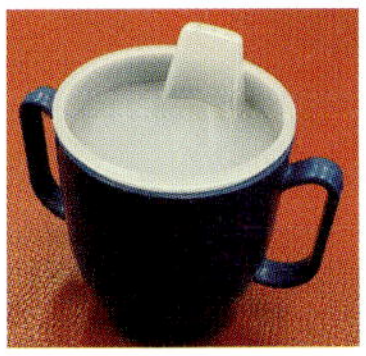	쉽게 잡을 수 있는 컵 어느 방향에서든지 컵을 잡을 수 있도록 손잡이가 4개 달려 있다. 또한 뚜껑이 달려 있어 마실 때 흘리는 양을 감소시켜 주며 뚜껑에 빨대를 끼워서 사용할 수도 있다.
컵	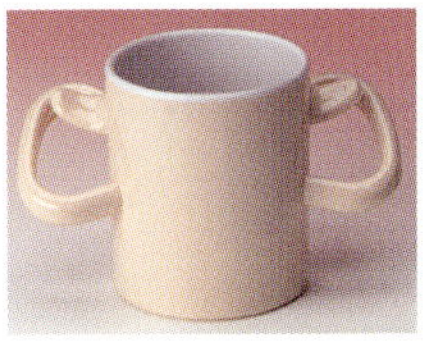	엄지손가락 손잡이 컵(Arthro® Thumbs-Up™ Cup) 엄지손가락 탭은 컵을 기울일 때 제어가 가능하도록 한다. 인체공학적 디자인으로 손목 동작없이 컵을 입술로 들어 올릴 수 있다.
컵	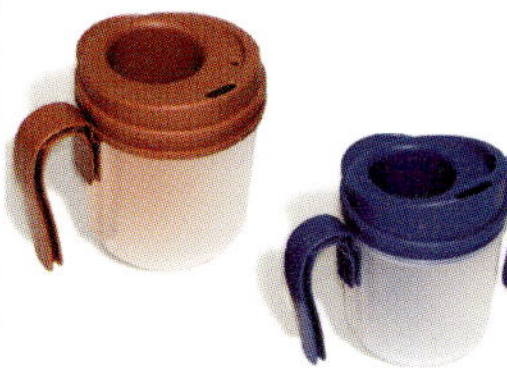	정량 드링킹 컵(PROVALE™ Regulating Drinking Cup) 눈금이 표시되어 있는 컵으로 매번 마실 때마다 일정량의 액체를 제공할 수 있다. 엎질러짐을 최소화하기 위해 넓은 받침대가 있다.
컵	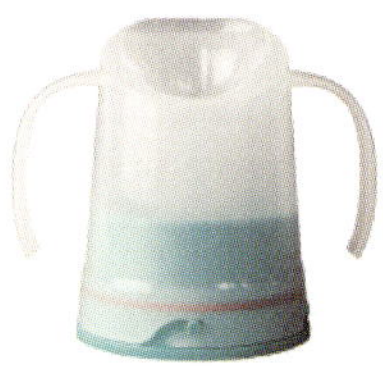	정량 드링킹 컵(Dysphagia Cup Petite) 물, 우유, 커피 등 다양한 음료를 한 번에 한 모금씩 마시도록 설계되어 있다. 대상자 마다 개별적으로 한 모금의 크기를 임의적으로 맞춤 설정 가능하다. 설정된 용량을 마시게 되면 2~3초 후에 같은 양이 자동으로 설정되어 동일한 양을 마실 수 있다. 머리를 뒤로 젖히지 않고 마실 수 있다.
컵	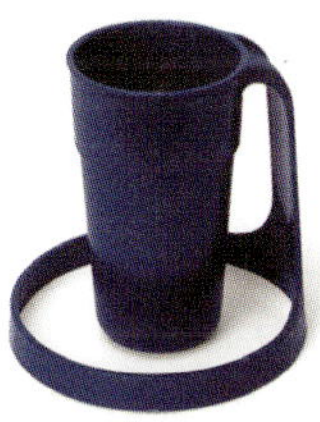	안전받침대 컵(Halo Cup) 넓은 받침대를 장착한 독특한 디자인의 제품으로 안정성을 제공하여 실수로 내용물을 쏟지 않도록 해준다. 독특한 손잡이 구조로 특별히 컵을 잡는 힘이 필요 없다.
컵	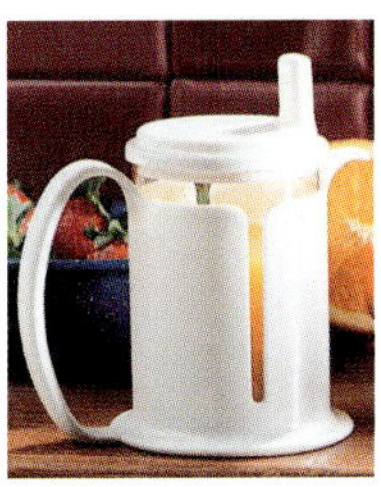	받침대와 뚜껑이 있는 컵(Cup with Holder & Lid) 핸들 또는 핸들과 홀더 사이에 손을 넣어 잡을 수 있다. 입술 다물기가 어려운 대상자가 입술을 닫지 않아도 액체를 먹을 수 있도록 빨대 부분이 나와 있다.
컵	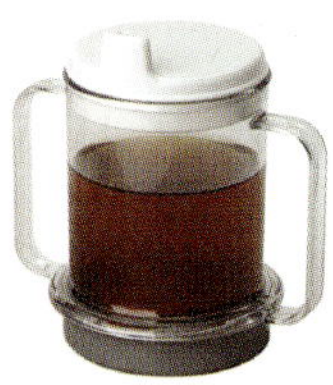	무거운 양손잡이 머그컵(Weighted Two Handle Mug) 뚜껑에는 유출을 방지하기 위해 마시는 빨대 부분이 있다. 컵이 투명하여 내용물의 상태를 알수 있게 되어 있다. 받침대는 무게가 10 온스로 손 떨림을 가진 사람들에게 안전하고 쉽게 마실 수 있도록 한다.

구분	도구사진	도구명과 도구설명
컵	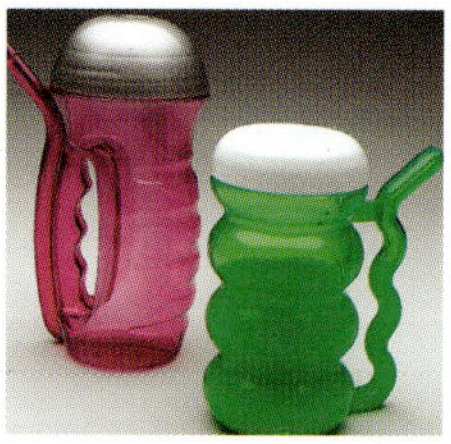	빨대 내장형 컵(Cup with Built-In Straw) 공기의 섭취를 막기 위해 빨대는 컵의 바닥에 연결이 되어 있고 컵속의 액체를 마실 수 있다.
컵	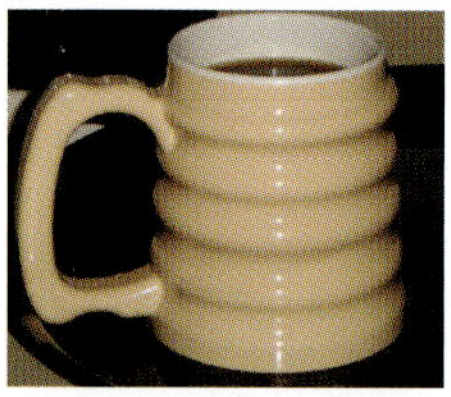	핸드투핸드 머그컵(Hand to Hand Mug) 윤곽선이 있는 모양으로 한손이나 두 손으로 쉽게 잡을 수 있다. 손잡이에 손가락 모양을 본 딴 올록볼록한 모양은 안정감을 높여준다.
컵	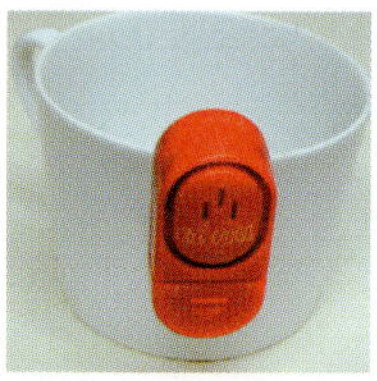	액체 용량 알리미(EZ Fill Liquid Indicator) 밝은 빨간색의 작은 장치로 액체가 컨테이너 상단에서 약 1 인치에 도달했음을 나타낸다. 점도조절제와 액체의 양을 적절하게 조율하기 위해 사용할 수 있다.
컵	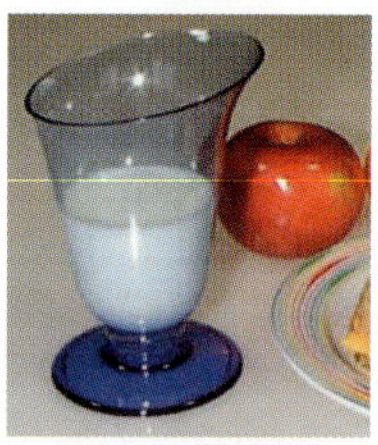	종 모양의 컵 컵에 입을 대는 끝부분이 종 모양처럼 넓게 펼쳐져 있어 턱의 안정성을 증진시키고 마시는 패턴을 향상시킨다.
컵	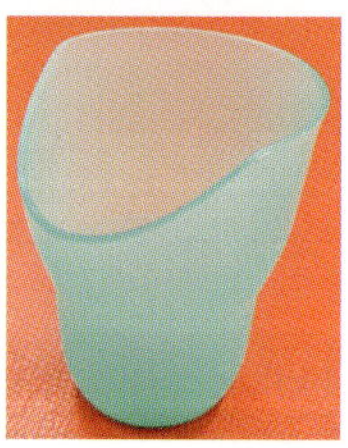	코 부분을 오려낸 컵 컵을 마실 때 코가 들어갈 부분이 깎여져 있어 액체의 양이 줄어들어도 고개를 뒤로 젖히지 않고 마실 수 있다. 또한 치료사가 어느 정도 마시고 있는 지 액체의 양을 확인할 수 있어 마시는 양과 속도를 조절할 수 있다.
컵	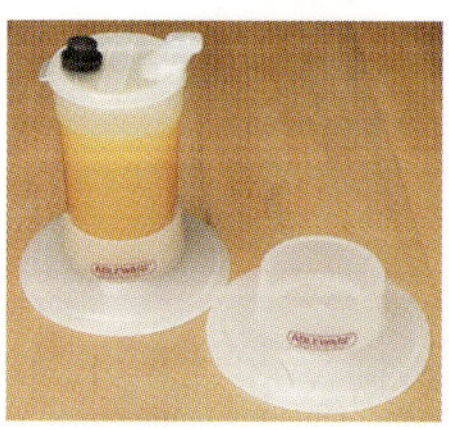	노팁 컵 키퍼(No-Tip Cup Keeper) 액체가 컵에서 나오지 않도록 뚜껑이 있으며 바닥에서 쓰러뜨리지 않도록 컵 고정 받침대가 있다.
컵 홀더	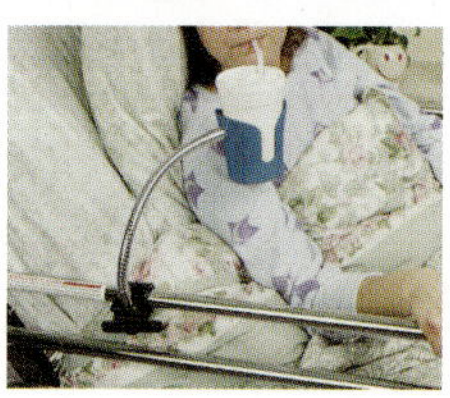	침상 음료수 홀더(Bedside Beverage Holder) 봉 모양으로 된 프레임에는 침대, 휠체어 그 밖의 어디든 장착할 수 있도록 되어 있다. 손잡이가 달린 컵, 음료수 캔이나 병도 사용 가능하다. 크롬 도금된 S자 모양의 관으로 쉽게 컵의 위치를 변경시킬 수 있다.

구분	도구사진	도구명과 도구설명
컵 홀더	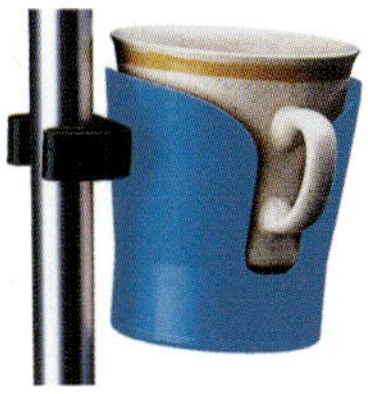	클립온 컵 홀더(Clip-On Drink Holder) 손잡이가 달린 컵을 넣을 수 있도록 홈이 패여 있다. 플라스틱으로 코팅된 철재 스프링 클립은 침대나 휠체어와 같은 원통형 봉에 장착하여 사용할 수 있다.

4) 식사 보조도구

구분	도구사진	도구명과 도구설명
관절가동범위	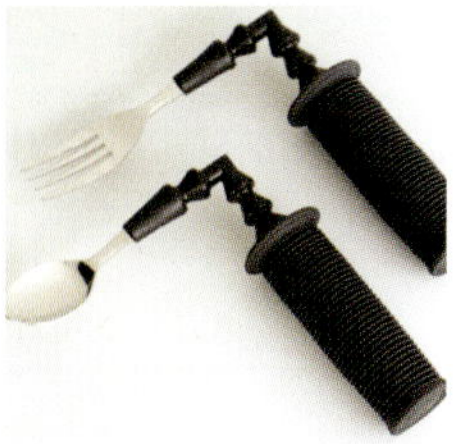	잡기쉬운 길이조절 스푼(Sammons Preston Sure Hand Extension Utensils) 스푼과 손잡이 사이의 길이를 연장할 수 있도록 되어 있으며 각도 조절이 유연하다. 오른손잡이 또는 왼손잡이용으로 각도 조절을 할 수 있다.
관절가동범위	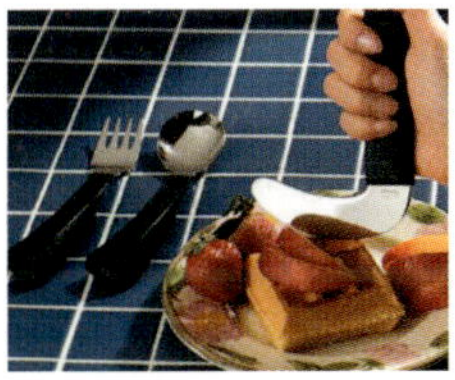	구부러진 손잡이 스푼(Amefa® Curved Built-Up Handle Utensils) 숟가락, 나이프, 포크는 제한된 관절가동범위를 보상하기 위하여 구부러져 있다.
관절가동범위	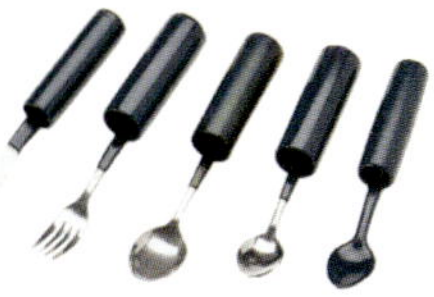	코팅된 손잡이 스푼(Coated Built-Up Handle Utensils) 손잡이가 일반적인 수저보다 굵게 제작되어 잡기가 용이하며 손잡이의 굵기는 선택 가능하다.
관절가동범위	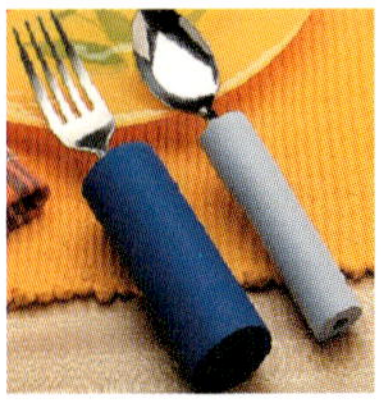	스폰지 끼운 숟가락 원통형 패딩 폼(Cylindrical Foam Padding) 가벼운 고무 재질로 된 스폰지를 숟가락이나 포크 등 사용하는 식기류의 길이에 맞게 적당하게 잘라서 사용한다. 잡는 폭이 늘어나 숟가락이나 포크를 잡기 용이하다.
관절가동범위	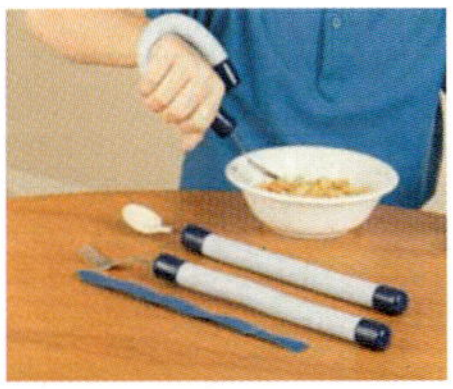	손목에 감는 포크, 숟가락(Flexible Utensils) 숟가락을 잘 잡지 못하는 사람들의 손목에 감아 식사할 때 편리한 각도와 형태로 고정시켜 사용한다.
관절가동범위	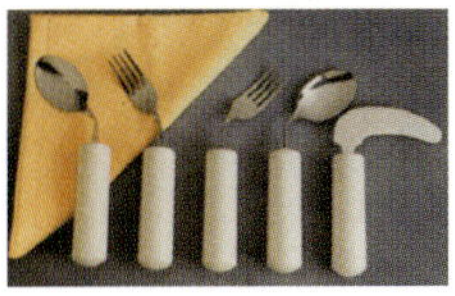	손잡이 세트 구부러진 식기의 앞 부분이 관절가동범위가 제한된 환자의 식사를 도와준다.

구분	도구사진	도구명과 도구설명
관절가동범위	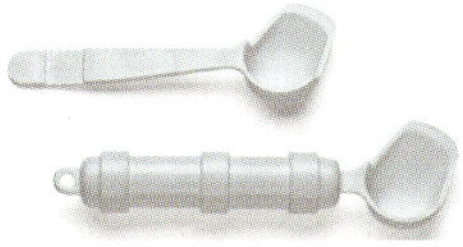	각진 스푼(Angled Spoon) 부드러운 플라스틱 숟가락으로 어깨와 팔꿈치 등의 상지 움직임이 제한적인 사람들이 독립적으로 식사를 할 수 있도록 한다. 스푼을 움푹한 쪽으로 기울여 들어 올리면 숟가락 안에 담긴 음식물이 흘러 나오지 않는다.
관절가동범위	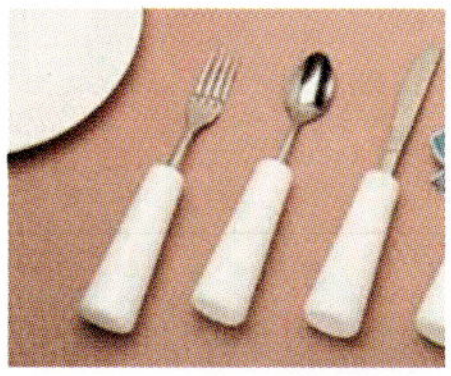	잡기 쉬운 식사용 칼(Sure-Grip Utensils) 손잡이가 원뿔형으로 되어 있어서 손으로 잡기에 편하게 되어 있다.
관절가동범위	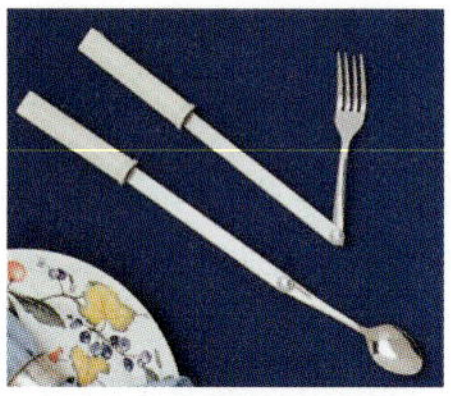	확장형 스푼(Extension Utensils) 제한된 동작 범위를 가진 사람들을 위해 너트 부위를 조정한 다음 사용한다. 확장된 손잡이 길이는 25cm이다.
관절가동범위 협응	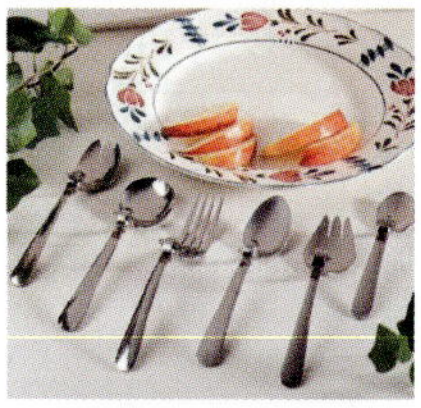	조절가능 회전식 스푼 손목이나 손가락의 움직임 범위 제한이 있을 때 사용한다. 좌우 방향으로 회전량을 조절하는 2개의 정지점이 있다. 평평한 손잡이는 홀더에 들어갈 수 있도록 납작하게 제작되어 있다.
협응	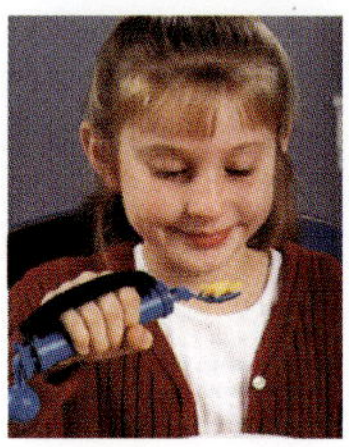	회전 숟가락(Swivel Spoon) 뇌성마비, 치매, 머리의 부상으로 인해 눈과 손의 협응력이 부족한 사람들을 위한 수저로 벨트처리 되어 떨어지지 않도록 고안되어 있으며, 스푼은 항상 위쪽을 향하도록 고안되어 있다.
협응	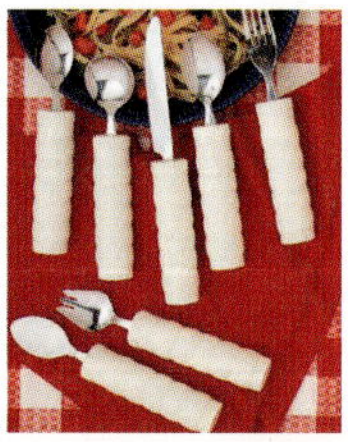	조절가능한 중량 식기 사용자가 편리하게 중량을 간단히 조절할 수 있다. (중량 조절 범위 : 2 ~ 8 온스로 와셔를 이용하여 조절)
협응	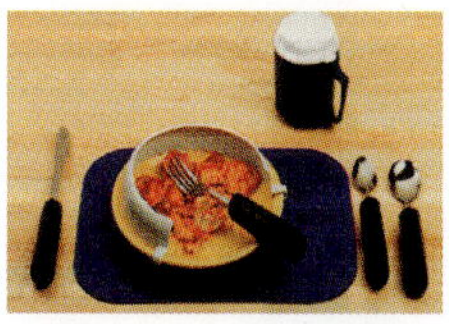	가중(weighted) 식사 도구 키트 파킨슨 병이나 손떨림 등의 질병을 가진 환자가 스스로 식사를 할 수 있도록 도와주는 도구이다.
협응	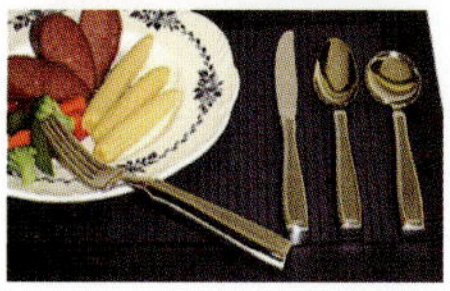	무거운 식기 세트(Weighted Dining Kit) 식기가 중량감 있는 스테인리스로 되어 있어 파킨슨병 및 떨림을 유발하는 다른 환자들이 사용할 수 있다.

구분	도구사진	도구명과 도구설명
근력	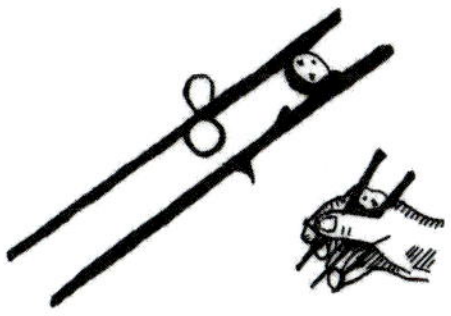	**에디슨 젓가락** 젓가락 사용이 어려운 사람의 손가락에 끼워서 젓가락 사용하는 방법을 익힐 수 있도록 한다.
근력	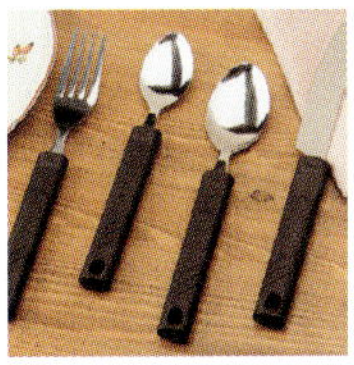	**경량 식기(Lightweight Utensils)** 근력이 저하된 대상자가 쥐고 사용하기 편하도록 무게가 가볍게 되어 있다.
근력	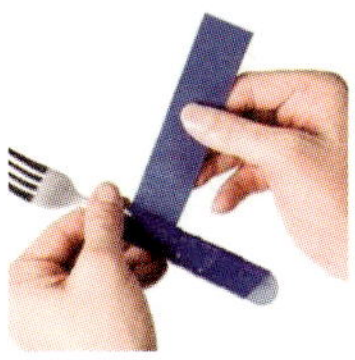	**미끄럼방지 부착 스트랩** 다양한 식사도구에 잘라서 부착하여 사용하는 미끄럼방지 스트랩으로 접시와 쟁반 아래에도 접착하여 미끄럼을 방지한다.
한손사용	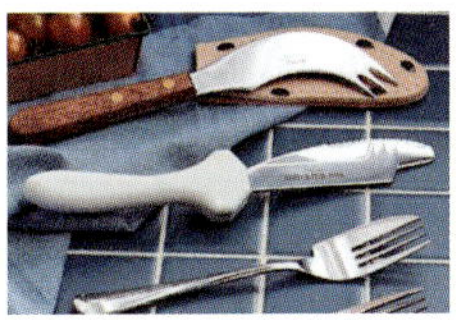	**일체형 칼과 포크(Knife-Fork Combo)** 한 손으로 포크와 칼의 기능을 동시에 사용할 수 있다. 압안에 넣고 사용하지 않도록 주의해야 한다.
한손사용	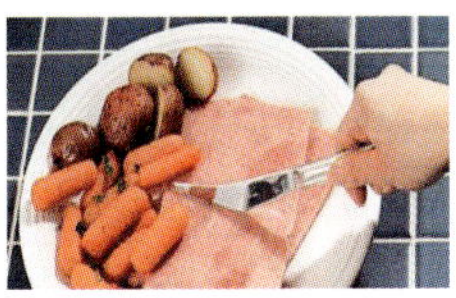	**로커나이프(Rocker Knife with Solid Handle)** 곡선형태의 칼날로 한 손만 사용할 수 있는 사용자가 칼을 앞뒤로 눌러서 음식을 자를 수 있다.
한손사용	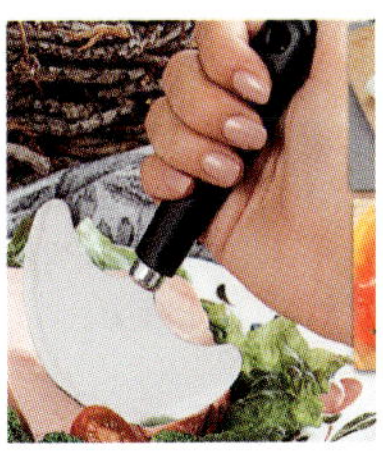	**경량 로커 나이프(Lightweight Rocker Knife)** 1 온스 무게의 칼로 최소 강도로 음식을 앞뒤로 눌러서 자를 수 있게 되어 있다.
한손사용	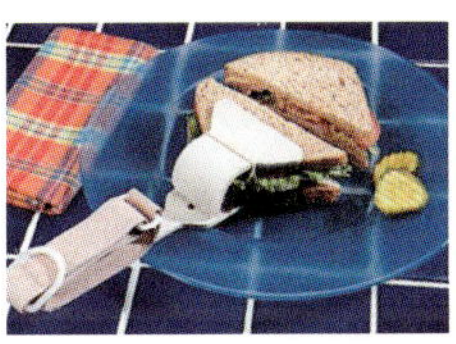	**샌드위치 홀더(Sandwich Holder)** 커프에 끼울수 있는 플라스틱 홀더로 샌드위치를 잡을 수 있다.
인지저하	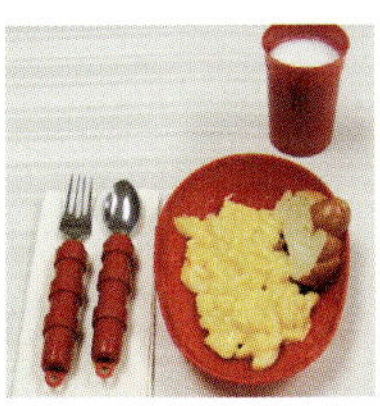	**마닥 질그릇 식기(Maddak Redware Tableware)** 치매로 인하여 식탁에 놓인 식기를 잘 알아볼 수 없는 경우나 시력 저하 및 시각 장애를 경험할 때 사용한다. 색의 대비가 큰 식기를 사용하면 환자가 음식 섭취량을 24%, 액체 섭취량을 84% 늘릴 수 있다는 연구결과가 있다.

구분	도구사진	도구명과 도구설명
인지저하	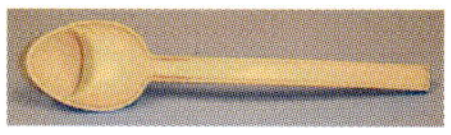	커버드 스푼(Covered Spoon) 숟가락 앞이 덮여있어서 숟가락에 담긴 음식물의 양을 제한할 수 있다.
구강과민 입술닫기	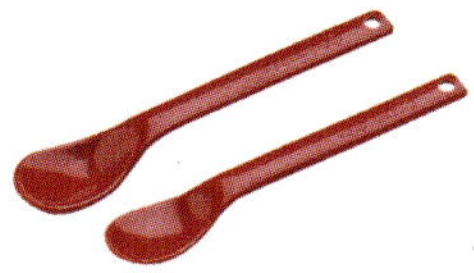	마룬 스푼(Maroon Spoons) 얕고 좁은 그릇을 사용하거나 입술 폐쇄, 구강 과민증 또는 혀의 움직임에 문제가 있는 어린이들에게 적용한다. 숟가락이 플라스틱으로 되어 있어 심한 깨물기반사를 가진 사람에게는 사용하지 않도록 한다.
구강과민	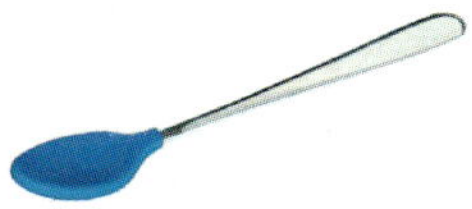	플라스틱 코팅된 스푼(Plastic Coated Spoon – Child) 음식을 먹는 동안 치아, 잇몸 및 입술을 보호할 수 있다. 심한 물기가 있는 사람에게는 사용하지 않는다.
입술닫기	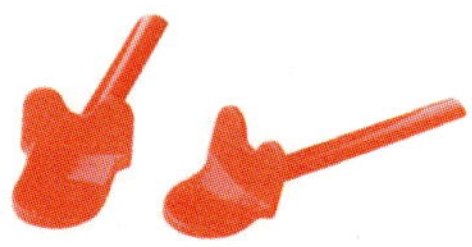	입술 닫기 훈련 스푼 입술 닫기가 어려운 사람들이 사용한다. 음식을 입에 넣고 스푼을 빼는 전 과정 동안 스푼의 표면에 입술이 접촉될 수 있다.
그릇	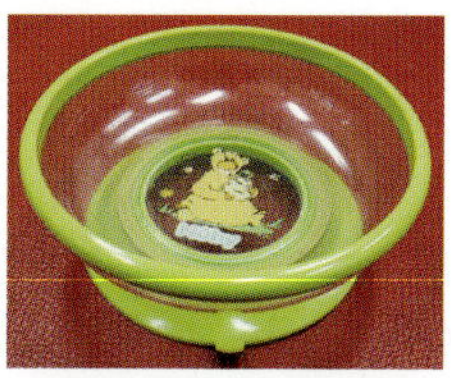	흡입 받침대 접시(Suction Scoop Dish) 안정성을 위해 받침대에 3개의 흡입 컵이 고정되어 있다. 흡입 부분에 습기가 있도록 하고 부드럽고 평평한 표면을 눌러 부착한다.
그릇	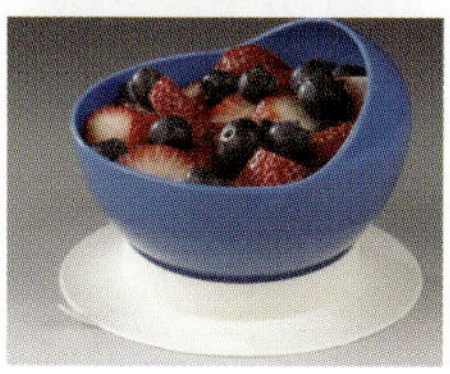	움푹패인 그릇(Scooper Bowl) 숟가락으로 음식을 쉽게 뜰 수 있도록 한쪽 벽면이 경사져 올라가 있다.
그릇	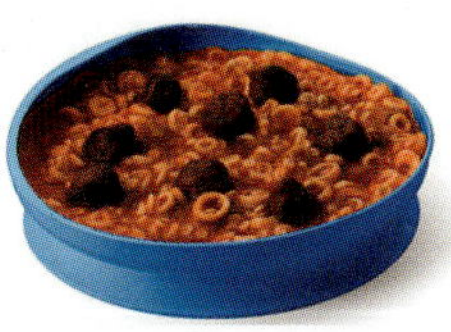	흡입컵 받침대 접시(Scooper Plate with Suction Cup Base) 고무 흡착제가 바닥에 있어 그릇을 식탁에서 안전하게 고정시킨다. 한면에 있는 높은 테두리는 음식을 뜨는데 도움을 준다.
그릇	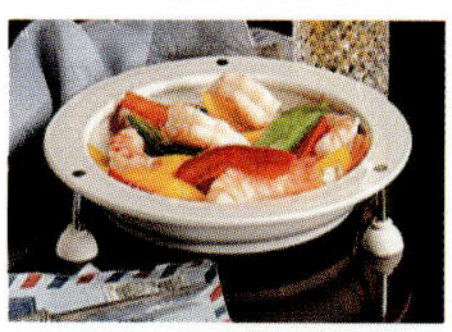	삼발이 흡입 받침대 접시(Triangular Suction Plate) 특수한 안쪽 모서리는 음식물이 접시에서 떨어지는 것을 방지하여 쉽게 먹을수 있게 한다. 그릇 바닥에 있는 3개의 흡착 컵이 그릇을 식탁에 고정시킨다.
그릇	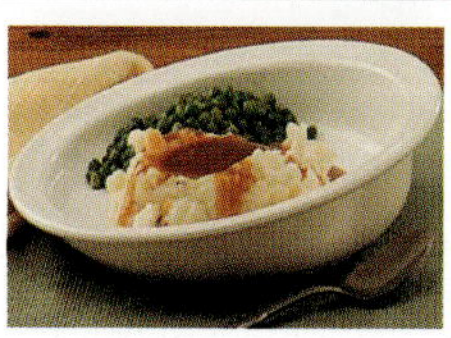	하이로 스쿠프 접시(Hi–Lo Scoop Plate) 바닥에 미끄럼 방지 패드가 있고 한쪽 면이 위쪽으로 올라가 있어 음식을 뜨기에 편하다.

구분	도구사진	도구명과 도구설명
그릇	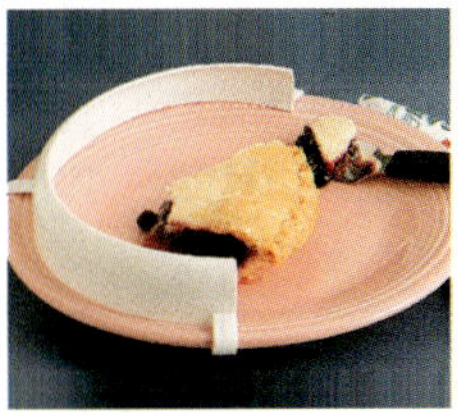	음식 보호대(Clip-On Food Guard) 숟가락으로 음식을 쉽게 뜰 수 있도록 도와준다. 다양한 크기와 재질의 접시에 부착하여 사용할 수 있다. 식사시 접시에 부착하여 숟가락질을 도와주거나 접시에서 음식물 흘리는 것을 방지해 주는 도구이다.
그릇	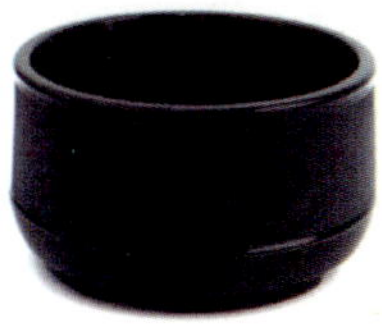	중량이 무거운 그릇(Insulated Weighted Bowl) 그릇 안에 강철이 들어 있어 손떨림이 있는 환자가 그릇을 고정하지 않아도 된다.
그릇	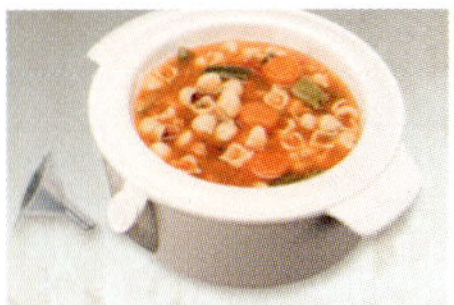	보온 접시(Keep-Warm Dish) One piece design – wont come apart like others 식사 시간이 많이 걸리는 대상자를 위해 사용한다. 플라스틱 깔대기 부분을 이용하여 뜨거운 물을 채우면 음식이 오랜 기간 동안 따뜻해질 수 있다.
앞가리개	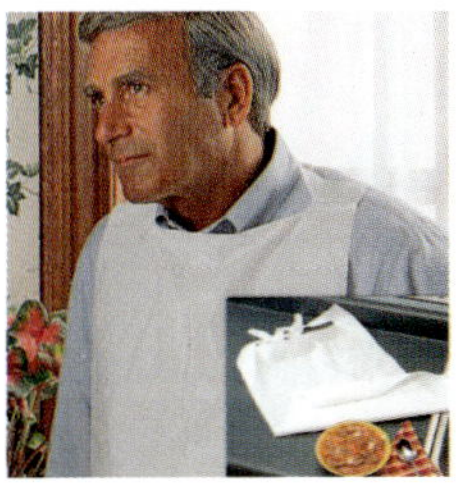	일회용 앞가리개(Disposable Food Catcher) 일회용으로 편리하게 쓸 수 있고 가볍고 목 뒤에 편안하게 묶여 있다.
앞가리개	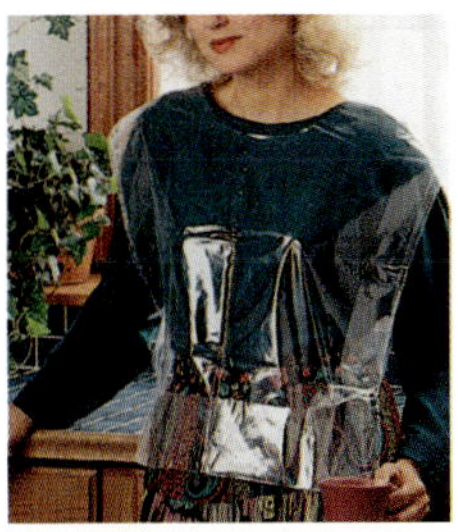	부스러기 받침 앞가리개(Crumb Catcher™) 턱 아래에 맞춰서 어깨에 평평하게 맞춰서 어깨를 완전히 덮어서 테이프로 고정한다. 음식을 잘 흘리는 사람에게 적합한 도구로 턱받이에 흘러내린 양을 측정할 수 있다.
앞가리개	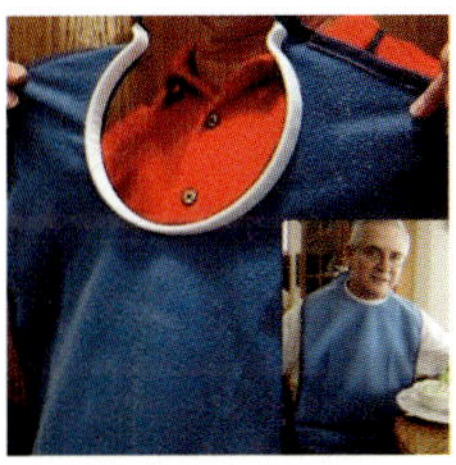	퀵빕스 앞가리개(QuickBibs) 쉽고 간단하게 대상자가 먹는 동안 옷을 보호한다. 'C'모양의 링으로 쉽게 열리며 벨크로나 스냅장치가 없어도 목에서 미끄러지지 않고 고정이 가능하다.
미끄럼방지판	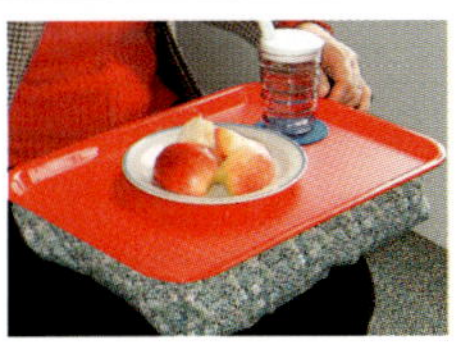	빈백 식판(Bean Bag Dinner Tray) 저시력자를 위한 빨간색 플라스틱 트레이가 부착되어 있다. 아래에는 콩 가방 있어 무릎 위에 두고 편안하게 사용할 수 있다. 트레이 위에 음식물이 엎질러 졌을 경우 쉽게 정리할 수 있도록 트레이를 꺼내면 된다.

구분	도구사진	도구명과 도구설명
미끄럼방지판	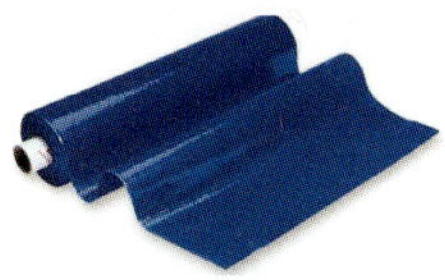	**식기 고정 매트 롤매팅(Bulk Roll Matting)** 접시나 그릇 밑을 받쳐 식사를 할 때 접시나 그릇들이 밀리지 않도록 자리를 고정시켜 준다. 잘 미끄러져서 앉은 자세를 유지할 수 없는 사람의 경우 매트를 의자에 깔아 앉은 자세를 바로잡는 데 사용하기도 한다.
미끄럼방지판	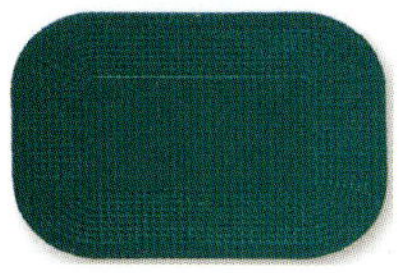	**미끄럼방지 패드(Dycem Pads Activity Pads)** 미끄럼방지판 위에 다양한 물건들을 올려놓을 수 있다.
약보관함	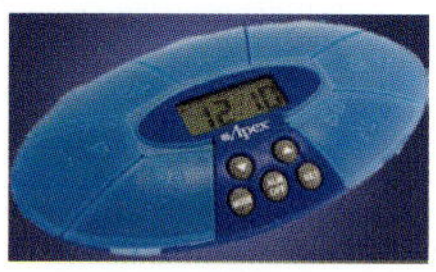	**시계 달린 알약 보관함(Carex Weekly Pill Turtle™ XL with Reminder Clock)** 하루에 4번까지 시간을 맞출 수 있는 타이머와 시계가 약통에 부착이 되어 있다. 글자 인식이 저하된 사람에게 글자가 도드라져 있으며, 글자가 크게 되었으며 점자 마킹도 함께 되어 있다.
알약 삼키는 보조도구	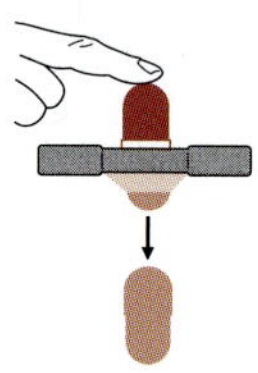	**알약 코팅 장치** 알약은 장치의 링을 통해 밀어넣어 어플리케이터를 통해 밀려나며, 어플리 케이터는 맛이 나는 미끄러운 코팅으로 알약을 덮게 된다. 이렇게 하면 약 의 맛을 가리고 타액 분비를 자극하여 정제를 삼키기가 더 쉬워진다.
알약 삼키는 보조도구	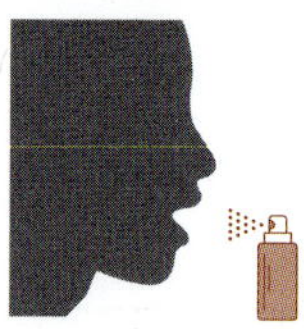	**윤활제 스프레이** 알약을 복용하기 전에 입에 뿌려 삼킴을 용이하게 하는 도구이 다. 알약을 복용하기 전에 입 뒤와 목구멍에 여러 번 분사하게 되면 구강을 윤활하고 불쾌한 맛을 가리게 된다.
알약 삼키는 보조도구	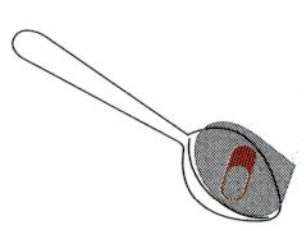	**윤활제 젤** 알약의 투여를 최적화하기 위해 경구 젤리 및 젤리화된 액체 속에 은폐시켜 함께 먹도록 한다. 알약을 큰 스푼 위에 놓고 한 스푼의 젤로 덮는다. 이렇 게 하면 입 속을 윤활하고 젤 속에 있는 고체의 복용 형태를숨겨서 삼키기 쉽고 구인두관으로 미끄러져 내려가는 효과가 있다.
알약 삼키는 보조도구	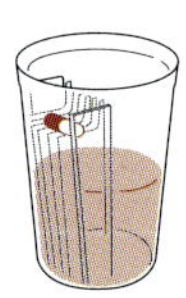	**알약 삼키는 컵** Pill Taker's Cup® 및 Oralflo Swallowing Cup® 알약은 마우스피스 내부에 있어 컵에서 나오는 액체 흐름과 함께 삼켜진다.
알약 삼키는 보조도구	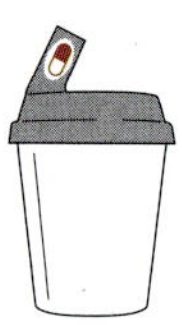	**알약 삼키는 컵** Oralflo Swallowing Cup® 알약을 컵의 마우스피스 안에 넣고 입술을 단단히 닫고 액체를 빠르게 빨아들이는 동작으로 삼킨다.
알약 삼키는 보조도구	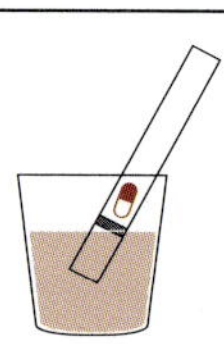	**알약 삼키는 빨대** 알약을 빨대 선반에 떨어뜨리고 빨대를 빨게 되면 알약과 액체가 함께 혼합되어 삼켜진다.

참고문헌

http://www.apsuninc.co.kr/
http://www.bareunmedi.kr/
http://www.cybermedic.co.kr/
http://www.smmedic.co.kr/main/index

찾아보기

ㄱ

가로막 454
가스 교환 454
가쪽날개근 16, 17
간접적 훈련 150
감각 되먹임 343
거즈 253, 558, 616
거짓성대 10
거짓성대강화운동 236, 258, 259, 329, 411, 612, 613
거짓성대주름 9
거짓 숨뇌 마비 339
겉질숨뇌로 339
경두개직류자극 50, 237, 273, 269, 270, 350
경부 청진 134
고개 기울이기 199, 298, 411
고개 돌리기 198, 298, 411
고립로핵 46, 47, 239, 240
고형 경구 복용 약제 161
고형식 102, 223
공갈젖꼭지 580
과식 373
관영양법 380
관자근 16, 17
광섬유내시경삼킴검사 113, 553
교근 17
교대로 삼킴 208
구강건강측정도구 507
구강건조증 346, 418, 500
구강건조증 설문지 501
구강 관리 380
구강식도관 170, 341
구강위생 506
구강인두기 삼킴장애 57
구강 준비기 94
구강통과시간 116
구강 화학수용체 221
구아검 214
구역반사 94, 96, 527, 540, 568
귀밑샘 6
근거중심의학 77
근위축가쪽경화증 385
근육감소증 487
근육병증 498
근육섬유다발수축 374, 386
급성호흡기 증후군 468
기계적 삼킴장애 57
기관내 삽관 93, 469
기관식도루 477
기관절개관 93, 470
기관절개술 188, 263
기구를 이용한 객관적인 검사 222
기구적 평가 88
기능적 구강섭취척도 107
기침반사 94, 527, 540
길랭-바레증후군 390
깨물근 16, 17
깨물기반사 94, 244, 245, 527

ㄴ

날숨 260, 263
내측연수증후군 341
냉 설압자 558, 616
냉 수용체 221
노력삼킴 236, 303, 411, 571, 606
노우즈 컷-아웃 컵 379
노인성 삼킴장애 483
노화 485
뇌성마비 584
뇌신경 16, 47, 240
뇌졸중 283, 335
뇌졸중과 관련된 폐렴 65
뇌줄기 37

ㄷ

다발성경화증 389
다발성 근염 498
다학제적 팀 78
단단입천장 3, 4, 403, 522, 542, 570
단방향밸브 473
대뇌겉질 지도 337
덤핑증후군 167
도파민성 과민증 158
되돌이후두신경 23, 25
두경부암 395
두힘살근 5, 6, 21, 22, 256, 286

들숨 260, 262, 263
등쪽 삼킴 그룹 456

ㄹ

루게릭병 385
루이체 치매 373
리실버만목소리치료 258, 613
린 포워드 165

ㅁ

마른침 삼킴 208, 244
마사코 수기 236, 253, 325, 610
만성 폐쇄성 폐질환 263, 462
말이집탈락질환 389
말초정맥영양 166
맥박 산소측정기 136
머리들기 운동 326
먹기처리모델 459
먹이찾기반사 528, 539, 568
먼칭 패턴 530
멘델슨 수기 133, 236, 302, 411, 571, 611, 612, 613
모뿔덮개주름 7, 408
모뿔연골 9, 23, 32, 33
모뿔연골닫힘술 186
목뿔뼈 5, 6, 9, 10, 20, 21, 22, 23, 25, 32, 33, 36, 279, 287, 408, 413, 414, 522, 523, 574
목뿔위근육 17, 20, 32, 33, 255
무증상흡인 89, 96, 240, 349
무호흡 93
물렁입천장 3, 4, 7, 19, 32, 95, 241, 243, 251, 253, 308, 322, 522, 523, 542, 579, 609, 612
물렁입천장운동 253, 324
미각수용체 세포 220
미국언어청각협회삼킴척도 100
미성숙 유출 30, 31, 95, 118, 180, 297, 345, 612
미숙한 빨기 523
미주신경 18, 19, 20, 21, 24, 25, 49
밀폐 장치 206

ㅂ

바렛 식도 447
바륨삼킴검사 113
반고형식 102
반복삼킴 208
반복적 경두개자기자극 50, 236, 237, 269, 270, 271
반지연골 7, 8, 9, 10, 25
반지인두근 7, 25, 32, 34, 183
반지인두 장애 440
발살바법 258
방패목뿔근 5, 6, 22, 23, 33
방패–목뿔뼈 고정술 181
방패–목뿔뼈–아래턱뼈 현수술 181
방패아래턱뼈 현수술 181
방패연골 8, 9, 10, 25, 32, 36, 279, 287, 408, 574
방패연골성형술 186
배쪽 삼킴 그룹 456
보상적 기법 149, 193
보툴리눔독소 주입 189
복장목뿔근 6, 21, 23
복장방패근 6, 21, 23
볼 403, 522, 541
볼근 16, 30
봉입체 근염 498
붓목뿔근 5, 6, 21, 22
비경구적 영양 공급법 166
비구강 식사 166
비디오투시삼킴검사 113, 553, 596
비디오투시삼킴장애척도 128
비영양적 빨기 526, 543, 545, 580, 596
빨기 523, 524, 526, 543
빨기반사 528, 539, 568, 569
빨기–삼키기–호흡하기 526, 529, 543, 544, 579

ㅅ

삼차신경 16, 17, 20, 22, 48
삼킴반사 527, 540, 568
삼킴장애 결과 및 중증도 척도 128
삼킴 행위상실증 219
삼환계 항우울제 501
상부식도조임근 11, 22, 25, 31, 33, 34, 254, 256, 286
샤츠키링 445
샤케어 운동 236, 254, 257, 326, 611, 612, 613
선별검사 87
선상전개검사 217
설압자 314, 316, 616
섬광조영술 135
섬망 367
성대 4, 23, 24, 96
성대내전술 186
성대모음운동 236, 258, 328, 612, 613
성대주름 126
성대주입술 185
성문 9, 32, 406, 407
성문상부 9

성문위삼킴 201, 236, 300, 411, 571, 612, 613
성문하부 9
손가락 압력 검사 219
손위생 79
수용성 이완 167
숨뇌 마비 339
스푼 기울이기 검사 217
스피치 밸브 473
식단의 변형 378
식도 25
식도 곁주머니 446
식도기 삼킴장애 57
식도내압검사 134
식도성 삼키기곤란증 437
식도암 447
식도염 443
식도협착 445
식사변형 222
식사시간 378
신경가소성 343, 351
신경근육질환 587
신경근 전기자극 50, 236, 269, 270, 275, 350, 574
신경근 전기자극치료 574
실인증 368
심리적 삼킴장애 57
심부 압력 촉각 수용체 213

ㅇ

아래쪽 뇌줄기 뇌졸중 339
아래턱뼈 5, 20, 21
아이오와 구강수행기구 136, 250
안쪽날개근 16, 17
알약 488
알약 삼키는 빨대 164
알약 삼키는 컵 164
알약 코팅 장치 164
알츠하이머형 치매 90, 367
앞-뒤 촬영상 116
앞입천장활 4, 5, 31, 243, 244, 309, 527
어깨목뿔근 6, 22, 23
얼굴신경 20, 22, 48
얼음 막대 241
여러번 삼킴 208
역류성 식도염 160
연구개 95
열공성 탈장 449
열수용체 221
영양적 빨기 543, 545, 570, 580, 596
온도감각 221
온도-촉각 자극 236, 237, 309, 411, 609, 612, 615
외과적 접근 148
외상성 뇌손상 241, 588
외측연수증후군 338, 341
운동신경원 질환 385
운동완만증 373
위빈창자연결관 167
위식도역류 443
위쪽 뇌줄기 뇌졸중 339
위창냄술관 90, 167
유동식 222, 228
윤활제 스프레이 164
음식덩이의 변형 377
의료관련감염 79
의문핵 46, 47
의미치매 372
의식적인 삼킴 209
의학적 접근 148
이완불능증 441
인두 7, 542
인두 뱉기 209
인두벽 325
인두성형술 181
인두식도 확장술 183
인두 전기자극 50, 236, 237, 269, 270, 274, 275, 350
인두통과시간 116, 121
인두 피판 수술 180
인식불능증 90, 368
인지기능 367
인지장애 377
일시적 수용체 전위 221, 236, 237
임상삼킴척도 107
임상평가 88, 90
입둘레근 16, 30
입벌림장애 249, 417, 418, 510
입술 입천장 갈림증 585
입인두 7, 404, 523
입천장 고정술 180
입천장 확대 보형물 207
입천장상승장치 207
입천장인두 폐쇄 95
입천장혀활 3

ㅈ

자세 변형 193, 377
자연 회복 336
잔탄검 215
장관영양 공급법 166
저항성 턱 당기기 운동 256
전두측두엽 치매 372

전방 경추 수술 494
전분 214
전위 237
점도계 216
점도조절제 214
젓가락 검사 220
젠커 곁주머니 184, 446
조롱박오목 7, 8
조산 537
조산아 579
조산아 구강 운동 중재 583
중력 플로우 검사 217
중심정맥영양 166
중심패턴발생기 42, 46, 237, 240, 338, 455
중증근무력증 388
중환자실 관련 삼킴장애 469
지연성운동이상증 158
직접적 훈련 150
진행성 근위축증 387
진행성 숨뇌마비 386
질감 변형 219

ㅊ

참성대 9, 10
천막아래 영역 338
천막위 영역 336
촉각 인식불능증 219
최대성문위삼킴 203, 236, 301, 612, 613
측면촬영상 116
치매 367
침샘 재위치 189
침습-흡인척도 126, 596
침흘림 189, 374, 418, 550, 552, 592

ㅋ

코안 4
코인두역류 579
코위영양관 167
코인두 7, 403, 404, 523

ㅌ

타액 분비율 검사 502
타액선 기능 검사 503
타액선 기능 저하 500
턱끝목뿔근 5, 6, 20, 22, 255, 286
턱 내리기 197
턱 당기기 197, 297
턱목뿔근 5, 21, 22, 255, 286
턱밑샘 3, 6
턱뼈 현수 장치 181
통각 수용기 221

ㅍ

파킨슨병 263, 284, 374
팝보틀 165
편측무시 92
폐렴 91
폐암 464
포크 드립 검사 217
포크 압력 검사 219
폭식증 373
표면근전도 133, 286
표준주의 지침 79
푸시백 수술 180
풍선확장술 183
피부근염 498

ㅎ

핸드가이드 379
행동적 접근 148
행위상실증 90, 342, 343, 368
혀 3, 402, 522, 541, 570
혀기저부 10, 32, 253
혀 내밀기 반사 244, 245, 528
혀밑샘 3, 6
혀밑신경 18, 19, 20, 22, 23, 49
혀 아래 위치 485
혀압력계 135, 250
혀 위 위치 485
혀유지 수기 253, 325
혀의 음식물 제거 208
혀인두신경 21, 48
호너증후군 341
호두까기 식도 443
호먼큘러스 337
호흡 93
호흡기능 회복용 기구 464
화학적 감각 수용기 220
회복적 기법 149
후각 수용체 세포 221
후두 4, 8, 9, 23, 258, 408, 522, 523
후두개계곡 32, 303, 322, 325, 522
후두기관분리술 187
후두덮개 4, 7, 9, 10, 32, 408, 522, 523
후두밸브 349
후두 상승 수술 181
후두 스텐트 187
후두인두 405, 523
후두전절제술 187
흡인 348, 371
흡인성 폐렴 91, 335, 460
흡입식 칫솔 508

A

Achalasia 441
agnosia 90, 368
ALS 385
Alternating Swallow 208
Alzheimer's disease 367
Amyotrophic Lateral Sclerosis 385
Anterior cervical spine surgery 494
anterior posterior view 116
Apea 93
Apraxia 90, 368
AP view 116
ASHA-NOMS 100
Aspiration 348
Aspiration Pneumonia 91, 460

B

Barrett's esophagus 447
Behavioural approach 148
bite reflex 94, 244
Botulinum toxin injection 189
bradykinesia 373
Bulbar Palsy 339

C

Cerebral Palsy 584
Cervical Auscultation 134
Cheek 522
Chemical sense receptor 220
Chin Down 197
Chin Tuck 197, 297
Chin-Tuck Against Resistance Exercise 256
Chopstick Test 220
Chronic Obstructive Pulmonary Disease 462
Cleft lip and cleft palate 585
Clinical Dysphagia Scale 107
Cold receptor 221
Compensatory Technique 149, 193
corticobulbar tract 339
Cough reflex 94, 527
Cricopharyngeal Dysfunction 440

D

Deep pressure tactile receptors 213
Dejerine's syndrome 341
Delayed swallowing reflex 609
Delirium 367
Dementia 367
Dementia with Lewy Bodies 373
Demyelinated Disease 389
Dermatomyositis 498
Diaphragma 454
Diet Modification 222
dipper position 485
Direct therapy 150
Dorsal Swallowing Group 456
Double Swallow 208
Drooling 374, 418, 550, 592, 604
Dry mouth 346
Dry Swallow 208
during Aspiration 496

E

EAT-10 107, 488
Effortful Swallow 303
Endotracheal Intubation 469
Enteral feeding 166
Esophageal Cancer 447
Esophageal Diverticulum 446
Esophageal Dysphagia 57
Esophageal Stricture 445
Esophagitis 443
Evidence-Based Medicine 77

F

Falsetto Exercise 258, 329
fasciculation 374, 386
Feeding Obturator 206
Fiberoptic Endoscopic Evaluation of Swallowing 113, 553
Finger Test 219
Fork Drip Test 217, 227
Fork Pressure Test 219
Frontotemporal dementia 372
Functional Oral Intake Scale 107

G

Gag Reflex 94, 96, 527
Gastroesophageal Reflux 443
gastrojejunostomy tube 167
gastrostomy tube 167
Gauze 616
GER 443
Glottis 32, 407
Gravity Flow Test 217
Gugging Swallowing Screen 100
Guillain-Barre Syndrome 390

H

Head lifting exercise 326

Head Rotation to Affected Side 198
Head Tilt to dominent Side 199
Healthcare-Associated Infection 79
Hiatal Hernia 449
Homunculus 337
Honey like 224
Horner syndrome 341
Hyo-mandibular suspension 181
hyperphagia 373
hypopharynx 523

I

Ice Stick 558, 616
ICU-aquierd swallow disorder 469
IDDSI Flow Test 227
Idiopahtic inflammatory myopahties 498
Inclusion Body Myositis 498
Indirect therapy 150
Injection Laryngoplasty 185
International Dysphagia Diet Standardisation Initiative Inc (IDDSI) 217, 225
IOPI 136, 250

J

Jaw Dynasplint® 511

K

K-point 509

L

Laryngeal elevation surgery 181
Laryngeal Stent 187
Laryngotracheal Separation 187
Lateral medullary syndrome 338, 341
Lateral pterygoid 17
Lateral view 116
Lee Seilverman Voice Treatment 258
Line Spread Test 217
Lingual Sweep 208
Lou Gehrig's disease 385
Lung Cancer 464

M

Mann Assessment of Swallowing Ability 103
Manometry 134
Masako Maneuver 253
Masseter 17
Meal Time 378
Mechanical Dysphagia 57
Medial medullary syndrome 341
Medial pterygoid 17
Medical approach 148
modified barium swallow study 113
Motor Neuron Disease 385
Multiple Sclerosis 389
Multiple swallow 208
Myasthenia Gravis 388

N

Nasal regurgitation 609
Nasogastric tube 167
Nasopharynx 523
National Dysphagia Diet 체계 217, 223
Nectar-like 224
Neglect 92
Neural plasticity 343
Neuromuscular Diseases 587
Neuromuscular Electrical Stimulation 237, 269, 270, 275
Non-oral Feeding 166
Nose cut-out 379
Nutcracker Esophagus 443

O

Oesophageal dysphagia 437
Olfactory receptors 221
One Way Valve 473
Oral apraxia 604
Oral chemesthesis 221
Oralflo Swallowing Cup® 164
Oral health Assessment tool 507
Oral-Pharyngeal Dysphagia 57
Oroesophageal Tube 170, 341
oropharynx 523
Osteophyte 495

P

Palatal augmentation prosthesis 207
Palatal Lift 207
parenteral nutrition 166
Parkinson's disease 374
Percutaneous endoscopic gastrostomy tube 90
Pharyngeal Electrical Stimulation 237, 270, 274

Pharyngeal Expectoration 209
Pharyngoplasty 181
Phasic Bite Reflex 527
Piecemeal swallow 345, 609
Pill Taker's Cup® 164
Polymyositis 498
Post-swallow aspiration 496
Postural Changes 193
Powerbreathe Plus 464
Premature infant oral motor intervention 583
Premature spillage 30, 95,118
Presbyphagia 483
Progressive Bulbar Palsy 386
Progressive Muscular Atrophy 387
Pseudobulbar Palsy 339
Psychogenic Dysphagia 57
Pulse Oximetry 136
Pureed diet 224

R

Receptive relaxation 167
repetitive Transcranial Magnetic Stimulation 237, 269, 270, 271
Restorative Technique 149
Rooting Reflex 528

S

Salivary Gland Hypofunction 500
Sarcopenia 487
Schatzki's ring 445
Scintigraphy 135
Semantic Dementia 372
Shaker exercise 254, 326
Silent aspiration 89, 96, 349
Soft palate 32, 95
Speech valve 473
Spontaneous recovery 336
Spoon thick 224
Spoon Tilt Test 217, 227
Sternal Occipital Mandibular Immobilizer 495
Stroke-associated pneumonia 65
Sucking 523, 524
Summated Xerostomia Inventory 502
Supersupraglottic Swallowing 203
Supraglottic Swallowing 201
Surface Electromyography 133
Surgical approach 148
Swallowing Reflex 527
Swallow screening test 87

T

Tardive dyskinesia 158
Taste receptors 220
Temporalis 17
Thermal receptor 221
Thermal-Tactile Stimulation 309
Thin 224
Think Swallow 209
Thrabite 511
Thyroplasty 186
Tipper position 485
TNM 병기 397
Tongue Depressors 616
Tongue Holding Maneuver 253
tongue pressure 250
Tongue Protrusion Reflex 528
Tongue thrust 244, 608
Toronto Bedside Swallowing Screening Test 103
Total Laryngectomy 187
Tracheoesophageal Fistulas 477
Tracheostomy Tube 188, 470
transcranial Direct Current Stimulation 269, 270, 273, 350
Transient receptor potential 221, 236, 237
Traumatic Brain Injury 588
Trismus 250, 418, 510
Two-Panel Folding Mirror 617

V

Vallecula 32
Valsalva Maneuver 258
Velopharyngeal closure 95
Ventral Swallowing Group 456
Videofluoroscopic Swallowing Study 113, 553
Viscometer 216
Vocal cord 96, 126
Vocal Cord Adduction Exercise 258

W

Wallenberg's syndrome 338, 341

X

Xerostomia 346, 500

Z

Zenker's diverticulum 184, 446

숫자

2면 접이식 거울 617
3온스 물 삼킴검사 100
3초 준비 삼킴 209
3-finger test 511
3-Ounce Water Swallow Test 100
3 Second Prep 209

공저자 명단

- **송 영 진** (서울아산병원 작업치료실)
- **박 은 정** (경복대학교 작업치료학과)
- **우 희 순** (원광대학교 작업치료학과)
- **윤 인 진** (서울아산병원 소아작업치료실)
- **민 경 철** (원광대학교 작업치료학과)
- **오 종 치** (청주대학교 작업치료학과)
- **서 상 민** (세명대학교 작업치료학과)

삼킴장애 제4판

값 49,000원

2007년 12월 28일 제1판1쇄 발행
2014년 9월 5일 제2판1쇄 발행
2018년 8월 30일 제3판1쇄 발행
2025년 3월 5일 제4판1쇄 발행

공 저 자 : 송영진 · 박은정 · 우희순 · 윤인진
민경철 · 오종치 · 서상민
발 행 인 : 주 영 일
발 행 처 : **계 축 문 화 사**

서울특별시 종로구 통일로12길 16-17
우편번호 03029
TEL : 735-2257 · 738-9746
FAX : 723-9025
E-mail : gyechuk@hanmail.net
홈페이지 : http://gyechuk.co.kr
1973. 10. 31 등록번호 제300-1973-8호
ISBN 978-89-5629-800-9 93510